U0236629

中华医学百科全书

临床医学

皮肤病学

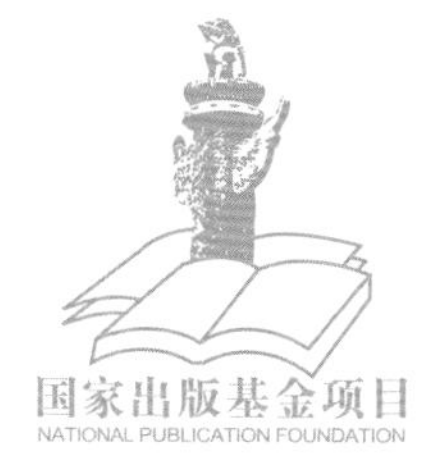

中国协和医科大学出版社

图书在版编目（CIP）数据

皮肤病学 / 王宝玺主编. —北京：中国协和医科大学出版社，2017.1
（中华医学百科全书）
ISBN 978-7-5679-0203-9
Ⅰ. ①皮… Ⅱ. ①王… Ⅲ. ①皮肤病学 Ⅳ. ① R751
中国版本图书馆 CIP 数据核字（2017）第 013006 号

中华医学百科全书・皮肤病学

主　　编：王宝玺
编　　审：邬扬清
责任编辑：李亚楠　高青青

出版发行：中国协和医科大学出版社
（北京东单三条九号　邮编 100730　电话 010-6526 0431）
网　　址：www.pumcp.com
经　　销：新华书店总店北京发行所
印　　刷：北京雅昌艺术印刷有限公司

开　　本：889×1230　1/16 开
印　　张：31.25
字　　数：900 千字
版　　次：2017 年 1 月第 1 版
印　　次：2017 年 1 月第 1 次印刷
定　　价：350.00 元

ISBN 978-7-5679-0203-9

《中华医学百科全书》编纂委员会

许腊英　邢彦群　阮长耿　阮时宝　孙宁　孙光　孙皎
孙锟　孙长颢　孙少宣　孙立忠　孙则禹　孙秀梅　孙建中
孙建方　孙贵范　孙海晨　孙景工　孙颖浩　孙慕义　严世芸
苏川　苏旭　苏荣扎布　杜元灏　杜文东　杜治政　杜惠兰
李龙　李飞　李东　李宁　李刚　李丽　李波
李勇　李桦　李鲁　李磊　李燕　李冀　李大魁
李云庆　李太生　李曰庆　李玉珍　李世荣　李立明　李永哲
李志平　李连达　李灿东　李君文　李劲松　李其忠　李若瑜
李松林　李泽坚　李宝馨　李建勇　李映兰　李莹辉　李继承
李森恺　李曙光　杨凯　杨恬　杨健　杨化新　杨文英
杨世民　杨世林　杨伟文　杨克敌　杨国山　杨宝峰　杨炳友
杨晓明　杨跃进　杨腊虎　杨瑞馥　杨慧霞　励建安　连建伟
肖波　肖南　肖永庆　肖海峰　肖培根　肖鲁伟　吴东
吴江　吴明　吴信　吴令英　吴立玲　吴欣娟　吴勉华
吴爱勤　吴群红　吴德沛　邱建华　邱贵兴　邱海波　邱蔚六
何维　何勤　何方方　何绍衡　何春涤　何裕民　余争平
余新忠　狄文　冷希圣　汪海　汪受传　沈岩　沈岳
沈敏　沈铿　沈卫峰　沈华浩　沈俊良　宋国维　张泓
张学　张亮　张强　张霆　张澍　张大庆　张为远
张世民　张志愿　张丽霞　张伯礼　张宏誉　张劲松　张奉春
张宝仁　张建中　张建宁　张承芬　张琴明　张富强　张新庆
张潍平　张德芹　张燕生　陆华　陆付耳　陆伟跃　陆静波
阿不都热依木·卡地尔　陈文　陈杰　陈实　陈洪　陈琪
陈锋　陈楠　陈士林　陈大为　陈文祥　陈代杰　陈红风
陈尧忠　陈志南　陈志强　陈规化　陈国良　陈佩仪　陈家旭
陈智轩　陈锦秀　陈誉华　邵蓉　邵荣光　武志昂
其仁旺其格　范明　范炳华　林三仁　林久祥　林子强　林江涛
林曙光　杭太俊　欧阳靖宇　尚红　果德安　明根巴雅尔　易定华
易著文　罗力　罗毅　罗小平　罗长坤　罗永昌　罗颂平
帕尔哈提·克力木　帕塔尔·买合木提·吐尔根　图门巴雅尔　岳建民
金玉　金奇　金少鸿　金伯泉　金季玲　金征宇　金银龙
金惠铭　郁琦　周兵　周林　周永学　周光炎　周灿全
周良辅　周纯武　周学东　周宗灿　周定标　周宜开　周建平
周建新　周荣斌　周福成　郑一宁　郑家伟　郑志忠　郑金福
郑法雷　郑建全　郑洪新　郎景和　房敏　孟群　孟庆跃
孟静岩　赵平　赵群　赵子琴　赵中振　赵文海　赵玉沛

赵正言	赵永强	赵志河	赵彤言	赵明杰	赵明辉	赵耐青
赵继宗	赵铱民	郝　模	郝小江	郝传明	郝晓柯	胡　志
胡大一	胡文东	胡向军	胡国华	胡昌勤	胡晓峰	胡盛寿
胡德瑜	柯　杨	查　干	柏树令	柳长华	钟翠平	钟赣生
香多·李先加		段　涛	段金廒	段俊国	侯一平	侯金林
侯春林	俞光岩	俞梦孙	俞景茂	饶克勤	姜小鹰	姜玉新
姜廷良	姜国华	姜柏生	姜德友	洪　两	洪　震	洪秀华
祝庆余	祝蔯晨	姚永杰	姚祝军	秦　川	袁文俊	袁永贵
都晓伟	栗占国	贾　波	贾建平	贾继东	夏照帆	夏慧敏
柴光军	柴家科	钱传云	钱忠直	钱家鸣	钱焕文	倪　鑫
倪　健	徐　军	徐　晨	徐永健	徐志云	徐志凯	徐克前
徐金华	徐建国	徐勇勇	徐桂华	凌文华	高　妍	高　晞
高志贤	高志强	高学敏	高健生	高树中	高思华	高润霖
郭　岩	郭小朝	郭长江	郭巧生	郭宝林	郭海英	唐　强
唐朝枢	唐德才	诸欣平	谈　勇	谈献和	陶·苏和	陶广正
陶永华	陶芳标	陶建生	黄　峻	黄　烽	黄人健	黄叶莉
黄宇光	黄国宁	黄国英	黄跃生	黄璐琦	萧树东	梅长林
曹　佳	曹广文	曹务春	曹建平	曹洪欣	曹济民	曹雪涛
曹德英	龚千锋	龚守良	龚非力	袭著革	常耀明	崔　蒙
崔丽英	庾石山	康　健	康廷国	康宏向	章友康	章锦才
章静波	梁铭会	梁繁荣	谌贻璞	屠鹏飞	隆　云	绳　宇
巢永烈	彭　成	彭　勇	彭明婷	彭晓忠	彭瑞云	彭毅志
斯拉甫·艾白		葛　坚	葛立宏	董方田	蒋力生	蒋建东
蒋澄宇	韩晶岩	韩德民	惠延年	粟晓黎	程　伟	程天民
程训佳	童培建	曾　苏	曾小峰	曾正陪	曾学思	曾益新
谢　宁	谢立信	蒲传强	赖西南	赖新生	詹启敏	詹思延
鲍春德	窦科峰	窦德强	赫　捷	蔡　威	裴国献	裴晓方
裴晓华	管柏林	廖品正	谭仁祥	翟所迪	熊大经	熊鸿燕
樊飞跃	樊巧玲	樊代明	樊立华	樊明文	黎源倩	颜　虹
潘国宗	潘柏中	潘桂娟	薛社普	薛博瑜	魏光辉	魏丽惠
藤光生						

《中华医学百科全书》学术委员会

《中华医学百科全书》工作委员会

临床医学

总主编

高润霖　中国医学科学院阜外医院

本卷编委会

主　编

王宝玺　中国医学科学院皮肤病医院

副主编

张建中　北京大学人民医院

孙建方　中国医学科学院皮肤病医院

李若瑜　北京大学第一医院

何春涤　中国医科大学附属第一医院

郑志忠　复旦大学华山医院

徐金华　复旦大学华山医院

学术委员

陈洪铎　中国医科大学附属第一医院

廖万清　第二军医大学上海长征医院

徐文严　中国医学科学院皮肤病医院

张学军　安徽医科大学皮肤病研究所

编　委（以姓氏笔画为序）

马鹏程　中国医学科学院皮肤病医院

王千秋　中国医学科学院皮肤病医院

王宝玺　中国医学科学院皮肤病医院

王洪生　中国医学科学院皮肤病医院

乌日娜　内蒙古医科大学院附属医院

方　方　中国医学科学院皮肤病医院

尹跃平　中国医学科学院皮肤病医院

顾　恒　　中国医学科学院皮肤病医院
徐金华　　复旦大学华山医院
高天文　　第四军医大学西京医院
高兴华　　中国医科大学第一附属医院
崔盘根　　中国医学科学院皮肤病医院
渠　涛　　中国医学科学院北京协和医院
曾凡钦　　中山大学附属第二医院
谢红付　　中南大学湘雅医院

前　言

《中华医学百科全书》终于和读者朋友们见面了！

古往今来，凡政通人和、国泰民安之时代，国之重器皆为科技、文化领域的鸿篇巨制。唐代《艺文类聚》、宋代《太平御览》、明代《永乐大典》、清代《古今图书集成》等，无不彰显盛世之辉煌。新中国成立后，国家先后组织编纂了《中国大百科全书》第一版、第二版，成为我国科学文化事业繁荣发达的重要标志。医学的发展，从大医学、大卫生、大健康角度，集自然科学、人文社会科学和艺术之大成，是人类社会文明与进步的集中体现。随着经济社会快速发展，医药卫生领域科技日新月异，知识大幅更新。广大读者对医药卫生领域的知识文化需求日益增长，因此，编纂一部医药卫生领域的专业性百科全书，进一步规范医学基本概念，整理医学核心体系，传播精准医学知识，促进医学发展和人类健康的任务迫在眉睫。在党中央、国务院的亲切关怀以及国家各有关部门的大力支持下，《中华医学百科全书》应运而生。

作为当代中华民族“盛世修典”的重要工程之一，《中华医学百科全书》肩负着全面总结国内外医药卫生领域经典理论、先进知识，回顾展现我国卫生事业取得的辉煌成就，弘扬中华文明传统医药璀璨历史文化的使命。《中华医学百科全书》将成为我国科技文化发展水平的重要标志、医药卫生领域知识技术的最高“检阅”、服务千家万户的国家健康数据库和医药卫生各学科领域走向整合的平台。

肩此重任，《中华医学百科全书》的编纂力求做到两个符合：一是符合社会发展趋势。全面贯彻以人为本的科学发展观指导思想，通过普及医学知识，增强人民群众健康意识，提高人民群众健康水平，促进社会主义和谐社会构建；二是符合医学发展趋势。遵循先进的国际医学理念，以“战略前移、重心下移、模式转变、系统整合”的人口与健康科技发展战略为指导。同时，《中华医学百科全书》的编纂力求做到两个体现：一是体现科学思维模式的深刻变革，即学科交叉渗透/知识系统整合；二是体现继承发展与时俱进的精神，准确把握学科现有基础理论、基本知识、基本技能以及经典理论知识与科学思维精髓，深刻领悟学科当前面临的交叉渗透与整合转化，敏锐洞察学科未来的发展趋势与突破方向。

作为未来权威著作的“基准点”和“金标准”，《中华医学百科全书》编纂过程中，制定了严格的主编、编者遴选原则，聘请了一批在学界有相当威望、具有较高学术造诣和较强组织协调能力的专家教授（包括多位两院院士）担任大类主编和学科卷主编，确保全书的科学性与权威性。另外，还借鉴了已有百科全书的编写经验。鉴于《中华医学百科全书》的编纂过程本身带有科学研究性质，还聘请了若干科研院所的科研管理专家作为特约编审，站在科研管理的高度为全书的顺利编纂保驾护航。除了编者、编审队伍外，还制订了详尽的质量保证计划。编纂委员会和工作委员会秉持质量源于设计的理念，共同制订了一系列配套的质量控制规范性文件，建立了一套切实可行、行之有效、效率最优的编纂质量管理方案和各种情况下的处理原则及预案。

《中华医学百科全书》的编纂实行主编负责制，在统一思想下进行系统规划，保证良好的全程质量策划、质量控制、质量保证。在编写过程中，统筹协调学科内各编委、卷内条目以及学科间编委、卷间条目，努力做到科学布局、合理分工、层次分明、逻辑严谨、详略有方。在内容编排上，务求做到“全准精新”。形式“全”：学科“全”，册内条目“全”，全面展现学科面貌；内涵“全”：知识结构“全”，多方位进行条目阐释；联系整合“全”：多角度编制知识网。数据“准”：基于权威文献，引用准确数据，表述权威观点；把握“准”：审慎洞察知识内涵，准确把握取舍详略。内容“精”：“一语天然万古新，豪华落尽见真淳。”内容丰富而精炼，文字简洁而规范；逻辑“精”：“片言可以明百意，坐驰可以役万里。”严密说理，科学分析。知识“新”：以最新的知识积累体现时代气息；见解“新”：体现出学术水平，具有科学性、启发性和先进性。

《中华医学百科全书》之“中华”二字，意在中华之文明、中华之血脉、中华之视角，而不仅限于中华之地域。在文明交织的国际化浪潮下，中华医学汲取人类文明成果，正不断开拓视野，敞开胸怀，海纳百川般融入，润物无声状拓展。《中华医学百科全书》秉承了这样的胸襟怀抱，广泛吸收国内外华裔专家加入，力求以中华文明为纽带，牵系起所有华人专家的力量，展现出现今时代下中华医学文明之全貌。《中华医学百科全书》作为由中国政府主导，参与编纂学者多、分卷学科设置全、未来受益人口广的国家重点出版工程，得到了联合国教科文等组织的高度关注，对于中华医学的全球共享和人类的健康保健，都具有深远意义。

《中华医学百科全书》分基础医学、临床医学、中医药学、公共卫生学、军事与特种医学和药学六大类，共计 144 卷。由中国医学科学院/北京协和医学院牵头，联合军事医学科学院、中国中医科学院和中国疾病预防控制中心，带动全国知名院校、科研单位和医院，有多位院士和海内外数千位优秀专家参加。国内知名的医学和百科编审汇集中国协和医科大学出版社，并培养了一批热爱百科事业的中青年编辑。

回览编纂历程，犹然历历在目。几年来，《中华医学百科全书》编纂团队呕心沥血，孜孜矻矻。组织协调坚定有力，条目撰写字斟句酌，学术审查一丝不苟，手书长卷撼人心魂……在此，谨向全国医学各学科、各领域、各部门的专家、学者的积极参与以及国家各有关部门、医药卫生领域相关单位的大力支持致以崇高的敬意和衷心的感谢！

《中华医学百科全书》的编纂是一项泽被后世的创举，其牵涉医学科学众多学科及学科间交叉，有着一定的复杂性；需要体现在当前医学整合转型的新形式，有着相当的创新性；作为一项国家出版工程，有着毋庸置疑的严肃性。《中华医学百科全书》开创性和挑战性都非常强。由于编纂工作浩繁，难免存在差错与疏漏，敬请广大读者给予批评指正，以便在今后的编纂工作中不断改进和完善。

刘德培

凡　例

一、《中华医学百科全书》（以下简称《全书》）按基础医学类、临床医学类、中医药学类、公共卫生类、军事与特种医学类、药学类的不同学科分卷出版。一学科辑成一卷或数卷。

二、《全书》基本结构单元为条目，主要供读者查检，亦可系统阅读。条目标题有些是一个词，例如“炎症”；有些是词组，例如“弥散性血管内凝血”。

三、由于学科内容有交叉，会在不同卷设有少量同名条目。例如《肿瘤学》《病理生理学》都设有“肿瘤”条目。其释文会根据不同学科的视角不同各有侧重。

四、条目标题上方加注汉语拼音，条目标题后附相应的外文。例如：

máonángyán
毛囊炎（folliculitis）

五、本卷条目按学科知识体系顺序排列。为便于读者了解学科概貌，卷首条目分类目录中条目标题按阶梯式排列，例如：

皮肤生理功能 ……………………………………………………………
　皮肤感觉功能 …………………………………………………………
　　触觉 …………………………………………………………………
　　温度感觉 ……………………………………………………………
　　痛觉 …………………………………………………………………

六、各学科都有一篇介绍本学科的概观性条目，一般作为本学科卷的首条。介绍学科大类的概观性条目，列在本大类中基础性学科卷的学科概观性条目之前。

七、条目之中设立参见系统，体现相关条目内容的联系。一个条目的内容涉及其他条目，需要其他条目的释文作为补充的，设为“参见”。所参见的本卷条目的标题在本条目释文中出现的，用蓝色楷体字印刷；所参见的本卷条目的标题未在本条目释文中出现的，在括号内用蓝色楷体字印刷该标题，另加“见”字；参见其他卷条目的，注明参见条所属学科卷名，如“参见□□□卷”或“参见□□□卷□□□□”。

八、《全书》医学名词以全国科学技术名词审定委员会审定公布的为标准。同一概念或疾病在不同学科有不同命名的，以主科所定名词为准。字数较多，释文中拟用简称的名词，每个条目中第一次出现时使用全称，并括注简称，例如：甲型病毒性肝炎（简称甲肝）。个别众所周知的名词直接使用简称、缩写，例如：B 超。药物名称参照《中华人民共和国药典》2015年版和《国家基本药物目录》2012年版。

九、《全书》量和单位的使用以国家标准GB 3100～3102—1993《量和单位》为准。援引古籍或外文时维持原有单位不变。必要时括注与法定计量单位的换算。

十、《全书》数字用法以国家标准GB/T 15835—2011《出版物上数字用法》为准。

十一、正文之后设有内容索引和条目标题索引。内容索引供读者按照汉语拼音字母顺序查检条目和条目之中隐含的知识主题。条目标题索引分为条目标题汉字笔画索引和条目外文标题索引，条目标题汉字笔画索引供读者按照汉字笔画顺序查检条目，条目外文标题索引供读者按照外文字母顺序查检条目。

十二、部分学科卷根据需要设有附录，列载本学科有关的重要文献资料。

目　录

pífūbìngxué

皮肤病学（dermatology） 研究正常皮肤及其附属器的结构和功能，各种皮肤疾病的病因、发病机制、临床表现、诊断、治疗和预防等的学科。是医学临床的组成部分。皮肤作为人体最重要的保护屏障之一，不但受到系统疾病的影响，还因直接接触外界等多种因素而导致一系列疾病的发生。因此，皮肤科医生不但要熟悉临床医学，认识内在疾病与皮肤表现的关系，还要了解化学、微生物、寄生虫、动物、植物、气候等外界因素与皮肤病发生的关系，此外，皮肤病不仅能够直接影响患者的容貌、社交信心和生活质量，还能间接反映患者的心理、精神情况。

简史 发展主要经历了3个阶段。

第一阶段（~1950年） 对皮肤疾病的描述阶段。在此阶段的临床（内科或外科）医生记录并观察各种皮肤损害，发现某些疾病具有独特且有共性的皮肤损害，特别是感染引起的发疹性疾病，尝试采用某些外用药物治疗皮肤疾病或内外科疾病。特别是20世纪初期，皮肤结核、梅毒等慢性感染性疾病逐渐被临床医生所认识，在缺乏抗生素的年代，治疗这些疾病需要外用或内服某些独特的药物，临床医生需要有专门的医学知识和临床经验，皮肤科逐渐发展成为临床医学一个独立的学科分支。

第二阶段（1950~1980年） 皮肤科学科独立阶段。对皮肤病的描述性命名快速增多且以经验性治疗不断出现为主。在这一阶段的早期，随着临床经验的积累，皮肤科医生不断发现和记录了同一疾病发生不同的临床表现，特别是不同类型的皮肤损害，也发现了许多具有独特皮肤损害和临床经过的疾病。但是由于生物医学技术水平所限，临床医生重点关注皮肤损害的外在表现，而对大多数疾病的病因和发病机制缺乏了解。到了20世纪中后期，随着微生物学技术的进步，人们对大多数感染性疾病的皮肤表现有了更加深入地了解，抗生素的广泛应用解决了大部分感染性疾病。同时，随着病理组织学技术的进步，对疾病的病因和发病机制有了更加深入的认识，随之出现了越来越多由皮肤病理学专家描述的皮肤病。在这一时期，抗生素、皮质激素和维A酸类药物的问世显著提高了皮肤病治疗的水平，但是对那些描述性疾病的治疗仍然以经验治疗为主，比如煤焦油制剂等。

第三阶段（1980年~） 皮肤科知识的快速发展阶段。20世纪末以来，生物医学技术快速发展，知识快速积累，学科交叉更加深入，特别是随着分子生物学、遗传学、细胞生物学、免疫学、生物工程技术等基础学科和技术的发展和基础研究学者参与对皮肤和皮肤疾病的研究，对大部分遗传性皮肤病、变态反应性皮肤病、肿瘤（见皮肤良性肿瘤和皮肤恶性肿瘤）等有了深入地了解，疾病分类、诊断、遗传咨询和治疗水平迅速提高。对皮肤病的治疗上，激光技术的进步使诸如太田痣、多毛症、鲜红斑痣的治愈成为可能；生物制剂解决了大量免疫相关疾病的治疗问题；局部免疫调节剂的问世改进了多种免疫和炎症性皮肤病的疗效；放射治疗和新型抗肿瘤药物的应用改善了部分良性和恶性增生性疾病的转归。

皮肤科专科医师培训体系也在不断进步。欧美发达国家和地区在20世纪中后期即推行了独立的专科医师培训制度，要求完成4年以上临床医学教育和1年的实习期后，必须接受2~3年的规范化培训，才能从事皮肤科临床医疗工作。中国也推行了为期3年的皮肤科住院医师规范化培训制度，进一步了推动皮肤科学科的发展。

研究范围及方法 研究疾病包括皮肤病以及与皮肤病变密切相关的疾病，如神经精神障碍性皮肤病、营养性皮肤病和代谢性皮肤病、内分泌障碍性皮肤病、性传播疾病等。主要包括病因和发病机制的研究，常见病、多发病诊断标准的确立和治疗方法的改进，少见病诊断水平的提高和新技术的应用。多数皮肤病的发病机制仍不清楚，其原因不仅与认识水平的局限性相关，还与皮肤所处的复杂病因体系相关。随着科学技术的发展，生命科学中涌现出很多新理论、新方法和新技术，细胞生物学、免疫学、遗传学、分子生物学等基础学科也促进了皮肤病学的研究，尤其是基因组研究、基因表达调控研究及细胞信号转导方面的研究深入开展，使基因和表型、细胞和整体得到统一，皮肤病学由原来对皮损或病理形态学的研究，发展到对出现病理改变的皮肤细胞及其分子结构、生理功能、生化指标等方面的研究，从根本上揭示了某些皮肤病的发病机制。20世纪80年代以来，不少学者通过基因转导、RNA干扰、组学技术、细胞培养、动物实验及大规模的流行病学调查等方法进行分析归纳，得出科学的结论，为皮肤病的防治提供线索和有利依据。皮肤病学领域的研究正向着系统化、科学化的方向发展。

与有关学科的关系 皮肤包覆着整个躯体，直接与机体所处的外界环境相接触，它既可保护体内各种器官和组织免受有害因素的损伤，又能防止体内水分、电解质和营养物质的丢失。因此，开展关于皮肤屏障作用的研究对生理学、病理学以及药理学研究有着重要意义。皮肤中含有多种代谢酶，这些酶类通过对内源性化合物和外源性化合物的代谢，形成了一道代谢屏障，控制着多种活性物质的合成和分解，从生物化学方面认识皮肤病，将有助于深刻理解疾病的发病机制，更好地选择治疗方案。皮肤中还含有多种具有不同功能的细胞和介质，它们共同构成皮肤的免疫系统，其功能紊乱时，将会引起炎症性或免疫性皮肤病。20 世纪 80 年代以来，在皮肤病学领域中，免疫-神经-内分泌网络的作用逐渐被人们重视，这反映出免疫学与皮肤病学之间有着重要的联系。皮肤病学与内科学的关系也非常密切。皮肤病常常是机体内部某些病变的“窗口”，甚至能为内科疾病的诊断提供某些线索，如青年女性发生的面部蝶形红斑提示系统性红斑狼疮、剧烈的皮肤瘙痒常与肝肾疾病或糖尿病有关等，这种“窗口”效应在临床上具有重要的提示作用。随着生物医学技术的发展和学科间的交叉渗透，皮肤病学不仅成为生命科学的组成部分，还与其他学科相互交叉形成了一些新兴的边缘学科，包括皮肤药理学、皮肤流行病学、皮肤毒理学等，这些学科将会进一步促进皮肤病学的发展。另外，随着社会经济发展和科学技术进步，人们的生活方式发生了很大改变，对健康美有了更高的追求，医学与美学结合日益成为本学科不可忽视的一个重要发展方向。特别是采用现代医学技术治疗影响皮肤美观的疾病、使皮肤年轻化等也成为皮肤科学的重要组成部分，如激光美容、皮肤外科美容、充填剂与肉毒杆菌毒素注射美容、药物护肤品美容等，也随之迅速成为美容皮肤科学的重要组成部分。

现状及有待解决的重要课题 皮肤病现有的分类和命名比较混乱，各种分类标准共存，如按病因分类的感染性皮肤病，药疹，营养障碍性皮肤病，职业性皮肤病；按解剖部位分类的甲病，毛发疾病，黏膜病；按共同皮损类型分类的大疱性皮肤病，红斑性皮肤病，丘疹鳞屑性皮肤病，色素障碍性疾病；按共同组织病理学分类的角化性皮肤病，皮肤血管性病，萎缩性皮肤病；还有一些病因暂不明确的综合征，常以发现者的名字命名。很多病名之间存在交叉、重叠、包含或因果关系，有待于寻找更加合理的分类及命名方法。另外，很多皮肤病尚缺乏特效药物或有效的治疗方法。因此，广泛开展基础和临床研究、加快新药研发、开拓新的治疗手段是解决这些问题的必由之路。

（王宝玺　王洪生）

pífū

皮肤（skin） 覆盖于身体表面，与外界环境直接接触，与体内各种管腔表面的黏膜相互移行的器官。皮肤是人体最大的器官，也是人体最重的器官，约占体重的16%。成人皮肤总面积为 1.5～2m^2，新生儿约为 0.21m^2。不包括皮下组织，皮肤厚度通常为 0.5～4.0mm。其厚度因人而异。儿童皮肤较成人薄得多。不同部位的厚度也不相同，存在较大的部位差异。伸侧皮肤比屈侧厚。眼睑、外阴、乳房的皮肤最薄，厚度约为 0.5mm；掌跖等部位皮肤最厚，可达 3～4mm。皮肤的颜色因种族、年龄、性别、营养及部位不同而有所差异。肛门周围、乳晕和外阴部位的皮肤颜色较深。

分类 根据其结构特点，可将皮肤分为有毛的薄皮肤和无毛的厚皮肤，薄皮肤被覆身体大部分，厚皮肤被覆于掌跖和指（趾）屈侧面，具有较深厚的摩擦嵴，能耐受较强的机械性摩擦。有些部位的皮肤结构比较特殊，不属于上述两型，如口唇、外阴、肛门等皮肤-黏膜交界处。

结构与功能 皮肤表面有很多皮嵴、皮沟和皱襞。皮肤附着于深部组织并受纤维束牵引形成致密的多走向沟纹，称为皮沟，皮沟将皮肤划分为大小不等的菱形或多角形隆起称为皮嵴或皮丘，皮嵴部位常见许多凹陷的小孔，称为汗孔，是汗腺导管开口的部位。掌跖及指（趾）末端屈侧的皮嵴明显平行且呈涡纹状图样，称为指（趾）纹，其图样终生不变，由遗传因素决定，除单卵双胎外，个体之间均有差异，指（趾）纹不仅在法医学上有重要意义，对遗传性疾病的研究也有价值。

皮肤由表皮、真皮和皮下组织等组成，其间分布有丰富的血管、淋巴管、神经、肌肉及各种皮肤附属器如毛囊、毛发、皮脂腺、汗腺和甲等（图）。皮肤血管有营养代谢和调节体温的作用；皮肤中淋巴管很少，参与机体的免疫反应；皮肤中的神经感知体内外各种刺激；皮肤内的肌肉有调节体温和促进排泄的作用；皮肤还有屏障、吸收、排汗、分泌、代谢和排泄等功能。

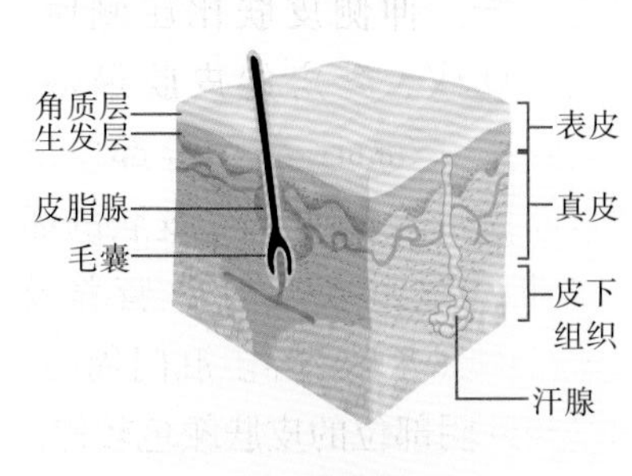

图 皮肤横截面示意

（张建中 魏 瑾）

biǎopí

表皮（epidermis） 位于皮肤最外层。由角化的复层鳞状上皮组成，由外胚层分化而来的组织。人体各部位的表皮厚薄不一，一般为0.07~0.12mm，掌和趾处最厚，为0.8~1.5mm。

主要由两类细胞构成（图）：①角质形成细胞。占表皮细胞的80%以上，在分化中不断角化并脱落，具有细胞间桥以及丰富的细胞质，用苏木精-伊红（HE）染色即可着色。由内向外分为基底层、棘层、颗粒层、透明层和角质层。②树突状细胞。数量很少，零星地散在分布于角质形成细胞之间，无细胞间桥。细胞质需用特殊染色或组织化学方法，甚至在电镜下才能识别。包括黑素细胞、朗格汉斯细胞及梅克尔细胞等。

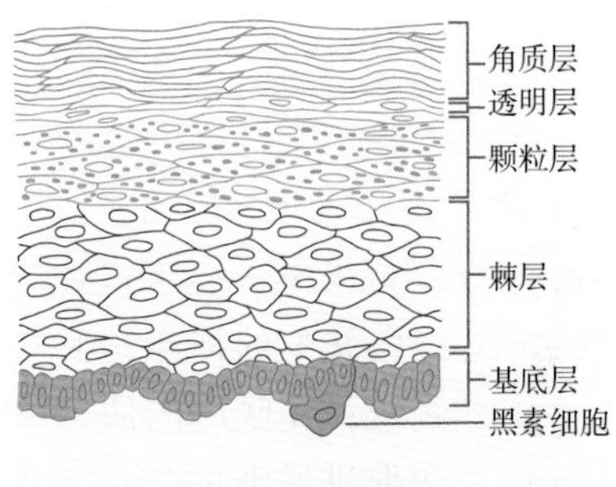

图 表皮分层示意

表皮具有高度组织性，不断更新。表皮角质形成细胞自内层向外层逐渐分化，导致形态学上复层状结构形成，称为表皮分化。表皮的各层由处于角化过程中不同阶段的细胞形成，基底层细胞是所有外层细胞的生发之源，它不断地产生新细胞，并逐渐向外层推移代谢，最后蜕变成无核的角化死细胞，以皮屑的方式脱落。正常情况下约30%的基底层细胞处于核分裂期，新生的角质形成细胞有次序地逐渐向外移动。

（张建中 魏 瑾）

jiǎozhì xíngchéng xìbāo

角质形成细胞（keratinocyte） 来源于外胚层，分化过程中可产生角蛋白的细胞。是构成表皮的一类细胞。角蛋白是表皮及毛发角质形成细胞内的主要结构蛋白，是角质形成细胞和其他上皮细胞的标志性成分。角蛋白直径介于肌纤维和微小管之间，归属于分子量40~70kD的角蛋白中间丝家族，称为角蛋白丝（keratin filament），所有的角质形成细胞包含直径8~10nm的角蛋白。同所有中间丝一样，角蛋白具有长约47nm、由约310个氨基酸组成的中央杆状a螺旋区，分子量约38kD，其特征是每7个氨基酸为一组形成一种有规律的重复。其中a和d位上的氨基酸基因是非极性基因，而其他位置上则为极性基因或是带电荷基因。角蛋白纤维常聚集形成张力丝，这些张力丝贯穿于细胞质，终止于连接相邻角质形成细胞的桥粒复合体或真皮-表皮交界处的半桥粒复合体。在其向角质细胞演变过程中，根据细胞在分裂、分化过程中的不同阶段由内向外共分为五层：基底层、棘层、颗粒层、透明层和角质层。

基底层 由一层圆柱状基底细胞组成，排列整齐，如栅栏状。其长轴与表皮和真皮之间的交界线垂直，是表皮的最内层，与真皮层波浪形连接。苏木精-伊红染色（HE染色）呈嗜碱性，基底层细胞的增殖能力很强，细胞核周围有丰富的线粒体，不断向表层演变，产生新的表皮细胞，因此基底层是所有上层细胞的生化之源，具有分裂、增生、繁殖的作用，又称生发层。基底层细胞分裂、逐渐分化成熟为角质层细胞并最终由皮肤表面脱落，这一过程所经历的时间称为表皮更替时间，又称表皮通过时间。这是一个受到精密调控的表皮新陈代谢过程，从一个基底层细胞的生成到变成皮屑脱落约需28天（由基底层移行至颗粒层约需14天，再移行至角质层表面并脱落又需14天）。

棘层 位于基底层之外，颗粒层之内，由4~8层多角形细胞构成，是表皮中最厚的一层，每个细胞均有很多胞质突，称为棘突，这些细胞称为棘细胞。相邻棘细胞的突起以桥粒相连，细胞质内有较多张力细丝，常呈束分布，并附着于桥粒上。细胞间隙中含大量的组织液，为细胞提供营养并带回代谢产物等到静脉与淋巴管。棘层中有许多感觉神经末梢，可以感知外界各种刺激。

颗粒层 位于棘层之外，透明层之内，通常由1~3层扁平或菱形细胞组成，细胞质内充满粗大、深嗜碱性的透明角质颗粒。透明角质颗粒（keratohyalin granule）是一些形状不规则，但常具有星形的均质性电子致密颗粒。直径可达1~2μm，其中有丝聚合蛋白前体，是富含组胺酸的蛋白。当棘层细胞向上发展时，核趋于退化并在胞质中形成不规则的透明角质颗粒，这种颗粒在HE染色切片上显强嗜碱性，电镜下为积聚于张力丝束之间的不规则致密物质状颗粒，由富含硫的蛋白质成分的无定形物质组成，无包膜包裹。颗粒层具有折射光线的作用，可减少人体对紫外线的吸收。正常皮肤颗粒层的厚度与角质层的厚度成正比，在角质层薄的部位仅1~3层，而在角质层厚的部位，如掌跖，则较厚，可多达10层。

透明层 位于颗粒层之外，角质层之内，由2~3层扁平无核的透明死细胞构成，HE染色呈伊红色均质透明状，细胞界限不清，细胞核和细胞器已消失。细胞质中透明角质颗粒液化成角母蛋白，与张力细丝融合在一起，构成表皮的屏障。透明层仅见于角质层较厚的掌跖部位。

角质层 位于表皮的最外层，由4~8层扁平无核角化细胞构成，含有角蛋白，角蛋白吸水力较强，一般含水量不低于10%，以维持皮肤柔润。此层细胞已不含细胞核，细胞质干燥而形成纤细的纤维，细胞膜增厚且褶皱不平，与邻近的角化细胞的边缘相互折叠，细胞间充满脂质类物质，构成表皮重要的防御屏障。外层的角化细胞到一定时间会自行脱落，同时会有新的角化细胞来补充，因此难以确定其厚度。经常摩擦部位的皮肤角质层比较厚，如手掌、足底等处。眼睑部的角质层最薄，皮肤较娇嫩。

（张建中 魏 瑾）

hēisùxìbāo

黑素细胞（melanocyte）

起源于外胚层神经嵴，可产生黑色素的细胞。在胚胎期50日左右移至基底层下方或基底层细胞之间，约占基底层细胞的10%，其数量与肤色、人种、性别无关而与部位、年龄有关。苏木精-伊红染色（HE染色）的切片中，黑素细胞有一小而浓染的细胞核和透明的细胞质，故又称透明细胞。黑素细胞借其树枝样突起向周围一定数量（10~36个）的角质形成细胞输送黑素颗粒并聚集在这些细胞的细胞核上方，这些细胞共同构成表皮黑素单位（epidermal melanin unit）（图）。电子显微镜下可见黑素细胞内有特征性黑素小体，后者为含酪氨酸酶的细胞器，其分泌的黑色素颗粒能够吸收紫外线，防止其射入体内。人体不同部位的黑素细胞数目各异，外界紫外线照射越强黑素细胞分泌的黑色素颗粒就越多。黑素细胞具有形成黑素的功能，因此多巴反应和银染色均为阳性。几乎所有组织内均有黑素细胞，但以表皮、毛囊、黏膜、视网膜色素上皮等处为多。

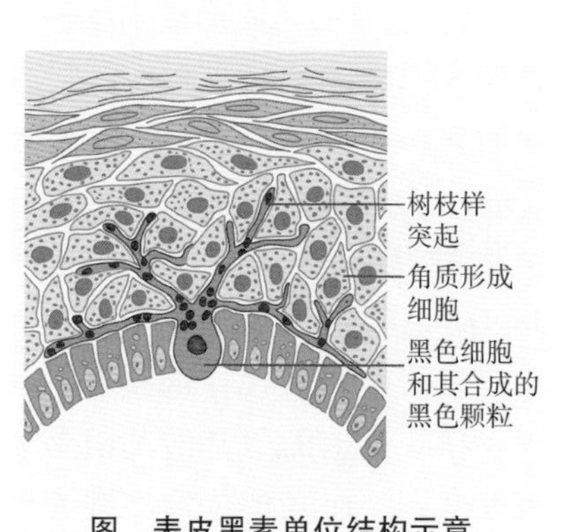

图 表皮黑素单位结构示意

（张建中 魏 瑾）

Lǎnggéhànsīxìbāo

朗格汉斯细胞（Langerhans cell，LC）

起源于骨髓，位于表皮基底层及真皮层的树突状免疫细胞。由CD34阳性骨髓前体细胞演化而来、并移行至鳞状上皮（表皮为主）后继续增殖，在皮肤T细胞参与的免疫反应中起着重要的作用。主要分布在哺乳动物皮肤黏膜的复层鳞状上皮中，占上皮细胞的3%~8%。在表皮中分布的密度随部位不同而异，人类的头部、颈部、面部、躯干及四肢的皮肤中LC密度较高，掌跖、生殖器、骶尾部皮肤中密度较低；年老者皮肤中密度减低；暴露部位慢性光线性损害的皮肤LC密度比非暴露部位低。其数目和功能还受各种理化因素的影响，如紫外线照射、糖皮质激素、X线等，这些因素可导致细胞数目减少及其免疫功能降低。

结构：光学显微镜下，常规染色难以辨认，在氯化金特殊染色或腺苷三磷酸酶组织化学染色中，LC表现为树突状细胞；LC被过氧化物酶标记的单克隆抗体CD1a，S-100染色呈阳性，而多巴反应阴性。电子显微镜下，细胞核呈折叠状有深切迹，细胞质清亮，无桥粒及张力丝，偶尔含有复合黑素小体。有特征性细胞器伯贝克颗粒，剖面呈杆状，一端有一空泡，类似于网球拍。伯贝克颗粒与细胞膜相连续。LC细胞膜的表面表达一系列白细胞及巨噬细胞抗原，包括主要组织相容性复合体（MHC）Ⅰ类（HLA-A、HLA-B、HLA-C），MHC Ⅱ类（HLA-D），CD1a，CD1b，CD18（β_2整合素），CD29（β_1整合素），CD45（CLA），Lag和Fc-IgG受体Ⅱ。其中CD1a是LC最具特征性的表面抗原。LC活化之后还可以表达Ig-Fc受体、白介素-2受体（CD25）和CD4。它们还表达S-100蛋白，波纹蛋白、E钙黏素和细胞间黏附分子1（ICAM-1）。

功能：①摄取进入皮肤中的抗原，将其加工、呈递给皮肤及局部淋巴结内的T淋巴细胞，刺激已致敏的T淋巴细胞发生体外增殖反应。在接触性致敏反应中，LC将处理过的抗原呈递给CD4阳性T淋巴细胞，引起抗原特异性T淋巴细胞激活。②很强的同种异体免疫原性，可在同种异体的移植中引起致敏，导致移植物抗宿主反应。③参与病毒抗原的处理、呈递以及肿瘤的免疫监视。

（王洪生　靳亚莉）

Méikè'ěrxìbāo

梅克尔细胞（Merkel cell）　位于基底层细胞之间具有短指状突起的细胞。属于皮肤表皮中的非角质形成细胞，1875年由梅克尔（Merkel）在真皮-表皮交界处发现并命名；细胞质中含许多直径为80~130nm的神经内分泌颗粒，细胞核呈圆形，常有深凹陷或呈分叶状。光学显微镜下不能辨认。电子显微镜下梅克尔细胞与角质形成细胞借桥粒相连，常固定于基底膜而不跟随角质形成细胞迁移和脱落。梅克尔细胞在感觉敏锐部位（如指尖和鼻尖）密度较大，这些部位的神经纤维在邻近表皮时失去髓鞘，扁盘状的轴突末端与梅克尔细胞基底面形成接触，构成梅克尔细胞-轴突复合体（Merkel cell-neurite complex），具有非神经末梢介导的感觉促进作用。

（张建中　魏　瑾）

qiáolì

桥粒（desmosome）　相邻细胞的细胞膜发生卵圆形致密增厚而共同构成的结构。是角质形成细胞间连接的主要结构，呈斑点状。电子显微镜下呈盘状，直径为0.2~0.5μm，厚30~60nm。连接区相邻细胞的细胞膜平行，电子透明细胞间隙宽20~30nm，内含低密度细丝状物。间隙中央电子密度较高的致密层称中央层（central stratum），中央层的黏合物质是糖蛋白；中央层的中间可见一条更深染的间线，为高度嗜锇层。在构成桥粒的相邻细胞的细胞膜内侧各有一增厚的盘状附着板称附着斑（attachment plaque），长0.2~0.3μm，厚约30nm，许多直径约为10nm的张力细丝呈袢状附着其上，其两端均向细胞质内反折。另外，还有较细的丝起于附着斑的内部，伸到细胞间隙，与中央致密层的细丝相连，形成交错的结构（图）。桥粒多见于上皮细胞，尤以皮肤、口腔、食管、阴道等处的复层扁平上皮细胞间较多。桥粒含有很多蛋白质，能被胰蛋白酶、胶原酶及透明质酸酶破坏。

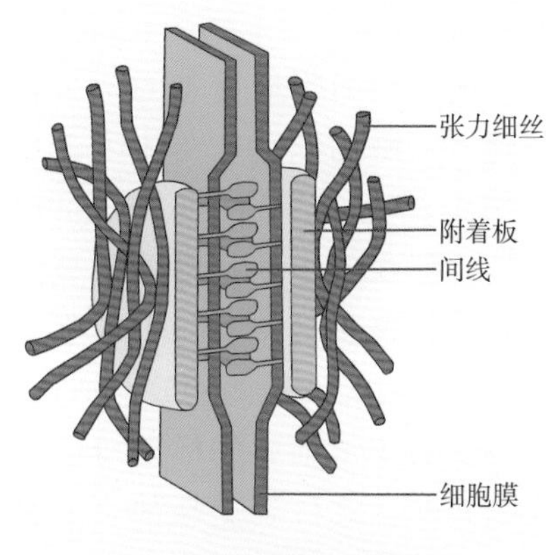

图　桥粒超微结构模式

桥粒由两类蛋白质构成。①跨膜蛋白：位于桥粒芯，主要由桥粒芯糖蛋白和桥粒芯胶蛋白构成，它们形成桥粒的电子透明细胞间隙和细胞间接触层。②细胞质内的桥粒斑蛋白，是盘状附着板的组成部分，主要成分为桥粒斑蛋白和桥粒斑珠蛋白。

桥粒有很强的抗牵张作用，通过相邻细胞间张力细丝的机械性连接，形成一连续的结构网，使细胞间的连接更为牢固。桥粒结构的破坏可引起角质形成细胞互相分离，临床上形成表皮内水疱或大疱。新生的角质形成细胞由基底层逐渐向表皮上层移动，在细胞分化过程中桥粒可以分离，也可重新形成，使表皮细胞逐渐到达角质层而有规律脱落。

（张建中　魏　瑾）

bànqiáolì

半桥粒（hemidesmosome）　基底层角质形成细胞与其下方基底膜带之间形态类似半个桥粒的连接结构（图）。由角质形成细胞向真皮侧不规则的多个细胞膜突起与基底膜带相互嵌合而成。电子显微镜下突起的细胞膜内侧增厚，为附着斑块，细胞质内的张力细丝即附着于这些斑块上并折向细胞内。主要作用是将上皮细胞固定在基底膜上，加强上皮细胞与结缔组织联结。

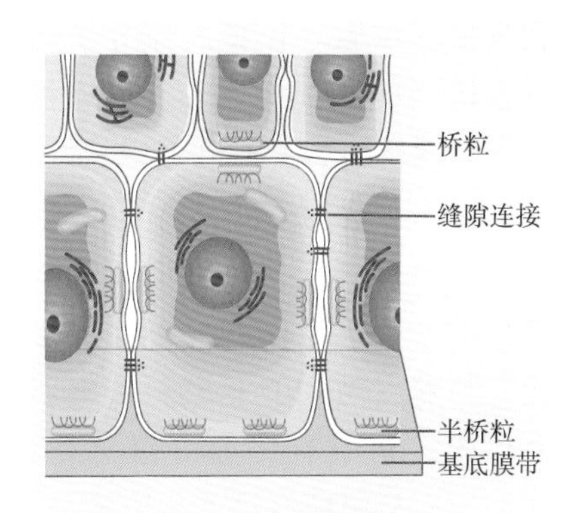

图　半桥粒、桥粒结构示意

（张建中　魏　瑾）

jīdǐmódài

基底膜带（basement-membrane zone，BMZ）　在表皮与真皮连接处，高度组织化的带状结构。经过碘酸希夫染色呈紫红色。又称真表皮连接处、表皮基底膜带。为长0.5~1.0μm的均质带，银浸染法可将其染成黑色。苏木精-伊红染色看不到，而过碘酸希夫染色阳性，说明其中有相当多的中性黏多糖。由4层结构构成。

①胞膜层：基底层细胞真皮侧细胞膜，由基底细胞的细胞膜及其所形成的特殊附着板（半桥粒）组成，厚约8nm，可见半桥粒穿行其间，半桥粒一方面借助附着斑与细胞质内张力细丝相连接，另一方面借助多种跨膜蛋白伸入或穿过透明板并与之黏附，发挥在基底膜带中的“铆钉”样作用。②透明板：又称膜间空隙，位于基底细胞底部质膜下方，厚35~40nm，电子密度较低，主要成分是板层素及其异构体，后者构成细胞外基质和锚丝，其中锚丝的主要成分是板层素1、板层素5和板层素6。锚丝从角质形成细胞的基底面穿行透明板达到致密板，有连接和固定作用。③致密板：由一层较致密的颗粒状或细丝状物质组成，是真正的基底板，厚35~45nm，主要成分是Ⅳ型胶原和少量板层素。Ⅳ型胶原分子通过自体间的相互交连，形成连续的三维网格，后者有高度稳定性，是BMZ的重要支持结构。④致密下层：也称网板，是真皮成纤维细胞的产物，由网状纤维交织形成，与真皮之间互相移行，无明显界限。其中有锚原纤维穿行，Ⅶ型胶原是锚原纤维的主要成分，Ⅶ型胶原与锚斑结合，将致密板和下方真皮连接起来，维持表皮与下方结缔组织之间的连接。

（张建中　魏　瑾）

biǎopí gànxìbāo

表皮干细胞（epidermal stem cell）　位于表皮基底层有产生高度分化子代细胞潜能的细胞。至少产生一种以上高度分化子代细胞，有强大的增殖分化潜能，在体外可以分化成表皮全层细胞。通过不对称分裂或高度调控的对称分裂机制，表皮干细胞维持了终生、无限的自我更新能力。表皮干细胞并不直接分化产生终末分化细胞，而是先分化成中转扩充细胞（transit amplifying cells），中转扩充细胞有产生定向分化成某种终末分化细胞的能力，是定向祖细胞。中转扩充细胞经过几次到十几次的分裂后定向分化为有丝分裂后细胞及终末分化细胞。细胞的更新有准确无误性，表皮干细胞在整个增殖过程中处于相对静止状态，由中转扩充细胞完成DNA合成和细胞扩充的任务，表皮干细胞分裂后仍保留其原有的遗传信息，中转扩充细胞有新复制DNA序列，以保证差错仅停留在中转扩充细胞水平。通常表皮干细胞等数分裂为干细胞和定向祖细胞，受到损伤，表皮干细胞的分裂方式会发生改变以适应机体需要。

表皮干细胞最显著的两个特征是：①慢周期性。在体内表现为标记滞留细胞（label-retaining cell），即在新生动物细胞分裂活跃时掺入氚标的胸苷，干细胞分裂缓慢，可长期探测到放射活性，如小鼠表皮干细胞的标记滞留可长达2年。②自我更新能力。表现为在离体培养时细胞呈克隆性生长，如连续传代培养，细胞可进行140次分裂。表皮干细胞还有一个显著特点是对基底膜的黏附。主要通过表达整合素实现对基底膜各种成分的黏附。表皮干细胞对基底膜的黏附是维持其特性的基本条件。表皮干细胞对基底膜的脱黏附是诱导其脱离干细胞群落、进入分化周期的重要调控机制之一。

体外分离、纯化表皮干细胞也是利用干细胞对基底膜的黏附进行的。表皮基底层中有1%~10%的基底细胞为干细胞，表皮干细胞的数量随着年龄的增大而减少，这是婴幼儿的创伤愈合能力较成人强的重要原因之一。干细胞通常处于静息状态，分裂缓慢，形态学上表现为细胞体积小，胞内细胞器稀少，细胞内RNA含量低，在组织结构中位置相对固定，一般认为毛囊隆突部（皮脂腺开口处与立毛肌毛囊附着处之间的毛囊外根鞘）含有丰富的干细胞。皮肤干细胞终身存在，且干细胞的遗传信息可以传给子代细胞，因而干细胞不仅可以用来研究基因的作用及某些疾病发病的基因机制，也可以用来对一些遗传性皮肤病进行基因治疗。

（张建中　魏　瑾）

zhēnpí

真皮（dermis）　位于表皮下方，除神经外，由中胚层分化而来的组织。神经与黑素细胞源于神经嵴。人体各部位的真皮厚薄不一，是表皮厚度的10~40倍。一般1~3mm，眼睑处最薄，为0.3mm。真皮和表皮相互作用，共同完成基底膜带和皮肤附属器的形态形成及皮肤的创伤愈合。

发生　胚胎2个月时，真皮由疏松排列的间充质细胞和基质构成。第3个月时，出现嗜银纤维，以后此类纤维增多并变粗，排列成束状，即演变为胶原纤维。同时，间充质细胞发育为成纤维细胞，产生胶原纤维、弹性纤维、网状纤维及基质成分。人类胎儿皮肤含Ⅲ型胶原的比例较高，而成人皮肤则含有较多的Ⅰ型胶原。弹性纤维的出现则较晚，在胎儿第22周时开始出现，见于真皮网状层内，呈弥散的颗粒或短纤维，形成细而分枝的纤维网。在胎儿第32周时，发育完好的弹性纤维网，与足月婴儿真皮乳头层和网状层中的弹性纤维难以区别。

结构　由浅至深可分为乳头

层和网状层。两层的结缔组织密度、细胞分布、血管和神经的构型不同，但两层之间并无明确界限。①乳头层：可再分为真皮乳头及乳头下层（两者合称为真皮上部）。乳头层毗邻表皮层，为凸向表皮底部的乳头状隆起，与表皮突呈犬牙交错样相接，纵切面呈波浪形，内含丰富的毛细血管和毛细淋巴管，还有游离神经末梢和囊状神经小体。②网状层：可再分为真皮中部与真皮下部。网状层较厚，构成真皮的主体，位于乳头层下方，大量纤维组织多按与表皮平行的水平方向排列，在真皮内形成网状。有较大的血管、淋巴管、神经穿行，毛囊、皮脂腺、汗腺等皮肤附属器亦分布于其中。在正常个体，真皮内的胶原纤维和弹性纤维随着逐渐接近脂肪层而渐增粗。真皮网状层的最下方纤维结缔组织向皮下层的脂肪结缔组织逐渐过渡。

构成 真皮属不规则的致密结缔组织，由胶原纤维、弹性纤维、网状纤维、基质和细胞成分组成，以纤维成分为主，纤维之间有少量基质和细胞成分。胶原纤维和弹性纤维相互交织，埋于基质内。皮沟是真皮组织中纤维束的排列和牵拉所形成的，深浅不一。面部、手掌、阴囊及关节等活动部位皮沟最深。由于真皮结缔组织的纤维束排列方向的不同，皮肤形成了一定方向的张力线，又名兰格（Langer）线。外科手术时，按此线方向切开皮肤则皮肤切口宽度较小，如垂直于此线切开皮肤则切口宽度较大，伤口愈合后容易产生较明显的瘢痕。

细胞成分 主要有成纤维细胞、肥大细胞、巨噬细胞、树突状细胞、朗格汉斯细胞和噬色素细胞等，还有少量淋巴细胞和白细胞，其中成纤维细胞和肥大细胞是真皮结缔组织中主要的常驻细胞。成纤维细胞可形成胶原纤维、弹性纤维、网状纤维和基质。真皮内肥大细胞多存在于血管及毛囊附近，数量较少，呈卵圆形至梭形，核呈圆形位于细胞中央，细胞质染色不明显，吉姆萨染色可使胞质中大小均匀的异染性颗粒染成紫红色。Ⅰ型变态反应中，肥大细胞增多，细胞可脱颗粒释放组胺等炎性介质。在炎症性皮肤病中，真皮内可出现多种类型的细胞，大多数来源于骨髓。细胞从真皮血管周围开始浸润。在正常皮肤内，亦可出现少量此类炎症细胞，构成了皮肤免疫系统的一部分。这些细胞包括粒细胞类（中性粒细胞、嗜酸性粒细胞、嗜碱性粒细胞）、淋巴细胞类（包括淋巴细胞和浆细胞）和单核吞噬细胞类等。正确辨识这些细胞有助于炎症性皮肤病的病理诊断和分类。

（何春涤　杨振海）

jiāoyuán xiānwéi

胶原纤维（collagen fiber） 胶原分子相互交联构成的纤维。是全身的主要结构蛋白，它存在于肌腱、韧带、骨骼和真皮中，占皮肤干重的70%。在真皮结缔组织中含量最为丰富，苏木精-伊红（HE）染色呈浅红色。胶原束在各个部位粗细不等，真皮乳头层、皮肤附属器和血管附近的胶原纤维不但细小，且无一定走行方向；真皮中下部的胶原纤维走向几乎与皮面平行，聚集成粗大纤维束，相互交织成网，在不同水平面上各自延伸；真皮下部的胶原束最粗。在组织切片中可以同时看到胶原束的横切面和纵切面，后者通常呈波浪状。胶原纤维的直径为2~15μm，胶原纤维由直径为70~140nm的胶原原纤维聚合而成。胶原纤维是人类皮肤中的一个纤维蛋白家族，至少有15种基因型。Ⅰ型胶原是真皮的主要成分（85%~90%），少数为Ⅲ型胶原（8%~11%）和Ⅴ型胶原（2%~4%）。真皮内宽大的网状胶原就是Ⅰ型胶原纤维，在电镜下具有特征性的明暗交替的横纹，横纹周期为68nm，而真皮乳头层较为纤细的胶原纤维则为Ⅲ型胶原。Ⅴ型胶原所占比例较小，与Ⅰ型胶原和Ⅲ型胶原共同分布，协助调节胶原纤维直径，主要位于真皮乳头、血管基底膜周围基质及基底膜带。胶原纤维韧性大，抗拉力强，但缺乏弹性。胶原纤维提供抗张强度，使皮肤成为防范外界创伤的保护器官。

（何春涤　杨振海）

tánxìng xiānwéi

弹性纤维（elastic fiber） 弹性蛋白和微原纤维构成的纤维。有弹性，与基质一起防止皮肤过度松弛。弹性纤维对皮肤防变形和撕裂几无作用，但可保持其弹性，皮肤受到牵拉与变形后可使其恢复原形。真皮内弹性纤维数量非常少（占真皮干重的2%~4%），在苏木精-伊红（HE）染色下不易辨认，用van Gieson弹性纤维染色法呈紫色，常呈碎片状。电子显微镜下弹性纤维较胶原纤维细，直径1~3μm，呈波浪状，相互交织成网，缠绕在胶原纤维束之间。弹性纤维在真皮网状层比较粗大，排列方向和胶原束相同，与表皮平行。真皮乳头层弹性纤维非常纤细并与表皮成直角，终止基底膜带内的致密层。弹性纤维亦存在于皮肤血管壁、淋巴管壁和毛囊鞘中。

弹性纤维由成纤维细胞合成，平滑肌细胞可能也合成一部分。

弹性纤维由弹性蛋白和微原纤维两种主要成分构成。①弹性蛋白：均匀染色的无结构物质，形成弹性纤维的核心，透射电镜下为中等电子密度的物质。②微原纤维：聚集在弹性纤维的外周或集合成细丝，埋在弹性蛋白之中，在透射电镜下电子致密。在成熟的弹性纤维中超过90%的成分是弹性蛋白，而微原纤维则主要位于弹性纤维外表面。遗传变异、日晒损伤及光老化均可导致弹性纤维损伤。

（何春涤　杨振海）

wǎngzhuàng xiānwéi

网状纤维（reticular fiber）　幼稚且纤细的未成熟胶原纤维。直径仅为0.2～1μm。苏木精－伊红（HE）染色难辨，硝酸银溶液浸染呈黑色，故又称嗜银纤维。网状纤维由网状原纤维聚合而成，主要成分为Ⅲ型胶原。网状原纤维和胶原纤维一样，具有68nm周期性横纹，但其直径较胶原纤维小，一般为40～65nm。正常人皮肤中网状纤维稀少，主要分布在真皮乳头层及汗腺、皮脂腺、毛囊、血管和神经周围。真皮乳头网状纤维排列成网状，脂肪细胞周围也有网状纤维呈网篮状围绕。在正常皮肤中，胶原纤维在不断更新，但在新胶原形成之前，并没有嗜银阶段发生。在病理情况下，如创伤愈合过程，成纤维细胞增生活跃或新胶原形成的病变中，网状纤维大量增生。当创伤或病变愈合时，网状纤维又逐渐被胶原纤维所替代。

（何春涤　杨振海）

jīzhì

基质（ground substance）　填充于纤维、纤维束间隙和细胞间的无定形物质。构成细胞核纤维成分的外环境。皮肤中的基质主要由成纤维细胞合成，平滑肌细胞和肥大细胞可能也合成一部分。主要成分为蛋白多糖或酸性黏多糖。蛋白多糖是糖胺多糖与肽腱共价结合形成的高分子复合物，以曲折盘绕的透明质酸长链为骨架，通过连接蛋白结合许多蛋白质分子形成支链，后者又连有许多硫酸软骨素等多糖侧链，使基质形成具有许多微孔隙的分子筛立体构型。小于这些孔隙的物质如水、电解质、营养物质和代谢产物可自由通过，进行物质交换；大于孔隙者（如细菌等）则不能通过，被限制于局部，有利于吞噬细胞吞噬。蛋白多糖/酸性黏多糖复合物能结合相当于自身体积1000倍的水分子，能够调节真皮内水分含量和局部生长因子的浓度（例如碱性成纤维细胞生长因子），它们还能使细胞和原纤维及纤维基质相连接，影响增生、分化、组织修复和形态发生过程。基质不仅是真皮细胞核纤维成分的填充介质，还是转运水分和电解质的渠道，影响组织间液的通透性和渗透压。糖蛋白通过整合素受体与其他基质成分相互作用，促进移行、细胞黏附、形态发生和分化过程。常规苏木精－伊红（HE）染色下基质不易显示，阿新蓝染色则可以显示基质。

（何春涤　杨振海）

píxiàzǔzhī

皮下组织（subcutaneous tissue）

位于真皮内侧，与肌膜等组织相连，由疏松结缔组织及脂肪小叶组成的组织。又称皮下脂肪层、脂膜。来源于中胚层。成纤维细胞样中胚层细胞产生脂肪细胞和成纤维细胞。人体内80%的脂肪位于皮下组织，其余脂肪位于内脏器官周围。在非肥胖的男性，脂肪占体重的10%～12%，在女性则占15%～20%。皮下组织与真皮之间无明显界限，神经、血管和皮肤附属器紧密相连形成网络，使真皮和皮下组织在结构和功能上密不可分。脂肪细胞或脂肪小叶被胶原和大血管组成的纤维膜隔开，小叶间隔内有血管、淋巴管和神经分布，小叶间隔中的胶原与真皮胶原呈连续性。脂肪细胞内可见一个大的球形脂肪将细胞质和细胞核挤向一侧细胞膜。细胞质内含有大量线粒体，滑面内质网和高尔基体也很丰富。皮下脂肪中有大量的肥大细胞。新生儿皮下可见到棕色脂肪，其细胞质中含有大量线粒体，能够产生更多的热量。脂肪的厚度随部位、性别及营养状况的不同而有所差异，肥胖人脂肪较多，女性皮下脂肪比男性厚，腹部、乳房、臀部、股部等处脂肪易沉积，而眼睑、阴茎、阴囊及小阴唇几乎没有皮下脂肪。脂肪提供弹力，具有缓冲作用，能保护皮肤，使皮肤具有移动性，保持体温，储藏能量。皮下组织是激素转换的重要部位，雄烯二酮在这里转化为雌酮，瘦素也在脂肪细胞中产生，并通过下丘脑调节体重，影响机体对食物气味的反应。脂肪细胞对骨骼和血管形成过程有重要作用。脂肪组织中存在多能干细胞，能分化为脂肪细胞、成骨细胞、肌细胞和成软骨细胞。脂肪营养不良和肥胖综合征等疾病的分子生物学研究发现，基因、蛋白质、激素及其他分子可影响脂肪分布和沉积。皮下组织的重要性在某些疾病状态下体现得更明显：硬皮病患者的皮下脂肪组织被致密的纤维结缔组织替代，皮肤紧张变硬。脂膜炎等炎症性皮肤病主要累及皮下组织，产生皮下结节。炎症主要累及脂肪小叶还是小叶间隔有助于疾病鉴别诊断。小叶性脂膜炎脂肪小叶呈坏死性，而间隔性脂膜炎小叶通常保持完整。

（何春涤 杨振海）

pífū fùshǔqì

皮肤附属器（skin appendages）

皮肤的重要组成组织。包括毛发、毛囊、皮脂腺、汗腺和甲。有感知、润滑、散热、保护等功能。所有附属器均包括上皮成分和真皮成分，从发生学上来说，真皮-表皮的相互作用对附属器的形成有重要作用。

（孙建方 吴 侃）

máonáng

毛囊（hair follicle）

表皮细胞连续而成的袋样上皮。中心是一根毛发，基底是真皮凹进的真皮毛乳头（图）。立毛肌的一端斜附于毛囊壁上，在附着点上方的是皮脂腺通入毛囊的短颈，毛囊在皮肤表面开口而为毛囊孔。

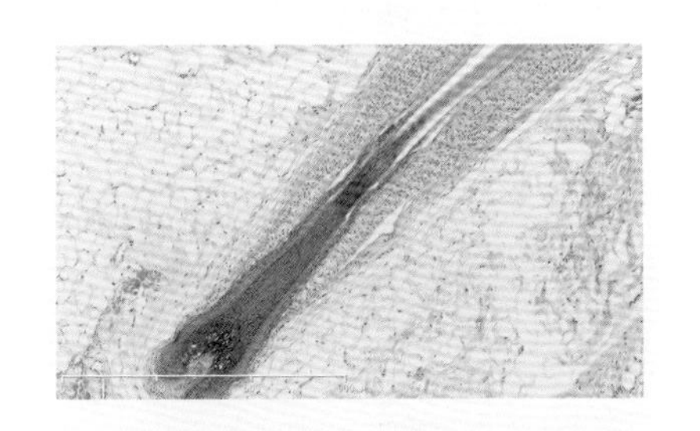

图 毛囊结构（HE，×50）

在胚胎发育时期，胎儿真皮的间质细胞在表皮基底层下很快聚集。表皮萌芽在此处向真皮方向生长。正在发育的毛囊与皮肤表面形成一个角度，并继续向下生长。在此基础上，细胞柱增宽，并围绕若干小团的间质细胞而形成毛球。毛发就由毛球上方的细胞形成，这些细胞此后形成内、外毛根鞘，由分化好的上皮细胞形成同心带状排列。沿毛囊一侧，形成两个小芽孢，上方者发育成皮脂腺，下方者形成竖毛肌的附着板。在皮脂腺原基上方毛囊对侧的皮肤发育成第三个芽孢，即顶泌汗腺。毛囊的最上部，即从毛囊口至皮脂腺导管开口部，称为漏斗部。从竖毛肌附着处至皮脂腺导管之间的毛囊部分称为峡部。毛基质或下部，包括毛囊的最下部和毛球。毛干和内外毛根鞘是从毛球的基质中分裂活跃的未分化细胞发育而来。毛根鞘和毛发源于毛球的不同部位，它们形成同心的圆柱细胞层。在毛发向上生长时，毛干和内毛根鞘相互移行，而外毛根鞘位置保持固定。毛囊通道上部的表皮和外毛根鞘连在一起，还包括毛囊的漏斗部和峡部。这部分毛囊是固定不变的；毛球和内毛根鞘上限之间的毛囊部分则在每一次毛发周期中都被完全替换。

毛囊由内毛根鞘、外毛根鞘及纤维鞘所构成，内、外毛根鞘的细胞均起源于表皮，而纤维鞘则起源于真皮。①内毛根鞘：由内而外分3层。鞘小皮：又名鞘角质膜，是一层互相连叠的细胞。赫胥黎层：由1~3层细胞构成。亨勒层：由单行排列较扁平的细胞构成。②外毛根鞘：相当于表皮基底层及棘层，由它们延续而来，由一至数层细胞所构成。其最外一层为长方形柱状上皮细胞，相当于基底细胞。③纤维鞘：可分3层。内层为一透明玻璃样的薄膜；中层由波浪状致密的纤维组织构成；外层由疏松的胶原纤维和弹性纤维组成，与周围结缔组织无明显界限。

（孙建方 刘 排）

máofà

毛发（hair）

分为硬毛和毳毛。硬毛粗硬，色泽浓，含有髓质，又可分为两种。①长毛：如头发、阴毛、腋毛、胸毛等，通常可长至10mm以上。②短毛：较短且硬，如睫毛、眉毛、鼻毛、耳毛，很少长至10mm以上。毳毛细软，色泽淡，没有髓质，多见于躯干。毛发的分布，除掌、跖、指（趾）屈面和末指（趾）节伸面、唇红缘、龟头、包皮内面、小阴唇、大阴唇内侧和阴蒂外，几乎遍布于全身，其密度在体表部位各不相同，以头颈部最密，每平方厘米约300根，耻骨部30~40根，手背较少，为15~20根。毛发的粗细也不一致，细者如毳毛，直径为0.005~0.2mm，粗者如睫毛、须毛等。

毛发由角化的角质形成细胞所构成，从内到外可分为3层。①髓质：是毛发的中心部分，由2~3层立方形细胞构成，其细胞质染色较淡。在毛发的末端通常无髓质。②皮质：是毛发的主要部分，由几层梭形上皮细胞所构成。在有色的毛发中，黑素即存在于此层细胞内。③毛小皮：又名角质膜，由一层相互连叠的角化细胞所构成。

毛发生长周期分为3个阶段。①生长期：可持续2~7年，并以连续的生长为特征。②退行期：持续2~3周。③休止期：持续约100天，每天大约有100根头发脱落。在任何一个时间，所有头发中仅有20%处于休止期，80%~100%处于生长期，1%处于退行期。影响毛发生长周期的因素很多，例如贫血、蛋白质不足、慢性消耗性疾病都可妨碍毛发的生长，特别是内分泌对毛发的生长有显著的影响。生长激素及甲状腺素可促使毛发生长，而皮质激素可缩短生长期并延长衰老期，腋毛、阴毛及胡须在性成熟的青春期才出现，雄激素除和胡须及粗长的体毛有关外，还可以引起雄激素性脱发。口服避孕药及产后可导致头发稀疏，而孕妇的毛发生长良好可能是雌激素影响。

（孙建方　刘　排）

pízhīxiàn

皮脂腺（sebaceous gland）　由腺泡和较短的导管构成的可产生脂质的器官。是常开口于毛囊的全浆分泌腺体，通过细胞解体释放出细胞内容物来分泌皮脂。分布于除掌跖部位外的全部皮肤甚至口腔及外阴等黏膜部位。在头面等皮脂溢出部位，皮脂腺常表现为由多个腺泡组成的分叶状结构（图），而在胫前，皮脂腺可能只由单个腺泡构成。在乳晕及口腔黏膜部位的皮脂腺可直接开口于表皮，分别称为蒙格马利结节（Montgomery nodule）和福代斯点（Fordyce spot）。眼睑的睑板腺（又称迈博姆腺，Meibomian gland）及外阴的包皮腺（又称泰森腺，Tyson's gland）亦被认为是特化的皮脂腺。皮脂腺腺泡由周围薄层纤维结缔组织提供机械支持，内覆有基底膜，其上皮脂腺生发细胞呈扁平或立方形，胞质均质嗜碱不含脂滴，核仁明显。随着分化成熟由基底膜向腺腔方向，皮脂腺细胞内脂滴渐增多，苏木精-伊红（HE）染色可见细胞内脂肪脱失后剩余的网状形态胞质，细胞核有被脂滴压迫形成的切迹。管腔周围高度分化的皮脂腺细胞内含大量皮脂，缺乏细胞器，最终破溃入由覆层角质形成细胞形成的开口于毛囊漏斗部的皮脂腺导管。皮脂腺的功能受雄激素、维A酸、黑皮质素、光氧化物酶体增生物激活受体及成纤维细胞生长因子受体等调节，其分泌的皮脂含角鲨烯、胆固醇、胆固醇酯、蜡酯、三酰甘油等，有助于保持表皮角质层水化，抵抗细菌和真菌感染，以及辅助维生素E发挥抗皮肤及其表面脂质氧化的作用。

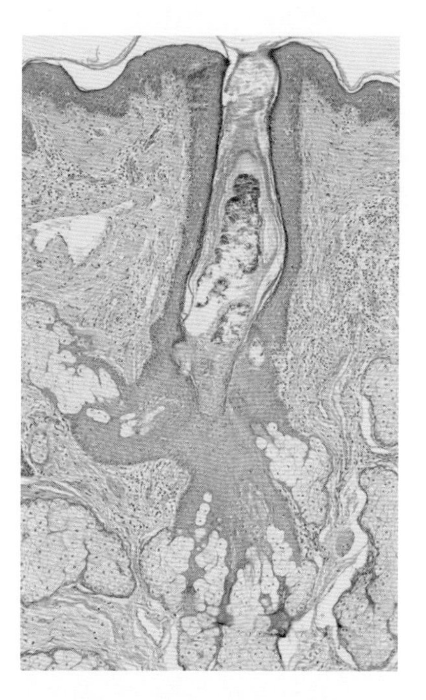

图　皮脂腺（HE，×50）

（孙建方　吴　侃　姜祎群）

hànxiàn

汗腺（sweat gland）　分布于全身大部分皮肤，由分泌部和导管部组成的、分泌汗液的腺体。分泌部位于真皮深层或皮下组织内。根据结构与功能不同可分为顶泌汗腺和外泌汗腺。

顶泌汗腺（apocrine gland）　导管部和卷曲的分泌部组成的大管状腺体。又称大汗腺。与外泌汗腺的结构十分相似，但分泌部位置更深入，常在真皮深处或皮下组织中，且体积远较外泌汗腺大。顶泌汗腺分泌部由基底膜、肌上皮细胞及腺上皮构成，前两者与外泌汗腺相似，而腺上皮为单层胞质嗜酸深染的细胞，其形态视分泌功能而异，呈扁平、立方或高柱状，核圆偏于基底膜侧，通过丢失腺腔侧部分胞质的形式分泌产物，即所谓的“断头分泌”，胞吐和全浆分泌现象也可能出现（图1）。顶泌汗腺的导管与外泌汗腺的十分相似，管壁均为无肌上皮细胞及基底膜支持的两层立方状细胞，但导管总是开口于毛皮脂腺囊，且囊内部导管为笔直的而非外泌汗腺顶端导管的盘旋样。顶泌汗腺主要分布在腋窝、外阴、乳房等处，眼睑的莫尔（Moll）腺及外耳道的耵聍腺亦被认为是特化的顶泌汗腺，其分泌功能直到青春期前才发育完善，分泌物的成分与功能尚未明确。黏滞乳白色无味分泌物很可能受到皮脂腺分泌物的污染，但可以肯定该分泌物被细菌分解后可产生特殊的气味，可能与某些人类已退化的功能及臭汗症有关。顶泌汗腺的分泌功能受体液中循环的肾上腺素能神经递质调节，在腋窝处尚存在受肾上腺素能及胆碱能神经递质的双重调节。大小汗腺为青春期时向顶泌汗腺转分化的外泌汗腺结构。

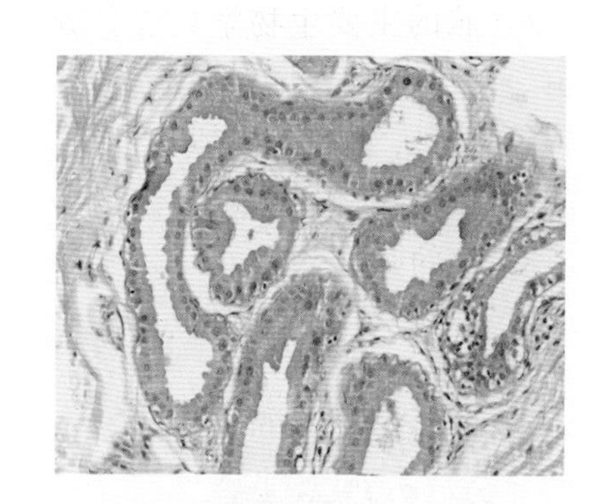

图1　顶泌汗腺（HE，×100）

外泌汗腺（eccrine sweat gland）　垂直通向表皮的导管部和卷曲腺体构成的分泌部组成的单曲管状腺体。又称小汗腺。是人体主要的汗腺，以掌跖、额、腋窝处密度最大。分泌部位于真皮、真皮与皮下组织交界处或完全位于皮下组织，由腺腔周围的暗细胞、基底膜上的肌上皮细胞及两者之间的明细胞构成（图2）。梭形的肌上皮细胞不能完全覆盖基底膜表面，故明细胞或直接附于基底膜或由肌上皮细胞支持。明细胞核圆居中，细胞质淡染有均匀的细小颗粒，细胞间有穿过暗细胞通向腺腔的微管，明细胞据此向腺腔内排放分泌产物。暗细胞位于明细胞之上，直接形成腺腔内壁，表面有突向腺腔的微绒毛。导管由两层立方形细胞构成，苏木精-伊红（HE）染色偏嗜碱性，其外无肌上皮细胞及基底膜支持，与外泌腺腺体之间呈明显的交界。外泌汗腺导管进入表皮后走向再次趋于卷曲称顶端汗管，由角化过程独立于表皮的含透明角质颗粒的单层管腔细胞围成，此细胞内不含黑素颗粒。明细胞是分泌汗液的主体，其分泌物中的钠离子、氯离子多被导管上皮吸收，此外导管细胞还可分泌防御素用于抵抗微生物感染，而暗细胞具有分泌糖蛋白的能力。外泌汗腺的主要生物学功能是分泌汗液调节体温，主要受下丘脑调控。此外，额部及掌跖的汗腺功能还受情绪等因素引起的乙酰胆碱分泌的调控。

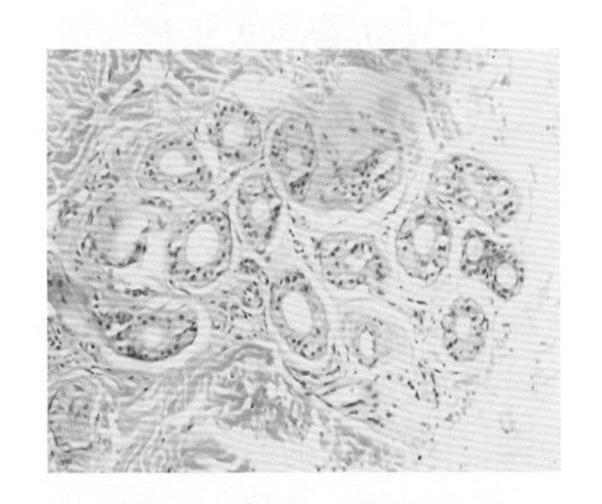

图2　外泌汗腺（HE，×100）

（孙建方　吴　侃　姜祎群）

jiǎ

甲（nail）　位于每个指（趾）末端背侧由致密坚实的角质组成的扁平甲状结构。包括甲板及4种上皮成分：近端甲襞、甲母质、甲床和甲下皮。①甲板：四肢末端背侧近似矩形的半透明较坚硬结构，其横断面背侧和中间部分由甲母质产生，而腹侧部分由甲床产生。甲板横向和纵向均存在曲度，可增加其对机械压力的耐受性。②近端甲襞：甲襞为甲板周围连续的线性凹槽，近端甲襞为肢端背侧皮肤的延续，向下反折在甲母质上方，形成背侧上皮面和腹侧上皮面。甲襞表面角质层形成护膜，防止甲板与甲皱襞分离。甲襞真皮内含有大量毛细血管。③甲母质：位于近端甲襞下方，甲板的近侧端白色半圆形区域即甲母质肉眼可见部分，称甲半月。甲母质是产生甲板的结构，由2~3层基底细胞组成，以对角线方式向上向外分化，近端甲母质形成背侧甲板，远端甲母质形成中间甲板。④甲床：甲板下甲半月与甲下皮之间的区域，由表皮和真皮组成，无皮下脂肪层。表皮由2~5层细胞组成，无颗粒层，其菲薄的角质层即腹侧甲板。甲床表面存在许多平行纵嵴与甲板底部纵嵴相互交联，使甲板和甲床紧密相连。真皮内含有丰富的血管，大量动静脉吻合支形成血管球，使上方甲板呈现粉红色，外伤后引起碎片状出血。⑤甲下皮：位于甲板远端游离处下方，是甲床远端与正常皮肤移行的区域。

生长：甲板生长持续整个生命期，指甲较趾甲生长稍快，指甲每月平均生长3mm，而趾甲每月平均生长1mm。

功能：保护指（趾）尖及远端指（趾）骨，增强手指灵活性，可用作天然的武器。指甲还可增加手指的美感，装饰后达到美容效果。

（孙建方　黄莹雪　姜祎群）

píjī

皮肌（cutaneous muscle）　皮肤内的肌组织。最常见的是竖毛肌，由纤细的平滑肌纤维束所构成，其一端起自真皮的乳头层，而另一端插入毛囊中部的纤维鞘内。竖毛肌受交感神经支配，突然遇到寒冷或精神紧张时立即收缩，所附毛囊的毛发因杠杆作用而竖立，局部皮肤随之凸起而形成鸡皮疙瘩，竖毛肌的收缩也能挤压皮脂腺而促进其排泄。平滑肌构成真皮与皮下血管的肌层。静脉的肌肉由直角交叉的小束状平滑肌构成。动脉的平滑肌形成同心环状的花圈样环。平滑肌细胞的特异聚集于小动脉和小静脉之间形成球状小体，这在指趾和掌跖侧缘尤其明显。球状小体的作用是直接分流血液和调节温度。汗腺周围的肌上皮细胞同样具有某些平滑肌功能，阴囊肌膜、乳晕和眼睑的皮肤内也有较多层的平滑肌纤维束。横纹肌见于面颈部皮肤，有颈阔肌和面部皮肤的表情肌。横纹肌、筋膜、腱膜的复合网络被称为浅层肌肉腱膜系统（SMAS）。

（高兴华）

píshénjīng

皮神经（cutaneous nerve）　皮肤内的神经组织。是周围神经的分支。有感觉神经及运动神经，其末梢和特殊感受器广泛地分布在表皮、真皮及皮下组织，以感知体内外的各种刺激，产生各种感觉，引起相应的神经反射，以维护机体的健康。

构造　周围神经干的构造：

某些部位的真皮组织深部或皮下组织中，有时能看到皮神经，它是细小的周围神经干。正常的周围神经干有一层神经外膜，由结缔组织及脂肪组织构成，其中有血管和淋巴管，整个神经干可分成许多神经束。每个神经束周围有结缔组织构成的膜，即神经束膜，形成小梁状的结缔组织中隔，称为神经内膜，伸入神经束内，把神经束分成许多不完全分隔的区域，每个区域内有许多神经纤维。神经纤维的构造有两种。①有髓神经纤维：每一神经纤维的轴心部分均见有轴索。轴索由圆筒状的神经胞质和神经原纤维构成。有髓神经纤维除了由施万细胞所构成的神经膜呈圆筒状包绕着神经轴索外，尚有很厚的髓鞘围绕轴索的外围。通过电镜观察证明，施万细胞扁平卷曲呈多层圆筒状，髓鞘位于施万细胞胞质内，因此也呈半层状。有髓神经纤维的另一特点是呈节段状，神经纤维每在一定距离处，即出现环形狭窄，即郎飞（Ranvier）结，位于两个施万细胞交界处，轴索的分支在此分出。有髓神经纤维干在皮下组织内，其长轴与皮肤表面相平行，其分支随动脉分支进入真皮，以后再分出细支进入真皮乳头层内，呈网状分布。②无髓神经纤维：与有髓神经纤维一样，在轴索的外围有一层施万细胞形成的神经膜包围着，但无髓鞘，也没有郎飞结。

神经末梢 皮肤内所有自主神经末梢均呈细小树枝状分布，感觉神经末梢则可分为游离神经末梢和终末小体两种。后者除有神经纤维的终末外，有的还有特殊的结构。①触觉感受器：又名迈斯纳小体（Meissner's corpuscle），呈椭圆形。分布于真皮乳头体内，小儿指尖皮肤内最多见。②痛觉感受器：结构简单，位于表皮内。其有髓神经纤维进入表皮后即失去神经膜，并分支呈网状或小球状，分散于表皮细胞的间隙中。③温觉感受器：呈圆形、卵圆形或梭形，外围有一薄层结缔组织包膜，感觉神经纤维末梢进入包膜后，分成很多小支盘绕成球状。接受冷觉者为球状小体，又名克劳泽终球（Krause end bulb），位于真皮浅层；接受热觉者为梭形小体，又名鲁菲尼小体（Ruffini's corpuscle），位于真皮深部。④压觉感受器：呈同心圆形，其切面可呈环层结构，甚似洋葱，故又名环层小体，又称帕奇尼小体（Pacinian corpuscle）。体积最大，直径可达0.5~2mm，位于真皮较深部和皮下组织中。

运动神经 皮肤内的运动神经是中枢神经系统经过脊髓及交感神经而来的，它是支配皮肤的传出神经。这种神经中含有许多交感纤维，广泛地分布在皮肤血管及其附件等处，控制着皮肤的许多生理活动。

交感神经的分布及其作用 皮肤内的交感神经纤维有两种。①肾上腺素能纤维：主要分布于血管、顶泌汗腺及竖毛肌等处，在外泌汗腺和皮脂腺基底膜的肌上皮细胞处也有，其作用收缩血管，顶泌汗腺分泌，竖毛肌收缩或肌上皮细胞收缩。②胆碱能纤维：主要分布在血管及外泌汗腺，顶泌汗腺处也有少量分布，皮脂腺处是否存在尚无定论。它的作用扩张血管，外泌汗腺分泌等。有人认为它可能受肾上腺素能纤维控制，但在组织学上，除肌上皮细胞外，不能得到证实。

神经反射 可以分为4类：①皮肤体壁反射：包括撤回反射、局部反射、搔抓反射和群反射。②皮肤-皮肤反射：包括脑反射和轴索反射。③皮肤内脏反射：通过脊髓实现，故也属于脊髓反射范畴。④内脏皮肤反射：临床上常见的牵扯性疼痛现象，就是内脏皮肤反射的一种表现。在某些慢性疾病中有时可见到皮肤萎缩及毛竖立。

感觉神经 正常皮肤内感觉神经末梢分为三种，即游离神经末梢、毛囊周围末梢神经网及特殊形成的囊状感受器。一般感觉可以分为两大类。①单一感觉：皮肤中感觉神经末梢和特殊感受器感受体内外的单一性刺激，转换成一定的动作电位沿神经纤维传入中枢，产生不同性质的感觉，如触觉、痛觉、压觉、温度感觉和痒觉等；②复合感觉：皮肤中不同类型的感觉神经末梢或感受器共同感受的刺激传入中枢后，由大脑综合分析后形成的感觉，如湿、糙、硬、软、光滑等。此外皮肤还有形体觉、两点辨别觉和定位觉等。皮肤接受各种刺激后，可产生至少17种神经肽，如P物质、神经肽A、血管活性肠肽、α-MSH等，它们主要由含有感觉神经C纤维的神经元产生，皮肤细胞如角质形成细胞、血管内皮细胞、成纤维细胞、巨噬细胞等也可合成一部分，这些细胞因子与其相应受体结合，产生一系列生物学反应，经神经传导到中枢神经系统，形成各种感觉。正常皮肤感知的体内外刺激，无论是机械性的、物理性的、化学性的或生物性的，都在游离神经末梢、毛囊周围神经末梢网或特殊的囊状器内转换成动作电位，然后传递到中枢神经系统。6种基本感觉都有自己的传导路径，触觉和压觉是经过腹侧脊髓丘脑径路，将神经冲动传至丘脑外侧腹核第三神经元处，而痛觉、温度感觉和痒觉则是经过前外侧脊髓丘脑径路，到达丘脑后外侧腹核处，最后分别终止于大脑皮质后中央回。皮肤的感觉定位能力与其受刺激的频率、皮温、皮肤及其感受器的生理状况以及人的精神面貌等有关。

（高兴华 马 艳）

pífū shēnglǐ gōngnéng

皮肤生理功能（physical functions of skin） 机体正常的生理活动过程中皮肤发挥的作用。皮肤位于人体表面，是身体的第一道防线。同时皮肤是人体最大的器官，重量约占体重的16%，成人皮肤面积约1.5～2m^2。组织学上皮肤结构不仅包括表皮、真皮、皮下组织，还包括毛发、皮脂腺、外泌汗腺、顶泌汗腺、指趾甲等附属器结构。这些结构中含有丰富的神经、血管、淋巴管、肌肉。它们共同维持着皮肤的生理功能，主要包括感觉功能、屏障作用、吸收作用、分泌和排泄作用、温度调节作用等（见皮肤感觉功能、皮肤屏障作用、经皮吸收、皮肤分泌排泄、皮肤温度调节）。

（李若瑜）

pífū gǎnjué gōngnéng

皮肤感觉功能（sensory function of skin） 分布在皮肤中的神经末梢和特殊感受器感知体内外各种不同刺激的能力。皮肤中存在着非常丰富的神经末梢和感受器，它们可将环境中的各种刺激转换成动作电位，这些动作电位沿着神经纤维传入中枢神经系统后，机体产生不同性质的感觉。

皮肤的感觉分为两类。①单一感觉：由单一刺激产生的，如触觉、压觉、温度感觉、痛觉和痒觉；②复合感觉：大脑综合分析形成，如干燥、潮湿、软、硬、两点辨别觉、图形觉等。凭借皮肤的感觉功能，机体可以做出一系列反应，并能主动参与相应的各种活动。

作用于皮肤的刺激达到一定程度才能引起感觉，这一最低程度的刺激称为感觉阈值，受众多因素的影响，主要包括神经末梢或感受器本身感觉阈值的高低、外界刺激的种类、皮肤的温度和厚度、是否作用于感觉敏感区、性别和年龄等。一般而言，各种不同的感觉阈值上肢比下肢低，对触觉的定位比对其他感觉定位精确。刺激皮肤某一特定位置，可在远隔部位产生感觉，称为牵涉性感觉。出现感觉和给予刺激的时间不一定相符，当刺激未去除时，感觉可提前消失，称为适应，停止刺激后，感觉仍可存在一段时间，称为后感觉。

（李若瑜）

chùjué

触觉（touch sensation） 皮肤触觉感受器接触机械刺激产生的感觉。可以是压力和牵引力。正常皮肤内感知触觉的特殊感受器有3种：迈斯纳小体，梅克尔触盘和Pinkus小体。皮肤表面散布着触点，触点的大小并不相同，分布也不规则。一般指腹最多，头部其次，背部和小腿最少，所以指腹的触觉最灵敏，而小腿和背部则较迟钝。

（高兴华）

wēndù gǎnjué

温度感觉（temperature sensation） 刺激皮肤和某些黏膜上的“冷点”和“热点”产生的感觉。这些点能分别引起热觉和冷觉，两者合称温度感觉。冷点明显多于热点，热点分布在各部位不同，面部，口唇及眼睑部分布较密，对温度的感受性高。在这些冷点和热点部位存在热感受器和冷感受器，分别感受加在皮肤上的热刺激和冷刺激。这些温度感受器位于皮肤的直下方呈现分离不连续的点状分布，冷感受器较多，是热感受器的5～11倍。当皮肤温度（简称皮温）为32～45℃时，热感受器被激活，开始放电，产生温热觉；冷感受器放电的皮温范围较广，在10～40℃，若皮温降低到30℃以下，冷感受器放电增加，冷感觉相应增强。感受器接受的温度信息由初级向中纤维传导，冷刺激由有髓Aδ纤维及无髓的C纤维传导，温热刺激由无髓C纤维传导。下丘脑、脑干网状结构和脊髓都有对温度变化敏感的神经元，温度上升冲动发放频率增加者，称热敏神经元；温度下降冲动发放频率增加者，称冷敏神经元。在视前区-下丘脑前部温敏神经元数目较多，网状脑干结构和下丘脑的弓状核中则主要是冷敏神经元。中枢温度感受器直接感受流经脑和脊髓的血液温度变化，并通过一定的神经联系，将冲动传到下丘脑体温调节中枢，引起体温调节反应。

（高兴华）

tòngjué

痛觉（algesia） 机体受到伤害性刺激产生的感觉。由可能损伤或已经造成皮肤损伤的各种性质的刺激所引起。是一种复杂的感觉，常伴不愉快的情绪活动和防卫反应，这对于保护机体是重要的。疼痛又常是许多疾病的一种症状，因此在临床上引起很大注意。痛觉的感受器是游离神经末梢。引起痛觉不需要特殊的适宜刺激，任何形式的刺激只要达到一定程度有可能或已造成组织损伤，都能引起痛觉，但其机制还不清楚。有人认为这种游离神经末梢是一种化学感受器，各种伤害性刺激作用首先引致组织内释放某些致痛物质，然后作用于游离神经末梢产生痛觉传入冲动，神经冲动由表皮、真皮交界处或其附近的神经末梢网沿感觉神经纤维经脊髓前束而达大脑皮质引起痛觉。

（高兴华）

yājué

压觉（pressure sensation） 作用于皮肤的机械刺激持续作用或达到较深层产生的感觉。触觉和压觉性质类似，可统称为触-压觉，传导压觉的皮肤特殊感受器为帕奇尼小体（Pacinian corpuscle），这种感受器主要分布在平滑皮肤，如指、外阴及乳房等处。与触觉相同，皮肤表面也分布有压点，压点在皮肤表面的分布密度和该部位对压觉的敏感程度成正比，口、鼻、指尖等处密度最高，腕、足等处最低。

（高兴华）

yǎngjué

痒觉（itching sensation） 能引起搔抓渴望或搔抓反应的不愉快感觉。瘙痒与疼痛有许多相似之处，二者都是不愉快的感觉体验，却有着不同的行为反应模式：疼痛导致撤回反射，而瘙痒导致搔抓反射。传导疼痛和瘙痒的无髓鞘神经纤维都起源于皮肤，两种感觉都通过周围神经束和丘脑脊髓束来传递，但二者的传输系统不同。痒觉感受器仅存在于表皮和表皮-真皮过渡层，痒觉感受由皮肤最外层中的A-delta和C型伤害感受器介导。瘙痒可起源于周围神经系统（皮肤或神经病性）或源自中枢神经系统（神经病性、神经源性或精神性）。在痒觉传入径路中的任一点发生的神经系统损伤均可导致神经源性瘙痒。神经源性瘙痒起源于中枢系统但是并没有神经损伤，其发生一般与内源性或合成阿片肽的累积有关。某些精神疾病，如幻触，寄生虫病妄想症，强迫性神经幻想症等也可产生瘙痒症状。

（高兴华）

pífū píngzhàng zuòyòng

皮肤屏障作用（cutaneous barrier functions） 皮肤保护机体防御来自外界损伤，维持体内水分和离子稳态平衡的能力。皮肤屏障的绝大部分功能都由角质层实现，所以又称角质层屏障。角质层是角质细胞和细胞间脂质形成的牢固的“砖-水泥”样结构，亲水的、富含纤维蛋白的角质细胞如同“砖块”，细胞间疏水的脂质双分子层状结构则如同“水泥”。角质层同时还是一个抗微生物屏障，在允许正常菌群繁殖的同时抑制致病微生物的生长。

皮肤位于体表，更容易受到有害因素的损伤，造成皮肤屏障功能受损。可对屏障功能造成破坏的因素包括遗传、年龄、干燥环境、紫外线、物理和化学损伤、疾病和药物、不良的生活习惯和过大的精神压力。当皮肤屏障被破坏，经皮肤水分丢失增加，角质层含水量下降、皮肤变得干燥，pH值升高，角质层中的丝氨酸蛋白酶活性增强，角质层的完整性进一步被破坏，加重屏障损伤，形成一个恶性循环。屏障损伤时角质形成细胞会分泌大量细胞因子，导致炎症反应、表皮增生和过度角化。很多皮肤病存在皮肤屏障功能异常，并成为其加重或诱发因素，如鱼鳞病，银屑病，异位性皮炎，湿疹，酒渣鼻，痤疮等。促进屏障功能的恢复已经成为治疗皮肤病的重要组成部分，甚至一些轻症的患者不使用药物就可使病情缓解。

（李若瑜　仲少敏）

jīngpí xīshōu

经皮吸收（percutaneous absorption） 皮肤所具吸收外界物质的能力。是外用药和护肤品发挥作用的基础。皮肤通过角质层、毛囊、皮脂腺和汗腺等途径吸收外界物质。角质层是最重要的吸收途径，其透过屏障主要是角质细胞间层状排列的双层脂质，吸收能力与不同部位的角质层厚度、含水量，药物性质有很大关系。角质层越薄，经皮吸收越强。婴儿吸收能力比成人强，因此给小孩外用药要注意使用范围和用量，避免全身吸收引起药物不良反应。

人体不同部位吸收能力也不同：阴囊最强；面部，前额，手背大于躯干，前臂，小腿；四肢屈侧大于伸侧；掌跖角质层最厚，吸收能力最差。使用封包方法使角质层的含水量增加，吸收能力增加，是封包用药和面膜护理的基础。促进吸收的因素还包括温度，外界温度升高，物质弥散速度加快，皮肤吸收能力增强。如果皮肤温度从26℃升至35℃，水的弥散可以增加一倍。如果皮肤处于充血状态，血流增速，进入真皮的物质很快被移去。皮肤表面与深层之间的物质浓度差大，物质也容易透入。另外，经皮吸收也受药物的剂型、浓度、极性和电解度影响。气体及大多数物质浓度越高，透入率越大，但也有少数物质浓度高的时候反而影响皮肤的通透性。带电离子一般经皮肤附属器透入。药物的赋形剂对经皮吸收有重要影响：粉剂和水溶液很难吸收；霜剂可少量吸收；软膏和硬膏吸收最好，还有一些促渗剂可以促进物质吸收，如氮酮、二甲基亚砜、脂质体等可增加角质层的渗透能力，帮助药物进入皮肤。

（李若瑜　仲少敏）

pífū fēnmì páixiè

皮肤分泌排泄（cutaneous secretion and excretion）　皮肤分泌汗液和排泄皮脂的功能。主要通过汗腺和皮脂腺完成。外泌汗腺分泌汗液。汗液成分的99%都是水分，其他1%是固体成分包括无机盐、乳酸、尿素、氨、氨基酸、蛋白质、酶和其他一些无机物，排出汗液可排出电解质和离子，有助于维持电解质的平衡。但排出汗液的主要作用是散热降温：在运动和高温环境下，出汗可以带走大量热量，维持人体的体温。气温高于31℃，人体会有明显出汗，称为显性出汗；低于31℃，仍有汗液分泌，但不能用肉眼觉察，称为不显性出汗。精神紧张或进食刺激性食物也可引起出汗。如果在某一部位出汗过多，则称为多汗症。顶泌汗腺分泌的不是汗液，而是一种黏稠的白色液体，被细菌分解后会产生特殊的臭味，也是腋臭的来源。皮脂腺也是皮肤重要的分泌腺，除掌跖部位外，全身都有分布。头皮、面部，胸背部和外阴部最多，因此这些部位出油较多，称为脂溢部位。皮脂的作用主要是参与形成皮脂膜，润滑皮肤。皮脂中游离脂肪酸可抑制细菌和真菌生长，参与皮肤屏障的形成。如果局部出油过多，则容易有痤疮和毛囊炎，四肢伸侧则皮脂腺分泌很少，更容易皮肤干燥脱屑。

（李若瑜　仲少敏）

pífū wēndù tiáojié

皮肤温度调节（cutaneous temperature regulation）　皮肤感受温度变化向体温调节中枢传输相关信息，通过血管和汗腺反应调节体温的能力。人类以及所有哺乳动物，可以自动调整体温，对抗外界环境的温度变化和体内产生的过多热量，将体温维持在37℃左右。皮肤在维持体温平衡中起决定性的作用。皮肤中有感受温度的细胞，感受到温度的变化低于或高于阈值时，就向下丘脑传递信息，引起寒战、出汗或血管收缩扩张等反应。成人体表面积约为$2m^2$，分布着几百万个外分泌腺，总量相当于一个肾。外界环境过热，或机体进行大量运动，肌肉组织产生过多的热量，机体就通过两种方式散热。①血液循环加快，加速将热量带到体表，通过皮肤表面散热。②在神经冲动支配下，汗腺大量分泌汗液散热。外界环境温度过低或体表温度下降时，皮肤的血管将收缩以减少热量的散失。中枢神经冲动引起的寒战反应可帮助产生更多的热量。大面积烧伤的病人，因为体表汗腺数量过少，神经末梢功能受损，经常体温调节不良。

（李若瑜　仲少敏）

pífū wéishēngsù D dàixiè

皮肤维生素D代谢（cutaneous vitamin D metabolism）　皮肤参与人体代谢的典型是维生素D的代谢。维生素D是一组固醇类脂溶性维生素。人类主要的维生素D来源于食物与皮肤合成。皮肤生发层的7-脱氢胆固醇经紫外线照射，首先形成前维生素D_3，在皮肤作用下，再转化成维生素D_3。维生素D_3的形成是光化学作用，不需要酶的参与。维生素D_3与维生素D结合α-球蛋白结合入血，然后进入肝脏，经25-羟化酶的作用形成25-羟维生素D，再经血到肾，由于1-α羟化酶的作用，转化成生物活性很强的1,25-（OH）维生素D。1,25-（OH）维生素D能促进肠道对钙、磷的吸收；增进肾小管对钙、磷的重吸收。活性维生素D的缺乏可致婴幼儿佝偻病和成人的骨质疏松。影响人体皮肤维生素D合成的主要因素包括肤色、日晒强度、时间和衣着。肤色深的人接受同样的紫外线照射，合成的维生素D要少于浅肤色者。

（郑　捷　赵肖庆）

pífū hēisù dàixiè

皮肤黑素代谢（cutaneous melanin metabolism）　黑素细胞的特有功能是合成黑色素并将之转移到邻近角质形成细胞，以抵御紫外线辐射。黑色素可分为真黑素和褐黑素，真黑素较大，含有致密的糖蛋白基质；褐黑素较小，糖蛋白基质疏松。黑素代谢可分为以下几个过程：黑素小体的形成，黑素小体黑的素化，黑素小体转运至角质形成细胞，黑素小体在角质形成细胞内的运输、降解和排出。黑素小体是一种溶酶体相关细胞器，是合成黑色素的场所。

根据黑素化程度将黑素小体的发展分为4期。Ⅰ期：黑素小体为球形或卵圆形空泡，内有少量蛋白质微丝；酪氨酸酶活性很强，但尚无黑素形成。Ⅱ期：黑素小体为卵圆形，其中大量微丝蛋白交织成片；酪氨酸酶活性很强，仍无黑素形成。Ⅲ期：黑素小体仍为卵圆形，酪氨酸酶活性较小，其中已有部分黑素合成。Ⅳ期：黑素小体内已充满黑素，酪氨酸酶已无活性。在白种人的黑素细胞内不能形成Ⅳ期黑素小体，黑种人黑素细胞内有大量的Ⅳ期黑素小体，而黄种人则介于其中。黑素的合成是一个复杂的生化过程，以酪氨酸为底物，经过多个步骤，最终形成黑素。其中涉及很多酶的催化，并受到精密调控。参与和影响黑素合成的酶包括酪氨酸酶、酪氨酸酶相关蛋白、过氧化物酶、蛋白激酶C-β等；调节黑素合成的主要有小眼相关转录因子等。成熟的黑素颗粒被运输到黑素细胞的树突上，再到达相邻的角质细胞中，其中可能涉及黑素细胞的外吐，角质形成细胞的内吞，质膜融合，膜小体的转运。这些过程亦受到多种因素的调控，如蛋白酶激活受体2、Rab27a等。紫外线对黑素的合成以及转运都有促进作用。

（郑　捷　赵肖庆）

pífūbìng bìnglǐ

皮肤病病理（dermatopathology）

对皮肤组织进行病理检查为诊疗皮肤病提供依据的方法。同普通病理相比，有其自身特点。有些皮肤病有典型的组织学特征，根据镜下特异性改变，可以作出诊断；缺乏特异性组织学改变的皮肤病，病理也可提供诊断方向，并在一定程度上提示疾病预后。

检查目的：诊断有一定特征性改变的皮肤病，包括皮肤肿瘤、囊肿、癌前期病变、大疱性疾病、结缔组织病、感染性及非感染性肉芽肿、血管炎、部分遗传性皮肤病；区别炎症和肿瘤，并鉴别良性和恶性肿瘤；早期发现疾病的不良转化或癌前病变；提示进一步检查或与全身疾病的关系；提示疑难少见病例诊断线索。

取材方法：主要为刀切法、钻孔法、削除法及刮除法。刀切法应用最广泛，可适用于所有皮损。病理取材活检的原则是一次成功、痛苦少、瘢痕小、不增加恶变概率。

常用术语：①表皮病变。包括角化过度、毛囊角质栓、角化不全、角化不良、颗粒层增厚、颗粒层减少、棘层肥厚、假上皮瘤样增生、表皮萎缩、表皮水肿、棘层松解、基底细胞液化变性、科戈伊海绵状脓疱脓肿、芒罗微脓肿、波特利埃微脓肿、色素增多、色素减退等。②真皮病变。包括乳头瘤样增生、收缩间隙、透明变性、嗜碱性变性、淀粉样变性、纤维蛋白样变性、黏液变性、弹性纤维变性、渐进性坏死、色素沉积、钙沉积、肉芽肿等。③皮下组织病变。包括增生性萎缩、脂膜炎、脂肪细胞坏死等。

染色：皮肤组织标本通常以甲醛溶液固定、石蜡包埋，用苏木精-伊红（HE）染色，HE染色是组织病理学诊断中最常用的染色方法。但有时为确定某种物质、病原体或组织（细胞）的性质，或为鉴别诊断，需特殊染色，以辅助诊断。如淀粉样物质采用刚果红和结晶紫染色，黏液物质采用阿辛蓝染色，肥大细胞采用吉姆萨染色，真菌采用过碘酸希夫染色，麻风杆菌、结核杆菌等分枝杆菌采用抗酸染色，弹性纤维采用维尔赫夫-范吉逊染色，网状纤维采用银氨溶液染色。免疫组织化学染色，即为确定某一特定物质在组织内的局部定位，使用以目的物作为抗原的特异性抗体进行检测，主要用于鉴别组织类型或细胞来源。与皮肤免疫组化有关的常用抗体，包括上皮组织、间叶组织、淋巴细胞、造血细胞等抗原标记。

（高天文　刘　玲）

jiǎohuà guòdù

角化过度（hyperkeratosis）

皮肤生理性或病理性改变所致局部角质层异常增厚的组织病理改变。可分为：①相对性角化过度。为表皮明显萎缩而显得角质层厚度相对增加，并非真性角化过度，主要见于红斑狼疮、硬化萎缩性苔藓等表皮萎缩性皮肤病。②绝对性角化过度。角质层比同一部位正常角质层明显增厚，为真性角化过度（图）。

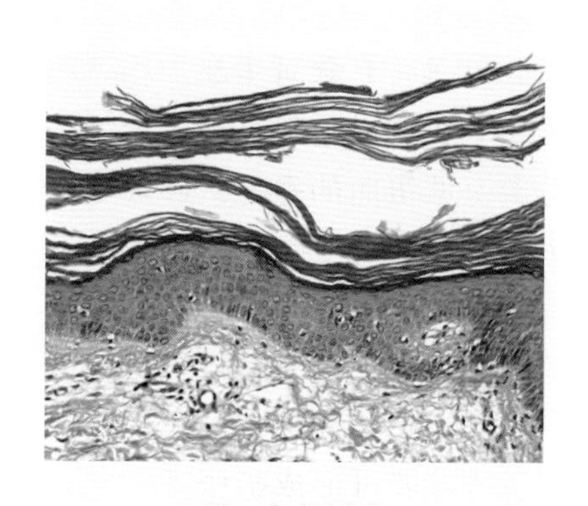

图　角化过度

注：图中最上方红色所示为角质层

角化过度的原因可分两种：角质形成过多所致，其下方的颗粒层与棘层相应增厚；角质贮留堆积所致，其下方的颗粒层与棘层正常或轻度增厚。角化过度可由完全角化的细胞所组成，即正角化过度，也可同时合并角化不全。正角化过度通常分为如下类型。①网篮状：角质层增厚，但仍呈正常的网篮状，主要见于扁平疣、花斑癣和垢着病，其下表皮增生，可见凹空细胞（扁平疣）或真菌结构（花斑癣）。②致密状：角质层显著增厚，角质受外界压力和摩擦作用被压缩而呈紧密排列，其下表皮增生、棘层肥厚，生理情况见于手掌和足底等摩擦部位，病理情况主要见于神经性皮炎、结节性痒疹、皮肤淀粉样变、掌跖角化病等。③板层状：角质贮留堆积导致相互之间呈薄层的板状排列，主要见于寻常型鱼鳞病和性连锁鱼鳞病。

（高天文　刘　玲）

máonáng jiǎozhìshuān

毛囊角质栓（keratinous plug of follicle） 毛囊漏斗部被栓状角质物所充填的组织病理改变。毛囊漏斗部因角化过度而扩大。毛囊角质栓（图）表现为与毛囊一致的针尖大小角化性丘疹，常见于毛发角化病、小棘苔藓、蟾皮症、痤疮、盘状红斑狼疮等，组织病理上均可见毛囊漏斗部扩张和角质栓。毛发角化病有时在角化的毛囊内见扭曲的毳毛，病理上除角质栓外，真皮内有轻度炎细胞浸润。小棘苔藓的毛囊和血管周围有淋巴细胞和组织细胞浸润。寻常性痤疮中较多见毛囊角质栓，随病情发展可形成扩张毛孔或闭合性的表皮囊肿，炎性期病理可见组织细胞甚至多核巨细胞。盘状红斑狼疮急性期出现特征性角化过度和毛囊角栓，病理上伴随明显基底层液化变性和毛囊附属器周围密集淋巴细胞浸润。

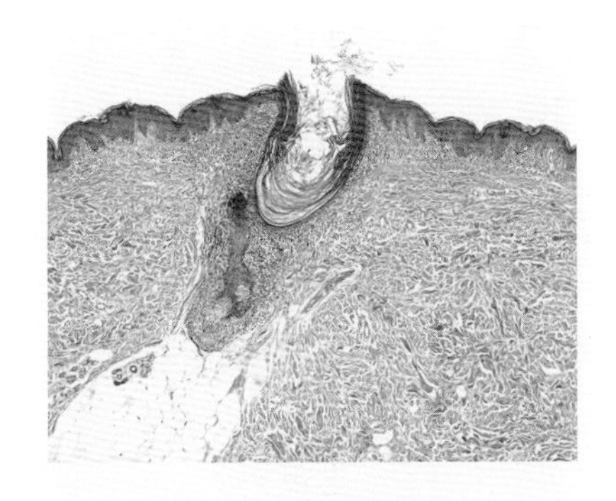

图 毛囊角质栓

注：图中最上方中心所示为毛囊角栓

（高天文 刘 玲）

jiǎohuà bùquán

角化不全（parakeratosis） 角质层细胞仍保留固缩的细胞核，伴下方颗粒层变薄或消失的组织病理改变。是表皮细胞生长速度过快所致细胞未能完全角化便到达角质层（图）。临床上的鳞屑实质就是角化不全，在很多皮肤病中均可见到，根据镜下不同改变可提供疾病鉴别诊断的线索。局灶性角化不全常见于滴状银屑病，融合性角化不全常见于斑块状银屑病。角化不全在水平方向上连续出现，如玫瑰糠疹，也可在垂直方向上出现，如汗孔角化病，水平和垂直方向都出现轻微角化不全，呈棋盘样分布，代表性疾病为毛发红糠疹。合并海绵水肿（见表皮水肿）时需要考虑玫瑰糠疹、脂溢性皮炎及其他湿疹性皮肤病；合并中性粒细胞浸润要考虑银屑病、脂溢性皮炎、真菌感染、梅毒、坏死松解性游走性红斑及肠病性肢端皮炎等；角化不全在水平方向上与正角化过度交替出现要考虑光线性角化病及炎性线状表皮痣等；角化不全呈柱状要考虑汗孔角化症及寻常疣；角化不全合并界面改变要考虑苔藓样角化病、线状苔藓以及苔藓样糠疹；角化不全合并表皮内淋巴细胞浸润但无明显海绵水肿需考虑副银屑病及早期蕈样肉芽肿；角化不全合并棘层松解要考虑毛囊角化病、暂时性棘层松解性皮病以及家族性良性慢性天疱疮等。

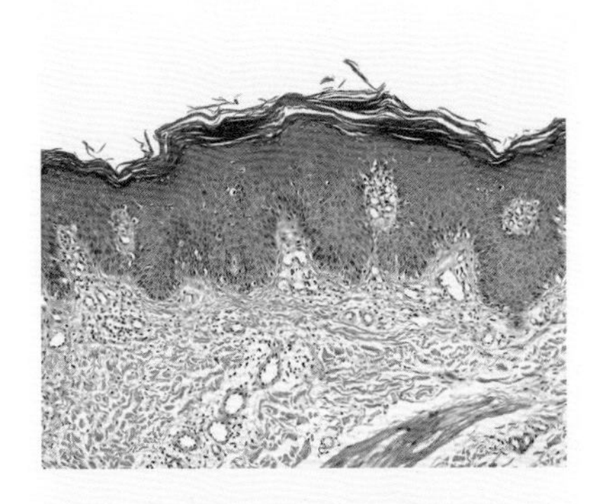

图 角化不全

注：图中最上方红色物质中间黑点所示为角化不全

（高天文 刘 玲）

jiǎohuà bùliáng

角化不良（dyskeratosis） 表皮或附属器个别角质形成细胞未到达角质层即显示过早角化的组织病理改变。角化不良细胞通常表现为均质的嗜伊红小体，有时尚见残留细胞核，是一种细胞凋亡现象（图）。特殊的角化不良：①病毒包涵体。为嗜酸性包涵体，可伴细胞内水肿、气球样变性、网状变性甚至坏死，主要见于疱疹病毒感染和痘病毒感染。②圆体。位于棘层上部，圆形，细胞中央为均质化固缩的核，周围常有透亮的晕，晕周有嗜碱性角化不良物质包绕。③谷粒。通常位于靠近角质层的部位，细胞由于皱缩而呈不规则形状，核浓染，核周为均质性嗜酸性物质，形似谷粒。圆体和谷粒主要见于毛囊角化病、暂时性棘层松解性皮病、疣状角化不良瘤等。④棘层松解性角化不良。表现为细胞之间发生松解，但细胞间仍有部分连接，呈倒塌的砖墙样外观，主要见于家族性良性慢性天疱疮。⑤胶样小体。为圆或卵圆形、均质嗜伊红染色，主要见于扁平苔藓、红斑狼疮、多形红斑、固定性药疹、皮肤淀粉样变病等界面皮炎。⑥角珠。为鳞状细胞同心排列，靠近中心部位逐渐出现角化及均

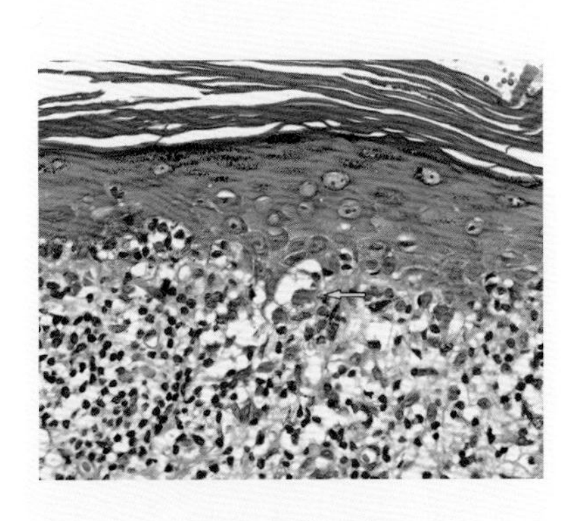

图 角化不良

注：箭头所示为角化不良

质红染的凋亡细胞，见于鳞状细胞癌、光线性角化病、鲍恩病、角化棘皮瘤、外毛根鞘肿瘤等。

（高天文　刘　玲）

kēlìcéng zēnghòu

颗粒层增厚（hypergranulosis）　表皮或毛囊漏斗部位颗粒层厚度增加的组织病理改变。细胞增生或肥大引起，或两者均有，常伴角化过度（图），见于扁平苔藓、神经性皮炎、结节性痒疹、毛发红糠疹及其他慢性增生性皮肤病等。表皮、表皮内小汗腺导管及毛囊有关的颗粒层出现楔形增厚常是扁平苔藓的诊断线索。神经性皮炎和结节性痒疹均为慢性病程，长期搔抓导致局部皮肤增厚。毛发红糠疹也可见颗粒层增厚，但同时出现水平和垂直方向轻微角化不全，有诊断价值。其他慢性增生性皮肤病，由于长期慢性刺激，经常可见程度不同的颗粒层增厚，为非特异性改变。

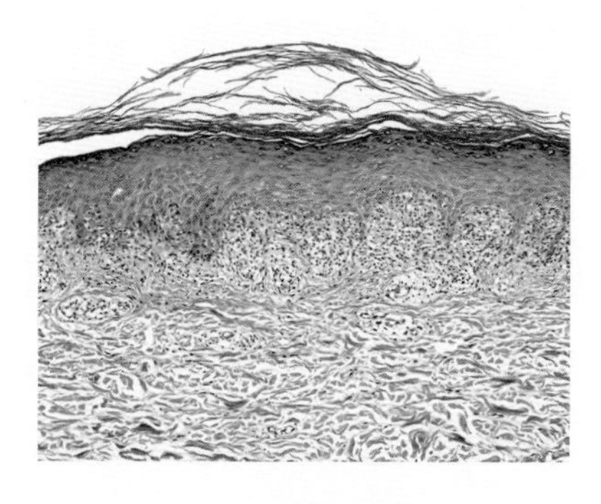

图　颗粒层增厚

（高天文　刘　玲）

kēlìcéng jiǎnshǎo

颗粒层减少（hypogranulosis）　表皮颗粒层呈局灶性或整个颗粒层细胞减少的组织病理改变。发生角化不全的皮肤病中多可见其下方颗粒层减少（图），常见于寻常型鱼鳞病、银屑病、炎性线性表皮痣等。寻常型鱼鳞病角质层显著增厚，主要为正角化过度，可见毛囊角质栓，颗粒层减少，有时还出现棘层稍萎缩，真皮内炎症一般较轻微。斑块银屑病整个颗粒层几乎消失，伴融合性角化不全和表皮显著增生，表皮突下延呈杵状。炎性线性表皮痣中，角化不全伴颗粒层减少与角化过度伴颗粒层完整或增厚相间排列，境界鲜明，表皮可出现银屑病样增生。

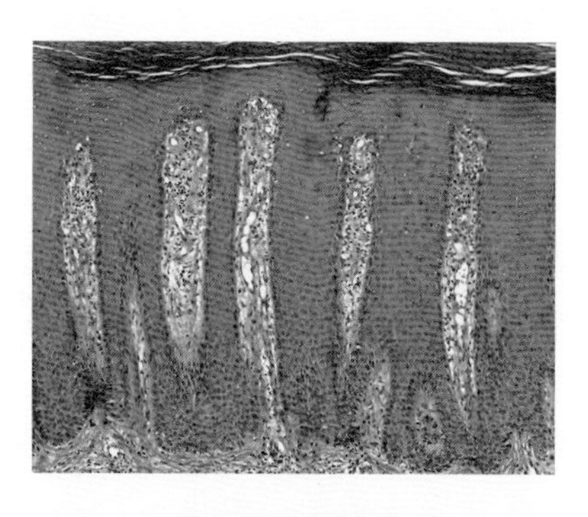

图　颗粒层减少

（高天文　刘　玲）

jícéng féihòu

棘层肥厚（acanthosis）　表皮棘层厚度增加的组织病理改变。常伴有表皮突的增宽或延长，通常是细胞增生、数目增多所致（图），常见于银屑病、慢性湿疹及神经性皮炎等，有时细胞体积增大也可导致棘层增厚，此时棘层细胞数目可以是正常的，如尖锐湿疣等。慢性炎症性皮肤病中，如银屑病、慢性湿疹及神经性皮炎等，表皮全层增厚，细胞绝对数量增加，一般均有显著角化过度，有时类似掌跖部皮肤，此类疾病真皮乳头胶原纤维也有增生，增粗的胶原多与表皮垂直走行。尖锐湿疣有明显的棘层肥厚，甚至出现假上皮瘤样增生，典型皮损在棘细胞上层和颗粒层能够见到空泡化细胞，胞体较大，核圆形深染。

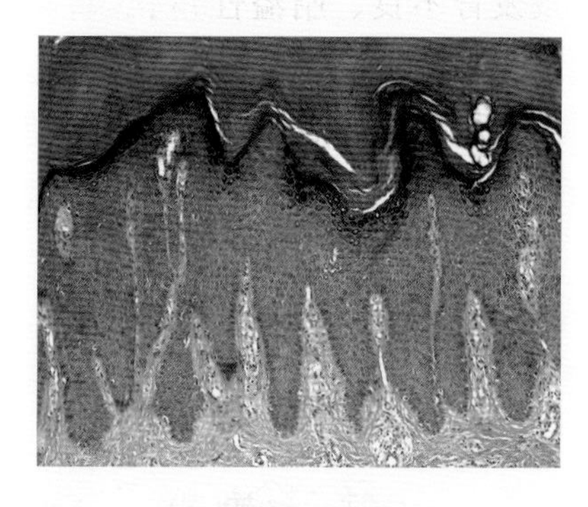

图　棘层肥厚

（高天文　刘　玲）

yóuzhuàng zēngshēng

疣状增生（verrucous hyperplasia）　乳头状瘤样增生同时伴表皮角化过度、颗粒层增厚和棘层肥厚的组织病理改变。可见于寻常疣、疣状黄瘤、部分真菌感染、疣状癌及部分慢性增生性疾病等（图）。

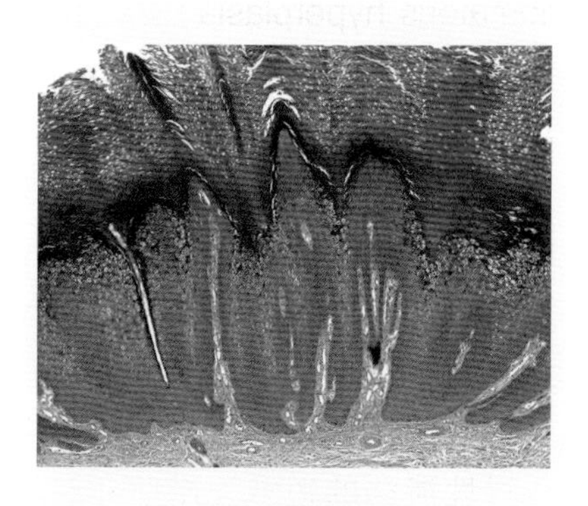

图　疣状增生

（高天文　刘　玲）

rǔtóuliúyàng zēngshēng

乳头瘤样增生（papillomatosis）　真皮乳头不规则的向外延伸，致表皮表面呈不规则的波浪状起伏、表皮本身不规则增生的组织病理改变。与疣状增生相比，表皮角化过度不明显，颗粒层和棘层肥厚较轻，但二者间没有明确的界限，可相互转化。乳头瘤样增（图）生见于多种疾病，如尖锐湿疣、寻常疣、跖疣、疣状表皮发育不良、脂溢性角化病、疣状痣、皮脂腺痣、光线性角化病、黑棘皮病、融合性网状乳头状瘤样病、疣状肢端角化病、乳头乳晕角化过度病和砷角化病等。

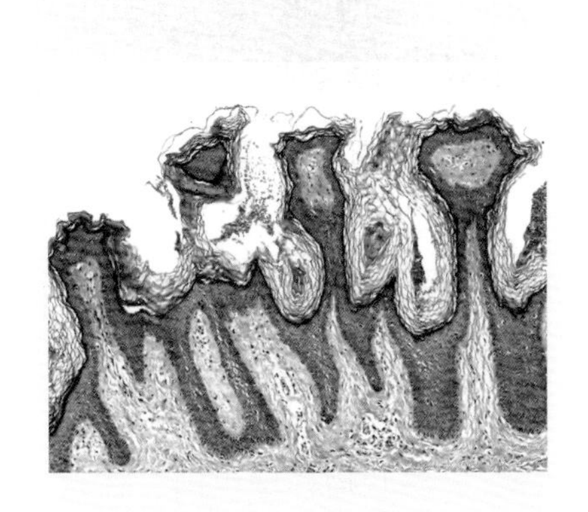

图　乳头瘤样增生

（高天文　刘　玲）

jiǎshàngpíliúyàng zēngshēng

假上皮瘤样增生（pseudoepitheliomatous hyperplasia）

表皮增生，棘层肥厚，类似鳞状细胞癌增生模式的组织病理改变。表皮突不规则向下延伸，有时可深达汗腺水平，在增生的细胞团块中可见到角化不良细胞、角珠甚至细胞核的核丝分裂，但细胞分化好，极少或无异型性（图）。可见于慢性溃疡的边缘、慢性肉芽肿性疾病如着色真菌病及寻常狼疮等。最常见于慢性溃疡，表皮假上皮瘤样增生，表皮突显著下延，同时伴有真皮纤维化和大量炎细胞浸润。有时由于取材、制片等原因，不易将高分化鳞状细胞癌与假上皮瘤样增生区分开。

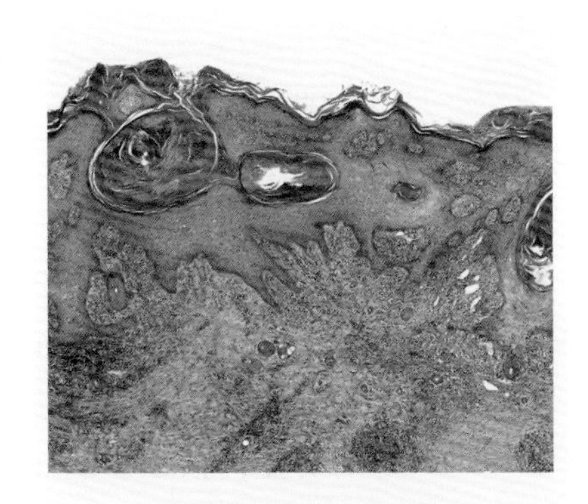

图　假上皮瘤样增生

（高天文　刘　玲）

biǎopí shuǐzhǒng

表皮水肿（epidermal edema）

表皮细胞间隙或细胞内液体增多所致的组织病理改变。表皮水肿通常可分为表皮细胞内水肿及细胞间水肿，两者往往不同程度的合并存在。

细胞内水肿指棘层细胞内发生水肿，细胞体积增大，细胞质变淡，较陈旧者细胞核常固缩并偏于一侧，似鹰眼状（图1）。细胞内水肿严重时体积明显增大如肿胀的气球，称为气球样变。细胞肿胀破裂后残存的细胞相互连接形成网状分隔，称为网状变性。见于水痘-带状疱疹病毒感染、羊痘、挤奶人结节、手足口病、糙皮病、坏死松解性游走性红斑、肠病性肢端皮炎、接触性皮炎、刺激性皮炎、日光性皮炎、多形红斑、固定性药疹早期等。

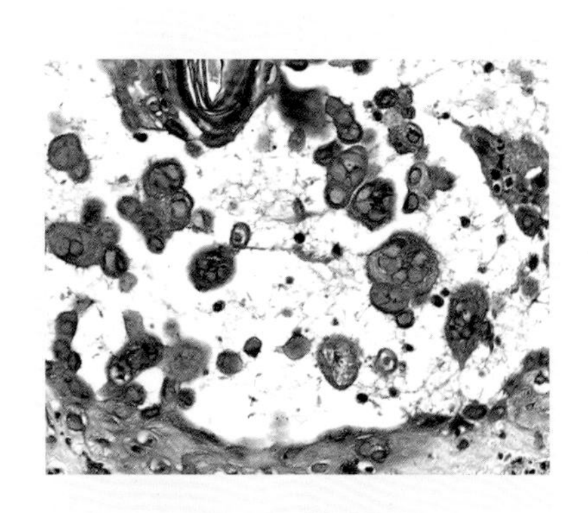

图1　细胞内水肿

细胞间水肿指棘细胞间液体增加，细胞间隙增宽，细胞间桥拉长而清晰可见，状如海绵，故又名海绵水肿，常见于湿疹、皮炎等炎症性皮肤病，严重的海绵水肿可导致表皮内水疱形成（图2）。可见于湿疹、脂溢性皮炎、接触性皮炎、药疹、淤积性皮炎、白色糠疹、玫瑰糠疹、小儿丘疹性肢端皮炎、多形性妊娠疹、暂时性棘层松解性皮病、新生儿中毒性红斑、中毒性休克综合征、漏斗部毛囊炎、色素失禁症、粟粒疹、皮肤癣菌疹等。

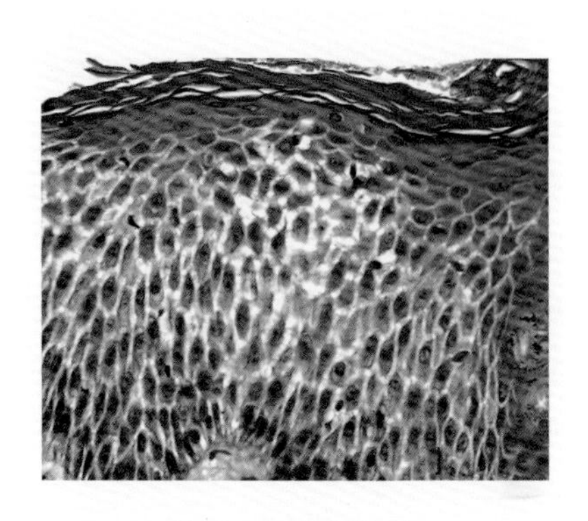

图2　细胞间水肿

（高天文　李　强）

biǎopí wěisuō

表皮萎缩（epidermal atrophy）

棘层细胞数量减少所致表皮变薄的组织病理改变。表皮突不明显，甚至消失，以致表皮呈带状，常见于老年皮肤、萎缩性皮肤病、硬化萎缩性苔藓等。单纯内、外压力，炎症、营养障碍等原因可引起表皮萎缩（图）。

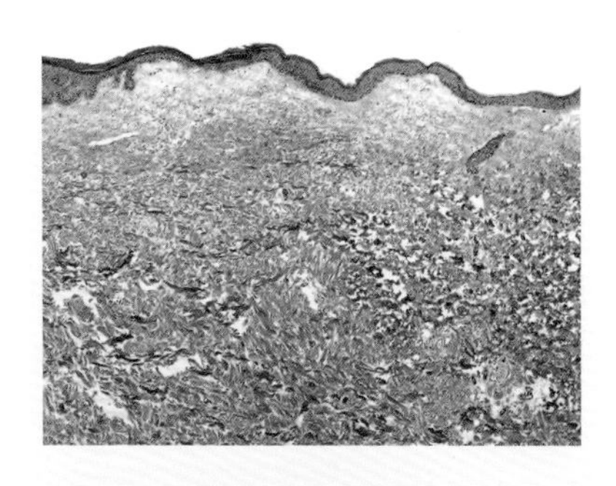

图　表皮萎缩

（高天文　李　强）

jícéng sōngjiě

棘层松解（acantholysis） 表皮细胞间的粘连丧失所致表皮内裂隙、水疱或大疱的组织病理改变。表皮细胞与周围细胞分离后则称为棘层松解细胞，其细胞核圆，染色均一，周围绕以嗜酸性浓缩的细胞质（图）。常见于天疱疮、家族性良性慢性天疱疮、毛囊角化病、暂时性棘层松解性皮病、复发性线状棘层松解性皮病、发生在生殖器部位的棘层松解性皮病、家族性角化不良性粉刺等。有时在病毒性水疱病、中性粒细胞浸润性皮病、皮肤肿瘤如疣状角化不良瘤、棘层松解性棘皮瘤、脂溢性角化病、腺样鳞状细胞癌等疾病中可以看到棘层松解现象。

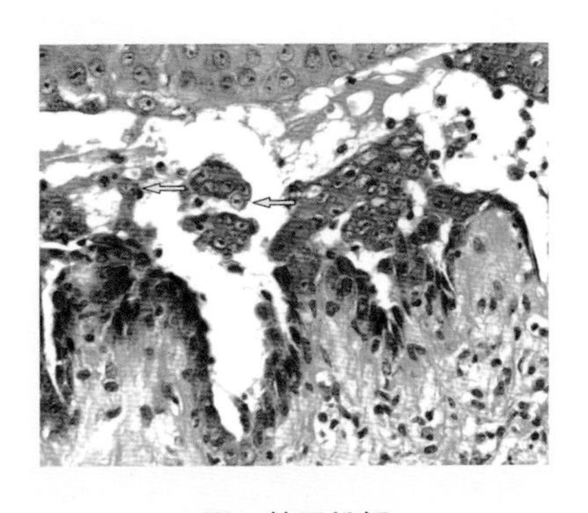

图 棘层松解

注：箭头所示即为棘层松解

（高天文 李 强）

jīdǐxìbāo yèhuà biànxìng

基底细胞液化变性（liquefaction of basal cell） 基底细胞空泡化或破碎，排列紊乱，甚至基底层消失的组织病理改变。又称基底细胞水滴状变性。为基底细胞空泡形成和崩解的一种变性（图），使棘细胞直接与真皮接触，最终可致表皮下水疱形成。常见于扁平苔藓、红斑狼疮及皮肤异色症等。根据炎症细胞浸润模型不同可分为：①空泡性界面皮炎。主要特征：界面空泡改变较明显；大量的角质形成细胞坏死；炎细胞浸润较轻。②苔藓样界面皮炎。基本特征为界面皮炎加上真皮浅层致密的炎细胞呈带状浸润，基本改变为：角质形成细胞坏死，基底细胞空泡变性，真皮浅层致密的炎细胞浸润，真皮上部可见噬色素细胞。

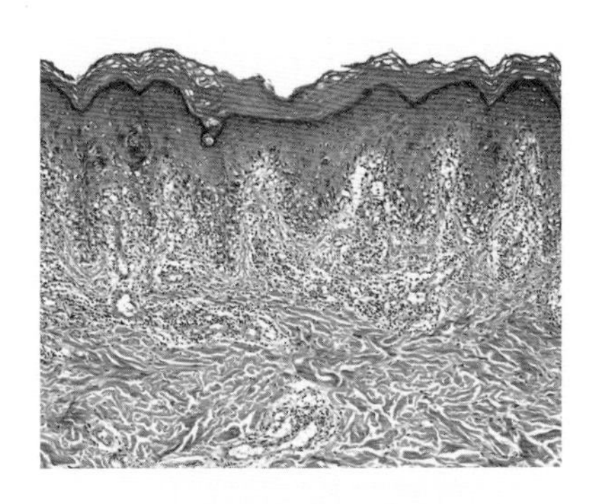

图 基底细胞空泡变性

（高天文 李 强）

Kēgēyī hǎimiánzhuàng nóngpào

科戈伊海绵状脓疱（spongiform pustule of Kogoj） 棘细胞上层及颗粒层内的多房性脓疱性组织病理改变。角质形成细胞变性破坏，残存的胞膜形成网状，其中有多数中性粒细胞的浸润（图）。此外，浸润的细胞也存在于海绵水肿的棘细胞间。常见于连续性肢端皮炎、脓疱性银屑病、掌跖脓疱病、疱疹样脓疱病等。

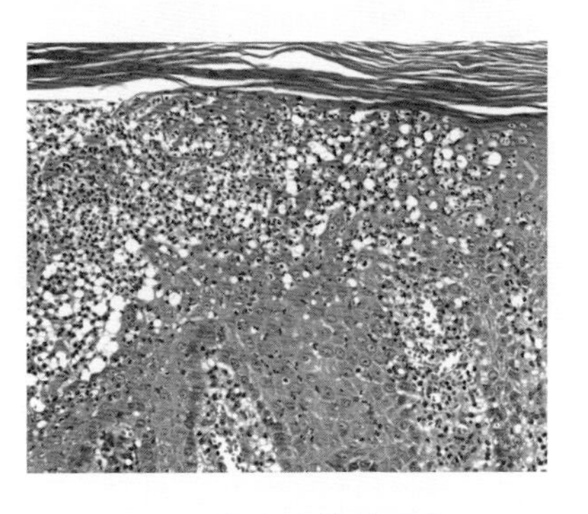

图 科戈伊海绵状脓疱

（高天文 李 强）

Mángluó wēinóngzhǒng

芒罗微脓肿（Munro microabscess） 角质层的角化不全区域内中性粒细胞少量聚集，部分中性粒细胞坏死而失去正常的分叶核结构的组织病理改变（图）。多见于寻常性银屑病。

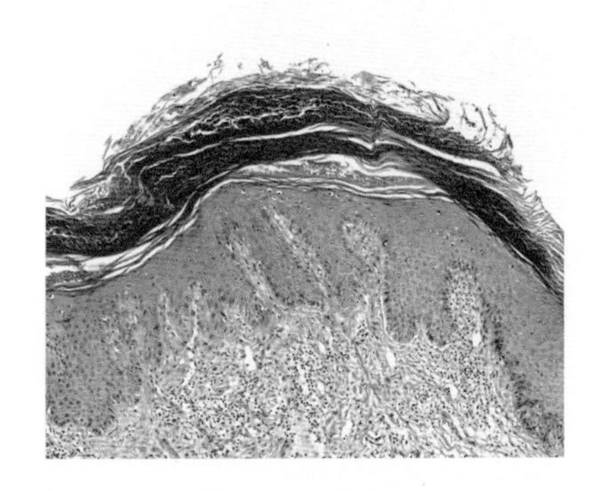

图 芒罗微脓肿

（高天文 李 强）

Bōtèlì'āi wēinóngzhǒng

波特利埃微脓肿（Pautrier microabscess） 表皮内淋巴样细胞聚集的组织病理改变。淋巴细胞周围可见晕样透亮区，周围表皮无明显海绵水肿（图），特征性见于蕈样肉芽肿。但在斑片期蕈样肉芽肿患者大多数缺乏这种特征性表现。在慢性光化性皮炎等疾

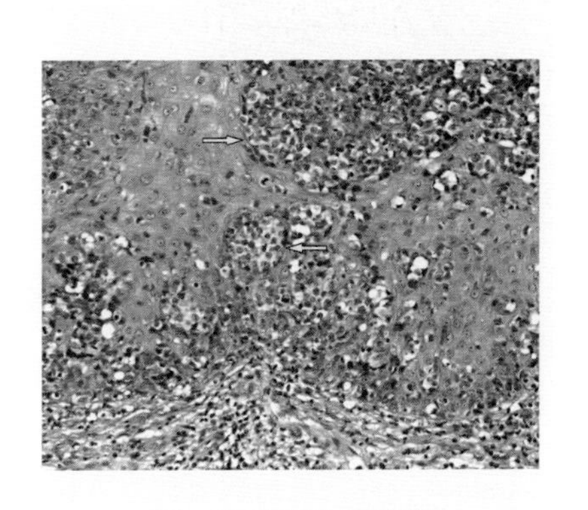

图 波特利埃微脓肿

注：箭头所示即为波特利埃微脓肿

病中也可出现类似改变。

（高天文　李　强）

sèsù zēngduō

色素增多（hyperpigmentation）　表皮基底层及真皮上部色素增多的现象（图）。见于黑变病、黄褐斑、固定性药疹以及炎症后的色素沉着。

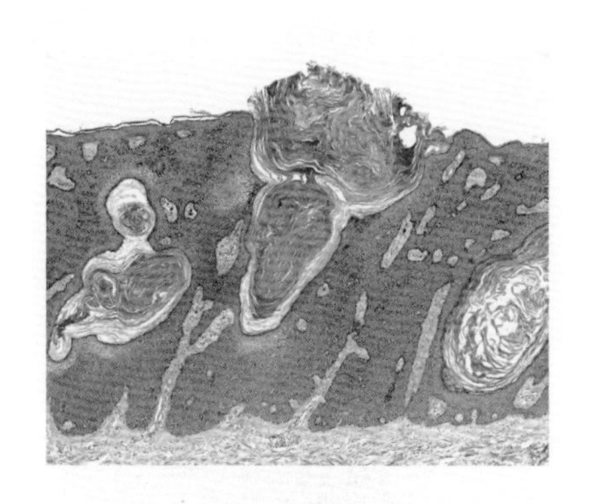

图　色素沉着

（高天文　李　强）

sèsù jiǎntuì

色素减退（hypopigmentation）　表皮基底层内色素颗粒减少或消失的现象（图）。见于麻风浅色斑、白癜风、白化病及炎症后的色素脱失。此外，职业性白斑及氢醌所致的接触性皮炎也可发生此变化。

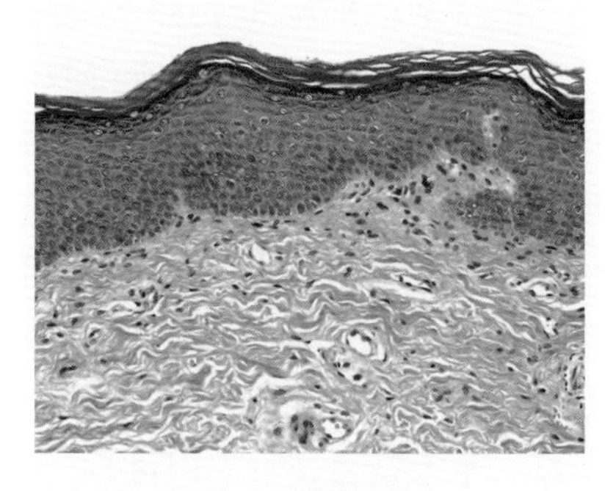

图　色素减退

（高天文　李　强）

sèsù shījìn

色素失禁（incontinence of pigment）　色素从基底细胞及黑素细胞脱落的现象。基底细胞及黑素细胞损伤后，黑素从这些细胞中脱落到真皮上部，或被吞噬细胞吞噬，或游离在组织间隙中（图）。常见于色素失禁症、扁平苔藓、红斑狼疮、血管萎缩性皮肤异色病等。

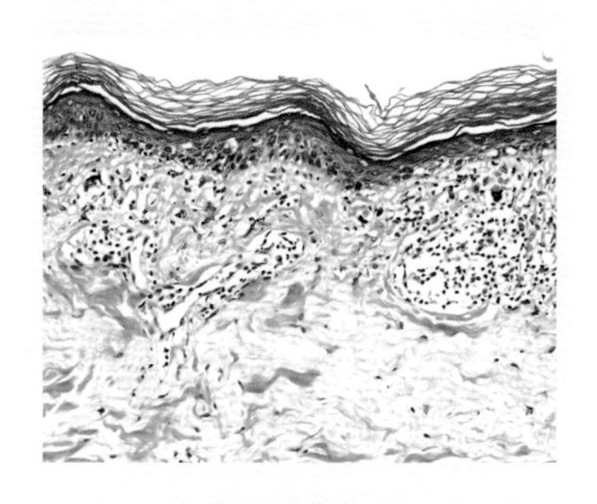

图　色素失禁

（高天文　李　强）

Túdùnjùxìbāo

图顿巨细胞（Touton giant cell）　细胞核呈环状排列，环内胞质均质状嗜伊红染色、而环周胞质泡沫状的多核巨细胞（图）。通常与组织细胞和泡沫细胞群集存在。泡沫细胞指真皮内组织细胞吞噬了脂质而形成的胞质呈泡沫状外观的细胞，冷冻切片用猩红或苏丹红染色可显示泡沫细胞中存在胆固醇和胆固醇酯。主要见于黄瘤病、黄色肉芽肿等。

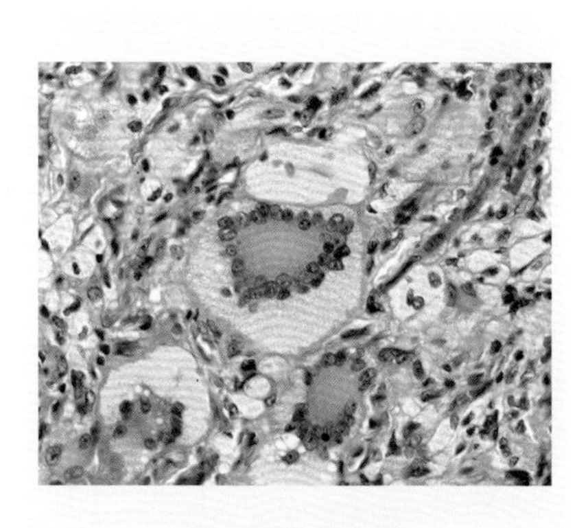

图　图顿巨细胞

（高天文　李　强）

pífūbìng zhěnduàn

皮肤病诊断（diagnosis of dermatopathy）　依靠皮肤损害形态学的表现，各种形态、大小、颜色不一等做出判断。检查诊断的过程需要从不同角度、由远及近或由近到远仔细观察分析皮损的特征，如大小、形状、颜色、质地、表面性状、边界是否清楚、数目、分布范围，是否高出皮面或与皮面平行或只在皮下触及等。虽然皮肤病的诊断多依赖对皮损的肉眼观察，但病史询问也非常重要，详细而有针对性的病史采集不但有助于诊断，而且有助于寻找和明确病因。询问病史应包括皮损的发生时间（病期）、演变过程、发作周期性、以往发病情况等。饮食史也是很重要的病因。家族史对诊断遗传性皮肤病是必不可少的，对其他皮肤病的诊断也有帮助。怀疑职业性皮肤病时一定要询问职业接触史，病史中还要包括既往的接触史及职业病史，尤其是手部湿疹常常与职业性接触有关。种族和文化背景，不同流行地区，社会和心理因素也对皮肤病的发病有影响。

（徐金华）

tǐbiǎo zhèngzhuàng

体表症状（dermatological symptoms）　患者主观感受到发生于体表的不适或痛苦的感觉或病态改变。瘙痒是最常见的体表症状，程度因疾病和个人对瘙痒的阈值而差异很大。疥疮可引起皮肤剧烈瘙痒，而银屑病可能只是轻度瘙痒。瘙痒的程度有时有助于疾病的鉴别诊断，如婴儿特应性皮炎（瘙痒明显）和脂溢性皮炎（无瘙痒或瘙痒较轻）的鉴别。其次为疼痛，可表现为刺痛、触痛、割痛、钝痛、剧痛等。其他体表症状有浅感觉异常，如冷、热感觉异常、烧灼感、麻木感、蚁走或虫爬感，甚至浅感觉消失。此外，某些皮肤病还可伴发全身性症状，如畏寒、发热、乏力、头痛、头昏及关节疼痛等。症状可以与皮损同时出现，也可先于皮损出现，如带状疱疹的疼痛。有些皮肤病也可没有体表症状，如梅毒。

（徐金华）

pífū sǔnhài

皮肤损害（skin lesions） 皮肤黏膜及其附属器客观存在的异常改变。简称皮损。是皮肤病最主要的客观体征，是诊断皮肤病及相关疾病的重要依据。多数皮肤病单凭皮损就能诊断或能明确是哪一类皮肤病。皮肤损害分两种。①原发性皮损（primary lesion）：疾病本身病理过程中直接导致并最早出现的皮损，如斑疹、斑等。②继发性皮损（secondary lesion）：原发性皮损演变而来，或搔抓、治疗引起，如鳞屑、表皮剥脱等。但非绝对，如色素性斑疹可以为原发性亦可为继发性，脓疱从水疱转变而来则为继发性。同样，也有从斑疹转变而来的丘疹或由丘疹转变而来的水疱。不同的皮损具有不同的形态、颜色、排列模式等，可作为疾病的诊断提供客观依据。

形态 包括皮损的大小、形状、表面情况、质地、边缘、内容物等。①皮损大小：通常习惯以通用实物比喻皮损的大小，如针尖、针头、芝麻、米粒、绿豆、黄豆、瓜子、蚕豆、樱桃、板栗、核桃、鸡蛋、手掌大小。也可以用几毫米、几厘米长或宽度量单位表示。皮损大小还包括皮损的高度，是与皮肤表面（皮面）平行还是凹陷、凸起，或微高出皮面、显著高出皮面、高出皮面几毫米等。高出皮面的皮损有丘疹、斑块、结节、囊肿、肿瘤、风团、瘢痕、粉刺等。与皮面平行的有斑疹和斑。低于皮面的有糜烂、溃疡、萎缩、坏疽、隧道。②皮损形状：可以是圆、椭圆、卵圆、梭形或纺锤形、环形、多环形、虹膜形（或靶形，见于多形红斑）、多角形、蝶形、肾形、扇形（见于着色芽生菌病）、匐行形（移动的线形损害如匐行疹），叠瓦状、念珠状、钱币状（见于湿疹、银屑病）、条状、线状、带状、点状、网状、脑回状、盘状、脐形、伞形或花朵形、地图形；规则、整齐、不规则形等。有些皮损形状与疾病本身的发病机制相关，如皮肤真菌感染（体癣和股癣）的环形损害是因为真菌感染常从中央等距离向四周扩展，故皮损也从中央向周边发展形成环形。还有慢性游走性红斑的皮损也呈环形。然而，有很多病如扁平苔藓、结节病和银屑病的皮损也有环形损害，但机制不明。临床表现为环形损害的感染性皮肤病还有：梅毒、麻风；炎症性皮肤病有：脂溢性皮炎、湿疹、亚急性皮肤红斑狼疮、环状肉芽肿、光化性肉芽肿、多形红斑、荨麻疹、血清病、线状IgA大疱病、类天疱疮、角层下脓疱病、离心性环状红斑。还有毛细血管扩张性环状紫癜，淋巴细胞浸润症，浅表型基底细胞癌，蕈样肉芽肿，汗孔角化病。③皮损表面情况：光滑、粗糙，扁平、隆起，刺状、乳头状、菜花状、半球形、圆锥状、尖锥形、珍珠样、绒毛样、蜡样光泽，高低不平、凹陷或脐形。皮损表面有无鳞屑或痂，鳞屑和痂呈油腻、干燥、胶性、黏着性、脆性、叠瓦形、云母片样、糠秕样、鱼鳞样、涡纹形、领圈形、大片形、牡蛎壳样、粉末样、成层，坚韧、易碎，银白色、透明、半透明。④皮损质地：可通过触摸皮损感知皮损的质地，皮损硬如木板、纽扣、软骨、橡皮；或皮损柔软，有弹性，可压下，有波动；皮损松弛或紧张，浸润等。皮损潮湿、干燥、浸渍或水肿性。皮损肥厚似牛皮，皮损薄如羊皮纸，皮损表浅或深在等。⑤皮损边缘：可清晰或模糊，整齐、锯齿状或不规则；边缘卷起或呈堤状局限性。例如，溃疡的边缘可以是斜坡形、潜行形或边缘锐利，边缘呈凿缘等。⑥皮损内容物：水疱或囊肿等损害则要看清皮损的内容物是否清澈还是浑浊，是血液、浆液、脓液、汗液、皮脂、角化物、钙化物、异物还是其他。

颜色 黑色素、褐色素、血红蛋白、氧合血红蛋白、类胡萝卜素等几种因素决定。皮损颜色的变化很大，有些皮肤病皮损的颜色很特别也有助于疾病诊断，如扁平苔藓紫色皮损是红色炎症反应和真皮内蓝棕色黑色素结合而成。正确识别皮疹的颜色需要丰富的临床经验及对颜色的把握度，但皮损的变化也会经常改变皮损的颜色，如真皮水肿可使风团变得苍白。同样真皮水肿或棘层肥厚和角化过度会影响色素使皮疹颜色变浅或加深。常见皮损颜色变化有：红色（淡红、玫瑰红、深红、暗红、紫红、红铜色、黄红、苹果酱色、生牛肉色）、黄色（橘黄、金黄、淡黄、硫黄色）、白色（银白、瓷白、苍白、灰白）、黑色、灰色、青色、青紫色、棕色、褐色、棕褐色等，也可呈正常皮肤色。

引起颜色变化的原因和常见

的疾病有：①黑色：皮肤黏膜内黑色素增加引起，如黑色素痣，黑色素瘤；外源性色素沉着，如文身，铅笔或墨水渗入；外源性化学物引起，如硝酸银。②蓝灰色：药物引起的色素沉着如酚噻嗪类、米诺环素。③深褐色：色素沉着近表皮，如大部分黑色素痣，外源性色素如地蒽酚染色。④浅褐色：见于雀斑、雀斑样痣。⑤紫色：血管性病变所致，如血管瘤；其他有毛细血管扩张、冻疮样狼疮、皮肌炎。⑥深蓝色：氧合血红蛋白减少所致，说明血供不足。⑦紫罗兰色或淡紫色：可见于扁平苔藓、硬斑病皮损边缘、结缔组织病如皮肌炎。⑧红棕色：见于梅毒、含铁血黄素沉着。⑨橘黄色：含铁血黄素沉着，见于金黄色苔藓，毛发红糠疹，黄色瘤等。⑩象牙白色：见于硬化萎缩性苔藓、硬斑病。⑪白色：皮肤黏膜内黑色素减少或缺乏所致，可见于白癜风、无色素痣等。

排列模式 皮损之间的空间关系。每个皮损的形状和皮损之间的排列对诊断是非常有帮助的，要注意皮损的排列情况是孤立、成群，散在、融合，散发、密集，排列呈线状、带状还是呈环形、弧形。也可呈网状排列；聚集成群的水疱称疱疹样型。有些皮损形状和排列是与发病机制和解剖因素相关：如同形反应（又称科布内现象，Köebner phenomenon）是皮损呈线状排列的一个特异性原因，局部一个非特异性外伤或刺激，可激发与已存在的皮肤病相同的皮损，也反映了原发疾病处于活动期。常见于银屑病、扁平苔藓，但也可见于其他皮肤病，如多形红斑，急性发热性嗜中性皮肤病等。偶尔，一个病可以在另一个病基础上产生，如环状肉芽肿在带状疱疹的皮损部位产生，银屑病在接触性皮炎部位产生，称为同位反应。

皮损模式与疾病的关系：①线状或带状排列。很多皮肤病有线状或带状的损害，外因引起的有抓痕、划痕、虫爬皮炎、植物性光感性皮炎，伯洛克（Berloque）皮炎（化妆品中香柠檬油引起）等。同形反应引起的见于银屑病、扁平疣、扁平苔藓、条状瘢痕疙瘩等。发育引起的有疣状表皮痣、色素失禁症等。沿血管产生的有血栓性静脉炎、血栓性动脉炎等。萎缩产生的有偏面萎缩、萎缩纹、慢性萎缩性肢端皮炎等。也有皮损呈条状或带状分布，最典型的为带状疱疹、纹状苔藓、带状硬皮病、淋巴管型孢子丝菌病等。②环状和弧形排列。皮肤病中也多见。环状或弧形损害可见于慢性游走性红斑、二期梅毒疹、早期结核样型麻风、环状肉芽肿、离心性环状红斑、风湿性环状红斑、体癣、股癣等。在银屑病、荨麻疹、多形红斑、扁平苔藓、红斑狼疮、寻常狼疮、玫瑰糠疹、脂溢性皮炎中，有时也可见到。环状或弧形分布的有二期复发性梅毒、晚期梅毒、三期雅司、蕈样肉芽肿、匐行疹、药疹等。③群集排列。在皮肤病中有些损害具群集倾向，如晚期梅毒、三期雅司、虫咬、扁平疣、寻常疣、扁平苔藓、荨麻疹、疱疹样皮炎等，但无特异的模式。另一些群集损害如带状疱疹、平滑肌瘤、单纯疱疹、发疹性黄瘤、火激红斑等，则排列较特殊，有高度诊断价值。④卫星状排列。见于黑色素痣恶变。⑤网状排列。见于网状青斑。⑥漩涡状排列。两种不同颜色呈波轮状散布，像大理石样。可见于色素失禁症。⑦其他。湿疹皮损有融合倾向，花斑癣也容易融合。药疹或病毒疹常密集或播散性分布。毛发红糠疹在泛发的皮疹之间可出现没有皮疹累及的正常皮肤。

分布 单侧或两侧对称分布，后者更多。呈局限性、播散性、全身性或广泛性分布。沿神经、血管、体节分布。内源性病因引起的皮肤病皮损常常是对称分布，而外源性病因引起的皮损常不对称分布。在很多情况下，皮损的分布有诊断特异性，有些皮肤病皮损分布与疾病特点有关，如皮肌炎的眼睑红斑和手指关节伸侧的戈特龙征（Gottron sign），系统性红斑狼疮的面部蝶形红斑。有些寄生虫感染皮损分布有特异性如呈匐行性的。疥螨引起的疥疮其皮损分布也很有特点，多分布于指缝、腋下、乳房下、股内侧及生殖器部位皮肤皱褶部。日光照射引起的皮肤病，皮损多位于面部及四肢暴露部位。有些皮肤病好发于人体的某些部位，这可能与解剖结构有关，如痤疮好发于面部皮脂腺分布部位；也可能与接触某些物质有关，如接触过敏引起的皮肤病则与接触部位相关，如戴项链过敏皮损位于颈部。

疾病与皮损分布的解剖部位有关。①头皮：主要有毛发疾病如斑秃、脂溢性脱发，银屑病、脂溢性皮炎等。②眼睑：特应性皮炎、接触性皮炎（化妆品等）、脂溢性皮炎、血管性水肿、皮肌炎、睑黄疣等。③耳：湿疹、外耳炎、结节性软骨皮炎、不典型纤维黄色瘤、嗜酸性血管淋巴增生、痛风结节等。④面部：痤疮、特应性皮炎、脂溢性皮炎、酒渣鼻、红斑狼疮、冻疮样狼疮、日光性皮炎、带状疱疹、丹毒、脓疱疮、色素痣、雀斑、光线性角化病、基底细胞癌、鳞状细胞癌、角化棘皮瘤等。⑤唇部：特应性皮炎、接触性皮炎、日光性唇炎、血管性水肿、接触性荨麻疹、多形红斑、单纯疱疹、红斑狼疮、扁平苔藓等。⑥手：湿疹、接触性皮炎、掌跖脓疱病、汗疱疹、手癣、角皮病、多形红斑、环状肉芽肿、日光角化病、鳞癌、病毒疣、甲沟炎、甲真菌病、甲下黑色素瘤、先天性厚甲症等。⑦四肢：银屑病、湿疹、特应性皮炎、扁平苔藓、小腿溃疡、疱疹样皮炎、环状肉芽肿、结节性红斑、血管炎、虫咬皮炎、荨麻疹、皮肤纤维瘤、小腿鲍恩病等。⑧足：湿疹、接触性皮炎、掌跖脓疱病、汗疱疹、足癣、角皮病、鳞癌、病毒疣、窝状角质松解症、胼胝、鸡眼、甲沟炎、甲真菌病、甲下黑色素瘤、先天性厚甲症等。⑨腋下：化脓性汗腺炎、黑棘皮病、大汗腺汗囊瘤、红癣等。⑩生殖器部位：银屑病、莱特尔病、扁平苔藓、硬化萎缩性苔藓、药疹、浆细胞性龟头炎、浆细胞性外阴炎、各种性病、生殖器疣、传染性软疣、阴囊表皮样囊肿、鳞癌等。⑪沿血管分布：血栓性静脉炎、胸壁浅表血栓性静脉炎（又称蒙多病，Mondor disease）、颞动脉炎等。⑫沿淋巴管分布：淋巴管炎、孢子丝菌病、游泳池肉芽肿等。⑬沿神经或皮节分布：带状疱疹等。⑭沿巴氏线分布：脱色性色素失禁症、线状扁平苔藓、条纹状苔藓或线状苔藓等。

（徐金华）

bānzhěn

斑疹（macule） 与皮肤表面平行，触摸无法感知的、局限性的颜色变化性皮肤损害。直径一般小于10mm，边界清楚或模糊，因病理改变不同而呈现不同的颜色。颜色的改变与黑素细胞的增加或减少、真皮血管扩张和血管壁炎症导致红细胞外渗有关。

（徐金华）

bān

斑（patch） 直径超过10mm的斑疹。也称斑片。靶形损害也是一种斑，直径一般小于30mm，有3个或以上环形损害，中央呈暗红斑或紫癜，外绕以苍白区，最外面为红斑，主要见于多形红斑。

根据颜色不同，可分为以下几种。①红斑（图1、图2）：真皮内血管扩张所致，压之能褪色，是最常见的斑。红斑的颜色包括鲜红、淡红、暗红、紫红、褐红。急性炎症引起的红斑色较鲜红，往往伴有水肿而稍隆起。慢性炎症引起的红斑色较暗，常伴有色素沉着而带褐色。②白斑（图3）：皮肤黏膜内黑色素减少或缺乏所致，又称色素减退斑或色素脱失斑。淡白至纯白不等。常见的疾病有白癜风。皮肤血供不足导致贫血性损害也可表现为白斑，若以玻片压迫周围皮肤使之充血，则白斑消失。③黑斑：皮肤黏膜内黑色素增加所致，又称色素沉着斑。从褐色至黑色。最常见的是各种黑色素痣、雀斑等。④黄斑：皮肤内含有过多的皮脂腺、脂质或其他代谢产物引起皮肤呈黄色，如黄瘤。药物也可使皮肤着黄色，如胡萝卜素。⑤蓝斑：真皮的中下部大量黑色素沉着时皮肤可呈蓝色，如蓝痣。异物沉积于皮内时也可引起蓝斑，如铅笔或墨水浸润。⑥紫癜：皮肤黏膜血管内血液渗入组织中形成的皮肤颜色改变，压之不能褪色，早期呈鲜红色，以后转为暗红、紫红和黄褐色。针头大小的称为淤点（petechia），直径5～10mm的称为淤斑（ecchymosis）。其他斑有咖啡牛奶斑，见于神经纤维瘤；在文身中，皮肤颜色因所用染料不同可呈蓝色、红色或其他颜色；皮肤潮红是发生在面部的一种暂时性局限性红斑，是血管呈一过性扩张充血，可由情绪激动、热或其他因素所致。发绀是

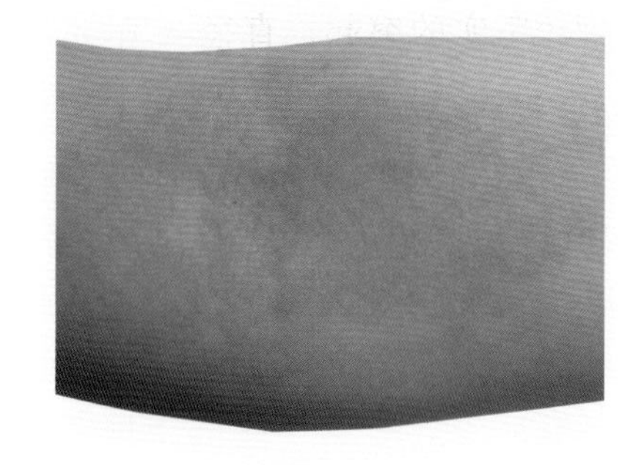

图1 红斑（肘部）

注：肘部界限不清红色斑片

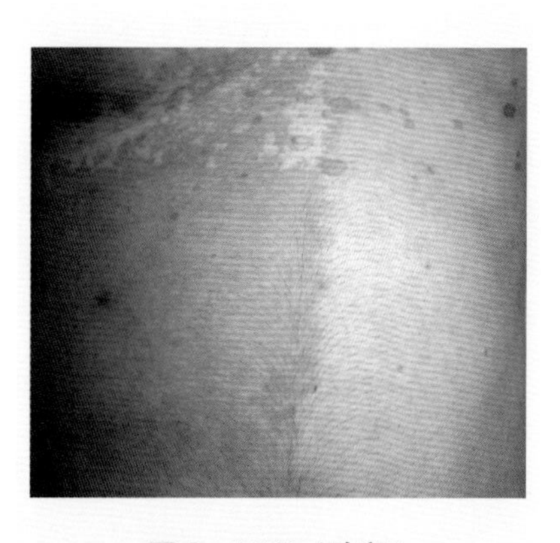

图2 红斑（腹部）

注：右腹部界限清楚红色斑片，周围可见直径小于1mm的斑疹

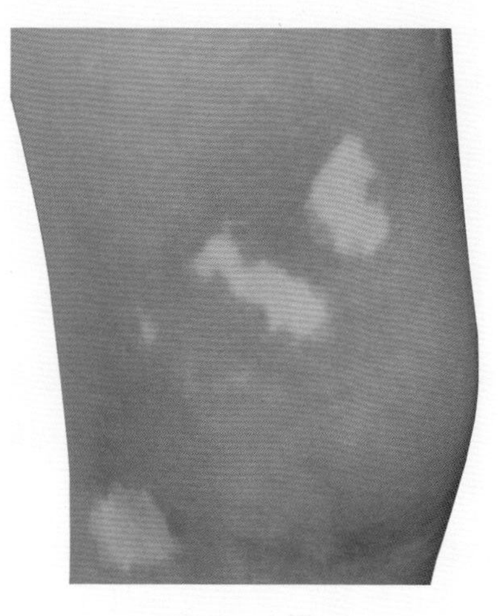

图3 白斑（腿部）

注：白癜风患者腿部皮损

皮肤血液循环不良的表现，血中还原血红蛋白过多致皮肤黏膜成青紫色，一般为暂时性，若原因不能去除可长期存在。

（徐金华）

qiūzhěn

丘疹（papule） 高出皮肤表面呈丘形的实质性皮肤损害。可以摸到较坚实的突起，直径一般为针头大小至5mm。与表皮增厚、真皮内炎性细胞浸润或代谢产物沉积等因素有关。

丘疹可从斑疹演变而来，斑疹演变成丘疹的中间阶段称为斑丘疹；丘疹也可发展成水疱，丘疹发展成为水疱的过渡阶段称为丘疱疹。丘疹扩大或互相融合成为隆起的片状损害称为斑块。丘疹可见于很多种皮肤病，不同皮肤病丘疹损害的形状、大小、颜色和丘疹的排列和分布各有不同，可作为诊断和鉴别诊断的依据。如扁平疣，丘疹表面平滑，颜色呈皮肤色或淡褐色，散在分布也可呈线状排列，多见于面部。寻常疣，表面粗糙不平，有角质突起，一般散发，手足多见；传染性软疣，中央有脐窝呈蜡样光泽，多见于儿童；尖锐湿疣，早期为针头大小、淡红、柔软、表面有散发的刺状突起，晚期可增大为菜花状。丘疹为针头至黄豆大小，不甚规则，表面粗糙不平，常排列成念珠状者，如皮肤淀粉样变（图1）。特殊颜色的丘疹对诊断也有意义，呈黄色的如黄疣；黑色的如黑素痣，常单独存在；红色的如血管痣；紫红色的如扁平苔藓；红铜色的如二期梅毒疹。位于毛囊部位的丘疹称为毛囊性丘疹（图2），见于毛囊炎或黑头粉刺。

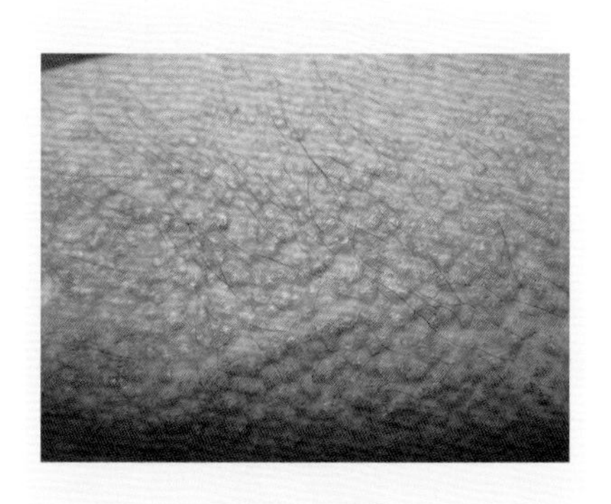

图1 丘疹

注：淀粉样变苔藓皮损

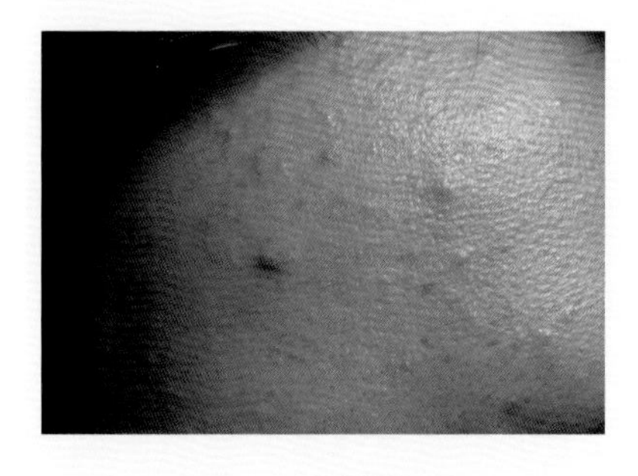

图2 毛囊性丘疹

注：痤疮额部皮损

（徐金华）

bānkuài

斑块（plaque） 丘疹或结节扩大融合成为隆起的片状皮损。直径大于5mm，高出皮肤表面，表面平滑或粗糙不平，多见于银屑病、慢性湿疹等病（图）。

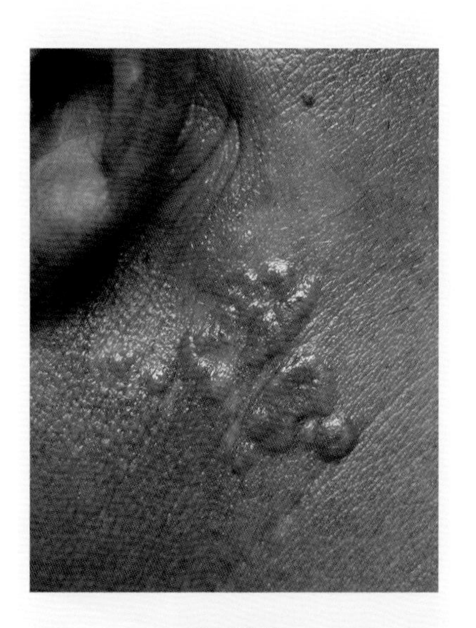

图 斑块

（徐金华）

shuǐpào

水疱（vesicle） 高出皮肤表面且含有液体的局限性隆起性皮肤损害。小如针头，直径一般不超过10mm，可从丘疹发展而来（图1）。直径大于10mm的水疱则称为大疱（bulla）（图2）。水疱可位于角质层下、表皮内或表皮下。表皮细胞发生细胞内、细胞间水肿、变性即可形成水疱。局部炎症是形成水疱的重要因素，炎症性水疱和大疱周围多有炎性红晕。水疱内的液体一般澄清或稍混浊，含血液者称血疱。表皮内水疱疱壁薄易破；表皮下水疱疱壁厚不

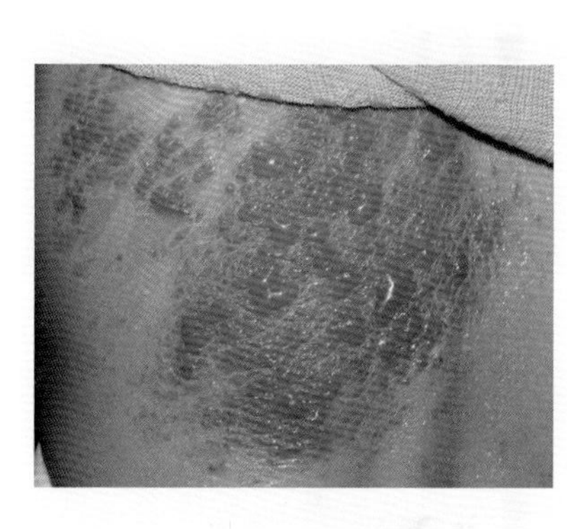

图1 水疱

注：背部红斑基础上簇集性水疱，内含淡黄色透明渗出液，部分融合

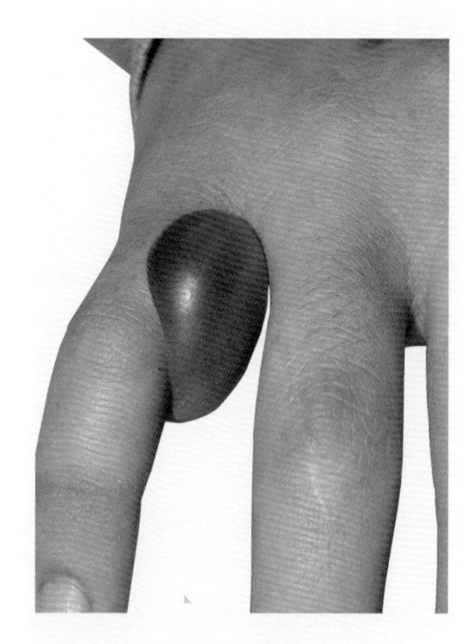

图2 大疱

注：手指缝紧张性大疱，内含血型疱液

易破。各种皮肤病发生水疱的位置不同而临床上表现有差异，如白痱，水疱的位置恰在角质层下，发亮呈白色，无炎性反应，稍擦即可去掉，不见痕迹。大疱性鱼鳞病样红皮病的水疱位于颗粒层或表皮上部。寻常型和增殖型天疱疮的水疱位于表皮下部。落叶性和红斑性天疱疮的水疱位于颗粒层。单纯疱疹、带状疱疹和水痘的水疱位于表皮内。大疱性类天疱疮、多形红斑、疱疹样皮炎和大疱性药疹的疱都位于表皮下。观察疱液：清澈，如白痱；浑浊，如单纯疱疹；含血液，如出血性带状疱疹。一般水疱干燥后形成薄的鳞屑，如疱液稠厚，干后可形成薄痂。少数基底无炎性反应，如白痱或落叶性天疱疮，其余大多有炎性反应，绕以红晕。水疱较少单独发生，大多散发如水痘，或成群如单纯疱疹，或成群排列成带状如带状疱疹，极具诊断价值。水疱破后常留糜烂面，点缀以小滴浆液，或自行吸收，常不留瘢痕。

（徐金华）

jiéjié

结节（nodule） 可触及的局限性圆形、椭圆形或不规则形的实质性皮肤损害。可累及表皮、真皮或皮下组织，大小不一，小至粟粒，大如樱桃或更大；互相融合可成为斑块。结节的形成是炎症性或非炎症性。特异性或非特异性的炎症均可引起结节。结节可与寄生虫入侵、代谢产物积聚有关，有的结节则是一种新生物。不同皮肤病结节的位置不同。位于表皮内，如基底细胞癌；位于表皮和真皮内，如疖；位于真皮和皮下组织，如皮肤结核、三期梅毒、深部真菌病；位于皮下组织，如脂肪瘤、猪囊尾蚴病。有时开始只能摸着而看不见，以后逐渐增大而高出皮面。炎性者如结节红斑可伴有疼痛，非炎性的如新生物可以没有任何症状。少数结节可自行完全吸收而不留痕迹，大多数变化缓慢或逐渐增大，部分可溃烂形成溃疡，痊愈后有瘢痕。结节的质地软硬皆有。有些结节触摸感觉不能活动，表明与周围组织有粘连。皮肤肿瘤大多表现为结节。梅毒树胶肿是一种特殊类型的结节，呈肉芽肿样改变。

（徐金华）

fēngtuán

风团（wheal） 暂时性真皮或真皮下组织局限性水肿所致隆起的皮肤损害（图）。瓷白色或淡红色，小的 3~4mm，大的可超过 100mm，呈圆或椭圆形。是血管扩张，渗透性增加，组织水肿所致。常突然发生，10 小时内消退，消退后不留痕迹。主观感觉有不同程度的痒感，如荨麻疹、虫咬皮炎。同一病人可以同时出现大小不一，圆形、环形、匐形等多种形状风团。如风团表浅则颜色可以呈红色，如风团水肿明显则可能压迫表浅血管而呈苍白色。如果血管壁有炎性渗出，风团可能呈深红色或呈紫癜样，持续时间可能也更长。血管性水肿是发生于疏松组织如口唇、眼睑和阴囊部位水肿性损害，发生在手足部位的可以出现奇特的形状。

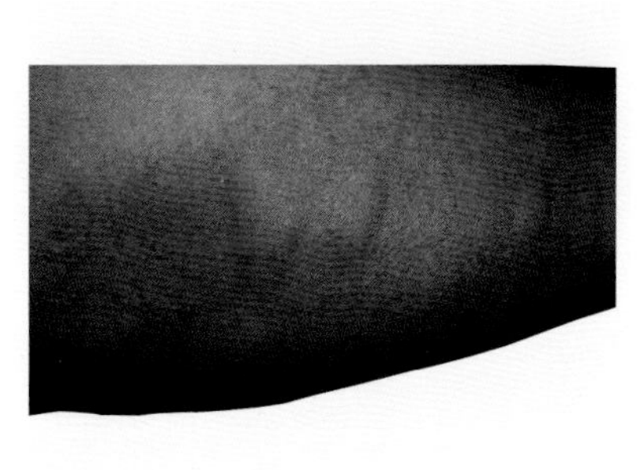

图　风团

对于发生血管性水肿的患者，一定要检查有无咽喉部水肿，防止呼吸道阻塞发生生命危险。

（徐金华）

nóngpào

脓疱（pustule） 高出皮肤表面且含有脓液的疱（图）。针头至黄豆大小，其内含中性粒细胞或碎屑，混浊或呈黄色，周围绕以红晕。脓疱分原发的和继发的，可由水疱或丘疹转变而来。脓液分有菌和无菌。有菌的脓疱大多由化脓性细菌感染引起。如疱液不充满时，则像半壶水一样。脓疱的位置：①位于角质层下，如脓疱疮和角层下脓疱性皮肤病。②位于表皮内，如天花和脓疱性银屑病，表面扁平或微凹。③如位于毛囊，则呈尖形，中央有毛穿过。脓疱可呈白色、黄绿色，多数呈黄色。在发展过程中，干燥后形成黄痂，破裂后形成糜烂面，覆以脓液，除位置较深的脓疱外痊愈后多不留痕迹。

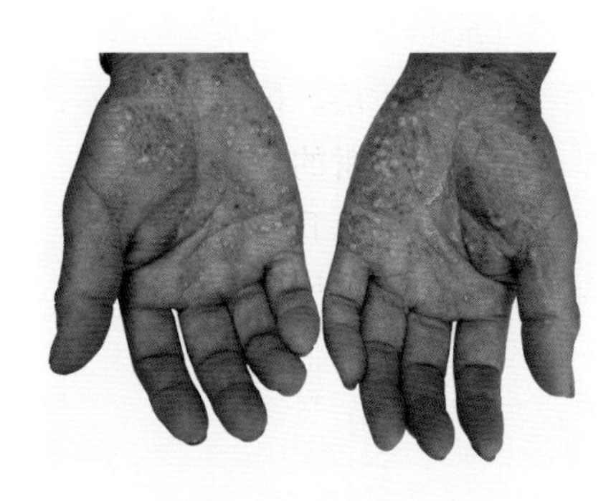

图　脓疱

注：手掌多个绿豆大小脓疱

（徐金华）

nángzhǒng

囊肿（cyst） 内含液体或半固体物质的囊性皮肤损害。是封闭的腔隙，内壁衬以上皮细胞、内皮细胞或膜样结构，呈圆形或椭圆形，触之有弹性。位于皮内或皮下，或隆起于皮肤表面，外观类似结节，但触之有囊性感（图）。最常见的为表皮囊肿，其囊壁衬以鳞状上皮，并产生角质样物质。若囊壁衬以多层上皮，但未经过颗粒层的转化而未成熟，并来源于毛发系统，则形成皮脂腺囊肿或毛根鞘囊肿，多见于面部和头皮。粟丘疹是一种内含角蛋白的很小的白色囊肿。皮下结节有时会被误诊为囊肿，尤其在触摸有弹性感觉时。

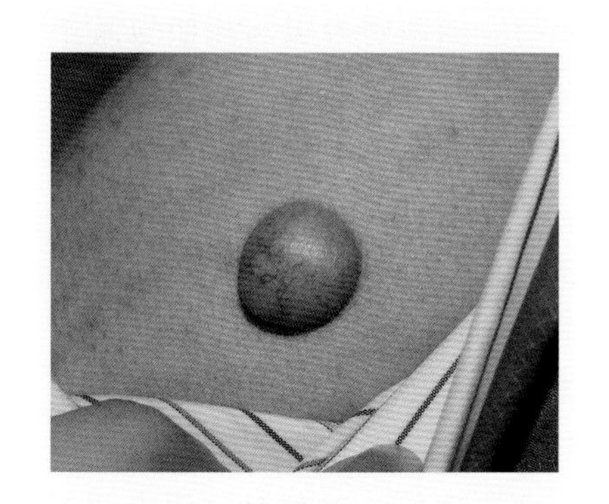

图 腋下孤立的漏斗部囊肿

（徐金华）

línxiè

鳞屑（scale） 即将脱落或已脱落的表皮角质层。极易见于头皮部。是新陈代谢的结果，正常人的表皮角质层每日均在脱落，但因其细小而薄，不如皮肤病时多，一般不会引起人们的注意。在病理状态下，由于角化不全、角化过度或水疱或大疱消退干燥，皮肤会产生大量鳞屑。鳞屑小者如糠秕，大者如树叶或纸片。一般鳞屑呈白色或灰白色，干燥。鱼鳞病患者大部分皮肤覆以棕褐色、黏着性鳞屑。银屑病皮损可见多层银白色鳞屑附着（图1）。鳞状毛囊角化病患者的鳞屑，中央黏附，边缘翘起（图2）。脂溢性皮炎的鳞屑较厚，呈油腻状或蜡状，黄色或棕色。单纯糠疹或汗斑的鳞屑非常细小如糠秕状。掌部手癣因角质层较厚，其鳞屑亦较厚，常不完全脱落，留下领圈样边缘。干燥的趾缝足癣亦常表现为鳞屑。在猩红热或大疱性表皮坏死松解型药疹中，其鳞屑呈大片形。全身剥脱性皮炎的剥脱阶段，其鳞状脱屑可每日满布床单。

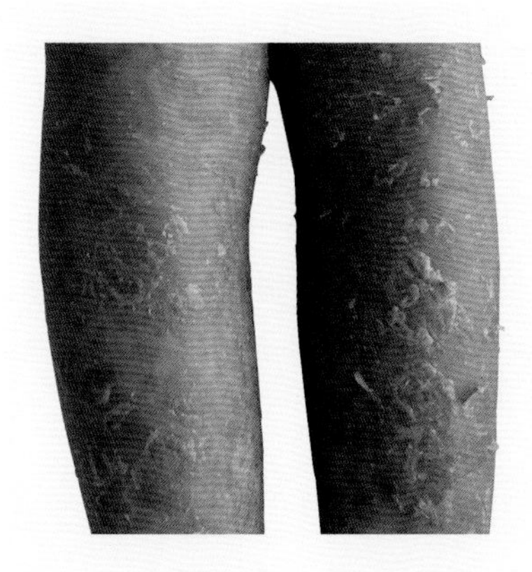

图1 银屑病患者云母样鳞屑

图2 毛囊角化病患者鳞状鳞屑

（徐金华）

biǎopí bōtuō

表皮剥脱（exfoliation） 外伤所致表皮角蛋白分离或断裂成鳞屑或薄片的皮肤损害。搔抓引起的表皮剥脱常呈线状损害，长5～20mm，往往出血而覆以血痂（图），又称抓痕（scratch marks）。有时摩擦亦可引起类似损害，痂皮脱落后自愈。抓痕常见于瘙痒性皮肤病，可发生在损害部位，也可发生在正常皮肤。如果抓痕只深达表皮或真皮乳头层，痊愈后不留瘢痕。

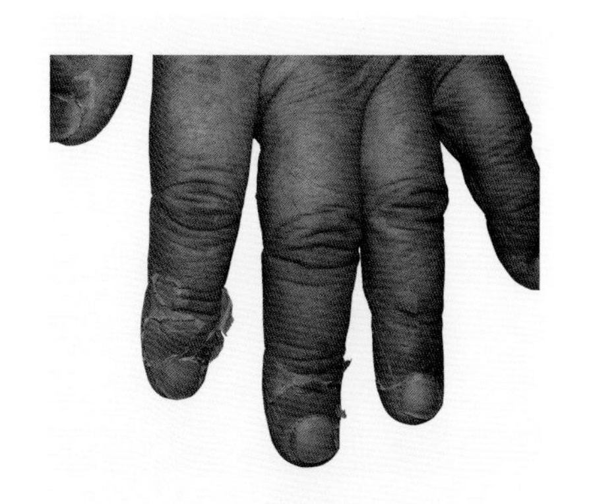

图 表皮剥脱

注：左手指端表皮剥脱

（徐金华）

jìnzì

浸渍（maceration） 皮肤长时间浸于水中或处于潮湿的状态中所致表皮内含水量过多发生苍白、柔软和肿胀等的皮肤损害。容易发生剥脱。主要见于体力劳动者的手足，如种水稻农民、经常穿胶鞋和长筒靴工人的趾缝，经常用肥皂热水洗衣服或经常洗药瓶或洗碗筷者的指缝，或久用热湿敷的皮损部位。病损处皮肤变白、变软，甚至起皱（图）。在战壕足中浸渍可累及整个足底，这种皮肤摩擦后容易脱落形成糜烂面，可有痛感。

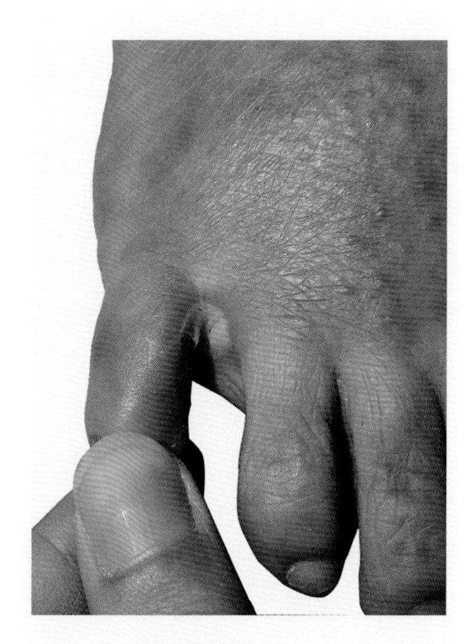

图 浸渍

注：足趾间浸渍变白

（徐金华）

mílàn

糜烂（erosion） 表皮或黏膜上皮部分或全部缺失露出潮湿创面的皮肤损害。一般由水疱、脓疱破裂引起，表面可覆以浆液、脓液。如经过搔抓，可覆以血液（图）；如从浸渍而来，可覆以尚未脱落的表面碎屑。其大小、形态视原发损害和部位而定。如受摩擦可有痛感。损害限于表皮，痊愈后无瘢痕，除非继发感染，损害累及真皮。

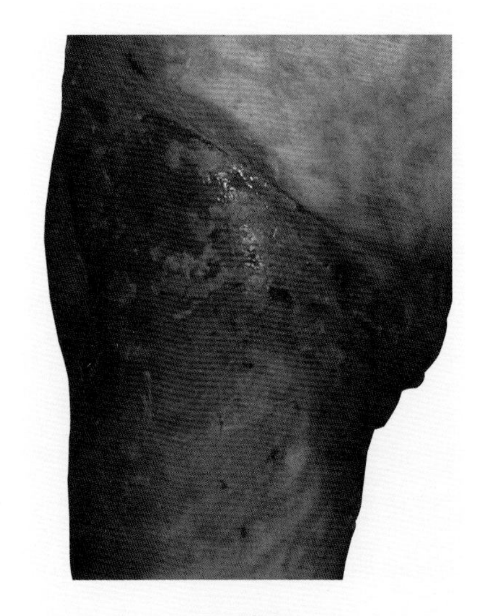

图 糜烂

注：天疱疮患者股部糜烂面

（徐金华）

jūnliè

皲裂（rhagades） 发生于干燥厚硬皮肤上的裂口。常见于掌跖。有时与皮纹一致。短者不到1cm，长者可超过2cm。浅的只累及表皮，深的可达真皮，甚至引起轻度出血，产生痛感。在气温低和湿度较小时，缺乏皮脂保护的皮肤便容易发生皲裂。冬季多见常继发于手足部慢性湿疹及浅部真菌感染。皲裂部位的皮肤干燥，表面出现裂纹和很薄的黏着性鳞屑，像轻度鱼鳞病，中国民间传统称之为发皴，鳞屑不易脱落，但剥之可以剥下一部分，无明显不适感，在皮肤稍加滋润后可自行消失。

（徐金华）

táixiǎnyàngbiàn

苔藓样变（lichenification） 角质形成细胞和角质层增殖所致局限性粗糙肥厚的皮肤损害。皮纹显著突出，触之像树皮样粗糙（图）。主要有阵发性的瘙痒，常因剧痒搔抓，越抓越厚、越粗，苔藓样变越显著，中央为较大、较厚的多角形丘疹，外围的较小，在其边缘上，还可见散发的、典型的、微发亮的扁平苔藓样丘疹。见于慢性单纯性苔藓、慢性湿疹及神经性皮炎。

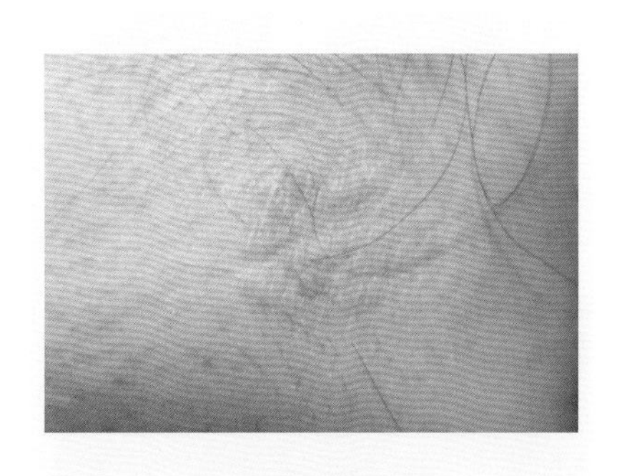

图 苔藓样变

注：神经性皮炎颈后皮损

（徐金华）

kuìyáng

溃疡（ulcer） 表皮至真皮缺失或黏膜缺损形成的创面（图）。外伤、局部血液循环障碍、炎症、感染及神经营养障碍等因素可引起坏死而导致溃疡。不但累及表皮和真皮，皮下组织亦可累及。其大小、深浅、形状，随其病因而异。皮肤溃疡要注意观察其分布部位、边缘、基底部、分泌物等。溃疡痊愈后均有瘢痕。

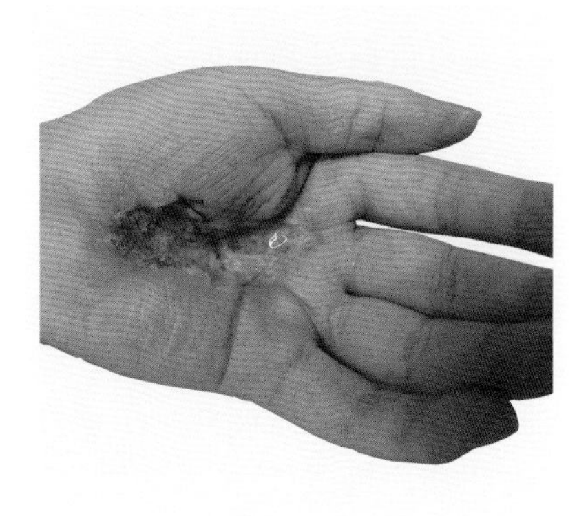

图 溃疡

注：掌心边缘整齐，基底不平，表面脓性分泌物

（徐金华）

jiā

痂（crust） 皮肤损害内部或其表面的浆液、脓液或血液干燥后而形成的块状物（图）。常含有白细胞、红细胞、细胞碎屑、脂类物质、细菌或真菌。痂的形成情况与皮损渗出物有关。渗出物较稀薄时形成菲薄而带韧性的痂，见于某些湿疹样皮炎；较稠厚并含有细菌、真菌、细胞碎屑等，形成较厚而脆痂，易脱落，如黄癣痂；较多且黏稠，可堆集成层，形成显著高出皮肤表面的牡蛎壳样痂，见于晚期梅毒或晚期雅司病。痂脱落后，若损害炎症如故，则仍会继续结痂。若炎症逐渐消退，只产生鳞屑以至恢复正常。浆液性分泌物干涸后形成黄色痂，脓性分泌物干涸后形成黄绿色痂，血性分泌物干涸后形成红黑色痂。焦痂（eschar）是一片失去生机的棕色或黑色干燥组织，会自然脱落，留下深浅不一的溃疡；局部缺血（如梗死或压疮），或外因

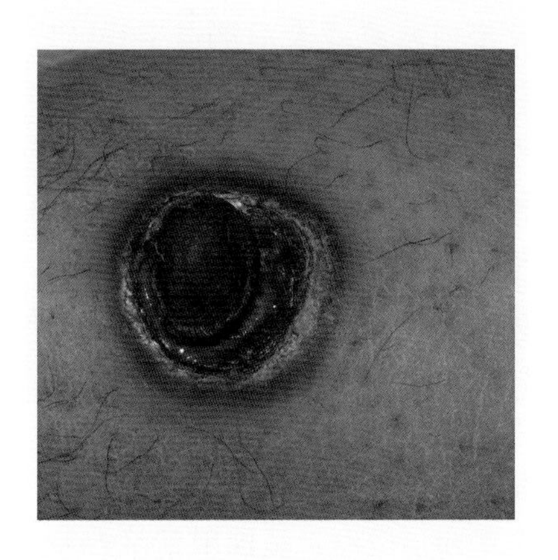

图 痂

注：圆形溃疡上覆黑色厚痂

（如热、电或化学烧伤）及细菌（如白喉杆菌）所致。

（徐金华）

yìnghuà

硬化（sclerosis） 皮肤发生局限性或弥漫性变硬或硬结的病理变化。多为真皮和皮下组织水肿、细胞浸润和胶原纤维增生所致。硬化是硬斑病、线状硬皮病和系统性硬皮病的主要体征。表皮可能萎缩，并紧贴于其下组织上，整个皮肤触之坚实、发亮，不能推动也不能捏起（图）。硬化亦可见于慢性淤积性皮炎和慢性淋巴水肿。

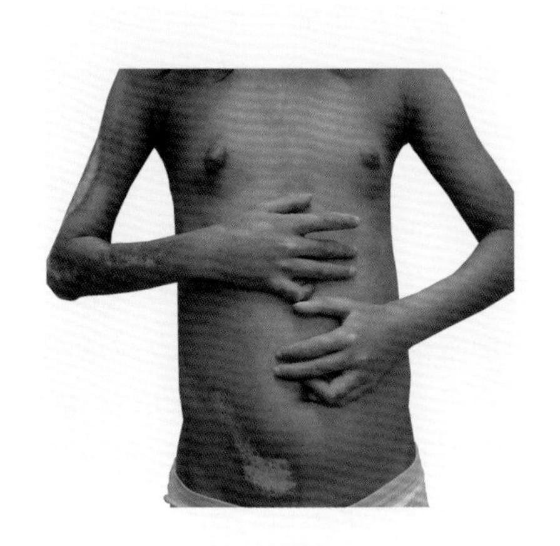

图 硬化

注：右侧肢体局限性硬化，白色，表皮萎缩，不能捏起

（徐金华）

bānhén

瘢痕（scar） 新生的结缔组织代替外伤或疾病所破坏的真皮或部分皮下组织而形成的皮肤损害。瘢痕部位的表皮甚薄，无正常皮纹或皮肤附属器，一般无自觉症状。有两种类型：①萎缩性瘢痕，可能略低于周围皮肤表面，比较光滑，表面常有皱纹（图）。②肥厚性瘢痕，即瘢痕厚硬，显著高出皮面，但不累及周围正常皮肤。瘢痕疙瘩是新生结缔组织代替烫伤、烧伤、外伤等缺损皮肤甚至皮下组织，并且呈网状延伸至侵犯周围正常皮肤者，常伴局部瘙痒或灼痛感。

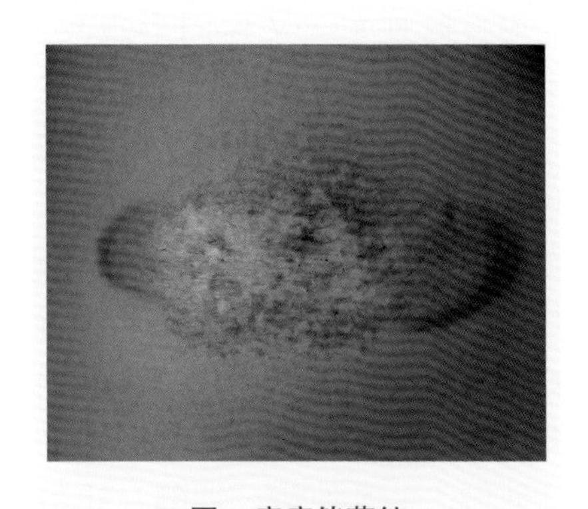

图 瘢痕伴萎缩

注：界限清楚的增生性瘢痕，中央外用同位素治疗后萎缩变薄

（徐金华）

wěisuō

萎缩（atrophy） 表皮、真皮或皮下组织一种或几种组织减少变薄的病理变化（图）。表皮萎缩：表皮细胞层数减少变薄，如老年人表皮细薄多皱纹，可以推动，表皮下血管易于见到，但皮纹仍保持原状。因疾病或外伤而发生的萎缩，像盘状红斑狼疮，则皮面光滑，失去皮纹。真皮萎缩，乳头层或网状层结缔组织减少，皮肤可有凹陷，但表面外观正常，皮纹仍然存在。在表皮、真皮均萎缩时，表皮菲薄透明，可见其下之血管，皮纹完全消失，皮肤容易推动。皮下组织萎缩者则皮肤凹陷，如脂肪营养不良；真皮和皮下组织均萎缩者，如类脂质渐进性坏死。松弛性萎缩的皮肤因失去弹性纤维而呈疝样或气球状隆起，指压即凹陷如袋。有些萎缩的发生是生理现象。临床可见皮质激素的滥用（内服、外用或皮内注射）所致皮肤萎缩的现象。

（徐金华）

pífūbìng chùzhěn

皮肤病触诊（palpation of the skin） 以触、摸、按、压等方式检查皮肤损害物理特征的诊断方法。是了解皮损部位病变性质的重要依据。通过触诊可了解：皮肤的温度、湿度和油腻程度；皮损的大小、形态、位置、质地、弹性感及波动感；皮损的轮廓是否清楚，与其下组织是否粘连、固定或可推动等；有无压痛；有无感觉过敏、减低或异常；附近淋巴结有无肿大，触痛或粘连等；有无浸润增厚、萎缩变薄、松弛、凹陷，有无棘层松解征等。

检查方法及结果判断：①一般触诊：可明确皮损的质地、大小等；施以钝性压力，可感知水肿，识别毛细血管，判断皮肤松垂部位的病变。②施以线性或剪切力：可用于检测皮肤划痕现象或判断棘细胞松解征（图）。③挤

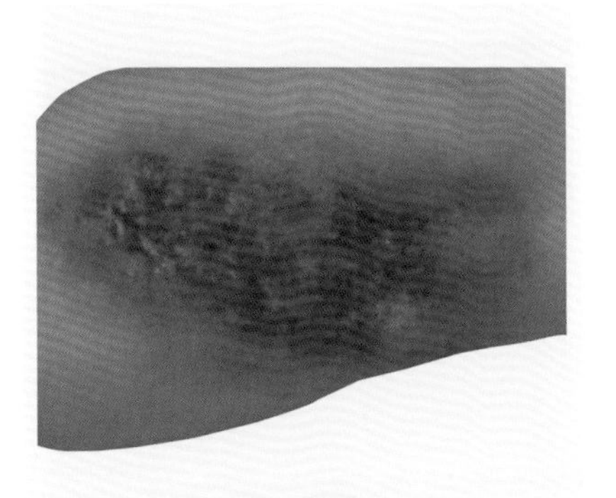

图 萎缩

注：狼疮性脂膜炎患者皮肤萎缩、凹陷

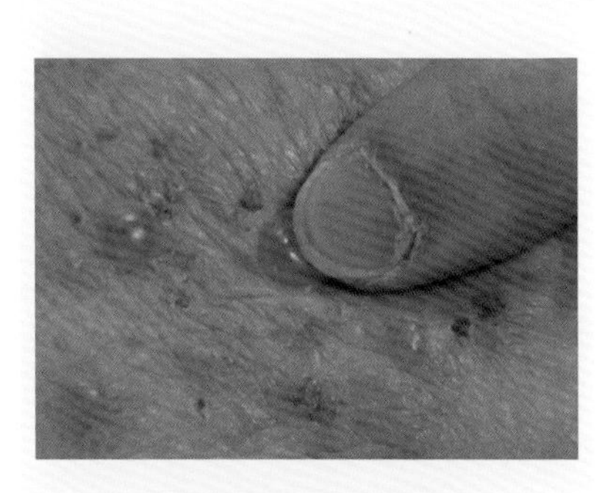

图 大疱性类天疱疮患者检测棘细胞松解征为阴性

压或压缩：明确皮损的定位及坚实度等，如挤压皮肤纤维瘤周围皮肤产生的涡纹，称为阳性挤压征。④拉伸力：可使血管性皮损变为苍白色，有助于识别浅表型基底细胞癌的蜡样边缘。⑤摩擦力：可引起化学物质的释放，如摩擦成纤维细胞瘤引起儿茶酚胺释放可使周围皮肤变苍白。⑥刮除或搔抓：如刮除银屑病患者皮损处可见层层银白色鳞屑，继续刮除鳞屑可见点状出血现象。

（杨　森）

bōpiàn yāzhěn

玻片压诊（diascopy）　用玻片压在皮肤损害部位观察其颜色变化的检查方法。可区别出血性和充血性皮损等，用于皮肤相关疾病的鉴别诊断。选择无菌、透明的玻片或塑料压舌板在皮损处压10~20秒钟，观察受压皮损颜色变化。可用于以下疾病的鉴别：一般的炎性红斑、毛细血管扩张或血管瘤在此压力下可消失，而淤点、淤斑、色素沉着或刺花则不会消失，紫癜的出血斑则不会消失（图）。寻常狼疮皮损在此压力下可出现特有的苹果酱色，色素减退斑在此压力下无变化，而贫血痣在此压力下白斑消失。白癜风、无色素痣及其他色素脱失斑的白斑无变化。

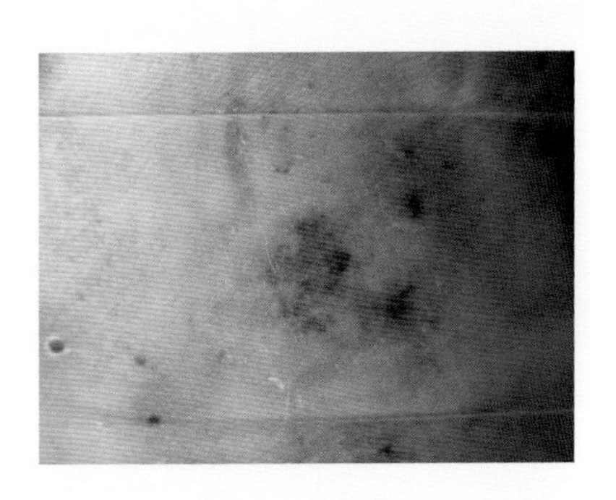

图　玻片压诊

（杨　森）

tóngxíng fǎnyìng

同形反应（isomorphic response）

正常皮肤受到非特异性损伤诱发与已存在的某一皮肤病相同皮肤损害的现象。又称同形现象，由德国皮肤科医生海恩里希·科布内（Heinrich Köebner）在1876年描述银屑病时提出，故又称科布内现象（Köebner phenomenon）。其发生机制尚不清楚，可能与细胞因子、黏附分子及自身抗原等多种因素有关。非特异性损害包括创伤、手术切口、日晒、针刺等。各种内外因素引起表皮真皮结构破坏，导致自身抗原产生，使体内发生一系列免疫学反应，继而产生了皮肤的病理变化。常见疾病包括银屑病（图）、扁平疣、湿疹的急性期、白癜风进展期、毛囊角化病、扁平苔藓及毛发红糠疹等。常在疾病急性活动性、进行期发生，因此观察该反应对估计病情变化、判断预后和选择用药有指导意义。例如，白癜风患者出现同形反应大多提示表现为泛发型，病情进展较快，存在自身免疫异常，可为选择治疗措施提供依据。

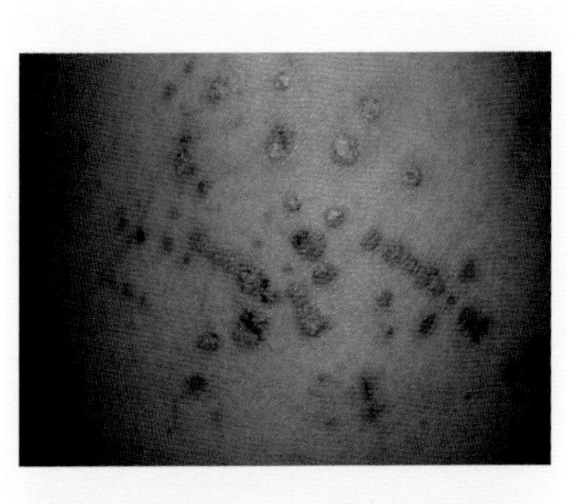

图　银屑病患者出现的同形现象

（杨　森）

jíxìbāo sōngjiězhēng

棘细胞松解征（Nikolsky sign）

在皮损处及外观正常的皮肤处施加压力可进一步破坏细胞间黏附导致表皮松解的现象。又称尼科利斯基征，此概念最早于1896年由俄国科学家彼得·瓦西里耶维奇·尼科利斯基（Pyotor Vasilyewich Nikolsky）在其专著中提出，他认为落叶性天疱疮患者皮肤各层之间（尤其是角质层与颗粒层之间）的连接减弱，通过以下两种方法可证实：外力牵拉水疱壁（包括表观正常皮肤），可剥离下含部分外观正常皮肤的较长距离的表皮；轻轻摩擦水疱间外观正常处皮肤，可磨去该处表皮角质层而遗留湿润的颗粒层。1960年阿斯伯·汉森（Asboe Hansen）又提出了天疱疮等疾病棘细胞松解征的检查方法，即当手指垂直施压于一完整的水疱上时，可导致疱内容物沿一个或多个方向扩散。此征原理为：特定疾病如天疱疮中，免疫等因素影响致表皮中细胞与细胞间的黏附力减弱甚至丧失，导致最初的棘层松解、水疱形成等，在外力的作用下引起表皮分离现象。

棘细胞松解征检查作为快速、有效的体格检查方法，可辅助组织病理学检查等实验室检查手段用于某些大疱性疾病的诊断与鉴别诊断。检查部位包括水疱及其周围外观正常皮肤以及未发生皮损的正常皮肤。检查方法及阳性表现为：牵拉破损的水疱壁或表观正常的皮肤，阳性者可剥离下较长距离的表皮；轻轻摩擦水疱、水疱间正常表观皮肤或未发生过皮疹的正常皮肤，阳性者可磨去该处表皮，遗留湿润的糜烂面；指压于完整水疱的顶端，阳性者其内容物可向四周正常皮肤处扩散。可用手指、回形针、压舌板等检查。

（杨　森）

pífū huáhén shìyàn

皮肤划痕试验（dermatographic test） 在患者皮肤表面用钝器以适当压力划过，测定患者对物理性刺激是否具有敏感性的诊断性试验。也可用于判断是否存在皮肤划痕症。荨麻疹患者进行此试验，可出现红斑、红肿及风团的三联反应，称为皮肤划痕试验阳性，也称为路易斯三联反应。色素性荨麻疹患者在色斑局部用钝器划过后出现的风团反应称达里埃征（Darier sign）阳性。有条件者可使用特制的皮肤划痕计，其提供标准的压力刺激来测定风团产生所需的压力及时间，从而帮助诊断。

（杨　森）

pínèi shìyàn

皮内试验（intradermal test） 将变应原注入皮内观察其反应，以判断机体过敏状态的试验。测试被检者对某些物质（食物、药物、化学品等）是否过敏或是否感染了某种特殊传染病等，属于皮肤试验的一种，可分为速发型变态反应（如青霉素试验）和迟发型变态反应（如结核菌素试验）。适应证：各型荨麻疹、特应性皮炎、药疹、过敏性鼻炎、哮喘等。禁忌证：高敏体质者、有过敏性休克史者。

一般选择前臂屈侧或上臂外侧（用于多种变应原测试时）为受试部位，局部清洁消毒；将变应原以无菌生理盐水适当稀释，以皮试注射器分别吸取 0.1ml，注射于受试部位皮内，形成直径为 0.1cm 的皮丘。同时注射多种抗原时，应在注射部位做标记；另取一注射器吸取 0.1ml 无菌生理盐水，注射于对侧相应注射部位，或同侧原注射部位的下方 4~5cm 处，作为阴性对照；注射 15 分钟后观察速发型变态反应，24~48 小时观察迟发型变态反应，必要时连续观察 1 周。

速发型变态反应：注射 15 分钟后，无反应为（-），出现红斑直径>1cm、伴风团为（+），直径 2cm、伴风团为（++），直径>2cm、伴风团或伪足为（+++）；迟发型变态反应：注射后 6 小时开始出现红斑或风团，至 24 小时达最高峰，或更长时间后开始出现此种反应。麻风菌素的迟发反应可达 21 天；阴性反应：局部无变化，与阴性对照一致。

注意事项：宜在病情稳定期进行，有过敏性休克史者禁用；应设生理盐水及组胺液作阴性及阳性对照；结果为阴性时，应继续观察 3~4 天，必要时 3~4 周后重复试验；应做好抢救准备，若出现过敏性休克，立即采取急救措施；受试前 2 天应停用抗组胺药物；妊娠期避免检查。

（杨　森）

bāntiē shìyàn

斑贴试验（patch test） 将含变应原的胶带贴于皮肤，以判断机体过敏状态的试验。是检测机体对某些化学物质是否具过敏性的方法。属Ⅳ型变态反应。常用于化学性因素引起的变应性接触性皮炎、化妆品皮炎或职业性皮炎的诊断，包括可检测光敏性物质的光斑贴试验。已有可同时检测多种变应原的诊断试剂盒，操作简便。试验必须在标准条件下进行：清洁准备斑试处皮肤，剥除斑试胶带隔离纸，将试验物加入药室内，立即将置有变应原的斑试胶带紧贴于肩胛间区脊柱两侧皮肤，并做好标记。可同时做数种试验物的检测，48 小时后取下试验物查看结果，如果在 48 小时内出现瘙痒、红肿等不适反应，可随时取下试验物并用清水清洗。反应结果一般需于 48 小时、72 小时和 96 小时观察 3 次，对接触性荨麻疹，常在敷贴后 15~30 分钟观察即刻反应结果。48 小时后观察结果。受试部位无任何反应为（-）；受试部位皮肤出现轻微瘙痒发红为（±）；受试部位皮肤出现单纯红斑、瘙痒为（+）；受试部位皮肤出现水肿性红斑、丘疹为（++）；受试部位皮肤出现显著红斑、丘疹及水疱为（+++）。

注意事项：禁用原发性刺激物作变应原；不宜在皮肤病急性发作期试验；试验期间不宜饮酒、搔抓试验处皮肤及剧烈运动；受试前 2 周和受试期间避免服用糖皮质激素、抗组胺类药物；同时做多个不同试验物时，每两个之间距离应大于 4cm，同时必须设阴性对照。试验后 72 小时至 1 周局部出现红斑、瘙痒等表现，应及时到医院检查。

（杨　森）

jiéhéjūnsù shìyàn

结核菌素试验（tuberculin test） 通过皮内注射结核菌素，根据受试部位的皮肤状况诊断结核菌感染所致Ⅳ型超敏反应的皮内试验。又称 PPD 试验，已有长时间的历史。结核菌素是结核杆菌的菌体成分，包括两种试验物：旧结核菌素（old tuberculin，OT）是 1890 年由罗伯特·科赫（R. Koch）首先通过甘油提取出的结核杆菌；纯蛋白衍生物（purified protein derivative，PPD）是塞伯特（Seibert）首先从滤液中制备的一种非种属特异性分子。

此试验对诊断皮肤结核病和测定机体非特异性细胞免疫功能有参考意义，可观察结核杆菌引起的机体迟发性变态反应的强度，与病情及其转归无相关性。还可调查未接触过卡介苗人群的结核病流行情况，为接种卡介苗及测定免疫效果提供依据。

常用皮内注射法，OT 一般第一次使用 1∶10 万倍稀释液，以防发生严重的皮肤及全身反应；PPD 的用量：第一次试验液为每 0.1ml 中含有 0.00002mg，第二次试验液为每 0.1ml 中含有 0.0001mg。常规消毒后，将试验液注射于前臂屈侧皮内，48~72 小时观察结果，如 48 小时结果看不清楚，应以 72 小时的结果为准，注意局部有无硬结，不可单独以红晕为标准。

受试部位无红晕硬结为（-）；受试部位有针眼大的红点或稍有红肿，硬结直径<0.5cm 为（±）；受试部位红晕及硬结直径为 0.5~0.9cm 为（+）；受试部位红晕及硬结直径为 1.0~1.9cm 为（++）；受试部位红晕及硬结直径≥2cm 为（+++）；除出现红晕硬结外，局部出现水疱及坏死为（++++）。

（杨　森）

Kèwéimǔ shìyàn

克韦姆试验（Kveim test）　给疑似患者皮内注射克韦姆抗原混悬液后通过观察及组织病理学检查，以诊断结节病的特异性试验。又称结节病抗原试验，皮试后 4~6 周若发现阳性反应，宜做活组织检查。活动性损害有 75%的阳性率，特异性达 97%~98%，慢性患者病期越久阳性率越低，缓解期为阴性。克韦姆（Kveim）抗原敏感性及特异性均很高，阳性率可达 75%~85%。病情消退可转阴，仅 2%~5%假阳性，可检测到 60%以上的活动性结节病患者且可排除 2%~3%的非结节病患者，对活动性结节病有极高的诊断价值。但由于标准抗原来源困难及感染 HIV 等风险，故临床应用受限制，已逐渐被淘汰。

以急性结节病患者的皮损、淋巴结或脾制成克韦姆抗原（1∶10 生理盐水混悬液体），取混悬液 0.1~0.2ml 皮内注射于前臂内侧，10 天后注射处出现紫红色丘疹，2~3 周后注射处出现红斑和硬结并逐渐明显，直径 3~8mm，可形成肉芽肿，6 周后在皮试处切取硬结进行组织病理检查，呈典型上皮样细胞浸润即为阳性。

（杨　森）

Wǔdédēng jiǎnchá

伍德灯检查（Wood's lamp examination）　观察伍德灯照射皮肤损害部位所呈现的荧光以诊断疾病的检查方法。又称滤过紫外线检查。是皮肤科进行临床诊断常用的检测手段，滤过紫外线灯（即伍德灯）是高压汞灯通过含氧化镍的滤玻片而获得波长为 365nm 长波紫外线的设备，照射某些皮肤损害后可呈现特殊颜色的荧光，对真菌性皮肤病、细菌性皮肤病、色素性皮肤病、皮肤肿瘤及卟啉代谢异常性疾病等有诊断价值，还可用于检查皮肤中黑色素的深度及观察临床疗效。检测方法是在暗室内将患处置于伍德灯下直接照射，观察荧光类型。不同疾病的检查结果：①真菌性皮肤病。主要观察头癣的诊断与疗效，黄癣呈暗绿色荧光，白癣呈亮绿色荧光，黑点癣无荧光，花斑癣呈棕黄色荧光（图），治疗后病发处荧光消失。某些无症状头癣患者可出现阳性荧光反应。②细菌性皮肤病。红癣、痤疮呈珊瑚红色荧光，腋毛癣呈暗绿色荧光，铜绿假单胞菌属感染因有绿脓青素而呈黄绿色荧光。③寄生虫感染。疥疮可呈亮绿色荧光。④色素性皮肤病。白癜风边界清楚，呈纯白色荧光，可与其他色素减退斑相区别。⑤卟啉类疾病。皮肤迟发性卟啉病患者尿液为明亮的粉红-橙黄色荧光，先天性卟啉病患者牙、尿、骨髓发出红色荧光，红细胞生成性原卟啉病患者血液可见强红色荧光。⑥肿瘤性皮肤病。鳞状细胞癌呈鲜红色荧光，基底细胞癌则无荧光。⑦某些化学物质和药物等局部外用药（如凡士林、水杨酸、碘酊等）甚至肥皂的残留物也可有荧光，应注意鉴别。避免用该灯照射患者眼部；头癣患者检查前 3 天最好停用外用药，以免误诊。

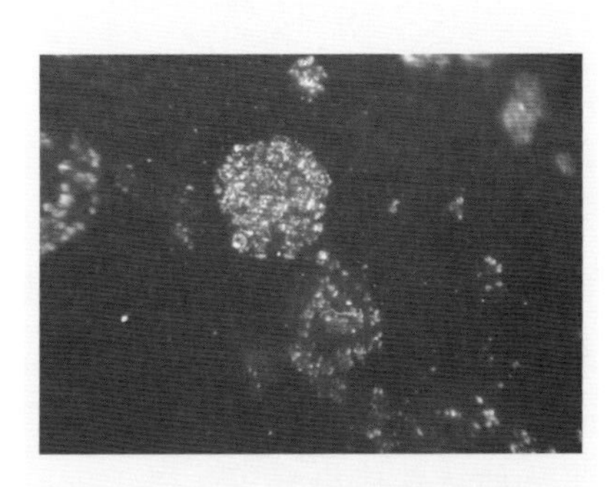

图　花斑癣在伍德灯下呈棕黄色

（杨　森）

pífūjìng jiǎnchá

皮肤镜检查（dermoscopy）　通过皮肤镜观察皮肤表面的状态以诊断疾病的检查方法。皮肤镜是一种可放大数十倍的皮肤显微镜，用来观察各种皮肤疾病，又称落射光显微镜（epi-illumination microscope）。具有使用方便、非侵入性、分辨率高和图像清晰等特点，主要用来观察色素性皮肤病和辅助皮肤良恶性肿瘤的诊断，有助于色素痣与黑素瘤的鉴别。皮肤镜是简单放大镜的扩展，有内置照明系统，检查时可在皮损处加一滴油，使射入的光吸收、散射及表皮下的结构发生反射来进行显微观察。可用双目立体显微镜或手提式显微镜，放大倍数一般为6～80倍，同时装摄像系统可即刻录制。1989年，德国汉堡皮肤科医师根据皮肤肿瘤表面颜色变化和其病理变化的关联性制定了一套诊断标准，由皮肤镜所观察到的色素形态辅助皮肤良恶性肿瘤的诊断，对于色素痣、基底细胞癌（图1）、黑素瘤（图2）、血管瘤、皮肤纤维瘤、银屑病、白癜风、扁平苔藓、脂溢性角化、疥疮、斑秃、黄瘤病、角化棘皮瘤、汗孔角化症、传染性软疣等疾病具有诊断帮助。

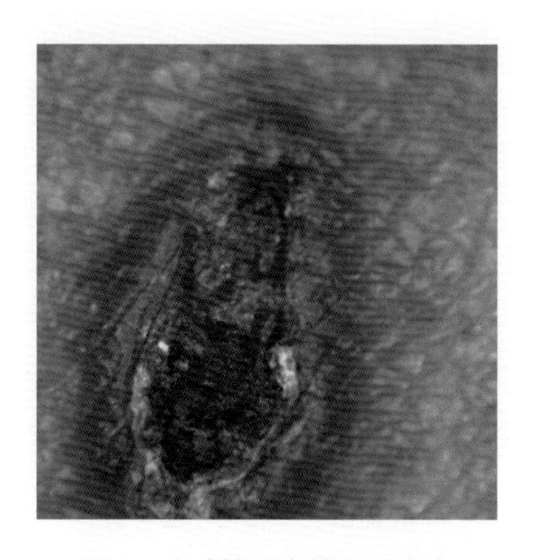

图1 皮肤镜观察基底细胞癌

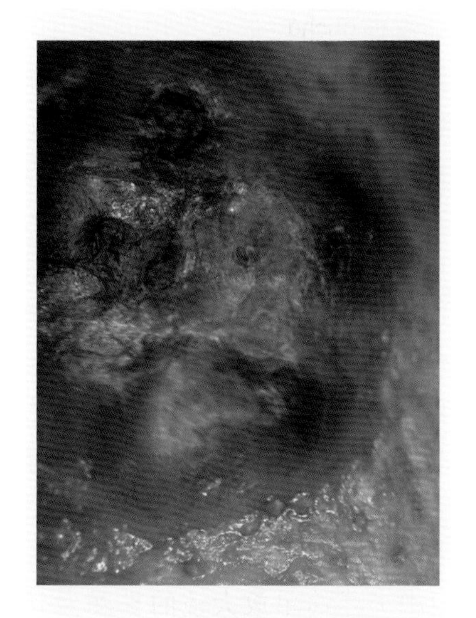

图2 皮肤镜观察黑素瘤

（杨　森）

pífūbìng zhìliáo

皮肤病治疗（dermatological therapy） 针对皮肤病进行局部或系统药物治疗、外科治疗、激光治疗、放射治疗、光照治疗、美容保健等以祛除病灶或改善症状。包括*皮肤病局部治疗*、*皮肤病系统治疗*、*皮肤病外科治疗*等。

药物治疗 皮肤病治疗中重要的方法，有局部外用及系统给药两种方式。局部外用药物是皮肤科特有的治疗方式，根据疾病不同的临床表现及发病机制选择特定类型的制剂。局部药物治疗既能保证局部皮肤的药物浓度，又能减少因系统用药产生的全身不良反应，但同时也应注意局部用药的不良反应，如长期外用糖皮质激素易产生局部皮肤萎缩。局部药物皮下注射治疗在许多皮肤病治疗中的运用也获得了疗效。对于某些重症皮肤病需运用系统药物治疗，可选择口服、肌内注射、静脉注射等给药方式。

外科治疗 采用有创或微创等手段进行诊治皮肤疾患或矫正皮肤体被的缺陷。融合了皮肤病学理论和外科、整形美容技术。皮肤外科的兴起，显著提高了某些皮肤病的治疗效果，尤其某些采用药物治疗难以达到良好治疗效果的皮肤病。皮肤外科治疗可分为疾病性外科治疗和非疾病性美容外科治疗。越来越多的疾病治疗需同时兼顾祛除病灶及美容两种功效。

激光治疗 在皮肤科中，尤其在整形美容治疗中的应用越来越多。医学是最早使用激光技术的学科之一。与其他学科不同，皮肤为机体外的体被组织，为激光治疗提供了便利的条件。

放射治疗 在皮肤科中的应用也很广泛，最初用于治疗皮肤基底细胞癌和鳞状细胞癌，也用于治疗较少见但有潜在侵袭能力的皮肤恶性肿瘤，偶尔用于治疗良性疾病，如瘢痕疙瘩术后及血管瘤。随着皮肤美容外科和激光技术的不断发展，以及对放射性治疗副作用（特别是远期副作用）的认识，此法治疗良性皮肤疾患的控制更加严格。但除手术外，放射疗法仍是治疗皮肤恶性肿瘤的重要方法之一，可降低病死率，减少复发的风险，甚至提高生存率。

光照治疗 如补骨脂素联合长波紫外线照射治疗（PUVA）、窄谱中波紫外线（NB-UVB）、广谱中波紫外线（BB-UVB）等对于某些炎症性皮肤病或肿瘤性皮肤病均有疗效，但长期运用某些类型的光波治疗引起皮肤肿瘤如鳞状细胞癌的风险亦引起关注，因此治疗的过程中应严格把握适应证、严格控制剂量、严密监测病情。许多学者开始运用光动力治疗尖锐湿疣、痤疮等皮肤病，局部外涂光敏剂后进行光照治疗，均取得疗效。

随着人们对于美容保健的重视，通过皮肤保健可保护和增进皮肤健康、延缓皮肤老化，达到预防皮肤疾病效果。皮肤保健可分为清洗和保养，以及保持机体生理、心理健康。人的精神状态与人体皮肤的性状密切相关。保持积极、乐观的心情，可使副交感神经处于兴奋状态，血管扩张，皮肤血流量增加，皮肤代谢旺盛，肤色红润。根据不同季节和肤质选择不同的护肤品，尽量选择安全低敏护肤品，避免因接触某些添加剂和防腐剂而引发的接触刺激反应。

（王洪生　王宝玺）

pífūbìng júbù zhìliáo

皮肤病局部治疗（topical therapies for skin disease） 通过局部用药的方法，治疗或辅助治疗皮肤病。在皮肤病的治疗中，局部治疗占有重要地位，既起到积极的局部治疗作用，又避免或减少系统用药引起的不良反应。例如，1%克林霉素凝胶外用治疗痤疮和化脓性皮肤病，安全、有效，不会产生类似口服克林霉素引起的假膜性肠炎。又如，国内外市场上有200多种商品名的皮质激素皮肤科外用制剂，激素的局部外用可直接作用于靶器官，减少剂量、降低或避免由系统用药引起的不良反应。而且很多外用制剂中不含有化学或生物成分，只通过局部物理作用而治疗疾病，不引起任何毒副作用。局部治疗应注意合理用药，以保证疗效，减少不良反应。

剂型选择 制剂的剂型不同，所起的治疗作用及其适应证、禁忌证、用法也不同。应根据病因、病理变化和自觉症状选择适宜的制剂。①急性期：炎症表现有红、肿、丘疹、水疱而无渗液者，用散剂或洗剂为宜。因这类剂型有安抚、降温、止痒及蒸发作用，可改善皮肤的血液循环，消除患处的肿胀与炎症，使患者感觉较舒适。炎症较重，有糜烂、渗出较多时，则宜用湿敷，如大片糜烂渗液则选用适当的水溶液湿敷，促其炎症消退。②亚急性期：炎症表现为小片的糜烂，伴有少量渗出，或散在的丘疹或出现鳞屑和痂皮，一般用糊剂或油剂。如无糜烂渗液，可用洗剂、霜剂等。有痂皮时先涂以软膏，软化后拭去，再用外用药物，使药物易吸收。③慢性期：表现为干燥、增厚、粗糙、苔藓样变或角化过度，此期应选用乳剂、软膏剂、硬膏剂、酊剂、涂膜剂等。苔藓样变也可用酊剂，能保护滋润皮肤，软化附着物，使其渗透到病损深部而起作用。

个体差异 使用外用制剂要注意年龄和性别差异及不同部位皮肤差异，这些差异主要与皮肤屏障和皮肤药代动力学行为差异有关，选择合适的制剂或采用合适的用药方法，可保证疗效，减少不良反应。如维A酸类药物主要通过细胞色素P450酶代谢，个体差异明显，因此对敏感的皮肤可使用低浓度制剂、延长用药的间隔时间或减少每次用药后与皮肤的接触时间；对低敏感的皮肤则可使用较高浓度的制剂。

药物特性 使用光敏性、对光不稳定或有角质剥脱剂特性的药物，应晚上用药，白天加用遮光剂，以减少不良反应。外用维A酸类药物常发生红斑、蜕皮等反应，为一过性反应，即使不停药，这类反应可自行减缓或消退。因此，临床用药后如出现能耐受的维A酸反应可不用停药；如出现患者不能耐受的反应，可使用低浓度制剂、延长用药的间隔时间或减少每次用药后与皮肤的接触时间。

联合用药 根据疾病的发病机制或临床表现，有时需要在同一皮损部位同时或错时使用两种或两种以上的外用制剂，以达到提高疗效，预防或减少不良反应的目的。如外用维A酸治疗寻常性银屑病，与糖皮质激素局部联用可提高疗效，又减少维A酸不良反应，还可减轻糖皮质激素引起的皮肤萎缩。但联合用药时要注意药物间或基质与药物间的配伍禁忌，以免降低疗效或增加不良反应。

（马鹏程　中国庆）

jiǎozhì cùchéngjì

角质促成剂（keratoplastics） 能将角化不全或角化过度等异常角化过程转变为正常角化的外用制剂。作用机制包括：①抑制相关酶。抑制表皮细胞分裂增殖过程所必需的某些酶，减缓细胞的分裂增殖速率，使之变为正常。②抑制脱氧核糖核酸（DNA）的合成。抑制表皮细胞分裂增殖时所必需的DNA的合成过程，并对核糖核酸（RNA）和蛋白质的合成也产生影响。③减缓细胞分裂增殖。真皮小血管内皮细胞增殖，管腔变细，血流减少，降低表皮细胞的生物氧化代谢过程，减缓其分裂增殖。也可通过增加细胞质内环磷酸腺苷的含量而抑制细胞分裂增殖。④角质溶解。通过角质溶解作用，过度增厚的角质层脱落。有角化促成作用的药物常同时具有一些其他的作用，如止痒、抗菌，有些药物其浓度提高又有角质剥脱作用。

（马鹏程　中国庆）

jiǎozhì bōtuōjì

角质剥脱剂（keratolytics） 能除去过度增厚的角质层及鳞屑，兼有促进角质形成作用的外用制剂。又称角质分离剂，角质溶解剂。角质剥脱剂与角质促成剂不能截然分开，前者浓度较高，以角质溶解为主；后者浓度较低，以角质形成为主。

（马鹏程　中国庆）

shōuliǎnjì

收敛剂（astringent） 有抑制人体皮脂分泌，减少汗腺分泌汗液作用的外用制剂。作用特点与适用范围与制剂中加入药物有关。①作用特点：鞣酸、钾明矾及硝酸银结合或沉淀蛋白质发挥收敛止汗作用；氯化铝抑制顶泌汗腺（大汗腺）的分泌而止汗收敛；甲醛硬化组织而止汗，同时还能使菌体蛋白变性及溶解类脂质而起抗微生物作用；乌洛托品在酸性介质中水解产生甲醛而发挥甲醛的作用。②适用范围：0.1%～0.3%硝酸银可用于急性湿润性湿疹、皮炎及黏膜炎症，1%～5%硝酸银可用于渗出性湿疹、皮炎、急性女阴溃疡或口腔溃疡；10%～20%鞣酸可用于手足多汗症、汗疱疹、皮肤溃疡、压疮等；1%～5%钾明矾用于多汗症；5%～10%甲醛或0.25%～10%乌洛托品用于腋臭、手足多汗症等；10%～20%氯化铝用于腋部及掌跖多汗。

（马鹏程　申国庆）

tuōsèjì

脱色剂（depigmenting agent）　基质中含皮肤脱色成分的外用制剂。又称褪色素剂，祛斑剂。作用机制为抑制酪氨酸酶、抑制黑素合成、抗氧化、抑制5,6-二羟基吲哚聚合、抑制黑素转运、加速皮肤更替等黑素生成和代谢的环节，或对黑素细胞有直接抑制和细胞毒作用，淡化皮肤的颜色。大致分为3种类型：酚类化合物、氧化剂及其他脱色剂。主要用于治疗黄褐斑、黑变病等色素合成亢进性皮肤病及各种继发性皮肤色素沉着。

（马鹏程　申国庆）

tuōmáojì

脱毛剂（depilatory agent）　以除去体毛为目的的外用制剂。脱毛剂主要类型包括：①无机脱毛剂：主要含碱金属或碱土金属硫化物（如30%硫化钡）的脱毛剂，其缺点是有不良气味。②有机脱毛剂：利用其配方中所加入的还原剂（如巯基乙酸盐）将构成毛发成分的角蛋白二硫键还原，从而切断毛发的脱毛剂。③物理脱毛剂：利用高分子化合物的黏性（如脱毛蜡、脱毛胶等）粘住体毛并拔去的脱毛剂。物理脱毛剂使用时较痛苦且麻烦，已较少使用。注意面部、会阴部等部位皮肤比较细嫩、敏感，使用脱毛剂时可能导致红、肿、炎症等。通常在使用化学脱毛剂之前，应先在手臂等皮肤上小面积试用，若12小时后没有过敏或不适症状，再正式使用。

（马鹏程　申国庆）

róngyèjì

溶液剂（solvent）　药物成分溶解于液体中制成的外用制剂。其溶质通常为不挥发性药物，呈分子或离子状态分散在溶剂中；其溶媒多为水，也可为不同浓度的醇类或油。溶液中的药物，有些是单一药物，有些是几种药物配合在一起，有些是中药提取物。一般可用溶解法、稀释法或化学反应法制备。

（马鹏程　申国庆）

sǎnjì

散剂（powder）　药物或与适宜的辅料均匀混合制成的粉末状外用制剂。又称粉剂。含一种或数种药物。通常是将药物粉碎、过筛、混合均匀。对特殊药物或有特殊应用要求应根据具体情况拟定具体工艺，如加入挥发性液体药物时，应先少量加入吸收剂或散剂中其他吸收性成分，使其吸收后再混合。每一粉粒均为多面体，粉粒越细，表面积越大，发挥的作用越好。其主要作用特点：①吸湿性，可保持皮肤表面的干燥。②皮肤保护，细微的粉粒可减少外界环境因素对皮肤的刺激，亦可缓冲易摩擦或皱褶部位皮肤的相互摩擦。③散热止痒，散剂微粒的多面体面积有助于散发皮肤表面热量，使皮肤毛细血管收缩，起到清凉、止痒的爽身粉作用。散剂可用于无渗出液或糜烂的急性或亚急性炎症性皮肤病、皮肤多汗及皮肤护理等。如在使用糊剂或软膏剂后再外撒散剂，可增加其效用。创面结块时，应及时清除散剂。不宜用于毛发长的部位。用于眼周时应防止撒入眼内。

（马鹏程　申国庆）

xǐjì

洗剂（lotion）　用于皮肤表面或黏膜涂敷、冲洗的外用制剂。是药物的澄清溶液、混悬液或乳状制剂，一般以水或乙醇作溶剂。为改善制剂的稳定性、渗透性及均匀性，制剂中常添加一些附加剂，如表面活性剂、增溶剂、二甲基亚砜、聚乙二醇等；涂敷用洗剂中可加助悬剂，以利于对皮肤或黏膜形成一层保护膜；还常加入适量甘油，以帮助药物混悬，增加不溶性药物在皮损部位的附着力，并提高制剂的保湿功能。这些附加剂不应降低制剂的药效，应无毒性及局部刺激性。根据制剂的性状可分为不同的剂型。溶液型洗剂是药物完全溶解，制剂为澄清溶液的洗剂。混悬型洗剂是将不溶性药粉混悬于水中而制成的洗剂，又称水粉剂、混悬剂或振荡剂。乳状洗剂是加有表面活性剂，外观为乳状的洗剂。

常在洗剂中加入适量的抗菌药物、止痒剂、收敛剂、止汗剂或其他具有特殊作用的药物，以达到不同的治疗效果。洗剂中的水分或乙醇在皮肤表面蒸发时起散热作用，遗留在皮肤上的细微粉状颗粒增加了皮肤表面散热面积。洗剂可降低皮肤表面温度，使局部微细血管收缩，发挥抗菌、止痒作用。溶剂挥发干后，皮肤表面所形成的药膜可起到干燥、收敛、护肤效能。洗剂中添加不同的药物，起到更有效的止痒、抗炎、抑菌、杀虫、去脂的治疗作用。

一般适用于急性或亚急性皮炎表现为水肿性红斑、丘疹、疱疹而无明显糜烂、渗出的创面。局限性或全身性皮肤瘙痒。一些特殊制剂用于痤疮、酒渣鼻、脂溢性皮炎、疥疮等。混悬型洗剂在用前必须将药瓶充分摇振，以使药液均匀。混悬型洗剂不宜用于破损的创面或毛发长、体毛浓密部位，如头皮、外阴、腋下等。

（马鹏程　中国庆）

dīngjì

酊剂（tincture）　药物或中药材用适当浓度乙醇溶解或浸出而制成的澄清液体制剂。也可用流浸膏稀释而成。可局部涂搽，也可配制成喷雾剂局部喷雾。通常选择60%~95%乙醇溶液制备。常用药物甚多，如煤焦油、水杨酸、苯甲酸、间苯二酚、土荆皮、补骨脂、百部、碘、皮质激素等。可用溶解法、稀释法、浸渍法或渗漉法制备。①溶解法或稀释法：取药物的粉末或流浸膏，加适量规定浓度乙醇，溶解或稀释，静置，必要时滤过。②浸渍法：取适量粉碎的药材，置于有盖容器，加入溶剂适量，密盖，搅拌或振摇，浸渍3~5日或规定的时间，倾取浸出液，再向药渣中加入溶剂适量，依前法浸渍至有效成分浸出，合并浸出液，加溶剂至规定量后，静置24小时，滤过，取滤液分装。③渗漉法：将药材适当粉碎后，加一定量溶剂湿润，密闭放置一定时间，再均匀装入圆柱形或圆锥形渗漉器中，加入溶剂，使溶剂高出药材面，浸渍一定时间后进行渗漉，收集85%药材量的初漉液保存，续漉液经低温浓缩后与初漉液合并，调整至规定量，静置，取上清液分装。

涂药后，随着乙醇的挥发，局部皮肤温度降低，有清凉、止痒效果；乙醇有杀菌消毒作用；根据所加入的药物而发挥不同的作用，如角质还原、角质剥脱、抗炎、去脂、制汗、杀虫等；酊剂作用比较轻微，持续药效作用时间比较短，且常有一定的局部刺激性。酊剂随所含药物不同而用于不同皮肤病，如痱子、虫咬皮炎、皮肤瘙痒、神经性皮炎、皮肤癣病、某些寄生虫性皮肤病、头皮脂溢性皮炎、痤疮、脱发、多汗症等。皮损部位有糜烂、溃疡、渗出时禁用；急性皮炎禁用；口腔黏膜、口唇及外生殖器部位不宜使用；儿童患者应选用低浓度乙醇制剂；贮存时应遮光密封，置于阴凉处。

醑剂（spirit）是含挥发性药物的乙醇溶液剂。属于酊剂范畴，常用的药物如薄荷、樟脑、挥发油等。

（马鹏程　中国庆）

chájì

搽剂（liniment）　将挥发性药物、药材提取物或药材细粉加入适宜溶剂制成的外用液体制剂。又称擦剂。包括澄清溶液、混悬液或乳状液。常用的溶剂有乙醇、油等，或加有二甲基亚砜及其他皮肤促透剂。一般不以水作为溶剂。按分散相分散体系分类，可分为：①溶液型搽剂，所配制剂为澄明溶液，如由酞丁安、二甲基亚砜、甘油和乙醇配制成的酞丁安搽剂。②混悬型搽剂，所配制剂中含有不溶性药物，如由乳酸依沙吖啶、氧化锌和花生油配制成的乳酸依沙吖啶搽剂。③乳浊型搽剂，所配制剂为乳状制剂，如由炉甘石、氧化锌、花生油和氢氧化钙溶液配制成的炉甘石搽剂。根据所加入的不同药物发挥收敛、护肤、消炎等作用。另外，此类制剂大多加有皮肤促透剂，以增强疗效。根据所加入的药物选择适应证。应用时涂布于皮损处，有时需要揉搽。

（马鹏程　中国庆）

èrjiǎjīyàfēng zhìjì

二甲基亚砜制剂（dimethysulfoxide preparation）　含有二甲基亚砜的外用液体制剂。属于搽剂范畴。二甲基亚砜吸水性很强，在一些制剂中通常加入5%以上甘油，以防止皮肤干燥。二甲基亚砜加入外用制剂中有许多特点，能与水、乙醇、丙醇等混溶，且能溶解大多数有机物。对一些难溶性药物可先用二甲基亚砜溶解，再缓慢加入一定量的基质或基质组分稀释，然后再加入到基质或基质组分中。促进药物渗透，增加药物的溶解度，能与水混溶并形成氢键，也能与多种极性或非极性有机溶剂相混溶，有较强的药物运载能力，有利于药物从给药系统中释放。二甲基亚砜溶剂本身具有较强的透皮促进作用，30%以上的浓度促透作用明显。较高浓度（>60%）促进药物渗透的机制是置换角质层脂质双分子层中的结合水，使之膨胀并使脂质流动性增加；较低浓度（<20%）则是与角质层细胞膜中蛋白质结合，蛋白质的构型发生可逆变化。5%以下浓度无促透作用。

注意事项：此类制剂可产生皮肤灼烧感、瘙痒、充血、皮肤干燥、脱屑和皲裂等不良反应。长期及大量使用可能会对皮肤产生严重刺激性，甚至产生全身毒性，如肝毒性和神经毒性等，因此已不允许在头面部使用。妊娠妇女、肝病患者及皮肤溃疡患处禁用。

（马鹏程　中国庆）

yóujì

油剂（oil agent） 化学药物、中药流浸膏或中药材粉溶解、浸出或混悬于植物油或矿物油制成的油状外用制剂。常用的植物油为茶油、麻油、蓖麻油、花生油、豆油等，矿物油为液状石蜡。根据含药量及性状，油剂可分为：①油溶液，澄清透明，是将药物溶于植物油或矿物油或用油直接浸渍中药材。②油混悬液，主药为不溶性粉末，含量一般不超过20%。③油膏，不溶性粉末达30%～50%，制剂外观呈黏稠糊状。油剂作用缓和，刺激性小，易于涂展，但附着性较差；具润滑、清洁及软化清除痂皮功效；根据所添加的主药起相应的治疗作用。适用于急性或亚急性皮炎湿疹类皮肤病，包括有轻度糜烂、渗出者。创面渗出液多时不宜应用；如需在毛发长或浓密的部位采用油混悬液或油膏，必须预先将毛发剪短。

（马鹏程　中国庆）

rǔjì

乳剂（emulsion） 互不混溶的两种液体乳化形成非均匀相分散体系的液体制剂。将药物加入乳剂基质或基质组分中制成。根据乳剂中分散相液滴的大小，乳剂有不透明的乳白色液体，透明或半透明的液体，前者的液滴大小一般为0.1～100μm，后者的液滴大小一般为0.01～0.1μm。液滴为0.01～0.1μm的乳剂又称为微乳剂或微乳。乳剂分为：①单乳。是将一种或一种以上的液体以细小液滴的形式分散在另一种与之不相混溶的液体中所构成的一种不均匀相分散体系的乳状制剂。前者称内相、分散相或不连续相，后者称外相、分散介质或连续相。内相与外相具有不同特性，一相亲水，通常是水或水溶液；另一相亲油，是与水不相容的有机相。习惯上将亲水相称为水相，将亲油相称为油相。为使乳剂稳定，通常在乳剂配制时加入乳化剂。当水相与油相混合时，根据两者的比例、乳化剂性质及制备方法等，可形成两种不同类型的乳剂，即水包油（O/W）型乳剂和油包水（W/O）型乳剂。②复合乳。又称复乳或多层乳剂，是将一种液体（油或水）以微小的液滴分散在一种乳剂（W/O或O/W）的内相中，形成O/W/O或W/O/W型乳剂，复乳的中间相称为液膜。③非水乳。在甘油和橄榄油的非水不互溶体系中加入某些胺与阳离子表面活性剂后制备成的基本无水的乳剂。油包水型乳剂比较油腻，不易洗除，易污染衣服。乳剂适用于亚急性皮炎及慢性皮炎的早期。油包水型乳剂应用于干燥皮肤，角化过度的皮损及鳞屑脱落较多的皮损，或冬季使用。水包油型乳剂应用于油性皮肤者。

（马鹏程　中国庆）

ruǎngāojì

软膏剂（ointment） 中药提取物、药材粉末、化学药物与适宜基质混合制成的半固体外用制剂。

基质 常用的有以下3种。①油脂性软膏基质：包括烃类（凡士林、液体石蜡）、类脂（羊毛脂、十六醇）、动植物油等。②水溶性软膏基质：天然或合成的水溶性高分子物质（甘油明胶、海藻酸钠、聚乙二醇类）纤维衍生物，能吸收水。③乳膏基质：在乳剂基质中添加适当的填充剂而形成的半固体基质。根据水相与油相的比例、乳化剂性质及制备方法等，可形成两种不同类型的乳膏基质，即水包油（O/W）型乳膏基质和油包水（W/O）型乳膏基质。

类型 因制剂所选择的基质分类。油脂性软膏：药物混合于油脂性软膏基质中所制成的制剂。水溶性软膏：药物混合于水溶性软膏基质中所制成的制剂。乳膏剂：药物混合于乳膏基质中所制成的制剂。如选用的乳膏基质为水包油型，则所形成的制剂为水包油型乳膏剂；如选用的乳膏基质为油包水型，则所形成的制剂为油包水型乳膏剂。因药物在基质中的分散状态不同，软膏剂又分为：①混溶型软膏剂：药物溶解（或共融）于基质或基质组分中所制成的软膏。②混悬型软膏剂：药物细粉均匀分散于基质中所制成的软膏。

作用特点 因配制的基质而异。①油脂性软膏：涂后能形成封闭性油膜，对皮肤有保护、滋润、水合及保温作用。有一定黏着性和穿透性，药物作用持久，基质对药物的释放和促透作用的强弱为：动物油和羊毛脂>植物油>烃类，但烃类引起皮肤水合作用相对强。有保护创面、防腐、消炎收敛作用，有助于上皮修复及创面肉芽组织的新生。有软化痂皮的作用。②水溶性软膏：易涂展，药物释放快，性质缓和，无刺激性。可用于湿润糜烂创面，有利于水性分泌物的排除与干燥。无油腻，易被水清除，不污染衣物。③乳膏剂：对油及水均有较大的亲和性，能兼容油溶性和水溶性药物及药物的微粉，有助于药物的扩散和透皮吸收。与乳剂比较，皮肤的附着性强，能被揉搽以提高药物的吸收。能吸收皮损部位一定量的渗出液，但水合作用不如油脂性软膏。

适用范围 油脂性软膏适用

于皮肤深部炎症，分泌物不多的浅表性溃疡，慢性肥厚性皮肤病，皮肤干燥皲裂等。亲水性软膏适用于湿润糜烂的创面，多用于腔道，黏膜等部位。乳膏剂适用于各种急慢性炎症性皮肤病，O/W型乳膏较适用于炎热天气或油性皮肤，W/O型乳膏较适用于寒冷季节或干性皮肤。

注意事项 油脂性软膏和乳膏均忌用于糜烂及有较多渗出的皮损。水溶性软膏忌用于皲裂的创面。

（马鹏程　申国庆）

hújì

糊剂（paste） 大量的固体药物粉末均匀分散在适宜的基质中所制成的半固体外用制剂。固体药物粉末含量一般在25%以上。根据其所用基质的不同，可分为：①油性糊剂，采用凡士林、羊毛脂、液状石蜡、蜂蜡等作为基质与适量的氧化锌、淀粉、滑石粉等制成的外用制剂。②水性糊剂，将粉状药物加入到水、甘油、水溶性高分子物质或乳剂基质中制成的外用制剂。糊剂含粉量高，具有较强的吸水能力，可吸收创面上的少量炎性渗出物，对糜烂创面有吸湿干燥作用；粉间具有大量细微空隙，不影响皮肤表面的汗液排泄和皮脂分泌，发挥一定的散热、消炎作用；涂搽后所形成的薄层对整个创面可起到一定保护作用；油性糊剂中的油性成分还可软化痂皮，润泽皮肤；糊剂与软膏剂相比，作用比较表浅，性质比较温和。糊剂适用于亚急性或慢性皮炎湿疹类皮肤病伴糜烂及少量渗出性创面；其他炎症性皮肤病伴少量渗液、结痂，或继发性浅表感染。一般厚涂于皮损表面，涂药后最好用薄层纱布覆盖、包扎；每次换药时先用棉球或纱布蘸少量液状石蜡或植物油轻轻拭去创面上原有的糊剂；头皮、外阴等部位在涂药前必须先将毛发剪短。

（马鹏程　申国庆）

yìnggāojì

硬膏剂（emplastrum） 中药提取物、微粉和（或）化学药物与具有黏性和韧性的膏状基质混合制成的外用制剂。剂型根据不同的制法和处方组成形成分类。①橡胶膏剂：将药物与适宜基质混匀后，涂布于布上制成的贴膏剂。又称橡皮膏。常用的基质有橡胶、松香、松香衍生物、凡士林和羊毛脂等，如氧化锌橡皮膏。②膏药：将药物、食用植物油与红丹（又称黄丹）等混合，或与宫粉（又称官粉，铅粉）等混合，再炼制成膏料，摊涂于裱褙材料上制成的外用制剂。前者称为黑膏药，后者称为白膏药。③凝胶膏剂：将药物与适宜的亲水性基质混匀后，涂布于裱褙材料上制成的外用制剂。又称巴布膏剂或巴布剂。常用的基质有聚丙烯酸钠、羧甲基纤维素钠、山梨糖醇、聚乙烯醇、明胶、甘油和微粉硅胶等。④贴剂：将药物与乙烯/乙酸乙烯共聚物、硅橡胶及聚乙二醇混合等制成的薄片状贴膏剂。主要由裱褙层、药物贮库层、黏胶层和防黏层组成。⑤药物硬膏：药物溶解或混悬于硬膏基质中制成的外用制剂。

硬膏剂的作用特点是：使用简便，清洁；黏着力强；药效持久，一般可维持一至数天；敷贴后使表皮水合作用加强，角质层软化，以促使药物的透皮吸收；硬膏能限制局部散热，亦有助于炎症性浸润的消散；用后可避免来自外界环境的各种刺激，起到一定的创面保护作用。适用于慢性、局限性、浸润性、肥厚性皮肤病，如神经性皮炎、慢性湿疹、扁平苔藓、结节性痒疹等。一些角化性皮肤病，如胼胝、鸡眼、手足皲裂等。使用硬膏剂后如出现局部刺激或过敏反应，应及时移去硬膏，并做相应处理。

（马鹏程　申国庆）

túmójì

涂膜剂（plastic agent） 中药提取物或化学药物溶解于含有成膜性能的高分子化合物的溶液中所制成的外用液体制剂。一般由成膜材料、药物、溶媒、增塑剂组成。常用的成膜材料为明胶、玉米蛋白、聚乙烯醇、甲基纤维素、火棉胶等。常用的溶媒是易于挥发的有机溶媒（如乙醇、异丙醇、乙醚、丙酮等）或水。常用的增塑剂为甘油、蓖麻油、松香等。涂搽或喷雾于皮肤或创面后，能形成一层薄膜；所形成的薄膜对皮损创面有保护作用；可减少皮肤表面水分的蒸发，促进表皮的水合作用，有助于药物的透入，也使药物的作用更加持久；涂后成膜迅速，耐磨，不会污染衣被。常用于神经性皮炎、银屑病、扁平苔藓、病毒性疣、脂溢性角化、鸡眼、胼胝、体股癣、黄褐斑、寻常型痤疮等。也可用于防止创面感染。制剂中含有有机溶媒，易燃烧、易挥发，需储存于密闭容器内，远离火源，置阴凉处保存；忌用于化脓性创面。

（马鹏程　申国庆）

fángshàijì

防晒剂（sunscreen agent） 防止紫外线对皮肤或头发产生有害影响的外用制剂。又称遮光剂、防光剂。能吸收、反射、散射290~400nm波长范围内紫外线。

类型 根据防晒的作用机制、成分等进行分类，通常有5类。

物理防晒剂：含有能在皮肤表面形成屏蔽层，通过反射、散射紫外线，减弱紫外线对皮肤作用的细小无机粒子。又称紫外线屏蔽剂。常用的有二氧化钛、氧化锌等。这些物理性防晒物质的颗粒越细，其散射、折射光的作用越强，防晒效果越好。纳米级二氧化钛和超细氧化锌对紫外线有非常强的散射作用，可屏蔽长波紫外线（波长 320 ~ 400nm，UVA）和中波紫外线（波长 290~320nm，UVB），安全性好，日光保护指数（SPF）和长波紫外线防护指数（PFA）高。利用各种方法（如聚二甲基硅氧烷、二氧化硅、硬脂酸等）处理的二氧化钛，有亲水性或亲油性，能很好地分散在不同的基质中，形成稳定的制剂。紫外线屏蔽机制主要是反射或散射的屏蔽作用。当紫外线照射到无机粒子时，其表面能分散紫外线而起到阻挡作用。特别是纳米级粒子，其粒径小于紫外线波长，可以向各个方向发射电磁波而散射紫外线。另外，这些无机粒子一般都属于宽禁带半导体，当受到高能量的紫外线照射时，价带上的电子受激发跃迁到导带上，同时产生空穴一电子对，电子受激发时吸收了能量，从而减少了紫外线的直接照射。

化学防晒剂：通过吸收紫外线作用，保护皮肤免受紫外线伤害。又称紫外线吸收剂。每种化学防晒剂的紫外吸收光谱特征随其结构而异，其吸收光谱所包含的紫外波长范围应符合 UVB 和 UVA 的要求，其吸收峰包含 UVB 和 UVA 的范围和吸收系数越大越好。常用的有对氨基苯甲酸及其衍生物、邻氨基苯甲酸酯衍生物、水杨酸酯类、肉桂酸酯类及其衍生物、二苯甲酮衍生物、樟脑衍生物等。

天然防晒剂：从植物中获得的提取物。天然防晒剂能有效吸收紫外线、清除氧自由基，如芦荟、黄瓜、槐米、红花等提取物。有些不仅有较强的防晒作用，还能起到皮肤调理作用。

仿生防晒剂：利用生物技术模仿皮肤的防晒机制，合成出与人体皮肤防晒功能相仿、具有高亲和力的物质。这类防晒剂的生物学效果好，能有效减轻由过量紫外线照射引起的红斑、角质化、烧灼等。如合成的类似黑色或棕色人种皮肤中的黑色素，能有效吸收紫外线能量，是很好的光子能量分散剂。

混合防晒剂：制剂中含有物理防晒剂、化学防晒剂、天然防晒剂等中的两类或两类以上的防晒剂。

适用范围 正常皮肤的防晒，光敏性皮肤病的预防与治疗。

注意事项 注意预防不良反应。最常见的不良反应是接触性皮炎，主要表现为局部出现红斑、风团、水疱、糜烂，伴不同程度的瘙痒、烧灼感、疼痛等，并可能留下炎症后色素沉着或色素减退，因此，加入防晒剂时，要将其控制在安全浓度的范围内，如二苯酮-3、甲氧基肉桂酸乙基己酯的加入量均要低于10%。

（马鹏程 申国庆）

pífūbìng xìtǒng zhìliáo

皮肤病系统治疗（dermatological systemic therapy） 通过口服、注射等方式给药对皮肤病进行的药物治疗。又称皮肤病内用药物治疗。根据其主要作用分为以下几大类：系统抗炎药、系统抗变态反应药、性激素与相关化合物、维A酸类药物、抗感染药、改善外周循环药物、传统中药等。其中，系统抗变态反应药、系统抗炎药中的糖皮质激素以及抗感染药物在皮肤科应用较广。改善外周循环药物主要分为抗凝药、溶栓去纤药、血管扩张药、抗血小板药等。中药是中国传统中草药，历经两千多年的发展已形成一个完整的体系，辨证施治是其核心思想。中药在抗炎、调节人体免疫功能等方面有一定效果，可以用于治疗银屑病、湿疹、特应性皮炎、风湿免疫性皮肤病等。然而，中药也具有一定毒性与副作用，有些中药可能会造成肝肾功能损害，用药期间尚需定期监测患者的血尿常规和肝肾功能。

（郑 敏 陈佳琦）

xìtǒng kàngyányào

系统抗炎药（systemic anti-inflammatory drug） 通过系统途径给药抑制炎症反应的药物。临床常用的有：糖皮质激素、非甾体类抗炎药、生物制剂（见生物治疗）、非特异性免疫抑制药和免疫调节药。

（郑 敏 杨建强）

tángpízhì jīsù

糖皮质激素（corticosteroid） 肾上腺皮质束状带分泌的、含有甾体结构、对糖类等物质有较强代谢作用的激素。人体分泌的糖皮质激素为可的松和氢化可的松。随着科技发展，现已人工合成弱效、中效、强效和超强效的多种糖皮质激素。糖皮质激素是皮肤科应用最广的抗炎药物，除了具有抗炎、免疫抑制作用以外，还有抗休克、抗毒素的作用，能够改变糖、蛋白质、脂肪和水电解质的代谢，对中枢神经系统、消化系统、内分泌系统、循环系统等也有不同程度的影响。

适应证 主要包括严重的炎症性皮肤病（如重症药疹）、大疱性皮肤病（如天疱疮、大疱性类天疱疮）、血管炎、自身免疫性疾病及结缔组织病（如系统性红斑狼疮、皮肌炎、系统性硬皮病等）、其他皮肤病（如急性荨麻疹、结节病）。

禁忌证 活动性结核病、糖尿病、高血压、消化性溃疡病、精神病、严重的骨质疏松症、肾上腺功能亢进症等。

使用方法 不仅可以局部外用，还可以通过口服、静脉和肌内注射等给药方式系统使用。剂量和疗程应根据不同疾病和个体情况决定，一般分为低剂量、中剂量、大剂量和超大剂量冲击治疗。①小剂量：多用于较轻的皮肤病如接触性皮炎、多形红斑等。②中等剂量：多用于中等程度自身免疫性皮肤病如系统性红斑狼疮、皮肌炎、天疱疮、大疱性类天疱疮等。③大剂量：适用于严重的皮肤病如重症药疹、中毒性大疱性表皮松解症、重症系统性红斑狼疮等。④超大剂量：对于危及生命的危重皮肤病，可以超大剂量进行冲击治疗。一般选用甲泼尼龙，用于治疗危重患者如过敏性休克、狼疮性脑病等。疗程分为短期、中期、长期。短期一般是指3周以内的治疗，一般采用清晨单次给药，这对下丘脑-垂体-肾上腺轴（HPA轴）的抑制作用降低到最小；中期指3~4周的激素治疗；长期治疗指疗程4周或更长时间的治疗。如用于自身免疫性疾病如系统性红斑狼疮，则用药时间常需达数年甚至更久。长时间大剂量治疗后需逐渐减量，以防发生撤药综合征（包括关节痛、肌肉痛、情绪改变、头痛及胃肠道症状等）。

副作用 ①短期治疗的副作用：包括情绪改变、胃肠道不耐受、高血糖、水钠潴留、食欲增加及体重增加、痤疮样皮损、感染概率增加、闭经、肌无力、伤口难愈合等。②长期治疗的副作用：有时非常严重，如肌肉骨骼系统疾病（骨质疏松症、骨坏死、生长迟缓、肌肉萎缩等），眼科疾病（白内障、青光眼、出血、眼球突出等），胃肠道疾病（恶心呕吐、消化道溃疡、肠穿孔、胰腺炎、食管炎等），代谢性疾病（高血糖、高脂血症、肥胖、低钙血症、低钾血症性碱中毒等），心血管疾病（高血压、周围性水肿、动脉硬化症等）、妇产科疾病（闭经等），血液疾病及细胞学疾病（淋巴细胞减少症、嗜酸性粒细胞减少症、免疫抑制等），神经系统疾病（精神病、癫痫、假性脑瘤、外周神经病变等），皮肤疾病（皮肤萎缩、血管脆性增加、痤疮或痤疮样皮损、多毛症、感染、色素沉着等），HPA轴疾病（撤药综合征、肾上腺危象等）。

注意事项 应用期间要注意药物的相互作用。肝P450酶诱导剂如苯巴比妥、苯妥英钠和利福平等可加快糖皮质激素的清除，需对使用上述药物的患者加大糖皮质激素的剂量。若患者同时使用肝酶抑制剂如酮康唑，应减少糖皮质激素的用量。口服避孕药和雌激素可增强糖皮质激素的效力，这些患者使用糖皮质激素应减量。糖皮质激素还可影响其他药物的药代动力学，如提高水杨酸类药物的肾清除率，使此类患者水杨酸的使用量增加。此外，糖皮质激素可抑制胡萝卜素向维生素A的转化，造成此类患者发生胡萝卜素血症。肝肾功能受损的患者使用糖皮质激素需减量，甲亢患者则需加量。

（郑　敏　陈佳琦　杨建强）

shēngwù zhìliáo

生物治疗（biological therapy）

用生物工程技术生产出特异的生物制剂用于治疗免疫异常性疾病的方法。这些生物制剂主要通过清除致病性T淋巴细胞、抑制T细胞的活化及转运、阻止Ⅰ型辅助型T淋巴细胞（Th1 cells）向Ⅱ型辅助型T淋巴细胞（Th2 cells）转化、清除致病性B淋巴细胞等发挥治疗作用，对以免疫细胞和炎症因子异常为显著特性的银屑病、强直性脊柱炎、天疱疮等都有良好的疗效。但其远期的副作用尚未可知，使用时需多加注意。

主要的生物制剂有以下几种。①阿法西普（alefacept）：淋巴细胞功能相关蛋白3胞外区域（LFA-3）与人IgG1的Fc段的融合蛋白。阿法西普LFA-3段可特异性结合T淋巴细胞的CD2分子，其Fc段可与自然杀伤细胞结合，减少循环中$CD45RO^+$的T细胞（高表达CD2）。阿法西普可治疗中重度斑块银屑病、扁平苔藓、红斑狼疮等。感染和肿瘤患者禁用。②依法利珠单抗（efalizumab）：一种人源化的单克隆抗体，与T细胞LFA-1的CD11a亚单位结合，抑制T细胞活化和迁移至皮肤炎症部位而发挥抗炎作用，用于治疗中重度斑块银屑病、皮肌炎、特应性皮炎等。停药可致银屑病反复。感染和肿瘤患者禁用。③依那西普（etanercept）：TNF-α受体p75与人IgG1的Fc片段的融合蛋白。依那西普有2个TNF-α结合位点，可高效地与TNF-α分子结合，发挥抗炎作用。主要用于治疗中重度斑块银屑病、银屑病关节炎等。感染、肿瘤、多发性硬化症患者禁用。④英夫利昔单抗（infliximab）：人鼠嵌合单克隆抗体，可拮抗循环中和细胞表面的TNF-α。用于治疗中重度银屑病、银屑病关节炎等。禁用于对鼠类蛋白过敏或该药物过敏者、严重感染、肿瘤等患者。⑤阿达木单抗（adalimumab）：抗TNF-α的人源化的IgG1型单克隆抗体，可特异性地与人TNF-α结合，阻断其活性作用，同时导致表达TNF-α的细胞凋亡。用于治疗银屑病关节炎、中重度斑块银屑病、脓疱性银屑病等。禁用于严重感染、肿瘤、多发性硬化症等患者。⑥利妥昔单抗（rituximab）：一种嵌合的单克隆抗体，与成熟B细胞表面CD20分子结合，引起细胞凋亡。主要用于治疗自身免疫性大疱性皮肤病、系统性红斑狼疮、皮肌炎等。禁用于乙肝病毒携带者、心律失常者、严重感染和肿瘤患者等。

此外，IL-12/IL-23的共同亚单位p40的单克隆抗体乌司奴单抗（ustekinumab）也已经在中重度斑块银屑病和关节病性银屑病患者中使用，有良好的疗效和安全性。

（郑　敏　陈佳琦）

fēitèyìxìng miǎnyì yìzhìyào

非特异性免疫抑制药（non-specific immunosuppressive agent）　非特异性降低机体的免疫功能的药物。这类药物通过抑制免疫相关细胞（T细胞和B细胞）的功能来降低机体免疫反应。

主要的非特异性免疫抑制药有以下几种。①环磷酰胺（cyclophosphamide，cytoxan）：可抑制B细胞和T细胞的功能（主要是B细胞），发挥细胞毒性作用。主要用于治疗系统性红斑狼疮、皮肌炎、天疱疮、大疱性类天疱疮等。肝肾功能受损的患者需酌情减量。环磷酰胺可使膀胱炎的发生率明显增加，所以，用药期间需充分水化。妊娠期、哺乳期、骨髓抑制等患者禁用。感染活动期和肝肾功能受损的患者慎用。②硫唑嘌呤（azathioprine）：通过其活性代谢产物6-硫鸟嘌呤抑制嘌呤代谢和细胞分裂，抑制T细胞和B细胞等发挥抗炎和免疫抑制作用。主要用于治疗免疫性大疱性皮肤病如天疱疮等。其他适应证包括系统性红斑狼疮、皮肌炎等。如患者有对硫唑嘌呤过度敏感史则此药禁用。其他禁忌证有严重感染、妊娠等。③甲氨蝶呤（methotrexate，MTX）：通过竞争性抑制二氢叶酸还原酶（DHFR）干扰DNA/RNA合成，抑制免疫活性细胞的增生，达到免疫抑制的作用。胃肠道不耐受的患者可合用叶酸来改善。主要用于治疗银屑病、毛发红糠疹等疾病。妊娠期、哺乳期、肝功能受损的患者禁用。④环孢素A（cyclosporin A，CsA）：通过影响T细胞分裂而使表皮内T细胞数量减少，主要用于银屑病及泛发性疾病（如特应性皮炎）等的治疗。环孢素A最好短期用药（6~12个月）。重度银屑病或顽固性病例使用时应从最大剂量开始至临床缓解，后隔周减少，直至最小维持剂量。禁忌证包括严重的肾功能受损、无法控制的高血压、多毛症等。⑤他克莫司（tacrolimus）：为大环内酯类衍生物，作用机制类似于环孢素A，但效果是其10~100倍。它还可抑制一些趋化T细胞及中性粒细胞向表皮和真皮积聚的炎症因子的产生。可用于治疗银屑病，其他疾病包括特应性皮炎、红斑狼疮等。对蓖麻油过敏患者禁用静脉给药。⑥沙利度胺（thalidomide）：其对皮肤抗炎及免疫抑制的作用机制尚不清楚，可能与抑制TNF-α的活性和释放有关。用于治疗皮肤型红斑狼疮、结节性痒疹等。妊娠、外周神经病变为沙利度胺绝对禁忌证，其他禁忌证包括肝肾功能受损、高血压、充血性心力衰竭等。

（郑　敏　陈佳琦　杨建强）

miǎnyì tiáojiéyào

免疫调节药（immunomodulating agent）　调节、增强或恢复机体免疫平衡的药物。常用的有以下几种。①干扰素（interferon，IFN）：人体细胞对病毒及非病毒诱导物产生免疫应答中产生的一组分泌性糖蛋白。干扰素主要通过使正常细胞对病毒产生抵抗力来发挥疗效。利用大肠杆菌通过重组DNA技术可大量合成高纯度的人源干扰素。临床上主要应用的干扰素为α-干扰素（白细胞干扰素，IFN-α）、β-干扰素（成纤维细胞干扰素，IFN-β）和γ-干扰素（免疫干扰素，IFN-γ）。除治疗病毒性皮肤病及皮肤肿瘤外，干扰素在免疫炎症性皮肤病中也有大量的应用，如特应性皮炎等。主要副作用为流感样症状、神经及精神影响、低血压、心律不齐、横纹肌溶解症、胃肠不适、骨髓抑制等。②卡介菌多糖核酸（BCG polysaccharides nucleic acid）：由热酚法提取卡介菌的多糖及核酸制成的新型免疫调节药，其作用机制为调节机体内细胞及体液免疫、激活单核吞噬细胞功能、增强自然杀伤细胞功能而增强机体抗病能力。另外，可通过稳定肥大细胞膜，封闭IgE，减少细胞脱颗粒释放活性物质达到抗过敏及平喘作用。用于治疗荨麻疹、过敏性皮炎、神经性皮炎等。副作用主要为皮肤反应（红肿、结节）、低热等。感染急性期（如麻疹、百日咳、肺炎、急性眼结膜炎、急性中耳炎等)、免疫功能缺陷者及对本品过敏的患者禁用。③胸腺素(thymosin):从健康小牛胸腺中提取的一组多肽,通过增强免疫细胞的活性调节机体免疫功能,可用于治疗系统性红斑狼疮、银屑病、扁平苔藓等皮肤病。副作用主要为注射局部皮肤反应(如红肿、硬结、瘙痒等),其他如恶心、发热等不良反应少见。对此药过敏的患者禁用。④转移因子(transfer factor):从致敏的免疫活性细胞中提取的一种小分子多肽,可激活未致敏的淋巴细胞,并可增强巨噬细胞的功能。用于治疗慢性湿疹、特应性皮炎、带状疱疹等。不良反应有注射部位皮肤反应、发热等。对此药过敏者禁用。⑤左旋咪唑(levamisole):原是一种驱虫药,后发现其可增强免疫细胞的功能(如增强巨噬细胞、NK细胞的活性,促进T细胞产生细胞因子等)而成为一种免疫调节药。用于系统性红斑狼疮等免疫性皮肤病的辅助治疗。不良反应包括皮肤瘙痒、胃肠道不适、发热、粒细胞减少等。禁忌证为肝肾功能不全者、妊娠等。

(郑 敏 陈佳琦 杨建强)

xìtǒng kàngbiàntàifǎnyìngyào

系统抗变态反应药(systemic antiallergic agent) 通过系统途径给药抗变态反应的药物。变态反应是机体受抗原刺激后引起的组织损伤或功能紊乱。临床上分四型。Ⅰ型变态反应,也称速发型变态反应,过敏型变态反应,反应素型变态反应。Ⅱ型变态反应,又称细胞毒型变态反应,溶细胞性变态反应。Ⅲ型变态反应,又称免疫复合物型变态反应,抗原抗体复合物型变态反应。Ⅳ型变态反应,又称延缓型或迟发型变态反应,此型反应表现与接种结核菌素后的反应相似,也称为结核菌素型变态反应。由于皮肤的特殊结构和功能容易发生变态反应疾病,皮肤科使用的抗变态反应药物主要为*抗组胺药*、*糖皮质激素*、过敏介质阻释药、肾上腺素受体激动药、钙剂等。过敏介质阻释药通过稳定炎症细胞的细胞膜,减少介质释放。主要作用于肥大细胞膜,阻止过敏介质释放发挥抗过敏作用。常用于防治过敏性哮喘、荨麻疹和过敏性鼻炎等过敏性反应。药物有色甘酸钠、酮替芬等。肾上腺素受体激动药通过激动α肾上腺素受体能收缩血管、降低血管通透性,又能激动β肾上腺素受体而兴奋心脏、抑制过敏性介质释放、扩张支气管,故对速发型变态反应,可升血压和缓解呼吸困难等症状,其作用快而强,为治疗过敏性休克的首选药。钙剂能增加毛细血管的致密度、降低其通透性,使炎症渗出减少,阻止炎症过程进一步发展,使过敏症状减轻。钙剂阻止炎症的环节在发病机制的下游,疗效有限,仅呈辅助性用于治疗过敏性疾病。一般采用静脉给药,常用药物有葡萄糖酸钙和氯化钙等。

(林 麟)

kàngzǔ'ànyào

抗组胺药(antihistamine) 能选择性地阻断组胺受体、拮抗组胺而产生抗组胺作用的药物。临床上主要应用H_1受体阻断药和H_2受体阻断药。

H_1受体阻断药适用于各种变态反应性皮肤病和非变态反应性疾病的镇静和止痒。第一代H_1受体阻断药的不良反应以嗜睡、眩晕、注意力和认知能力降低多见,其次为口干和胃肠道反应。高空作业、驾驶员、机器操作人员慎服。青光眼、前列腺肥大、膀胱颈阻塞、高血压、严重心脏病、甲亢等患者忌用。孕妇忌服哌嗪类药物,以防畸胎。哺乳妇女、新生儿不宜服用。第二代H_1受体阻断药多数对中枢抑制作用不明显。特非那定和依巴斯汀的代谢需经肝脏细胞色素P450酶系,不能与该酶的抑制物如咪唑类抗真菌药(如酮康唑、伊曲康唑)、大环内酯类药物(如红霉素)以及可能抑制P450同工酶3A4酶的药物合用;与需经肝脏细胞色素P450酶系代谢的药物如西咪替丁等合用时应慎用。有肝功能不全、心脏先天性QT间期延长倾向和低钾血症者禁用。第一代H_1受体阻断药主要有:苯海拉明、氯马斯汀、氯苯那敏、曲普利啶、羟嗪、去氯羟嗪、赛庚啶、异丙嗪;第二代H_1受体阻断药主要有:西替利嗪、氯雷他定、阿伐斯汀、特非那定、非索非那定、咪唑斯汀、依巴斯汀。其他作用于H_1受体或具有抗组胺作用的药物还有:酮替芬、曲尼司特、桂利嗪、多塞平。

H_2受体阻断药主要用于治疗胃十二指肠溃疡,还可治疗慢性荨麻疹、女性雄激素源性脱发、多毛及痤疮,联合抗病毒药物治疗带状疱疹、单纯疱疹、寻常疣和扁平疣。偶见消化系统及过敏反应。肝肾功能障碍和高龄者及小儿慎用。孕妇和哺乳妇女禁用。H_2受体阻断药常用药物包括:西咪替丁、雷尼替丁。

(林 麟)

kàngbáisānxīyào

抗白三烯药(leukotriene antagonist) 抑制白三烯合成或降低其活性的药物。白三烯(LT)是花生四烯酸通过5-脂氧合酶途径的代谢产物。嗜酸性粒细胞、嗜碱性粒细胞、肥大细胞是LT的主要细胞来源。具有生物学活性的LT包括4类：LTB_4、LTC_4、LTD_4、LTE_4，后3种含硫键，属半胱氨酸白三烯（CysLT）。LTB_4的受体有两种BLT1和BLT2。抗白三烯药物分两类：白三烯受体拮抗药和白三烯合成抑制药。白三烯受体拮抗药主要是CysLT1拮抗药和BLT1拮抗药。它们作为抗炎药物，对哮喘、过敏性鼻炎、炎症性肠病等疾病有确切的疗效，在皮肤科也早有应用，但主要还是与其他抗变态反应药物联合使用，单独使用疗效有限。

白三烯受体拮抗药：与白三烯受体结合而发挥药理作用的一类药物。孟鲁司特是半胱氨酰白三烯受体拮抗药，能抑制LTC_4、LTD_4和LTE_4与Ⅰ型半胱氨酰白三烯受体结合，有效阻断白三烯引起的支气管痉挛，嗜酸性粒细胞集聚等炎症反应。适应证：①支气管哮喘的预防和长期治疗，尤其是阿司匹林敏感的哮喘，以及预防运动诱发的支气管哮喘。②减轻季节性过敏性鼻炎引起的症状。③治疗特应性皮炎、慢性荨麻疹、银屑病等皮肤病。预防和治疗哮喘、过敏性鼻炎。此药一般耐受良好，不良反应较轻微，可有轻度胃肠道反应，腹痛、腹泻、消化不良，以及头痛、兴奋、嗜睡等。此类药物不与影响肝脏P450同工酶的药物如红霉素、伊曲康唑等同用。扎鲁司特是半胱氨酰白三烯受体拮抗药，选择性地与LTC_4、LTD_4、LTE_4受体结合，发挥其拮抗作用，作用较强；用于预防和治疗支气管哮喘，治疗特应性皮炎、慢性荨麻疹、银屑病等皮肤病。此药可引起轻度消化道反应、头痛、咽炎等，但多可耐受；茶碱或红霉素与此品合用可降低此药的血药浓度30%~40%，而阿司匹林与此药合用可增加此品的血药浓度45%。

白三烯合成抑制药：抑制白三烯合成的一类药物。齐留通直接抑制5-脂氧合酶，使花生四烯酸不能代谢形成白三烯。用于预防和治疗支气管哮喘、特应性皮炎、荨麻疹等。4%~5%的用药者可能发生肝毒性反应，转氨酶升高，一般可高于正常值的3倍，故安全性较差。该药可减少茶碱的清除，使茶碱血药浓度升高73%；也能升高华法林血药浓度，导致出血；升高普萘洛尔血药浓度，引起血压下降，传导阻滞，心率缓慢，故苯噻羟脲与以上药物同用时，必须调整以上药物的用药剂量。

此类药物副作用多较轻微，主要为头痛、消化不良、咽炎（扎鲁司特）、荨麻疹及一过性肝脏转氨酶升高（齐留通）等。如有肝功能不全或出现恶心、呕吐、肝大及黄疸，应测定肝功能。有报道糖皮质激素减量时使用扎鲁司特、孟鲁司特会引起戈谢病，机制不明，当两药合用或糖皮质激素减量时如出现流感样症状如发热、肌痛、头痛及体重下降，应警惕戈谢病的发生。

（林 麟）

xìngjīsù yǔ xiāngguān huàhéwù

性激素与相关化合物（sex hormones and related compound）

性激素包括雄激素和雌激素、孕激素。化学结构多属于类固醇（甾体）。性激素代谢出现异常而发生某些皮肤病或使病情加重（涉及疾病有痤疮、黄褐斑、男性脱发、多毛症、硬化萎缩性苔藓和瘙痒症等）。治疗处理这些疾病，寻找病因是最佳的选择，然而在临床实际中，往往不易找出真正确切的病因，或病因并非单一，呈复杂多样，或了解了病因而一时无法根本纠正，此时，除了采用对症治疗方法，还可以替代性使用性激素及其相关的化合药物，达到满意的疗效。临床上应用的为天然性激素的人工合成品及其衍生物。常用药物包括以下几类。

雄激素及其同化激素 主要有甲睾酮，丙酸睾酮等，用于皮肌炎、硬皮病、系统性红斑狼疮等的辅助治疗，主要不良反应为性功能改变、妇女月经紊乱、水钠潴留、肝功能受损等。

合成代谢类固醇 结构及活性与睾酮相似的化学合成的衍生物。这类药物不仅可增加肌肉的体积和力量，还有雄激素的作用。皮肤科比较常用是达那唑和司坦唑醇。达那唑可治疗严重的胆碱能荨麻疹（此病对抗组胺药无效，疗效可能是增强了肝合成抗胰蛋白酶能力）、自身免疫黄体酮（孕酮）皮炎和遗传性血管性水肿等疾病。此药可引起肝毒性，用药前和用药期间应定期检查肝功能。司坦唑醇多用于防治长期使用皮质类固醇引起的肾上腺皮质功能减退。可治疗遗传性血管性水肿等疾病，副作用同达那唑。

抗雄激素及雄激素抑制药 指通过阻断特定受体拮抗雄激素作用的一类药物。实际上能够减少雄激素的产生和功能的药物均为此类药物。在皮肤科，这类药物主要治疗女性雄性激素过多性痤疮和多毛症。常用药物包括环丙孕酮、螺内酯（安体舒通）、氟他胺、西咪替丁、非那雄胺、己烯雌酚等。

促性腺激素释放激素类似物 是指人工合成的促性腺激素释放激素。促性腺激素释放激素

（GnRH）的有效类似物能抑制促性腺激素的分泌，使用初期可促使黄体生成素（LH）、促卵泡激素（FSH）和性激素分泌增加，经1~2周开始产生相反作用，阻止垂体分泌LH、FSH，从而阻断睾酮的生成和分泌，达到与切除睾丸的相当效果。如亮丙瑞林、那法瑞林是对多毛症和雄激素性脱发指征有效的药物。

雌激素及其类似合成药物 雌激素包括雌二醇、雌三醇、雌酮等，主要由卵巢分泌。不仅有促进和维持女性生殖器官和第二性征的生理作用，并对内分泌系统、心血管系统、肌体的代谢、骨骼的生长和成熟，皮肤等各方面均有明显的影响。在皮肤科这类药物主要用于预防皮肤老化，治疗自身免疫孕酮皮炎等疾病。常用药物为炔雌醇（Ethinylestradiol，乙炔雌二醇），它为口服强效的雌激素，其活性为雌二醇的7~8倍、己烯雌酚的20倍。烯雌酚和炔雌酮可用于寻常痤疮、非感染性女阴瘙痒症、更年期角化症等的治疗。

（林 麟）

wéi A suānlèi yàowù

维A酸类药物（retinoids）

与维生素A结构相似的所有天然和人工合成的药物。1943年，Straumfjord用维生素A治疗寻常痤疮，由于效果不佳，人们开始寻求一种有效、安全的合成的维A酸类药物。1955年，异维A酸问世，后被美国食品药品监督管理局（FDA）认可用于治疗囊肿型痤疮。1972年，Bollag合成了阿维A酯（依曲替酯）和阿维A酸（依曲替酸）。1986年，阿维A酯在美国用于治疗银屑病，1998年，罗氏公司以阿维A酯的代谢产物阿维A酸取代了阿维A酯。1999年，FDA批准贝扎罗汀用于治疗皮肤T细胞淋巴瘤。

生物学效应 维A酸类药物具有广泛的生物学效应，主要包括：①参与调控上皮细胞增殖、分化和凋亡；②抑制皮脂腺分泌；③抗增生及抗肿瘤作用；④抗光老化作用；⑤免疫调节；⑥抗炎作用；⑦影响黑素形成。

分类 按其化学结构的不同，将其分为三代：第一代维A酸类药物为非芳香族维A酸或天然维A酸，包括：维A酸（RT-RA）又称全反式维A酸；异维A酸又称13-顺维A酸，为全反式维A酸的异构体；维胺酯。第二代维A酸类药物为单芳香族维A酸，包括：阿维A酯和阿维A，后者为阿维A酯的游离酸衍生物。第三代维A酸类药物主要指多芳香族维A酸，又称受体选择性维A酸，包括：他扎罗汀、阿达帕林和贝扎罗汀。

适应证 ①痤疮：既可外用也可系统使用。全反式维A酸外用治疗痤疮有效。阿达帕林作为第三代维A酸制剂，外用有高度亲脂性，作用靶标为毛囊，可影响细胞的分化、角化及痤疮的炎症反应，故外用治疗痤疮疗效好，其抗炎作用和溶解粉刺作用强于全反式维A酸，并且刺激性小，但是，无抑制脂质分泌的作用。他扎罗汀也可外用治疗痤疮，耐受性与全反式维A酸相似。异维A酸口服结合全反式维A酸外用治疗痤疮效果好。②银屑病：单独治疗或与其他治疗方法联合治疗各类型银屑病，外用疗效有限，主要为全反式维A酸和他扎罗汀。口服疗效肯定，主要用于中重度患者，已成为临床治疗银屑病的一线药物。临床口服药物主要为阿维A，多与其他疗法或药物联用。③角化性皮肤病：主要包括毛囊角化病、鱼鳞病、毛发红糠疹、汗孔角化病、毛发苔藓、掌跖角化病、胼胝等。④色素性皮病：主要包括黄褐斑、黑变病以及炎症后色素沉着等色素增加性皮肤病。⑤光化性皮肤病。⑥其他：维A酸类药物不仅可防治癌前皮肤病变和某些皮肤肿瘤，还可用于治疗移植物抗宿主病的皮肤改变、瘢痕疙瘩、扁平疣、疣状表皮发育不良、传染性软疣、膨胀纹等。

不良反应 系统用药和局部用药均会出现不良反应。

系统用药的不良反应 ①致畸性：是维A酸类药物最严重的不良反应，畸形主要有小耳、无耳、面骨发育异常、肋骨缺陷、胸腺异位、脑积水以及小脑等。②皮肤黏膜反应：是最常见的不良反应，为可逆性，与药物剂量有关。多表现为唇炎、黏膜干燥、结膜炎、皮肤脱屑、皮肤脆性增加、皮肤发黏、脱发、皮肤瘙痒、尿道炎和指甲脆性增加等。光敏反应多见于使用异维A酸的患者中，它的发生与药物使皮肤角质层的变薄有关。局部或全身的剥脱性皮炎是贝扎罗汀的常见的不良反应。③影响肝功能和血脂：少数病例发生暂时性肝功能异常，肝酶增高，高脂血症，血浆胆固醇及甘油三酯增高。④影响骨骼：表现为异常的长骨重建、脱钙、进行性韧带钙化、肌腱的嵌入、骨皮质肥厚、骨膜增厚、干骺端过早闭合及骨质疏松。⑤影响肌肉：主要发生于用异维A酸治疗的患者中，肌肉疼痛的发生频率和严重程度常与患者所承受的体力的负荷成正比，高危人群为运动员、从事重体力劳动者。常伴有肌酸磷酸激酶水平的明显升高，

但不伴随横纹肌的溶解。⑥胰腺炎：第一代和第二代维A酸很少导致胰腺炎，口服贝扎罗汀的量大于300mg/(m^2·d)时，胰腺炎的发生率为1%~3%，且常伴有血清三酰甘油水平升高。发生胰腺炎的危险因素有：有胰腺炎病史、不可控制的高脂血症、酗酒、高三酰甘油等。

局部用药的不良反应 这是维A酸类药物固有的刺激反应，与疗效有关，出现可耐受的刺激反应表明这类药物对患者有效。局部皮肤刺激反应多在特定治疗阶段出现（多发生于治疗初第1个月），其严重程度与用药剂量、局部药物浓度相关。表现为局部皮肤黏膜刺激，如红斑、脱屑、干燥、瘙痒、烧灼感、刺痛感等。

药物相互作用 合成维A酸类药物与维生素A并用易产生维生素A过多症状；与四环素并用可出现所谓假性脑瘤症状，表现为颅内高压伴头痛、头晕、视觉障碍，与巴比妥并用可改变药物血浆浓度。

（林 麟）

kànggǎnrǎnyào

抗感染药（anti-infective drug）

杀灭或者抑制感染性病原体的药物。包括：①消毒防腐药物：包括酚类、醇类、醛类、酸类、卤素类、氧化剂、染料类、重金属化合物、表面活性剂等，可用于体表、器械、分泌物和环境消毒，防止病原体传播。②临床治疗用药物：包括抗生素，抗病毒药物，抗滴虫、原虫药物，抗支原体、衣原体、立克次体药物，抗寄生虫药物等。

皮肤直接与外界环境接触，一些病原微生物在皮肤抵抗力下降时可导致皮肤感染，同时，在正常人的皮肤上寄生着数量巨大的微生物，它们主要寄居在角质层、毛囊皮脂腺开口处、汗管开口处和皮肤表面的脂质膜中，当机体抵抗力降低时，这些微生物也能成为致病菌，对皮肤甚至机体造成伤害，皮肤科常用的抗感染药物包括：抗生素、抗细菌药、抗真菌药、抗病毒药和抗寄生虫药。

（刘维达）

pífū wàikē zhìliáo

皮肤外科治疗（dermatological surgical treatment）

采用外科技术和手段治疗皮肤疾病或矫正皮肤缺陷的方法。皮肤外科学既是皮肤性病学固有亚分支，又是现代整形美容医学的重要组成部分，它融合了皮肤病学的基本理论和外科、整形、美容等相关技术，提高了某些皮肤病的治疗效果。一些使用药物治疗难以达到治疗效果的皮肤病，采用皮肤外科治疗有可能使之治愈。国内外对皮肤外科治疗的范围尚无明确界定，皮肤外科治疗是皮肤性病治疗学中重要的内容，其施治目标是皮肤疾病或缺陷，涉及范围包括表皮、真皮和皮下等组织，所以，多数皮肤外科专家认为皮肤外科治疗范围包括人体皮肤、皮下组织的疾病或缺陷以及部分内脏疾病在皮肤上的表现。从治疗的内容和性质上，皮肤外科分为疾病本身的外科治疗、非疾病性的美容外科治疗和皮肤病的诊断性治疗；从治疗方法上，皮肤外科分为手术治疗和非手术治疗，其中手术治疗包括切除缝合、*皮肤移植*、皮肤剥削、脂肪抽吸、毛发移植等，非手术治疗包括*激光治疗*、*腐蚀术*、*冷冻治疗*和*皮损内治疗*等。

疾病本身的外科治疗 ①体表良性和恶性肿瘤。皮肤良性肿瘤有：色素痣、脂肪瘤、皮肤纤维瘤、脂溢性角化、皮脂腺痣、疣状痣、汗管瘤、毛发上皮瘤、多发性脂囊瘤、血管球瘤、皮脂腺囊肿、表皮囊肿、皮样囊肿等。皮肤恶性肿瘤有：基底细胞瘤、鳞状细胞癌、鲍恩病、佩吉特病、恶性黑素瘤、隆突性皮肤纤维瘤、卡波西肉瘤等。②先天性畸形及遗传性疾病。腋臭、多毛症、骨膜增生厚皮症、血管瘤、神经纤维瘤病、副乳、副耳、多乳头。汗孔角化症、掌跖角化症等。③创伤及感染性疾病。烧伤、外伤所致瘢痕及引起的脱发、挛缩、面部及躯干的外观形态的改变，皮肤及软组织缺损等的修复性治疗和功能再恢复。细菌、真菌、病毒及其他病原微生物感染所皮肤组织脓肿、溃疡、赘生物及缺损等，如各种病毒疣，梅毒、麻风等疾病引起的溃疡、组织缺损、畸形的手术和修复。

非疾病性的美容外科治疗 主要是指以手术、药物（化学外科）、激光、冷冻等方法与手段纠正影响形体、容貌审美学上缺陷或不足的方法。主要开展的手术及治疗范围包括腋臭、白癜风、色痣、先天性胎记、酒渣鼻、毛发移植、眼袋去除、瘢痕疙瘩以及各种原因所致瘢痕、脱发、眉脱失、不良的文刺术和多种皮肤良恶性肿瘤等，这些疾患及缺陷均可以通过各种皮肤外科的手术或物理、化学的方法治疗，以达到最佳的美容效果。另外，对皮肤、皮下软组织造成的外观和形态结构上不足，也可以通过皮肤外科的治疗获得重塑，如局部皮下脂肪堆积、单睑、眼袋、小乳症及皮肤老化等。

疾病的诊断性治疗 主要是为疑难性皮肤病、皮肤肿瘤的病理诊断及深部真菌、病毒、分枝杆菌等的特异性感染的病原体培养，提供、切取必要的组织标本，以获得可靠的诊断，指导临床选择正确的治疗方案。对于一些较小的皮损可一次性全部切除，同时做组织病理等检查，有可能在诊断的同时达到彻底的治愈。

手术治疗 为了既达到治疗效果，又不希望破坏其原有的容貌，留下明显的手术痕迹。皮肤外科医生要树立全局观念，应对患者的全身状况和局部情况进行周密的检查和评估，做出正确的诊断并选择适当的治疗方案。

主要手段 ①切除缝合：良性肿瘤及皮损的单纯切除缝合等。②组织移植术：皮肤移植，表皮、中厚、全厚皮移植，皮瓣有蒂转移、游离移植，真皮、脂肪、软骨、筋膜、毛发等移植。③人工假体移植：人工鼻、下颌植入，胶原、凝胶假体植入。④磨削术：利用磨皮机（或牙科台钻），配以砂轮或钢轮将皮肤病灶磨削去除，适用于痤疮瘢痕、汗孔角化症、疣状表皮发育不良、疣状痣等。⑤切割术：多刃刀切割皮肤真皮，破坏增生组织及新生毛细血管，适用于酒渣鼻。⑥剥离术：腋臭的皮下剥离汗腺清除，瘢痕、瘢痕疙瘩皮下剥离表皮回植。⑦刮除：采用相应刮匙对各种疣类，进行表皮皮损刮剥。⑧皮肤扩张术：用皮肤扩张器，扩张皮损附近正常皮肤，在去除病灶后，提供额外正常皮肤以修复缺损的创面。

基本原则 在手术时必须遵循以下基本原则。①无菌：任何外科手术都需要无菌操作，皮肤外科的操作在体表，创面暴露引起感染的机会更大，更需加强无菌操作。不仅术前洗手、穿衣、戴手套、术野消毒、术中器械使用和传递应按操作规范执行，术后换药、拆线也要无菌操作，是保证手术效果、预防感染最有效的方法。②简单：组织缺损最恰当的处理是以最简单的方式完成伤口愈合，在多种方式可选的情况下，闭合方式越简单越好。要在充分考虑局部形态、功能、并发症的基础上，从最简单的选择开始，到稍微复杂，直到最复杂。但是，为了获得最佳效果，可以有意选择更好的方法，所以，简单原则要综合考虑，不要生搬硬套。③损伤最小：也就是微创原则。任何外科手术对组织都有一定的损伤，为使患者尽快恢复并获得最佳美容效果，皮肤外科应把损伤减少到最低程度，因此，术中操作要轻柔，准确钳夹出血点，减少电刀使用。④无死腔和避免血肿：病灶切除后，常会造成局部组织缺损，如果处理不当，创面闭合后会在皮下或更深层形成死腔，这是造成血肿和感染的祸根，一旦局部组织缺损，就要通过转移组织瓣填充或放置负压引流管预防死腔形成。血肿可导致组织坏死，在特殊部位出现血肿会很危险。因此，术前应做好相关检查，术中止血应牢靠，按正常解剖层次缝合，防止遗留死腔，必要时放置引流，术后包扎牢靠，发现血肿及时处理。⑤无张力：缝合后皮肤张力过高可导致皮缘血运障碍、组织坏死、伤口裂开以及术后瘢痕增宽等并发症，张力过高会使组织器官牵拉变形，导致功能障碍，应避免在过高的张力下关闭创面。切口张力较大时，应充分剥离周围皮肤减缓张力，或使用皮瓣转移技术，必要时植皮来覆盖创面。皮肤缝合时，应进行皮下组织和真皮两层缝合使张力消灭在皮下，再缝合表皮。⑥创面尽早闭合：皮肤组织覆盖全身，是机体的第一道防御屏障，为获得最佳治疗效果和美容效果，皮肤外科的原则是尽早闭合创面，较小的创面可以直接缝合，较大的创面或缺损可通过皮肤移植和皮瓣转移修复。

（方　方）

pífū yízhí

皮肤移植（skin grafting）

把人或动物的皮肤从其原来生长的部位移植到另一个部位或机体的外科手术。被移植的皮肤称为移植体，供给组织的机体称为供体，接受移植的机体称为受体。常见的皮肤移植分类主要有：按遗传学可分为自体移植、孪生移植、同种移植和异种移植。按移植方法可分为游离移植，带蒂移植和吻合移植。

皮肤游离移植 即通常讲的“植皮”，是皮肤外科的一种主要治疗手段，如外伤、烧伤、肿瘤切除等遗留的各种创面，需皮肤游离移植覆盖创面，才能保持体表的完整。皮片的游离移植通常分刃厚皮片、中厚皮片（又分薄中厚、一般中厚和厚中厚）、全厚皮片和含真皮下血管网的皮片移植。以一般成年男子在胸部或股取皮为例各种皮片的厚度（表）。

表　各种皮片的厚度

皮片种类	厚度（mm）
刃厚皮片	0.20～0.25
薄中厚皮片	0.30～0.40
中厚皮片	0.50～0.60
厚中厚皮片	0.70～0.78
全厚皮片	1.00

刃厚皮片移植术 适应证：①肉芽创面，如下肢溃疡、大隐静脉曲张及天疱疮形成的肉芽创面

等；②非功能及面部的大面积皮肤缺损，如大面积烧伤后的植皮等；③用于修复口腔、鼻腔、阴道部位创面，作为黏膜的替代物；④白癜风皮肤磨削的浅表性创面。

中厚皮片移植术　适应证：①面、颈、手、足、关节部位，瘢痕挛缩畸形修复；②头部大面积撕脱伤；③体表巨大肿瘤切除后皮肤及部分软组织缺损修复；④新鲜肉芽创面覆盖；⑤三度烧伤后早期切痂植皮术。

全厚皮片移植术　适应证：①足底，面部，手掌，颈部皮肤缺损的修复；②关节功能部位挛缩瘢痕松解后创面修复；③阴道再造；④用带毛囊的全厚头皮修复眉缺损。

含真皮下血管网皮片植皮术　适应证：①额、颈、手、足皮肤缺损的修复，如颜面部的色素痣、基底细胞瘤、鳞状细胞癌、毛细血管瘤等；②关节功能部位皮肤缺损修复，如四肢部位的增生性瘢痕或瘢痕挛缩畸形，瘢痕切除后创面的修复；③截肢残端创面修复；④外观凹陷的缺损创面，可起到组织填充作用；⑤瘢痕疙瘩及增生性瘢痕切除后创面修复；⑥器官再造或洞穴的衬里，如眼窝再造、尿道再造、外耳道再造、阴道再造等等。

皮肤带蒂移植　又称皮瓣移植，由具有血液供应的皮肤及其附着的皮下组织所构成，在皮瓣形成的过程中，有一块组织与机体相连，这个相连的部分叫作蒂。皮瓣的血液供应初期是靠蒂部提供，后期皮瓣与受区重新建立血液循环之后，蒂部血液供应就逐渐减弱了。皮瓣的种类繁多，传统分类：按皮瓣的形态分为扁平皮瓣和管形皮瓣；按血供分类：随意形皮瓣和轴形皮瓣；按皮瓣转移部位远近分类：局部皮瓣、邻位皮瓣及远位皮瓣。皮瓣的分类多采用综合性分类。

自体皮肤移植　负压吸疱法自体皮肤移植用于治疗白癜风：可以采用吸疱的方法去除白斑区表皮，并剪下弃之，将正常表皮移植其上。也可采用皮肤磨削的方法去除白斑，再将正常表皮移植其上。术后创面凡士林油纱包扎，7~10天愈合，至油纱自行脱落后，继续口服及外用药物1~2个月，至创面愈合表皮成活约半个月，以防止同形反应出现。适应证：静止期或节段型白癜风，皮损数目不多，注重美容者。瘢痕体质及同形反应者禁忌。此法治疗静止期节段型白癜风患者疗效最好，预期治愈率达到95%，其次是局限型。

（方　方）

Mòshì xiǎnwēi wàikē shǒushù

莫氏显微外科手术（Mohs micrographic surgery）　用快速水平冷冻切片在显微镜下准确检测肿瘤边缘是否被切净，并将未切净的皮肤肿瘤切除的外科疗法。20世纪30年代，由美国医师弗雷德里克·E·莫斯（Frederic E. Mohs）发明，是皮肤外科技术与特殊冷冻组织切片制作相结合的一种手术方法。经历数十年的改进发展，手术技术日趋完善，不仅能有效判断皮肤肿瘤是否切净，而且能最大程度保留正常皮肤组织，利于术后创面修复。此方法已经成为欧美国家治疗皮肤肿瘤的常规手段。莫氏显微外科手术可实时观察病变部位，若发现某个部位没有切除干净，只需在相应区域适量扩大切除，不仅能保证一次性手术完整切净肿瘤，而且能最大限度减少手术缺损面积，为第二步的缝合、成形修复打下良好的基础，并能最大程度满足患者对美观的要求。适用于复发性基底细胞瘤、鳞状细胞癌、原发性基底细胞瘤、隆突性皮肤纤维肉瘤、疣状瘤、角化棘皮瘤、乳房外佩吉特病、梅克尔细胞癌、恶性黑色素瘤等。此法需要外科、病理科等协作方能完成，病理检查结果是外科手术是否成功的关键。

（方　方）

lěngdòng zhìliáo

冷冻治疗（cryotherapy）　低温作用于病变区域使其组织被破坏或诱发生物效应的外科疗法。致冷剂包括液氮、干冰、一氧化二氮等，液氮致冷温度低（-196℃）、疗效好，在中国广泛应用。

作用机制　首先，当组织受到低温作用时，细胞内外的水分形成冰晶，造成细胞机械性损伤，温度越低损伤越大，而冷冻溶解期由于细胞外冰晶先融化而吸收热能，导致细胞内的冰晶再次晶化，形成更大的冰晶，进一步损伤组织细胞；细胞内组织内水分形成冰晶，使细胞脱水，胞内电解质浓度增加，酸碱度发生变化，促使细胞中毒死亡；低温还可使血管收缩、血流减慢，进而血栓形成，阻断组织血供，血液循环障碍可使组织缺氧坏死；此外低温可以直接破坏血管内皮细胞，使其发生肿胀、坏死，甚至细胞溶解；低温也可使细胞膜类脂蛋白复合物变性，致细胞破裂死亡。其次，冷冻还可诱导免疫反应，有研究证实冷冻后患者总T细胞、T辅助细胞、T抑制细胞和HLA-DR$^+$细胞明显增加。另外，低温可以降低末梢神经的敏感性，对小而分散的、浸润麻醉有困难的皮损，可行冷冻麻醉配合其他疗法（如CO_2激光等），这不仅利用了冷冻的麻醉作用，同时也体现其治疗作用。

液氮冷冻治疗的方法 ①棉签法：是最简单的方法，用棉签浸蘸液氮后，立即放于皮损处冷冻。适用于表浅性损害。缺点是缺乏对冷冻控制和继发性扩散及冷冻制剂滴落问题。②浸冷式冷刀法：冷刀由金属制成。治疗时将其浸入液氮，数分钟后，液氮停止沸腾，表明冷刀温度与液氮相同，套上保护套后，将冷刀的治疗头与皮损紧密接触。此法用于治疗表浅及小范围深在性皮损。③封闭式接触治疗：需用特殊的治疗机，液氮经导管喷于冷冻头，冷却后放置于皮损处治疗。此法中液氮可连续不断地喷于冷冻头，使之保持低温，适用于较深在皮损治疗。④喷雾法：液氮在治疗器中蒸发产生压力，从喷嘴中喷出，喷于皮损处而达到治疗目的。可形成快速冷冻，制冷作用强，用于面积较大、表面不平及肿瘤等深在性皮损，也可用于口腔损害的治疗。治疗时皮损周围应放置保护圈，以防液氮溢出损伤正常皮肤。

适应证 ①良性皮肤病：各种疣类，增生性瘢痕和瘢痕疙瘩（对较大的瘢痕，可采用冷冻或联合皮损内局部注射皮质激素），脂溢性角化，环状肉芽肿，化脓性肉芽肿，色素性疾病，新生儿毛细血管瘤。②癌前病变：治疗癌前病变需将组织破坏，与治疗良性病变相比，每次冷冻的时间适当延长，部分皮损需多次冻融。主要用于治疗光线性角化以及鲍恩样丘疹病、黏膜白斑、光线性唇炎等癌前病变，但需密切随访。③恶性皮肤肿瘤：冷冻治疗基底细胞上皮瘤及鳞状细胞癌常可取得满意疗效。位于颜面部而手术切除影响美容的恶性肿瘤，或不宜化学治疗、放射治疗的恶性肿瘤均可采用冷冻疗法。一般不推荐用冷冻治疗恶性雀斑样痣和恶性黑色素瘤，但对大的不能手术的恶性雀斑样痣及不能手术的老年患者可选用冷冻疗法。冷冻治疗恶性皮肤肿瘤应正确估计累积的深度和范围，一般应使瘤体的基部和距瘤体边缘0.5~1.0cm的温度达到-50~-40℃，才能将癌细胞完全杀灭，避免复发。治疗的深度需监测，以增加治疗的安全性。常用高温计温差电偶装置监测组织温度。④其他：冷冻治疗慢性盘状红斑狼疮皮损、结节性痒疹、表皮痣、斑秃、囊肿性痤疮等均有一定疗效。

禁忌证 寒冷性荨麻疹、冷球蛋白血症、冷纤维蛋白原血症、冷凝集素血症、雷诺病是此法的绝对禁忌证。结缔组织病、老年人四肢皮损及黑色皮肤是此法的相对禁忌证。

不良反应及并发症 常见的包括疼痛、局部水肿、水疱、继发感染、色素脱失、色素沉着、瘢痕形成。少见的包括皮下气肿、系统性反应、出血、慢性溃疡及神经损伤等。

注意事项 治疗中及治疗后应注意：年老体弱者治疗时应采取卧位，以防虚脱；为防止交叉感染，治疗后的剩余液氮应废弃，治疗用具用后应严格消毒；治疗后的创面结痂不要强行剥，应让其自行脱落；病情需要反复治疗时，应在痂皮脱落后进行。

（方　方）

guāchúshù

刮除术（curettage） 用刮匙刮除或破坏病灶组织的疗法。主要适用于病毒疣、脂溢性角化、痤疮粉刺及角栓、皮肤瘘管和窦道、腋臭等浅表性皮肤病变及皮肤附属器病变、损害。若病变为良性，进行刮除时去除皮损即可，部分皮损由于原发病的特点可能会复发，术中、术后可以针对原发病变用药以避免复发。皮肤瘘管和窦道主要是对陈旧性组织创面的搔刮（必要时也需要部分的切除）；腋臭患者主要是进行腋窝皮下大汗腺（顶泌汗腺）的刮除。基底细胞癌、浅表性鳞癌，也可以进行刮除术（术中也可以结合电灼、电干燥），是利用肿瘤与其周围正常肤色的界限进行定位，在常规消毒后，在基底细胞癌或鳞癌的基底部注射普鲁卡因或利多卡因溶液，使其明显隆起。术前应注意刮匙大小要适宜，一般用3~4mm大小的刮匙，术时稍向下用力，以免滑脱。将癌灶挖出后，用1~2mm直径，边缘比较锐利的小刮匙搔刮肿瘤床的四周及其基底，以刮除伸向周围基底正常组织内的残留癌。有时因正常的真皮组织较为坚实，刮除中可以听到微微的砂砾般响声，而肿瘤松脆则无声。搔刮后用电灼器烧灼肿瘤床的四周及基底，再用刮匙刮去烧焦的组织。伤口涂以抗生素油膏。治疗中可以配合服用Rh2类抗癌产品抑制癌细胞生长增殖，增强治疗效果。其优点是可获得一个光滑而仅有少量色素沉着的美观伤口，缺点是没有切缘的病理检查结果，无法了解切缘有无癌残留，因此应该慎用此法。如想采用此方法治疗可以先进行相关检查并根据检查结果咨询医生再做决定。

（方　方）

diànwàikēshù

电外科术（electrosurgery） 利用电解或高频电外科技术破坏和（或）去除病变组织的治疗方法。

包括电解治疗及高频电外科治疗。

电解治疗 电解的电源是交流电经整波和滤波后所得的直流电，亦可直接利用于电池等直流电。阴极为电解治疗的作用极，直流电作用于机体后，阴极可电解出具有强腐蚀作用的氢氧化钠，破坏组织而达到治疗作用。电解治疗适用于毛细血管扩张症、局限性多毛症、蜘蛛痣、睑黄瘤、病毒疣等。治疗时患者可有不同程度的电击感。痂皮脱落后，局部可留有轻度萎缩性瘢痕。其优点是患者无明显痛苦，瘢痕较柔软、美容效果好，尤适用于眼睑、口唇等处小皮损的治疗。随着选择性激光等的发展，电解的适应证日趋减少。

高频电外科治疗 医学上将频率在100kHz以上的电流称为高频电流。高频电外科治疗是利用高频电流产生的电火花或电场快速改变引起组织内分子快速振荡产生的高热，以去除病变组织的治疗方法，高频电外科又分为电火花和电干燥治疗、电凝固治疗及高频电脱毛。

电火花和电干燥治疗 用针状电柱可产生高电压（2000V）、低安培（100～1000mA）的高频电流。电火花治疗是电极与皮损间存在极小间隙时，利用产生的电火花烧毁组织。电干燥治疗是将电极接触或插入皮损，利用高频电流产生的热量使病变组织脱水、干枯，甚至炭化。在临床实际操作中，两种形式常同时存在。①适应证：良性浅表性损害，如各种疣类、脂溢性角化、各种良性赘生物等；血管增生性病变，如化脓性肉芽肿、血管角皮瘤等；癌前损害及小的恶性肿瘤，如光线性角化、范围小于1.0cm^{2}基底细胞瘤和鳞状细胞癌。②方法：局部常规消毒后麻醉，以电极接近皮损进行治疗。电火花及电干燥法作用深度较表浅，若皮损较深，则在治疗中应将焦痂刮除后再行治疗，直到病变组织完全去除。术后局部外用抗感染制剂，一般不必以敷料包扎，伤口较大时可酌情口服抗生素。③注意事项：安装起搏器者及瘢痕体质者禁用；治疗时应正确调整电流量，尽量少破坏正常组织；治疗紧靠骨、软骨和关节损害时，应避免对这些组织的损伤。

电凝固治疗 利用高频电流在组织内产生的热能使组织蛋白凝固，而无炭化。此法所用电压较低，电流较大。①适应证：同电火花和电干燥治疗。一般对皮肤恶性肿瘤以采用电凝固法为宜。②应用方法：局部常规消毒后麻醉，根据皮损大小选择单极或双极治疗。单极治疗时，将治疗极接触或插入皮损，非作用极隔衣置于肢体部。其仅为治疗电极周边组织凝固，故适用于小范围皮损治疗。双极治疗时，将双电极插于皮损相对边缘，凝固范围限制于两极间，适用于范围较大、较深的损害。术后处理同电火花及电干燥法。③注意事项：同电火花和电干燥治疗。

高频电脱毛 利用低电压、小电流的高频电产生的热能引起毛囊的凝固性坏死，而致永久性脱毛。治疗前数日剃去患处毛发。治疗时予局部消毒后，将针状电极沿毛干方向插入毛囊2.0～3.0mm，2～3秒后，若毛发可被轻易拔落，则表明毛囊已被破坏。术后局部外用及口服抗生素。此法适用于局部多毛症。瘢痕体质者禁用。治疗过程中应注意不损伤毛囊周围组织，以免形成瘢痕。

（方　方）

hóngwàixiàn liáofǎ

红外线疗法（infrared therapy）

通过红外光辐射器照射皮损致病变组织坏死、脱落，同时增加局部血液循环，促进组织修复的外科疗法。红外线波长范围为760nm～1000μm，其中760nm～1.5μm为短波红外线，对组织的穿透性强；1.5～1000μm为长波红外线，对组织的穿透力弱。红外线被组织吸收后转变为热能，因此，红外线疗法对机体主要产生热效应，正常组织与病变组织具有不同选择性吸收光能的特性。其生物效应如下：促进局部血管扩张，增加血液循环，使组织营养和代谢改善，促进炎症吸收和加速组织再生；促进白细胞浸润，增强单核吞噬细胞的吞噬功能，提高人体抗感染能力；促使局部温度升高，水分蒸发，使有渗出的皮损干燥、结痂；另外，还可以降低神经末梢的兴奋性、松弛肌张力，发挥解痉、止痛作用。照射剂量根据患者感觉和皮肤红斑反应而定，以局部有舒适的温热感和皮肤出现淡红斑为度。照射强度可通过调节光源与皮肤间距离或治疗仪的输出功率控制，治疗多为每日1次，每次20～30分钟。适应证：①感染性炎症，但应配合抗生素治疗；②各种慢性溃疡；③冻疮、带状疱疹及其后遗神经痛等。治疗时注意避免烫伤，特别对有感觉障碍者；需保护眼睛，在治疗颜面部或眼周围皮损时，应用湿纱布遮盖眼部；长期红外线照射可引起皮肤发生火激红斑。

（方　方）

fǔshíshù

腐蚀术（eroding therapy） 以化学腐蚀或剥脱药物涂布于皮肤表面，使表皮和（或）真皮部分毁坏促使其再生的外科疗法。治疗部分皮肤病。可能机制：药物引起角质层凝固性坏死，有时可延伸至真皮层，损伤的皮肤随着创面愈合而去除，代之以新生皮肤组织；有时可损害部分皮脂腺导管，导致皮脂分泌减少。最常用的是酚，其次是三氯醋酸、羟基乙酸、耶斯纳（Jessner）溶液等。根据其剥脱深度，腐蚀或剥脱剂的种类、浓度以及运用时间选用不同药物。

此法主要用于治疗色素性和光化性疾病，还可治疗睑黄疣、脂溢性角化、浅表瘢痕、面部多油症等疾病。禁忌证：心、肝、肾功能严重不全者；肤色为中度褐色或深褐色，易留色素沉着者不适合中、深层剥皮术；瘢痕体质者；近2~6个月内施术区有手术史者；免疫相关性疾病患者。副作用：化学腐蚀剂可通过皮肤发生药物的全身吸收，部分药物对心脏有毒性作用，故较大面积剥脱时，术中应监护心脏功能，术后应注意肝肾功能变化。

注意事项：操作要准确规范、严格控制涂敷时间；如不慎将药液渗入眼中，应立即用生理盐水冲洗干净，并滴眼药水加以保护；术后创面未愈前不宜洗脸；术后最大的问题就是色素沉着，6个月内应避免阳光照射，可适当应用防晒霜。腐蚀术有一定危险性，需要注意。

（方　方）

písǔn nèizhìliáo

皮损内治疗（intralesional therapy）　对病灶局部注射药物治疗疾病或美容的方法。包括传统封闭治疗、硬化治疗、皮肤肿瘤注射治疗及胶原美容的注射等。常用的药物：①糖皮质激素。如醋酸曲安奈德等，降低胶原和蛋白质的合成，减轻切口炎症反应，抑制成纤维细胞增生，抑制局部增生。②硬化剂。如高渗盐水、高渗右旋糖酐和高渗盐混合液、鱼肝油酸钠等，注入血管腔，引起小静脉内皮细胞急性炎症和腔内粘连、阻塞，导致小静脉纤维化和闭塞。③生化制剂。如玻璃酸钠、人胶原蛋白、肉毒杆菌毒素等，玻璃酸钠、人胶原蛋白等与皮肤组织中的透明质酸（玻璃酸）和胶原蛋白相似，注射后产生充填作用，并且在体内吸收降解，促进缺陷组织的修复；肉毒毒素是肉毒杆菌的外毒素，它选择性抑制神经肌肉接头部位的突触前神经元释放乙酰胆碱，导致肌肉松弛，发挥对抗肌肉痉挛和除皱的作用。④医用生物材料。如聚甲基烯酸甲酯微球以及胶原蛋白复合成分、硅凝胶、人工复合组织等。作为异物材料但没有明显的抗原性，可长期填充于组织中，发挥充填美容的效果。⑤自身组织。如自体脂肪颗粒、自体皮肤复合组织。与自身组织相容，能够长期存在并不被降解，起到填充美容的效果。

常用于治疗肥厚性湿疹或皮炎、下肢静脉曲张（非干静脉或网状静脉异常、异常网状静脉伴或不伴毛细血管扩张）、毛细血管扩张、血管瘤、腋臭、瘢痕疙瘩、组织凹陷及缺损、皮肤老化皱纹等。

（方　方）

jīguāng zhìliáo

激光治疗（laser therapy）　通过激光在皮肤组织中产生的特殊生物学效应治疗多种皮肤病的外科疗法。laser是英文light amplification by stimulated emission of radiation的词头缩写，指受激发释放并放大的人工光源。激光由激光棒发生和发射。在激光棒中填充使激光发生的物质，称为激光介质。激光介质可以是气体、液体或者固体物质，其特点是在外来能源的激励下（称为激光的泵浦系统）能产生波长一致的激光。激光治疗技术在皮肤科治疗中，尤其是美容皮肤科的治疗中的应用越来越多。

分类　激光介质决定激光的波长，不同介质产生的激光波长不同，因此激光器可根据激光介质分类。例如，激光介质为CO_2时，发射的激光波长为10 600nm，这时的激光称为CO_2激光，激光介质为红宝石时，发射694nm的红色激光，这时称为红宝石激光。依此类推：半导体激光、染料激光、铜蒸气激光等。

根据激光的发生和发射方式的不同，也可以进一步分：①连续激光。指激光光束的输出是连续地、不间断地、平滑地输出来。②准连续激光。指激光虽然是脉冲方式输出，但每个脉冲之间的停顿时间不可改变，且脉冲紧密相连，此时肉眼无法分辨出激光的脉冲，而临床治疗过程中，其特性也非常类似连续激光，因此，这种激光有时称为半连续激光，有时也被归为连续激光。③脉冲激光。指激光光束是不连续的、间断的、如同脉冲一样输出。脉冲激光并非连续激光简单的间断性输出，它还意味着在每个激光脉冲中具有较高的激光能量。脉冲激光的一个重要的名词就是脉冲宽度，脉冲宽度就是指脉冲激光从发射激光脉冲到停止发射之间的时间，对于治疗而言就是激光作用于皮肤等靶组织的时间，有时脉冲宽度也被称为脉冲时间。依据脉冲宽度的长短，脉冲激光又可分为长脉冲激光、短脉冲激光和超短脉冲激光。Q 开关激光（Q-switch laser）是常用的纳秒级超短脉冲激光器，有时也称为调Q激光。Q开关是一种电子开关，利用电子元件的控制，使得激光器的巨大能量能在很短的脉冲宽度内以脉冲的方式发射出来，发射纳秒级激光。因此，对一个具体的激光器来说，其名称一般包含了激光介质的描述，也包括激光输出方式的描述。如脉冲染料激光，指激光介质为染料，而发射方式为脉冲形式；再如，Q开关红宝石激光，指激光介质为红宝石，输出方式为超短脉冲（纳秒级）的脉冲激光器。

物理特性 首先激光波长是单一的，或波长范围很窄，因此，呈单一颜色（单色性）；激光的光波表现在时间和空间的高度一致性，换言之，激光的光子振动方向和幅度以及传播方向等各方面特征，在某一特定的时间点上是完全相同一致的（相干性）；正是因为激光的相干性好，因此，激光在传播的过程中很少发生弥散，而是平行地进行传播（平行性），由于激光波长较为单一，相干性好，所以，激光能几乎聚焦成一点，达到非常高的能量。

作用机制 皮肤是机体外的体被组织，这为激光治疗提供了便利的条件。激光技术在皮肤科治疗中应用非常广泛，尤其是1983年选择性光热作用理论的诞生，促使激光技术得到飞跃性的发展，大量新型脉冲激光被不断推出，使得皮肤科的治疗进入了一个新的阶段。皮肤不同的组织呈现不同的颜色，如黑素小体呈褐黑色、毛发呈黑色、红细胞呈红色等，之所以颜色不同是因为不同的组织对光的吸收性不同，不同颜色的组织可能对某一波长的激光具有非常良好的吸收特性。因此，利用不同波长的激光照射组织，那些对该波长激光吸收较强的组织就会优先吸收大量的激光能量，治疗的速度（也就是激光的照射时间）非常快，比该组织散热的速度还快，激光照射后被组织吸收的能量就来不及有效散发，如果激光能量足够高，被照射的组织温度会急剧上升，最后导致热损伤。被照射的组织称为靶组织，那些主要吸收激光的物质称为色基（如黑色素、血红蛋白等），激光照射靶组织的时间就是激光的脉冲宽度，而靶组织的散热现象就称为热弛豫。热弛豫时间（thermal relaxation time，TRT）指色基温度下降50%时所需要的时间，用来衡量散热过程长短。选择性光热作用原理的基本含义就是特定波长的激光被特定的色基所吸收，当激光的脉冲宽度短于或等于色基的热弛豫时间时，色基由于选择性吸收了大量的能量并被转变为热能，且没有足够时间散发出去，导致色基呈现选择性的损伤，而周围正常组织则由于吸收较少的激光能量故得到保护。选择性光热作用原理在色素增加性疾病的应用中非常成功。治疗色素增加性皮肤疾病时，色基和靶组织是一致的。但是，有时色基和靶组织可能并不一致，如血管性皮肤疾病，血红蛋白（红细胞）对激光治疗是吸收激光能量的主要色基，但是血管内皮细胞才是激光治疗的真正靶组织，此时色基和靶组织并非一致。要想达到良好的治疗作用，色基所吸收的能量必须在适当的时间传导出来，进而导致血管内皮细胞的不可逆热损伤。这就是选择光热作用原理的拓展，其基本含义是在激光治疗过程中，色基和靶组织不一致时，激光照射的时间（激光的脉冲宽度）必须延长到靶组织的热损伤时间（thermal damage time，TDT），这样才能有效损伤靶组织。所谓热损伤时间是指靶组织冷却（温度下降）63%的时间。

临床应用 主要用于治疗浅表良恶性皮肤肿瘤、色素性疾病、血管性疾病、脱毛、腋臭、皮肤溃疡等多种疾病，根据不同激光的特性而选择相应的适应证。

预后 激光治疗的疗效好、安全性高，治疗后对皮肤的损伤和遗留的瘢痕均非常轻微。

（周展超　林　彤）

xuèguǎn sǔnhài de jīguāng liáofǎ

血管损害的激光疗法（laser treatment of vascular lesions）

利用激光治疗血管性皮肤疾病。血管性皮肤疾病常分血管瘤、血管畸形和血管扩张。血管瘤指血管内皮细胞呈肿瘤性生长损害；血管畸形包括细小动脉（或静脉）畸形、动静脉瘘；血管扩张主要指毛细血管扩张性皮肤损害。

激光治疗血管性皮肤疾病时，色基是红细胞中的血红蛋白，尤其是脱氧血红蛋白，但是血管壁（血管内皮细胞）才是真正的治疗靶位。根据选择性光热作用原理和血红蛋白对光的吸收特征，波长为415nm、542nm、577nm的激光理论上可成为治疗光源。415nm激光对皮肤的穿透程度非常有限，临床上532nm和585nm激光被用于治疗血管性皮肤疾病。这两种激光能穿透一定的深度而且血红蛋白对其吸收性良好，能充分发挥其选择性治疗优势。皮肤血管性疾病的血管管径大小存在一定的差异，治疗中要选择合适的脉冲宽度。为了满足需求，更多的新型激光被开发，不仅脉冲宽度延长到了2~50ms，而且波长也增加到595nm。虽然血红蛋白对595nm激光的吸收性要降低一些，但是595nm激光较之585nm激光具有更好的穿透性，同时更符合选择性光热作用的拓展理论，对血管壁的破坏更为有效。多脉冲技术的应用及有效的表皮保护技术（如动态冷却技术），使治疗过程中有可能采用更高的能量进行治疗，增加血管壁损伤的效果。另外，血红蛋白在1064nm处还有一个次吸收峰，因此长脉冲宽度、波长为1064nm激光也被用来治疗较大管径的血管性皮肤疾病。强脉冲光（IPL）是一种不同于激光的光源，但是却类似于激光的治疗技术。最初IPL被开发出来应用于皮肤血管性疾病的目的是减少治疗过程中紫癜的发生，因为在当时使用染料激光治疗后紫癜形成非常普遍。随着IPL的技术不断改进，新型IPL被证明对皮肤血管性皮肤疾病具有较好的疗效，IPL也成为血管性皮肤疾病治疗的一线选择。

激光的脉冲宽度很宽，而且使用的能量都比较大，治疗过程中引起皮肤的灼伤可能性非常大，治疗时必需保障表皮冷却保护系统正常工作，最大程度保护表皮不受过多的损伤。其他常见的副作用包括色素沉着、色素减退、皮肤纹理和质地改变以及瘢痕形成，合理治疗能减少这些副作用的发生。皮肤血管性疾病的种类很多，血管变异以及病变深度不同，血管性皮肤疾病的治疗效果有一定差别。

（周展超　林　彤）

sèsù jíbìng de jīguāng liáofǎ

色素疾病的激光疗法（laser treatment of pigmentary disorders）　用激光治疗色素增加性皮肤疾病。

作用机制　色素小体是皮肤黑色素合成的基本场所，在治疗色素增加性皮肤疾病中，就是激光治疗的靶位。黑素小体的体积较小，一般0.5~1μm，其可能的热弛豫时间应该在250~1000ns。成功治疗色素增加性皮肤疾病，激光的脉冲宽度应在纳秒级水平。在激光治疗过程中，目标色素小体选择性的吸收激光能量，温度急剧升高，导致黑素小体热损伤。损伤时间短于黑素小体的热弛豫时间，所以黑色素所吸收的这些能量被局限在含有黑色素的角质形成细胞和黑素细胞内，引起黑素小体的选择性损伤，且不伴对邻近周围组织的破坏。

分类　治疗色素增加性皮肤疾病的激光光源基本上分为三类。①绿色脉冲激光：激光所产生的脉宽短于色素的热弛豫时间，这类激光的代表有闪光灯-泵脉冲染料激光和倍频Nd：YAG激光。前者波长510nm，脉宽300ns，后者波长532nm，脉宽5ns和10ns。这两种激光对表皮的色素都非常有效。绿色激光同时能被氧合血红蛋白良好吸收，因此激光治疗后有可能导致紫癜形成，可在疗后的1~2周消退。治疗后色素性皮损可在治疗后的4~8周消退或减淡。偶尔，形成的紫癜会引起炎症后的色素沉着。②红色脉冲激光：包括Q开关红宝石激光和Q开关翠绿宝石激光，前者释放波长694nm、脉宽20~50ns的短脉冲激光，后者则释放波长755nm、脉宽50~100ns的短脉冲激光。这类激光波长较长，穿透程度也较深，既可治疗表皮色素性皮损，也可治疗真皮色素增加性皮肤疾病。与绿色激光相比，这类激光治疗后一般不发生紫癜，这是因为氧合血红蛋白对这类激光的吸收相对要少。③近红外脉冲激光：Q开关Nd：YAG激光能够产生1064nm、10ns的脉冲激光，与绿色和红色激光相比，黑色素对这种激光的吸收较少，但是它的优势在于对皮肤的穿透能力较好。这类激光的最大优点是对表皮损伤较小，因此，对深色皮肤患者的治疗尤为适合。脉冲宽度更宽的治疗技术以及微秒级-毫秒级的激光也显示出对色素增加性皮肤激光疾病的治疗效果。

不良反应　即刻的治疗副作用包括皮肤疼痛、红斑、水肿等。远期的副作用包括色素沉着、色素减退、轻度的皮纹改变、皮肤质地改变、轻微的瘢痕形成等。一般来说，这些副作用非常轻微而且能自行恢复，不可逆的严重的副作用非常少见。

预后　皮肤色素增加性疾病对激光的反应不同，一些疾病疗效非常好，一些疾病疗效虽好但难以解决其复发。

（周展超　林　彤）

qūmáo de jīguāng liáofǎ

祛毛的激光疗法（laser for removal of hair）　用激光治疗毛发过多性疾病。表皮的热弛豫时间3~10ms，毛囊的热弛豫时间为40~100ms，脱毛激光治疗时理想的脉冲宽度应该在10~100ms，这对表皮而言，它有足够的时间将吸收的激光能量经手具上的冷却装置弥散出去，对毛囊而言，治疗的激光能量能完全限制在毛囊中。然而对激光治疗而言，毛囊中的色素成分才是吸收激光的主要色基，而激光真正的治疗靶位却位于毛囊乳头部，该处并不含有色素成分，对激光相对不吸收。激光脱毛治疗时需要色素（色基）吸收一定的激光能量后将热传导到毛乳头部位，导致毛乳头部位干细胞的不可逆损伤，由于毛囊位于真皮深处，波长太短的激光无法有效抵达，因此，用于脱毛的激光主要是波长较长的激光。

常用的激光有694nm红宝石激光、755nm翠绿宝石、800nm或者810nm半导体激光以及1064nm Nd：YAG激光，这些激光中694nm激光穿透较差，1064nm激光虽然穿透理想，但毛囊对其吸收性差，总的来说，波长755~800nm激光比较适合深肤色皮肤的脱毛。另外，由于脉冲强光（IPL）有合适的脉冲宽度和波长，选用695nm以上的滤光片也能有效脱毛。

常见副作用有皮肤干燥、瘙痒、毛囊炎样皮疹、湿疹样皮疹等。少数患者可能会发生白发，仅有很少的患者出现皮肤灼伤。不同部位的毛发对脱毛治疗反应不同，腋毛和躯体部位的毛发疗效好，面部的毛发和胡须疗效欠佳。

（周展超　林　彤）

guāng-rè qiēchúfǎ

光热切除法（photothermal ablation）　皮肤吸收一定的光能后转变为热能导致组织出现相应改变的激光治疗方法。皮肤组织中有70%~80%的水分，水对CO_2激光（波长10600nm）和铒激光（波长2940nm）具有很好的吸收性，给予足够的能量，皮肤吸收的能量转变为热能后产生不同的变化。温度37~60℃时，皮肤出现温热、潮红、水疱并有痛感；高于60℃时，皮肤蛋白质凝固、坏死；90~100℃时，皮肤干燥、皱缩；如果高于100℃，皮肤炭化、蒸发和气化（表）。

常用于治疗多种皮肤赘生物或增生性皮肤疾病，如寻常疣、睑黄瘤等。

常见的不良反应包括感染、色素异常及瘢痕形成等。另外，随着局灶性光热作用原理的提出，上述激光被制成点阵激光治疗模式，在这一模式下，激光的光束很小并排列成阵列，治疗时仅有一小部分皮肤组织被气化，保留了很多正常组织，治疗后皮肤迅速愈合，其疗效好，不良反应明显减少。

（周展超　林　彤）

guāngdònglì liáofǎ

光动力疗法（photodynamic therapy，PDT）　用光能激发的化学反应选择性破坏生物组织的激光治疗方法。可以追溯到公元前1400年，当时就有人应用一些植物产品改善光疗的效果。PDT需靶组织中含有光敏化学物质（光敏剂）和可发射能被该光敏剂所吸收的一定波长光的光源。PDT反应中产生具有细胞毒性作用的单态氧（$^1O_2$）和其他自由基，单态氧的细胞毒作用半径大于0.02μm，而其在生物系统中的生存期小于0.04μs。光敏剂优先聚集于异常组织中，反应产物产生的细胞毒性作用局限于异常组织，PDT中所用光敏剂可被正常细胞和快速分裂（恶性）细胞所吸收，但在后者中光敏剂排出较慢。这种排出速度的差异可能是快速分裂的恶性细胞组织中血管数量较多，且通透性较大而淋巴回流较慢所致。据报道，光敏剂可潴留在血管、溶酶体、线粒体、质膜和肿瘤细胞核中。PDT可通过以下途径杀灭肿瘤：单态氧直接的破坏作用；损伤血管；激活免疫应答反应。理想的光敏剂应具备如下特点：毒性最小；异常（靶）组织对光敏剂的吸收比正常组织更快；能快速从正常组织中清除掉；可被能穿透靶组织的相应波长的光激发；能产生大量的细胞毒性产物，达到治疗目的。皮肤科使用和正处于观察中的光敏剂很多，成熟应用的光敏剂有氨基酮戊酸（ALA）和血卟啉单甲醚（HMME）等。用于PDT中的光源，必须能发射出和光敏剂吸收谱波长一致的光。卟啉类有几个吸收峰：410nm（最强）、505nm、540nm、580nm和630nm。光激发量大小取决于到达靶组织中又能被光敏剂所吸收的光量的多少。波长较长的光穿透组织比较深，但这种优势受制于光敏剂对这些长波段光的吸收强度。适合的波长取决于肿瘤靶组织的深度。如果吸收低，则需延长照光时间或者增加激光能量以获得光激发。用可见光治疗常伴疼痛。通过使用滤镜去除短波长光或者降低激光功率或减少照射时间可使疼痛得到缓解。根据临床需要，治疗光源包括：激光，脉冲强光，

表　激光照射后温度-人类皮肤相互作用

温度	37~60℃	60~65℃	90~100℃	100℃以上	几百度高温
作用	热效应	蛋白质变性	水蒸发	炭化	蒸发、燃烧
视觉改变	无变化	组织发白，组织散射性增加	组织散射	组织黑变，吸光增强	烟雾产生
物理改变	无改变	组织结构瓦解	皮肤皱缩	严重损伤	气化

二极管（LED）。光动力治疗可能使用于非黑素瘤的皮肤肿瘤、痤疮和光子嫩肤等治疗。

（周展超 林 彤）

pífūbìng fàngshè liáofǎ

皮肤病放射疗法（radiotherapy for skin disease） 利用射线照射治疗皮肤疾病的方法。常用的射线有X线和放射性核素。放射疗法最初用于治疗皮肤基底细胞癌和鳞状细胞癌，也用于治疗较少见但有潜在侵袭能力的皮肤恶性肿瘤，偶尔也用于治疗良性疾病，如瘢痕疙瘩术后。除手术外，放射疗法仍是治疗皮肤恶性肿瘤的重要方法之一，可降低死亡率，减少复发的风险，甚至提高生存率。对发生在眼睑、鼻翼、口唇等特殊部位的损害，或年龄较大、身体衰弱、不能耐受手术患者，放射治疗亦是很好的方法之一。放射疗法也有其不利的一面，多数患者需要一个较长的治疗过程，接受大剂量照射的部分患者可能会发生急性及迟发性放射反应。在放射治疗10~15年及以后，射线引起恶性疾病的概率虽然只有1/1000或更低，但对50岁以下的人群这依然是一个重要的问题。

X线治疗 用X线治疗皮肤疾患，除必须具备皮肤科知识外，还必须了解X线治疗的基本理论、严格控制适应证、熟练掌握治疗技术和注意事项。不恰当的X线治疗可引起不可逆的严重损伤。

作用机制 X线是一种高能量的电离电磁辐射，可抑制核酸合成而损伤DNA，促使糖与磷酸间单链断裂、互补碱基间氢键破裂或分子间交联，同时可破坏细胞膜的脂质与膜蛋白的连接使其结构和功能改变，影响细胞遗传信息传递，产生突变或影响蛋白质合成及细胞的有丝分裂，乃至细胞死亡。X线对生物组织的作用随着照射剂量而发生相应变化，且不同的组织以及细胞分化程度对X线的敏感度也存在差异。增生快、分化程度低的组织或细胞对X线的敏感性高，而大多正常组织的敏感性相对较低。低剂量照射可杀伤对X线敏感的病变组织或细胞，而对正常组织几乎不产生影响，因此，临床常通过小剂量多次照射增大恶性细胞和正常组织对辐射反应的差异（即分次治疗）。X线对皮肤组织的作用主要包括抑制和破坏分化不良或增生过度的角质形成细胞；通过抑制或破坏皮肤附属器细胞的增生，减少汗腺和皮脂腺的分泌；使血管内皮细胞肿胀、变性、坏死，致使管腔狭窄、血栓形成；调节神经末梢兴奋性，发挥止痒、镇痛作用。

特性 为使病变组织获得足够的射线量，尽量减少周围正常组织的照射量，就必须对X线的质加以选择。在皮肤病的X线治疗中，常用“组织半价层”表示X线的质。组织半价层是指吸收50%X线表面量所需皮肤组织的厚度。影响X线的质的因素有：管电压、滤过板及照射距离。管电压即加于X线管两极间的千伏数值（kV）。皮肤病治疗常用的电压值为10~120kV。管电压的数值越大，X线质越硬，穿透越深；数值越低，质越软，穿透也较表浅。临床上根据电压的不同可分为：①超软X线治疗，又称境界线治疗。电压5~20kV，作用深度仅及表皮和真皮浅层。适用于浅表皮肤损害的治疗，如鲜红斑痣。治疗安全，无部位禁忌。②低电压近距离X线治疗，又称接触治疗。电压30~60kV，焦点到皮肤的距离仅1.5~3cm。特点是照射量大，治疗时间短，深入量少，照射面积小，适用于浅表的、小范围皮损。③软X线治疗，电压29~50kV，根据皮损的范围选择不同的焦点至皮肤距离，焦点皮肤距离最大可达30cm，可用于治疗较大面积的皮损。④表层X线治疗，电压60~140kV。可通过加用不同厚度的过滤板，改变X线的作用深度，适用面积大、病变深的皮肤疾患。根据照射距离的平方反比定律，增大焦点皮肤距离后，可增加深部组织的照射量，加深X线的作用。作为混合光谱的X线，当其穿过一定厚度的金属滤过板后，滤去了作用较为表浅的软X线，可使穿透力增加，作用加深。常根据病变的深浅，采用不同厚度的铝板作滤过板，其厚度分别有0.25mm、0.5mm、1.0mm及2.0mm。

照射剂量 放射疗法的国际单位是戈瑞（Gy），1Gy为1kg组织吸收1焦耳（J）的X线量。应根据疾病的种类、病情、发病部位和面积大小确定单次和总照射剂量。同时也需考虑射出量，射出量是放射量穿透组织而到达反面的量。若两侧（如手掌手背）均需要治疗，则每侧表面所接受照射的量应加上射出量一起计算。射出量与所加电压成正比，与所照射部位的厚薄成反比。此外，还要考虑到“二次射线”的影响。照射面积增大，产生的二次射线也相应增多，组织接受的放射量也相应增大。因此，面积较大的损害应减少照射的总剂量。某一部位的皮肤一生中只能接受一定剂量的X线照射，超过此限度，即易出现放射性损害。治疗良性病变的照射总剂量，境界线宜控制在60Gy以内，而其他管电压高的X线照射总量在12Gy以下为安全剂量。可采用小剂量分次照射的方法，单次照射剂量不应引起皮肤红斑反应，以使组织有恢复的机会，从而减少损伤。如单次照射剂量偏大，则间隔时间应延长。对于恶性皮肤肿瘤照射总量可至40~60Gy，以足够的剂量达到杀灭肿瘤细胞目的。

影响因素　①皮损的形状：皮损面积大且凹凸不平，可影响照射剂量的平均分配，对此可以采用分区照射法。②皮肤对X线的敏感性：可因性别、年龄、色泽及部位产生差异。一般女性、儿童、肤色浅者较敏感。颈部、腋窝、腹股沟、会阴最敏感，其次是头面部、腹部及背部，最不敏感的部位是手掌和足跖。③影响放射的物质：能提高放射敏感性的物质包括氧、甲硝唑、含卤素吡啶、咖啡因、氯霉素、放射菌素D等。对放射有防护作用的物质包括肾上腺素、组胺、5-羟色胺、一氧化碳等。

适应证　有良性、恶性皮肤疾病两个方面。

良性皮肤疾病　①皮肤血管瘤：X线只用于治疗进展期血管瘤，对于无扩大趋势的皮损可暂时不治疗。治疗时应根据皮损的厚度，选用组织半价层与之相当的X线进行照射。②瘢痕疙瘩和增殖性瘢痕：可阻止早期皮损发展，减轻瘙痒和疼痛等主观症状。陈旧性损害可于外科手术切除或冷冻治疗后给予放射治疗。一般选用表层X线或低电压X线治疗。③局限性神经性皮炎和慢性湿疹：采用无滤过表层X线治疗。④局限性多汗症：采用无滤过表层X线治疗。⑤化脓性汗腺炎：适用于腋下无瘘道者，采用表层X线加1~2mm铝滤板治疗。⑥颈后瘢痕疙瘩性痤疮：采用表层X线治疗。⑦疣：适用于跖疣及甲的寻常疣。除去角化层后，以软X线治疗，一般于治疗后1~2个月内自动脱落。⑧皮肤假性淋巴瘤：低剂量放射。

恶性皮肤疾病　①基底细胞癌：原发肿瘤直径小于2cm时，有很多的治疗方法，其中外科治疗和放疗是最有效的方式，有效率相似，达90%~95%。对于发生在眼睑、鼻翼、口唇等特殊部位的损害，或年龄较大、身体衰弱、不能耐受手术患者，宜采用X线治疗。其优点是疗效高、无痛苦，对组织的破坏少且不影响功能，基本保持容貌；缺点是治疗后形成萎缩性瘢痕，而且随着时间的延长，有可能在放射性瘢痕的基础上会再次发生恶性肿瘤，对于年龄小于60岁的患者，尽量不用X线治疗。对于直径大于2cm的大皮损虽可通过放疗根治，但随着肿瘤大小与深度的增加，有效率逐渐下降，故提倡手术加辅助放疗来提高疗效。大面积的浅表基底细胞癌也可以使用放疗。对于基底细胞癌无法完全切除的部位，建议加用辅助放疗，目的是根除显微状态下剩余的皮损，减少复发率。研究表明，辅助放疗将5年控制率从61%提高到91%。治疗时选用组织半价层与肿瘤累及深度相当的X线（侵袭性肿瘤较深）；将肿瘤周围0.5~1cm的正常皮肤包括于照射野之内，以减少复发的概率；照射必须达到足量，以便彻底破坏肿瘤组织。根据肿瘤的类型和范围决定治疗方法。一般每日治疗1次，每次2~3Gy，总量40~60Gy，其局部控制率为98%~100%。疗效与损害范围的大小有关，范围小者疗效高，大者疗效差。②鳞状细胞癌：放疗是治疗鳞状细胞癌的选择之一，若病变部位为鼻翼、鼻尖、鼻梁、下眼睑、内眦、耳郭等特殊部位，或患者年龄大于70岁，更宜采用放射治疗。鳞状细胞癌切除不完全且不考虑再次切除，也可以进行辅助放疗。在一系列唇鳞状细胞癌患者中，单独采用切除时有37%的复发率，而手术加辅助放疗的复发率是6%。对淋巴结转移的患者建议辅助放疗以提高局部控制率，因为尽管进行了手术，依然有较高的淋巴结复发的危险。手术与辅助放疗的联合治疗而获得70%~76%的5年存活率。通常照射范围边缘应超过病变或外科手术部位10~15mm的范围，以包括病变周围的亚临床浸润区域。理想的辅助治疗应在手术切除后的6~7周内开始进行。③蕈样肉芽肿：对X线的敏感性较高，深在的浸润性斑块和肿瘤性损害可采用放射治疗。根据皮损的大小和深度选用不同条件的X线和单次照射剂量进行治疗，一般选用表层X线照射，可使肿瘤迅速消退。但该病常为反复发作，且为多部位发病，治疗过程中应严格表明每次的治疗部位，以免以后过多的重复照射。④恶性雀斑样痣：好发于老年患者的面部，由于其大小及部位常导致无法对其进行简单切除，而放疗可以有较地控制，是较好的选择。⑤梅克尔（Merkel）细胞癌：是侵袭性的，具有较高的局部复发和远处蔓延倾向，对放疗和化疗均很敏感。推荐的治疗方案是广泛性局部切除原发灶或莫氏显微外科手术。有学者主张在手术切除的同时常规考虑局部辅助放疗。放疗的治疗范围包括切除部位、邻近组织和区域淋巴结。⑥血管肉瘤：局限且可经手术切除的肿瘤宜先行手术切除，再行辅助性放射治疗。对于累及头皮的病例可以使用覆盖整个头皮的放疗并结合匹配光子和电子域技术。

注意事项 严格掌握适应证，充分了解患者的病情和既往治疗史，特别是有关的放疗史（包括照射时间、部位、条件和总剂量等），对曾接受放射性核素等其他放射疗法的患者，原则上不再考虑X线治疗；根据病变的部位、范围、深浅等制定恰当的放疗方案，包括所选X线的质、照射野的大小、皮肤焦点距离、单次剂量、总剂量以及照射间隔时间等；保护皮损周边正常组织，要注意保护对放射线敏感性高的眼、睾丸、胸腺、甲状腺、乳腺、骨骺等，并尽可能减少放射量，以免引起放射性损伤；耳郭、手部等部位的皮损需要两侧照射时，应考虑到X线穿透组织时所致的重叠照射而适当减少单次及总照射量；治疗期间和治疗结束后的一段时间内，要长期注意对局部的保护，尽量避免日晒、温热、机械性和化学性刺激；如在照射部位出现溃疡和明显的角化，应长期随访，注意有无恶变可能。

放射反应 治疗良性皮肤疾病时，因采用小剂量多次照射法，故一般除有局部色素沉着外，并无放射反应；但治疗皮肤肿瘤而接受大剂量照射时，患者有时可发生放射反应，分为急性反应和迟发反应。放疗引起急性反应通常很轻，表现为照射区域出现红斑和脱屑，持续数周，完成放疗3~4周后，通常形成血痂，发生再上皮化。在愈合阶段，要求患者保持照射组织清洁，在清洁后注意干燥。延迟愈合（6~8周以后）常与软组织感染有关，较少见。迟发反应发生于放疗数月至数年以后。每次治疗给予较大照射剂量（3~4Gy及以上），总剂量超过55Gy，或照射野较大，持续暴露于日光又无保护的情况下，更可能出现迟发反应。包括色素沉着或脱失、毛细血管扩张、表皮萎缩和变脆、永久脱毛、脱发、汗腺萎缩、软组织及骨坏死、皮下纤维变性、辐射引发恶性肿瘤。

放射性核素治疗 放射性核素在皮肤科的应用已逐渐被淘汰，但对于一些条件受限的基层医疗单位，其仍可作为部分皮肤病治疗可选择疗法之一。一般用^{90}锶和^{32}磷体外照射，两者均释放单纯的β射线。^{90}锶的半衰期为28.5年，每年衰变2.43%，在释放出0.62MeV的β粒子后，转变为放射性核素^{90}钇，后者的半衰期为2小时，可释放2.16MeV的β粒子，其组织半价层为1mm，而最大穿透可达11mm。^{32}磷的半衰期为14.3天，每天平均衰变4.8%，放射出β粒子的最大能量可达1.7MeV，平均为0.6MeV，在软组织中的半价层为1mm，最大穿透深度为8mm。临床治疗时一般制成敷贴器进行外照射，由于剂量衰减，应定期计算敷贴器的放射剂量。由于β线的作用较为表浅，临床上仅用于一些浅表性皮肤病的治疗，如浅表的恶性皮肤肿瘤等，常有一定疗效。治疗前应充分估计皮损累及的深度是否在射线的有效作用范围，以免深部损害照射剂量不够，而致皮损继续发展或复发。放射性核素治疗注意事项包括敷贴器应妥善保管；严格注意污染，定期作安全测定；注意适应证的合理选择。

（顾 恒 陈 崑）

pífū bǎojiàn

皮肤保健（health care of skin）

为保护和增进皮肤健康、延缓皮肤老化、预防皮肤疾病所采取的综合性措施。皮肤是覆盖人体表面的最大器官，有保护身体、维持体温、抵御病原体或有害物质等入侵的作用。皮肤作为人体的第一道防线，更容易受到外界环境中机械性、物理性、化学性、生物性等因素的损伤。皮肤就像是一面镜子，可以反映出人体内在的生理、心理变化和健康状况。

皮肤保健既需要根据肤质如中性皮肤、油性皮肤、干性皮肤、混合性皮肤、敏感性皮肤等，进行正确的清洗和保养，也需要保持机体的生理及心理健康，以维持皮肤正常的生理功能。应注意以下几个方面。①合理清洁：根据个人的皮肤类型、皮肤性质与部位、年龄特点、工作环境、气候及季节变化等而有所区别，合理科学地选择清洁皮肤的方法。②经常锻炼：根据个人身体状况及皮肤条件选择适宜自己的皮肤锻炼方式，如冷水浴、大气浴、日光浴、冬泳、按摩等。通过促进人体血液和淋巴循环，增加人体新陈代谢等方面来改善皮肤、营养肌肉，使皮肤变得红润靓丽，肌肉变得丰满、强健。③科学养护：根据个人的皮肤类型、皮肤性质与部位、年龄特点、气候及季节变化等选用相应的功能性护肤品进行定期的皮肤养护，以促进皮肤新陈代谢、维持皮肤生理平衡、保持皮肤健康。对已有的皮肤疾病，应及时合理地治疗，使其尽快恢复正常的皮肤屏障功能。④营养摄取：饮食应多样化，避免偏食，科学地摄入水、蛋白质、碳水化合物、维生素及微量元素等，促进皮肤新陈代谢，保持皮肤富有光泽和弹性。⑤充足睡眠：人类皮肤基底细胞更新最旺盛的时间主要是在晚上睡眠时，一般是在夜间10时至凌晨2时。晚间充足的睡眠对保持皮肤细胞正常的新陈代谢及功能非常重要。⑥保持身心健康：精神状态与人体皮肤的性状关系密切。保持积极、乐观、向上、愉快的心情，可使副交感神经处于兴奋状态，血管扩张，皮肤血流量增加，使皮肤代谢旺盛，肤色红润，容光焕发。生活起居要有规律，对喜、怒、哀、乐要有节制，使自主神经始终处于平稳状态，可保持肌肤营养、正常肤色及生理功能，以延缓皮肤衰老。

（杨蓉娅　田艳丽）

zhōngxìng pífū

中性皮肤（neutral skin）　皮脂分泌适量，表面细腻、光滑、富有弹性的皮肤。是健康理想的皮肤，其pH为5~5.6。中性皮肤的特征是：皮脂腺、汗腺的分泌量适中，不油腻、不干燥，富有弹性，毛孔较小，红润有光泽，不易老化，对外界刺激不会过度敏感。中性皮肤多见于青少年、婴幼儿及皮肤保养较好者。中性皮肤易受季节变化影响，夏天略偏油腻，冬天略偏干燥。因此，要根据季节的不同对中性皮肤进行正常保养。保持心情舒畅，充分注意饮食和睡眠，注意防晒、防燥、防冻、防风沙等。如不注意保养也会转变为干性皮肤、油性皮肤或敏感性皮肤。

（杨蓉娅　田艳丽）

yóuxìng pífū

油性皮肤（oily skin）　皮脂分泌旺盛，质地厚实、发硬或不光滑的皮肤。外观暗黄，油腻光亮，不易产生皱纹，弹性尚佳。其pH 5.6~6.6。油性皮肤对外界刺激不敏感，但易产生粉刺、痤疮。常见于青春发育期的青少年。油性皮肤产生的原因：主要是雄性激素分泌较旺盛，导致皮脂腺分泌亢进及腺体增大。不论男女，长期的皮脂腺分泌亢进会堵塞毛孔，形成皮脂的积存，促使毛孔变大。皮脂分泌过多及排泄不畅还会导致痤疮丙酸杆菌、马拉色菌、螨虫等病原生物的大量滋生与繁殖，引发毛囊、皮脂腺的炎症而最终形成炎性痤疮等皮肤病。内分泌失调，情绪紧张、精神压力过大、劳累，高糖、高脂饮食，烟酒过度，化妆品使用不当等都可促使油性皮肤者发生痤疮等。注意保持皮肤清洁，防止毛孔阻塞。避免使用油性护肤品。饮食要清淡、生活起居要规律等。

（杨蓉娅　田艳丽）

gānxìng pífū

干性皮肤（dry skin）　皮肤角质层水分低，皮脂分泌量少，表面多皱纹无光泽的皮肤。角质层水分低于10%，pH 5.5~6.0，干性皮肤明显的特征是：皮脂分泌少，皮肤干燥、多白皙、但缺少光泽，毛孔细小而不明显，皮肤容易产生细小皱纹，毛细血管比较表浅，对外界刺激比较敏感，皮肤易生红斑。干性皮肤产生的原因：内因方面，与先天性皮脂腺活动力弱、后天性皮脂腺和汗腺活动衰退、维生素A缺乏、偏吃少脂肪食物、雄激素分泌水平较低、皮肤血液循环及营养不良、疲劳等有关。外因方面，与烈日曝晒、寒风吹袭、皮肤不洁、化妆品使用不当以及洗脸或洗浴次数过多等有关。干性皮肤分为：①干性缺水皮肤。多见于35岁以上者及老年人，与汗腺功能减退、皮肤营养不良、缺乏维生素A、饮水量不足以及环境干燥等因素有关。②干性缺油皮肤。多见于年轻人，由于皮脂分泌量少，不能滋润皮肤；或护肤方法不当，常用碱性强的肥皂或香皂洗脸，导致皮脂丢失、皮肤缺油。皮肤缺油常伴有皮肤缺水。干性皮肤保健要点：保证皮肤得到充足的水分及保持皮肤的水油平衡。首先在选择清洁护肤品时，宜用不含碱性物质或低碱性的膏霜型洁肤品或洗面奶，也可选用对皮肤刺激性小的含有甘油成分的香皂，以免抑制皮脂和汗液的正常分泌而使皮肤变得更加干燥。彻底清洁皮肤后，应立刻使用保湿性化妆水或乳液来补充皮肤的水分，并选择添加保湿成分、锁水防护性较强的护肤品。定期皮肤保养、按摩等，以促进血液循环，加速皮肤组织新陈代谢，增加皮脂和汗液的分泌。

（杨蓉娅　田艳丽）

hùnhéxìng pífū

混合性皮肤（mixed skin）　兼有油性、中性或干性皮肤的特点的皮肤。在额、鼻、口腔、下颌等部位的皮肤呈油性，其他部位则呈干性。多见于25~35岁者。中国人大部分都属于此类皮肤。除一些人是天生的混合性皮肤外，有一部分人的皮肤原是干性皮肤，中性皮肤或油性皮肤，但可随年龄、生活、环境及压力等方面的变化而逐渐演变为混合性皮肤。混合性皮肤同时存在着两种或三种皮肤状态，皮肤护理时就需要分区域保养，尤其是面部。做清洁型保养要顾及干燥部位的皮肤保养，做滋润型保养也要顾及油性部位的皮肤保养。对于皮脂分泌旺盛的区域应予以彻底清洁并及时补充水分，对于干燥敏感的区域应予以温和的皮肤清洁及营养保湿。混合性皮肤并非稳定不变的皮肤状态，所以在日常保养中，应根据皮肤的实际状况做出适当的调整。

（杨蓉娅　田艳丽）

mǐngǎnxìng pífū

敏感性皮肤（sensitive skin）

容易受刺激引起某种程度不适的皮肤。外在环境出现变化，肌肤无法适应，会出现不适感甚至出现皮肤过敏现象。敏感性皮肤可分为干性敏感性皮肤、油性敏感性皮肤及混合性敏感性皮肤三种。敏感性皮肤的特征是：皮肤表皮变薄，皮脂分泌少，较干燥，微血管明显，功能减退，表面粗糙，对外界变化反应敏感。因季节变化而使皮肤容易呈现不稳定状态。主观症状有皮肤瘙痒、烧灼感、刺痛和出现红斑、丘疹等。

敏感性肌肤产生的原因：自身患有系统性疾病，或年龄和心理因素。随着年龄的增长，皮肤的皮脂膜功能减退，出现敏感状态；心理压力较大，睡眠不足等因素也可能导致皮肤敏感状态。滥用化妆品，使用劣质、变质、刺激性较强的化妆品和某些药物化妆品，或在敏感性皮肤的治疗过程中过度使用了含激素的药品等，均可造成皮肤屏障功能的破坏。过度依赖外用药品包括糖皮质激素类制剂；非正规的过度美容，如祛角质、按摩、药膜或营养面膜；换肤、脱毛、激光美容、整形美容术等美容治疗都可能使皮肤的正常屏障状态会受到不同程度的破坏，可出现皮肤敏感状态。

敏感性皮肤的护理要点：纠正导致面部皮肤发生的原因，以综合、温和治疗为主要原则；治疗重点以重建皮肤屏障、降低皮肤敏感性为主，镇定安抚受刺激的肌肤，调节肌肤组织恢复健康状态，重建肌肤自然的抗过敏屏障，增强肌肤耐受性。并注意减少药物及化妆品对面部皮肤的刺激；多食新鲜水果、蔬菜，少食辛辣、油腻、刺激性强、易引起过敏反应的食物。

（杨蓉娅　田艳丽）

pífū lǎohuà

皮肤老化（skin aging）　自然因素或非自然因素造成的皮肤衰老现象。是机体衰老最直观的外在表现，皮肤松弛呈棕黑色、厚度变薄、弹性降低、脆性增加、出现皱纹、表面粗糙、失去光泽变得干燥。衰老通常指生物发育成熟后，随着年龄的增加，引起组织结构及其成分逐渐退行性变、内环境稳定能力下降、功能减退，并趋向死亡的不可逆现象。衰老又称老化，是生物界最基本的自然规律。

皮肤老化包括自然老化和外源性老化等。遗传及不可抗拒的因素引起的皮肤内在的老化称为自然老化。胎儿出生后皮肤组织日益发达，功能逐渐活跃，到达一定年龄就会开始退化，这种退化往往在人们不知不觉中慢慢进行。皮肤组织的生长期一般结束于25岁左右，自此以后生长与老化同时进行，皮肤弹性纤维渐渐变粗，40~50岁为初老期，皮肤老化也慢慢明显，程度因人而异。毛发和指（趾）甲的生长也变得缓慢。外源性因素引起的皮肤老化称为外源性老化。紫外线辐射是环境中导致皮肤老化的主要因素。精神心理因素、营养失调、不良生活饮食习惯、不注重皮肤的保养及不恰当使用护肤品和药品等也可引起皮肤老化。防治皮肤老化应从年轻时期开始，要避免过度的紫外线照射，注意饮食营养，保证充足的睡眠，保持乐观的心态，并合理使用护肤品。

（杨蓉娅　田艳丽）

pífū guānglǎohuà

皮肤光老化（skin photoaging）

长期受到日光照射所致皮肤损害。又称皮肤日射病，表现为皮肤粗糙、增厚、松弛，出现深而粗的皱褶，局部有色素沉着或毛细血管扩张，甚至可能出现皮肤的良性或恶性肿瘤（如日光角化病、鳞状细胞癌、基底细胞癌、恶性黑色素瘤等）。

病因和发病机制　包括外因、内因和其他病因等。

外因　主要是长波紫外线（UVA）和中波紫外线（UVB）参与光老化的致病过程。UVB照射可引起皮肤红斑和延迟性色素沉着，长期UVB照射可使皮肤变得粗糙、多皱、角质增厚。UVA是皮肤晒黑的主要光谱，其光化学效应及光生物学效应不如UVB明显，但UVA的穿透能力强，渗透至皮肤深层，对皮肤光老化有重要影响。

内因　皮肤颜色对皮肤光老化有一定影响，皮肤的颜色主要由表皮中的黑素体决定，黑素体对各种波长的紫外线甚至可见光和红外线均具有良好的吸收作用，因此，表皮中黑素体是真皮组织免受紫外线照射的天然屏障。日光对皮肤的影响自幼开始，并随年龄增加而逐渐累积，皮肤结构也发生相应变化，如表皮角质层完整性、水化及脂化情况、表皮厚度、色泽及皮肤中吸光物质的含量改变等，这些因素均可影响日光中紫外线的反射、散射、吸收和穿透，从而导致皮肤光老化。

其他病因　多种病理状态可增强机体对紫外线照射的敏感性，并出现以光损害为主的临床表现。职业、地理纬度和海拔高度等因素也是皮肤光老化的相关原因。

病理改变　长期日光照射可

改变皮肤的细胞成分和组织结构，如表皮增厚或萎缩、黑素细胞不规则增生或减少、真皮毛细血管排列紊乱、弯曲扩张、真皮内炎性细胞浸润等，最具特征的变化是真皮基质成分变化。真皮基质成分弹性纤维由弹性蛋白和微原纤维组成，皮肤的弹性和顺应性与弹性纤维关系密切。在皮肤的自然衰老过程中，弹性纤维进行性降解、片段化直至消失。紫外线照射使弹性纤维变性，纤维增粗、扭转、分叉，日积月累呈团块状堆积，其弹性和顺应性则随之丧失，皮肤松弛、过度伸展出现裂纹。日光照射可以引起真皮的炎症反应，尤其是激活血管周围的巨噬细胞和肥大细胞，炎症介质及细胞因子可导致组织溶酶体酶如弹性蛋白酶、胶原酶的释放，进而缓慢溶解上述基质成分。

临床表现 皮肤光老化多发生在暴露部位，如面部和手背，多见于常年户外工作者。主要表现为局部皮肤粗糙，略显肥厚，皮沟加深、皮嵴隆起，形成粗深皱褶；皮肤萎缩，表皮菲薄，静脉凸显；微循环的显著变化，如毛细血管扩张；皮肤晦暗无光泽或呈灰黄色；老年斑等色素失调等现象。Glogau 等根据皮肤皱纹、年龄、有无色素异常、角化及毛细血管扩张情况将皮肤光老化分为 4 个类型（表）。皮肤光老化可以并发多种皮肤病变，如光线性弹性纤维病等；长期日光照射还可以诱发一系列增生性病变，如脂溢性角化病、胶样粟丘疹、日光性角化病等。此外，多种皮肤恶性肿瘤都和长时间日光照射相关，如基底细胞癌、鳞癌等。

辅助检查 组织学检查特征为表皮不规则增厚或萎缩、毛细血管扩张、胶原嗜碱性改变。紫外线灯检查发现色素沉着，评估皮肤光老化程度。表皮脱落细胞检查可见细胞脱落速率减慢、形态不规则、数量减少、体积增大、细胞间联系疏松等改变。基因检测线粒体脱氧核糖核酸（mtDNA）突变率可准确反映紫外线引起的皮肤积累损伤，mtDNA 突变率与皮肤光老化程度密切相关，与年龄无关。

诊断 根据皮肤光老化的特征性表现，结合皮肤活检等辅助检查所见的组织改变可确诊。此外，一些实验室诊断技术也有助于光老化的诊断。

治疗 包括以下方法。①防晒剂：使用含有紫外线吸收剂和遮蔽剂的防晒剂是保护皮肤进一步免受日光损害的有效的防护手段。理想的防光剂应既防 UVB 又防 UVA，即所谓的宽谱防光剂。②抗氧化剂：活性氧自由基在皮肤光损伤、光老化和光致癌的发生中起着重要的作用，采用清除自由基的抗氧化剂补充治疗，可以防止皮肤光氧化性损伤。选择有效的自由基清除剂与防光剂协同作用，可有效防止光老化。③抗炎药物：紫外线照射可引起真皮层炎症细胞的增加，这种慢性的皮肤损害也可能导致皮肤的光老化，因此局部应用抗炎药物可治疗和防护慢性光损害。④维A酸类药物：可以明显改善皮肤的皱褶、色斑及皮肤粗糙等。其机制包括防止胶原纤维的减少、增加胶原纤维的合成、抑制异常弹性纤维的出现、促进色素或噬色素细胞的消退等。可促进肉芽组织中的胶原沉积，逆转皮质激素和水杨酸盐对伤口愈合的抑制作用，抑制膜组织中的胶原酶活性等。⑤强脉冲光和激光治疗：常用的强脉冲光、超脉冲二氧化碳激光等，可明显改善皮肤光老化现象，并在去皱方面也有显著的临床效果。

预防 采用合理的防光保护措施或避免进一步暴露，可以预防或减轻皮肤的光化性损伤。每天上午 10 时到下午 2 时，是一天中紫外线强度最强的时段，应尽量减少在这一时段外出。选择有防紫外线功能的遮阳伞、防护眼镜等。选择合适的遮光剂可有效防止或减轻紫外线照射对皮肤的损伤。

（杨蓉娅　田艳丽）

pífūbìng

皮肤病（skin disease） 发生于皮肤、黏膜及其附属器的疾病。皮肤病为常见病、多发病，大多数不严重，但少数较重者可危及生命。皮肤病种类繁多，有 1000

表　皮肤光老化的临床分型（Glogau 分型法）

分型	皮肤皱褶	色素沉着	皮肤角化	毛细血管	光老化阶段	年龄（岁）	化妆要求
Ⅰ	无或少	轻微	无	无	早期	20~30	无或少用
Ⅱ	运动中	有	轻微	有	早~中期	30~40	基础化妆
Ⅲ	静止中有	明显	明显	明显	晚期	50~60	厚重化妆
Ⅳ	密集分布	明显	明显	皮肤灰黄	晚期	60~70	化妆无用

多种，其分类和命名比较混乱。最常见的分类方法是根据病因、皮损类型、发病部位、病理变化等方面综合而定的，通常分为以下几类：病毒性皮肤病、细菌性皮肤病、真菌性皮肤病、动物源性皮肤病、物理因素所致皮肤病、神经精神障碍性皮肤病、变态反应性皮肤病、职业性皮肤病、红斑性皮肤病、丘疹鳞屑性皮肤病、结缔组织病、角化性皮肤病、皮肤血管性疾病、皮肤脉管性疾病、大疱性皮肤病、营养性皮肤病、代谢性皮肤病、内分泌障碍性皮肤病、非感染性肉芽肿、色素障碍性疾病、遗传性皮肤病、黏膜病、脂膜炎、真皮弹性纤维病、萎缩性皮肤病、皮肤附属器病、良性皮肤肿瘤、恶性皮肤肿瘤等。

（王宝玺）

bìngdúxìng pífūbìng

病毒性皮肤病（viral skin diseases） 病毒感染所致的皮肤及附属器病变的疾病。病毒感染后，依据其感染途径、病毒的生物学特征以及对组织的亲嗜性，可表现为系统性感染、局限于皮肤黏膜的感染和系统感染伴皮肤黏膜的损害，其中以皮肤黏膜病变为突出表现的仅占病毒性疾病的一小部分。对全身器官和皮肤同时受累的病毒感染多伴有病毒血症，见于水痘、麻疹、风疹和天花等。主要引起皮肤黏膜受累的通常无病毒血症，或有一过性病毒血症，如嗜神经及表皮的带状疱疹、嗜表皮的各种疣。根据皮损特征，可将本组疾病分为新生物型、疱疹型、红斑发疹型3型。某些伴有显著内脏损害如病毒性出血热、获得性免疫缺陷综合征等也属于病毒性皮肤病。另外，一些病因不明的疾病如川崎病、多形红斑等也被认为与病毒感染有关。

病毒基本特性 病毒是一类专性细胞内寄生微生物，其完整的病毒颗粒称为病毒体，主要由核酸和结构蛋白组成，并按核酸的不同分为DNA病毒和RNA病毒。常见引起病毒性皮肤病的DNA病毒有：人乳头瘤病毒（HPV）、单纯疱疹病毒（HSV）、水痘-带状疱疹病毒（VZV）、EB病毒、天花病毒、牛痘病毒、传染性软疣病毒（MCV）等；RNA病毒则包括柯萨奇病毒、艾柯病毒、麻疹病毒、风疹病毒等。病毒只能在易感细胞内复制，步骤包括：①从病毒核酸转录mRNA；②由mRNA翻译成“早期蛋白”；③复制子代核酸；④由子代核酸转录的mRNA再翻译成“晚期蛋白”，构成病毒体结构蛋白；⑤子代核酸、结构蛋白组装成新的病毒体。

病毒感染与免疫 病毒性皮肤病的皮肤黏膜损害是病毒直接损害所致，或病毒抗原所致变态反应。抗病毒免疫应答包括非特异作用和特异作用，前者包括屏障作用、单核吞噬细胞和干扰素（IFN）等，后者包括体液免疫和细胞免疫。特异性体液免疫所产生的保护性抗体能与血循环中的病毒结合，阻止病毒侵犯易感细胞，甚至将其清除，但不能清除细胞内的病毒；特异性细胞免疫中活化T细胞是消灭细胞内病毒的主要力量，与病毒性皮肤病最终恢复密切相关。病毒感染可引起各种临床表现，病情轻重不一，这取决于不同病毒的致病力以及机体的免疫状况。病毒感染可表现为自限性感染和持续性感染，后者又分为慢性感染、潜伏性感染和慢病毒感染。病毒感染后表现的类型与病毒本身的特性和机体的抵抗力有关。如HPV感染皮肤黏膜后，由于病毒的亲表皮性，局部常常难以建立有效的抗病毒免疫，造成病毒感染从一开始就表现为慢性过程。水痘-带状疱疹病毒在儿童感染的早期，因病毒血症后机体迅速产生中和抗体和特异性细胞免疫，使血中的病毒得以及时清除，水痘的病程呈急性自限性，但同时因病毒血症使病毒进入神经节中并潜伏形成潜伏感染。

分类 病毒性皮肤病临床分类主要分为DNA病毒和RNA病毒感染两大类，两者间发病机制、临床表现以及抗病毒治疗策略有一定的差别，其中以DNA病毒引起的更为常见（表1）。

实验室诊断 病毒感染的实验室检测对明确病毒感染有重要的意义。

病毒分离和培养 是诊断病毒感染的金标准，但因检测条件要求较高，检测因素有时难以控制，少数病毒不能在体外培养成功，故其临床应用的价值有一定的限制。

病毒抗原和抗体检测 检测血清中的病毒抗体是临床上较方便和简单的方法，又称血清学检测，可以检测IgG和IgM两种类型的病毒抗体，均提示有病毒感染。IgM型抗体感染后产生早、持续时间短，阳性提示近期或活动性感染，而IgG型抗体产生晚，持续时间长甚至终生，阳性不能区别近期感染和既往感染。检测病毒的DNA和RNA可以准确判断病毒感染及其状态，通常用聚合酶链反应（PCR）法或分子杂交技术。由于PCR敏感性极高，在标本收集、处理以及检测过程中污染可以出现假阳性，故要求在有一定实验室条件下并有严格的质控才能开展。

表1 常见病毒性皮肤病分类

病毒分类	病毒名称		所致疾病
DNA病毒	疱疹病毒	单纯疱疹病毒	单纯疱疹、卡波西水痘样疹
		水痘-带状疱疹病毒	水痘、带状疱疹
		巨细胞病毒	巨细胞病毒感染
		EB病毒	传染性单核细胞增多症、慢性EB病毒感染
		人类疱疹病毒6型	婴儿玫瑰疹
		天花病毒	天花、牛痘疹、牛痘样湿疹
	痘病毒	副牛痘	挤乳者结节、羊痘
		传染软疣病毒	传染性软疣
	人乳头瘤病毒		扁平疣、寻常疣、跖疣、尖锐湿疣、疣状表皮发育不良
	肝炎病毒		小儿丘疹性肢端皮炎，乙肝抗原血症，甲、丙型肝炎皮肤表现
	腺病毒		腺病毒性肺炎、流行性角膜结膜炎
RNA病毒	小RNA病毒	ECHO病毒	ECHO病毒疹
		科萨奇病毒	柯萨奇病毒疹，手足口病
	副黏病毒	麻疹病毒	麻疹
		呼吸道合胞病毒	呼吸道合胞病毒感染
		风疹病毒	风疹、先天性风疹综合征
	虫媒病毒		登革热、白蛉热、绿猴病、病毒性出血热
	细小病毒		传染性红斑

治疗 大多数病毒性皮肤病有一定的自限性，因此，无需特殊的抗病毒治疗，主要以提高机体的免疫力和对症治疗为主。一些病毒性皮肤病病程迁延，或容易传播，或与肿瘤的发生关系密切，因此需要积极地治疗。

药物治疗 为缩短病程，减少病毒传播，或阻止疾病进一步发展，可采取有效的抗病毒疗法。临床主要选择核苷类似物用于疱疹病毒感染，常用的有阿昔洛韦、伐昔洛韦、泛昔洛韦。疱疹病毒对核苷类似物耐药时，可选择膦甲酸钠。不同的抗疱疹病毒药物抗疱疹病毒的敏感性和不良反应有差别（表2）。干扰素是一种广谱的抗病毒药物，可以用于不同的病毒感染，但疗效差别较大。外用咪喹莫特是一种局部免疫调节剂，用于人乳头瘤病毒感染可以获得肯定的效果。研制中的西多福韦和瑞喹莫特外用制剂，可能成为局部治疗疱疹病毒和人乳头瘤病毒感染的新的有效药物。

非药物治疗 对不同的增生性病变可采取冷冻、电灼、激光以及手术等治疗。改善生活条件，加强个人卫生，减少病毒传播环节，增强机体免疫力是减少病毒性皮肤病传播的重要措施。

（郝 飞）

pàozhěnbìngdúxìng pífūbìng

疱疹病毒性皮肤病（dermopathic herpesvirus diseases） 人类疱疹病毒（human herpesviruses，HHV）是一类由线状双链DNA和直径一般100～110nm的20面体衣壳构成的病毒，发现有8种，分为α、β、γ 3个亚类，有着不同的生物学特性（表）。

人类疱疹病毒感染后，一般

表2 常用抗疱疹病毒药物抗疱疹病毒相对敏感性的比较

抗病毒药	病毒的敏感性			
	HSV-1	HSV-2	VZV	CMV
阿昔洛韦	+++	+++	++	-
伐昔洛韦	+++	+++	++	-
泛昔洛韦	+++	+++	++	-
膦甲酸钠★	++	++	+	++

注：HSV-1：单纯疱疹病毒1；HSV-2：单纯疱疹病毒2；VZV：水痘带状疱疹病毒；CMV：巨细胞病毒。★主要用于耐药的HSV和VZV

表　人类疱疹病毒的种类及其所致的主要疾病

正式命名	常用名	所属亚科	生物学特性	所致疾病
人疱疹病毒1型（HHV-1）	单纯疱疹病毒1型（HSV-1）	α	繁殖快，溶解细胞，感觉神经节中潜伏	唇疱疹、龈口炎、角膜炎、疱疹性脑炎、脑膜炎
人疱疹病毒2型（HHV-2）	单纯疱疹病毒2型（HSV-2）	α	同上	新生儿疱疹、生殖器疱疹
人疱疹病毒3型（HHV-3）	水痘-带状疱疹病毒（VZV）	α	同上	水痘、带状疱疹
人疱疹病毒4型（HHV-4）	EB病毒（EBV）	γ	淋巴细胞繁殖与潜伏	先天性巨细胞病毒感染、单核细胞增多症、间质性肺炎
人疱疹病毒5型（HHV-5）	巨细胞病毒（CMV）	β	繁殖慢，巨细胞、淋巴细胞及分泌腺体中潜伏	传染性单核细胞增多症、伯基特（Burkitt）淋巴瘤、鼻咽癌
人疱疹病毒6型（HHV-6）	人疱疹病毒6型	β	同巨细胞病毒	幼儿急疹
人疱疹病毒7型（HHV-7）	人疱疹病毒7型	β	同EB病毒	幼儿急疹
人疱疹病毒8型（HHV-8）	卡波西肉瘤相关的疱疹病毒（KSHV）	γ	淋巴细胞繁殖与潜伏	卡波西肉瘤，淋巴增生性疾病

经历原发感染、潜伏感染与病毒再激活等3个基本机制（图），可致多种疾病（表）。HHV感染具有以下4个共同的生物学特性：①病毒感染人体细胞后，一般可产生显著的细胞病变效应，感染的细胞与邻近的未感染细胞融合后可形成多核巨细胞；②病毒复制过程复杂，但较为有序；③可特异性编码多种参与核酸代谢（如胸苷激酶等）、DNA合成（如DNA多聚酶等）和蛋白质加工（如蛋白激酶等）的酶和蛋白质；④均能在自然宿主体内形成原发和继发感染。常见的疱疹病毒性皮肤病主要由单纯疱疹病毒1型和2型以及水痘-带状疱疹病毒感染所致，在抵抗力低下的人群可以发生巨细胞病毒和EB病毒感染，其他一些HHV引起的疾病较为少见，且致病表现形式复杂。

（郝　飞）

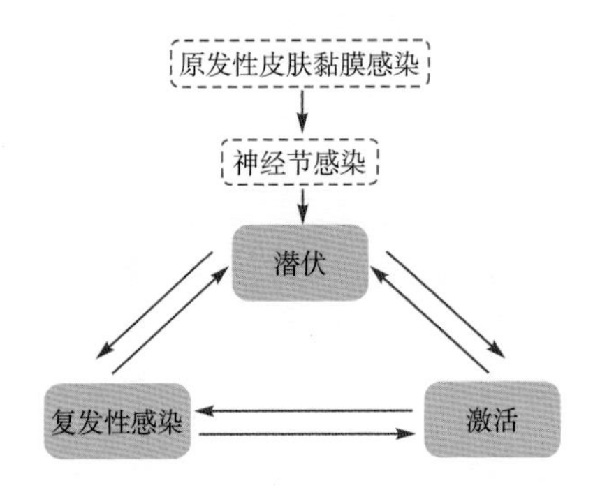

图　人类疱疹病毒感染的基本发病机制

dānchúnpàozhěn

单纯疱疹（herpes simplex）　单纯疱疹病毒感染所致以皮肤、黏膜发生局限性簇集性水疱为特征的病毒性皮肤病。此病有自限性，但有显著的复发倾向。

病因和发病机制　单纯疱疹病毒（herpes simplex virus，HSV）为双链DNA病毒，分为HSV-1和HSV-2两种血清型，其基因组同源性近47%～50%。人是HSV唯一宿主，幼儿对此病毒普遍易感。HSV-1主要通过皮肤黏膜的直接接触（如抚摸、接吻等）和空气飞沫传播，HSV-2则主要通过性接触传播或新生儿围生期在宫内或产道受染。超过50%的成人血清中都含有HSV抗体，但不能完全防止复发和重复感染，故HSV感染后不产生永久性免疫。HSV-1和HSV-2的感染特征比较见表。HSV进入人体后先产生原发感染，随着机体产生免疫应答而痊愈，但病毒长期潜伏在感觉神经节内，在一定因素作用下被激活而形成复发性感染。HSV形成潜伏感染的机制可能与潜伏相关转录体胸腺依赖淋巴细胞活化连接蛋白（LAT）有关，潜伏病毒处于一种低复制的动力状态，可维持数年乃至终生。

临床表现　以皮肤、黏膜发生局限性簇集性水疱（图）为特征。潜伏期1～26天，平均6天。HSV感染分为原发感染和复发感染。原发感染是指感染发生于体内无HSV抗体产生的个体，复发感染是指潜伏体内的HSV激活而引发的感染。一般来说，原发感染发病前3～7天有明确的接触史，发作症状较重，病程持续较长。大多数原发感染可以无明显的临床症状，当第一次出现皮损时可能是一次复发，并非是一次真正意义上原发感染，故临床多称为首次发作。HSV临床表现多种多样，常见有以下表现。

唇疱疹（herpes labialis）　最常见的HSV感染，95%以上患者是复发性HSV-1感染。发作前可有局部痒、痛、灼热等前驱症状，持续24小时。典型的表现为红斑基础上出现成簇的水疱。好发于

唇的边缘，颊部、眼睑、耳垂也可见复发。病情轻重不一，与发作的诱因（特别是曝晒）及机体的抵抗力有关。

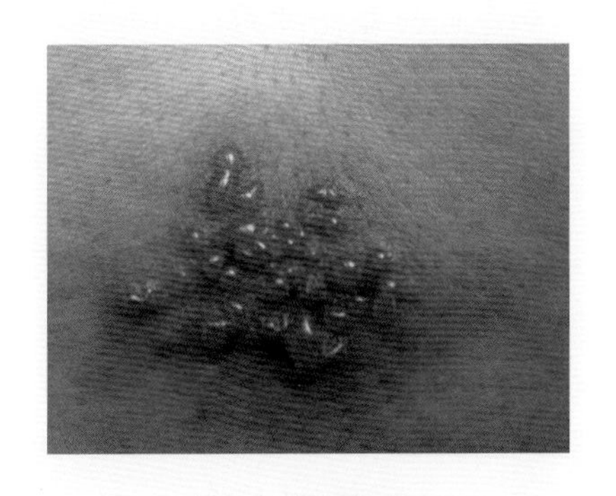

图 单纯疱疹
注：簇集性小水疱，基底潮红

疱疹性龈口炎（herpes gingivostomatitis） 多由 HSV-1 所致。好发于口腔、牙龈、舌、硬腭、咽等部位。皮损表现为迅速发生的群集性小水疱，很快破溃形成浅表溃疡，也可开始即表现为红斑、浅溃疡。口腔疼痛较明显，可伴发热、咽痛及局部淋巴结肿痛。自然病程 1~2 周。

疱疹性角膜结膜炎（herpetic keratoconjunctivitis） 角膜可形成树枝状或深在圆板状溃疡，严重或局部误用皮质激素制剂可发生角膜穿孔导致失明。可伴结膜充血和水肿。

接种性疱疹（inoculation herpes） 主要 HSV-1 感染，皮损为限于接触部位的簇集性水疱。发生于手指者表现为位置较深的疼痛性水疱，称疱疹性瘭疽（herpetic whitlow），可伴有局部的红肿和腋下淋巴结肿痛，类似于蜂窝织炎，多见于 20~40 岁的女性或 10 岁以下的儿童。与活动期皮损的患者进行摔跤可以发生在手部、颈部、面部等接触部位感染，称为格斗性疱疹（herpes gladiatroum）。

新生儿单纯疱疹（neonatal herpes simplex） 70% 患儿是 HSV-2 型所致，且母亲分娩时多无症状。母亲初发感染对传播的危险性要显著高于复发感染。85%经产道感染，10%~15%产后感染，仅 5%发生在宫内。一般出生后 5~7 天发病，也可长达 3 周。多数以皮肤水疱为首发症状，表现为皮肤（尤其是头皮）、口腔黏膜、眼结膜出现水疱、糜烂，严重者可伴发热、呼吸困难、黄疸、肝脾肿大、意识障碍等。可分为皮肤-眼睛-口腔局限型、中枢神经系统型和播散型，后两型病情较重，病死率高达 15%~50%，成活的患儿后遗症发生率高达 50%。

还包括：主要为 HSV-1 感染所致的疱疹性湿疹，又名*卡波西水痘样疹*。主要是由 HSV-2 引起的*生殖器疱疹*。

辅助检查 以下检查可辅助诊断。

病毒学检查 包括病毒培养、直接免疫荧光、聚合酶链反应（PCR）及血清学试验。病毒培养分离和鉴定出 HSV 即可确诊，但需要 2~5 天，检测条件要求较高，敏感性相对较低而限制其应用。直接免疫荧光简单快速，已逐渐成为常用的检测手段，用于快速诊断并区别 HSV 与水痘-带状疱疹病毒感染。PCR 技术应用

表 HSV-1 和 HSV-2 感染特征比较

感染特征	HSV-1 感染	HSV-2 感染
原发感染		
发病人群	儿童	青少年和成人
发病部位	常见于口腔、唇、手指，偶见生殖器	常见于生殖器，少见于口腔、唇，偶见手指
传播方式	口腔分泌物接触	性接触
潜伏期	1~26 天，平均 6 天	类似于 HSV-1
潜伏部位	三叉神经节	骶尾神经节
复发感染		
口腔感染	十分常见	常见
生殖器感染	较少见	常见
眼部感染	常见	少见，但播散性感染中急性视网膜炎多由 HSV-2 所致
中枢神经系统感染	90%以上成人疱疹性脑炎由 HSV-1 所致	急性脑膜炎和莫拉雷复发性淋巴细胞脑膜炎多由 HSV-2 所致
新生儿感染	少见，且局限于皮肤	常见，且易引起全身播散

于中枢神经系统感染价值最大，也应用于其他标本来源的感染。血清学试验通常不用于判断皮肤损害是否由HSV感染所致，主要用于不同人群感染率的调查。此外，选择性检测针对HSV-1的gG-1蛋白和HSV-2的gG-2蛋白的抗体，可以区分HSV-1和HSV-2感染。

细胞学检查 刮取早期皮损，行Tzanck涂片检出多核巨细胞和核内嗜酸性包涵体，并排除水痘、带状疱疹即可确诊。

组织病理学检查 首发皮损与复发皮损其病理变化相同。可见角质形成细胞水肿、气球样变性、网状变性与凝固性坏死，细胞内水肿和细胞间水肿，形成单房性水疱，可见多核巨细胞。真皮乳头层轻度水肿，可见数量不等的中性粒细胞。

诊断与鉴别诊断 根据皮损特点及部位，结合流行病学资料可作出诊断。诊断困难的病例包括：①皮损部位继发细菌感染；②新生儿感染；③局限于中枢神经系统感染；④内脏感染。此病应与带状疱疹、脓疱疮和固定性药疹等鉴别。

治疗 治疗原则为缩短病程、防止继发细菌感染和全身播散、减少复发和传播机会。内服药物治疗主要应用抗病毒药物和抗病毒免疫调节药物。抗病毒药物中核苷类似物疗效突出，适用于有病毒复制的初发型和复发型感染，但对HSV潜伏感染则难以奏效。常用核苷类似物有阿昔洛韦、泛昔洛韦、伐昔洛韦，这些药物在体内特别是吸收和代谢过程不同，但临床疗效相似。如核苷类似物药物耐药时，可试用膦甲酸盐，也可外用西多福韦。抗病毒免疫调节药物包括转移因子、左旋咪唑、干扰素等，有一定预防或减少复发的作用。外用药物治疗以收敛、干燥和防止继发感染为主。可选用3%阿昔洛韦软膏、1%喷昔洛韦乳膏；继发感染时可用0.5%新霉素霜、莫匹罗星软膏；对疱疹性龈口炎应保持口腔清洁，并用1∶1000溴苄烷铵（新洁尔灭）溶液含漱。

预防 单纯疱疹的预防值得关注，特别是生殖器感染。减少个体间接触，特别是性伴的接触是控制传播的关键。疫苗对易感人群的保护需要进一步评估。

（郝　飞）

shuǐdòu

水痘（varicella；chickenpox）

水痘-带状疱疹病毒原发感染引起的病毒性皮肤病。主要发生在儿童，感染率可高达90%。感染后水痘-带状疱疹病毒（varicella-zoster virus，VZV）潜伏在背根神经节细胞中，激活后致成人带状疱疹。

病因和发病机制 VZV属疱疹病毒科，α亚科。病毒为球形，外有包膜，直径160~200nm，内含双链DNA，只有一个血清型，故初次感染后可以获得终身免疫。VZV在体外极不稳定，对温度相当敏感，60℃能迅速灭活。对常用消毒剂也十分敏感。人是其唯一自然宿主。水痘患者出疹前4天和出疹后5天内有传染性。VZV具有嗜皮肤和神经特性，经呼吸道和口咽部感染后，可在局部黏膜短暂的复制，入血形成原发性病毒血症并进入单核吞噬细胞系统，经多个复制周期后再次入血，形成二次病毒血症并播散到全身各个器官，特别是皮肤、黏膜，导致水痘。病毒血症呈间歇性，故可形成分批出现的皮损。随着特异性体液和细胞免疫反应的形成，第二次病毒血症短暂，通常维持3天左右。

临床表现 多见于儿童，潜伏期12~21天，平均14天。皮损一般先出现于躯干（图）及四肢近端，呈向心性分布，四肢远端皮损稀疏散在，可累及头皮、口腔和外阴。皮损初起为红色的斑疹，数小时后为深红色丘疹，又经过数小时后变为疱疹，其周围有红晕，水疱数量约300个。皮损分批出现，在同一部位可以见到不同的疹型，多数2~3天后即无新发皮损。疱疹在1~2天内开始结痂，约2周脱尽不留瘢痕。

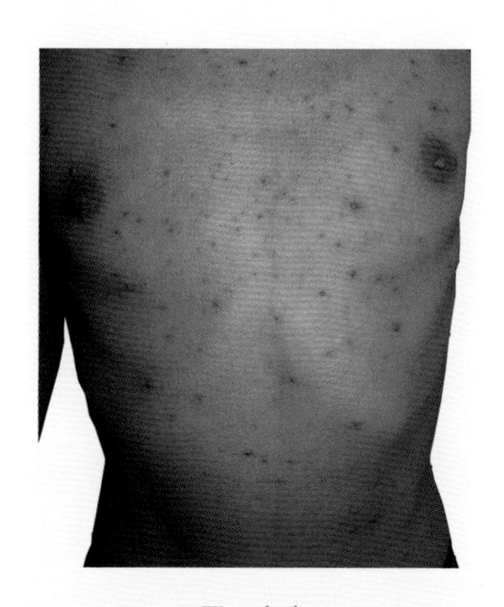

图 水痘

注：胸部可见红斑、丘疹、水疱结痂同时存在

临床上可出现一些变异型。机体抵抗力低下可导致特殊疹型的水痘和播散性水痘，前者包括大疱型、出血型和坏疽型水痘，后者指病毒扩展至脑、肝、肺、心脏等处并出现相应的临床表现。由于水痘病毒疫苗的广泛应用，水痘发病症状减轻，或不典型，表现为以斑丘疹为主，很少发生水疱，皮损数目在30~50个，无明显的发热，病程少于5天，称

为变异性水痘样综合征（modified varicella-like syndrome，MVLS）。成人水痘常常前驱期长，全身中毒症状重，发热时间长，皮损分布密集，可累及内脏特别是肺、肝等。母亲分娩时感染VZV，可以致新生儿发生水痘。水痘的并发症并不多见，主要是皮肤继发感染或坏疽等。偶可发生少见的并发症，包括水痘性肺炎、水痘性脑炎、急性脑病伴内脏脂肪变性（瑞氏综合征）、血小板减少性紫癜等。

辅助检查 不典型水痘需要进行必要检查。

病毒学检查 病毒分离培养较为困难，敏感性差，临床很少开展。聚合酶链反应（PCR）检测病毒DNA，是临床应用发展的趋势。血清抗体检测对早期诊断意义不大。

细胞学检查 快速Tzanck涂片法可见特征性多核巨细胞，但无法与单纯疱疹病毒相区别。用皮肤做直接免疫荧光，可帮助鉴别诊断。

组织病理学检查 病理改变类似于HSV感染，可见细胞变性、水肿和坏死，有多核巨细胞和炎症细胞浸润。

诊断与鉴别诊断 根据发病年龄、皮损特点，结合过去无水痘病史和近2~3周内有与水痘或带状疱疹患者接触史，即可作出诊断。需与丘疹性荨麻疹、脓疱疮等鉴别。

治疗 此病为自限性疾病，一般2周内自愈。治疗以对症处理为主，加强皮肤护理，防止继发细菌感染。患者需呼吸道隔离。一般禁用肾上腺皮质激素，但并发水痘肺炎或脑炎除外。成人水痘或伴免疫抑制的患者，需及早使用阿昔洛韦抗病毒治疗，以缩短病程，防止并发症发生。

预防 隔离水痘患者，至全部皮损结痂为止。易感患儿可以接种水痘灭活疫苗。

（郝　飞）

dàizhuàngpàozhěn

带状疱疹（herpes zoster）

水痘-带状疱疹病毒再激活引起的病毒性皮肤病。可引起严重的神经病理性疼痛。

病因和发病机制 水痘-带状疱疹病毒（varicella-zoster virus，VZV）原发感染（水痘）后，部分病毒可长期潜伏于脊髓后根神经节或脑神经的感觉神经节。在机体抵抗力降低时（如老年人）或使用免疫抑制剂者，或某些诱因如外伤、严重感染等，潜伏的病毒被激活，经感觉神经纤维轴索下行至皮肤，在其支配的皮肤区域增殖，引起带状疱疹。

临床表现 发疹前可有轻度乏力、低热、食欲缺乏等全身症状，患处皮肤自觉灼热感或烧灼痛，触之皮肤有明显痛觉敏感，持续1~5天，易误诊为肋间神经痛、胸膜炎或急腹症。亦可无前驱症状即发疹。好发部位依次为肋间神经（55%）、脑神经（25%）、腰神经（15%）、骶神经（5%）支配区域。患处常首先出现潮红斑，很快出现粟粒至黄豆大小丘疹，簇状分布而不融合，继之迅速变为水疱，疱壁紧张发亮，疱液澄清，外周绕以红晕，各簇水疱群间皮肤正常；皮损沿某一周围神经呈带状排列，多发生在身体的一侧，一般不超过正中线（图）。皮疹持续时间取决于3个因素：患者年龄、皮疹严重程度和机体免疫抑制状态。病程一般2~3周，老年人为3~6周，水疱干涸、结痂脱落后留有暂时性淡红斑或色素沉着。全身表现轻微或无，但可并发局部淋巴结肿痛。

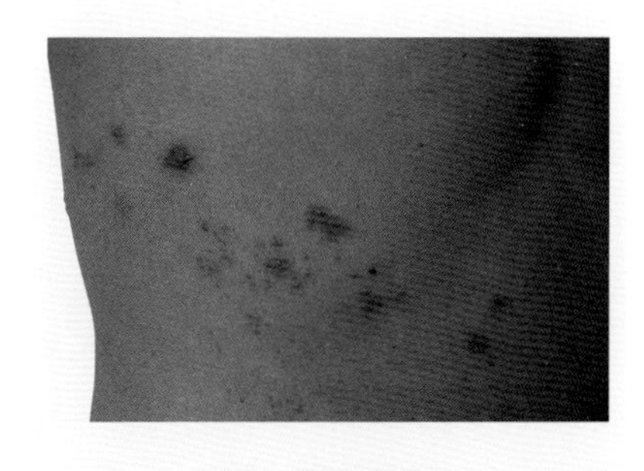

图　带状疱疹

注：红斑基础上簇集性丘疹、水疱，各簇水疱群间皮肤正常

有些特殊表现如眼带状疱疹（ophthalmic zoster）是病毒侵犯三叉神经眼支，多见于老年人，疼痛剧烈，可累及眼部，常表现为葡萄膜炎和角膜炎，后者可致角膜溃疡。若鼻翼和鼻尖有水疱形成，称为哈钦森（Hutchinson）征，此时容易发生眼部受累。眼部损害更倾向复发，但皮损可以不同时出现。耳带状疱疹（herpes zoster oticus）是病毒侵犯面神经及听神经所致，表现为耳道或鼓膜疱疹。膝状神经节受累同时侵犯面神经和听纤维时，可出现面瘫、耳痛及外耳道疱疹三联征，称为拉姆齐·亨特（Ramsay Hunt）综合征。因患者机体抵抗力差异，可表现为顿挫型（不出现皮损仅有神经痛）、不全型（仅出现红斑、丘疹而不发生水疱即消退）、大疱型、出血性、坏疽型。当受累的皮节外有20个以上的皮损，或侵犯肺等内脏器官或中枢神经系统时，称为播散性带状疱疹（disseminated herpes zoster）。神经痛是此病的特征之一，可以分为急性期（病程30天内）、亚急性期（30~120天）和慢性期（大于120天）疼痛，统称为带状疱疹相关性疼痛（zoster associated pain，ZAP）。若皮损痊愈后3个月以上仍然有疼痛，称为带状疱疹后遗神经痛（postherpetic neuralgia，PHN）。老年患者常疼痛剧烈、难以忍受，可整夜不能入睡，有时皮损已完全消失，但神经痛可持续数月至2~3年。带状疱疹相关性疼痛有3个基本表现形式，即恒定、单一伴烧灼感或持续深在的疼痛；刺痛、刀割样疼痛；激惹性疼痛。

诊断与鉴别诊断　根据沿神经走向、呈带状分布的群集性小水疱伴显著神经痛，即可诊断。出疹前或无皮损的患者应注意与胸膜炎、心绞痛、肾绞痛、胆囊炎、阑尾炎、肋软骨炎、流行性肌痛等进行鉴别。仔细询问病史，特别是注意带状疱疹疼痛的性质，以及轻微刺激局部皮肤可以诱发显著的疼痛，可以帮助诊断。

治疗　目的是缓解急性期疼痛，控制皮疹的发展，缩短病程，防止后遗神经痛等急慢性并发症的发生。

局部治疗　以消炎、干燥、收敛、防止继发感染为主。可选用红外线照射、磁疗、音频电疗、激光治疗等，有一定效果。

系统治疗　以抗病毒、镇痛、营养神经为主。系统性应用抗病毒药物应该从早期开始，最好在皮疹发生的48~72小时内，可以明显缩短病程、缓解疼痛并防止并发症的发生。绝对适应证：50岁以上老年人；头颈部带状疱疹；发生于躯干四肢的、严重的带状疱疹；免疫缺陷患者；较重的特应性皮炎或湿疹患者。相对适应证：50岁以下患者，发生于躯干和四肢的带状疱疹。

抗病毒　核苷类似药物（如阿昔洛韦、伐昔洛韦、泛昔洛韦）是目前治疗带状疱疹最常用的抗病毒药物，具有抑制病毒DNA的合成，缓解疼痛的作用。嘧啶核苷衍生物溴夫定口服吸收好，肾毒性小，治疗带状疱疹的效果较核苷类似物好。对于一些对核苷类抗病毒药物耐药的带状疱疹患者，可以选用膦甲酸钠，其作用机制与核苷类药物不同，直接作用于核酸聚合酶的焦磷酸结合部位，不涉及胸腺嘧啶激酶，故对核苷类药物耐药病毒株仍有抑制作用。治疗期间应注意监测肾功能变化。

镇痛　镇痛药物选择应遵循由弱到强的原则，可先给予解热镇痛抗炎药；若没有效果，可给予作用稍弱的阿片类药物；若疼痛较剧烈，则可给予作用较强的阿片类药物。对于严重的神经痛，可联合服用镇静药。早期积极应用镇静镇痛制剂可以有效地减轻ZAP，一旦神经痛形成常常疗效欠佳。老年体健患者早期可口服糖皮质激素以抑制炎症过程和减轻神经节的炎症后纤维化，降低神经痛发生率，但已形成PHN者继续使用糖皮质激素治疗无效。水疱形成阶段糖皮质激素应和抗病毒治疗同时进行。

其他　维生素B_1、维生素B_{12}及维生素E等可以促进受损神经恢复，减少后遗神经痛的发生。西咪替丁能够改善带状疱疹的症状，缩短病程。据报道，基础支持治疗加上静脉滴注丙种球蛋白，有利于加速疼痛缓解，促进愈合和减少后遗神经痛的发生。

带状疱疹后遗神经痛的治疗　①系统治疗方法：三环类抗抑郁药，是治疗PHN的首选之一。抗惊厥药、抗癫痫药，卡马西平、苯妥英钠及戊酸钠治疗PHN疗效均不确切。新型抗惊厥药加巴喷丁和普瑞巴林可通过选择性抑制钙通道而影响神经递质的释放，从而达到止痛目的。有学者认为加巴喷丁与三环类抗抑郁药一样有效安全，可作为PHN的一线治疗药物口服。阿片类药物，曲马多是一种人工合成的中枢作用止痛剂，具有阿片样和非阿片样止痛作用，PHN患者曲马多的最大用量为600mg/d。②局部治疗：局部可用辣椒素霜、5%利多卡因洗剂或凝胶、阿司匹林氯仿溶液等外用，具有一定的止痛作用。③其他治疗：如物理疗法、针刺及中药、穴位注射治疗，有时也起到一定的治疗作用。有报道用苦参素和曲安奈德穴位注射治疗PHN有较好效果。对剧烈疼痛，药物和物理治疗无效者，可以进行硬膜外麻醉或脊髓前侧柱切断术或脊神经根切断术，有学者进行鞘内注射糖皮质激素使疼痛缓解，但仍然有约50%的患者疼痛不能得到缓解。

预防　带状疱疹的发生与机体的免疫力低下关系密切，预防上需从提高机体的免疫力着手。带状疱疹疫苗（Zostavax）已经于2006年获得美国食品药品监督管理局（FDA）批准，为减毒活疫苗，可以预防急性期带状疱疹神经痛，并可减少严重的PHN。主要用于60岁以上老年人带状疱疹患者。

（郝　飞）

Kǎbōxīshuǐdòuyàngzhěn

卡波西水痘样疹（Kaposi varicelliform eruption）

在特应性皮炎或其他皮肤病的基础上继发单纯疱疹病毒等病毒感染所致的脐凹样水疱样皮疹。

病因与发病机制　主要是单纯疱疹病毒的分型HSV-1感染，也可以由HSV-2引起，少见报道有牛痘病毒、柯萨奇病毒等也可以致病。此病的基础皮肤病主要是特应性皮炎，但偶可发生在脂溢性皮炎、鱼鳞病样红皮病、脓疱疮、家族性慢性良性天疱疮、落叶型天疱疮、皮肤T细胞淋巴瘤、接触性皮炎等。病毒可以通过直接接触皮损传播，更多的是通过血行播散引起。外伤、美容或自身接种也可能是诱发因素。

临床表现 可发生于任何年龄，以3岁以下和20~35岁青年人多见。起病前1天有发热、全身不适、乏力等中毒症状。皮损突然发生，群集性水疱或脓疱，基底红肿，很快水疱疱顶下陷，形成特征性脐凹（图）。附近淋巴结肿大伴疼痛。皮损可在病后5~10天成批出现。经过2~3周后，机体产生一定水平的抗体，皮损可结痂脱落，可留有色素沉着或浅表瘢痕。

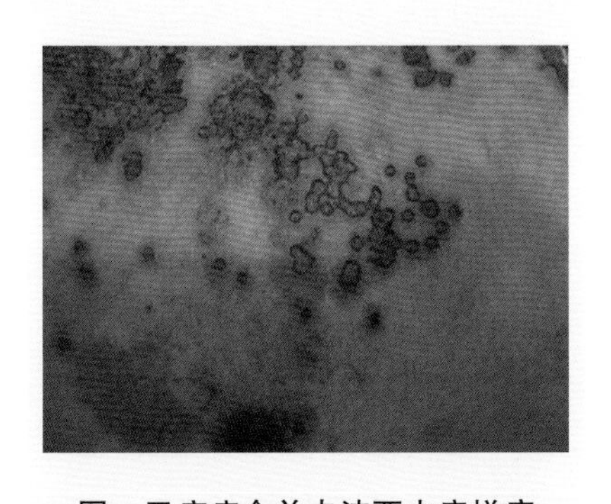

图 天疱疮合并卡波西水痘样疹
注：群集性水疱，基底红肿，疱顶下陷，形成脐凹

辅助检查 ①病毒学检查：获取疱液进行病毒培养，或直接免疫荧光检测病毒的抗原，或用聚合酶链反应（PCR）方法检测病毒的DNA或RNA，可以明确诊断。血清抗体测定对确诊帮助不大。②组织病理学检查：可见表皮内或表皮下水疱，有网状变性。真皮有大量炎症细胞浸润，多以中性粒细胞为主，可见多核上皮细胞，但难以发现包涵体。

诊断与鉴别诊断 在原有炎症性皮肤病的基础上，突然发生多个脐凹状水疱和脓疱，结合患者有单纯疱疹病毒等病毒接触史，可以诊断。如果从感染的创面获得病毒感染的证据，对确诊很有帮助。此病主要与原有皮肤炎症性疾病的皮损鉴别，特别是继发细菌感染，后者可出现脓疱，无脐凹样水疱，抗生素治疗有效。

治疗 ①局部治疗：以抗炎、收敛、防止混合感染为主，可以外用莫匹罗星软膏、夫西地酸乳膏。加强创面的护理，外用糖皮质激素制剂需在皮损愈合后施行。②系统治疗：此病一经确诊，应尽快给予抗病毒治疗。病情轻者可以口服阿昔洛韦、泛昔洛韦或伐昔洛韦，用法与用量同单纯疱疹的治疗。严重患者用阿昔洛韦静脉滴注。治疗的同时用人丙种球蛋白肌内注射可以加快病情的恢复。

预防 有炎症性皮肤病，特别是特应性皮炎患者，应该减少与单纯疱疹患者的接触。

（郝 飞）

yòu'ér jízhěn

幼儿急疹（exanthema subitum）

婴幼儿在发热3~5天后突然退热，同时出现玫瑰红色斑丘疹的病毒性皮肤病。又称为婴儿玫瑰疹（roseola infantum）、猝发疹、Ⅵ型疱疹病毒疹、第六病，是一种常见的婴幼儿急性发疹性疾病。

病因和发病机制 人疱疹病毒6型（human herpes virus 6，HHV-6）所致的病毒性疾病。该病毒属于DNA病毒，其基因组和其他类型疱疹病毒之间有一定同源性，但其生物学及某些形态学特征又有所差异。HHV-6分为A、B两个基因型，其中B型和人类疾病关系较为密切。

临床表现 此病常发生于6~36个月的婴幼儿，发病高峰期在春、夏和秋季。潜伏期5~15天，患儿多无前驱症状而突然出现高热，体温可达39.5~40℃。一般精神状态无明显异常，偶尔出现食欲缺乏、嗜睡、惊厥和淋巴结肿大等表现。发热3~5天后，体温突然下降，多于24小时内降至正常。在热退时出现玫瑰红色斑疹或斑丘疹。皮疹通常先出现于颈部、躯干和臀部，有时可蔓延至四肢、面部，而颊、肘、膝以下以及掌跖等部位多不出现皮疹，黏膜不受侵害。1~2天后皮疹完全消退。此病是自限性疾病，多无远期后遗症。免疫力低下患者HHV-6感染或重新激活可出现肝炎、脑病、肺炎、骨髓抑制和噬血细胞综合征等严重并发症。

辅助检查 ①血常规：发病第1~2天，白细胞可增多，发疹后则淋巴细胞相对增多。②病毒学检查：分离和鉴定病毒是确诊的最可靠方法。用聚合酶链反应（PCR）或反转录聚合酶链反应（RT-PCR）检测HHV-6病毒DNA阳性亦可明确诊断。③血清学检查：间接免疫荧光法检测血清抗HHV-6抗体，IgM型抗体多于发疹后5~7天出现，2周达高峰，持续约2月时间。

诊断与鉴别诊断 临床上2岁以下婴幼儿突然高热，热退时出疹，不伴其他系统症状的应考虑此病。确诊主要依靠血清HHV-6病毒抗体检测以及病毒分离或DNA检测。此病主要与麻疹、风疹等病毒感染性疾病鉴别。

治疗 轻症患者一般不需要特殊治疗，注意卧床休息，多饮水，适当补充营养；高热时可给予退热剂及对症治疗。对于伴其他系统症状或者免疫力低下患儿，则需抗病毒治疗，可给予更昔洛韦、膦甲酸钠或西多福韦等。

（郝 飞 翟志芳）

rénpàozhěnbìngdú 7 xíng gǎnrǎn

人疱疹病毒 7 型感染（human herpes virus 7 infection） 人疱疹病毒 7 型（HHV-7）主要感染 2 岁以下儿童，可以出现幼儿急疹的临床表现，但该病毒和疾病之间的确切关系尚不明确。HHV-7 是一种嗜淋巴细胞病毒，首先于 1990 年由弗伦克尔（Frenkel）等从患者 $CD4^+$T 淋巴细胞中分离出来，后又从健康人和慢性疲劳综合征患者外周血中分离出 HHV-7，也有报道从玫瑰糠疹患者皮损以及外周血中检测出 HHV-7 DNA。HHV-7 和 HHV-6 相关，但又不完全相同，它们的抗体具有交叉性。有时 HHV-7 与 HHV-6 同时存在。临床上 2 岁以下儿童的感染率较高，可以表现为幼儿急疹样的临床表现，但 HHV-7 感染的发疹较 HHV-6 感染为轻。也有认为 HHV-7 和玫瑰糠疹有关。分离和鉴定病毒是确诊的最可靠方法。用聚合酶链反应（PCR）或反转录聚合酶链反应（RT-PCR）检测 HHV-7 DNA 也有帮助明确诊断。血清抗 HHV-7 抗体检测有助于诊断。临床上发疹较轻的幼儿急疹患者应考虑此病。确诊主要依靠血清 HHV-7 病毒抗体检测以及病毒分离或 DNA 检测。主要需要和 HHV-6 感染、麻疹、风疹等病毒感染性疾病鉴别。此病具有自限性，仅需对症处理。

（郝 飞 翟志芳）

chuánrǎnxìng dānhéxìbāo zēngduōzhèng

传染性单核细胞增多症（infectious mononucleosis） EB 病毒感染所致单核细胞增多的急性传染病。又称腺性热（glandular fever）。临床特点主要为发热、咽痛、淋巴结肿大及脾大，外周血中淋巴细胞增加，出现异形淋巴细胞，且血清中产生异嗜性抗体等。病程常具有自限性。

病因和发病机制 由 EB 病毒（Epstein-Barr virus，EBV）感染所致，EBV 属疱疹病毒，病毒呈球形，直径约 180nm，为双链 DNA。因 B 细胞表面有 EBV 受体，故 EBV 有嗜 B 细胞特性并可作为其致裂原，使 B 淋巴细胞转为淋巴母细胞，产生非特异性多克隆免疫球蛋白，其中有些免疫球蛋白对此病具有特征性，如嗜异性抗体。EBV 感染 B 细胞后，B 细胞表面抗原改变，继而引起 T 细胞防御反应，形成细胞毒性 T 细胞（CTL）而直接破坏感染 EBV 的 B 细胞。病人血中的大量异形淋巴细胞就是这种具杀伤能力的 CTL。常呈散发性，也可引起流行。主要发生于儿童和青壮年，以 15～30 岁多见，主要通过直接接触或飞沫传播。原发性 EBV 感染常常为无症状感染，感染后病毒长期潜伏于休止性 B 细胞中，在一定条件下，病毒复制、繁殖，最终被感染的细胞死亡，同时病毒被释放出来，导致人与人之间传染。病后可获持久免疫。

临床表现 潜伏期 5～15 天。起病缓慢，部分患者可出现头痛、乏力、食欲减退等前驱症状。大多数患者均有发热，体温可高达 39～39.5℃，可持续 5～10 天甚至更长时间，无固定热型，部分患者伴畏寒、寒战，但全身中毒症状一般不明显。咽峡炎为最常见的症状，表现为弥漫性膜性渗出性扁桃体炎，硬腭、软腭连合部可出现多数小出血点，具有特征性，一般出现于发热后 2～3 天。齿龈也可肿胀或有溃疡。患者伴明显咽痛，咽部肿胀严重者可出现呼吸及吞咽困难。约 10%患者在病程 1～2 周出现皮疹，呈多形性，以丘疹及斑丘疹常见。也可有荨麻疹或猩红热样皮疹，偶见出血性皮疹。多见于躯干部位，1 周内消退。部分患儿可有上睑水肿。约 70%患者有淋巴结肿大，在病程第一周内即可出现，常为全身性，颈部最常见，腋下、腹股沟次之，常在热退后数周内消退。肠系膜淋巴结受累时可有腹痛及压痛，有时可见纵隔淋巴结肿大。约 50%患者有中度脾大，肝功能异常者可达 2/3，部分患者有轻度黄疸。少数患者可以发生肺炎或神经系统症状，急性期患者偶可发生心包炎、心肌炎、脑膜脑炎、血小板减少性紫癜或自身免疫性溶血性贫血。

辅助检查 白细胞总数可达 $(10\sim40)\times10^9/L$，以单核细胞增多为主，异形淋巴细胞达白细胞总数的 10%有诊断意义，这类细胞呈嗜碱性，含有泡沫样丰富胞质和有孔的胞核。80%患者出现转氨酶水平升高。血清学检查：免疫荧光法或 ELISA 法在感染后不久血清中就可检出抗 EBV 衣壳抗原的 IgM 和 IgG 抗体，IgG 型抗体可持续终生。嗜异性凝集试验阳性。病毒学检查：EBV 对生长要求极为特殊，故病毒分离较困难。但在培养的淋巴细胞中用免疫荧光或电镜法可检出该病毒。组织病理：全身广泛性淋巴组织增生及局灶性单核细胞浸润。

诊断与鉴别诊断 发热、膜性扁桃体炎、咽痛和淋巴结肿大同时出现者，应考虑此病，伴外周血异形淋巴细胞>10%，嗜异性凝集试验阳性可作出诊断。腭部淤点有很大的诊断价值。抗 EBV

特异性抗体有助于诊断。反转录聚合酶链反应（RT-PCR）和EBV载量的检测对早期诊断具有重要意义。传染性单核细胞增多症应与药疹、巨细胞病毒感染以及白血病、淋巴瘤等疾病进行鉴别。药疹患者一般发病前有服药史，皮损全身性，为充血性红斑，对称分布，发展较快，数量较多，常伴不同程度的全身表现。巨细胞病毒感染的临床表现和此病非常相似，但巨细胞病毒感染肝脾肿大是病毒对靶器官细胞的作用所致，传染性单核细胞增多症则与淋巴细胞增殖有关。巨细胞病毒病中咽痛和颈淋巴结肿大较少见，血清中无嗜异性凝集素及EB病毒抗体，确诊有赖于病毒分离及特异性抗体测定。此病也需与急性淋巴细胞性白血病以及淋巴瘤鉴别，骨髓细胞学检查有确诊价值。此病尚应与链球菌所致的渗出性扁桃体炎鉴别，细菌学检查有助于确诊。

治疗 主要是对症治疗，急性期注意卧床休息，尤其是脾大患者应避免剧烈活动。高热患者可给予解热镇痛药。咽部水肿严重或并发脑膜脑炎、血小板减少性紫癜、自身免疫性溶血性贫血、心肌炎等的患者，可给予糖皮质激素治疗。也可试用阿昔洛韦。

（郝　飞　翟志芳）

jùxìbāobìngdú gǎnrǎn

巨细胞病毒感染（cytomegalovirus infection） 巨细胞病毒感染致细胞变大，细胞核及细胞质内出现包涵体的全身感染性疾病。曾称巨细胞包涵体病（cytomegalic inclusion disease）。常见于宫内感染，也可以是后天获得性感染。主要发生于婴幼儿，表现为肝脾肿大、黄疸及皮内出血。

病因和发病机制 巨细胞病毒（cytomegalovirus，CMV）又称涎腺病毒（salivary gland virus），是疱疹病毒的一种，为DNA病毒。人类对CMV有广泛的易感性。初次感染后，CMV将在宿主细胞中呈潜伏状态，表现为无症状的亚临床感染。当机体生理状况发生改变时，宿主免疫状态失去平衡，如妊娠或免疫功能受抑制如艾滋病、器官移植或应用免疫抑制剂，潜伏的病毒复活并间歇性释放引起多种综合征。其传播方式包括宫内传染、产褥期传染（包括乳汁传染）、接触传染和血液传染，成年人可通过性接触传播。

临床表现 因年龄和个体免疫状况而异。宫内感染主要是病毒穿过胎盘引起胎儿感染，受感染的儿童90%没有临床症状，但是有症状的患儿则比后天获得者严重。可出现病毒血症，全身内脏损害明显，表现为肝脾肿大、黄疸、间质性肺炎、脉络膜视网膜炎、痉挛、脑钙化、小头、神经运动迟缓和精神障碍等。皮肤表现可能由贫血和血小板减少引起，主要为紫癜、淤斑，也可出现全身性斑疹、丘疹或结节性紫癜性皮疹，呈所谓蓝莓松饼婴儿（blueberry muffin baby）。多数患儿于2月内死亡或遗留严重的神经系统障碍，常见的是耳聋。获得性CMV感染的婴儿多没有症状，有时可出现肝功能障碍、蜘蛛痣、咳嗽或支气管肺炎，也可出现红斑或斑丘疹性皮疹。儿童和成人患者则多发生于有造血系统或淋巴网状系统肿瘤或多次输血患者。

辅助检查 ①血清学检查：血液中CMV抗原检测及血清中CMV特异性IgM和IgG抗体检测有助于诊断。②病毒学检查：各种体液中分离培养出CMV是最可靠的诊断方法，但培养时间较长。③组织病理学：全身各器官组织中均可见到核内嗜酸性包涵体或胞质内嗜碱性包涵体的巨细胞，血管内皮细胞中的巨细胞具有特征性，可见局灶性单核细胞浸润。

诊断与鉴别诊断 诊断主要依靠组织学检查发现含有特异性包涵体的“巨细胞”。从尿、血、支气管灌洗液或其他体液或分泌物中分离培养出CMV是确诊的可靠依据。血清中CMV特异性IgM和IgG抗体检测有助于诊断，出生3周内的新生儿特异性IgM抗体检测阳性即可确诊。应注意和传染性单核细胞增多症进行鉴别。巨细胞病毒感染没有传染性单核细胞增多症的渗出性扁桃体炎、明显的肝脾肿大、淋巴结肿大，且嗜异性凝集试验阴性。还应注意和皮肤硬肿症、儿童丘疹性肢端皮炎等疾病进行鉴别。

治疗 一般不需要特殊治疗。但严重感染或CMV视网膜炎影响视力时，可以给予更昔洛韦、膦甲酸钠抗病毒治疗。

（郝　飞　翟志芳）

dòubìngdúxìng pífūbìng

痘病毒性皮肤病（poxviral skin diseases） 痘病毒（poxviruses）是最大的一种动物病毒，稍小于最小的细菌，在普通显微镜下可以看到，直径一般200～300nm。痘病毒可寄生于多种动物，其结构复杂，核酸为双链DNA，病毒在细胞内复制形成嗜酸性包涵体，尤其适于在表皮细胞中生长。此类疾病临床上不常见。大多数疾病呈自限性，很少需要抗病毒治疗。痘病毒对物理性损伤具有广泛的抵抗作用，有些如天花病毒对干燥有明显的抵抗力，可以在痂中存活数月。病毒的扩散主要通过直接接触接种，也可形成微小微滴，通过空气传播，如天花可造成呼吸道黏膜的损害。有些痘病毒可以在卵黄囊和组织培养中快速生长，有些则完全不能生长。痘病毒根据其抗原特性及病毒性能，可分为5组，每组之间有广泛的共同抗原。

寄生于人类的痘病毒分为4组。①正痘病毒组：包括天花（类天花）病毒、猴痘病毒、痘苗病毒及牛痘病毒，呈椭圆形，大小为250nm×300nnm。②副痘病毒组：包括羊痘病毒及挤奶人结节病毒，呈圆柱形，大小为160nm×260nm。③软疣痘病毒组：主要为传染性软疣病毒，形态介于椭圆形与圆柱形之间，大小为200nm×275nm。④yata痘病毒组：包括特纳河痘病毒。

不同痘病毒感染宿主后的表现不一，可仅表现为表皮细胞增生，也可为局限性感染以至于系统性感染。大多数疾病呈自限性。较常见的如传染性软疣、农场庭院痘（包括挤奶人结节、羊痘）和牛痘，少见的如海豹痘、人特纳河痘以及其他来自野生动物的副痘病毒感染。海豹痘（sealpox）由副痘病毒感染所致，海豹教练在感染的海港或被灰海豹咬伤后可以发生此病，在欧洲和北美感染较常见。临床上和羊痘很相似。人特纳河痘（human tanapox）是唯一由特纳河痘病毒引起的人类疾病。病毒通过细小的外伤由自然宿主和灵长类动物传播。人与人之间的传播罕见。临床表现为突然出现持续3~4天低热，随后出现1~2个痘疮样损害。皮损质地坚硬、干酪样，类似于囊肿。病程呈自限性。

皮损组织电镜检查可以找到痘病毒；病毒培养生长较慢；采用聚合酶链反应（PCR）检测病毒DNA可以分析鉴定病毒种类。根据流行病史、临床特点和电镜检查可以确诊。痘病毒性皮肤病大多数病程呈自限性，很少需要抗病毒治疗。西多福韦、阿德福韦二匹伏酯可用于抗病毒治疗。

（郝　飞　翟志芳）

tiānhuā

天花（variola）

天花病毒感染所致传染性较强的急性发疹性疾病。主要发生脐凹状水疱和脓疱。由于牛痘苗的广泛接种，1980年在世界范围内消灭了天花。

病因和发病机制 天花病毒分两型，毒力强的引起正型天花，即普通型，弱者引起类天花。主要通过直接接触或飞沫传播，也可通过污染物品间接接触传染。天花病毒进入机体后病毒在接触部位大量复制，并扩散至淋巴结，进一步扩散至血液形成第一次病毒血症，病毒在血液中大量复制、繁殖，形成第二次病毒血症，扩散至全身，出现相应的临床症状，以皮肤表现最为突出。天花痊愈后可获终生免疫。

临床表现 潜伏期一般为10~14天。前驱症状包括突然出现高热、全身不适、头痛、背痛等。热退后，舌、口腔和咽部出现黏膜疹。一天后皮肤出现皮疹，皮损呈离心性分布，头、面、四肢末端皮疹较躯干部多而密。在发病第1~3天，以斑疹形态出现，可出现一过性麻疹样或猩红热样皮疹；第3~4天，所有皮疹演变为丘疹。第6~7天转变成水疱，中央凹陷，周围有红晕。第8~9天，水疱转变为脓疱，此时体温再度上升，中毒症状加重。第11~12天，脓疱逐渐干燥，结黄绿色厚痂，自觉剧痒，体温渐降，全身情况好转。2~4周后，结痂脱落，留下新鲜瘢痕。

轻型天花发生于感染毒力弱的天花病毒或曾接种牛痘但抗体已降低者，全身症状轻，皮疹少，一般不发展成水疱或脓疱，病程短，愈后不留瘢痕。重型天花者全身症状严重，皮疹多为出血性损害或脓疱互相融合，可发生多种并发症，包括肺炎、角膜破坏、脑炎、关节积液和骨炎等，病死率为25%~40%。

辅助检查 电子显微镜检查可以观察正痘病毒，疾病潜伏期或发作阶段血液中可检测到病毒；皮损中一般都能检测到病毒，以丘疹、水疱中病毒载量最多。聚合酶链反应（PCR）检测可以确定天花病毒DNA。组织病理检查水疱期可见棘细胞气球样变性，棘层下部水疱形成；在水疱、脓疱期，棘细胞胞质内可见典型的嗜酸性包涵体，严重者可见红细胞外渗。

诊断与鉴别诊断 根据皮损形态、分布及发展过程等特点，结合流行病学情况，可以作出诊断。电子显微镜、病毒培养及PCR检测病毒DNA等可以确诊。注意和水痘、卡波西水痘样疹鉴别。根据临床表现及病毒学检查可以鉴别。天花已被宣布消灭，因此诊断应十分慎重。

治疗 尚无特效的抗天花病毒药物。病人应严格隔离，治疗主要是支持和对症处理。

（郝　飞　翟志芳）

niúdòu

牛痘（cowpox；vaccinia）

牛痘病毒感染所致的急性传染性疾病。此病是牛的传染病，通过接触传染给人。牛痘病毒是一种大分子双链DNA病毒，牛痘病毒是痘苗病毒的前体，它在很多方面与痘苗病毒相似。此病毒的自然宿主是野生小型啮齿类动物。

潜伏期一般5~7天。好发于手部、手指、面部和前臂等暴露部位，皮损常单发，也可多发，伴疼痛。初起为丘疹，很快转变成水疱，继而发展成蓝紫色的出血性脓疱，中央有脐凹，周围绕有红晕及水肿，2周后形成溃疡，然后结质硬的焦痂。常伴有局部淋巴结肿大，有发热、肌痛、身体不适等全身症状。一般4~8周愈合，常形成瘢痕。

病毒培养、电镜或病毒血清学检查有助于确诊。组织病理检查发现表皮内或表皮下水疱和脓疱，并有表皮细胞的空疱变性，在空泡细胞中可找到胞质内包涵体（顾氏小体）。根据有接触病史及接种处发生水疱和有脐凹的脓疱等，可以初步诊断。电子显微镜发现痘病毒或组织培养分离到牛痘病毒可以确诊。需要和挤奶人结节、羊痘、原发性皮肤结核（见皮肤结核）、异物肉芽肿、炭疽和孢子丝菌病等相鉴别。若皮损广泛，应注意和水痘及其他正痘病毒感染性疾病鉴别。此病无特效治疗，主要是对症治疗及防治继发感染。

（郝　飞　翟志芳）

zhòngdòu fǎnyìng

种痘反应（vaccination reaction）

用减毒的牛痘病毒疫苗接种于人体后机体产生的免疫反应。一般分正常反应和异常反应两种。种痘后人体能够产生对天花的自动免疫。随着天花在世界范围内被消灭，常规痘苗接种已经停止。

临床表现　正常反应和异常反应的临床表现不同。

正常反应　根据种痘反应和时间分为三种。①原发反应：见于初次接种及无抗天花免疫力者，种痘后局部顺序出现丘疹、水疱、脓疱，以后脓疱渐干燥结痂，脱痂后留有瘢痕，可伴或不伴发热、全身不适、食欲减退及局部淋巴结肿大等症状。②复种反应：见于多年前曾种过痘苗而复种者，表现和原发反应相同，但全身反应较轻，或表现为种痘后局部出现红斑及丘疹，不出现脓疱。③外伤反应（无反应）：种痘后局部只见针痕，无其他反应。

异常反应　由于痘苗本身的稳定性和个体差异，种痘后可能会出现一些异常反应，皮肤并发症最常见。①泛发性种痘反应（全身性种痘反应）：接种的病毒经血行播散产生短暂的病毒血症所致。表现为接种后6~9天全身成批出现散在性丘疹，逐渐演变为水疱、脓疱、结痂。预后良好，一般不留瘢痕。②移植痘（意外种痘）：自身接种或与新近种痘的人接触感染或因意外感染所致。一般多发生于暴露部位、皮肤黏膜交界处以及被搔抓部位。③子痘或匐行痘：于种痘后6~9天，在原发痘周围附近出现多个小痘疱，或原发痘向周围扩散呈玉米样紧密排列，在2周内消退。④进行性牛痘疹（坏疽性牛痘疹）：是在免疫缺陷人群中进行牛痘接种后发生的少见的、严重的、甚至为致死性的合并症。1岁以内的初种婴儿多见，细胞免疫缺陷是发病的主要因素。表现为种痘部位出现无痛、进行性坏死和溃疡形成，伴有高热，常因并发败血症而死亡。⑤湿疹痘：又称种痘性湿疹（eczema vaccinatum），系原有特应性皮炎或过去有湿疹的患者，种痘或接触种痘者后，表现为在原有皮损的基础上出现水疱，迅速变成脓疱。皮疹多而密集，成批发生。伴有高热、淋巴结肿大等全身症状，死亡率约5%。⑥胎儿牛痘：又称胎儿种痘反应、先天性种痘反应。较少见，病毒可能随母血经胎盘而输给胎儿，大多发生于孕期第3~24周的孕妇且初次种痘者。胎儿绝大多数为死胎或产后短时间死亡。⑦种痘后多形疹：多见于复种病例。最常见为多形红斑、猩红热样、麻疹样、荨麻疹或过敏性紫癜样发疹。皮疹多数在2~3天内消退。⑧种痘部位的其他损害 由于种痘消毒不严或痘疮被抓破而引起细菌继发感染。种痘后可以激发或加剧其他皮肤病，如湿疹、银屑病或天疱疮等。在种痘瘢痕处可以发生结节病、环状肉芽肿、黑素瘤、基底细胞癌和鳞状细胞癌等良恶性肿瘤。

诊断　根据明确的种痘病史，种痘部位出现皮损可以作出诊断。

治疗　种痘前要详细了解病史，对有各种免疫功能缺陷者以及孕妇应避免种痘。种痘时应严格无菌操作，接种处需保持清洁，勿搔抓。种痘反应一般不需要特殊处理，主要为对症治疗及防止继发感染。

（郝　飞　翟志芳）

yángdòu

羊痘（orf）

人因接触感染羊痘病毒的羊而患的传染性疾病。又称传染性脓疱样皮炎、传染性深脓疱疮、绵羊痘或感染性唇部皮炎。羊痘病毒（orf virus）属副牛痘病毒组，是一种对乙醚敏感的双链DNA病毒。主要侵犯羊，羊与羊之间通过直接接触或通过被污染的牧场间接接触感染。人通过接触病羊污染物感染，多见于牧羊人、兽医、屠宰人员及肉类搬运工等。人与人之间的传播罕见。羊痘传染后有终生免疫力，接种牛痘并不能预防羊痘。

潜伏期为5~6天。好发于手指、手部、前臂和面部等易接触部位。初起为红色或紫红色的丘疹，单个或数个，质地坚硬，逐渐扩大形成扁平出血性脓疱或水疱，大小一般2~3cm，最大可达5cm，中央可有脐凹，脐凹表面结黑色痂，痂周围有特征性的灰白色或紫色晕，其外再绕以红晕。以后痂皮脱落、变平、干燥结痂自愈，不形成瘢痕。一般无全身症状。病程一般3~6周。取痂皮或皮损组织行电子显微镜检查可找到病毒包涵体。聚合酶链反应检测羊痘病毒DNA有助于诊断。羊痘病毒生长缓慢且不稳定，一般不采用病毒培养诊断。组织病理检查发现结节常表现特征性的假上皮瘤样增生，上覆角化不全性痂，角质形成细胞内可找到嗜酸性包涵体。

根据接触羊的病史和典型的皮疹可以作出诊断，取痂皮或皮损组织行电子显微镜检查找到病毒包涵体可确诊。此病需要和挤奶人结节、牛痘、化脓性肉芽肿及鳞状细胞癌等鉴别。此病的治疗主要是对症治疗，若皮损较大的可手术切除或行冷冻治疗。

（郝　飞　翟志芳）

chuánrǎnxìng ruǎnyóu

传染性软疣（molluscum contagiosum）

传染性软疣病毒感染所致良性病毒性传染病。又称皮脂性软疣、传染性上皮瘤、上皮软疣，以皮肤出现蜡样光泽的珍珠状小丘疹、顶端凹陷并能挤出乳酪样软疣小体为临床特征。

病因和发病机制　传染性软疣病毒（molluscum contagiosum virus，MCV）属痘类病毒，直径350nm，呈砖形，大小为300nm×220nm×100nm，病毒核酸为双股DNA，与痘苗病毒有高度同源性，但主要膜抗原无交叉免疫。MCV可以分为4型及若干亚型，不同的类型在不同的地区感染的比例有一定的差别，但以MCV-1最常见。儿童感染的病例中，几乎都是MCV-1型所致，而HIV感染者中以MCV-2感染更常见。MCV感染的人群包括儿童、性活跃人群和免疫缺陷者等3类人群，特别是HIV感染者。感染途径主要是经皮肤直接接触感染，尤其在皮肤潮湿情况下更易感染。MCV有亲表皮特性，可通过性接触和非性接触两种途径感染，前者主要见于中青年，故又属性传播疾病，后者可通过直接接触或借媒介间接传播，研究发现MCV可通过浴室、游泳池、运动设备或毛巾等传播。MCV尚未培养成功。

临床表现　多见于儿童和青年，潜伏期14~50天。好发于躯干、四肢、阴囊和肛门等处，黏膜一般不受累。初起皮损为米粒大小的丘疹，以后逐渐增大至绿豆或豌豆大小，直径3~5mm，个别皮损可以达到1.5cm。中心微凹或呈脐凹状，表面有蜡样光泽，可挤出白色乳酪样物质，称为软疣小体；有时皮损刺激后可以结痂甚至化脓，使皮损不典型而误诊。皮损数目不等，由数个或数十个，少数可超过100个，特别是患慢性湿疹、特应性皮炎或合并HIV感染时。皮损陆续出现，互不融合（图）；一般无自觉表现。

辅助检查　组织病理学具有特征性，表现为表皮高度增生而伸入真皮，使真皮结缔组织受压而形成假包膜，并被分成数个梨状小叶；软疣小体最先见于棘层下部，为单个小圆形嗜酸性物质，随病变细胞向上移动而逐渐增大，至表皮中部时，软疣小体胞核位于细胞边缘呈半月形，至颗粒层软疣小体由嗜酸性变为嗜碱性，至角质层大量嗜碱性小体嵌于角质层网眼中，病变中心破裂释放软疣小体形成火山口样空腔。

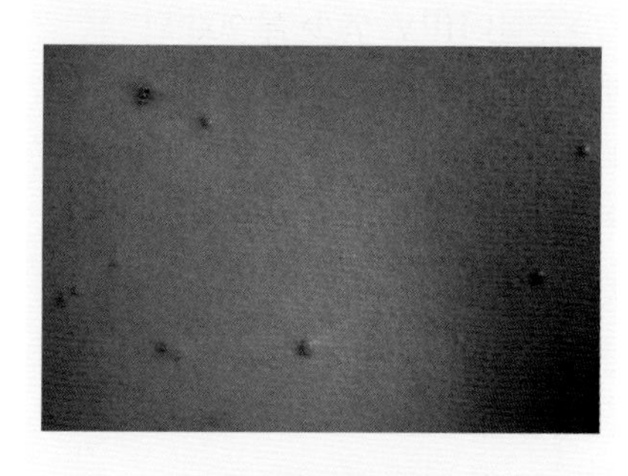

图　传染性软疣

注：米粒至绿豆大小的丘疹，中心呈脐凹状，表面有蜡样光泽

诊断与鉴别诊断　根据临床或组织学特征，一般诊断不难。单个较大皮损需与基底细胞癌、角化棘皮瘤等进行鉴别，面部皮损还需与粟丘疹进行鉴别。

治疗　系统性抗病毒的治疗效果没有肯定。将皮损的软疣小体用小镊子夹住，完全挤出或挑除，然后外用2%碘酊或三氯醋酸，并压迫止血；体积较大者可选择冷冻；疣体较小且泛发者可用10%碘酊或3%酞丁胺液外用。抗病毒药1%~3%西多福韦软膏也有较好的疗效。局部外用免疫调节剂如5%米喹莫特霜也有清除疣体的作用。

预防　注意公共卫生，避免共用生活用品，减少不必要的身体接触是预防的基本措施。

（郝　飞）

rénrǔtóuliúbìngdúxìng pífūbìng

人乳头瘤病毒性皮肤病（human papillomaviral skin diseases）

人乳头瘤病毒（human papillomavirus，HPV）属乳头瘤病毒科，是双链的裸露DNA病毒，成球形，直径45~55nm，具有72个病毒壳微粒组成的对称性20面立体衣壳。基因组为7200~8000bp的双链环状DNA，分早期区（E）、晚期区（L）和非编码区，早期区编码的蛋白与病毒持续感染和致癌作用有关。基于基因测序，已鉴定出HPV至少有200种基因型，根据不同型别的特异生理特性可分为黏膜型和皮肤型，生殖道高危型和低危型，疣状表皮发育不良（EV）相关型HPV。人乳头瘤病毒仅能在人鳞状上皮中复制，感染后常常引起乳头状瘤或疣，反复发作的皮肤和肛门生殖器疣不仅影响外观，还有一定的传染性，给患者造成较大心理负担；而高危型的HPV病毒，常为HPV-16或HPV-18，已被确认为是宫颈癌和癌前病变、肛门外生殖器、上消化道、甚至少见的肢端部位鳞状细胞癌的主要病原。常见的HPV感染的皮肤病包括：*寻常疣*、*扁平疣*、*跖疣*、*鲍恩样丘疹病*、*疣状表皮发育不良*等。

HPV具有高度的种特异性，在自然宿主组织外从未见增殖性感染，人是其唯一宿主。HPV的生命周期完全在四种鳞状上皮内完成，单层组织培养细胞无法产生晚期基因表达和病毒颗粒，因此无法使用单层组织培养细胞进行研究。正常分化的角质形成细胞构成了良好的机械屏障，故病毒要侵入基底层上皮细胞需要擦伤或其他创伤造成基底细胞暴露于病毒，一旦病毒感染基底层角质形成细胞，增殖性感染和增生即开始启动。感染的基底层细胞分裂时，部分会迁移离开基底层，部分则保留，成为病毒DNA的一个长期储蓄库。病毒基因表达的程序与感染细胞的分化周期紧密联系。越浅层的细胞，HPV E1和HPV E2的表达和病毒DNA的复制水平就越高，复制的基因组被L1和L2衣壳蛋白包裹形成感染性病毒颗粒，病毒颗粒可以在上皮的颗粒层和颗粒层以上观察到。病毒组装并不会溶解细胞，而是在细胞从上皮表面蜕去时从角质层脱落。

HPV感染状态可分为临床型、亚临床型或潜伏型。临床型损害常常通过肉眼观察即可发现。亚临床型损害只能通过辅助检查才能发现。潜伏感染为HPV或病毒基因组存在于外观正常的皮肤中。亚临床感染和潜伏感染是临床上造成HPV播散的重要途径，尤其是生殖道的感染，同时也是造成生殖器疣反复复发难以去除的重要原因。另外（非生殖道）皮肤感染可发生于人与人之间的直接皮肤接触，或通过接触被感染物（比如游泳池、健身房）而感染。角质形成细胞是HPV感染的主要靶细胞，HPV通过皮肤黏膜的微小破损进入细胞内并复制、增殖、组装，释放感染周围邻近的角质形成细胞，引起自身接种，致上皮细胞异常分化和增生，引起上皮良性赘生物。HPV没有病毒衣壳故能抵抗热和干燥，即使是激光气化物中都可含有感染性病毒原，故疣病具有较高的复发率（例如生殖道尖锐湿疣为20%～50%），而相关治疗并不能阻止病毒传播。临床上治疗疣主要是根据临床表现，发病部位和患者的免疫状况而决定的。在某些情况下，疣是癌发生的重要辅助因子，所以在这些情况下对皮损进行组织学评价和病原学鉴定是很重要的。

（郝　飞　尹　锐）

xúnchángyóu

寻常疣（verruca vulgaris）　人乳头瘤病毒感染皮肤黏膜所致的乳头状良性赘生物。俗称瘊子、刺瘊。是常见的病毒性疣。主要是人乳头瘤病毒-2（HPV-2）型感染所致，较少见的有HPV-1、HPV-4、HPV-7型和其他HPV型。

临床表现　好发于儿童、青少年、中年人四肢，尤其以手背、手指、甲缘等处多见。手在水中频繁浸泡者较易发生寻常疣，肉类加工者（屠夫）也是高危人群。寻常疣初发皮疹表现为针帽大小灰白色扁平丘疹，表面粗糙。逐渐增大至黄豆、蚕豆大小，明显的隆起，表面干燥且粗糙不平（图）。外观可呈菜花状、乳头瘤状，灰白色或浅褐色，触之坚硬。皮疹数目不定，可单发或多发，也可相互融合成斑块状。早期出现的单个疣体，称之“母疣”，缓慢生长很长一段时间后，突然出现许多新的疣称为“子疣”。一般无自觉症状，偶有压痛。病程缓慢，但多有自限性，约65%患者中疣体可在3年内自行消退。

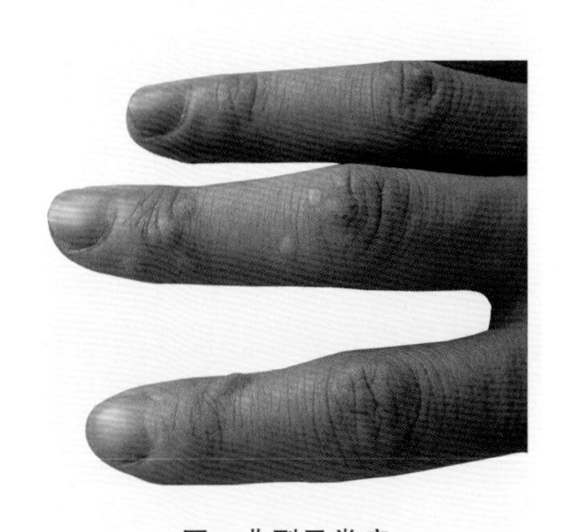

图　典型寻常疣

注：数个绿豆大小黄白色扁平丘疹，表面粗糙

寻常疣的特殊表现：①指状疣，疣体常表现为单发的指状突起，呈灰白色或灰褐色，也可表现为正常皮色或黏膜色。可发生于头皮和趾间，无自觉症状。②丝状疣，疣体常表现为单一、柔软、细长的丝状突起，长度约为0.5～1cm，灰白色或灰褐色，常多发，好发于颈、额和眼睑，

无自觉症状。③甲周疣，位于甲板周围的疣，表面粗糙或菜花状，灰白色或灰褐色，可融合，累及近端和两侧甲皱襞处。皲裂可有触痛感。疣体向甲板下蔓延，将甲板掀起或变性者，称为甲下疣。④屠夫（Butcher）疣，常发生于肉加工行业，表现广泛的扁平丘疹或花椰菜样病变，部位常为手背、手掌、甲周或抓持鱼或肉的手指。屠夫疣常与 HPV-7 相关。

诊断与鉴别诊断 根据疣体的形态、部位可作出诊断，必要时可做组织病理检查。组织病理：表皮角化过度，棘层显著肥厚，表皮突向下延伸，在疣周围常向中心放射状弯曲。真皮乳头呈乳头瘤样生长，变细。此外，尚有3个显著的特点，即灶性空泡化细胞，柱状成层排列的角化不全细胞以及灶性透明角质颗粒的浓集。临床上需要与疣状皮肤结核相鉴别，后者病程较长，表现为不规则的疣状斑块，四周有红晕。

治疗 疣体数目少时，首先采用局部治疗；数目较多时，可以合用免疫调节剂，但是后者的确切疗效尚难评估，仅作为辅助治疗。

局部治疗 ①物理疗法。可使用冷冻疗法、激光疗法、微波疗法、高频电疗法。治疗中应注意疣体的残留组织，以免复发。勿过多伤及正常皮肤，以免遗留瘢痕。但是由于常有潜伏感染和亚临床感染病灶，容易复发，皮损可表现为复发且增多，出现卫星灶的损害，故需要多次治疗。②外用药。可根据临床情况选择使用抗病毒、角质剥脱或腐蚀性外用药，如5%氟尿嘧啶软膏、酞丁胺二甲基亚砜液、0.1%~0.3%维A酸软膏，点涂疣体表面。先用温水浸泡皮疹处，刮出角质层，再点涂药物，疗效较好。也可用0.5%~1%鬼臼毒素液点涂。应注意勿涂到正常皮肤，以免引起疼痛、刺激，红斑糜烂、色素沉着、接触性皮炎等不良反应。③其他疗法。包括刮疣术、钝性剥离术等，术前应注意局部消毒，术后压迫止血包扎。

全身治疗 皮疹较多较大或经久不愈者，在局部治疗的同时配合全身用药治疗。维A酸乙酯（酸）和异维A酸治疗泛发性及顽固性寻常疣患者，部分可以治愈；盐酸左旋咪唑治疗，部分患者有效。

预防 主要是预防外伤，减少与感染者接触。同时对患者及时治疗，以防止传播他人。

（郝　飞　尹　锐）

biǎnpíngyóu

扁平疣（verruca plana） 人乳头瘤病毒感染皮肤黏膜所致的扁平状良性赘生物。中医称“扁瘊”。一般发病于儿童和年轻人，故又称青少年扁平疣。主要由人乳头瘤病毒-3（HPV-3）感染所致，HPV-10、HPV-27 和 HPV-41 感染较少见。好发于面部、手背及前臂、颈和上胸部。一般无自觉症状，偶有轻痒，呈慢性发病。皮损为略凸出皮面的扁平丘疹，粟粒至绿豆大小，颜色为正常肤色、灰白色、淡褐色，表面光滑，呈圆形、椭圆形、不规则形。数目多少不一，稀疏散在分布或密集成群，部分可见同形反应，即经搔抓后自身接种传染成线状、轻微隆起的串珠状排列的丘疹性损害（图）。扁平疣为自限性疾病，在所有 HPV 感染中，其自发性缓解发生率最高，多在2~3年或更长时间后自行消退。

扁平疣的组织学特征包括篮筐样正角化，交替有旁角化、微小乳头瘤形成，均匀增厚的颗粒层。颗粒层和表皮生发层上部出现空泡样变的细胞，被称为“鸟眼细胞”，细胞核浓缩，细胞核周围有透亮晕。部分患者在皮损自然消失之前存在疣周的炎症。扁平疣退变的特征包括旁角化，海绵层水肿和单核细胞胞吐作用进入更低的表皮。常可观察到卫星细胞坏死。

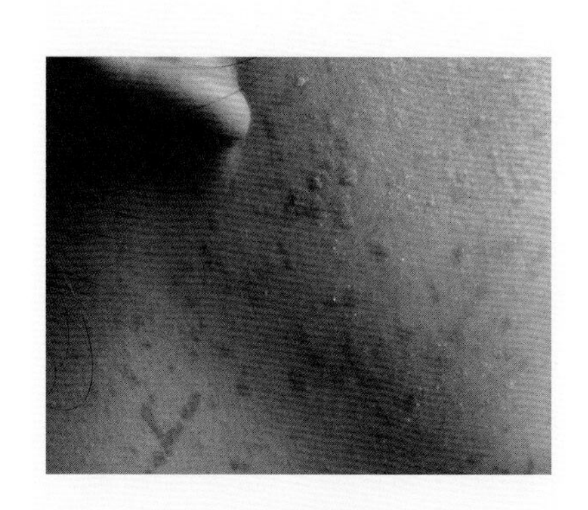

图　扁平疣

注：淡褐色略高出皮面扁平丘疹，表面光滑，线状分布

根据青少年面部、手背部光滑扁平丘疹，可诊断。有时需要与下列疾病相鉴别。①毛发上皮瘤：多发对称正常皮色的小结节或丘疹，好发于面部，有家族发病的倾向。病理检查有特征性变化。②汗管瘤：多发生在眼周围，通常皮损较小，大小比较一致。组织学检查有特征性变化。③扁平苔藓：儿童发病较少，好发于四肢屈侧，面部少见，瘙痒明显，皮损呈紫红色，有白色细纹（威克姆纹），常伴有黏膜损害。

以局部治疗为主。外用3%酞丁胺、0.1%维A酸软膏、5%氟尿嘧啶、鬼臼毒素液点涂疣体。点药前先轻刮疣体，疗效较好。氟尿嘧啶容易引起色素沉着，面部慎用。0.5%~1%鬼臼毒素液也可点涂，但由于有腐蚀刺激性，勿用于面部。也可采用直接接触法行液氮冷冻治疗。系统用药同寻常疣的全身治疗。避免相互接触，预防直接传染，勿搔抓摩擦，以免自身接种感染。定期煮沸毛巾、枕巾及清洗、日晒日用品，阻断间接传染途径。

（郝　飞　尹　锐）

zhíyóu

跖疣（verruca plantaris）　发生于足底或趾跖面的寻常疣。多由人乳头瘤病毒-1（HPV-1）所致，较少见的有 HPV-2、HPV-4 型以及其他 HPV 类型。

临床表现　可发生在足底的任何部位，但以足部压力点，特别是跖骨的中部区域为多。外伤、摩擦、足部多汗等均可以促进其发生。初发皮疹为针帽大小角质性丘疹，渐增至黄豆大或更大。由于丘疹位于足底受压状态而不能明显隆起，呈扁平状并向四周扩大，成斑块状。表面粗糙不平，皮纹消失，呈灰褐色或黄褐色，中间微凹，周边环绕增厚的角质环。皮疹单发或散在多发，相近的幼体常相互融合形成大的角质块，称镶嵌疣。若用小刀削去疣体表面角质层，中间可见灰白色疏松的角质软芯，散在小黑点，是真皮乳头层毛细血管受损渗血凝固所致，周边是疣体与角质环交界线。图中足底及侧缘黄褐色肥厚斑块，高于皮面，表面粗糙，菜花样。一般无自觉症状，疣体受压有轻度疼痛。病程慢性，多迁延数年不愈。

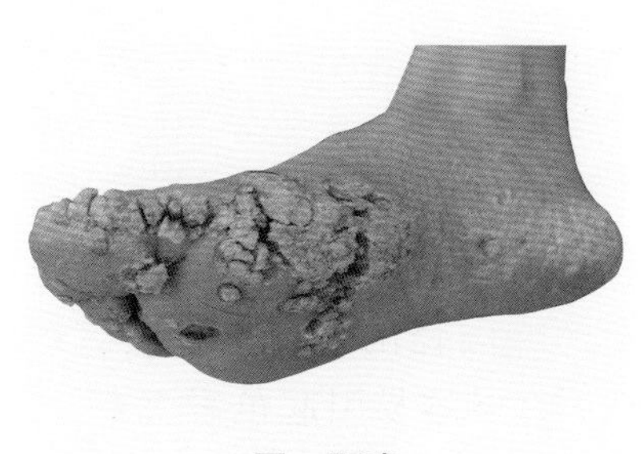

图　跖疣

特殊表现：蚁冢状疣（深部掌跖疣）表现为表面光滑、深在性、炎症和疼痛性丘疹或斑块，多见于掌、跖，但也可发生在甲周或甲下，较少见于指（趾）腹，呈明显的圆顶形，其基底部比表面所见到的宽大得多。蚁冢状疣由 HPV-1 引起，有时会被误认为是甲沟炎或指黏蛋白囊肿。脊状疣（ridged wart）是一种特殊类型的跖疣，由 HPV-60 感染所致。临床典型表现为轻微隆起的 3～5mm 的肤色丘疹，表面有皮纹，发生在足底非承重部位，缺乏典型的跖疣特点。HPV-60 感染后也可引起跖疣囊肿，在跖面出现 1.5～2cm 大小的上皮为囊壁的囊肿；囊肿常发生在承重部位，表明 HPV 感染的表皮被埋入真皮而形成囊肿。跖疣囊肿附近常可见脊状疣。

诊断与鉴别诊断　以足底与趾跖面角质性扁平丘疹或斑块，渐增多扩大，压痛不明显，作出诊断。组织病理与寻常疣相似。需要与下列疾病相鉴别：①鸡眼，好发于足部突出或易受摩擦的部位，足部皮肤局部长期受挤压和摩擦所致。损害为境界清楚、嵌入皮内的针头至蚕豆大小淡黄或深黄色，局限性角质增生物，呈圆形或椭圆形，表面光滑，与皮面相平或隆起，呈楔状向下增生至真皮，中央可见一坚硬角质栓，周围有透明淡黄色环，形如鸡眼。②胼胝，好发于足跖，尤其是骨突部位，主要表现为境界不清、黄色、扁平或丘状隆起、局限性增厚的角质板，中央较厚，边缘较薄，质硬，光滑，半透明。常对称发生，无自觉症状，严重者有压痛。③点状掌跖角化症，常早年发病，皮损分布于手掌、足跖，散在分布，以受压部位皮损多见。表现为高出正常皮面的圆形或椭圆形角质丘疹，色泽暗黄，质地坚硬。皮损尚可累及手足背、肘、膝等部位。

治疗　以局部治疗为主，根据皮疹状况，参照寻常疣的治疗方法。皮疹较多或融合成片者外用 10% 福尔马林液、30% 冰醋酸液、33% 三氯醋酸液。也可用 3% 福尔马林或 1% 冰醋酸液浸泡。

（郝　飞　尹　锐）

Bào'ēnyàng qiūzhěnbìng

鲍恩样丘疹病（Bowenoid papulosis）　人乳头瘤病毒感染所致生殖器部位发生的多发性斑丘疹。良性经过，可自行消退，病理组织呈原位癌样改变。常为人乳头瘤病毒-16（HPV-16）引起。

临床表现　好发与中青年，以 21～30 岁多见，皮损表现为多个或单个色素性丘疹，其大小不等，直径 2～10mm，肉色或红褐色，呈圆形、椭圆形或不规则形，境界清楚（图）。丘疹表面可光亮呈天鹅绒外观，或轻度角化呈疣状，皮损散在分布或群集排列成线状或环状，甚至可以融合呈斑块。皮损好发于腹股沟、外生殖器及肛周皮肤黏膜，男性多好发于阴茎及龟头，女性多发生于大小阴唇及肛周。一般无自觉症状，

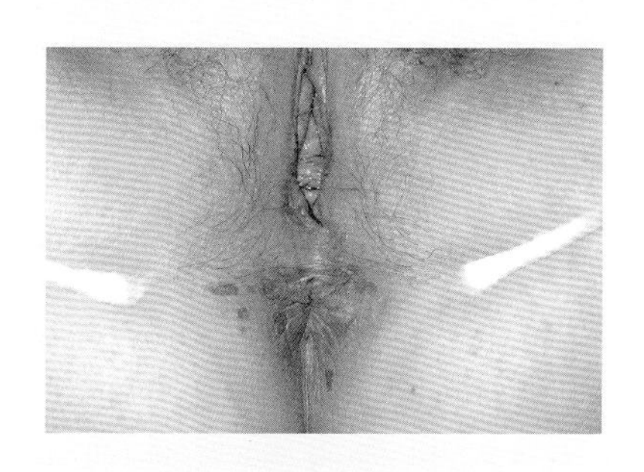

图　鲍恩样丘疹病

注：肛周褐色扁平斑块，表面光亮，边界清楚

病程慢性，少数患者皮损可自然消退，但可复发。

诊断与鉴别诊断 诊断依据临床上表现为会阴部发生的无自觉症状的多形性丘疹，表面光亮呈天鹅绒样外观，或轻微角化呈疣状。组织病理：表皮细胞结构混乱，有很多核大、深染、成堆的异形鳞状细胞，亦有角化不良、多核的及异形核分裂象的角质形成细胞，与鲍恩病病理表现相同。极少数患者同时或同一损害中可同时合并尖锐湿疣的病理改变。此病需与以下一些疾病进行鉴别：①扁平苔藓。多表现为暗紫红色斑块，表面有白色细纹（威克姆纹），常伴有黏膜损害。常有剧烈瘙痒，累及黏膜时伴有疼痛。组织病理检查发现真表皮淋巴细胞呈带状浸润。②银屑病。表现为鳞屑性斑块或丘疹，女性常可累及大阴唇，男性可累及龟头和阴茎，伴有瘙痒，常反复发作。③脂溢性角化病。皮损早期为扁平、边界清楚的斑片或扁平丘疹，表面光滑或略呈乳头瘤状，可见分叶状。皮损常单发，晚期皮损可以表现为带蒂的圆形或椭圆形丘疹。④尖锐湿疣。常表现为正常皮肤颜色或白色的丘疹，表面疣状增生，病理表现为表皮中上层有明显的空泡样变细胞。⑤鲍恩病。多发于老年人，皮损常在龟头，为单个大斑块，斑块缓慢地离心性增大并有浸润。病理表现为原位鳞癌。⑥扁平湿疣。发生在外阴肛周群集的扁平斑丘疹，表面光滑潮湿，无角化，组织液暗视野显微镜检查可发现大量梅毒螺旋体，快速血浆反应素试验（RPR）和梅毒螺旋体血凝（TPHA）试验均为阳性。

治疗 可采用电灼、冷冻、腐蚀剂治疗，局部外用氟尿嘧啶霜；亦可行手术切除治疗，且手术切除效果较好。

预后 发生在未行包皮环切的龟头，以及子宫颈、阴道或肛门黏膜，可能演变成侵袭性鳞状细胞癌。患者或性伴患有此病的女性有发展成子宫颈不典型增生的可能。

（郝飞 尹锐）

yóuzhuàng biǎopí fāyùbùliáng

疣状表皮发育不良（epidermodysplasia verruciformis，EV） 全身发生泛发性扁平疣及寻常疣损害。又称泛发性扁平疣，1922年由莱万多斯基（Lewandowsky）和鲁兹（Lutz）首先报道。

病因和发病机制 此病具有遗传易感性，有25%以上患者属常染色体显性遗传，为EVER基因突变所致，亦有人报道为X连锁隐性遗传。此病在遗传背景的基础上对HPV有选择性的免疫缺陷。从皮损中分离出多种人乳头瘤病毒（HPV），包括1、2、3、4、7、9、10、12、14、15、17～25、36～38、46、47及50型，但主要是HPV-3、HPV-5和HPV-8。HPV-3常发现于良性、泛发性扁平疣样损害，病程较长，不会恶变，HPV-5、HPV-8除发现于扁平疣样损害中，尚可见于花斑癣样或棕红色的斑块，常有家族史、其暴露部位的损害常可发生癌变，表明HPV-5、HPV-8有致癌可能。癌变的损害只见于暴露部位，因此有人认为日光损害与癌变可能有一定的关系。

临床表现 多自幼年发病，但亦可初发于任何年龄，终生不愈。皮肤损害好发于面、颈、躯干及四肢，亦可泛发于全身，甚至口唇、尿道口亦可发生小的疣状损害。单个皮损为米粒大到黄豆大的扁平疣状丘疹，圆形或多角形，暗红、紫红或褐色，数目逐渐增多，分布对称。因发生部位不同，形态可能有差异，如发生在面、手背者，酷似扁平疣，发生在躯干及四肢者，则较大、较硬，酷似寻常疣（图1、2）。根据临床观察，皮损分为3种类型。①扁平型：多见，皮损分布较广泛，数目较多，颜色也较深。②花斑癣型：较少见，多发生在躯干，表现为色素减退的扁平丘疹，轻度角化，皮损几乎不高出皮面，类似于花斑癣。③点状瘢痕型：极少见，皮损轻度凹陷，角化亦轻微。此外，常有掌跖角化、指甲改变，雀斑状痣及智力发育迟缓，有时自觉瘙痒，病程

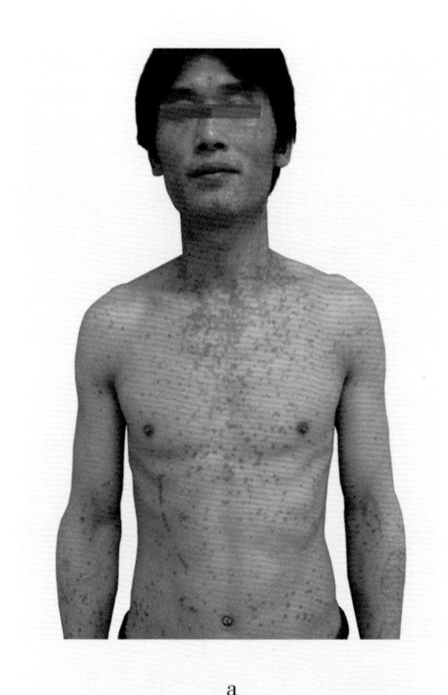

a

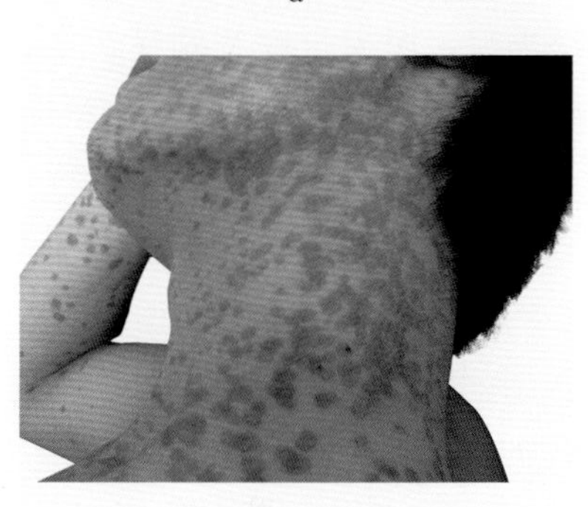

b

图1 疣状表皮发育不良

注：a. 米粒大到黄豆大的褐色扁平丘疹，对称分布；b. 黄豆大的褐色扁平疣状丘疹

极慢，经年不退。

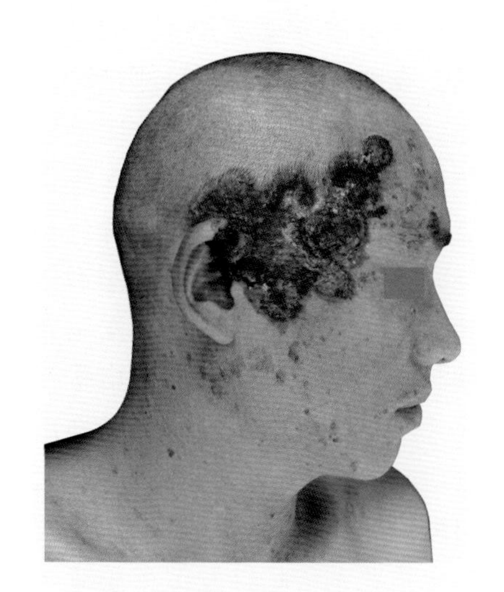

图2 疣状表皮发育不良合并鳞状细胞癌
注：黄褐色扁平丘疹基础上出现溃疡

诊断 根据临床表现结合组织病理可作出诊断。组织学表现具有特异性，上层表皮细胞有明显烟状或浅蓝色的淡色胞质和一个中心固缩核。但病理改变可因HPV型别不同而有差异：HPV-3所致者组织学变化与扁平疣相似，在表皮上没有明显弥漫性细胞空泡化；HPV-5、HPV-8所致者，表皮增生，其深浅程度不一，病变细胞肿胀，呈不规则形，胞质为蓝灰色，有些细胞核固缩，核变空，呈"发育不良"外观。

治疗 无满意疗法。可试用氟尿嘧啶软膏。部分患者系统使用干扰素有效，病情较重者也可以试口服阿维A。发生癌变者宜采用手术切除。如果需行皮肤移植术，也要求从非曝露部位取皮。禁止采用放射治疗。

预后 有30%~60%患者可发生鳞癌，常在20~40岁出现。皮肤癌常出现在曝露部位，但也可发生在非曝露部位。90%以上的EV皮肤癌中可发现HPV-5、HPV-8和HPV-47。鳞癌可以直接形成，但多出现在日光性角化和鲍恩病损害的基础上。

预防 一旦确诊，就应开始采取严格避光和保护措施，以免皮损发生癌变。

（郝　飞　尹　锐）

fùniánbìngdúxìng pífūbìng

副黏病毒性皮肤病（myxoviral skin diseases） 副黏病毒（paramyxovirus）为有包膜的单股负链RNA病毒，不分节段，核衣壳呈螺旋对称。病毒颗粒多形性，多呈球形，直径一般150~300nm。此亚科大多数病毒有血凝素、溶血素和神经氨酸酶。根据2005年国际病毒分类委员会第8次分类报告，副黏病毒亚科分为5个属，包括亨尼巴病毒属（*Henipavirus*）、禽副黏病毒属（*Avulavirus*）、麻疹病毒属（*Morbillivirus*）、呼吸道病毒属（*Respirovirus*）和腮腺炎病毒属（*Rubulavirus*）。此亚科许多成员可引起人类和动物的呼吸道疾病。与人类疾病相关的病毒包括麻疹病毒、腮腺炎病毒、副流感病毒、呼吸道合胞病毒、亨德拉病毒、尼巴病毒等。副黏病毒性皮肤病主要包括：麻疹病毒引起婴幼儿或成人的麻疹，风疹病毒引起的风疹。副流感病毒和呼吸道合胞病毒除可引起婴幼儿和成人的上呼吸道感染、气管炎、毛细支气管炎、肺炎等外，其感染过程中也会出现皮肤损害。

（苏晓红）

mázhěn

麻疹（measles） 麻疹病毒所致的急性传染病。好发于儿童，临床特征为发热、流涕、咳嗽、结膜炎、口腔黏膜斑及全身皮肤斑丘疹。

病因和发病机制 麻疹病毒是麻疹的病原体，为单股负链RNA病毒，无神经氨酸酶。人是麻疹病毒的自然宿主，儿童及成人均可发生。好发于冬春季，急性期患者为传染源，主要通过飞沫经呼吸道传播，直接接触鼻腔分泌物也可发生传染。感染初期麻疹病毒在气管和支气管上皮细胞内复制，2~4天病毒感染局部淋巴组织，在区域淋巴结中增殖，随后发生病毒血症。麻疹病毒经血液播散至全身各种器官，包括皮肤、肾脏、胃肠道和肝脏等，发生病变和皮疹。在免疫功能正常的人中，麻疹病毒可诱导机体产生有效的免疫反应，清除病毒，产生终生免疫。

临床表现 潜伏期7~14天，平均10~12天。麻疹的典型临床经过分3期，病程10~14天。①前驱期：急性发热，体温达39~40℃，持续3~4天。主要前期症状是眼结膜炎、咳嗽和流涕，其他症状有乏力、食欲缺乏、畏光、眶周水肿、肌痛等。发热2天后，在第二磨牙对面的颊黏膜上出现周围绕有红晕的灰白色小点，称为科氏斑（Koplik spot），持续2~3天消失。科氏斑对麻疹早期诊断有一定意义。②出疹期：发热后3~4天，全身皮肤相继出现红色斑丘疹，皮疹先从耳后、发际、前额、面、颈部开始，然后波及躯干、四肢及掌跖。皮疹初为稀疏的淡红色斑丘疹，直径2~4mm，随后皮疹增多、部分融合，转为暗红色，疹间皮肤正常。出疹持续3~5天，出疹期全身中毒症状加重，体温高达40~41℃，精神萎靡、嗜睡。③恢复期：皮疹出齐后体温开始下降，一般1~2日降至正常。皮疹出齐后按出疹顺序在1~2周逐渐消退，留有细小的糠皮样脱屑及淡褐色色素沉着。此病最常见的并发症为肺炎，常见于5岁以下婴幼儿和20

岁以上成人，尤其是免疫功能低下、营养不良者，多为继发性细菌感染，是麻疹死亡的主要原因。其他并发症有中耳炎、喉炎、心肌炎等。最严重的并发症是脑炎，发生率0.5%左右，死亡率为5%~30%。极少数人在麻疹感染数年后发生亚急性硬化性全脑炎（SSPE），为一种罕见的致命性大脑退变性疾病，表现为脑功能障碍、智力低下、痴呆、肌阵挛、共济失调、癫痫等，晚期昏迷。

辅助检查 ①病原学检查：采集鼻咽部标本或尿液标本，进行麻疹病毒分离培养，或进行麻疹病毒核酸检测。临床标本中麻疹病毒培养阳性或核酸检测阳性可以确诊。②血清学检查：采集血液标本，用酶联免疫吸附试验（ELISA）检测患者血清中的麻疹IgM和IgG抗体。麻疹IgM抗体阳性，或麻疹IgG抗体效价在恢复期比急性期有4倍或4倍以上的升高，或急性期抗体阴性而恢复期抗体阳转，均有诊断意义。

诊断与鉴别诊断 主要依据临床诊断。典型麻疹病例可根据临床表现结合流行病学作出诊断。不典型病例，可根据麻疹病毒分离阳性或麻疹病毒特异性核酸检测阳性或麻疹血清抗体检测结果作出诊断。需与风疹、幼儿急疹、传染性红斑等疾病进行鉴别。鉴别要点：风疹全身症状轻微，无高热，软腭有暗红色斑疹或淤点，耳后和枕部淋巴结肿大。幼儿急疹常突发高热，持续3~5天，热退后出现玫瑰红色的斑丘疹，躯干先发生皮疹。传染性红斑面颊部有蝶形水肿性红斑，界限清楚，全身症状轻微。

治疗 ①对症治疗：应卧床休息，保持皮肤及眼、鼻、口、耳的清洁，可用生理盐水漱口和清洗眼、鼻，用抗生素眼膏或眼药水保护眼睛。给予易消化营养丰富的饮食，水分要充足。高热或咳嗽剧烈时予以退热剂或镇咳药等。体弱病重者可给予丙种球蛋白肌注，输血或血浆。②并发症治疗：有肺炎、喉炎、心肌炎、脑炎等并发症者，根据病情进行处理。

预后 预后一般良好。5岁以下的婴幼儿病死率较高，继发感染如支气管肺炎和急性脑炎是婴幼儿常见的死亡原因。

预防 易感儿童可接种麻疹病毒减毒活疫苗，对接触麻疹患者的易感者可肌内注射丙种球蛋白，以预防发病或减轻症状。

（苏晓红）

hūxīdào hébāobìngdú gǎnrǎn

呼吸道合胞病毒感染（respiratory syncytial virus infection） 呼吸道合胞病毒所致婴幼儿下呼吸道感染。表现为细支气管炎和细支气管肺炎，可有一过性皮疹。呼吸道合胞病毒为小RNA病毒，病毒颗粒大小约150nm，无血细胞凝集性，是婴幼儿呼吸道感染最常见的病原体。好发于2~6个月的婴儿。常在冬、春季节流行。主要通过飞沫经呼吸道传播，通过污染的手指或物品也可造成传播。病毒感染局限于呼吸道，不发生病毒血症。病毒在呼吸道上皮细胞内增殖，引起细胞融合，免疫病理造成呼吸道上皮细胞损伤。潜伏期3~5天。感染初期有上呼吸道感染症状，1~2天迅速发展为细小支气管炎，临床特征为咳嗽、喘鸣、发热和呼吸困难，有吸气性三凹征。严重时有梗阻性肺气肿，可导致呼吸衰竭、心力衰竭等。除呼吸道感染外，少数患者面部和躯干可出现一过性红斑，无特异性。其他肺外器官也可受累，可发生心肌炎、脑膜炎等。约40%患儿有中耳炎。

辅助检查：①病原学检查。采集呼吸道分泌物，进行病毒分离，或用免疫学技术检测病毒抗原。呼吸道合胞病毒培养阳性或抗原检测阳性可确诊。②X线检查。可见肺部炎性浸润伴弥漫性肺间质纹理增多。根据临床表现和病原学检查进行诊断。需与哮喘、阻塞性呼吸道感染等鉴别。

主要是对症和支持治疗。患者应卧床休息，必要时给予吸氧。可酌情给予退热剂、镇咳剂、支气管扩张剂等。继发细菌感染者可用抗菌药治疗。美国食品药品监督管理局（FDA）批准严重的呼吸道合胞病毒感染可用利巴韦林（三氮唑核苷）抗病毒药物。一般预后良好。病死率低于1%。有支气管肺发育异常或先天性心脏病的婴儿病死率较高。尚无安全有效的预防性疫苗。对有高感染危险的婴儿可用呼吸道合胞病毒单抗（帕利珠单抗）。

（苏晓红）

fēngzhěn

风疹（rubella） 风疹病毒所致的急性传染病。临床特征是发热、全身皮疹，伴耳后和枕部淋巴结肿大，全身症状较轻。妊娠早期感染风疹病毒可致胎儿感染，造成胎儿发育缺陷或先天畸形。

病因和发病机制 风疹病毒为风疹的病原体，为有包膜的单股正链RNA病毒，直径约60nm，核衣壳为对称的二十面体。好发于5~9岁的儿童，主要通过飞沫经呼吸道传播，人与人之间密切接触也可发生传染。孕妇患风疹可通过胎盘垂直传播使胎儿感染。风疹病毒先在上呼吸道黏膜及局部淋巴结内增殖，然后经病毒血症播散至全身淋巴组织，风疹病毒引起的抗原抗体复合物造成真皮上层的毛细血管炎症导致皮疹。

临床表现 潜伏期14~21天，平均18天。风疹的临床经过：①前驱期。前驱症状轻微，可有低热或中度发热，持续1~2天。其他症状有头痛、乏力、食欲缺乏、咳嗽、喷嚏、流涕、咽痛、结合膜充血等。部分病人软腭及咽部可见红色斑疹或淤点。②出疹期。通常于发热1~2天出疹，皮疹先从面颈部开始，在24小时内迅速波及躯干和四肢，掌跖一般不受累。

皮疹为淡红色充血性斑疹或斑丘疹，直径2~3mm，背部皮疹较密集，可融合成片，皮疹通常持续1~4天消退，不留色素沉着。全身浅表淋巴结肿大，尤以耳后、枕部、颈后淋巴结肿大最为明显，有轻度压痛，不融合，不化脓。肿大淋巴结的消退常需数周时间。此病可见无皮疹性风疹，约40%风疹病毒感染患者只有发热、上呼吸道炎、淋巴结肿大，不出现皮疹。先天性风疹综合征（congenital rubella syndrome，CRS）胎儿在宫内感染风疹病毒后，可发生死胎、流产、早产，或出生后有风疹综合征表现，主要是先天性心脏病、先天性耳聋、白内障等畸形，其他表现有低体重、血小板减少性紫癜、溶血性贫血、黄疸性肝炎、肝脾肿大、间质性肺炎、脑膜炎等。常见并发症有中耳炎、关节炎、心肌炎、脑炎及血小板减少性紫癜。

辅助检查 ①病原学检查：采集鼻咽部标本或尿标本，进行风疹病毒分离培养，或进行风疹病毒核酸检测。临床标本中风疹病毒分离阳性或核酸检测阳性可以确诊。②血清学检查：采集血液标本，用ELISA检测患者血清中的风疹IgM抗体和IgG抗体。风疹IgM抗体阳性，或风疹IgG抗体效价在恢复期比急性期有4倍或4倍以上升高，或急性期抗体阴性而恢复期抗体阳转，均有诊断意义。

诊断与鉴别诊断 根据流行病学接触史，全身症状轻微，有红色斑疹，耳后和枕部淋巴结肿大可作出临床诊断。根据风疹血清抗体检测或风疹病原学检查结果进行确诊。需与*麻疹*、*猩红热*、*幼儿急疹*等进行鉴别。鉴别要点如下：麻疹全身症状重，高热、卡他症状明显。发热3~4天出现充血性皮疹，疹间皮肤正常。早期颊黏膜可见科氏斑。猩红热有高热、头痛、咽部和扁桃体炎症明显，全身弥漫性鲜红色皮疹，口周苍白圈和杨梅舌，皮疹退后有明显脱屑。幼儿急疹常突发高热，持续3~5天，热退时出现红色斑疹或斑丘疹，躯干先发生皮疹。

治疗 主要是对症和支持治疗。患者应隔离至出疹后5天。应卧床休息，给予易消化饮食。可酌情给予退热剂、镇咳剂等。皮肤瘙痒可外用炉甘石洗剂。

预后 风疹预后一般良好。偶可因脑膜炎等并发症死亡。

预防 易感儿童可接种风疹减毒活疫苗预防。

（苏晓红）

xiǎohétánghésuānbìngdúxìng pífūbìng

小核糖核酸病毒性皮肤病（picornaviral skin diseases） 小核糖核酸病毒（*Picornaviridae*）为单股正链RNA病毒，基因组长7.2~8.5 kb，球形，直径15~30nm，核衣壳呈二十面体立体对称，无包膜，对乙醚、氯仿和乙醇耐受。根据2005年国际病毒分类委员会第8次分类报告，小核糖核酸病毒科可分为11个属，最常见的有肠道病毒属（*Enterovirus*）、鹅口疮病毒属（*Aphthovirus*）。肠道病毒属有10个种类，包括牛肠道病毒，人肠道病毒A、B、C、D，人鼻病毒A、B、C，猪肠道病毒B和猿肠道病毒A。包括的重要病原体有柯萨奇病毒、艾柯病毒、人肠道病毒、人鼻病毒和脊髓灰质炎病毒。肠道病毒属的病毒可导致多种人类疾病，如脊髓灰质炎、*手足口病*、*艾柯病毒疹*、*疱疹性咽峡炎*、*柯萨奇病毒疹*、流行性胸痛、心肌炎和心包炎、脑膜炎、急性出血性结膜炎等。鹅口疮病毒属包括牛鼻炎病毒B、马鼻炎病毒A和口蹄疫病毒。其中口蹄疫病毒可导致人类的*口蹄病*。柯萨奇病毒和艾柯病毒识别的受体在人体组织细胞中发布广泛，包括中枢神经系统、心、肺、皮肤黏膜等，因而所引起的疾病谱较复杂，不同型别的病毒可引起相同的临床综合征，如发热、皮疹、呼吸道感染、脑炎等，而同一病毒亦可以引起不同的临床疾病。

（苏晓红）

shǒu-zú-kǒubìng

手足口病（hand-foot-and-mouth disease） 肠道病毒所致手、足、口腔斑疹和疱疹的发热性发疹性传染病。好发于儿童，常伴发热，严重者可发生心、肺、脑等损害，甚至死亡。

病因和发病机制 引发手足口病的肠道病毒有多种，柯萨奇病毒A组的16、4、5、6、7、9、10型，B组的1、2、3、5型，以及肠道病毒71型均为手足口病较常见的病原体，流行性手足口病常由柯萨奇病毒A16或肠道病毒71型所致，肠道病毒中的艾柯病毒也可致此病。手足口病传染性强，传播途径复杂，通过人群密切接触传播，含病毒的飞沫、污染了病毒的食物、水源、物品等均可造成传播。病毒最初植入在颊黏膜或回肠黏膜，24 小时内进入淋巴结，迅速发生病毒血症，播散至口腔黏膜和皮肤，至 7 天时机体产生足够的中和抗体，病毒被清除。

临床表现 好发于 5 岁以下儿童。潜伏期 3~6 天，可有短暂的前驱症状，如发热、全身不适、食欲缺乏、咽痛、咳嗽等。发病较急，口腔发生疱疹，为红斑基础上 2~3mm 大小的水疱，可迅速破溃发生糜烂或溃疡，常见于上腭、颊黏膜、齿龈及舌，患儿口腔疼痛或影响进食。约 2/3 的患儿发生皮肤损害，常见于手、足和臀部。其特征是 2~10mm 大小红色斑疹，中央有一灰白色、椭圆形水疱，皮损与皮纹的长轴平行，数目一般 5~10 个，无自觉症状。不典型者可表现为单个部位发病，仅有斑丘疹。轻症者一周可自愈。重症者病情进展迅速，可并发心肌炎、肺炎、脑膜炎等并发症，甚至死亡。

辅助检查 一般不需进行常规实验室检查。病原学检查采集疱液、咽拭子或粪便标本，进行病毒分离。柯萨奇病毒 A16 或肠道病毒 71 型等流行株培养阳性可确诊。

诊断与鉴别诊断 根据流行病学史及手、足、口腔等部位有斑丘疹和疱疹等特征可作出临床诊断。确诊病例需有病原学检查依据。手足口病需与口蹄病、疱疹性咽峡炎等进行鉴别。鉴别要点如下：口蹄病常发生于畜牧区，有人与病畜接触史，口蹄疫病毒分离阳性。疱疹性咽峡炎的皮疹主要累及扁桃体、软腭、悬雍垂，很少发生于颊黏膜、舌、龈。

治疗 主要是对症和支持治疗。应加强口腔护理，用生理盐水漱口和清洁口腔，口腔溃疡疼痛明显时可用表面麻醉剂和抗生素软膏。可酌情选用阿昔洛韦、利巴韦林等抗病毒药物，以及清热解毒中草药等。有心肌炎、肺炎、脑膜炎等并发症，应给予相应处理。

预后 一般预后良好。并发心肌炎、肺水肿、脑膜炎的重症患儿可发生死亡。

预防 无特异性预防方法。流行季节应做好儿童个人、家庭和托幼机构的卫生防护，保持良好卫生习惯。

（苏晓红）

kǒu-tíbìng

口蹄病（foot and mouth disease）

口蹄疫病毒所致人畜共患病的急性接触性传染病。以发热、口腔黏膜和手足皮肤发生水疱和溃疡为特征，主要发生于猪、牛、羊等有蹄家畜，对农畜业危害极大。人接触感染家畜后偶尔发病。

口蹄疫病毒为口蹄病的病原体，属人畜共患病原体。有 7 个血清型，O 型在全球流行最广，中国流行的主要是 O、C、A3 型。病毒存在于感染动物的分泌液和排泄物（如呼出气、唾液、乳汁、尿、粪、精液和皮肤水疱液），直接或间接接触感染的动物或病毒污染物，可通过呼吸道、消化道或皮肤黏膜破损处传播。人接触感染家畜偶可被传染，主要见于畜牧场或屠宰场的工作人员及体弱儿童。病毒可在人的鼻腔内短暂停留，但人与人之间不发生传播。潜伏期 2~6 天。发病初期有流感样症状，如头痛、发热、疲倦、咽痛、呕吐等，但症状轻微。2~3 天后，口腔黏膜、舌、牙龈、口唇，以及手足部皮肤可发生小水疱，水疱破溃后形成疼痛的浅表性溃疡。此病呈良性经过，水疱形成后 1 周左右即可自愈。

病原学检查采集水疱上皮或水疱液、咽部拭子等标本做病毒分离培养或病毒抗原检测或核酸检测。标本中口蹄疫病毒分离阳性，或抗原检测阳性或核酸检测阳性可以确诊。血清学检查采集血液标本，用酶联免疫吸附试验（ELISA）和病毒中和试验检测患者血清中的口蹄疫病毒特异性抗体。根据与病畜接触史，有发热，口腔黏膜和手足皮肤有水疱和溃疡可以作出临床诊断。结合病原学检查和口蹄疫病毒特异性血清抗体检测结果进行确诊。应与手足口病进行鉴别。两者皆在口腔和手足部位有水疱，但手足口病好发于学龄前儿童，有流行季节，无病畜接触史。

避免接触病畜，对症处理。此病有自限性，预后良好。尚无用于人的有效预防疫苗。在牧区工作人员应注意个人防护，发现家畜有疑似口蹄病，应及时上报兽医等有关部门，尽量避免接触患病家畜，不进食患病动物的肉类及奶制品。

（苏晓红）

Àikēbìngdúzhěn

艾柯病毒疹（ECHO virus eruption）

艾柯病毒所致的皮肤发疹性疾病。皮疹无特异性，类型包括风疹样或麻疹样红斑、淤点、水疱、丘脓疱疹等类型，皮疹有自限性。伴有艾柯病毒感染的其他病症，如无菌性脑膜炎等。

病因和发病机制 艾柯病毒（ECHO virus）为人肠道致细胞病变孤儿病毒（enterocytopathic human orphan virus）的简称，为小核糖核酸病毒科肠道病毒属的一个亚类，属 RNA 病毒，长约 7.5kb，直径一般 24~30nm。最初分为 34 个血清型，现 10 型和 28 型被重新分类为呼吸道肠病毒。常引起皮疹的艾柯 9 型病毒现被认为与柯萨奇病毒 A23 是同一个病毒。艾柯病毒通常暂时性寄生于人肠道中，主要通过粪-口途径传播，也可通过空气飞沫传播，可在家庭或单位造成流行。部分病毒侵入人体后在鼻咽部增殖，通过局部淋巴结播散。大多数病毒进入肠道，与肠细胞上的特异性受体结合，穿过肠上皮细胞进入黏膜固有层的淋巴结，增殖后通过病毒血症播散，可感染机体各种组织。感染 1 周后在血液中可检测到特异性抗体，抗体效价在感染后 3 周达高峰。

临床表现 潜伏期 2~14 天。婴幼儿是主要的易感人群。艾柯病毒可引起各种各样的临床表现，常见的有中枢神经系统感染（无菌性脑膜炎、脑炎）、呼吸道感染、急性胃肠炎、发热、皮疹、疱疹性咽峡炎、流行性胸痛、心肌炎、心包炎等。艾柯病毒是引起出疹性发热的主要病原体，感染者常急性发热，体温 39℃，可伴烦躁、呕吐、腹泻等。艾柯病毒感染的皮疹无特异性，有斑疹、丘疹、淤点、麻疹样红斑、水疱、丘脓疱疹等。类型与引起感染的病毒血清型有一定关系，但不同型别的艾柯病毒可引起同样的皮疹。艾柯病毒 5 型、9 型、16 型、18 型、25 型感染常有皮疹。

艾柯 9 型病毒最常引起风疹样红斑，2 型、4 型、11 型、19 型和 25 型也可引发，为粉红色斑丘疹，直径 1~3mm，不融合，从面部、颈部开始，累及躯干和四肢，掌跖偶有皮疹。皮疹持续 3~4 天消退，不伴有脱屑或色素沉着。患儿常有发热、无菌性脑膜炎等病症。

艾柯病毒 16 型常引起麻疹样红斑，1957 年在美国波士顿流行，又称为波士顿疹病。疾病初期有发热，体温 38~39℃，伴头痛、咽痛、肌肉疼痛。1~2 天后体温下降，出现淡红色斑疹或斑丘疹，主要分布在面部和躯干，四肢较少。软腭和扁桃体可有小溃疡。

艾柯病毒 11 型、18 型可引起疱疹样或水疱样皮疹，向心性分布，数日可消退。艾柯病毒 3 型、6 型、9 型、16 型、17 型、25 型和 30 型常引起疱疹性咽峡炎。

辅助检查 ①病原学检查：采集血液、脑脊液、疱液等接种于猴肾或人胚肺细胞进行病毒的分离培养，或用聚合酶链反应检测病毒核糖核酸。病毒分离阳性或核酸检测阳性可以确诊。②血清学检查：采集血液标本，用酶联免疫吸附试验检测血清抗体，艾柯病毒 IgG 抗体效价在恢复期比急性期有 4 倍或 4 倍以上的升高有诊断意义。感染 1 周后在血液中可检测到特异性抗体，抗体效价在感染后 3 周达高峰。

诊断与鉴别诊断 根据流行病学史，有无菌性脑膜炎、出疹性发热等临床表现，皮疹有自限性，应怀疑为艾柯病毒疹。艾柯病毒分离阳性或核酸检测阳性可以确诊。需与风疹及柯萨奇病毒疹等进行鉴别。风疹主要发生于婴儿，软腭有暗红色斑疹或淤点，耳后和枕部淋巴结肿大。

治疗 对症和支持疗法。重症患者可静脉应用丙种球蛋白。

预后 皮疹有自限性。除中枢神经系统受累之外，一般预后良好。

预防 尚无预防性疫苗。

（苏晓红）

pàozhěnxìng yānxiáyán

疱疹性咽峡炎（herpangina） 肠道病毒所致急性发热和咽峡部小水疱和溃疡的疾病。好发于儿童，呈散发或流行，可伴肠道病毒感染的其他综合征。

多种肠道病毒可引起疱疹性咽峡炎，其中以柯萨奇病毒 A 组 1~10 型、12 型、16 型、22 型，肠道病毒 71 型，柯萨奇病毒 B 组 1~5 型为常见，艾柯病毒、双艾柯病毒、腺病毒、单纯疱疹病毒等也可引起此病。在柯萨奇 A 组病毒感染者的咽峡部、粪便、血液、尿液、脑脊液中可分离出病毒。主要通过粪-口和呼吸道途径传播。病毒血症使感染播散至全身。好发于夏秋季，3~10 岁儿童常见。潜伏期 4~14 天。常突然发病，高热，伴头痛、倦怠、咽痛、吞咽困难、食欲缺乏、呕吐等，较大儿童可有颈背疼痛。发病 4~5 天，口腔黏膜出现灰白色丘疱疹或小水疱，直径 1~2mm，周围绕有红晕，多见于硬腭、软腭、扁桃体、悬雍垂、咽后壁等，一般少于 12 个。24 小时内，单个或融合的水疱破溃形成浅溃疡，直径一般小于 5mm。口腔溃疡一般在 1 周左右愈合。部分患儿有颌下和颈部淋巴结肿大或压痛。偶可发生中枢神经系统受累和心肺衰竭，导致死亡。

病原学检查采集鼻咽部拭子、粪便或直肠拭子、血液、尿液或脑脊液标本，进行病毒的分离培养，细胞培养分离出肠道病毒如柯萨奇病毒或艾柯病毒等可确诊。用反转录聚合酶链反应（RT-PCR）检测肠道病毒的 RNA，核酸检测阳性亦可确诊。根据急性发热、口腔黏膜有水疱和溃疡性皮损，见于儿童和夏秋季节，可作出临床诊断。肠道病毒分离培养阳性或核酸检测阳性可明确诊断。应与阿弗他溃疡、复发性疱疹、手足口病等鉴别。阿弗他溃疡一般无全身症状，咽部不发生水疱，有反复发作史。复发性疱疹为簇状小水疱，一般无全身症状。手足口病口腔水疱较大，手足部有皮疹。

无有效抗病毒药物。对症支持治疗，酌情给予退热药、局部镇痛药。疱疹性咽峡炎为自限性疾病，一般预后良好。1岁以下的婴儿偶有死亡。尚无有效预防性疫苗。

（苏晓红）

Kēsàqíbìngdúzhěn

柯萨奇病毒疹（Coxsackie virus eruption）

柯萨奇病毒所致皮肤发疹性疾病。皮疹呈多形性，有斑疹、斑丘疹、风团、水疱、紫癜、猩红热样皮疹、风疹样或麻疹样红斑等，皮疹有自限性。可伴有艾柯病毒感染的其他病症，如无菌性脑膜炎等。

病因和发病机制 柯萨奇病毒为小核糖核酸病毒科肠道病毒属的一个亚类，属RNA病毒，直径27~28nm，因1948年在美国纽约州的柯萨奇村引发脊髓灰质炎暴发流行而命名。隐性感染者和健康带病毒者是主要的传染源，主要通过粪-口途径传播，亦可通过空气飞沫及污染的食物和饮用水传播。柯萨奇病毒感染人体后最初在上呼吸道和远端小肠的黏膜下淋巴组织增殖，随后播散到单核吞噬细胞系统，再通过二次病毒血症播散至靶器官。柯萨奇病毒分为A、B两组，A组有23个血清型，B组有6个血清型。A组主要感染皮肤和黏膜，可引起疱疹性咽峡炎、手足口病、急性出血性眼结膜炎；B组主要感染心脏、胸膜、胰和肝，可引起流行性胸痛、心肌炎、心包炎和肝炎。A组和B组柯萨奇病毒均可引起非特异性发热性疾病、皮疹、上呼吸道疾病和无菌性脑膜炎。

临床表现 好发于婴儿及儿童，夏秋季多见，潜伏期3~8日。出疹前多有发热、食欲缺乏、咽痛、鼻塞等前驱症状，皮疹于发热或热退时出现，无特异性，可表现为红斑、斑丘疹、风团、水疱、紫癜、猩红热样皮疹、风疹样皮疹等。皮疹常初发于面颈部，渐蔓延至躯干、四肢及掌跖。可伴发疱疹性咽峡炎，局部淋巴结肿大，脑膜炎、肺炎及心肌炎。引起非特异性皮疹的常见血清型包括柯萨奇病毒A9、A4、B1、B3和B5。A9常引起紫癜样皮疹，A4可引起广泛水疱性皮疹，B5可引起脓疱性口炎伴多形红斑样皮疹。

辅助检查 ①病原学检查：采集血液、脑脊液、疱液等接种于猴肾、人胚肾、海拉（Hela）细胞、非洲绿猴肾（BGM）细胞或人横纹肌肉瘤细胞（RD细胞）进行病毒的分离培养，或用反转录聚合酶链反应（RT-PCR）检测病毒RNA。病毒分离阳性或核酸检测阳性可以确诊。粪便中病毒分离培养阳性意义不大。②血清学检查：采集血液标本，用酶联免疫吸附试验（ELISA）检测血清抗体，柯萨奇病毒IgG抗体效价在恢复期比急性期有4倍或4倍以上的升高有诊断意义。早期柯萨奇病毒IgM抗体阳性有诊断意义。

诊断与鉴别诊断 婴幼儿在夏秋季出现原因不明的发热和（或）皮疹时，应怀疑柯萨奇病毒感染。根据病原学检查和血清学检测结果确诊。

治疗 支持对症处理。重症患者可应用干扰素。

预后 一般预后良好，合并肺炎、心肌炎等预后较差。

预防 尚无有效预防性疫苗。

（苏晓红）

qítā bìngdúxìng pífūbìng

其他病毒性皮肤病（other viral skin diseases）

除疱疹病毒、痘病毒、人乳头瘤病毒、副黏病毒、小核糖核酸病毒所致皮肤病以外，其他病毒也可引起皮肤疾病，如肝炎病毒可引起儿童丘疹性肢端皮炎、乙型肝炎抗原血症，细小病毒可导致传染性红斑，腺病毒、虫媒病毒等病毒也可以引起多种皮肤病。值得一提的是黏膜皮肤淋巴结综合征（川崎病）也可能是病毒感染所致。

（苏晓红）

értóng qiūzhěnxìng zhīduān píyán

儿童丘疹性肢端皮炎（papular acrodermatitis of childhood; Gianotti-Crosti syndrome）

好发于儿童的面部和肢端特异性丘疹的自限性皮肤病。常伴浅表淋巴结肿大和肝大。

病因和发病机制 1957年意大利学者贾诺蒂（Gianotti）报道了该病，最初确认此病与乙型肝炎病毒感染相关。后续研究表明其他病毒和细菌，如EB病毒、腺病毒、艾柯病毒、巨细胞病毒、柯萨奇病毒，以及A组溶血性链球菌、脑膜炎球菌、肺炎支原体等也可引起此病。也有报道在接种乙型肝炎、麻疹、脊髓灰质炎等疫苗后发生此病。发病机制尚未明确，一般认为与短暂的病毒血症或细菌血症所致的免疫反应有关，可能为迟发型超敏反应。循环免疫复合物在真皮的沉积可能起一定作用，但没有得到证实。

临床表现 可发生于3个月至15岁儿童，发病的高峰年龄段是1~6岁。一般无前驱症状，突然发生皮疹。皮疹特点是单一形态、1~10mm大小扁平实质性丘疹或丘疱疹，暗红色、肤色或浅褐色。皮损对称分布，好发于手足背、四肢伸侧、臀部及面部，躯干及掌跖一般无皮疹。数目多少不等，互不融合。有时四肢可见线状排列的皮疹（科布内现象阳性）。无明显自觉症状，持续时间在2~8周。可伴发热、浅表淋巴结肿大和肝脾肿大等全身症状。因乙型肝炎病毒所致者，皮疹发生时或发生后1~2周，可出现急性无黄疸型肝炎，有的患者可出现黄疸。

辅助检查 一般不需要进行实验室检查。血常规检查可见淋巴细胞增多、单核细胞增多或淋巴细胞减少。如果患儿有黄疸或肝大可做乙型肝炎病毒感染的相关检查，转氨酶水平可升高，乙肝抗体阳性等。必要时可做组织病理学检查以排除其他皮肤病。此病的组织病理学变化无特异性，表皮有轻至中度棘层增厚，灶性角化不全和海绵样水肿，真皮上部水肿，毛细血管扩张，血管周围有淋巴细胞及组织细胞浸润。

诊断与鉴别诊断 具备以下全部临床特征：单一形态的粉红色至褐色的扁平丘疹或丘疱疹，直径1~10mm；皮疹侵犯以下3个或4个部位：面颊、臀、前臂伸侧和下肢伸侧；皮疹对称分布；皮疹持续至少10天。不具备以下任何阴性临床特征：广泛的躯干皮疹；鳞屑性损害。临床上排除有类似皮疹的其他疾病。

此病应与扁平苔藓、药疹、丘疹性荨麻疹等进行鉴别，鉴别要点如下：扁平苔藓的皮疹呈紫红色扁平丘疹，瘙痒明显，好发于手腕、腰背和下肢，黏膜常受累，一般不累及面颊。苔藓样药物疹一般不常见于儿童，好发于躯干，常由金制剂、抗疟药、β-受体阻断药、利尿药等引起。丘疹性荨麻疹好发于夏秋季节，除四肢伸侧外，躯干也常见皮疹，丘疹中心常有针头大小水疱，伴瘙痒。

治疗 该病为良性自限性疾病，一般不需特殊治疗，主要是保肝和对症治疗。如果有瘙痒症状可用抗组胺药，皮疹可用酚炉甘石洗剂等，局部皮质激素药物无效。

预后 此病呈自限性，皮疹6~8周可自然消退。

（苏晓红）

yǐxíng gānyán kàngyuán xuèzhèng

乙型肝炎抗原血症（hepatitis B antigenemia） 乙型肝炎病毒感染的急性期或慢性活动期（急性发作期）引发病毒血症，导致血清病样反应等皮肤表现的病症。好发于年轻人。

乙型肝炎病毒感染所致。机体对乙型肝炎表面抗原（HbsAg）产生特异性抗体，抗原与抗体形成免疫复合物而沉积于血管壁，并激活补体经典途径，发生一系列炎症反应，临床上出现血清病样反应。

20%~30%的患者在急性乙型肝炎发病前2周发生血清病样反应，表现为荨麻疹和血管性水肿，少数患者可发生麻疹样皮疹、紫癜样皮疹、多形红斑样皮疹、猩红热样红斑、白细胞碎裂性血管炎等。可伴关节痛及关节炎。慢性活动性乙型肝炎可在躯干、四肢发生炎症性丘疹，中心化脓、结痂、萎缩，形成特征性痘疮样瘢痕。其他皮肤表现有痤疮样皮疹、红斑狼疮样皮疹、局限性硬皮病、膨胀纹、紫癜、甲下及甲根部出血、结节性多动脉炎等。

实验室检查发现HbsAg阳性，IgM乙型肝炎核心抗体（HbcAb）阳性等。慢性活动性乙型肝炎血白细胞常轻度减少，凝血酶原活动度降低。肝功能检查常有血清转氨酶增高、血清清蛋白减少、球蛋白增多、血清胆红素异常等。用免疫荧光检查可在血清、关节液、皮损的血管中测出免疫复合物及补体。

有血清病样反应等皮肤表现，同时有乙型肝炎的证据可作出诊断。积极治疗乙型肝炎，皮疹对症处理。慢性乙型肝炎预后较差，20%~50%患者可发展为肝硬化，10%可发展为肝细胞肝癌。预防按乙型肝炎进行，易感人群如HbsAg阳性孕妇所生的新生儿、未接种过乙肝疫苗的学龄前儿童及医务人员等可接种乙肝疫苗。

（苏晓红）

chuánrǎnxìng hóngbān

传染性红斑（erythema infectiosum） 细小病毒所致面颊部水肿性红斑的良性传染性皮肤病。又称第五种病。好发于儿童。

病因和发病机制 细小病毒B19（parvovirus B19，PV-B19）为热稳定、单链DNA病毒，通过呼吸道飞沫传播，可在家庭、幼儿园、学校中造成流行。一般认为机体对病毒感染发生Th1细胞免疫反应，产生IgM抗体，抗原抗体复合物沉积在皮肤和关节所致。

临床表现 好发于晚冬和早春。5~12岁儿童多见。潜伏期通常为7~10天，少数患者有头痛、咽痛、流涕、低热等前驱症状。临床表现有3个不同阶段。第一期，常突然发疹，面颊部出现弥漫性、水肿性蝶形红斑，边界清楚（图），上无鳞屑。口周、鼻部、眼睑、下颌部位通常不受累。一般无自觉症状或有轻度灼热感。经1～4天，进入第二期，四肢近端、臀部和躯干出现散在的红斑和丘疹，呈网状或花边状。皮疹持续4～5天进入第三期，按出疹顺序自面部开始逐渐消退，从中央部分先消退，成为红色环状损害，消退后不脱屑，也无色素变化。在随后数周内，皮疹可因运动、日晒、热水浴、紧张等刺激而复发。约10%的儿童和50%的成人患者可发生多发性关节炎。有溶血性疾病或免疫功能低下者感染PV-B19后可并发再生障碍性贫血，有再生障碍危象的患者一般不出现皮疹。

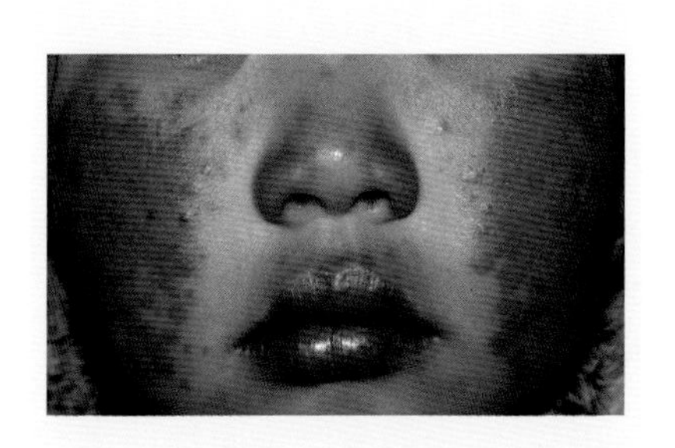

图　传染性红斑

注：面颊水肿型红斑，边界清楚

辅助检查　病原学检查：聚合酶链反应检测血液中PV-B19 DNA阳性，但发疹后阳性率低。血清学检查：酶联免疫吸附试验（ELISA）检测血清PV-B19 IgM抗体阳性。组织病理检查无诊断意义。

诊断与鉴别诊断　诊断主要依据于临床表现，常见于儿童，面颊部有蝶形水肿性红斑，界限清楚，全身症状轻微，冬春季多见，一般不难诊断。必要时可进行PV-B19相关实验室检测。需与麻疹、风疹、猩红热和幼儿急疹等疾病鉴别。麻疹全身症状重，高热、上呼吸道感染症状明显。发热3～4天出现充血性皮损，疹间皮肤正常。早期颊黏膜可见麻疹黏膜斑。风疹上呼吸道感染症状较明显、发热、麻疹样皮损，耳后、枕后淋巴结肿大。猩红热急性病容，有咽痛和高热，皮疹为弥漫性红斑，有口周苍白圈，草莓舌及愈后脱皮等征象，帕氏征阳性。幼儿急疹常突发高热，持续3～5天，热退后出现玫瑰红色的斑丘疹，躯干先发生皮疹。

治疗　一般对症处理，如有发热者可给予口服退热药布洛芬，皮损处可外搽炉甘石洗剂以安抚止痒。

预后　此病预后良好，皮疹持续数周可消退。

预防　皮疹出现后已无传染性，患儿不需隔离。有溶血性疾病或免疫功能低下的患儿有传染性，需要隔离。

（苏晓红）

niánmó pífū línbājié zōnghézhēng

黏膜皮肤淋巴结综合征

黏膜皮肤淋巴结综合征（mucocutaneous lymph node syndrome）　发生于幼儿的发热、皮肤黏膜发疹、颈淋巴结肿大、手足肿胀的急性发热性血管炎综合征。又称为川崎病（Kawasaki disease）。

病因和发病机制　原因不明。可能与病毒或细菌感染相关，因其好发于幼儿、有周期性流行及自限性等特点，临床表现类似病毒或超抗原疾病。细小病毒B19、腺病毒、麻疹病毒、HIV、副流感病毒、轮状病毒、脑膜炎球菌、肺炎支原体、肺炎克雷伯杆菌、贝纳特立克次体等病原体感染可能与此病有关。免疫组化在急性病变的组织中发现胞质内包涵体，光镜和电镜表明这些包涵体为病毒蛋白和RNA。免疫组化提示许多血管生长因子参与冠状动脉损害的形成，活化的抑制性/细胞毒性T细胞增加、$CD8^+$抑制性T细胞减少，血清白介素-1、肿瘤坏死因子-α、干扰素和白介素-6升高，表明免疫因素参与发病。双胞胎和家庭成员有多人发病表明遗传因素可能起一定作用或影响对此病的易感性。分子遗传学研究发现ITPKC（一种T细胞活化的负调节因子）的基因多态性与日本人的疾病易感性相关，并使日本和美国儿童发生冠状动脉异常的危险性增高。

临床表现　好发于5岁以下幼儿。临床上通常分为3个阶段。①急性期（1～10天）：有高热，体温高达40℃，持续至少5天。抗生素和退热药治疗无效，丙种球蛋白治疗可缓解。双侧眼结膜充血、但无渗出。口唇明显充血潮红、随后干燥、皲裂，口咽部黏膜充血，舌部充血、乳头增生呈杨梅状。发病3～5天出现皮疹，皮疹无特异性，可为麻疹样、猩红热样、多形红斑样皮疹或弥漫性斑丘疹。皮疹以躯干、四肢近端和面部为主，腹股沟可有红斑或鳞屑，四肢伸侧可有细小脓疱疹。一般不痒或轻痒。皮疹多于1周左右消退，消退后留下色素沉着和细小鳞屑。掌跖有红斑、手足皮肤弥漫性非凹陷性硬肿。颈部淋巴结肿大，常为单个、1.5cm大小、不化脓。急性期还可出现前葡萄膜炎、腹泻、黄疸、关节痛或关节炎、肾炎、脑膜炎、心肌炎及心包炎等。②亚急性期（11～30天）：体温开始下降，指趾末端甲周开始膜状脱屑，可发生血栓形成和冠状动脉瘤形成。③恢复期（30天以上）：甲可出现横行沟纹，冠状动脉瘤可扩大，易发生冠状狭窄或闭塞，引起心肌梗死。

辅助检查 ①血液检查：白细胞增多，血小板增多，正常红细胞性贫血。红细胞沉降率增快，C反应蛋白（CRP）增多，抗胰蛋白酶增多，转氨酶水平升高，胆红素增多。心肌梗死时心肌酶可水平升高。②影像学检查：血管造影和超声心动图检查有助于冠状动脉瘤的诊断。③组织病理检查：呈现血管炎表现，真皮水肿，毛细血管扩张，血管周围有以单核细胞及淋巴细胞为主的炎细胞浸润。

诊断与鉴别诊断 主要依据临床表现并排除其他疾病而作出诊断。日本川崎病研究委员会制定的诊断标准：①持续高热超过5天，抗生素治疗无效；②多形性红斑皮疹；③非化脓性双侧眼结膜炎；④口腔黏膜改变（口咽部黏膜弥漫性充血，杨梅舌，口唇潮红、干燥、皲裂）；⑤肢端改变（掌跖红斑、手足硬肿、指趾末端脱屑）；⑥非化脓性颈部淋巴结肿大。以上6条中，除发热为必要条件外，至少尚需具备4条才能诊断。

主要与小儿结节性多动脉炎鉴别。临床上常有长期或间歇性发热，皮疹为红斑、荨麻疹或多形红斑表现，可有高血压、心包渗出、心脏扩大、充血性心力衰竭及肢端坏疽等，但无特征性手足改变和冠状动脉病变，可与此病鉴别。其他需鉴别的疾病有风湿热，风湿性心脏病，幼年风湿性关节炎，中毒性休克综合征。

治疗 ①急性期治疗：免疫球蛋白和阿司匹林联合治疗方案：静脉注射免疫球蛋白（IVIG），口服阿司匹林。早期（发病10天内）联合应用大剂量免疫球蛋白和阿司匹林可使体温迅速恢复正常、明显降低冠状动脉损害和心肌梗死的发生率。85%～90%患者对该联合方案治疗有效。对上述联合方案治疗无效者，可考虑应用以下方案：重复应用一次静脉注射免疫球蛋白；甲泼尼龙静脉冲击疗法；英夫利昔单抗。②恢复期治疗：小剂量服用阿司匹林，至超声心电图正常。

预后 主要决定因素是心血管损害，20%～25%的患者有心脏受累，病死率0.1%～2%。冠状动脉栓塞引发心肌梗死是主要死亡原因。

（苏晓红）

xìjūnxìng pífūbìng

细菌性皮肤病（bacterial skin diseases）

细菌感染所致皮肤及其附属器疾病。细菌是一类具有细胞壁的单细胞微生物。人出生时皮肤是无菌的，但生后不久皮肤即可附有正常菌群，它们位于表皮脂质膜、角质层的表层和毛囊漏斗部。正常皮肤的菌株可分为常驻菌和暂驻菌。皮肤常驻菌能在皮肤上生长繁殖，擦洗后可以减少，但不易清除，包括表皮葡萄球菌、类白喉杆菌等；皮肤暂驻菌着落于皮肤，经过一定时间可从皮肤上消失，包括金黄色葡萄球菌、链球菌、厌氧葡萄球菌、大肠杆菌等。皮肤正常菌群是动态变化的，随年龄、部位、皮肤pH值、温度、湿度的改变而有所不同。

细菌与皮肤病关系十分密切，细菌及其毒素可分别引起感染性病变（如疖）、中毒性病变（如葡萄球菌烫伤样皮肤综合征）和免疫介导病变（如超抗原或毒素诱发或加重特应性皮炎、银屑病）等。皮肤细菌感染可分为原发性和继发性。原发性细菌感染常有特征性的形态和病程，开始由单一病菌引起，而且发生在正常皮肤；继发性感染则发生在已有皮肤病的皮肤，病程可为急性或慢性。按细菌的形态，可将细菌性皮肤病分为球菌性皮肤病和杆菌性皮肤病。球菌性皮肤病主要由葡萄球菌或链球菌感染所致，多发生在正常皮肤上，故属原发感染。杆菌性皮肤病又分为特异性感染和非特异性感染，特异性感染常见的有皮肤结核病和麻风，非特异性感染多为革兰阴性杆菌（如变形杆菌、假单胞菌和大肠杆菌等）感染，常发生在有病变的皮肤上，故又属继发感染。

（张建中 魏 瑾）

nóngpàochuāng

脓疱疮（impetigo）

化脓性球菌所致的急性细菌性皮肤病。此病常见，具有接触传染和自体接种感染的特性，易在儿童中流行。

病因和发病机制 病原体主要为金黄色葡萄球菌，占50%～70%，其次是乙型溶血性链球菌，亦可由两种细菌混合感染。温度较高、出汗较多和皮肤有浸渍现象，有利于细菌在局部繁殖；机体衰弱或患有瘙痒性皮肤病（如痱子、湿疹、虫咬皮炎）时，皮肤屏障遭到破坏，有利于细菌定植，易引发此病。由于小儿皮肤薄嫩，此病易侵犯新生儿及儿童，可以通过密切接触或自身接种传播。细菌主要侵犯表皮，引起化脓性炎症。凝固酶阳性噬菌体Ⅱ组71型金黄色葡萄球菌，可产生表皮剥脱毒素，引起毒血症及全身泛发性表皮坏死松解。抵抗力低下者，细菌可入血引发菌血症或败血症。少数患者病后可诱发肾炎或风湿热。

临床表现 根据细菌学检查、临床症状和组织学，主要分为以下两型。

非大疱性脓疱疮（impetigo

vulgaris） 此型传染性强，常在幼儿园中引起流行，又称接触传染性脓疱疮（impetigo contagiosa），由乙型溶血性链球菌或与金黄色葡萄球菌混合感染所致。好发于面部、口周、鼻孔周围、耳郭及四肢暴露部位。初发皮损为红色斑点或小丘疹，迅速转变成脓疱，周围有明显的红晕（图）。疱壁薄，易破溃，破后露出红色糜烂面，脓液干燥后形成黄色厚痂，常因搔抓使相邻脓疱向周围扩散或融合。陈旧的痂一般6~10天脱落自愈，不留瘢痕。严重患者可有全身中毒症状，伴高热、淋巴管炎、淋巴结炎，甚至引起败血症或急性肾小球肾炎。急性肾小球肾炎多与乙型溶血性链球菌感染有关。

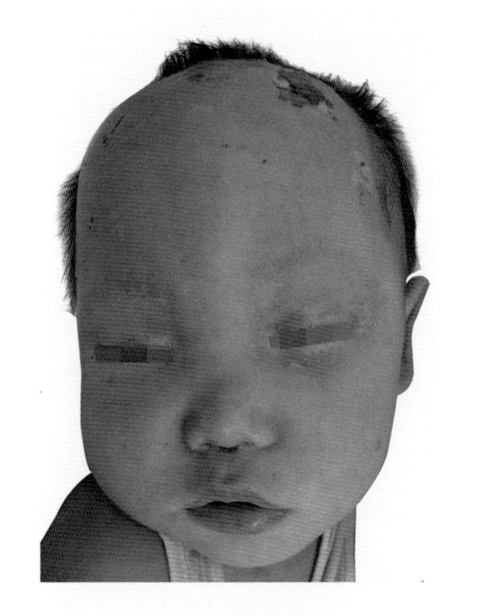

图 脓疱疮

注：颜面多个脓疱及脓性痂皮，周围有红晕

大疱性脓疱疮（impetigo bullosa） 主要是噬菌体Ⅱ组71型金黄色葡萄球菌感染。好发于面部、躯干和四肢。初起为米粒大小散在的水疱或脓疱，1~2天后迅速变为大疱，疱内容物初呈黄色而清澈，1天后疱液浑浊，疱内可见半月状积脓，脓液沉积于疱底部，疱壁先后松弛，直径1cm左右，疱周红晕不明显。疱壁薄，易破，形成糜烂结痂，痂壳脱落后即可愈合，留有暂时性色素沉着。有时痂下脓液向周围溢出，在四周发生新的水疱，排列成环状或链环状，称为环状脓疱疮。大疱性脓疱疮发生于新生儿时又称新生儿脓疱疮（impetigo neonatorum），起病急，传染性强，皮损为多发性大脓疱，较广泛，疱周有红晕，破溃后形成红色糜烂面，尼科利斯基（Nikolsky）征阳性。可伴高热等全身中毒症状，易并发败血症、肺炎、脑膜炎而危及生命。

辅助检查 ①组织病理检查：脓疱位于角质层下，疱内含有纤维蛋白及大量破碎中性粒细胞，并有少数淋巴细胞及变形的表皮细胞。在细胞外或中性粒细胞内可见球菌团。大疱底部可见少数棘刺松解细胞，这是由于中性粒细胞溶解蛋白作用。棘层有海绵水肿，其间有中性粒细胞浸润。真皮上部血管扩张、水肿及中性粒细胞和淋巴细胞浸润。②实验室检查：白细胞总数及中性粒细胞可增多。疱液、脓痂可分离培养出金黄色葡萄球菌或乙型溶血性链球菌，必要时可作金黄色葡萄球菌分型鉴定。

诊断与鉴别诊断 根据典型临床表现，结合发病年龄、好发部位和辅助检查，一般不难作出诊断。有时需与脓疱性湿疹、水痘等鉴别。脓疱性湿疹呈弥漫性潮红，边界不清楚，皮疹呈多形性，无固定好发部位，与年龄、季节无关；水痘多见于冬春季节，发疹时常伴发热等全身症状，皮疹为向心性分布，以绿豆到黄豆大小的水疱为主，可有脐窝状凹陷，同时可见到斑疹、丘疹、水疱和结痂各个时期的皮疹，口腔黏膜亦常受累。

治疗 包括局部治疗和全身治疗。

局部治疗 以杀菌、消炎、止痒、干燥为原则。脓疱未破者，可外搽10%硫黄炉甘石洗剂，洗剂的干燥作用很强，脓疱一般3~5天干燥脱落，如有脓疱较大时应抽取疱液，脓疱破溃者可用1∶5000高锰酸钾液、1∶2000黄连素液或0.5%新霉素溶液清洗湿敷，再外搽莫匹罗星软膏、红霉素软膏或诺氟沙星软膏。

全身治疗 对皮损广泛，全身症状较重，伴发热、淋巴结炎及体弱或经局部药治疗无效者，应及时全身应用抗生素。选择金黄色葡萄球菌敏感的头孢菌素类抗生素，如头孢唑林钠、头孢他啶、头孢哌酮等，必要时依据药敏试验选择用药。对重症患者应注意水电解质平衡，必要时输注血浆、全血或丙种球蛋白。

预防 普及卫生教育，平时注意皮肤的清洁卫生，及时治疗瘙痒性皮肤病和防止各种损伤，保证皮肤完整；隔离和治疗患者，对已污染的衣物及环境及时消毒，以减少疾病的传播，均有助于预防此病。

（张建中 魏 瑾）

pútáoqiújūnxìng tàngshāngyàng pífū zōnghézhēng

葡萄球菌性烫伤样皮肤综合征

（staphylococcal scalded skin syndrome，SSSS） 以全身泛发性红斑、松弛性大疱及大片表皮剥脱为特征的急性细菌感染性皮肤病。又称新生儿剥脱性皮炎（dermatitis exfoliativa neonatorum，Ritter disease）或葡萄球菌性中毒性表皮坏死松解症（staphylococcal toxic epidermal necrolysis，STEN）。大疱性脓疱疮（见脓疱疮）的致病菌与 SSSS 相同，被认为是 SSSS 的一种局限性类型。凝固酶阳性、噬菌体Ⅱ组 71 型金黄色葡萄球菌所产生的表皮松解毒素所致，好发于月龄不足 3 个月的婴儿。

起病前常有上呼吸道感染或咽、鼻、耳、鼓膜等处的化脓性感染灶。发病急骤，皮损常始于口、眼周，24～48 小时可累及全身，为弥漫性水肿性红斑，有压痛。最具有特征性的表现是在大片红斑的基础上出现松弛性水疱，皮肤很快发生剥脱，留有亮红的裸露区，似烫伤样外观。稍用力摩擦即可大片剥脱，即尼科利斯基（Nikolsky）征阳性。手足皮肤可呈手套、短袜套样剥脱，口角周围可见放射状裂纹，但无口腔黏膜损害。轻者 1～2 周后皮损干燥而痊愈，重者可因并发败血症、蜂窝织炎、肺炎而危及生命，致死率较高。

组织病理显示表皮细胞变性、坏死，表皮颗粒层和棘层分离。真皮炎症反应轻微，仅在血管周围有少许淋巴细胞浸润。免疫荧光显示金黄色葡萄球菌两种毒素（毒素 A 和毒素 B）黏附于透明角质颗粒。细菌学检查可以查到病原体。根据广泛红斑、大面积表皮剥脱、烫伤样外观，结合发病年龄和细菌学检查，不难诊断。早期应与湿疹样皮炎、重症多形红斑、猩红热、鱼鳞病样红皮病鉴别。典型患者则需与非金黄色葡萄球菌性中毒性表皮坏死松解症（如药物引起者）、新生儿脓疱疮（见脓疱疮）鉴别。非金黄色葡萄球菌性中毒性表皮坏死松解症主要见于成人，皮损呈多形红斑型，常伴口腔黏膜损害，病理为表皮全层坏死；新生儿脓疱疮皮疹以脓疱为主，尼科利斯基征阴性，无表皮松解。

全身治疗最重要，应及早应用抗生素，最理想的是参照药敏试验结果选用敏感抗生素。对耐青霉素酶菌株感染者可选用苯唑西林（爽尔利）、氯唑西林、头孢唑林钠等。注意水电解质平衡，加强支持疗法，加强护理。局部根据不同情况可用湿敷、清洁换药等。

（张建中　魏　瑾）

zhòngdúxìng xiūkè zōnghézhēng

中毒性休克综合征（toxic shock syndrome，TSS）　金黄色葡萄球菌所致发热、皮疹、晕厥、低血压或休克、肢端脱屑和多系统损害的综合征。1978 年，由托德（Todd）等首先报道。

病因和发病机制　致病毒素是金黄色葡萄球菌噬菌体Ⅰ组（尤其是 29 型）产生的中毒性休克综合征毒素 1（TSST-1），以前被认为是葡萄球菌内毒素 F 或化脓性外毒素 C，A 组乙型溶血性链球菌偶尔也可引起。大多数致病菌从使用卫生棉塞的经期妇女阴道宫颈黏膜上分离出。在月经期使用卫生棉塞，使阴道原有的或从体外带入的金黄色葡萄球菌大量繁殖，产生中毒性休克综合征毒素 1 进入血流而引起的全身中毒性病变。此外，也见于鼻整形后鼻填塞的患者和肾、肺或软组织葡萄球菌感染的患者。

临床表现　多见既往体健的青年妇女，且绝大多数在月经期第 2～4 天急性发病。少数患者在病前 1 周有全身不适、低热、肌痛或呕吐等前驱症状，非月经期发病者，病前有刮宫术、流产、分娩或身体某部位化脓性病变史，但也可发生于绝经期妇女、男性及儿童。其主要的症状和体征如下。①发热：为突发持续性高热或至少有一次热度高达 38.9℃ 以上，常伴有畏寒。②皮肤黏膜损害：发生猩红热样红斑或弥漫性红皮病样皮疹，全身发疹，多侵犯躯干和四肢，主要局限于下腹、股部或关节伸侧，皮疹常发生于第一天，通常在 3 天内消退。面、眼睑和手足部可出现非凹陷性水肿，可有广泛的黏膜红斑，眼结膜受累尤其严重，眼结膜下可有出血，口腔、食管、阴道和膀胱黏膜可产生溃疡。偶可发生水疱和大疱。大多数患者出现斑丘疹，有时为风团，伴有瘙痒，血小板减少可引起紫癜。脱屑具有高度特征性，发生于起病后 10～21 天，可局限于指尖，可累及整个掌跖皮肤或泛发。可逆性斑状脱发或休止期脱发、甲横嵴和甲部分脱失是晚期的非特异性表现。③低血压：常于发热 72 小时内发生，成人收缩压低于 90mmHg，有直立性晕厥或休克。④多器官系统损害症状：胃肠系统损害出现呕吐、腹泻；肌肉受累出现肌痛；肾脏受累出现肾衰竭；中枢系统损害有定向障碍或意识改变等。

辅助检查　组织病理检查一般无特征性改变。真皮可有血管周围单个核细胞浸润和乳头层水肿。有水疱形成的患者，裂隙发生于表皮下。病原学检查可从大多数经期使用卫生棉条的妇女宫颈黏膜分离出致病菌。血生化检查发现肌酸激酶增多，血尿素、血尿素氮增多，胆红素、丙氨酸氨基转移酶、天门冬氨酸氨基转移酶增多，血小板$<100\times10^9$/L。

诊断与鉴别诊断　应做病原学检查，以观察有无金黄色葡萄球菌，并排除其他病原体感染的可能。诊断标准：①发热。②弥漫性红皮病样皮疹。③发病后 1～

2周出现皮肤脱屑。④低血压或直立性晕厥。⑤临床或实验室检查至少有3个器官受累。以上各条均符合，可以确诊，缺某一项则视为可疑病例。需与猩红热、黏膜皮肤淋巴结综合征（川崎病）、脓毒性休克及葡萄球菌性烫伤样皮肤综合征等疾病相鉴别。

治疗 确诊后，要尽早清除体内化脓性病灶，迅速除去卫生棉条，静脉输液纠正低血容量休克，给予恰当的系统性抗生素治疗及全身支持疗法。首选青霉素类抗生素，亦可选头孢菌素类或氟喹诺酮类抗菌药等，宜联合用药，还需注意处理合并症。

（张建中　魏　瑾）

máonángyán

毛囊炎（folliculitis） 局限于毛囊口的化脓性炎症。常见病因：①生物性，细菌如金黄色葡萄球菌，表皮葡萄球菌、链球菌、假单胞菌属、大肠杆菌、结核杆菌等；真菌如黄癣菌、念珠菌属；螺旋体如梅毒；寄生虫如疥疮、虱病、蛲虫；②化学性，如煤焦油、石蜡、石油、润滑油、矿物油，某些药物，如维生素B_1、兴奋剂和皮质激素；③物理性，如搔抓、摩擦、拔毛、剃毛等。

此病可发生于任何年龄，高温、多汗、卫生习惯不良、全身性疾病如糖尿病、器官移植术后常为诱发因素。临床上可分为浅表型和深型，各型又可分为急性和慢性。①浅毛囊炎：包括急性浅毛囊炎，如Bockhart脓疱疮；慢性浅毛囊炎如痘疮样痤疮、粟粒性坏死性痤疮。浅毛囊炎主要表现：皮损初为红色毛囊性丘疹，数日内中央出现脓疱，周围有红晕。脓疱好发于头皮、面、颈、臀及外阴。可有瘙痒或疼痛，愈后无瘢痕（图）。②深毛囊炎：包括急性深毛囊炎如单纯性毛囊炎、疖；慢性深毛囊炎如须部毛囊炎、脱发性毛囊炎、项部瘢痕疙瘩性毛囊炎。深毛囊炎可由小脓疱发展为较深较大的脓肿，愈后留有瘢痕和毛发脱落，如发生于头皮，且愈后留有脱发和瘢痕者，称为秃发性毛囊炎（folliculitis decalvans）。发生于颈项部，呈乳头状增生或形成瘢痕硬结者，称为瘢痕疙瘩性毛囊炎（folliculitis keloidalis）。可依据以毛囊为中心的炎性丘疹和小脓疱作出诊断。

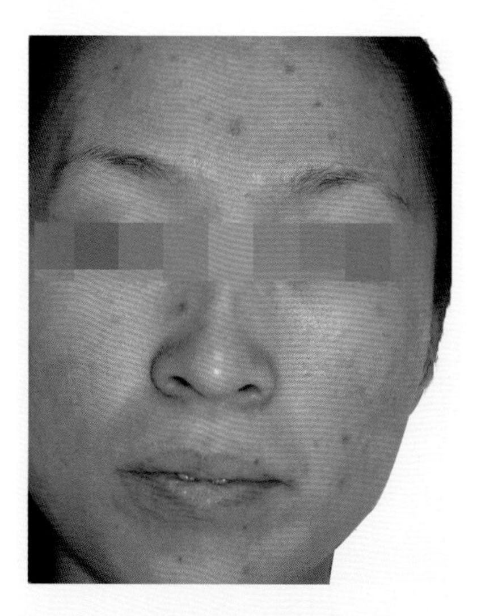

图　浅毛囊炎（面部红色毛囊性丘疹）

（张建中　魏　瑾）

xìjūnxìng máonángyán

细菌性毛囊炎（bacterial folliculitis） 细菌感染所致毛囊浅部或深部的炎症。病原体主要是凝固酶阳性金黄色葡萄球菌，偶有表皮葡萄球菌、链球菌、假单胞菌属和大肠杆菌。毛发牵拉、搔抓、摩擦引起的损伤，皮肤浸渍，应用糖皮质激素等是毛囊炎的诱因。

皮损好发于头皮、颈部、胸背及臀部。基本损害是毛囊丘疹，初为毛囊口炎性丘疹或小脓疱，中间有毛发穿过，周围有炎性红晕，脓疱干涸或破溃后结成黄痂，痂皮脱落后痊愈，不留瘢痕（图）。如向深部发展形成瘢痕及永久性脱发。可有局部淋巴结肿大。深毛囊炎的另一种临床类型称为光滑皮肤的脱毛性毛囊炎，其特点为深的脓疱性毛囊损害，通常在下肢对称出现，痊愈后留下持久脱毛瘢，一旦一个区域脱毛，毛囊炎不再复发。病程可表现为急性迅速痊愈或慢性反复发作，主要依病原体、致病因素和机体的抵抗力而定。有些可发展为深在的感染如疖、痈等，深在的毛囊炎可以形成瘢痕及假性斑秃。组织病理表现为毛囊区的急性脓疱性炎症反应；慢性毛囊炎可以出现淋巴细胞、浆细胞和组织细胞浸润；皮脂腺可被破坏，但同一毛囊内的毛发可以完整无缺；脱发性毛囊炎毛囊毁坏，伴异物巨细胞的肉芽肿反应，最后代以纤维组织和瘢痕形成。脓液直接涂片和革兰染色可有助于致病微生物鉴定。顽固病例需做细菌培养及药物敏感试验。

治疗：应注意个人和环境卫生，外用杀菌、止痒和保护的药物。根据病情选用适当的抗生素，如头孢拉定、红霉素、卡那霉素、林可霉素等，对于慢性反复发作病例除积极寻找有无糖尿病、贫

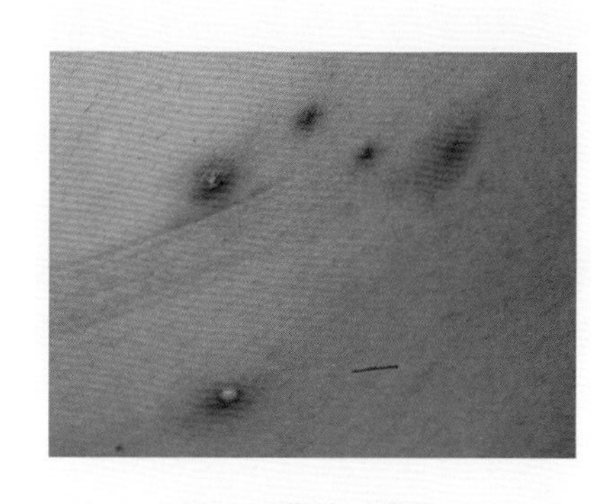

图　细菌性毛囊炎

注：毛囊口炎性丘疹或脓疱，周围有红晕

血等全身疾病外，可试用疖病菌苗、自身菌苗或自血疗法。

（张建中 魏 瑾）

chuāntōngxìng bímáonángyán

穿通性鼻毛囊炎（perforating folliculitis of the nose） 穿透鼻翼，发生在鼻前庭鼻毛深部的毛囊炎。较少见，1927 年首先被卡弗尔（Culver）描述，能穿透鼻翼产生皮肤脓性丘疹损害，多见于男性。初发损害为鼻翼接近鼻前庭毛囊口处的小脓疱，常有明显疼痛，消退后无后遗症。显著特征为原发病灶位于鼻深部组织，最终在皮肤表面出现丘疹或脓疱，即存在从鼻翼内侧通向外表的感染性窦道。鼻部原发损害不易发现，因而未引起重视，仔细检查可以在鼻前庭处发现一个干燥的结痂的区域，其中有一根鼻毛，将痂除去后鼻毛之球状末端包埋在浓缩的物质中。只有对鼻内真正原发病灶进行治疗，才可治愈。仔细找出受损的毛囊，在局部麻醉下将受累的鼻毛拔除，外用抗生素软膏，可控制感染，并且常可获得痊愈。如受累的鼻毛不去除，可持续数个月不愈，并可引起蜂窝织炎。

（张建中 魏 瑾）

xūchuāng

须疮（sycosis） 局限于胡须部位的亚急性或慢性细菌性毛囊炎和毛囊周围炎。

病因和发病机制 病原体是金黄色葡萄球菌，常能从鼻腔中培养出同型细菌，偶然也可由其他细菌引起。脂溢性皮炎患者易患此病。室内工作者较室外工作者多见。疲劳和情绪波动常使此病复发。

临床表现 好发于 20～40 岁男性。原发损害是疏散的、水肿性的毛囊丘疹或脓疱（图），中心有毛发穿过，若邻近毛囊受累可融合，产生斑块。脓疱破后，干燥结痂，经 2～3 周痂脱而愈，但不断有新的丘疹出现，往往呈慢性过程。亚急性类型损害不规则地分布在胡须区或成群出现；特别在上唇或下颌，数个月或数年内反复发作。慢性类型损害聚合成斑块，好发于上唇和颊部，病程通常更长，可达 20 年之久，并常伴结痂和鳞屑，但毛发完好，没有明显的瘢痕。假如毛囊被破坏，瘢痕形成，称狼疮样须疮，其损害中间有粉红色萎缩瘢痕，周围绕以丘疹和脓疱组成的活动性边缘和肉芽肿样炎性改变，使皮损成狼疮样。这种损害通常从一侧耳前或颏部开始，可向任何方向不规则延伸，头皮可以受累，毛囊破坏，毛发缺如，如不及早处理可无限制地发展，只不过在不同时期发展速度不同。

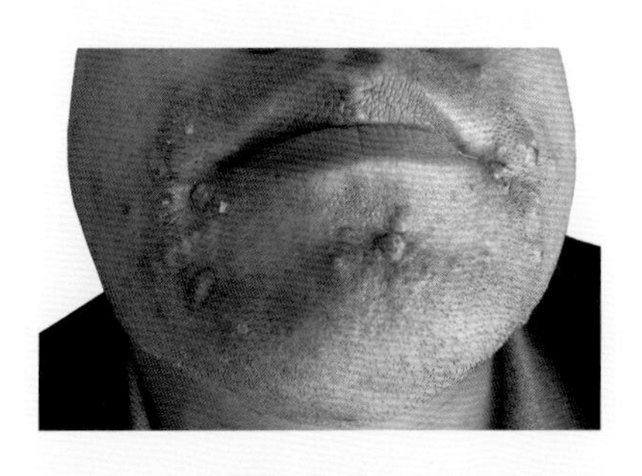

图 须疮

注：口周毛囊丘疹或脓疱，中心有毛发穿过，部分丘疹融合形成结节和斑块

辅助检查 ①组织病理检查：受累的毛囊充满了多形核中性粒细胞，它们浸润毛囊壁，毛囊周围由淋巴细胞、浆细胞、组织细胞核异物巨细胞组成的慢性肉芽肿浸润。皮脂腺可被破坏。狼疮样须疮中，皮脂腺和全部毛囊可被破坏，代之以瘢痕组织。②细菌学检查：取脓液直接涂片、细菌培养及药物敏感试验，可有助于致病微生物的鉴定和敏感药物的筛选。

诊断与鉴别诊断 根据在胡须部位发生毛囊性丘疹、脓疱，有时有结痂、脱屑等现象，一般不难诊断。需与须部假性毛囊炎、真菌性须疮和寻常狼疮鉴别。须部假性毛囊炎、真菌性须疮可根据临床表现和细菌学检查鉴别；寻常狼疮必要时可借助活检。

治疗 亚急性型可用高锰酸钾液热敷，再外用抗生素软膏或洗剂（如新霉素、莫匹罗星），停药后易复发。慢性型使用抗生素疗效不明确，即使抗生素和糖皮质激素联合应用效果也难判断，但可试用四环素或红霉素治疗。此外，对带菌者的鼻拭培养并使用敏感抗生素外搽鼻前庭可预防复发。加强机体抵抗力，避免劳累和紧张，积极治疗鼻咽部慢性病灶等都是必要的。

（张建中 魏 瑾）

tóubù nóngzhǒngxìng chuānjuéxìng máonángzhōuwéiyán

头部脓肿性穿掘性毛囊周围炎（perifolliculitis capitis abscedens et suffodiens） 波动性结节融合成带窦道脓肿伴弯曲的嵴突或隆起的头部慢性化脓性疾病。又称头部毛囊周围炎或头皮分割性蜂窝织炎，较少见。此病通常单独出现，也可发生在痤疮患者。少数患者可以与聚合性痤疮、化脓性汗腺炎并发，称为毛囊闭锁三联征。

病因和发病机制 细菌感染曾被认为是原发病因。主要是链球菌和金黄色葡萄球菌，但大多数情况下病原学培养是阴性，而且抗生素治疗无效。直接感染的证据不足，从而提示其发病为肉芽肿样反应。脓肿内可以找到角化物质，提示毛囊的破坏有其他机制参与。

临床表现 通常发生在18~40岁的男性。初起可以是脓疱，尤其是头后部，逐步增大变深形成坚实的、有压痛的结节，密集成群，并发展为脓肿，头皮内的深处有互通的窦道，在头皮上适当加压，可在一定距离处排出脓液（图）。探针可以在窦道内穿过数厘米。结节可以融合成脑回状的嵴梁和皱襞。病损顶部毛发脱落，而在裂隙中则有头发。结节可以覆盖大部分头皮，并可持续多年，愈后留下肥厚性瘢痕。皮损通常只局限于头皮，偶见于颈部，极少见于上背部、臀部和阴囊。局部可有剧痛或不痛。淋巴结不肿大，即使在排脓时也是如此。与严重的局部损害相比，几乎没有全身症状。慢性患者可见多个红肠状或铅笔样坚硬边缘的红棕色结节及瘢痕性损害重叠在头皮皱褶区域之上。

辅助检查 主要是组织病理检查，组织病理早期损害为一种毛囊炎和毛囊周围炎，中性粒细胞、淋巴样细胞及组织细胞广泛浸润，形成脓肿及皮肤附属器破坏，形成肉芽组织浸润。除淋巴样细胞及浆细胞外，靠近毛囊残余处尚有异物巨细胞。在愈合区有广泛的纤维化。

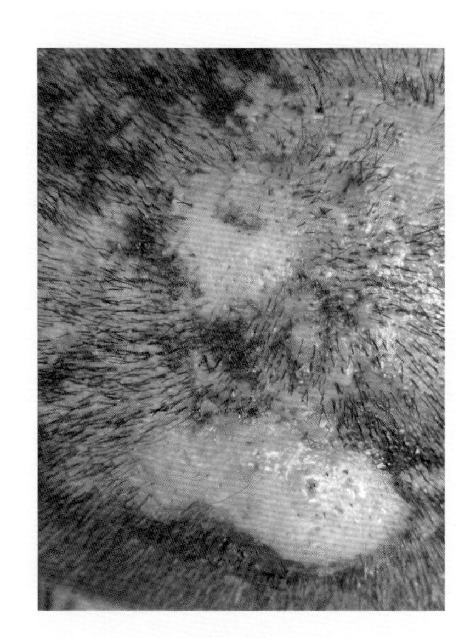

图 头部脓肿性穿掘性毛囊周围炎

注：头皮毛囊性丘疹、结节、脓肿，挤压可见脓性分泌物，皮损处毛发脱落

诊断与鉴别诊断 典型病例诊断不难，需与头癣和项部瘢痕疙瘩性毛囊炎鉴别。前者真菌检查阳性，后者主要损害为局限于项部和枕骨下的硬结性毛囊炎。

治疗 治疗较困难。口服抗生素和锌制剂有一定的疗效，有时可与糖皮质激素联合使用，如四环素加泼尼松，最好先做细菌培养及药敏试验。瘢痕形成者可进行糖皮质激素皮损内注射，同时联合应用异维A酸，可使病情明显好转，但缓解期长短不一。对于有波动的脓肿需切开引流，窦道形成者有时也要手术切除，或切开后进行囊袋再造术，以减轻局部的炎症反应。此外，亦可应用浅层X线照射治疗。一般不主张激光脱毛治疗。

（张建中 魏 瑾）

shìsuānxìng nóngpàoxìng máonángyán

嗜酸性脓疱性毛囊炎（eosinophilic pustular folliculitis）

伴外周血嗜酸性粒细胞显著增多和组织内浸润的无菌性脓疱性毛囊炎。1970年由日本学者太藤命名。病因不明，有学者认为与皮脂溢出有关，也有学者认为是一种细菌疹，但未能证实。Andrews认为可能是不典型的银屑病。多见于男性。男女比例为5∶1，发病年龄为16~61岁，20~30岁多见。皮疹好发于面部、胸背、上肢伸侧，为毛囊性红色丘疹，顶端常有脓疱，周围有1~2mm红晕。初起散在，逐渐群集，可形成红色斑片，中心部丘疹消退后有少量鳞屑及色素沉着，边缘又起新丘疹，并向周围扩大。皮损扩至一定程度即不再增大，边界清楚，可反复发作。皮疹持续时间及复发间隔时间不定。掌跖发疹类似掌跖脓疱病。皮疹处有轻度瘙痒，加剧时还有全身不适。多数患者有痤疮或脂溢性皮炎史。家族中常有哮喘及湿疹患者。实验室检查：白细胞中度增多，嗜酸性粒细胞计数显著增高，可达0.46×10^9/L，一般为（0.02~0.26）$\times10^9$/L。细菌培养未发现致病菌。组织病理早期见毛根外鞘细胞内水肿、细胞间水肿，嗜酸性粒细胞、中性粒细胞和单核细胞浸润。毛囊内形成脓肿，脓肿内含有多量上述细胞。毛囊及血管周围也有嗜酸性粒细胞、中性粒细胞及单核细胞浸润。毛发完好。治疗可选择内服氨苯砜或糖皮质激素，也可试用羟基保泰松、磺胺吡啶、米诺环素，个别患者行扁桃体摘除术或应用抗生素治疗龋齿后好转。

（张建中 魏 瑾）

jiē

疖（furuncle）

毛囊和毛囊深部及其周围组织的急性化脓性炎症。多发及反复发作者称为疖病（furunculosis）。较常见于青少年和成人，幼儿较少发病，男性多于女性。

病因和发病机制 致病因素主要为金黄色葡萄球菌感染，少数为表皮葡萄球菌，机体抵抗力减弱及皮肤破损也和其发病有关，皮肤擦伤（如硬领、腰带引起）、糜烂均易使细菌侵入而繁殖，故湿疹、痱子、瘙痒症及虱病患者易患病。皮脂腺分泌过旺也是致病因素之一。营养不良、恶病质、贫血、糖尿病、长期使用糖皮质激素或免疫抑制剂的患者也有继发此病倾向。

临床表现 初起为鲜红色圆锥状高起的毛囊性丘疹，中心贯穿毳毛，逐渐增大成鲜红色或暗红色炎性结节（图），表面发亮、紧张、质坚，有压痛。皮损单发或数个散发，此后，结节顶端产生小脓疱，中心形成脓栓、坏死，如火山口状，破溃时脓栓脱落，排出脓液，炎症逐步消失，形成紫色斑，最后留下持久瘢痕。每个疖发展的速度不一，中心坏死可发生在2天内或2~3周。常有压痛，急性和较大的损害可有跳痛，鼻和外耳道疖有剧痛。皮损常成批出现，多时可累及整个腹部，散发数十个，常年不愈。重者常有发热、头痛、不适等全身症状，伴附近的淋巴结肿大。营养不良者，可引起脓毒血症或败血症。通常发病部位为面、颈、臂、腕和指、臀部和外阴。四肢、躯干、上唇、鼻孔、外耳道等处亦可累及。上唇和鼻孔的静脉和筛窦吻合，故该处的疖可引起海绵窦血栓形成。疖一般为单发，亦可成批发生，可有或没有间歇期，有的可持续成批地发生达数个月到数年之久称为慢性疖病。

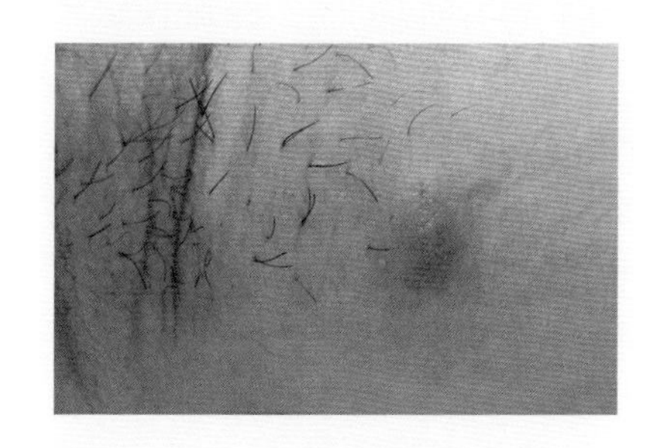

图 疖

注：上肢近腋窝处鲜红色圆锥状高起的性结节

辅助检查 组织病理检查表现为深毛囊炎及毛囊周围炎。毛囊周围产生脓肿，有密集的中性粒细胞和少数淋巴细胞浸润，继之坏死，毛发、毛囊和皮脂腺均被破坏。

诊断与鉴别诊断 根据深在性毛囊性硬结、中央有脓栓，伴红、肿、热、痛，诊断不难，有时需与博克哈特脓疱疮（Bockhart impetigo）和假疖相鉴别。Bockhart脓疱疮是毛囊口成群的表浅脓疱，而疖是深部散在的结节。假疖则是小汗腺炎，多见于婴幼儿头皮、颈、上胸部，孕产妇亦常发生，夏季多见，为多个黄豆至蚕豆大紫红结节，中心无脓栓，愈后无瘢痕。有时也需与聚集性痤疮（见痤疮）鉴别，它们伴有丘疹和黑头，并限于面部和躯干。

治疗 ①局部治疗：早期疖未化脓者，可热敷或外敷20%鱼石脂软膏，或用3%碘酊外涂。亦可外涂莫匹罗星软膏或5%新霉素软膏。疖早期可热敷，顽固者可用超短波、红外线和紫外线疗法。晚期当脓肿形成后，应及时切开引流。切忌挤捏和早期切开，尤其是发生在鼻部及上唇等“危险三角区”者，以免引起脓毒血症或海绵窦栓塞。切口周围要拭干净，或敷以新霉素软膏，以防感染扩散或引起传染性湿疹样皮炎。②系统治疗：适用于多发性毛囊炎及病情较重或有发热者。可选用青霉素、头孢菌素类、大环内酯类抗生素或喹诺酮类抗菌药物，也可根据药敏试验选择抗生素。应积极寻找基础疾病或诱因，并可同时使用免疫调节剂如皮下注射转移因子。

（张建中 魏 瑾）

yōng

痈（carbuncle） 多个相邻的急性深毛囊炎及毛囊周围炎相互融合而形成的皮肤感染。主要由金黄色葡萄球菌引起，并累及其周围和下部结缔组织包括脂肪组织，形成较明显的疼痛、红肿硬块。常见于身体比较衰弱者。男性、中老年人多见。营养不良、心脏病、糖尿病或严重的全身性皮肤病如剥脱性皮炎、天疱疮和长期使用皮质激素的患者均易患此病。感染先从一个毛囊底部开始，向周围结缔组织扩散，并沿着深部阻力较弱的脂肪组织蔓延至皮下深筋膜，再沿深筋膜向四周扩散，累及邻近许多脂肪组织，然后向上穿过毛囊群形成多个脓头，形状似蜂窝。感染初起为红、肿、硬、痛的斑块，表面光滑，边缘局限，以后逐渐扩大，直径可达10mm或更大，5~7天后开始化脓，中央区皮肤开始坏死，毛囊口出脓并形成粟粒状脓栓，形成了多个火山口样结节，脓栓脱落后留下多个蜂窝状带脓性基底的深溃疡。大多数损害发生在颈、背、肩、臀和股部，通常为一个，但可伴发一个或多个疖，全身症状较重，患者有寒战、发热、全身不适、恶心，甚至休克，也有因败血症而死亡者。痈局部红、肿、热、痛明显。愈后留下一大片瘢痕。治疗：局部早期可用金黄软膏外敷，或用50%硫酸镁或70%乙醇湿敷；晚期可以切开引流，并予以口服氯唑西林、克林霉素、罗红霉素等。

（张建中 魏 瑾）

huànóngxìng hànxiànyán

化脓性汗腺炎（hidradenitis suppurativa） 发于腋部和会阴部汗腺的慢性炎症性疾病。

病因和发病机制 病因不明。病变处未发现致病微生物，疑为代谢紊乱引起，但未得到确证。有些人有葡萄糖利用缺陷或显著贫血。局部因素尚有争议，认为浸渍阻碍汗管的角化导致汗腺管堵塞可能是腋部汗腺炎的主要诱因。会阴部汗腺炎常伴发集团性痤疮和头皮毛囊周围炎，但主要是体质因素。家族性患者发病与γ-分泌酶基因突变有关。

临床表现 多见于青壮年。腋部汗腺炎早期损害为一个或多个皮下小结节，逐步扩大，略有痒感或不适。成熟的结节表面红、肿，伴疼痛和压痛。有些结节顶端有小脓疱，另一些可数周或数个月不化脓。此后，可形成不规则的成群或成串的结节，最后融合成片（图）。新的结节向两端延伸形成条索状，深的形成脓肿，穿破表面形成窦道，带有潜行性边缘的不规则的溃疡，以覆盖腋窝大部分区域，并延伸到边缘。一般无全身症状，如伴发蜂窝织炎可有发热和衰弱，未经治疗者病程很长，反复发作，可达5年或更久，约50%患者两腋同时受累。会阴部的汗腺炎可以伴发或继发于腋窝部汗腺炎，也可首发于会阴部，男性较多，常并发痤疮或聚集性痤疮。基本损害为比豌豆大的坚实结节，位于阴囊、股、臀部或肛周，急性穿破形成穿掘性脓肿，肛管穿破形成肛瘘，也可形成尿道瘘或膀胱瘘。妇女的乳房偶然受累，伴有黑头，即使不伴发痤疮也是如此，病程比腋部损害更持久，此病常并发贫血、低球蛋白血症及淀粉样变。

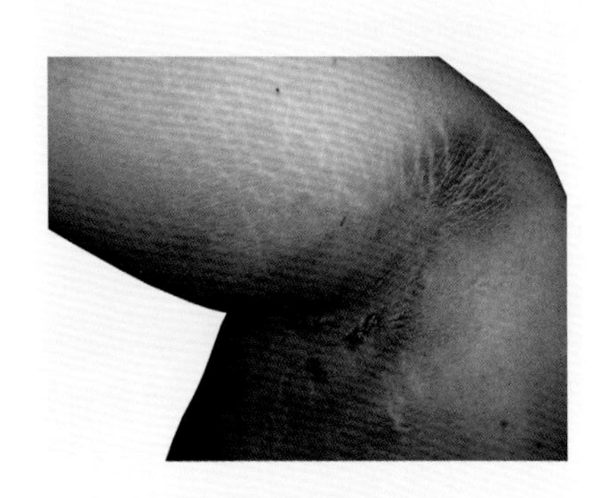

图 化脓性汗腺炎

注：成群或成串的结节，最后融合成片

辅助检查 组织病理检查显示早期是大汗腺（顶泌汗腺）及其周围的炎症性改变，汗管内因充满白细胞而扩张，腺体和真皮有时可见成群的球菌。此后，累及外泌汗腺。血管周围有淋巴细胞和浆细胞浸润，最后形成脓肿。皮肤附属器破坏，残余的腺体被异物巨细胞围绕。愈合区内可见广泛的纤维化。

诊断与鉴别诊断 因同时有会阴和腋部损害，诊断常不难。发病部位和病程各阶段皮损不同，常易误诊。溃疡性损害需与皮肤结核鉴别；单纯腹股沟损害要与放线菌病、腹股沟肉芽肿和性病性淋巴肉芽肿鉴别；会阴区的少数结节和窦道要排除乙状结肠憩室和克罗恩病，通过细菌学和血清学检查可排除其他感染。痤疮和成群黑头的出现有助于诊断。必须详细检查，以除外代谢障碍的患者。

治疗 饮食控制可减轻肥胖。应用抗生素治疗对大部分早期患者有效。对顽固性的皮损，同时服用泼尼松。停止治疗后有复发倾向。浅部病变可试用X线照射治疗。有脓肿形成时必须切开排脓。顽固性患者可手术治疗，如腋窝皮损的切除或其他部位皮损的彻底切除和植皮等。

（张建中　魏　瑾）

hànkǒngzhōuwéiyán jí duōfāxìng hànxiànnóngzhǒng

汗孔周围炎及多发性汗腺脓肿

（periporitis and multiple sweet gland abscesses） 葡萄球菌感染汗腺引起的炎症性皮肤病。通常出现在体质虚弱的婴儿或妇女产褥期，常易和疖病相混淆。基本损害开始为针头大小的丘疱疹，很快发展成圆顶的、不痛的红色或紫红色结节，大小为2~15mm，逐步变软形成脓肿，中心没有脓栓，也没有产生脓头的倾向，损害好发于头、面、枕部和臀部，通常多个损害同时出现，偶然可只出现一两个结节，不管结节是否化脓，患者体温一般正常或有低热，如不经抗生素治疗，结节破溃后排出黄色脓液，细菌培养为凝固酶阳性葡萄球菌，在发生典型结节之前或同时，可伴发浅表的小脓疱。这些脓疱发生于汗孔处含有化脓性葡萄球菌，称为葡萄球菌性汗孔周围炎，以后干燥结痂而逐步消失，发病多在湿热的夏秋季。组织病理检查显示真皮深部汗腺周围边界清楚的脓肿，中心有中性粒细胞聚集，边缘为上皮样细胞和单核细胞。革兰-魏格特（Gram-Weigert）染色可见成团的革兰染色阳性球菌。主要与疖病相鉴别。治疗：局部治疗与疖病相同，严重的可内用抗生素，但仅能防止新损害发出，而不能加快原有皮损痊愈，此病虽有较多的真皮损害，但治愈后很少有瘢痕。

（张建中　魏　瑾）

dāndú

丹毒

（erysipelas） 溶血性链球菌感染所致皮肤、皮下组织淋巴管及其周围组织的急性炎症。病原体为乙型溶血性链球菌。细菌可通过皮肤或黏膜细微损伤侵入，足癣、趾甲真菌病、小腿溃疡、鼻炎、抠鼻、慢性湿疹等均可诱发此病，机体抵抗力低下如糖尿病、慢性肝病、营养不良等可成为促发因素。

好发于足背、小腿、面部等，婴儿好发于腹部，其他部位亦可发生，多为单侧性。起病多急剧，皮损为水肿性红斑，界限清楚，表面紧张发亮，迅速向四周扩大

（图）。可有不同程度的全身中毒症状和附近淋巴结肿大。多呈急性过程，皮损及全身症状多在4~5天达高峰，消退后局部可留有轻度色素沉着及脱屑。临床上根据表现不同命名：在红斑基础上发生水疱者为水疱性丹毒，发生大疱者为大疱性丹毒，发生脓疱者为脓疱性丹毒；若炎症深达皮下组织并引起皮肤坏疽，为坏疽性丹毒；皮损一面消退，一面发展扩大，呈岛屿状蔓延者，为游走性丹毒；若于某处多次反复发作，称复发性丹毒。反复发作致皮肤淋巴管受阻，淋巴液回流不畅，致受累组织肥厚，日久形成象皮肿，多见于下肢。若发生于颜面者，可形成慢性淋巴水肿样改变。

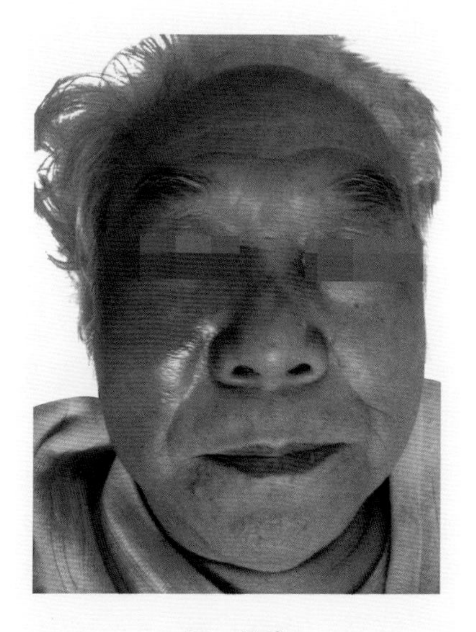

图　丹毒

注：面部皮损为水肿性红斑，界限清楚，表面紧张发亮

组织病理检查显示真皮高度水肿，血管及淋巴管扩张，真皮内有弥漫的以中性粒细胞为主的炎细胞浸润，且多见于扩张的淋巴管内。病变严重者，表皮内也可发生水肿，甚至形成大疱。外周血白细胞总数增多，以中性粒细胞增多为主，可出现核左移和中毒颗粒。根据急性起病，好发部位、典型皮损以及伴有畏寒、发热等全身症状和血白细胞计数显著升高等，诊断不难。需与接触性皮炎、类丹毒、蜂窝织炎和皮癣菌疹等鉴别。

早期、足量、高效的抗生素治疗可减缓全身症状，控制炎症蔓延，并防止复发。首选青霉素。青霉素过敏者可选用红霉素或喹诺酮类药物。也可局部治疗。患肢抬高，用25%~50%硫酸镁湿敷或0.5%呋喃西林液湿敷，并外用抗生素软膏如莫匹罗星软膏、诺氟沙星软膏等。采用紫外线照射、音频电疗、超短波、红外线等，均有一定疗效。已化脓者应行手术切开排脓。

（张建中　魏　瑾）

fēngwōzhīyán

蜂窝织炎（cellulitis）　皮下、疏松结缔组织的弥漫性化脓性炎症。

病因和发病机制　病原体多为溶血性链球菌和金黄色葡萄球菌，少数为流感嗜血杆菌、大肠杆菌、肺炎链球菌和厌氧菌等。可由细菌直接通过皮肤小的创伤侵入，化学性物质注入软组织也可引起，还可继发于外伤、溃疡及其他局限性化脓性感染。

临床表现　好发于四肢、面部、外阴和肛周等部位。初起为弥散性、水肿性、浸润性红斑，界限不清，局部皮温增高且伴疼痛。皮损中央红肿明显，常有凹陷性水肿，急性期常伴有高热、寒战和全身不适，可有淋巴管炎及淋巴结炎，以后组织逐渐溶解软化而出现波动，破溃而形成溃疡，经2周左右结痂而愈。亦有不破溃者，炎症浸润自然吸收而消退。严重者可形成深部化脓和组织坏死，甚至败血症。若得不到有效治疗，炎症可进一步向深部组织蔓延可波及肌腱及骨，导致筋膜炎、肌炎。慢性期皮肤呈硬化萎缩，类似硬皮病。发生于指、趾的蜂窝织炎称为瘭疽，局部有明显搏动痛及压痛。眼眶周围蜂窝织炎是一种严重的蜂窝织炎，多为局部外伤、虫咬后感染或鼻窦炎（尤其筛窦炎）扩散所致，表现为眼眶周围组织潮红、肿胀，细菌很容易扩散到眼窝内及中枢神经系统，出现眼球突出及眼肌麻痹等症状。对此除加强抗生素治疗外，应及时用放射线或CT检查眼窝与鼻窦情况。肛周蜂窝织炎多见于儿童，表现为排便疼痛，肛周发红且有压痛，肛门直肠出血。

辅助检查　真皮及皮下组织有广泛急性化脓性炎症改变，有中性粒细胞、淋巴细胞浸润，血管及淋巴管扩张，有时可见血管栓塞。毛囊、皮脂腺、汗腺皆破坏。后期可见由成纤维细胞、组织细胞及巨细胞所形成的肉芽肿。外周血白细胞总数增多，以中性粒细胞为主，可出现核左移和中毒颗粒。

诊断与鉴别诊断　根据急性起病，好发部位，境界不清的红肿，有自发痛及压痛，中心可软化、波动及破溃等即可诊断。需与接触性皮炎、丹毒鉴别，还需与深静脉栓塞及真菌、病毒、昆虫叮咬等引起的蜂窝织炎样表现相鉴别。

治疗　早期、足量、高效的抗生素治疗可减缓全身症状，控制炎症蔓延，并防止复发。给予大量敏感抗生素，如考虑链球菌感染首选青霉素，2~3天体温恢复正常，但应持续用药2周左右，以防止复发。青霉素过敏者可选用红霉素或喹诺酮类药物。蜂窝织炎发展较为迅速者宜选用抗菌谱较广的第二代或第三代头孢类抗生素，亦可选用喹诺酮类或新一代大环内酯类药物，必要时依据药敏试验选择抗生素。局部可用25%~50%硫酸镁湿敷或0.5%呋喃西林液湿敷，并外用抗生素软膏如莫匹罗星软膏、诺氟沙星软膏等。采用紫外线照射、超短波、红外线等，均有一定疗效。局部形成脓肿后应施行手术切开引流。

预防 注意卫生，加强营养，反复发作的患者应注意寻找附近有无慢性病灶并积极治疗。

（张建中　魏　瑾）

xīnghóngrè

猩红热（scarlet fever） 乙型溶血性链球菌感染所致急性呼吸道疾病。猩红热患者皮肤泛发性红疹及其全身中毒症状由乙型溶血性链球菌产生的红疹毒素所致。

病因和发病机制 由乙型溶血性链球菌致病，其中96%属于A组链球菌，少数属于C组和G组。此种细菌可产生酿脓性外毒素，又称红疹毒素，根据抗原性不同可分为A、B和C 3型，均可引起红疹及中毒症状，以A型引起的症状较严重。针对3种抗原产生的抗体无交叉保护作用，因此有学者认为皮疹是对红疹毒素的一种过敏反应，而不是红疹毒素直接作用于皮肤的结果。传染源主要是猩红热患者和带菌者，其他乙型溶血性链球菌引起的疾病如急性咽炎、急性扁桃体炎、中耳炎等也有散布猩红热的可能。发病以冬春两季较多，患者多为儿童，主要通过空气传染。患者或带菌者的鼻咽部分泌物通过飞沫侵入易感者的呼吸道而发病，也可通过污染的食品、餐具等而传染，偶尔可由皮肤伤口或产道侵入，引起外科猩红热或产科猩红热。

临床表现 潜伏期一般2~5天，主要发生在1~10岁的儿童，突然起病，有高热、咽痛，婴儿可有惊厥。皮疹大多在发病后第1~2天出现，很少出现于第3~4天，从耳后、颈、上胸部开始，向上蔓延至面部，在24小时内即可遍及全身，基本损害系由针头大小的点状斑疹组成，排列密集，融合成片，猩红色，加压时皮肤呈黄白色，去压后淡黄色皮肤先出现红色小点，随即渐渐融合重现弥漫性潮红。皮肤皱褶处如肘、腘窝处皮疹较密，因摩擦与挤压常出现皮下出血，呈紫红色线状，称帕氏线（Pastia线）。较严重者皮疹可呈粟粒样丘疹或丘疱疹，内容物为混浊液体，但非脓液，细菌培养均为阴性。更严重者可有出血性皮疹。皮疹在2~3天达最高峰，3~4天消退。早期治疗可使皮疹停止发展而迅速消退。于病程第1周末或第2周开始脱皮，颈、胸部呈糠秕样，需2~3周脱净，四肢呈片状，需4~7周始可脱净。脱皮多少与皮疹轻重呈正比。皮疹严重者脱皮较早且较显著。手、足、臂、腿处可呈片状如落叶样。患者面部充血潮红，口鼻周围呈现白色，称口周苍白。细菌由伤口侵入后引起的猩红热，皮疹在伤口周围首先出现，由此发展，遍及全身。链球菌由呼吸道咽峡部或扁桃体侵入，引起咽峡炎和扁桃体炎，这些部位的黏膜充血、肿胀，软腭和前柱黏膜在起病初期可见黏膜充血，有点状红斑及散在淤点，通常先于皮疹出现。病初起时舌苔黄白而厚，蕈状乳头红肿突起，尤以舌尖及舌前部边缘较为显著，称为白色杨梅舌（图），经2~3天后舌苔脱落，第5~8天整个舌面光滑，呈肉红色，乳头仍突起称红色杨梅舌。

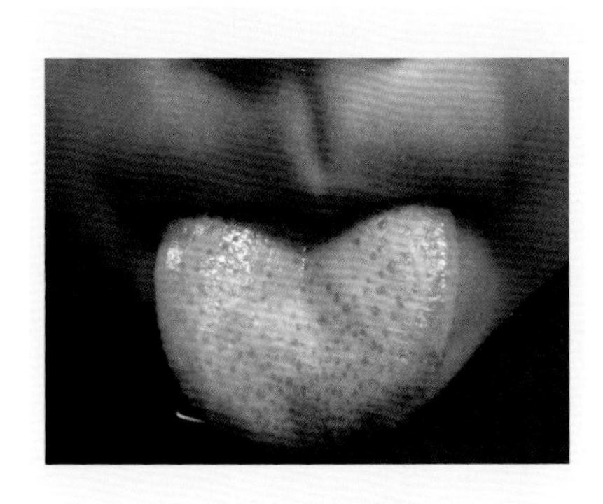

图　白色杨梅舌

注：舌苔黄白而厚，蕈状乳头红肿突起

辅助检查 早期外周血白细胞总数及中性粒细胞增加，血沉加快，病程第2、3天常见有轻度嗜酸性粒细胞增加；咽拭子及其他分泌物培养可分离出A组B型溶血性链球菌；抗红疹毒素抗体皮损处注射，可使红斑消退（皮肤转白试验阳性）。组织病理显示皮肤小血管扩张、充血、水肿及中性粒细胞浸润，黏膜充血，有时呈点状出血。

诊断与鉴别诊断 根据接触史、突然发病、发热、咽峡炎及全身弥漫性鲜红色斑疹等临床表现及咽拭培养分离出B型溶血性链球菌，即可诊断。需与如下发疹性疾病鉴别。①金黄色葡萄球菌所致猩红热样皮疹。皮疹出现较晚，通常为发病后2~5天，常伴有淤点，中毒症状较重，大多有局限性或迁徙性病灶，取血及鼻咽部分泌物作细菌培养可见金黄色葡萄球菌。②麻疹。初起有明显的上呼吸道症状及口腔麻疹黏膜斑，起病后第4天出疹，为斑丘疹，面部亦有发疹，皮疹虽有融合现象，但皮疹间有正常皮肤存在。③药疹。可呈猩红热样皮疹，但起病前有服药史，有一定的潜伏期，无咽峡炎及杨梅舌等改变，中毒症状较轻。

治疗 急性期应卧床休息，隔离至症状及体征消失，咽拭子培养连续3次阴性为止。患者衣物、食具随时消毒。注意口腔清洁护理。药物首选青霉素，对于重症患者，应加大青霉素剂量或应用双氯西林。对青霉素过敏者，可选用红霉素、克林霉素或四环素类抗生素。

（张建中 魏 瑾）

liánchuāng

臁疮（ecthyma） 以水疱或脓疱及被黏着性痂所覆盖的溃疡为特点的化脓性疾病。又称深在性脓疱疮，其炎症较脓疱疮深，愈后留有瘢痕和色素沉着。好发于营养不良、体弱及卫生状况较差者。

病因和发病机制 致病菌主要为乙型溶血性链球菌，少数为金黄色葡萄球菌，也有两者混合感染。此外，亦发现铜绿假单胞菌、大肠杆菌及其他腐生菌等。好发于营养不良、体弱以及卫生状况较差者。此病也可继发于虫咬性皮炎、疥疮、轻微外伤、瘙痒性皮肤病，偶可继发于水痘、带状疱疹及牛痘等病毒感染后。

临床表现 好发于小腿或臀部，初起为小米到黄豆大小的水疱或脓疱，基底有炎症浸润，以后损害不断扩大并向深部发展，渗出物干燥后被形成的黑褐色硬痂所覆盖，周围绕以水肿性红晕。去除结痂，可见边缘陡峭的碟状溃疡，疼痛明显，病程2~4周或更长。严重者痂皮越积越厚，堆积呈黑色蛎壳状，压迫痂皮脓液可由四周溢出，痂不易剥离，剥去痂后可见边界清楚、不规则溃疡，周边陡峭，基底坚硬，附有灰绿色脓性分泌物。愈合后留有瘢痕。损害数目不多，但由于自我接种，不断产生新的损害，常为数个至数十个，致使病程延长、经久不愈。个别患者发生坏死性溃疡。患者可有疼痛、痒及烧灼感。局部可有淋巴结肿大。一般无全身症状，若皮损较多且身体衰弱，机体免疫功能低下，病损发展快，形成深在性坏死性溃疡，称为坏疽性臁疮或恶病质性臁疮，多见于婴幼儿，预后多不良，常因并发败血症、肺炎而死亡。

辅助检查 组织病理检查显示非特异性溃疡，真皮炎症反应明显，血管扩张，血栓形成，周围结缔组织坏死，形成表浅溃疡，溃疡表面有由干燥的纤维蛋白和角质所形成的痂，其下为坏死的上皮细胞和白细胞，真皮内及溃疡基底浆液渗出，有较多中性粒细胞。溃疡边缘处表皮水肿，棘层肥厚，用革兰染色在痂的上层可见多数球菌。

诊断与鉴别诊断 根据发生水疱、脓疱、坏死及溃疡等临床特征，不难诊断。需与下列疾病鉴别：①脓疱疮，损害仅为水疱、脓疱及结痂，而不形成溃疡。②丘疹坏死性结核疹，为多数散在性小的丘疹、脓疱及结痂，去痂后呈现小米粒大到黄豆大的小溃疡，无深在性穿凿性溃疡。③变应性血管炎，出现紫癜、丘疹、结节及溃疡，病理检查见血管壁有纤维蛋白样变性及坏死性血管炎的变化。

治疗 增强体质，改善营养及卫生状况，治疗各种诱发此病的慢性及瘙痒性皮肤病，可预防此病。可口服鱼肝油、维生素B_1、维生素C等，损害广泛时加用抗生素，如青霉素、克林霉素或红霉素等。保持创面清洁，如有厚痂，局部可用4%硼酸溶液热敷或1∶5000的热高锰酸钾液浸泡后去痂，再外用抗生素软膏。

（张建中 魏 瑾）

huàisǐxìng jīnmóyán

坏死性筋膜炎（necrotizing fascitis） 皮肤损伤或手术引起皮肤及筋膜的感染，而导致皮下血管血栓形成的皮肤及筋膜坏死。皮损由多种毒力强的细菌所致，包括乙型溶血性链球菌、葡萄球菌、肠道杆菌和厌氧菌等。主要发生于皮肤外伤或手术后，如皮肤擦伤、外科切口、压疮、肛周瘘管或糖尿病性足部溃疡等，且多见于糖尿病、心血管及肾脏疾病者，其表现可为急性暴发性或慢性顽固性潜在性病变。

不同致病菌引发此病包括以下类型。①溶血性链球菌性坏疽：溶血性链球菌所致急性严重性化脓性疾病。也有学者将此病归为一种坏疽性丹毒。多在外伤或擦伤后不久，暴发性发生境界清楚的痛性红色肿胀。多发生于四肢，皮损在1~3天迅速扩大，伴高热、衰竭等严重全身症状。在发病2~3天，患部即呈暗红色，其上发生多数水疱或大疱，下部发生不规则的出血性坏死，水疱破后，呈现出境界清楚的皮肤坏疽，且不断扩大，此时患处皮肤麻木，有坏死黑色焦痂，四周绕以红晕，故很像3度烧伤。经1周或10天后坏死组织可腐败脱落，但在身体其他部位可发生转移性病损，多数病人病情不断发展，中毒症状逐渐加重，终因败血症或休克而死亡。②梭状芽胞杆菌厌氧性蜂窝织炎：梭状芽胞杆菌所致严重的皮肤组织坏死，有广泛的气体形成，多好发于污秽或外伤清创不彻底的部位，尤其好发于肛周、腹壁、臀及下肢等易受粪便污染的部位。其临床表现与坏死性筋膜炎相似，但有某些缺氧性坏疽的现象，其分泌物黑色并有恶臭，常含有脂肪小滴，在皮损四周有明显的捻发音，X线检查软组织中有大量气体。③非梭状芽胞杆菌厌氧性蜂窝织炎：症状与梭状芽胞杆菌厌氧性蜂窝织炎相似，基本上同样都是坏死性筋膜炎，不同之处主要是混合性厌氧性菌群的感染。④协同性坏死性蜂窝织炎：坏死性筋膜炎的变异，有全身中毒及菌血症的症状。多发生于糖尿病、肥胖、老年及心肾疾病者，病损多好发于下肢及肛周附近，常可导致死亡。⑤富尼埃坏疽（Fournier gangrene）：发生于男性阴茎、阴囊、会阴及腹壁部的严重坏疽。多见于糖尿病、局部外伤、嵌顿包茎、尿道瘘或生殖器部位手术后的患者。其皮肤坏死是由于肛周部位筋膜炎的损害影响到皮肤的血液供应所致，其临床表现为发病急，皮肤上突然发生红肿，很快发展成中心暗红色斑块或溃疡，溃疡边缘为潜行性，表面有浆液性渗出，压痛剧烈，常伴有发热。在病损处可检出大量革兰阳性菌、肠杆菌和厌氧菌。治疗上，病损处应尽早进行广泛的外科切开、清创，局部保持创面清洁，全身应用大量抗生素，可选用氨苄西林、林可霉素、克林霉素等。

（张建中　魏　瑾）

máfēng

麻风（leprosy）　麻风分枝杆菌感染所致慢性传染病。主要侵犯人的皮肤和周围神经。中间界线类麻风，偏瘤型界线类麻风和瘤型麻风患者体内带有大量的麻风杆菌，亦可侵犯其他组织和器官，特别是上呼吸道黏膜、眼、睾丸、淋巴结、内脏、肌肉和骨组织等，如不及时诊断和治疗，可致畸残。20世纪麻风的联合化疗在全球推广，全球麻风现症病例数持续下降，从1985年的530多万下降到了1999年的80余万，2004年以来下降到了20余万。中国新发病人数，从1958年3.48万，减少到2009年约1700。在国家水平上，中国已达到世界卫生组织基本消灭麻风的标准（1/10000以下）。按中国基本消灭麻风的标准（1/10万以下），截至2009年底，尚有278个县未达标，1/2的新发病例在云南、贵州和四川省。

病因和发病机制　麻风杆菌是一种专性寄生在细胞内的抗酸杆菌，主要在皮肤的巨噬细胞（组织细胞）和神经的巨噬细胞（施万细胞）内繁殖，与结核杆菌非常相似，但其抗酸性比结核杆菌弱。一般认为，活的麻风分枝杆菌表现为完整染色菌，即整个菌体染色均匀一致，呈鲜红色棒状，两端圆形。死的麻风分枝杆菌可以呈断裂状或颗粒状。麻风分枝杆菌尚不能在人工培养基上生长，组织培养亦未获得明显生长。1960年发现，麻风杆菌能在小鼠足垫获得有限繁殖，裸鼠经静脉及皮下接种麻风杆菌后均可导致系统感染，收获的菌量较高，九带犰狳是天然的麻风杆菌高度易感的动物。

麻风病的传播：①传染源。未经治疗的麻风病患者，中间界线类麻风、偏瘤型界线类麻风及瘤型麻风患者的皮肤及黏膜含有大量麻风杆菌，是主要的传染源。多菌型患者的家庭接触者发生麻风的危险性比少菌型患者的接触者高许多倍，属麻风病的高危人群。麻风病仍然是一个主要限于人类的疾病。②传播途径。多菌型麻风患者的鼻黏膜是麻风杆菌排出的主要途径。此类患者的皮损含菌也较多。③直接传播。麻风病一般需长期、密切接触才能被传播，但易感者即使偶尔接触亦可感染。麻风患者在喷嚏或咳嗽时，麻风杆菌悬滴可排放到空气中或被尘埃吸附，健康人吸入这种带菌的悬滴或尘埃，通过上呼吸道黏膜或破损的皮肤进入人体，这是麻风杆菌进入人体的主要途径。此外，多菌型患者破损的皮肤可排出大量麻风杆菌，与此类患者长期密切接触，麻风杆菌可从破损的皮肤进入机体。这是传统认为的麻风病传播方式。④间接传播。健康人由于接触传染性麻风病患者的衣物、生活用品或生产工具而致麻风杆菌传染的可能性从理论上说是存在的，因为麻风杆菌在体外可存活数天。麻风杆菌进入人体后是否发病以及发病后的表现，取决于被感染机体的免疫状态，尤其是与细胞免疫密切相关。绝大多数人对麻风杆菌具有特殊的免疫力，只有少数人对麻风杆菌易感。麻风菌素试验可以反映出人体的免疫状态，尽管有学者报道，麻风病存在易感基因，但世界卫生组织第八届麻风专家委员会专家们一致认为麻风病并非遗传病。

临床表现　潜伏期一般为2~5年，亦可长达20~30年，据报道发病年龄最小者为3周婴儿，70岁以后首次发病患者并非罕见。麻风的临床病程易变，从无症状的感染到严重的残疾。感染后可逐渐出现皮损，亦可自愈，其皮肤损害几乎包含所有皮肤病的损害（红斑、丘疹、水疱，糜烂、结痂、苔藓化）。皮损浸润，感觉丧失是麻风典型特点，温觉、痛觉和（或）触觉均可丧失。

皮肤损害　少菌型麻风和多菌型麻风的皮肤损害特点不同。

少菌型麻风　皮损通常为一

块或数块浅色斑、淡红斑或红斑（图1），边缘清楚，亦可为一块较大的斑块，边缘高起，中心部分显示“痊愈”。有的皮损由密集的小丘疹构成而呈苔藓样变化，形成环状或半环状，除面部外，其他部位的皮损有明显的感觉障碍。由于皮损的出汗功能障碍，皮损表面往往比周围正常皮肤干燥，皮损的附近有时可触及粗大的皮神经，亦可触及1条粗大的周围神经干。如果临床上仅有神经受累而无特异性皮损或皮损史，称为纯神经炎型麻风。一般认为，少菌型麻风的皮损≤5块，神经粗大<2条。少菌型麻风病情稳定，无黏膜、淋巴结、眼及内脏损害。常规皮肤涂片查菌为阴性，麻风菌素晚期反应为阳性，细胞免疫试验正常或接近正常。组织病理学可为非特异性炎症，亦可以结核样肉芽肿为特征，抗酸染色为阴性。患者抵抗力强，可在短期内治愈，有的亦可自愈。由于组织反应强烈，神经受累往往较重，常可发生相应部位的畸形，如爪形手、猿掌、面瘫、眼睑闭合不全、垂足和垂腕等。

多菌型麻风　皮损可为斑丘疹、结节、斑块和弥漫性浸润损害，呈淡红色、红色、棕褐色，有的表面光亮多汁。皮损一般较小，数目从几个到广泛对称分布。皮损的边缘有的部分清楚，有的不清楚。有的皮损可形成内缘清楚，外缘模糊的无皮损的“免疫区”或“打洞区”。皮损可有明显的感觉障碍，但出现较迟。晚期斑疹、斑块、结节和浸润遍及全身，面部深在性结节性浸润形成“狮面状”，可有鼻、唇肥厚和耳垂肥大。神经损害多发，质中软，有的不对称，有的广泛而对称。眉毛、睫毛和鼻毛可从不对称脱落到完全脱落。鼻柱破坏，可致鼻背塌陷。黏膜、淋巴结、睾丸及内脏可明显受侵。眼可发生结膜炎、角膜炎、虹膜睫状体炎，重者可失明（图2）。指、趾骨可吸收，肝、肾、脾也常受累。皮肤涂片查菌阳性，麻风菌素晚期反应呈弱阳性，多数为阴性。细胞免疫功能试验有缺陷。组织病理变化为表皮萎缩，表皮下可见无浸润带，真皮内可见不典型结核样结节形成，亦可见上皮样细胞，巨噬细胞或典型的泡沫细胞肉芽肿，抗酸染色阳性。神经小分支破坏较迟，如未早期发现和治疗，至中晚期可致难以恢复的畸形和残变。

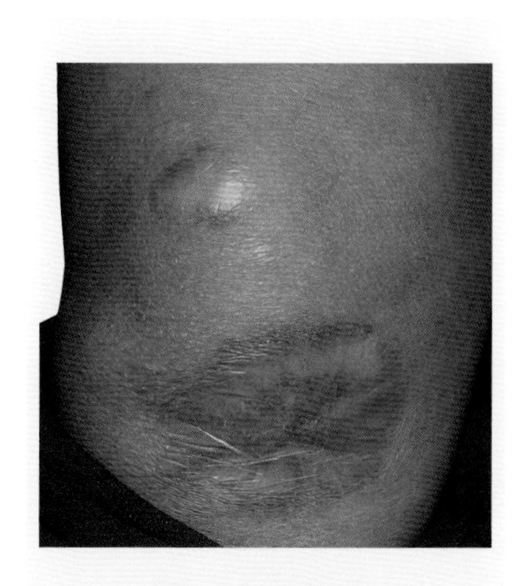

图1　少菌型麻风

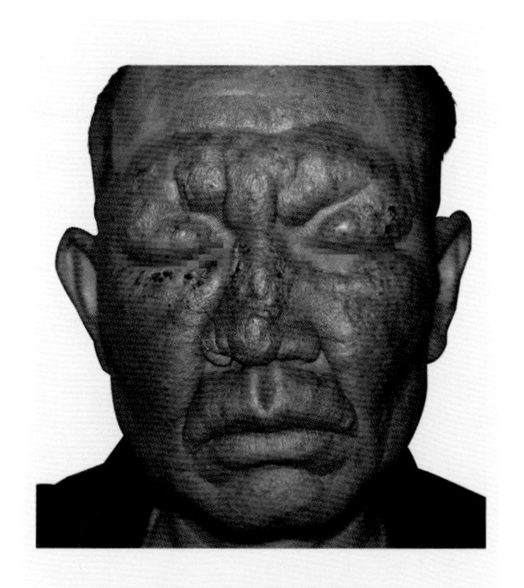

图2　多菌型麻风

神经损害　主要为神经粗大和神经麻痹。神经粗大为麻风的一种重要临床表现。表现为周围神经粗大、疼痛、局部皮肤麻木、闭汗、肌肉萎缩及神经血管的营养和功能障碍。面神经麻痹出现眼睑闭合不全、下睑外翻、单侧或双侧面瘫；尺神经麻痹出现环小指爪形指，第2~5指内收外展功能障碍，拇指出现“Z”字畸形，捏纸片试验阳性；正中神经麻痹出现猿掌畸形，示中指爪形指；桡神经麻痹出现垂腕垂指畸形；腓总神经麻痹出现垂足、垂趾畸形，久之导致马蹄内翻足；胫后神经麻痹导致足底感觉丧失，内在肌萎缩，出现足部爪形趾。足底麻木是足底溃疡的根本原因。受损害的神经包括：面神经、耳大神经、耳后神经、眶上神经、尺神经、正中神经、桡神经、腓总神经、胫后神经及皮神经。

组织破坏畸形　麻风分枝杆菌直接破坏组织引起的畸形有脱眉、鞍鼻、狮面。眼部病变等。

麻风反应（leprosy reaction）　在麻风的慢性病程中，由于免疫状态改变而突然发生的病情加剧，如原有皮损急剧红肿扩展，骤然出现许多新皮损，或兼有剧烈的周围神经肿痛、虹膜睫状体炎、淋巴结炎、睾丸炎或发热等症状。临床上分Ⅰ型、Ⅱ型和混合型反应。不及时适当处理，往往导致畸残。临床表现分为3型。①Ⅰ型反应：属迟发型超敏反应，主要发生于免疫状态不稳定的界线类（BT、BB、BL）麻风病患者，临床表现为原有的皮损部分或全部迅速发生红肿、光亮伴触痛，或出现新皮损，斑疹可变成斑块，边缘部分隆起，严重时可破溃、坏死。一条或多条神经迅速肿胀，极度疼痛和触痛。未及时适当处理，可迅速发生周围神经功能障碍，如感觉丧失，肌肉瘫痪，出现相应畸形。②Ⅱ型反应：以麻风性结节性红斑（ENL）为主，系麻风杆菌抗原和相应抗体相结合的免疫复合物反应，主要发生在BL和LL患者。临床特点是在四肢、面部、躯干等部位外观正常的皮肤上出现疼痛性红色结节，呈半球状、境界不清、有光泽与触痛，有的可破溃。结节初起为鲜红色，以后呈暗红色，消退后留有色素沉着。常伴周围神经肿大、疼痛和触痛。神经损害的发生不像Ⅰ型反应那么快，不予治疗可发生永久性损伤。此型反应亦可表现为多形红斑、坏死性红斑、虹膜睫状体炎、睾丸附睾炎、关节炎、胫前骨膜炎和淋巴结病变等，并可出现全身症状，血沉加快、蛋白尿、血尿、甚至肾衰竭等。③混合型反应：主要见于界线类麻风，兼有Ⅰ型和Ⅱ型反应的临床、免疫和组织病理学的特点。

临床分型 主要采用5级分类法和世界卫生组织联合化疗（WHO-MDT）分类法。5级分类法是根据麻风的临床、免疫、细菌和组织病理学改变，将麻风分为两极性，即结核样型麻风（tuberculoid leprosy，TT）和瘤型麻风（lepromatous leprosy，LL）。结核样型麻风表明对麻风杆菌的抵抗力很强，瘤型麻风表明对麻风杆菌的抵抗力很弱，界于这两极型之间的广阔中间区域谓之界线类麻风，即偏结核界线类麻风（borderline tuberculoid leprosy，BT）、中间界线类麻风（midborderline leprosy，BB）和偏瘤型界线类麻风（borderline lepromatous leprosy，BL）；以及未确定类型的未定类麻风（indeterminate leprosy，IL）。这种分类方法较为科学合理，已为广大专业人员所接受，但较复杂，一般现场防治人员难以掌握，主要用于麻风研究工作。为了适应麻风联合化疗（MDT）的需要，1981年世界卫生组织（WHO）化疗研究组将麻风分类为少菌型麻风（paucibacillary，PB）和多菌型麻风（multibacillary，MB）。这种分类法是一种以化疗为目的的操作性分类方法，后经历年数次修改不断完善（表）。

辅助检查 主要包括细菌学和组织病理学检查。皮肤涂片查抗酸杆菌（AFB）阳性，组织病理学检查有麻风的特异性的上皮样肉芽肿样改变和（或）查AFB阳性，分子生物学技术亦能提供麻风杆菌感染依据。此外，采用S-100蛋白免疫组化染色，在上皮样细胞肉芽肿内查找破坏的神经分支，亦可作为确诊麻风的依据之一。

诊断与鉴别诊断 麻风表现千变万化，其临床症状和体征可类似于许多累及皮肤和神经的疾病。因此在麻风的晚期通常易于诊断，早期阶段，诊断较困难。鉴于其具有传染性，且可致畸残，社会歧视和偏见严重，麻风的诊断必须持十分慎重的态度，除非有足够的证据，否则切勿轻易作出诊断。麻风的早期发现，早期治疗是及时中断传染和防止畸残发生的关键，因此对麻风病的诊断除必须准确外，还应做到早发现早治疗。

麻风病的诊断须依据临床、细菌学和组织病理学所见进行综合判断。诊断要点：皮损伴明确的感觉丧失；周围神经粗大伴相应的功能障碍；皮肤涂片查抗酸杆菌（AFB）阳性；组织病理学检查有麻风病的特异性改变和（或）查AFB阳性。上述诊断要点中任一点，都能作为诊断麻风的有力依据。为了适应现场工作实际情况需要，往往要同时具备上述四项诊断要点中的两项或两项以上的证据才能确诊。需鉴别诊断的疾病有其他类型的上皮样肉芽肿疾病如结核、非结核分枝杆菌感染或真菌感染，皮肤肿瘤如蕈样肉芽肿等。可通过病理学检查及细菌学检查进行鉴别。

治疗 基本原则是控制急性神经炎，防止感觉丧失、运动功能障碍和畸形，控制眼部炎症以防失明，镇痛，抗麻风病的治疗以防病情扩展。世界卫生组织化学治疗研究组于1981年推荐对麻风的治疗采用联合化疗，以利福平、氯法齐明和氨苯砜联合治疗多菌型麻风，以利福平和氨苯砜治疗少菌型麻风。因变态反应或肝病不能服用利福平或对利福平耐药的多菌型麻风，可采用氯法齐明联合氧氟沙星、米诺环素、和克拉霉素中的两种，治疗6个月；继之以氯法齐明加米诺环素

表 WHO-MDT分类法

项目	WHO-MDT分类法	
	少菌型	多菌型
五级分类法	IL、TT、BT	BB、BL、LL
皮肤涂片查菌	阴性	阳性
皮损计数	≤5块	≥6块
神经损伤计数	<2条	≥2条

或氧氟沙星，再治疗18个月。因皮肤色素沉着而完全不能接受氯法齐明治疗的多菌型麻风，以氧氟沙星或米诺环素替代氯法齐明；氯法齐明对Ⅱ型麻风反应有预防和治疗作用，应说服患者接受氯法齐明治疗。对氨苯砜治疗有严重毒副作用者，应立即停止氨苯砜治疗。多菌型麻风用多菌型方案中的利福平和氯法齐明即可，可以不服氨苯砜。少菌型患者对方案中氨苯砜治疗有严重不良反应者，可用氯法齐明代替。也可单用利福平治疗。

注意事项：疗前应做血、尿常规和肝肾功能检查，疗程中视病情需要定期检查。氨苯砜治疗可致药疹，严重者表现为剥脱性皮炎，伴发热、淋巴结肿大、蛋白尿、黄疸、肝肿大和单核细胞增多现象，称之为氨苯砜综合征，应及时停止氨苯砜治疗，并予紧急处理。氯法齐明可致皮肤呈棕褐色色素沉着，尤以皮损处为著，停药后数月内可消退。

预防 早发现、早治疗，达到控制传染源，减少传染和发病的目的。对一些特殊人群，如新发现麻风患者的家庭接触者（高危人群），尤其是儿童接触者定期检查并予化学预防，对减少社区麻风的发生和降低家庭内发病是有意义的。卡介苗预防接种可降低麻风发病的概率，其保护作用在不同的试验中有所不同，可高至80%，卡介苗的保护作用在15岁以下儿童中最高，重复接种能增加对麻风传染的保护性。

（张国成）

pífū jiéhé

皮肤结核（tuberculosis of skin）

结核分枝杆菌侵犯皮肤所致慢性皮肤传染病。是结核病在皮肤上的表现。发病年龄和健康状况、机体的免疫力和变态反应、感染的方式和途径、感染菌的毒力和数量、有无伴发其他结核病等有所不同，在临床呈现的皮损形态也有所不同。

病因和发病机制 结核分枝杆菌属分枝杆菌属，简称结核杆菌。生长缓慢，在改良罗氏培养基上培养需4~6周才能繁殖成明显的菌落。涂片染色具有抗酸性，也称抗酸杆菌（acid-fast bacilli，AFB）。分为人型、牛型、鸟型、鼠型、冷血动物型和非洲型。对人类有致病性者为人型、牛型及非洲型。皮肤结核大多由人型所致，其次为牛型。皮肤结核病灶处分离的结核杆菌大多毒力减弱，同一患者不同病灶处所培养出的结核杆菌的毒性强弱不一。大多数类型的皮损中，细菌数量很少，在原发性皮肤结核和全身粟粒性皮肤结核中可见大量细菌。

感染 分为自身感染和外来感染。自身感染为大多数皮肤结核的感染途径，包括：①经血液循环传播到皮肤；②经淋巴液传播到皮肤；③邻近的局部病灶连续直接传播到皮肤；④由自然腔道将结核杆菌自我接种到腔口附近皮肤或黏膜。外来感染：少数患者由于皮肤本身有轻微损伤、擦破或裂隙，结核杆菌或其污染物可直接由患处侵入皮肤，为原发生性感染。

免疫反应 皮肤结核的免疫主要是细胞免疫，结核杆菌入侵机体时，被吞噬细胞吞噬，经处理加工，将抗原信息呈递给B细胞和T细胞，分别产生抗体和T细胞的致敏。结核杆菌多数潜藏于细胞内，抗体不能进入，故对免疫防护作用不强。巨噬细胞分泌细胞因子，进一步促进致敏T细胞的分裂增殖。扩增了的致敏T细胞分布于全身的淋巴组织，有的作为免疫记忆T细胞定居。当致敏T细胞再次接触相应抗原时，便释放出一系列淋巴因子吸引巨噬细胞聚集在结核杆菌和致敏T细胞周围，激活吞噬细胞，导致吞噬和灭菌作用的增强，其自身则变为上皮样细胞和朗格汉斯巨细胞，最终形成结核结节。

临床表现 一般呈慢性过程，可迁延至数年或数十年之久。全身症状可有发热、倦怠、关节痛等，常见于原发性皮肤结核、全身性粟粒性皮肤结核、溃疡性皮肤结核、丘疹坏死性皮肤结核、硬红斑等。各型皮肤结核的临床表现差异很大。

原发性皮肤结核 皮肤初次感染结核杆菌所致的皮肤结核，多通过皮肤轻微外伤直接接种于皮肤，又称为结核性下疳或原发性接种性结核。多见于儿童，但亦可发生于成人。好发于颜面及四肢。结核杆菌侵入破损的皮肤2周后，在感染部位发生红褐色丘疹，以后发展为结节或斑块，继而破溃形成浅溃疡，覆有痂皮，但易剥离，溃疡基底呈颗粒状，暗红色，易出血，边缘呈潜行性，无自觉症状。经3~6周或数月，附近淋巴结肿大，并可发生干酪样坏死而形成脓肿，最后破溃形成瘘管。原接种处溃疡逐渐愈合，留下暗红色瘢痕，但四周出现狼疮结节样丘疹。

全身性粟粒性皮肤结核 又称播散性粟粒性皮肤结核，主要发生于儿童，常继发于麻疹或猩红热等急性传染病之后。皮损可为淡红色至暗红色斑疹、丘疹、紫癜、水疱或脓疱，针头至米粒大小。有的可消退，有的发展成狼疮结节或不整形溃疡，表面覆以痂皮，分泌物中可查见结核杆

菌。全身散在性广泛分布。

寻常狼疮　为先前感染过结核且已致敏者身上的继发性皮肤结核。结核杆菌可经皮肤损伤处侵入皮肤，也可由破溃的淋巴结、骨关节结核病灶直接或经淋巴管蔓延至皮肤，或由内脏结核病灶经血液播散至皮肤。任何年龄均可发病，以儿童及青少年为多。好发于面部，以颊部为最常见，其次是臀部及四肢，可累及黏膜。皮肤基本损害为粟粒至豌豆大的狼疮结节，红褐色，呈半透明状，触之柔软，微隆起于皮面，结节表面薄嫩（图1），用探针探查时，稍用力即可刺入，容易贯通及出血（探针贯通现象）。用玻片压诊，减少局部充血时，结节更明显呈淡黄色或黄褐色，如苹果酱颜色，故亦称"苹果酱结节"。有时许多结节互相融合构成大片红褐色浸润性损害，直径可达10~20cm，表面高低不平，触之柔软，覆有大片叶状鳞屑。在长期的过程中，有的损害自愈形成瘢痕，有的结节破溃形成溃疡，溃疡开始时也仅见于损害的一部分，以后可致整个损害全部溃烂。溃疡多浅表，呈圆形或不规则形，溃疡表面为红褐色肉芽组织，有少量稀薄脓液，脓液干燥后结污褐色厚痂。溃疡边缘不整齐，质柔软，暗红色，边缘呈潜行性。在发展过程中，溃疡中央或一侧形成瘢痕自愈，但边缘或另一侧不断向外扩展，可形成大片损害。组织毁坏性大，愈合结成高低不平的条索状瘢痕，瘢痕收缩可造成畸形或功能障碍。故此病常迁延数十年不愈。根据损害的大小、高低、多少、分布、溃破与否，临床上有多种名称，如扁平寻常狼疮、结节性狼疮、疣状狼疮、肥大性狼疮、匐行性狼疮、残毁性狼疮和播散性狼疮等。自觉症状不明显。如不伴发其他结核，全身症状轻微。此类再感染性结核，一般不累及局部淋巴结。

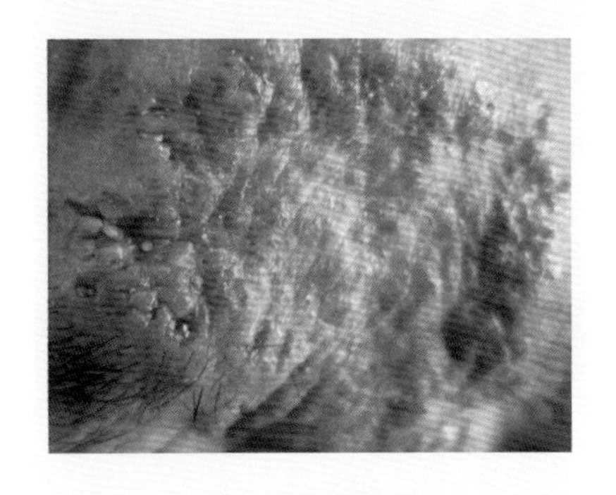

图1　寻常狼疮

注：额头粟粒至豌豆大的狼疮结节，红褐色，皮损呈半透明状，触之柔软

疣状皮肤结核　系典型接种性皮肤结核，为结核杆菌外源性再感染于一有免疫力的机体。一般无自觉症状。皮损多单侧发于手臂、手指、踝部及臀部等暴露部位，初起为黄豆大小紫红色丘疹，质硬，逐渐向周围扩大，变成斑块，质仍硬。损害多为单个，少数可2~3个，也有众多的。中央角质层增厚，变粗糙不平，以后呈疣状增生，由较深的沟纹相互分开，加压时常有脓液从缝中流出。疣状增生的外周为浸润带，呈暗紫色，上覆以结痂和鳞屑，在外周为平滑红晕区。痊愈时损害中央先愈合，留有光滑柔软而表浅的瘢痕。病程甚长，可数年或数十年不愈，有长久停止后又蔓延扩大者。

瘰疬性皮肤结核　为皮肤下方的淋巴结、骨或关节等的结核病灶，直接扩展或经淋巴管蔓延至皮肤而致病。多发生在儿童或青年人，尤其多见于青年女性。皮损以颈部两侧及胸上部最为多见，其次为腋下、腹股沟等处，四肢、面部等偶有发现；初起为一坚硬结节，以后结节增大，粘连，皮肤变紫，疮顶变软，穿破溃烂或形成瘘管，有含干酪样物质的稀薄脓液或自瘘管中不断排出。溃疡边缘呈潜行性，质软，有明显压痛，其基底较深，表面为不新鲜的肉芽组织，高低不平。溃疡愈合后，留有凹凸不平的索条状瘢痕，因瘢痕挛缩可造成畸形而影响功能。邻近发生的结节，经过同样病程，且相连接作带状分布，形如"鼠瘘"。病程呈慢性经过，常迁延多年不愈。患者无全身症状（图2）。

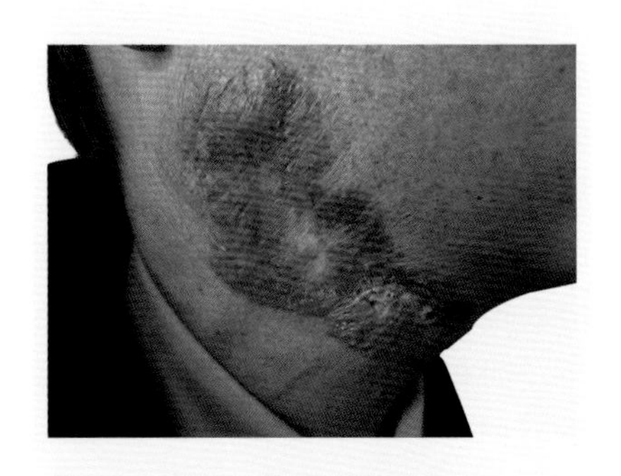

图2　瘰疬性皮肤结核

注：颈部紫红色斑块、结节、溃疡和萎缩性瘢痕

溃疡性皮肤结核　又称腔口部皮肤结核或溃疡性粟粒性结核。内脏有活动性结核，同时患者对结核杆菌抵抗力低下，若机体排泄物中含有结核杆菌，可接种于腔口部黏膜而形成溃疡。皮损好发于口腔、外生殖器及肛门等处黏膜，初起时为红色丘疹，以后发展成为一群小溃疡，继而融合成卵圆形的成不整形的大溃疡，边缘为潜行性，基底为高低不平的苍白色肉芽组织，并可见黄色小颗粒状结核结节，有脓性分泌物或苔膜，并有结核杆菌。有时溃疡附近的黏膜上可见到初起的丘疹。病程呈慢性，有自发痛及触痛，间有发热等全身症状（图3）。

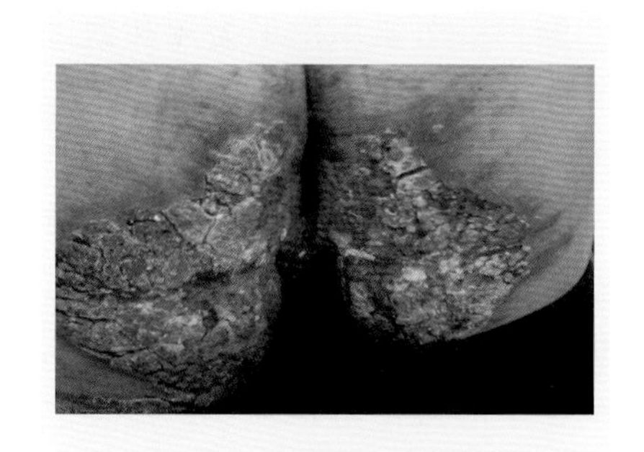

图3　溃疡性皮肤结核

注：外生殖器及肛门溃疡，基底为高低不平的苍白色肉芽组织

丘疹坏死性皮肤结核　又称丘疹坏死性结核疹，一般认为系体内结核杆菌经血行播散至皮肤，并在皮肤迅速被消灭所致，是一种结核疹。多见于儿童及青年，多于春秋季发病。患者常伴肺结核或其他体内结核病灶，或并发其他皮肤结核。皮损好发于四肢伸侧，肘、膝关节附近更多见，可延及手背、足背、面部和躯干。损害对称分布、散发或群集。初发皮损为红褐色或紫红色质硬的散在丘疹，常发生在毛囊处，绕以狭窄的红晕，经过数周可逐渐消退自愈，留有一时性色素沉着。但多数丘疹1~2周后，其顶端发生针头大小脓疱，逐渐扩大成小脓肿，干涸后覆褐色厚痂，痂下为火山口状小溃疡。经数周或数月自愈后留有凹陷性萎缩性瘢痕及色素沉着。皮疹反复发生，分批出现，常丘疹、结痂、溃疡、瘢痕并存。不痛不痒。病程迁延，长期不愈。结核菌素试验强阳性但皮损中找不到结核杆菌。

瘰疬性苔藓　又称苔藓样皮肤结核、播散性毛囊性皮肤结核或腺性苔藓。常有其他部位的结核，皮损中往往找不到结核杆菌，结核菌素试验阳性，故认为是一种结核疹。多发于儿童及青年。皮损对称分布于躯干或四肢伸侧，肩、腰、臀部较多见；为毛囊性小丘疹，圆形，针头至谷粒大，表面略尖或扁平，有时有角质小棘，可密集成片呈苔藓样，常有少许糠状鳞屑，消退后不留痕迹或有暂时性色素沉着。

硬红斑　又称为巴赞病，患者常伴肺结核、淋巴结核或其他结核病灶，结核菌素试验阳性，但皮损中不能找到结核杆菌，故认为是结核疹的一种。好发于青年女性，冬季多发，可伴手足发绀。呈慢性病程。皮损好发于小腿屈侧，以中下部为甚。为樱桃大或更大的皮下结节，初起皮肤表面颜色无改变，以后呈暗红或紫色。结节位置较深，不凸出皮面，一般2~3个或10余个。有局部酸痛、烧灼感等症状，并可有轻度压痛。结节偶可破溃，形成溃疡。

辅助检查　主要包括组织病理和细菌学检查。

结核杆菌检查　包括抗酸染色、细菌培养和分子生物学检查。可通过直接涂片和组织切片对标本进行抗酸染色检查，但除原发性皮肤结核、全身性粟粒性皮肤结核和溃疡性皮肤结核外，阳性率均较低。通常通过改良罗氏培养基进行细菌培养。通过聚合酶链反应可快速检测结核杆菌DNA，具有高度敏感性和特异性。

组织病理检查　早期为非特异性炎症反应，主要为中性粒细胞和淋巴细胞浸润，并可找到结核杆菌。典型的组织病变在损害较成熟时才能见到，各型皮肤结核的病理变化稍有不同；结核性肉芽肿改变由上皮样细胞和多核巨细胞组成，中心可有干酪样坏死，外周绕以淋巴细胞浸润，组织中可查到结核杆菌；表皮肥厚或萎缩均为继发性改变。

皮肤结核菌素试验　判断过去和现在有无结核杆菌感染的传统方法。用去除非特异性物质、仅含免疫活性的结核蛋白，即结核菌纯蛋白衍生物（PPD）。最常采用的皮肤结核菌素试验方法为皮内注射法，又称芒图试验。在前臂屈侧皮内注射2TU PPD，48~72小时后测量皮肤硬结直径。对结核的危险性：①皮肤硬结直径≥5mm而<10mm的阳性者，见于人类免疫缺陷病毒（HIV）感染者；与之有密切接触者；胸X线检查存在纤维化病变者。②皮肤硬结直径≥10mm为阳性者，见于4岁以下的婴幼儿及一旦感染有发展为活动性结核的易感人群；在结核流行地区出生者；低收入高危险性人群；HIV阴性的静脉注射吸毒者；长期使用监护设备者。③皮肤硬结直径≥15mm，在任何个体均为阳性。

γ干扰素释放试验（γ interferon release assay，IGRA）　又称结核感染T-Spot检查。具有非常高的灵敏度和特异性，不受环境分枝杆菌感染和卡介苗接种影响；基本不受机体免疫抑制影响，适用于HIV感染和免疫抑制剂治疗人群；简单的实验室血液检查，24小时快速报告结果。

诊断与鉴别诊断　综合临床表现、细菌学和组织病理学所见进行诊断。注意与麻风、皮肤非典型分枝杆菌病、皮肤真菌感染、结节病、皮肤克罗恩病、蕈样肉芽肿等相鉴别。

治疗　对各种皮肤结核最恰当的处理包括迅速准确诊断、系统化学治疗及经治个体定期随诊1~3年，可使治愈率达95%。适当休息、加强营养、合理运动、提高机体抵抗力、治疗伴发疾病等。标准化疗方案是应用异烟肼和利福平6个月，最初2个月合并应用吡嗪酰胺。若有细菌耐药可能，应加用第4种药物乙胺丁醇或链霉素，直至获得良好疗效。6个月的方案对任何部位的结核都已足够。但是在患结核性脑膜炎者，利福平和异烟肼治疗应持续到1年。另外，HIV感染的患者对治疗反应慢时，有必要延长疗程。

（王洪生）

pífū fēidiǎnxíng fēnzhīgǎnjūnbìng

皮肤非典型分枝杆菌病（cutaneous atypical mycobacteriosis）

除结核杆菌和麻风杆菌以外的分枝杆菌感染所致慢性皮肤疾病。又称皮肤非结核性分枝杆菌病。

病因和发病机制 非结核分枝杆菌（non-tuberculous mycobacteria，NTM）广泛存在于自然界，分布于水（江、河、湖、海、游泳池水、自来水、淋浴设施水、饮水等）、土壤、灰尘、未消毒的牛奶、动物和植物中。已发现百余种NTM，鲁尼恩非结核性分枝杆菌分类法（Runyon classification of non-tuberculous mycobacterium）根据产色、生长速度等主要特征将其分为4群：①Runyon Ⅰ群（见光产色菌），如海分枝杆菌和堪萨斯分枝杆菌。②Runyon Ⅱ群（暗处产色菌），如瘰疬分枝杆菌。③Runyon Ⅲ群（不产色菌），如溃疡分枝杆菌、鸟-胞内分枝杆菌复合菌群以及嗜血分枝杆菌。④Runyon Ⅳ群（快生长菌），如偶发分枝杆菌、龟分枝杆菌和脓肿分枝杆菌。某些NTM如鸟分枝杆菌、胞内分枝杆菌、蟾蜍分枝杆菌、偶发分枝杆菌和龟分枝杆菌对消毒剂及重金属的耐受性使其能生存于饮水系统。NTM偶尔亦能定植在健康人的正常组织（如支气管、肠黏膜、皮肤）和粪便中。NTM毒力和致病性均较低，常为条件致病菌，患者大多有慢性基础疾病或当免疫功能受损时皮肤感染NTM导致疾病出现。

临床表现 不同分枝杆菌引起的临床表现差异明显，常见分枝杆菌皮肤感染的表现分述如下。

海分枝杆菌感染 海分枝杆菌全球分布，以温暖地区的自然池塘和海水中为多见，多见于游泳者或渔场工作人员的皮肤外伤处，开始呈红褐色小丘疹、小结节或斑块，以后可软化破溃成浅表小溃疡，但不形成瘘管。皮损类似孢子丝菌病，沿淋巴管呈向心性发展（图1）。病变多有自限性，数月至3年内大部分可自愈。海分枝杆菌也能导致获得性免疫缺陷综合征（艾滋病）患者及其他一些免疫功能低下的患者四肢皮肤感染，但全身系统感染较少。

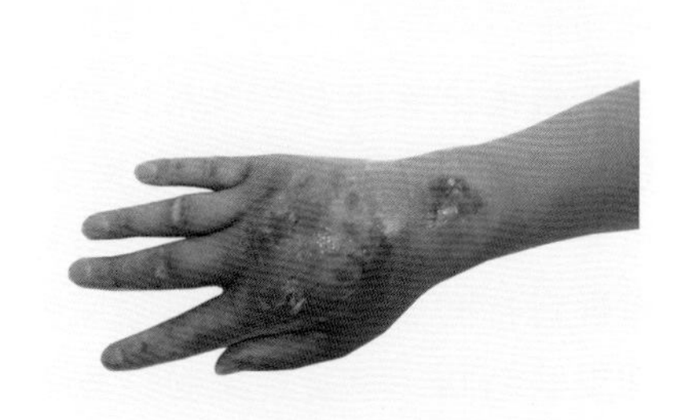

图1 海分枝杆菌感染

注：皮肤损害为浅表溃疡与结节，沿淋巴管分布

堪萨斯分枝杆菌感染 好发于皮肤暴露部位，表现为疣状、不规则结节，类似孢子丝菌病，也可出现局限性肉芽肿或蜂窝织炎样损害。

瘰疬分枝杆菌感染 皮损多表现为肉芽肿性结节，呈疣状或形成瘘管，愈后留有瘢痕，也可表现为丹毒样外观，损害常单发，无明显自觉症状。

溃疡分枝杆菌感染 又称布鲁里（Buruli）溃疡，主要流行于非洲、东南亚、拉丁美洲和西太平洋地区。好发于妇女和儿童，发病部位多在四肢，也可以发生在躯干、头颈等部位。患者皮肤往往先出现无痛性肿胀，然后形成结节或丘疹，经过数周至数月，病变中心破溃形成溃疡，溃疡底部覆盖黄色坏死物，溃疡边缘呈潜行性，周围皮肤隆起变硬，色素沉着。溃疡可持续十几年或更长时间。有的患者除了溃疡外，病变部位有明显的水肿，压迫或侵犯神经时可引起疼痛；病变累及骨骼，可引起特异性骨髓炎。患者很少有全身症状，并发其他细菌感染时，可出现发热、畏寒等症状。后期溃疡愈合时，机化的瘢痕组织挛缩，可致肢体畸形及活动障碍。

鸟-胞内分枝杆菌复合菌群感染 皮损常表现为多发溃疡、结节（图2），类似瘤型麻风，亦可表现为脂膜炎。是艾滋病患者最常见的条件NTM感染，不仅能引起皮肤感染，还能导致淋巴结炎、肺部感染及全身播散性感染。

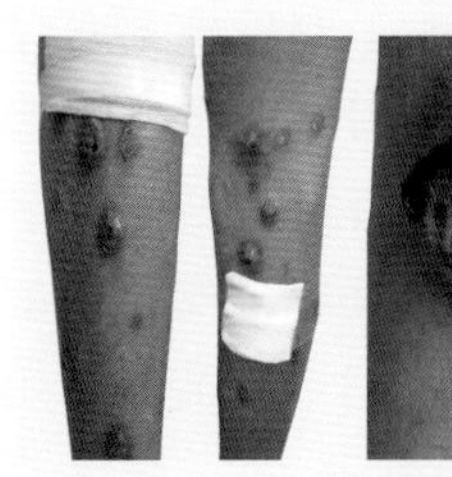

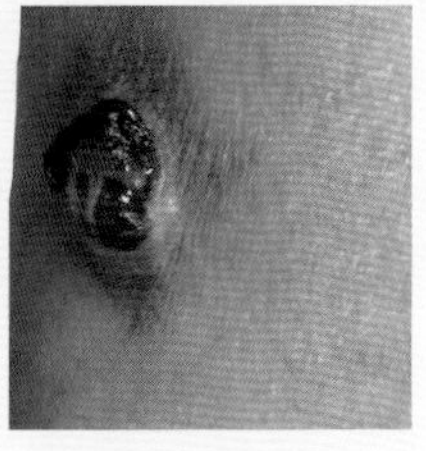

图2 鸟分枝杆菌感染

注：皮肤损害为多发溃疡与结节

嗜血分枝杆菌感染 皮损好发于四肢关节部位，初起常为无痛性丘疹、皮下结节及囊肿，周围有红晕，不伴瘙痒，若皮损演变成溃疡则伴疼痛。嗜血分枝杆菌的全身播散性感染主要发生于艾滋病及器官移植、肿瘤等免疫

功能低下；嗜血分枝杆菌也可引起免疫功能正常的人群患淋巴结炎，尤其儿童。

快速生长分枝杆菌皮肤感染　皮损好发于四肢、臀部及三角肌注射部位或外伤部位，早期常表现为红斑、肿块，晚期可发展为限局性和多发性脓肿、浸润性斑块、溃疡和皮下结节（图3），患者无明显自觉症状，可伴局部淋巴结肿大，龟分枝杆菌感染的患者有自愈倾向。

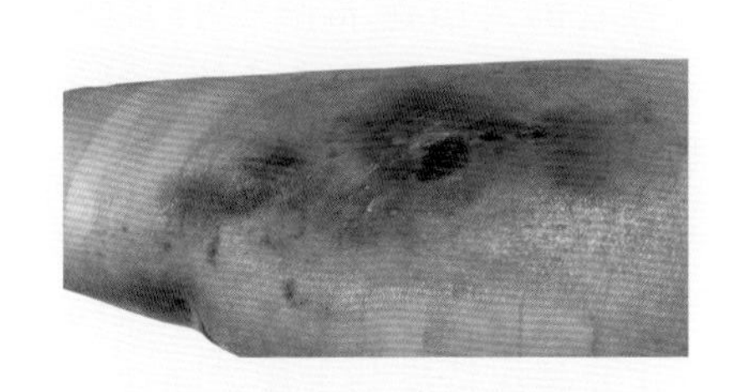

图3　脓肿分枝杆菌感染

注：皮肤损害为深在的溃疡与结节

辅助检查　检测方法主要包括传统法、色谱法和分子分类鉴定法。传统检测方法主要包括直接涂片镜检、培养、生化鉴定和组织病理检查。直接涂片镜检的阳性率很低。培养与生化鉴定一直是诊断NTM感染的金标准，培养法（改良罗氏培养基）检测标本中的NTM较为敏感，但必须是“活菌”才能培养成功，对于慢速生长的分枝杆菌来说，其耗时较长（需数周至数月）。NTM感染的分子鉴定方法包括：①聚合酶链反应（polymerase chain reaction，PCR）。十分敏感，一般情况下，对于纯培养菌，10～20条菌就可检出；②巢式PCR（nested PCR）。将PCR产物进行第2次扩增，则大大增强其敏感性和特异性。③PCR-核酸分子杂交。结果准确、可靠，对于亲缘关系接近的菌种或复合体，可鉴定至种、亚种的水平。④PCR-限制性片段长度多态性（RFLP）。用一种或数种限制性内切酶对PCR扩增产物进行消化，根据酶切片段的数目和长度形成的图谱分析所得结果，即可鉴别不同的菌种。核酸测序是选择分枝杆菌的某些保守序列进行分析。

诊断与鉴别诊断　诊断可根据病史、临床表现和实验室检查等。患者常有外伤史、接触污物或可疑性水源史，长期应用免疫抑制剂或者感染人类免疫缺陷病毒（HIV）等导致患者免疫功能低下。临床表现为丘疹、斑块、脓疱、脓性或非脓性结节、溃疡或孢子丝菌病样皮损等，缺乏特异性，皮损以四肢多见，一般症状轻微。组织病理表现以上皮样细胞和淋巴细胞为主的结核样肉芽肿，一般无干酪样坏死，还可见中性粒细胞、浆细胞和多核巨细胞等炎性细胞浸润。组织病理标本抗酸染色可见抗酸杆菌；细菌培养可分离出分枝杆菌，再用生化方法予以鉴定，或者依靠PCR为基础的分子诊断方法诊断和鉴定等。

NTM感染应与下列疾病相鉴别：①结节病：其结节较狼疮结节坚实，有浸润感，一般不破溃，结核菌素试验阴性。②着色真菌病：损害为疣状增生的斑块，炎症明显，真菌或组织病理学检查均可查到真菌。③放线菌病：患部坚硬，为一片大而深的浸润性斑块，破溃后流出带有“硫黄色颗粒”的脓液，可以找到菌丝。④孢子丝菌病：损害常沿淋巴管排列成串珠状，淋巴结常不增大，可培养出孢子丝菌。典型的组织病理改变常显示特殊的3层结构：中央是化脓层，为中性粒细胞；其外为结节层，为上皮样细胞及多核巨细胞；最外层为淋巴细胞和浆细胞。

治疗　不同种的分枝杆菌对抗生素的敏感性不同，应根据分枝杆菌菌种或药敏试验结果选择相应的治疗方案。患者长期使用单一药物防治NTM感染，常会导致NTM发生适应性耐药，应采取联合用药，避免用单一药物治疗。另外，NTM感染常为慢性感染，病程长，故疗程也相应较长，多为6～12个月。一般的治疗方案是根据药敏试验选择一二种抗结核药物联合一种大环内酯类（克拉霉素、阿奇霉素）和（或）喹诺酮类药物治疗，如海分枝杆菌感染对克拉霉素、利福平、乙胺丁醇、四环素、复方磺胺甲噁唑等一般均敏感，可选择联合使用；堪萨斯分枝杆菌皮肤感染可首选异烟肼+利福平+乙胺丁醇，若患者对其中的某种药物不能耐受，则可用克拉霉素替代；鸟-胞内分枝杆菌复合菌群感染首选大环内酯类药物，可联合乙胺丁醇或利福平；嗜血分枝杆菌感染可首选环丙沙星+克拉霉素+利福平；偶发分枝杆菌、龟分枝杆菌和脓肿分枝杆菌感染对克拉霉素、左氧氟沙星、乙胺丁醇、妥布霉素、复方磺胺甲噁唑等一般均敏感，可选择联合应用。对NTM感染尚没有统一的MDT方案，应依据药敏试验结果制订个体化的有效方案。应注意由于NTM感染的治疗时间较长，用药时特别要警惕所用药物的毒副作用和相互作用，以避免医源性伤害。

预防　需要注意避免外伤，并注意接触物消毒。对为艾滋病患者，若其外周血$CD4^+$淋巴细胞计数小于$0.05\times10^9/L$，推荐采用药物预防分枝杆菌继发感染；若大于$0.05\times10^9/L$，可停用预防分枝杆菌继发感染的药物。

（王洪生）

tónglǜjiǎdānbāojūn gǎnrǎn

铜绿假单胞菌感染（*Pseudomonas aeruginosa* infection）

皮肤损伤或机体抵抗力降低时，铜绿假单胞菌所致皮肤感染和（或）内脏感染。铜绿假单胞菌是一种条件致病菌，广泛存在于自然界中，通常将铜绿假单胞菌的皮肤感染分为坏疽性臁疮、铜绿假单胞菌毛囊炎、绿甲综合征、铜绿假单胞菌龟头炎、耳郭软骨膜炎、铜绿假单胞菌外耳道炎等；根据临床表现也可分为坏死性溃疡、浸润性蜂窝织炎、斑疹、斑丘疹、结节性损害、水疱、大疱、血疱。

病因和发病机制 铜绿假单胞菌（*Pseudomonas aeruginosa*）俗称绿脓杆菌，是需氧的革兰阳性杆菌，广泛存在于潮湿的自然环境中，可暂居于正常人的皮肤。主要是肛门及生殖器、腋窝、外耳道，也存在于少数成人的肠道、呼吸道等部位，及大多数婴幼儿的肠道里。该菌是条件致病菌，在正常情况下该菌受革兰阳性球菌的抑制，一般不致病，但若机体抵抗力降低，可致病甚至引起死亡。在烧伤、溃疡和潮湿浸渍的皮肤表面，该菌可迅速繁殖引起皮肤感染。

典型的菌株可产生两种色素：蓝绿色的绿脓青素和黄绿色的绿脓黄素，使脓液呈黄绿色。主要致病物质是其分泌的外毒素A，引起细胞肿胀、脂肪变性及坏死。此外，胶原酶、弹性酶、磷脂酶、溶血素等均参与致病。

临床表现 铜绿假单胞菌感染不同部位的临床表现包括：①坏疽性臁疮。初期表现为红斑或者紫红斑，有触痛，继而形成乳白色、紧张的簇集性水疱或脓疱，周围绕以狭窄的粉红或紫红色晕，皮损迅速演变为出血性坏死性大疱，破溃形成圆形溃疡，中心可坏死发黑，表面为蓝绿色脓液或结痂，有异味。水疱或脓疱也可形成小溃疡，许多小溃疡融合形成大溃疡。小溃疡约1cm，深0.5～1cm，散在或密集如蜂窝状。大溃疡边缘整齐柔软，可深至皮下组织，基底坏死，有大量脓液。皮损好发于腋窝、会阴、臀部和小腿。②铜绿假单胞菌毛囊炎。又称浴池毛囊炎、热桶毛囊炎。多发生在公共浴池洗浴后1～4天，为红斑基础上的毛囊性丘疹或水疱，迅速变为脓疱，数十个至数百个，0.3～1mm大小。好发于躯干侧面、腋下、臀部和四肢近端，自觉瘙痒，可伴有发热、乏力、耳痛、恶心、呕吐等症状，多在7～14天自愈。③绿甲综合征。表现为甲远端部分发生甲剥离，剥离部位呈绿色。多发生在常浸泡在水中或合并甲沟炎的患者，也可继发于真菌感染者。④铜绿假单胞菌外耳道炎。表现为外耳道肿胀、浸渍和疼痛。在老年糖尿病患者粒细胞减少的患者，局部红肿、疼痛更明显，可伴脓液和恶臭。严重者可出现面神经麻痹和软骨坏死，称为恶性外耳道炎。⑤铜绿假单胞菌龟头炎。少见，常因局部应用糖皮质激素、抗生素和抗真菌药而致病，表现为龟头部位糜烂伴疼痛，一般无全身症状。

辅助检查 ①组织病理：表皮液化变性，细胞胞质肿胀、核固缩，若有水疱，可为表皮内或表皮下水疱，疱内含细菌、中性粒细胞和单核细胞。真皮可有毛细血管扩张、水肿，胶原纤维束间可见细菌，炎症细胞浸润少。细菌大量侵入皮肤毛细血管、小动脉、小静脉后引起血管阻塞，导致局灶性坏死和出血，铜绿假单胞菌产生弹力酶，所以小动脉弹力层容易受累。②细菌学检查：创面渗出物、脓液、尿、血等涂片或分离培养并鉴定。

诊断与鉴别诊断 根据典型皮损，脓液呈蓝绿色且有鼠臭味，以及细菌培养可确诊。应与其他病原体引起的皮肤感染鉴别，如脓疱疮、臁疮等。

治疗 严重感染者应静脉注射有效抗菌药物，由于耐药性的增加，主张联用，可以是一种氨基糖苷类与一种青霉素类联合。多黏菌素、氯霉素、四环素对铜绿假单胞菌有效。局部感染的治疗主要是保持皮肤干燥、降低pH值，可用1%醋酸溶液清洁后涂抗菌药物。绿甲综合征要注意修剪已分离的甲板，并用醋酸或抗生素溶液浸泡，然后涂磺胺嘧啶银霜剂等药物。甲沟炎可给予引流拔甲，腋窝、耳部等手术前可用醋酸湿敷1～2天，以预防铜绿假单胞菌感染。

（王洪生　张晓东）

lèidāndú

类丹毒（erysipeloid）

猪丹毒杆菌侵入皮肤引起如丹毒样损害的急性感染性疾病。皮损多发生于接触了带菌鱼类、肉类等的手部，可伴全身症状。猪丹毒杆菌亦称红斑丹毒丝菌，是一种细棒状、微需氧、不活动的革兰阳性菌。在干燥或腐败组织、海水或淡水中均能存活。该菌在30～37℃、一个大气压、5%～10% CO_2的条件下，加血清的培养基中生长最好。该菌抵抗力较强，煮沸2～3小时才能被杀死。猪、牛、羊、鱼等动物的体表和肠腔有该菌存在，可因接触带菌动物及其制品而感染人，一般通过皮肤损伤进入体内而致病。

临床表现可分为 3 种类型。①局限型：最常见，常发生于手指，皮损局部出现红斑伴肿痛，红斑逐渐扩大，中心部分消退、变平，色较浅，边缘略高起，色较深，有特征性。一般无全身症状或仅有低热，如不治疗 2~4 周多可自愈。很少伴水疱或血疱。指被侵犯时，肿胀和局部皮肤紧张而使其活动受限，也可因伴发的指骨骨膜炎和关节炎，使受累关节疼痛。病损可从一指扩展至其他指、手背及手掌，但很少超过腕部。少数患者伴发淋巴管炎和淋巴结炎。皮损一般不化脓，消退后也不脱屑，可遗留色素沉着斑。患处有阵发性肿胀、灼痛或者跳痛，不同程度瘙痒。一般无全身症状或者仅有低热。如不治疗 2~4 周可自愈。有些病例皮损呈游走性，在旧皮损附近不断出现新的紫红色斑，病程迁延数月之久。②全身弥漫型：少见，皮损形态与局限型相同，由接种部位向近端发展或在远隔部位出现，呈弥漫性或全身性，常伴发热及关节痛，血培养阴性。③菌血症型：罕见，表现为三联征，即皮疹、心内膜炎和关节痛，皮损为广泛的红斑、紫癜，免疫功能正常者多发生心内膜炎，免疫功能缺陷者多出现菌血症。血培养阳性。

根据职业史、外伤史及典型表现，局限型和全身弥漫型诊断不难，菌血症型需要依靠细菌培养才能确诊。局限型应与丹毒、蜂窝织炎等鉴别，全身弥漫型要与多形红斑等鉴别，菌血症型需与风湿热等鉴别。治疗首选青霉素，还可选用四环素、红霉素、喹诺酮类、磺胺类药物等。多数患者预后良好，但菌血症型死亡率高。

（王洪生　张晓东）

tànjū

炭疽（anthrax）

炭疽杆菌感染所致急性传染病。炭疽杆菌是需氧或者兼性厌氧的革兰阳性粗大杆菌，长 3~10μm，无鞭毛。经人工培养的炭疽杆菌形成竹节样排列的长链，无毒性；在动物体内常以双球形或短链形，有荚膜，有毒性。此菌繁殖体的抵抗力一般，对日光、热、普通均敏感。在体外可形成芽胞，芽胞在干燥的土壤或皮毛中可存活数年到 20 余年。对化学消毒剂的抵抗力强，但对碘及氧化剂较敏感，1∶2500 碘液 10 分钟、0.5%过氧乙酸 10 分钟即可杀死。高压蒸汽灭菌法 121℃、15 分钟能杀灭芽胞。致病物质是荚膜和炭疽毒素（保护性抗原、致死因子、水肿因子），后者形成水肿毒素和致死毒素引起炎症和血栓，导致组织坏死。可引起牛、马、羊等患病，人接触患畜、患者而感染。

炭疽杆菌感染皮肤引起的皮肤型炭疽最常见，好发于暴露部位。感染部位出现红斑、丘疹、水肿，中央形成水疱，水疱破裂出现溃疡伴焦痂，多个水疱融合形成大疱称为恶性脓疱，皮损无痛感。皮肤型炭疽有一罕见类型为恶性水肿，即患者炎症反应明显，伴高热等。初为炎症性红色症状，该型可致死亡。或皮下结节，有轻度的痒感或灼烧感，炎症迅速发展，形成水疱，继而化脓，偶有出血性大疱，周围绕以硬性非凹陷性水肿和浸润组织水肿。1~4 天疱疹水疱破溃，中心区坏死、出血，直径为 1~3cm，周围环绕密集小水疱或脓疱，水肿区直径可达 10~20cm。5~7 天坏死区破溃。典型表现为中央水疱坏死形成浅溃疡，溃疡处结成稍凹陷的炭末样黑色干痂，因此称为炭疽。常伴局部淋巴结肿大，一般豌豆至蚕豆大小或更大，可有红肿压痛，常合并化脓，如果无化脓菌混合感染则局部疼痛轻，此点具特征性。经 1~2 周黑痂脱落，形成瘢痕而愈。严重的病例，有广泛的水肿肿胀，形成大疱和坏死性损害，伴有高热和衰竭症状，患者最终在数天或数周后死亡，此种现象多见于未经治疗的病例。轻型的病例，全身症状较轻，常出现发热、头痛、呕吐、关节痛及全身不适等症状。炭疽杆菌还能通过呼吸道和消化道感染机体，引起吸入型炭疽和胃肠型炭疽，严重者出现败血症型炭疽和炭疽性脑膜炎，可危及生命。

取疱液、血液或脑脊液等涂片或培养，可找到炭疽杆菌。组织病理、X 线及 B 超等有一定价值。根据职业史、接触史、典型皮损结合实验室检查可确诊。皮肤型炭疽应与疖、痈、丹毒、羊痘、皮肤利什曼病（见利什曼病）等鉴别，吸入型和胃肠型炭疽需与其他原因导致的肺炎、食物中毒等鉴别。

治疗方法：①一般治疗。隔离、休息，加强对症支持治疗，病灶部位忌按压及手术，以防败血症发生。②系统治疗。首选青霉素，四环素、链霉素和氯霉素也有效，重症患者可加用糖皮质激素。预防应注意：消毒可疑污染物，易感人群应接种预防。

（王洪生　张晓东）

huàisǐxìng gǎnjūnbìng

坏死性杆菌病（necrobacillosis）

坏死梭形杆菌感染所致传染性疾病。早期可表现为坏死性扁桃体炎、扁桃体周围脓肿、坏疽性口炎、中耳炎，后期感染扩散，引起菌血症，导致感染性栓塞性颈内静脉炎等迁徙性感染，即勒米埃综合征（Lemierre syndrome）。坏死梭形杆菌为专性厌氧革兰阴性多形性杆菌，广泛分布于自然界。传染源常为病畜的排泄物及其污染的环境。皮肤黏膜受损后，坏死梭形杆菌侵入机体，经血流播散至全身，导致组织坏死。

此病好发于兽医、屠宰工及实验室技术人员，表现为感染部位出现坏死、大疱和脓肿，多发小脓肿，也可单发大脓肿。此病早期是坏死性扁桃体炎、扁桃体周围炎，表现为扁桃体及咽喉部疼痛、肿胀，或坏疽性口炎为首发症状，表现为齿龈部疼痛、溃疡或上颚组织肿胀、坏死；还有中耳炎、脑膜炎等表现。细菌经血流播散，可引起败血症及转移性脓肿，出现特征性的勒米埃综合征，即以颈部血栓性静脉炎为主要表现的全身化脓性感染症状，患者可出现发热、乏力、肝脾肿大，受细菌感染的血凝块流经肺组织，阻塞肺动脉造成循环障碍时，可导致肺炎。若不及时治疗，死亡率较高。

临床表现结合细菌检查可确诊，脓液涂片可见革兰阴性杆菌；脓液及血液培养可见坏死梭形杆菌生长。后期出现勒米埃综合征时，颈部静脉CT检查可见颈静脉内血栓形成。颈部血栓性静脉炎的临床表现不明显，可借助CT检查明确。应与链球菌、金黄色葡萄球菌等其他细菌引起的感染和败血症鉴别。

在细菌培养结果出来前就应行抗生素治疗，应选择对坏死梭形杆菌敏感并且可以渗透进入脓肿的抗生素，推荐方案是青霉素联合甲硝唑，疗程至少持续2周，美罗培南和克林霉素也可应用，但大环内酯类抗生素对此病无效。此病有血栓形成倾向，若不能及时干预，易造成感染扩散，故可采用肝素或低分子肝素抗凝治疗。脓肿形成时，应立即切开引流，尽管该病可能源发于扁桃体炎，但不建议行扁桃体切除术。预防应注意：加强畜舍和环境的消毒，及时清理病畜排泄物，正确处理外伤伤口。

（王洪生　李志量）

qìxìng huàijū

气性坏疽（gas gangrene）　梭状芽胞杆菌属细菌感染所致肌坏死或肌炎。梭状芽胞杆菌属包括多种细菌，引起此病的主要有产气荚膜梭菌、水肿杆菌、腐败杆菌、溶组织杆菌。广泛存在于粪便、泥土等环境中，皮肤破损后细菌进入伤口，具备缺氧环境时，细菌生长繁殖产生多种外毒素和酶，导致发病。患者发病前多有深在挤压伤，伤后1~4日发病，早期表现为伤口周围肿胀、紧张发亮，伴明显疼痛，局部肿胀与创伤引起的肿胀程度不成比例，并迅速蔓延。随后伤口周围出现坏死、恶臭，由于组织中有明显气体，可触及捻发音。全身症状包括发热、大量出汗、心跳呼吸加快、烦躁，伴有恐惧或欣快感等。

细菌检查：渗出物涂片染色可见革兰阳性粗大杆菌。X线检查：软组织间有大量气体。根据外伤史、临床特征、伤口分泌物检查和X线检查可诊断。需与以下疾病鉴别：①某些脏器损伤导致的破裂溢气，如食管或气管创伤后引起皮下气肿、捻发音等，但局部水肿、疼痛不明显，皮下气体可自行吸收，无全身中毒症状；②某些兼性需氧菌感染，如大肠杆菌感染产生气体主要是CO_2，属可溶性气体，不易在组织间大量积聚，无特殊臭味。

一旦确诊需立即积极治疗，主要包括外科清创、使用抗生素、高压氧治疗和支持治疗，必要时应截肢。

（王洪生　李志量）

bàofāxìng zǐdiàn

暴发性紫癜（purpura fulminans）　感染后弥散性血管内凝血和真皮血管血栓形成所致皮肤坏死性炎症性疾病。常发生于婴幼儿，又称婴儿坏疽性皮炎（dermatitis gangrenosa infantum），也常发生于败血症患者，是罕见的儿科急重症。起病2~3天可因内出血、休克而死亡，病死率高达40%。

病因和发病机制　此病主要发生于3种情况。①急性感染性暴发性紫癜：急性感染引起，通常于一些感染性疾病之后发病，脑膜炎奈瑟菌是最常见病原体，其他致病菌包括肺炎链球菌、流感嗜血杆菌、金黄色葡萄球菌和A、B组链球菌等。②凝血障碍性暴发性紫癜：遗传性或获得性蛋白C缺陷或其他凝血障碍所致，蛋白C缺乏与该病关系最为密切。蛋白C是一种抗凝血物质，缺乏时对血液凝固的拮抗作用减弱，引起弥散性血管内凝血，血管内微血栓形成，阻塞管腔，局部因缺血而发生坏死；血栓形成则会大量消耗凝血因子，导致继发出血，皮下出血时发生紫癜，其他器官出血时发生相应的系统损害。③特发性暴发性紫癜：原因不明。

临床表现　此病起初表现为淤点，可在几小时内迅速增大并融合为直径数厘米的淤斑并迅速进展为对称性皮肤紫癜，主要分布于四肢伸侧远端，亦可泛发全身，以下肢为重，出现明显肿痛；

颜色由鲜红逐渐转为暗紫色，可发生浆液性坏死，出现水疱和血疱，也可融合成大疱；坏死后成为黑色焦痂，最终可进展为完全性皮肤坏死，常并发肢端坏疽。也可有休克、高热等全身感染中毒症状。中枢神经系统和视网膜亦有形成血栓的危险，并可有严重肝、肾、肺和肾上腺等系统损害。

辅助检查 实验室检查可见贫血，白细胞增多，血小板减少，凝血因子Ⅴ、Ⅶ、Ⅷ及凝血酶原，纤维蛋白原降低，血中可检出纤维蛋白原和纤维蛋白的分解产物。组织病理检查见表皮和真皮坏死区邻近血管被血小板纤维蛋白血栓所阻塞，血管周围无炎症，大量出血处可见小血管壁的灶性坏死，大疱处表皮和坏死真皮分开。

诊断与鉴别诊断 根据患者发病年龄、发病前有其他感染史、全身感染中毒症状、突然发生的四肢紫癜伴坏死，结合实验室检查发现血小板减少等凝血功能障碍、组织病理示坏死区血管内血栓形成可以确诊。此病应与其他类型紫癜性皮肤病鉴别，如*过敏性紫癜*、*特发性血小板减少性紫癜*等，这些类型的紫癜往往不伴皮肤坏死，全身症状轻微，感染中毒症状不明显。

治疗 包括抗感染、纠正凝血异常、手术干预、对症及支持治疗。婴儿坏疽性皮炎的主要病因为细菌感染，无病原学证据之前，对有感染征象且伴皮肤淤斑患儿，首选第三代头孢菌素或联合使用其他广谱抗生素，一旦病原体明确重新调整抗生素。根据患儿血小板、凝血因子检测判断患儿处于高凝还是出血状态，根据不同的凝血异常情况给予相应治疗。对处于高凝状态的患儿，可持续给予肝素或低分子肝素，也可以给予抗凝血酶Ⅲ及新鲜血浆以补充蛋白C；对血小板急剧减少，面临高度出血危险的患儿，应及时补充凝血因子、血小板，维持血小板在（$50\sim60$）$\times10^9$/L。若患儿出现全层皮肤软组织坏死，需做外科处理，包括筋膜切开术、截肢术、皮肤移植术。发病过程中，全身各器官均会受到损害，应监测器官功能变化，尽量避免加重器官损害的医源性因素，恰当使用保护药物，或给予相应支持，如血液透析、呼吸机支持等。

（王洪生 李志量）

zēngzhíxìng píyán

增殖性皮炎（dermatitis vegetans）

发生在皮肤、头皮或面部皱褶处肉芽样表皮增生、结痂的慢性皮肤炎症。又称增殖性脓皮病（pyoderma vegetans）。是增殖型天疱疮的轻型（Hallopeau型），由阿洛波（Hallopeau）首次报告。纳尔逊（Nelson）等曾对此种患者进行荧光免疫检查，发现为典型的寻常型天疱疮表现，认为是寻常型天疱疮的一种异型（见*天疱疮*）。此病发病与机体免疫功能改变及多种细菌感染有关。皮损处取材可培养多种细菌如链球菌、金黄色葡萄球菌和白色葡萄球菌等，曾被认为是一种脓皮病。损害主要发生在头皮、腋窝、外阴、腹股沟、口唇或口腔黏膜。初起为基底充血的粟粒大小脓疱，可融合成片，脓疱破溃后结痂。痂下为增殖性肉芽肿。发生在唇红缘的往往呈乳头瘤样损害，呈增殖性化脓性口炎。

组织病理早期表现为基底上方棘层松解和表皮内水疱，不含嗜酸性粒细胞。晚期见乳头瘤样增生，并有脓肿形成。免疫病理见表皮细胞间IgG沉积。渗出液细菌培养及组织的特殊染色可发现病原体，常为凝固酶阳性葡萄球菌。根据典型皮损、好发部位及组织病理变化可诊断，需与着色芽生菌病、疣状皮肤结核（见*皮肤结核*）等鉴别。按寻常型天疱疮治疗。提高机体免疫功能，注意皮肤卫生。此病呈慢性病程，病情轻，预后良好。愈后遗留有暂时性色素沉着。

（王洪生）

yèmáoxuǎn

腋毛癣（trichomycosis axillaris）

纤细棒状杆菌引起腋毛和阴毛浅表性感染性疾病。又称黄菌毛，在毛干上形成不同颜色的结节。纤细棒状杆菌属棒状杆菌属，革兰染色阳性，在毛小皮的细胞内和细胞间生长，可侵犯毛皮质，不侵犯毛根和皮肤。不同菌株产生不同颜色的结节。腋部和会阴部潮湿多汗及卫生不良是重要的诱因。此病只感染腋毛和阴毛，以腋毛为主。临床表现为腋毛或阴毛上不同颜色的结节，以黄色居多，有时可见汗液染色皮肤及衣物。患者通常无自觉症状。感染后毛干失去光泽并易于折断。将结节压碎加10%氢氧化钾溶液，高倍镜下检查可见短而纤细的杆菌，菌丝包埋在黏性物质中，革兰染色阳性，将结节用酒精消毒后接种于培养基有细菌菌落生长。主要与毛结节病、阴虱病、念珠状发相鉴别。治疗应剃除受累的腋毛和阴毛，外用5%硫黄霜。保持局部干燥，注意局部卫生。患者内衣裤、床单应煮沸消毒。

（王洪生）

hóngxuǎn

红癣（erythrasma）

微细棒状杆菌引起皮肤浅表性局限性感染性疾病。好发于摩擦部位，多见于成年男性。微细棒状杆菌是一种类白喉杆菌，属棒状杆菌属，革兰阳性，寄生于人的鼻、咽等黏膜表面，皮肤有损害或者温暖潮湿可发生感染并导致红癣。临床表现主要为边界清楚、边缘不规则的斑片，颜色可为红色、棕色或者棕红色，表面覆糠秕样鳞屑。好发部位为腹股沟、腋窝、臀缝、乳房下及第4、5趾间等皱褶部位。一般无自觉症状。糖尿病及其他消耗性疾病患者可发生泛发性感染。皮损在伍德灯下呈珊瑚红色荧光。革兰染色或加10%氢氧化钾高倍镜下观察可见细菌及菌丝。主要与股癣、花斑癣、间擦疹、足癣等相鉴别。治疗上运用唑类抗真菌药外搽有效。皮损面积较大者可口服红霉素。其他药物如水杨酸软膏、夫西地酸乳膏也有效。愈后易复发，保持局部干燥可减少复发。

（王洪生）

Bā'ěrtōngtǐbìng

巴尔通体病

巴尔通体病（bartonellosis） 杆菌状巴尔通体所致感染性疾病。又称卡里翁病（Carrión disease），此病没有种族、性别或年龄的倾向，但儿童发病比成人轻微。

病因和发病机制 杆菌状巴尔通体（*Bartonella bacilliformis*）感染所致，南美安第斯山区特异的白蛉（疣肿罗蛉，*Lutzomyia verrucarum*）为传播媒介，其他可能的传播方式还了解甚少，是秘鲁、拉丁美洲的地方性传染病。已发现的储存宿主只有人类。带菌白蛉叮咬健康人时，杆菌状巴尔通体进入机体，在血中增殖，并黏附于红细胞膜使其脆性增加，引起机体溶血性贫血。后期病原体可侵入真皮血管，产生血管生长因子刺激血管内皮增生，出现类似杆菌性血管瘤样皮疹。

临床表现 分为急性发热和慢性迟发两个阶段。急性期表现为急性发热、溶血性贫血（奥罗亚热），而血管瘤样皮损（秘鲁疣）为慢性迟发阶段。急性高热伴头痛常为奥罗亚热的首发症状，后迅速发展至严重的溶血性贫血，出现呼吸困难、面色苍白、黄疸、心悸等急性贫血症状，可伴有关节痛、血红蛋白尿、肝脾肿大、淋巴结肿大、皮肤淤点淤斑，白细胞减少和血小板减少也可见于少数患者。在此阶段可能会伴不同程度的免疫缺陷，对细菌感染（沙门菌等）和寄生虫（弓形虫等）易感性高，如不经治疗，病死率为40%～90%，死亡通常与肠细菌感染（尤其是沙门菌）有关，但抗生素治疗后仍有8%的患者死亡，完全康复需8～10周。在奥罗亚热恢复期或之后，大多数患者可出现皮肤结节，秘鲁疣也可出现于先前无症状者。初起皮损为小的红斑，渐发展为圆锥形或半球形的丘疹或结节，常为粉红色或蓝红色，直径2mm到数厘米，随着病程进展皮损表面渐呈疣状改变，基底可有蒂。皮损好发于面部、颈、四肢伸侧，亦可累及黏膜（如口腔、鼻黏膜）。秘鲁疣皮损局部可伴出血、溃疡和继发细菌感染。数周至数月后，皮损通常自发性愈合，除非继发感染，一般不留瘢痕。感染后可获持久免疫。

辅助检查 实验室检查可见正常细胞性贫血、网织红细胞和大型红细胞增多，并可见少数幼红细胞。血中游离血红蛋白、胆红素增多，尿中出现血红蛋白及尿胆原增多。血液涂片、血培养分离出病原体。秘鲁疣皮肤组织病理表现为毛细血管及其内皮细胞增生，伴多变的炎症细胞浸润，吉姆萨染色可发现血管内皮中的病原体。后期可呈纤维化改变。奥罗亚热可在肿胀的内皮细胞中可找到胞内巴尔通体，此菌亦可见于胞外。

诊断与鉴别诊断 患者曾去过流行区，根据典型的临床表现及血涂片或组织切片发现病原体可确诊奥罗亚热。秘鲁疣可通过病损组织中找到病原体确诊。奥罗亚热应与其他原因引起的溶血性贫血、钩端螺旋体病、雅司病等相鉴别，秘鲁疣需与杆菌性血管瘤、寻常疣、化脓性肉芽肿相鉴别。

治疗 隔离患者，消除媒介。在流行地区，应积极预防白蛉叮咬。奥罗亚热抗生素治疗有效，因常合并有肠细菌感染，首选氯霉素+β-内酰胺抗生素（青霉素G、氨苄西林、头孢呋辛等）或氟喹诺酮类抗菌药物（氧氟沙星、环丙沙星等）治疗，也可选用甲氧苄啶-磺胺甲噁唑及大环内酯类抗生素（阿奇霉素、罗红霉素等）。如单一药物治疗失败，需要氯霉素辅助治疗。秘鲁疣对抗生素治疗疗效差，多数损害继续发展，最终达稳定，此过程不受治疗影响。严重时可试用放射治疗。

（王洪生）

gǎnjūnxìng xuèguǎnliú

杆菌性血管瘤

杆菌性血管瘤（bacillary angiomatosis） 汉赛巴尔通体和昆塔纳巴尔通体所致皮肤和内脏小血管增生的感染性疾病。这两种病原体所致的损害一致，汉赛巴尔通体致病者常有猫接触史，且传染源猫常有该微生物的无症状菌血症；昆塔纳巴尔通体传播常与体虱有关，主要感染者为流浪者。潜伏期尚不清楚，可能为数年。

病因和发病机制 主要发生于免疫抑制患者，尤其是$CD4^+$细胞计数小于50/μl的艾滋病患者。

其他如白血病等免疫抑制患者也可发生，偶见于人类免疫缺陷病毒（HIV）阴性且无明显免疫受损的患者。在免疫功能抑制的患者，局部细菌增殖并进入血液传播，产生一种血管生长因子刺激血管内皮增生，产生血管瘤样特征性皮损。而免疫状态正常的患者能抑制这种细菌的增殖，在局部产生肉芽肿样皮损和坏死，而不是血管瘤样损害。

临床表现 典型皮损表现为浅表的血管增生性丘疹、紫罗兰色苔藓样斑块和深部的皮下结节。浅表的皮损类似化脓性肉芽肿，典型皮疹初起为针尖大的红色或暗红色丘疹，逐渐增大呈光滑、领圈样脱屑的红斑样丘疹和结节，中央可见脐凹、结痂或溃疡。深部的皮下结节数厘米大小，常呈肤色，触痛明显，具橡皮样硬度，深浅不一，可伴糜烂、破溃、出血，较少出现侵及深部骨组织的蜂窝织炎样红斑。皮损的分布和数量与宿主的免疫状态有很大的关系，免疫力正常者常表现为接种部位单一皮损，而免疫缺陷的患者中初发皮损较大且伴多发性卫星灶或粟粒性播散性皮损，可波及全身。约50%杆菌性血管瘤病合并艾滋病的患者存在菌血症，出现全身症状如发热、体重下降等，且可引起全身多脏器感染。汉赛巴尔通体可引起肝脏受累表现为紫癜性肝病，出现恶心、呕吐、腹泻、腹痛等消化道症状，并伴有肝脾肿大、转氨酶升高等。杆菌性紫癜性脾病可导致全血细胞减少。骨损害（昆塔纳巴尔通体所致）常伴剧烈的疼痛，多发生于胫骨、腓骨和桡骨等肢体远端骨骼，X线提示为溶骨性改变，类似于骨髓炎。胃肠道受累时通过内镜检查可发现肠黏膜隆起性结节，表面常有溃疡、出血。呼吸道受累时气管镜或胸部CT可发现咽部、气管、支气管或肺部结节。此病常累及感染部位的引流淋巴结，表现为区域性淋巴结肿大。另外，可累及神经系统，常表现为无菌性脑膜炎、急性精神障碍和脑实质肿块等。此病还可累及血液系统常表现为贫血，累及心血管系统引起心内膜炎等。杆菌性血管瘤病的自然病程极其多变，大多数患者皮损保持稳定，但部分患者皮损大小和数目逐渐增多。杆菌性血管瘤病未经治疗可致死，通常死于内脏感染。

辅助检查 ①实验室检查：组织培养是最具特异性的分离菌株的方法，但需要时间长达20~40天；免疫荧光抗体检测抗汉赛巴尔通体的抗体，敏感性和特异性均高，可取代细菌培养，但不能检测昆塔纳巴尔通体抗体；PCR法检测巴尔通体较为快速且敏感性高。②组织病理检查：杆菌性血管瘤病损害病理表现为毛细血管和小静脉的小叶样增生，大量带有间变的、水肿的内皮细胞向管腔内突起，间质内以中性粒细胞为主的炎症细胞浸润伴白细胞碎裂。有时可见到淡紫色颗粒物周围大量中性粒细胞聚集，Warthin-Starry染色或电镜容易发现这些紫色颗粒物是由成群的杆菌堆积而成。

诊断与鉴别诊断 通常是通过典型的皮损表现与组织病理变化，并在感染组织内找到感染因子而确定的。但因致病微生物的生长极慢，对多数病例，组织和血培养结果仅为确证性的。鉴别诊断包括*化脓性肉芽肿、卡波西肉瘤、巴尔通体病、血管角化瘤、血管球瘤和播散性非典型性分枝杆菌感染*等疾病。

治疗 首选红霉素口服，如胃肠道不耐受可选择静脉用药，也可选择多西环素、阿奇霉素、克拉霉素等，但氟喹诺酮、甲氧苄氨嘧啶-磺胺甲异噁唑、头孢菌素通常无效。神经系统受累者则推荐多西环素+利福平治疗。初始治疗后偶发雅里希-赫克斯海默反应（Jarisch-Herxheimer reaction）。治疗的期限取决于内脏受累程度。对仅有皮损或菌血症的患者，至少需要治疗8周。对肝脾内脏和骨受累者，建议治疗3~6个月，或更长。若经过明显足够疗程治疗仍复发，则应考虑进行长期抑制性抗生素治疗。对孤立性皮损外科手术切除疗效较好，但通常不必要。

（王洪生）

māozhuābìng

猫抓病（cat-scratch disease）

猫抓等接触所致汉赛巴尔通体感染，以亚急性痛性区域性淋巴结炎为特征的自限性疾病。又称良性淋巴网状组织细胞增生症、亚急性淋巴结炎、猫抓热。此病较为常见，好发于秋冬季，18岁以下的青年和儿童（平均15岁）多发，是此人群慢性淋巴结肿大（超过3~4个）的最常见病因。

病因和发病机制 绝大多数由革兰阴性杆菌汉赛巴尔通体所引起。汉赛巴尔通体通过蚤在猫与猫之间传播，常通过猫抓、咬、舔或被猫污染的物品刺伤而感染，但没有带菌蚤传染给人的报道。在猫蚤存在的地区，大约40%的猫有此种微生物的无症状菌血症。猫抓病通常呈散发形式，仅3.5%的家庭有多人感染。

临床表现 50%~90%的患者有原发损害。猫抓后3~10天开始出现红褐色斑片、丘疹、结节，可继发水疱、脓疱及溃疡，但瘙痒不明显，此部位视为细菌的接种部位。多数皮疹分布在手或前臂，其次为面、颈、小腿，皮疹多在数周内愈合，除非存在继发感染，一般无瘢痕形成。淋巴结肿大是此病的标志，在原发损害出现1~2周或接种10~50天（平均17天）后出现，持续时间可长达2~5个月，若有纤维变性则时间更长。60%~90%患者在开始出现淋巴结肿大时原发损害仍存在。淋巴结肿大通常为区域性、单侧性，为原发皮损区的引流淋巴结，但未见淋巴管炎发生。肿大的淋巴结常表现为孤立性、活动淋巴结，1~5cm大小，触痛明显，伴表面皮肤红，10%~50%的患者可出现自发性化脓。多数接种都在上肢，所以肱骨上髁或腋下淋巴结肿大最常见（50%），其次为颈部、腹股沟。大部分患者系统性症状较轻，但约60%的患者存在发热、疲倦和食欲缺乏等，常持续数天，但很少超过2周。如果原发损害位于眼结膜，就会出现帕里诺眼淋巴结综合征（Parinaud oculoglandular syndrome），表现为慢性肉芽肿性结膜炎和耳前淋巴结肿大。免疫抑制患者（如HIV感染者、恶性肿瘤患者）皮肤损害还可表现为荨麻疹、血小板减少性紫癜、多形红斑等，偶尔也有急性脑病、溶骨损害、肝脾脓肿、高钙血症，以及肺、肠、心血管系统受累等。

辅助检查 ①实验室检查：血常规检查淋巴细胞比例增多，红细胞沉降率轻度增快。汉赛巴尔通体间接免疫荧光抗体滴度在淋巴结肿大的最初几个星期较高，灵敏度和特异性很高。猫抓病抗原皮试如福希试验或汉格-罗斯皮肤试验几乎100%病例呈阳性反应。②组织病理检查：早期显示非特异性炎症性改变，伴以真皮血管周围淋巴细胞浸润。然后出现淋巴结特征性变化，在皮质区和副皮质区微脓肿性肉芽肿形成，中心坏死化脓，外周为上皮样细胞及巨核细胞排列成栅栏状。各期病程相继发生，常常又同时存在，导致病理表现具有复杂性和多样性。受累淋巴结内，特别是小血管周围组织中，用Warthin-Starry染色可找到黑色、多形性、大小不一、短小棒状杆菌，革兰染色阴性。

鉴别与鉴别诊断 根据原发皮肤损害、单侧性淋巴结肿大且与猫有密切接触史者应怀疑此病。淋巴结病理活检和感染因子的检查及血清间接免疫荧光抗体检测有助于诊断。亦可做猫抓病抗原皮试有一定意义，但根据临床表现及病理有特征性表现，一般不需做此检查。由感染性（包括细菌、真菌或病毒）、反应性增生、药物反应或恶性肿瘤等引起的淋巴结肿大应通过穿刺组织学检测和淋巴结活检及培养来排除。

治疗 猫抓病为自限性疾病，对轻症患者采取对症治疗，重症患者及非典型猫抓病患者使用敏感的抗生素治疗有利于缩短病程、改善预后、减少后遗症。阿奇霉素、红霉素为治疗猫抓病的首选药物，克拉霉素、四环素或多西环素及利福平、庆大霉素、环丙沙星也可供治疗选择。免疫力正常的患者疗程为5天，肝脾猫抓病患者及免疫力缺陷患者治疗需延长2~3周，甚至更长的时间，以减少复发率和致死率。有波动感的淋巴结应行抽吸术，但不能切开引流。症状严重、长期不愈的肿大淋巴结受损可切除。

预后 免疫力正常人群此病具有自限性病程，预后良好，绝大多数在半年内康复，不遗留后遗症。免疫力缺陷患者如不积极采取抗生素治疗，则可能引起复发和死亡。

（王洪生）

bíyìngjiébìng

鼻硬结病（rhinoscleroma）

鼻硬结节杆菌引起的上呼吸道慢性炎症肉芽肿性疾病。损害从鼻部开始，局限于鼻咽及附近组织，由炎症发展成为浸润性肉芽肿，最终硬化、畸形、衰竭，可因阻塞导致死亡。此病流行于世界各地，中国各省市均有报道。男女均可发病，好发年龄为20~40岁。病程慢性。损害通常开始于鼻咽部，少数原发于气管、支气管。临床表现分为3期：慢性卡他炎症期、肉芽肿期和瘢痕期。开始表现为鼻部卡他症状，继而鼻、上唇、腭及附近组织发生结节或斑块，弥漫性硬化性增大。在疾病晚期发生鼻部堵塞，面部明显变形。病变发生在喉或者气管时，有窒息的风险。皮损部位感觉减退。一般不发生破溃。组织病理学上在卡他炎症期见非特异性炎症反应；肉芽肿期见大量浆细胞浸润、高度特异性的鼻硬结细胞（Mikulicz cell）和玻璃样变性浆细胞（拉塞尔小体）；瘢痕期见明显纤维化。根据临床表现及病理特征诊断不难。应与萎缩性鼻炎、麻风、鼻孢子菌病相鉴别。治疗上可选用多种抗菌药物，其中以喹诺酮类药疗效最佳。此病易复发，应加强随访。

（王洪生）

Láitè'ěr zōnghézhēng

莱特尔综合征（Reiter syndrome）

以尿道炎、结膜炎、关节炎三联征为特点的疾病。又称尿道-眼-滑膜综合征，黏膜、皮肤、眼综合征，感染性尿道关节炎，组织抗原病。常伴发于尿道感染或腹泻后，并可伴皮肤黏膜、心血管和胃肠道症状。主要见于HLA-B27基因型的青年男性，此病有一定遗传倾向。研究已经明确，其与人类免疫缺陷病毒（HIV）感染存在明显的相关性。

病因和发病机制 病因仍不清楚，曾被误认为是螺旋体引起的。此病曾鉴定出许多相关的病原体，常见的感染性因素有衣原体感染、肠道细菌感染、衣原体-肠道细菌混合型感染等。鉴于其有家族聚集性，此病患者家属中常有银屑病关节炎、骶髂关节炎及强直性脊椎关节炎的病例，推测HLA-B27和另外在第6号染色体上与疾病有关的位点相联系，是疾病易感性的免疫遗传标志。HLA-B27抗原可能是病原体的受体，或其基因产物促发对感染的异常反应，或HLA-B27抗原和微生物抗原交叉反应促进自身抗体的产生。进一步的研究支持了遗传因素或自身免疫因素在疾病发生中的作用，但尚未定论。

临床表现 男性青年多见，估计男女比例为50∶1，偶见于儿童，多在肠病之后。中国报道男女之比为6.25∶1. 发病呈急性或亚急性，可伴不同程度的发热、乏力、体重下降，严重病例可变为恶病质。主要临床表现为尿道炎、结膜炎、关节炎和皮肤黏膜病变，四者可同时存在，也可先后发生。病史中先后或同时有眼和关节病变者占90%，具有皮肤黏膜病变者占80%。

尿道炎 通常是最先发生的症状，表现为无菌性尿道炎。急性期有血尿、脓尿伴尿痛。亚急性期症状往往不明显，仅尿中有透明的黏性分泌物排出而易被忽视。淋球菌性尿道炎常与此病共存或先发病，因此，如淋球菌已正规治疗但症状仍持续存在，应考虑为此病的表现。女性患者可表现为阴道炎和宫颈炎，但一般症状较轻。

关节炎 约95%患者有关节表现。常在发病后2周内发生，可表现为关节轻度疼痛及肿胀，局部皮肤略发白，有时呈出血性损害。也可表现为剧烈的红肿、疼痛，以致不能活动。症状往往持续较长时间，最后关节腔破坏，发生畸形、固定，局部皮肤萎缩。常见多关节对称发病，任何关节均可累及，以负重关节好发，如骶髂关节以及膝、踝、跖趾和趾间关节。腕关节较少累及。骶髂关节发病较早，且可伴强直性脊椎炎，但仅累及1~2个脊椎。跟骨骨膜及特征性的绒毛状跟骨刺有诊断价值。另尚可有跟腱炎、足底筋膜炎，引起一侧或双侧的足跟、足底疼痛。

结膜炎 三联征中最轻的一个症状，发生率约50%。在尿道炎开始后10日出现。表现为斑状结膜水肿、充血，有黏脓性分泌物，眼睑常肿胀，睑结膜呈特征性的淡紫色天鹅绒状表现。起病常为双侧性，但复发常是单侧性。症状持续数周，可完全恢复，不留后遗症。约8%病例发生虹膜炎，多在复发的病例中，且往往伴发骶髂关节炎，症状较重，持续时间较长，反复发作后可导致青光眼，以致失明。

皮肤损害 约50%病例有皮肤损害，多见于淋病性尿道炎后的病例，皮损出现于尿道炎后数周，多从足跖发病，为暗红色斑，继之形成水疱、脓疱，最终角化。角化过度斑块，脱屑结痂，形成不规则蛎壳状皮疹，即*脂溢性角化病*。严重病例皮损可扩展到头皮、躯干和四肢，典型皮损为红色斑丘疹，上面覆灰褐色蛎壳状鳞屑，类似蛎壳状银屑病。甲皱襞处可发生无痛性红肿，甲下起脓疱，脓疱逐渐扩大，然后吸收，并反复发作。

口腔和生殖器损害 口腔损害常发生于腭、颊、齿龈和舌，表现为红色小丘疹，继之形成水疱、糜烂，自觉症状不明显。舌部损害为圆形或卵圆形红色糜烂，境界清楚，或呈游走性舌炎外观。外阴部皮损为红色、暗红色丘疹或斑片，周围可见脓疱。男性患者包皮、冠状沟和龟头受累时，可表现为浅圆形红色糜烂或褐红色斑片，皮损边缘可稍高起，相邻损害融合成多环状，称为环状龟头炎（circinate balanitis）。女性患者也有类似的外阴炎损害。

其他 此病可伴有轻重不等的全身症状。急性发作阶段常有不同程度的发热、乏力、体重下降、头痛等。病程中可出现许多并发症，如胸膜炎、心包炎、心肌炎、主动脉闭锁不全等

辅助检查 无特异性改变。可有白细胞增多，可达20×10^9/L左右。有轻度贫血。血沉增快。尿中有中等量蛋白尿和白细胞。偶尔出现类风湿因子、抗核抗体、冷球蛋白、C反应蛋白和循环免疫复合物。狼疮细胞阴性。HLA-B27阳性对此病具有诊断价值。穿刺关节液呈浑浊黄色，蛋白质增多，糖酵解酶和氧化酶增加，糖减少，偶可见莱特尔细胞（Reiter cell），一种吞噬了中性粒细胞的巨噬细胞。关节X线检查早期示软组织肿胀，骨质疏松。后期广泛新骨形成，关节腔变窄，边缘骨质破坏和骨质硬化症等改变。

组织病理检查早期脓疱性损

害类似脓疱性银屑病（见银屑病），表皮角化过度，角化不全，表皮突延长，表皮内白细胞浸润，形成海绵状脓疱，真皮内有大量白细胞浸润。陈旧性皮损则海绵状脓疱消失，伴表皮角化过度，个别部位角化不全。

诊断与鉴别诊断 尿道、关节、眼、皮肤症状中有其中的任何3个，而能除外特异性病因，即可诊断。需要与下列疾病鉴别：①淋球菌性关节炎，发病初为游走性关节炎，持续2~3周，最后仅固定在一个关节上，最常累及的是膝关节，并在关节液中可找到淋病双球菌，对抗生素治疗反应好。②重症多形红斑（见多形红斑）与贝赫切特综合征。这组疾病表现有尿道炎、结膜炎和关节炎，但皮损为水肿性红斑或结节，无渗出角化性皮损。③渗出型银屑病：尤其当此病存在蛎壳状皮损时较难鉴别。银屑病皮损与关节症状往往平行发作；一般无眼部症状；手部关节损害多于足部关节；皮损处的微循环呈团球状。

治疗 适当休息，应用水杨酸盐、保泰松有较好的疗效，尤对关节疼痛有效。皮损广泛的病例可试用甲氨蝶呤，治疗时注意肝脏和血细胞数的变化。糖皮质激素对虹膜炎效果较好，对其他症状仅有暂时疗效，因此，除虹膜炎外，一般不用。抗生素一般无效，仅个别病例对四环素、林可霉素有效。局部皮损可外用皮质激素制剂或水杨酸软膏。

预后 轻者有自限性，但可能复发，关节炎为晚期主要表现。

（高　薇　王洪生）

bānzhěn shānghán

斑疹伤寒（typhus） 立克次体所致以发热、皮疹、淋巴结肿大和肝脾肿大等为特征的急性传染病。分为流行性斑疹伤寒（又称虱传斑疹伤寒）和地方性斑疹伤寒（又称蚤型斑疹伤寒或鼠型斑疹伤寒）。以发热、皮疹、淋巴结肿大和肝脾肿大为主要的症状；地方性斑疹伤寒症状较轻。除此之外恙虫病，又称丛林斑疹伤寒，也是由立克次体引起的一种急性传染性，以叮咬部位焦痂或溃疡形成、发热、皮疹、淋巴结肿大、肝脾肿大及外周血白细胞减少为特征。

病因和发病机制 立克次体引起。流行性斑疹伤寒的病原体是普氏立克次体，属于人-虱-人传播的疾病，人是唯一宿主，传播媒介以体虱为主，头虱次之。地方性斑疹伤寒由莫氏立克次体引起，传播媒介是鼠蚤，鼠类是贮存宿主，呈鼠-蚤-人传播循环。病原体随血液进入虱胃肠道，在胃肠道上皮细胞中生长繁殖，一般5天后，细胞胀破，进入肠腔，经虱粪排出体外，虱粪污染人皮肤破损处引起感染发病。恙虫病由恙虫立克次体引起，传播媒介为鼠恙虫，过程基本同地方性斑疹伤寒。此病的发病机制主要为立克次体在小血管和毛细血管内皮细胞内的繁殖，产生小的感染灶，直接损伤血管；立克次体释放的毒素可引起全身微血管循环障碍并诱发集体的免疫反应。

临床表现 流行性斑疹伤寒一般潜伏期为10~14天。如果感染量大，发病时间可提前。前驱症状不明显，有的只有低热、头痛和疲倦等。地方性斑疹伤寒潜伏期为5~15天。恙虫病潜伏期为4~20天。发热多为稽留热，持续、伴有寒战、乏力、剧烈头痛、面部及眼结膜充血等全身毒血症状。90%以上患者感染后4~5日出现皮疹，由胸背部开始逐渐累积全身，面部常无皮疹。开始为鲜红色充血性斑丘疹，压之褪色，继而变成暗红色或者淤点。多孤立存在不融合，1~2周可消退。恙虫病则可见叮咬部位丘疹、水疱、坏死、结焦痂。90%以上患者出现肝脾肿大。中枢神经系统症状较早出现，表现为头痛、头晕、听力下降、反应迟钝、惊恐、谵妄等。也可出现心律失常、低血压、咳嗽、胸痛、呼吸急促、恶心、呕吐、食欲缺乏、便秘、小便异常等。中耳炎、腮腺炎、细菌性肺炎是常见的并发症，严重时可发生肾衰竭。

辅助检查 ①实验室检查：白细胞计数多正常，恙虫病可减少。中性粒细胞比例常升高，嗜酸性粒细胞显著减少或消失，血小板减少。尿蛋白常阳性。有脑膜刺激征者脑脊液白细胞和蛋白增多。②血清学检查：外-斐反应阳性率70%~80%，操作简单，但特异性差，假阳性率高。立克次体凝集反应以普氏立克次体颗粒抗原与患者血清作凝集反应，特异性强，阳性率高。莫氏立克次体可出新阳性，但效价低，可相互鉴别。补体结合试验不仅有组特异性而且有种特异性，第1周即可大有意义效价，能够维持10~30年，可做流行病学分析。间接血凝试验、间接免疫荧光试验等也有诊断意义。聚合酶链反应（PCR）特异性好、快速、敏感、有助于早期诊断。

诊断与诊断鉴别 诊断依据流行病学史（当地有此病流行，有虱、蚤等寄生及叮咬史等）和典型临床表现。确诊可做血清学检查如外-斐反应等及立克次体分离。需与下列疾病相鉴别。①钩端螺旋体病斑疹：伤寒流行区亦常有钩端螺旋体病存在。两者均多见于夏秋季节，均有发热、眼结膜充血、淋巴结肿大等。钩端螺旋体病常有腓肠肌痛，眼结膜下出血，早期出现肾损害，而无皮疹、焦痂或溃疡。必要时可做血清学与病原学检查，血清钩端螺旋体凝集溶解试验阳性。②伤寒：发病前常有不洁食物进食史。起病缓慢，体温逐渐升高，相对缓脉、表情淡漠、腹胀、便秘、右下腹压痛、玫瑰疹常见。周围血白细胞总数减少，嗜酸性粒细胞减少或消失。肥达反应可阳性，血液、骨髓培养可有伤寒杆菌生长。③败血症：常有原发性感染病灶。弛张热型、不规则热型常见。由革兰阳性细菌所致者皮肤较常出现皮疹或花纹样改变，由革兰阴性细菌所致者则较常发生休克。血白细胞总数增多，中性粒细胞增多，可有核左移现象。外-斐反应阴性，血液、骨髓培养可有病原体生长。

治疗 ①对因治疗：主要是抗生素治疗。大环内酯类，包括红霉素、罗红霉素、阿奇霉素、克拉霉素等，对斑疹伤寒有良好疗效，四环素类亦有效。氯霉素对斑疹伤寒有良好疗效，但有诱发再生障碍性贫血之虞，故不宜作为斑疹伤寒的首选治疗药物。喹诺酮类，包括氧氟沙星、环丙沙星，疗程均为 8～10 天。通常只需选用一种抗菌药物，无需联合应用治疗。②对症治疗：典型和重型患者可出现多种并发症和合并症，应及时采取适当对症治疗措施，以提高治疗效果。

预防 提高生活水平，改善卫生条件，经常洗澡，常换衣服，防止体虱生长。采取综合措施灭鼠。在流行地区应注意不在草地坐卧，涂驱虫剂。提高人群抗病力。尚无人用的斑疹伤寒疫苗。

（王洪生 张晓东）

fàngxiànjūnbìng

放线菌病（actinomycosis） 放线菌引起慢性化脓性肉芽肿性损害性疾病。

病因和发病机制 放线菌为厌氧或微需氧菌，广泛存在于各种生态环境中，也存在于人体口腔黏膜，为正常菌群，因此可以发生内源性放线菌感染。放线菌在正常情况下，在宿主内处于平衡状态，平衡状态一旦受到破坏（如外伤、机体抵抗力下降），可以引起发病。细胞免疫抑制可能起一定作用。

临床表现 好发于面颈部、胸部和腹部，主要累及皮肤和肠道，可向邻近组织蔓延，损害常常破溃形成多发性窦道、萎缩性瘢痕，脓性分泌物中可排出硫黄颗粒。

颈面型放线菌病 此型常见。好发于颈面交界部位及下颌角、牙槽嵴。病原体经龋齿的牙龈、牙周脓肿、扁桃体、拔牙后的牙根处、口腔黏膜破损处、咽部黏膜等侵入黏膜下组织。症状为无痛性皮下肿块，肿块逐渐变硬如木板样，并与皮肤粘连。继而形成脓肿，脓肿破溃后形成多发性排脓窦道，排出物中可见有臭味的脓液及淡黄色硫黄颗粒（直径 1～2mm、坚实、分叶状），形成萎缩性瘢痕，晚期可发生骨膜炎、骨髓炎、骨质破坏。

胸部型放线菌病 可来自颈面型放线菌病的直接蔓延、腹部型放线菌病的播散、口腔中致病性放线菌的吸入感染。常见的感染部位为肺门和肺底。不规则发热、咳嗽、咳痰、胸痛。血痰提示肺实质有破坏。累及胸膜时出现明显的胸痛和胸腔积液。感染波及胸壁后形成结节、脓肿，穿透胸壁、皮肤时则形成多发性引流窦道，排泄物中有典型的硫黄颗粒。

腹部型放线菌病 起病隐匿，其临床表现与受累脏器部位有关。常见的为肠道放线菌病。病原体主要由口腔吞入肠道，若有肠道损伤，放线菌可致局部感染。好发于回盲部，表现类似于阑尾炎。可形成不规则的肿块，类似癌肿。腹部肿块变大并与腹壁粘连，穿破腹壁后形成多发性引流窦道，排泄物中有典型的硫黄颗粒。

其他组织的放线菌病 脑、泪小管等受累时出现相应的表现。

辅助检查 将硫黄颗粒革兰染色，直接显微镜检查。低倍显微镜下颗粒圆形或弯盘状，中央嗜碱性染色，边缘嗜酸性染色、呈放射状排列，呈棒状。在油镜下见纤细、弯曲缠绕的革兰阳性丝状、棒状、球杆菌菌体。若标本中未找到硫黄颗粒，可直接取脓液做革兰染色，镜下见有短的分枝状纤细的革兰阳性菌丝，提示可能为放线菌。抗酸染色多阴性。过碘酸希夫染色效果欠佳。细菌培养阳性有意义。组织病理检查常为多发性脓肿、窦道、肉芽肿增生和纤维样变。早期病灶周围以中性粒细胞居多，形成多发性脓肿，在脓肿内可查到硫黄颗粒，周围有单核细胞及多核细胞。后期病灶中见上皮样细胞和巨噬细胞，类似结核样肉芽肿。颗粒直径 30～400μm，较大的肉眼可见，呈不规则分叶状。

诊断与鉴别诊断 慢性化脓性过程伴肿块、广泛粘连及瘘管和窦道的形成。脓液中找到硫黄颗粒具有相对的特异性。组织病理检查见放射状菌丝体即可确诊。需要与肿瘤鉴别。

治疗 以药物治疗为主，可联合其他疗法。青霉素为首选药，用量和疗程依病情轻重而定。为加强青霉素的疗效，亦可与磺胺药并用。当青霉素过敏、无效或其他原因不能耐受时，可选用红霉素或四环素。其他可用如链霉素、氯霉素、林可霉素、异烟肼和利福平等。浅部病灶及窦道脓肿等均应切除或切开引流。肋骨、肺部病灶尽可能清除彻底，严重时可行肺叶切除。颈面部浅在的放线菌病病灶可用X线局部照射辅助治疗。

预后 此病早期诊断、早期治疗预后良好，但容易误诊。

（李若瑜 余 进）

nuòkǎjūnbìng

诺卡菌病（nocardiosis）

由诺卡菌所致的急慢性化脓性或肉芽肿性疾病。

病因和发病机制 诺卡菌广泛存在于土壤中，为需氧菌，巴西诺卡菌、星形诺卡菌和豚鼠诺卡菌为最常见的病原菌。诺卡菌可在空气中形成菌丝体，人吸入菌丝片段是主要传染途径，亦可经破损皮肤或消化道进入人体引起感染，感染免疫低下的人群，如HIV感染者、移植者、造血干细胞移植、白血病、肾功能不全、糖尿病患者等。

临床表现 肺部最常受累，还可累及脑、皮肤等，甚至发展成为系统性或播散性诺卡菌病。肺诺卡菌病和系统性诺卡菌病约占全部诺卡菌病的85%。肺诺卡菌病起病时类似小叶性或大叶性肺炎，以后则更似肺结核。临床表现复杂多样，常有发热，疲乏、盗汗、体重下降、胸膜炎、干咳至黏液脓性或有血丝样痰的咳嗽。如有空洞形成，则可有大的咯血。如为肺部足菌肿病，可向外扩展至胸膜、胸壁穿透胸壁，很像放线菌病，需要实验室证实。也可血行播散至脑，形成脑脓肿。原发性皮肤诺卡菌病少见，患者常有外伤史和泥土接触史，皮损表现类似孢子丝菌病，也可出现结节、溃疡和脓肿，伴或不伴瘘管。轻微感染可自愈，少数患者出现血行播散。少数原发性皮肤诺卡菌感染者进一步发展成为诺卡菌足菌肿，好发于暴露部位和易受外伤的部位，表现为慢性局限性皮肤肿胀，无明显自觉症状，可形成窦道，窦道脓液中常可见到白色或黄色颗粒，累及皮下组织、筋膜和骨可造成组织破坏和畸形。系统性诺卡菌病经血行播散引起皮肤受累，称为继发性皮肤诺卡菌病，表现为结节、脓肿、瘘管、广泛的丘疱疹、疣状或坏疽性损害，结节可自愈或形成溃疡，溃疡边缘不规则，有黄色脓液，局部淋巴结肿大。

辅助检查 ①直接镜检：先寻找颗粒，如有颗粒，压片镜检，组织液标本要离心，涂片染色，革兰染色后用油镜检查。诺卡菌有纤细菌丝，革兰染色阳性，染色不规则，呈串珠状，部分或全部抗酸染色阳性。②培养检查：将标本接种于脑心浸汁加血培养基，或用沙氏不加抗生素培养基，25℃和37℃有氧培养4周出现软的白色至黄色菌落，显微镜下可见有分支的纤细菌丝，气中菌丝产生成串孢子是典型的链丝菌。③组织病理：常见多发性脓肿伴坏死，在大量中性粒细胞及其碎片中可见纤细有分支的菌丝甚至形成颗粒。

诊断与鉴别诊断 皮肤炎症性损害而原因不明时需考虑此病，确诊依靠实验室检查，此病需与*孢子丝菌病*、*皮肤结核*、*放线菌足菌肿*（见*足菌肿*）等鉴别。

治疗 ①系统治疗：首选磺胺类药物，可加用甲氧苄啶增强疗效，疗程3~6个月，有迁延性脓肿或免疫力低下者应治疗1年。还可选用亚胺培南-西司他丁、阿米卡星、头孢曲松、米诺环素或阿莫西林克拉维酸钾。②手术治疗：脓肿应引流或切开，其他局限性病变可辅以清创、切除等。

预后 一般预后良好，早期诊断，充分地治疗是良好预后的关键。

（李若瑜 余 进）

luóxuántǐ gǎnrǎnxìng pífūbìng

螺旋体感染性皮肤病（skin diseases caused by treponema）

螺旋体侵犯感染所致的皮肤及附属器病变的疾病。螺旋体是一类细长、柔软、弯曲呈螺旋状、能运动的原核细胞微生物。在生物学上的位置介于细菌与原虫之间。它与细菌的相似之处是：具有细胞壁，内含脂多糖和胞壁酸，以二分裂方式繁殖，无定型核，对抗生素敏感。其胞壁与胞膜之间绕有弹性轴丝，借助它的屈曲和收缩能活泼运动，易被胆汁或胆盐溶解。螺旋体种类繁多，对人和动物有致病性的有3个属：疏螺旋体属、密螺旋体属和钩端螺旋体属。在密螺旋体属引起的疾病中，最为重要的是*梅毒*，是常见的*性传播疾病*。*雅司病*在1949年之前只在个别地区流行，1949年后经过防治已经消灭。品他病在中国尚未见报道。伯道疏螺旋体引起的*莱姆病*在中国东北林区较多见，成为地方性传染病。钩端螺旋体属引起的钩端螺旋体病在中国大多数省市均有发现。螺旋体感染性皮肤病的传播途径不尽相同。梅毒、雅司病、品他病均以直接接触传播为主，而莱姆病、钩端螺旋体病等均通过带菌的动物中间宿主而传染。对于以性接触传播的梅毒，其预防措施以提高认识、加强健康教育为主，而对于莱姆病、钩端螺旋体病等，其预防则以消除感染动物、加强个人防护为主。

（王千秋）

yǎsībìng

雅司病（yaws） 雅司螺旋体所致全身性传染性疾病。该病原体属苍白密螺旋体极细亚种，自外伤侵入人体而感染，并非由性接触传染，故非性病。此病流行于某些热带地方，偶也见于温带。主要侵犯15岁以下儿童。1949年前江苏、上海、广东、福建等地有散发，1949年后经积极防治，不久即被消灭。

病因和发病机制 雅司螺旋体属于螺旋体目，螺旋体科，密螺旋体属。雅司螺旋体细长而柔软，有6~20个细螺旋。运动活泼。患者是主要的传染源。主要是通过破损的皮肤接触含螺旋体的渗出液而传播。从皮肤入血、可引起骨骼、淋巴结及远处的皮肤损害。此病并不累及神经及心血管系统。

临床表现 潜伏期为3~4周。病程分为3期。第一期为母雅司期，在外伤、擦伤处（如四肢、面部）出现母雅司，为潮湿的丘疹或结节，覆以厚痂；局部痒痛；可自然痊愈。附近的淋巴结可肿大。第二期为雅司疹期，常有全身酸痛等症状。皮疹为黄豆至杨梅大小的增殖性丘疹或结节或斑块，表面粗糙，覆以深褐色厚痂。硬如橡皮，有压痛。广泛分布。可有掌跖角化过度。皮损可消退及复发，迁延数年。第三期为溃疡结节性雅司期，约10%的患者发生，主要为较大的结节或斑块，可溃破，愈后留下瘢痕，可发生毁形性鼻咽炎及手指关节炎、胫骨骨膜炎、近关节结节等。

辅助检查 皮损标本暗视野显微镜下检查，可见到雅司螺旋体。荧光抗体检测直接免疫荧光法在荧光显微镜下观察螺旋体有意义。采用梅毒血清学试验，如螺旋体血清学试验（梅毒螺旋体颗粒凝集试验、荧光螺旋体抗体吸附试验等）、非螺旋体血清学试验（快速血浆反应素环状卡片试验、性病研究实验室试验等），其血清反应情况与梅毒患者类似。

诊断与鉴别诊断 发生于流行区，患者大多为儿童和青少年，可发现接触传染源。典型临床表现结合暗视野显微镜检查、梅毒血清学检查，可作出诊断。主要与梅毒鉴别。梅毒为性传播疾病，有不安全性接触史，其硬下疳主要发生在外生殖器部位，二期梅毒疹分布形态不同，并有掌跖红斑脱屑性损害等较为特殊的表现。二期雅司疹无斑状皮疹，不侵犯黏膜，无脱发及眼部损害，三期雅司无神经系统和其他内脏损害，据此可以作鉴别。还需与孢子丝菌病、芽生菌病、麻风、利什曼病等鉴别。

治疗 首选青霉素。对青霉素过敏者可用红霉素或四环素。

预防 此病为接触性传染病，应避免与雅司病患者接触，同时要防止皮肤外伤及昆虫叮咬。虽然中国已无雅司病报道，但仍需提高警惕，防止传入性病例发生。

（王千秋）

Láimǔbìng

莱姆病（Lyme disease） 硬蜱为媒介、伯道疏螺旋体感染所致以慢性游走性红斑、神经系统、心血管症状及关节炎等为特征的疾病。是一种自然疫源性疾病病，首先在美国莱姆镇发现，中国1985年来已先后报道此病，患者主要在山林地区及草原地区。

病因和发病机制 伯道疏螺旋体形态似弯曲的螺旋，有3~10个乃至更多的大而疏的螺旋。储存宿主多是林区的啮齿动物，一些蜱类则是媒介兼储存宿主，它们都是人和易感动物的传染源。螺旋体进入皮肤后，可在皮肤浅层游走，产生游走性红斑，并可经血液途径扩散至其他器官，引起皮肤和其他多系统的损害。

临床表现 潜伏期3~32天，多在7天以内。病程可分为3期。第一期主要表现为慢性游走性红斑，直径由数厘米甚至数十厘米。一般无痛感。50%的患者可相继出现数批小的类似的环状斑疹。3周左右皮损消退，一般不留瘢痕或色素沉着。伴有早期流感样中毒症状，发热、头痛等，半数患者有游走性大关节痛，累及膝、踝、腕、肩等关节。第二期发生在数周或数月后，约80%有心脏受累，最常见为房室传导阻滞。约15%患者发生神经系统异常，包括无菌性脑膜炎、脑炎、脑神经炎（包括双侧面瘫）、运动性或感觉性神经根炎、多发性神经炎、舞蹈病或脊髓炎等。此外，患者也常有关节、肌腱及腱下囊、肌肉、骨骼的游走性疼痛。第三期在数月至数年后，可出现慢性萎缩性肢端皮炎（肢体皮肤变紫、肿胀、萎缩、硬化、溃疡等），伴慢性神经症状（脑神经麻痹）、发作性大关节炎、心肌病等。

辅助检查 从感染组织或体液检测到特异性抗原或分离到伯道疏螺旋体，或从血清、脑脊液等检出有诊断价值的特异性IgM和（或）IgG抗体。

诊断与鉴别诊断 依据流行病学资料，如病前30天内有疫区暴露史或蜱叮咬史，出现慢性游走性红斑及其他系统性症状，结合实验室检查结果可作出诊断。应与其他蜱媒感染，如森林脑炎、落基山斑点热、恙虫病、鼠咬热相鉴别。尚需与其他病因所致神经系统和心脏损害鉴别。还应与类风湿关节炎相鉴别。

治疗 轻型患者选用多西环素，儿童则口服阿莫西林。慢性或有系统损害的重型患者则静脉给予头孢曲松治疗。也可用静脉给予青霉素。

预防 对进入疫区人员，应加强蜱类防护措施。对储存宿主的啮齿类，避免与之接触，防止硬蜱叮咬。

（王千秋）

zhēnjūnxìng pífūbìng

真菌性皮肤病（fungal dermatosis） 真菌感染所致的皮肤及附属器疾病。十分常见，发病率也很高。按真菌种类可再分为皮肤癣菌病、马拉色菌相关疾病、皮肤念珠菌病及其他类真菌引起的少见皮肤真菌病。

皮肤癣菌属于丝状真菌，专嗜皮肤及其附属器角蛋白组织，临床上可导致头癣、手癣、足癣、体癣、股癣、甲癣、须癣、面癣、叠瓦癣、皮肤癣菌肉芽肿等，最常见的病原菌是红色毛癣菌，最易感染的部位是足部。马拉色菌是一类嗜脂类酵母，几乎寄生在所有健康人体皮肤表面上，主要分离自皮脂溢出区。可引起花斑癣和马拉色菌毛囊炎，也是脂溢性皮炎和头皮屑的重要病因，还和脂溢区的皮炎湿疹有一定关系。念珠菌则是一大类酵母样真菌，可定植在健康人体的黏膜部位，定植率为10%~25%。常见的病原体不到10种，最重要的是白念珠菌，常见的感染为念珠菌性甲沟炎及甲真菌病、皮肤皱褶区的红斑擦烂和尿布皮炎及念珠菌性肉芽肿，在皮肤科门诊还可见念珠菌性阴道炎和包皮龟头炎。上述3种真菌性皮肤病的显著特点为高发病率和高复发率，这是因为人群中存在较高的遗传易感性，加之一些特殊职业、特殊群体或年龄因素，使得真菌性皮肤病易治难愈，反复发作。

（刘维达）

tóuxuǎn

头癣（tinea capitis） 癣菌感染头皮毛发所致的疾病。

病因和发病机制 中国常见的病原体主要为犬小孢子菌、紫色毛癣菌和断发毛癣菌，局部地区仍可见到许兰毛癣菌。头癣主要由直接或间接接触患者或患病的动物而传染。头癣病菌孢子沾染头皮后，在表皮角质层内出芽，逐渐伸长、分支、分隔，在毛囊口聚集并繁殖大量菌丝。菌丝伸入毛囊，在头皮下几毫米处穿入毛发，并在发内继续向下生长直到角质形成区，破坏毛囊可致永久性脱发。皮肤癣菌有溶解角质的能力，能消化角蛋白，故只在毛发角化部位生长。由于家养宠物的增多，头癣发病率特别是在城市呈不断上升趋势。

临床表现 根据致病机制的不同，大致可分为黄癣、白癣、黑癣和脓癣4种临床类型。

黄癣（favus） 病原菌为许兰毛癣菌，主要发生在儿童，现已十分罕见；其典型皮损为黄癣痂和黄癣发。①黄癣痂（scutula）：黄癣菌孢子在侵入头皮部位大量繁殖，形成圆形碟状的黄痂，其中央微凹，界限明显，直径2~5mm或更大，中央有一根头发穿过，可融合成片，甚至可覆盖整个头皮，可散发一种难闻的鼠尿味。②黄癣发：在不同感染阶段呈不同表现，早期病发外观可正常，但松动易拔除，显微镜检查可见少数与头发长轴平行的菌丝或关节菌丝；进展期病发数量增多且光泽消失，干燥易断，后期随着发内菌丝的增多，病发折断增多。

黑癣（black-dot tinea） 可见于儿童及成人。皮损初起以丘疹为主，渐向周围蔓延，形成钱币大小的环状皮损，中央有愈合倾向，可见少许鳞屑，随着病程进展，毛发渐失去光泽、弯曲以至折断，在毛囊口形成以断发为标志的所谓“黑点”，显微镜检查可见充满全长病发的发内型关节孢子，但也有病发高位折断的情形，即在出头皮2~4mm或更长处折断。

白癣（tinea alba） 早期表现为环状体癣样皮损，边缘隆起，为病原体侵入部位形成的丘疹或水疱（脓疱）向周围等距离扩散所致，以后演变为以鳞屑为主的斑片，无明显边缘隆起；斑片内头发大部或全部距头皮2~4mm处折断，外围绕以灰白色菌鞘。

脓癣（kerion） 主要由一些亲动物性或亲土性皮肤癣菌引起，发病有增多的趋势。是患者对真菌抗原产生迟发性变态反应所致。临床表现为明显炎症性反应，初发为密集的炎性毛囊丘疹和小脓疱，迅速进展为核桃大或更大的隆起性肿块、脓肿，常单发但亦见多个皮损，界限清楚，质地柔软，触之有波动感，甚至可见挤压排脓现象，局部毛发松动易拔除；可有耳后和枕后的淋巴结肿大和触痛；愈后可形成瘢痕。

辅助检查 黄癣发显微镜检

查可见少数与头发长轴平行的菌丝或关节菌丝，进展期病发数量增多且光泽消失，干燥易断，显微镜检查发内菌丝增多，毛发全长均可见到菌丝，同时出现气泡和（或）气沟；后期可见更多的发内菌丝和大小不等的气泡。黑癣病发显微镜检查可见充满病发全长的发内型关节孢子。白癣显微镜检查见成堆密集的发外小孢子排列。伍德灯检查黄癣可发生暗绿色荧光，白癣呈亮绿色荧光，黑癣则无荧光。

诊断与鉴别诊断 根据头皮上皮损的形态，感染头发的直接显微镜检查、培养及伍德灯检查可诊断。应与*石棉状糠疹*、头皮脂溢性皮炎、银屑病及各种原因引起的局限性脱发如斑秃以及头皮各种化脓性感染鉴别。

预防与治疗 头癣是一种接触性传染病，首先应抓好预防工作，特别对群体性发病要尽早明确传染源和传播途径。口服抗真菌药物治疗。灰黄霉素仍是治疗儿童头癣的一线抗真菌药物。值得注意的是在治疗犬小孢子菌引起的头白癣时，疗程应延长。氟康唑也有治愈头癣的报道。口服治疗均需注意系统性不良反应。必要时应定期监测肝功能。脓癣可依炎症反应程度短期加用抗炎药物，如泼尼松等。也可推荐外用抗真菌洗发水洗头。局部可用抗真菌药物如唑类、丙烯胺类等。

（刘维达）

xūxuǎn

须癣（tinea barbae） 皮肤癣菌感染所致成年男性胡须部和（或）下颌部的疾病。

病因和发病机制 常见的病原菌有须癣毛癣菌、疣状毛癣菌、红色毛癣菌、断发毛癣菌、石膏样小孢子菌和犬小孢子菌等。

临床表现 常局限于下须部、下颌部，也可累及整个须部，乳突、颈部亦可发病，一般感染部位炎症明显。临床上可分为浅表型和深在型。①浅表型须癣：初起损害是位于毛囊口的炎性丘疹，逐渐形成炎性红斑，并向外扩展，边界清楚。边缘为水肿型红斑或丘疹水疱，中央趋于消退脱屑。这种表现类似体癣。但患处胡须折断或松动，易拔去，此点与体癣不同。②深在型须癣：表现为暗红色、深在性毛囊性炎性丘疹、脓疱，亦可逐渐扩大形成结节或脓癣样肿块，表面有毛囊性脓疱，脓肿表面常有脓痂（图），去除痂后可见蜂窝状肉芽，挤压时有少量脓液溢出。胡须变脆，易折断，或松动，易拔出。有时可见拔出的胡须根部附着淡黄色脓细胞。

辅助检查 ①真菌学检查：病须直接显微镜检查可见须内或须外有菌丝或孢子。局部鳞屑中可见菌丝。患处胡须在室温下培养有皮肤癣菌生长。②病理学检查：发现真皮及毛囊周围炎症浸润，早期损害以中性粒细胞、淋巴细胞为主。慢性及消退期皮损可见淋巴细胞、上皮样细胞、组织细胞和多核巨细胞形成的肉芽肿浸润。过碘酸希夫（PAS）染色可在毛干内外发现真菌孢子或毛囊及周围组织中的菌丝。

诊断与鉴别诊断 成年男性须部发生红斑、脓疱、脱屑或深在性化脓性毛囊炎，炎性结节或肿块，局部胡须折断，松动易拔出，应考虑须癣。真菌直接显微镜检查见菌丝或培养出皮肤癣菌可诊断。必要时可行组织病理学检查以辅助诊断。此病主要与须疮鉴别。须疮由细菌感染引起，好发于上唇近鼻部的须部。感染处胡须松动但无折断，真菌检查阴性。须癣很少发生于上唇近鼻处，这与须疮的临床不同处。结合真菌检查易于鉴别。有时需与复发性单纯疱疹、脓疱疮等口周部位皮肤感染性疾病相鉴别。

治疗及预防 治疗有全身治疗和局部治疗。①全身治疗：深在感染或长期不愈的浅在性须癣可口服灰黄霉素、伊曲康唑或特比萘芬治疗，疗程一般1～2周。深在型应比浅表型疗程长1倍左右。如局部合并有较明显的炎症反应，即有类似脓癣的临床表现，可酌情加用小剂量糖皮质激素口服，但并不延长抗真菌治疗的疗程。②局部治疗：拔除病须，外涂抗真菌药如丙烯胺类或唑类等。合并有细菌感染时加用抗菌药物。预防的关键在于注意个人卫生，避免局部外伤。患者用过的剃须刀具应注意清洁消毒。

（刘维达）

tǐxuǎn

体癣（tinea corporis） 除掌跖、腹股沟、外阴及肛周外其他部位光滑皮肤的皮肤癣菌感染性疾病。儿童体癣多发生在面部，有时可见肉芽肿损害。专门发生在面部的体癣称为面癣。严格讲，仅发生在足背或手背的癣病都应称之为体癣，而不能叫作足癣或手癣。

病因和发病机制 病原菌主要是红色毛癣菌、须癣毛癣菌和絮状表皮癣菌，其中红色毛癣菌居多。体癣的感染还与机体免疫力和其他一些因素有关，如肥胖、多汗、患糖尿病和其他消耗性疾病、使用免疫抑制剂或其他局部和全身使用皮质激素等。头癣、手足癣、甲癣等都可引起自身其他部位的体癣。

临床表现 原发损害为丘疹、水疱或丘疱疹，针头至绿豆大小或更大，视病原菌而异。以后水疱破裂或丘疹扩大成斑疹，有鳞屑并由中心等距离向周边扩展，形成环形或多环形损害，并可融合成片。以后由于局部免疫力的形成，皮损中央可消退，但由丘疹和水疱组成的狭窄边缘仍然活跃并不断形成圆形或卵圆形，腰部则常呈不规则带状。自觉瘙痒，长期搔抓刺激后局部皮肤可肥厚浸润呈苔藓样变。日久皮肤暗红，有色素沉着。由亲人性皮肤癣菌如红色毛癣菌引起的皮损一般面积较大而数目少，炎症不明显但色素沉着较显著，病程长，有时类似神经性皮炎或慢性湿疹。而亲动物性皮肤癣菌如犬小孢子菌所致的损害数目多，分布广泛但较小。皮损中央有明显的炎症浸润，边缘有水疱、脓疱、鳞屑或结痂，患者常自觉瘙痒明显。体癣起病快，病程短，部位浅，治疗较易。有时由于患者经过不恰当治疗，如外用糖皮质激素，可使皮损失去典型表现，或可形成肉芽肿损害。

辅助检查 ①真菌学检查：皮屑内可见分隔的菌丝，培养有皮肤癣菌生长。②病理检查：肉芽肿损害病理检查可见真菌菌丝和孢子，特别在毛囊周围和毛囊内易见。

诊断与鉴别诊断 根据皮损为环形或多环形，中央愈合，边缘清楚活跃，有丘疹和水疱，夏发冬轻或消退，一般即可作诊断。从皮损边缘鳞屑做直接显微镜检查见分支分隔的菌丝，皮屑培养有皮肤癣菌生长即可确诊。体癣应和其他许多皮肤病相鉴别，特别是湿疹、神经性皮炎、玫瑰糠疹等。

治疗 以局部外用药物为主。各种抗真菌药物均可，只是面部要注意选择剂型温和的药物。皮损消退后应继续外用1~2周。皮损广泛者可口服伊曲康唑、特比萘芬。若有肉芽肿形成，可延长治疗至4~6周甚或更长。

（刘维达）

gǔxuǎn

股癣（tinea cruris） 发生在腹股沟、会阴和肛周的皮肤癣菌感染性疾病。是世界范围内常见的皮肤感染性疾病，其发病率一般高于体癣。夏秋多见。集体生活如部队、住宿学校、运动队等可因密切接触和共用物品而引起小范围的流行。

病因和发病机制 病原体与体癣基本相同，主要由红色毛癣菌、须癣毛癣菌和絮状表皮癣菌引起，其中红色毛癣菌最常见。腹股沟、会阴和肛周皮肤薄嫩，温暖湿润且经常与内裤相互摩擦，故真菌易黏附和繁殖进而引发感染。肥胖多汗者及从事久坐少动的职业者等好发。糖尿病、局部或全身应用糖皮质激素、机体免疫功能下降、穿紧身衣裤特别是牛仔裤是股癣重要的促发因素。患者自身的足癣或甲癣常是股癣的原发感染灶。

临床表现 多见于腹股沟，单侧或双侧。可延及会阴、肛周及臀部，并可累及阴囊、阴阜和耻骨上部甚至腹部。股癣的下缘往往显著，上缘并不清晰，阴囊受累少见。局限在阴囊的癣病更少见。环形损害有时单发，有时则可见多环形皮损，可重叠，也可散在。伴不同程度的瘙痒。此外，还有丘疹型、湿疹样型、疱疹样型、斑片型、结节型、肉芽肿型等多种表现。股癣常夏季发作而冬季消退，自觉瘙痒，长期搔抓刺激后局部皮肤可浸润肥厚，苔藓样变，酷似神经性皮炎。尤其是当患者外用糖皮质激素或不规范治疗，可使皮损很不典型，常表现为一色素沉着斑，无边缘性，称难辨认癣，不做真菌学检查容易误诊。

辅助检查 真菌学检查皮屑内可见分隔菌丝，真菌培养可有皮肤癣菌生长。伍德灯检查可快速鉴别红癣。

诊断与鉴别诊断 根据皮损形态和直接显微镜检查发现菌丝或真菌培养示皮肤癣菌生长即可诊断。主要与间擦疹、念珠菌间擦疹、红癣、神经性皮炎等鉴别。真菌学检查很容易诊断。

治疗 以局部外用抗真菌药物为主。但腹股沟皮肤薄嫩，应使用刺激小的温和的外用抗真菌制剂，剂型以乳膏或凝胶为宜。疗程一般2周。若皮损扩大蔓延累及臀部，或反复发作，可短期口服特比萘芬或伊曲康唑。局部有肉芽肿形成时，疗程应适当延长。局部应保持清洁干燥，可外用抗真菌粉剂如硝酸咪康唑散剂或无菌扑粉。慎用含糖皮质激素的复方制剂。内裤宜宽松透气。还应同时治疗身体其他部位的癣病如手足癣、甲癣等。注意个人卫生，避免再感染。

（刘维达）

shǒuxuǎn

手癣（tinea manum） 发生在手部的皮肤癣菌感染性疾病。是一种十分常见的皮肤真菌病，在世界范围内流行。与体癣、股癣类似，其发病率的高低与环境因素和个体特征关系密切。

病因和发病机制 致病微生物主要为红色毛癣菌，其次为须癣毛癣菌和絮状表皮癣菌。有时手部皮损也可分离出酵母菌或其他霉菌，病原体明确应归为手部的皮肤念珠菌病或皮肤霉菌病，不能归为手癣，以免混淆概念。掌部特殊的解剖学部位使其对皮肤癣菌更易感，癣病有高度的遗传易感性，尤其是红色毛癣菌所致的角化增生型手足癣及甲癣，遗传因素和环境条件同样重要，推测这些慢性癣病患者缺乏针对皮肤癣菌的特异性细胞介导反应，而针对其他致病菌的细胞介导免疫反应则正常；也有人认为可能是这些易感者编码或调控角蛋白分化的基因发生变异，导致在掌部角化过度的基础上对专性嗜角蛋白的皮肤癣菌易感。

临床表现 常为单侧发病，如患者手足均被侵及，则常见到所谓“两足一手”现象，有提示癣病诊断的意义。手癣临床上主要为水疱型和角化过度型，水疱型炎症反应较明显，患者自觉瘙痒。角化过度型皮损则偏干燥，脱屑明显，冬季常有皲裂。

辅助检查 真菌学检查：皮屑内可见分隔的菌丝，真菌学培养见皮肤癣菌生长。

诊断与鉴别诊断 诊断同样需要将临床表现结合真菌学检查。可刮取皮损活动性边缘的皮屑用10%或20%的氢氧化钾制片进行直接镜检。皮损较厚，感染部位较深，镜检的敏感性和特异性都不会很高，阴性结果不能完全排除诊断，但阳性结果也不一定完全支持诊断，特别是镜下有时无法区分皮肤癣菌和霉菌及念珠菌，所以即便镜检阳性也应做真菌培养进行鉴别，因为这关系到药物的选择。鉴别诊断应包括那些可以在手部引起脱屑、水疱、脓疱等表现的皮肤疾患如*接触性皮炎*、*念珠菌病*、*红癣*和*汗疱疹*，其他应考虑的还有脓疱性银屑病（见*银屑病*）、肢端皮炎、*掌跖脓疱病*、脓皮病以及二期梅毒疹（见梅毒）等。

治疗 原则是依据手癣的临床类型和病情严重程度选择药物和疗程，患者的依从性对治疗成功与否关系很大。对渗液明显者先进行湿敷收敛，糜烂浸渍者可用依沙吖啶或甲紫糊剂，无明显糜烂仅有红斑鳞屑或丘疹者可选用各种抗真菌药物霜剂或凝胶，角化增生型可用维A酸、水杨酸、苯甲酸等角质剥脱剂或上述霜剂加以封包，有细菌感染发生或倾向者应及时应用抗生素治疗。对严重型或慢性迁延型应给予口服抗真菌药物，如特比萘芬、伊曲康唑或氟康唑，疗程2~4周。有足癣或甲癣者应合并考虑治疗，因为其病原菌很可能来自自身癣病病灶。

（刘维达）

zúxuǎn

足癣（tinea pedis） 发生在足部且除其背面以外部位的皮肤癣菌感染性疾病。是一种十分常见的皮肤真菌病，在世界范围内流行。其发病率远高于身体其他部位的癣病。

病因和发病机制 致病菌同体股癣。跖部特殊的解剖学部位使其对皮肤癣菌更易感，如趾间的紧密接触且皮肤薄嫩易于皮肤癣菌孢子的黏附和侵入，足跟足底的角质层增厚利于皮肤癣菌的定植和隐藏，特别是穿鞋造成足部温暖潮湿且避光，更是有利于皮肤癣菌的生长和繁殖。红色毛癣菌等亲人性皮肤癣菌所致的角化增生型足癣及甲癣被认为有遗传易感性，流行病学调查已发现其家庭聚集性和家系的存在。气候湿热、足部多汗少脂及欠透气是足癣的重要易感因素，有岁数越大越易感的趋势，男性多于女性。整体免疫功能低下者如糖尿病、人类免疫缺陷病毒（HIV）感染者等是严重足癣的高危患者。足癣还是其他皮肤癣病的蓄菌“池”，常可因长期搔抓导致股癣、体癣甚至甲癣。

临床表现 可明确分为3型：①浸渍糜烂型。也称间擦型，慢性进程，临床特征主要为多汗、瘙痒、异臭味，第4、5趾间的浸渍、糜烂，有时可继发细菌感染，严重者可导致淋巴管炎、蜂窝织炎或丹毒。②丘疹水疱型。病程是在慢性轻症的基础上的亚急性过程，临床表现为瘙痒、水疱、脓疱，有时见裂隙，皮损可由趾间区向周围扩展，疱液初起清亮，后可因伴发淋巴结炎、淋巴管炎或蜂窝织炎而浑浊，此型易继发癣菌疹。③角化增生型。以糠状鳞屑、角化过度为主要特点，常与甲癣伴发，病程缓慢，常见弥漫于整个足底及侧缘的在增厚红斑基底上的片状银白色鳞屑，冬季常有皲裂。足癣多累及双脚，如患者手足均被侵及，则可见到所谓“两足一手”现象，但也有双足双手均受累的病例。

辅助检查 直接显微镜检查在皮屑内可见分隔的菌丝，真菌培养为皮肤癣菌生长。

诊断与鉴别诊断 诊断需将临床表现结合真菌学检查。足部也可分离出其他非皮肤癣菌真菌，如明确为致病菌则不属于足癣的确切定义。注意与湿疹、*接触性皮炎*、*念珠菌病*、*红癣*、脓疱性银屑病（见*银屑病*）、肢端皮炎、*掌跖脓疱病*、脓皮病及二期梅毒（见*梅毒*）等疾病相鉴别。

治疗和预后 渗液明显者先进行湿敷收敛，糜烂浸渍者可用依沙吖啶或甲紫糊剂，无明显糜烂仅有红斑鳞屑或丘疹可选用各种抗真菌药物霜剂或凝胶，疗程3~4周。角化增生型可用维A酸、苯甲酸等角质剥脱剂或上述霜剂加以封包，有细菌感染发生或倾向者应及时应用抗生素治疗。对泛发型或慢性迁延型应给予口服抗真菌药物，如特比萘芬、伊曲康唑或氟康唑，疗程2~4周。伴发足趾甲癣者应根治甲真菌病，否则容易再感染。治愈后的健康防护也很重要，特别对有遗传易感性的患者，如避免接触传染源，保持足部和鞋袜的干燥透气等。

（刘维达）

jiǎzhēnjūnbìng

甲真菌病（onychomycosis） 皮肤癣菌、酵母菌及其他霉菌所致甲板和甲下组织的真菌感染性疾病。是一种常见病，多发病，世界各地均有分布。

病因和发病机制 致病菌的分离频率差异不小，但总的趋势是皮肤癣菌最为多见，其中以红色毛癣菌分离频率最高，其次是酵母菌，以白念珠菌更常见；其他霉菌引起的甲的原发感染则较少见。有报道马拉色菌也可感染甲板。老年人、肥胖、糖尿病患者和人类免疫缺陷病毒（HIV）感染等免疫力低下者，以及易患足癣的特定人群，如煤矿工人、士兵、运动员、在校学生、经常游泳者等感染甲真菌病的概率要高于一般人群。除此之外，滥用抗生素和糖皮质激素及肾功能受损的患者亦容易发生此病。

不同种类的病原真菌感染发病机制各异，如皮肤癣菌所致甲癣其机制与手足癣相似，患者常有易感体质，甲的感染多先由局部的皮肤癣病蔓延而致，病菌多从甲板远端和侧缘侵入；酵母菌特别是念珠菌所致甲病常有局部环境因素的影响，病菌常侵犯甲沟和甲板近端；霉菌感染甲板十分像霉菌性皮肤感染，多因外伤，使病菌进入甲板，常单甲受累。

临床表现 可分为5型，即远端侧缘甲下型、近端甲下型、白色浅表型、甲板内型和全甲毁损型。

远端侧缘甲下型（DLSO） 最多见，足部更易感。感染始于甲的前缘和（或）侧缘，常伴有邻近皮肤的感染（足癣）。甲板的破坏以角化增生为主，表现为甲的色泽改变、质地松软和厚度增加，后期可见甲板与甲床的分离。常是单甲先受累，随后可累及邻近健甲。

近端甲下型（PSO） 感染从甲板近端开始，多发于手指，可合并甲沟炎，甲板无明显角化过度，可表现为白斑和表面不平，呈营养不良样甲外观。

白色浅表型（WSO） 病甲表现为白色致密斑，边界清，表面较平滑，日久色泽变黄，质地松脆易破裂。此型由于真菌只侵及甲板上层，外用药治疗可望获得良效。

甲板内型（EO） 真菌侵犯甲板全层，但不再向下发展，病甲表面呈浅黄或灰白色，高低不平但很少缺失。此型很罕见。

全甲毁损型（TDO） 又称全甲营养不良型，实为上述类型发展而来。依病原菌的不同可表现为不同的病甲外观，或全甲增厚粗糙变色，或全甲残缺不全。此型多见于年长者或具易感因素者，治疗较困难。有时可见同一患者兼有不同的甲真菌病类型的情况。

辅助检查 主要借助显微镜检查和真菌培养，只要在取下的病甲碎屑中找到菌丝和或孢子，诊断即成立。取材十分关键，关系到准确性和可靠性的高低，应借助工具深入到感染部位取材。尽可能取患处和健处相邻的甲屑。取下的甲屑用20%氢氧化钾溶液充分消化，然后再制片观察。真菌培养应使用两种培养基，即一种只含氯霉素，另一种即含氯霉素也含放线菌酮，这样既可分离出皮肤癣菌，也可查出非皮肤癣菌真菌。对显微镜检查和真菌培养阴性又高度怀疑甲真菌病者可开展甲病理检查辅助诊断，也可用分子技术以提高检测敏感性。

诊断与鉴别诊断 主要靠典型的临床表现，甲屑的真菌显微镜检查或真菌培养出病原真菌确诊。甲真菌病占所有甲疾患的一半左右，其他包括各种原因导致的甲营养不良，*银屑病*、*湿疹*、*扁平苔藓*、*毛发红糠疹*等皮肤疾患的甲受累，甲下黑素瘤、白甲病、甲分离症等。这类非真菌感染性甲病的共同特征就是常多甲受累，对称发病，表现相似，借助真菌实验检定，鉴别不难。

治疗 治疗前应对甲真菌病的病情和患者情况进行预判。评价病情严重度的两个指标是受累甲面积和角化过度的程度（病甲厚度）。此外，患者自身甲生长的速度也决定了疗程长短。老年人的甲生长速度仅相当于年轻时的25%；指甲生长速度快于趾甲，拇指（趾）甲要慢于其他指（趾）甲。

特比奈芬治疗甲真菌病，尤其是对皮肤癣菌所致的甲真菌病效果满意。伊曲康唑这一新的三唑类药物在甲真菌病治疗领域亦有重要角色。治疗单纯手部的甲真菌病或足部轻中度的甲真菌病且患者年龄较轻者，使用特比奈芬或伊曲康唑冲击短疗程方案；对足部中重度患者采用特比奈芬或冲击长疗程方案。根据药物不同作用靶点、药物不同渗入途径采取联合治疗，可以产生满意的协同或相加作用。对高度角化增厚、皮肤癣菌球形成、明显甲板分离等可导致治疗失败的复杂情况，可先用外科修甲甚至拔甲，或化学除甲等方法，然后再常规药物治疗。而对白色浅表型和初发的远端甲下型，单纯外用治疗即可。

甲真菌病治疗需要较长的疗程，系统用药要充分考虑安全性问题。对老年或儿童患者、肝肾功能不佳患者、正在长期服用其他不能停服药物的患者、有肝炎史或肝炎家族史者、有长期大量酗酒史者、有充血性心力衰竭发作史者等均必须慎重处理，避免产生药物间相互作用，并定期监控有关化验指标。

预防 治愈后要积极预防，首先要避免再次发病。尤其保持足部通风干燥。切忌用修剪病甲的工具再修剪健甲。避免甲受外伤。对有复发倾向者可建议每月涂 2 次抗真菌性甲涂剂。

（刘维达）

diéwǎxuǎn

叠瓦癣（tinea imbricata） 损害呈多数同心圆状排列、鳞屑层层相叠、状如叠瓦的浅部真菌感染性疾病。多发生于热带及亚热带，已较为少见。病原体为亲人性的同心性毛癣菌，可经直接或间接接触感染。皮肤较薄的部位易感，如颈、臀及皮肤黏膜交界处，不侵犯毛发。皮疹初期为丘疹，逐渐扩大呈环状，表面附着一圈鳞屑，游离缘向上，倒向中央，呈涡旋状，原有皮损中央不断产生新皮损，并逐渐扩大，与旧皮损形成多个环状损害，呈叠瓦状。刮取病灶处皮屑行显微镜检查，可见大量粗细均匀的分隔菌丝，交织成网状。沙氏培养基上室温或 37℃行真菌培养，可见菌落蜡样堆积成结节状或岩块状，外围有放射状沟纹，淡褐色至灰黑色，伴白色短绒毛。小培养可见粗而肿胀的分支分隔菌丝及破梳状菌丝。过碘酸希夫染色或银染，表皮角质层中可见真菌菌丝，真皮可有轻度非特异性炎性浸润，少量嗜酸性粒细胞浸润。依据临床表现及真菌学检查可明确诊断。注意与其他体癣鉴别。其他体癣可发生于躯干、四肢任何部位，无叠瓦状皮损，主要病原菌为红色毛癣菌、须癣毛癣菌等，较易治愈。叠瓦癣治疗较为困难，易复发。可局部外用水杨酸类药物同时系统应用灰黄霉素、伊曲康唑、特比萘芬等，疗程应在 1 个月以上。

（刘维达）

huābānxuǎn

花斑癣（pityriasis vesicolor） 马拉色菌属真菌所致轻微的常反复发作性角质层感染性疾病。又称花斑糠疹、汗斑，呈全球分布，热带和亚热带地区多发，温带地区常见于夏秋季。表现为细碎脱屑的斑片，伴色素沉着和（或）色素脱失。

病因和发病机制 病原菌为马拉色菌属，常见的有糠秕马拉色菌、厚皮马拉色菌、合轴马拉色菌、限制马拉色菌、球形马拉色菌、斯洛菲马拉色菌和钝形马拉色菌。马拉色菌为一种双相、嗜脂的酵母样真菌（异名包括圆形糠秕孢子菌和卵圆形糠秕孢子菌），为人体皮肤的正常菌群，平时寄生于角质层的表层，为孢子形态。在某些条件下，从孢子相转变为菌丝相，具有感染性，侵犯浅表皮肤组织产生损害。常见诱发因素是高温和多汗，由直接或间接接触传染。

临床表现 患者多为成人，其特征性损害主要在躯干上部、颈、上臂和腹部的细碎棕色鳞屑斑即色素沉着斑或浅色斑即色素减退斑。泛发感染的皮损和不常见部位如阴茎、腹股沟、肛周以及掌跖的局部损害也可见到。部分色素沉着斑患者可有轻度瘙痒。也有部分患者就诊时皮损表现为色素减退斑。还可见到一个患者自身同时存在色沉和色减两种改变的皮损。病程呈慢性过程，一般冬天消退，夏天又发。

辅助检查 ①真菌学检查：取皮损处鳞屑直接显微镜检查可见成簇的圆形和卵圆形芽生孢子及短菌丝，罕见分枝菌丝；酵母样细胞，单极出芽。除厚皮马拉色菌外，其他马拉色菌不能从常规培养基中分离，需在含油培养基上分离。可取皮损鳞屑接种于葡萄糖蛋白胨琼脂表面，再覆以一层灭菌的橄榄油，培养于 32～34℃，一周后可见小的奶油色酵母样菌落。镜检见酵母样细胞为主，单极出芽。②伍德灯检查：皮损和刮取的鳞屑呈金黄色。③病理学检查：角质层中部或底部可发现短粗、稍弯曲、腊肠样菌丝和成堆圆形或卵圆形厚壁孢子，有些可出芽。以过碘酸希夫（PAS）染色和六胺银（GMS）染色更为清楚。

诊断与鉴别诊断 根据临床表现和真菌直接显微镜检查阳性可确诊。色素沉着的皮损需和很多疾病鉴别，如*红癣*、*色素痣*、*脂溢性皮炎*、*玫瑰糠疹*、*体癣*、二期梅毒（见*梅毒*）等；色素减退的汗斑需与*白色糠疹*及*白癜风*等鉴别。

治疗 若不治疗，汗斑可长

期持续存在。大部分患者局部治疗有效，但易复发。内服药治疗适用于泛发及顽固难治患者。根据体外最小抑菌浓度（MIC）测试结果，酮康唑治疗马拉色菌属的感染仍有较明显的优势，价格也相对便宜。治疗方案主要有3种：洗浴、外涂和内服。可以单用，亦可联合应用。伊曲康唑和氟康唑也可选择。①洗浴：多在夏季并具备洗浴条件时运用。②外涂：咪唑类药物如酮康唑等唑类霜剂或凝胶或溶液剂环吡酮胺和阿莫罗芬作为广谱抗真菌药外用也有效。汗斑常难彻底治愈，局部外用药需间歇重复应用以保证清除感染。对泛发或复发者可结合药物洗浴和外涂，即洗后涂药，可提高疗效。③口服：灰黄霉素和特比萘芬可用但疗效差。

预防 可在好发季节每月口服1次酮康唑或伊曲康唑进行预防性治疗。但有专家不主张预防性治疗，认为弊大于利。如遇复发或再感染，再次局部治疗同样有效。

（刘维达）

Mǎlāsèjūn máonángyán

马拉色菌毛囊炎（Malassezia folliculitis）

马拉色菌感染所致毛囊皮脂腺炎症性皮肤病。曾称糠秕孢子菌毛囊炎（pityrosporum folliculate），与花斑癣（汗斑）的致病菌相同，是一种嗜脂性酵母引起的痤疮样丘疹。世界范围均见报道，但热带地区更常见。发病无性别差异，但有学者认为男性高于女性。以青少年为主，16~40岁为高发年龄。

病因和发病机制 皮脂腺开口于毛囊，其脂质不断分泌进入毛囊，使毛囊的微环境似一个小型的含脂质培养基，有利于嗜脂性马拉色菌生长繁殖；此菌分泌的脂酶可分解脂质，产生游离脂肪酸，后者可刺激毛囊及其周围组织发生炎症反应。人体上半部毛囊皮脂腺丰富，因而为此病的好发部位。研究发现，马拉色菌还具有激活补体的能力，进而参与皮损的炎症反应。常有患者称起病前曾有一次明显的户外日晒的经历。

临床表现 皮损主要分布在胸背部，但颈、面、肩、上臂等处也可见到。成批出现的毛囊性半球状痤疮样红色丘疹，直径2~6mm，有光泽，周围可见红晕，间或有脓疱；部分患者有瘙痒感；皮损数目多少不等且不融合，但大小和炎症程度趋于一致。

辅助检查 ①真菌学检查：用刀片将毛囊丘疹整个刮下，染色法直接显微镜检查可见芽生孢子，很难见到菌丝。有时仅取一个毛囊难以获阳性结果，可多取若干个。含油培养基真菌培养可分离出马拉色菌。②病理学检查：过碘酸希夫（PAS）染色，在扩张的毛囊内可见厚壁、单极出芽、圆形或卵圆形的真菌孢子，直径2~5μm；也可见毛囊角栓、毛囊皮脂腺漏斗部及周围组织有炎症细胞浸润或脓肿形成。

诊断与鉴别诊断 有典型成批出现的毛囊性丘疹且分布在好发部位，有日晒或口服大量抗生素或糖皮质激素史者均应怀疑此病，若皮损毛囊角栓直接镜检发现成簇的圆形或卵圆形厚壁宽颈的酵母样孢子时则可诊断。需鉴别的主要疾病是寻常痤疮（见痤疮），寻常痤疮皮损呈多形性，不仅有毛囊性丘疹，而且还间杂有黑头白头粉刺、脓疱甚至结节、瘢痕等，且皮损的大小、出现时间和炎症程度彼此也有差别，据此不难鉴别，必要时可做真菌学检查，但有时可从痤疮皮损中检出有马拉色菌，此时应综合判断。另外还应与多发性细菌性毛囊炎、激素痤疮、痤疮样药疹等疾病进行鉴别。

治疗 首先应纠正诱发因素，然后选用唑类或丙烯胺类药物外用，如能配合抗真菌香波洗澡效果更好。马拉色菌深藏在毛囊内，单纯外用治疗常难以达到满意疗效，容易复发，主张以系统治疗为主，外用治疗为辅。伊曲康唑胶囊或氟康唑口服。酮康唑在保证肝功能正常的情况下亦可选择。此病有复发或再感染倾向，可在痊愈后口服用药预防。

（刘维达）

píxuǎnjūnzhěn

皮癣菌疹（dermatophytid）

患者机体对皮肤癣菌或真菌代谢产物发生变态反应时在皮肤上出现的继发性变应性炎症反应。常与皮肤癣菌感染并发。

病因和发病机制 人体感染皮肤癣菌后，大多数情况下病灶局限在富含角质的表皮或附属器内，但在特定条件下可出现感染向皮肤深部入侵及或其抗原物质/代谢产物释放入血的情形，此时就可见到在真菌感染活动病灶以外的正常皮肤产生炎症性皮损的现象。皮癣菌疹的发生与局部皮肤癣菌病的炎症程度密切相关，局部炎症愈重，癣菌疹发生的可能性愈大；一般亲动物性皮肤癣菌如须癣毛癣菌、石膏样小孢子菌、犬小孢子菌等较亲人性皮肤癣菌如红色毛癣菌、絮状表皮癣菌更易引起机体的剧烈炎症反应，产生诸如脓癣、浸渍糜烂或水疱型足癣等，更容易诱发皮癣菌疹。另外对原发癣病治疗不当，产生刺激反应，也可导致皮癣菌疹的发生。

临床表现 由于存在个体差异，皮癣菌疹的临床表现不尽相同，一般可分为以下 3 种类型。①疱疹型。最多见。起病较急，常位于手指侧缘和（或）掌心，为针头至绿豆大小的张力性水疱，疱液清亮，分布对称，不易破溃；瘙痒剧烈。常由足癣诱发，病灶不愈时可反复发作。②丹毒样型。主要见于严重足癣的患者。皮损为分布于下肢的单侧丹毒样红斑，也可见双侧受累，红斑可散在亦可融合成大片。和丹毒的区别是红斑不发硬，水肿不明显，疼痛轻，一般无全身表现。③湿疹型。多分布于双侧下肢，也可见于上肢、躯干，呈多形性，有融合倾向；自觉瘙痒，部分患者伴有发热等全身不适。常见于头癣患者。

诊断与鉴别诊断 主要依据是患者有活动性急性炎症性皮肤癣菌感染的病灶；原发病灶处皮肤癣菌显微镜检查和（或）培养阳性，而发疹处真菌检查阴性；癣菌素试验多为阳性（必要时才做）；起病较急，原发病灶消退后皮损也随之消退。有时可与汗疱疹、结节性红斑、丹毒、荨麻疹等相混淆，结合临床表现及相关实验室检查可鉴别。

治疗 对原发病灶应积极处理，如对糜烂型病灶可先用 1∶8000 高锰酸钾溶液或 0.02% 呋喃西林溶液或聚维酮碘溶液湿敷，待渗液减少后用抗真菌霜剂，亦可选用复方制剂，但应避免应用刺激性强的制剂以免加重反应；对皮癣菌疹可外用酚炉甘石洗剂、糖皮质激素霜剂等；头癣、脓癣和顽固复发性皮肤真菌病可口服抗真菌药物，特比奈芬和伊曲康唑均有不错的疗效，按常规的皮肤癣菌病治疗剂量和疗程即可；对较严重的皮癣菌疹可口服抗组胺药物甚至短疗程糖皮质激素，疗程视治疗效果而定。

（刘维达）

máojiéjiéjūnbìng

毛结节菌病（piedra）

以毛干外包绕坚实、不规则结节为特点的真菌感染性疾病。大的结节肉眼可见，小的结节需用显微镜观察。可分为黑色毛结节菌病和白色毛结节菌病。

病因和发病机制 黑色毛结节菌病由何德毛结节菌（*Piedraia hortae*）引起，此菌广泛存在于南美和太平洋的岛屿以及东南亚等热带多雨地区。白色毛结节菌病则主要是由白吉利毛孢子菌（*Trichosporon beigelii*）所引起，此菌在自然界中广泛存在，南美、欧洲和东亚均有报道。两种菌所致感染中国均有零星报道。毛结节菌主要侵犯人，不侵犯动物。主要由于环境及个人卫生状况差，高温及潮湿的气候，通过直接或间接接触而感染。

临床表现 患者常无任何不适。黑色毛结节菌病主要侵犯头发，在毛干上形成较坚硬的沙粒样结节，棕至黑色，大小不一。结节初发于毛干的毛小皮下，逐渐包绕可使毛干折断。梳头时可听到由梳子接触了头发上的硬结而发出的细小声音。白色毛结节菌病则主要侵犯胡须、阴毛和腋毛，在毛干上形成较软的结节，白色至淡棕色，易脱落。毛干受累后变脆易折断。

辅助检查 真菌直接显微镜检查可见何德毛结节菌分枝菌丝，棕色，直径 4~8μm，菌丝分隔形成关节孢子，结节破裂后可见子囊，内含 2~4 个子囊孢子；白吉利毛孢子菌则为淡绿色菌丝，与毛干垂直，直径 2~4μm，有的可达 8μm，分裂为圆形，卵圆形或长方形的孢子，有时出芽，无子囊及子囊孢子。真菌培养何德毛结节菌生长较慢，菌落为绿黑色或灰黑色；白吉利毛孢子菌生长较快，菌落乳酪样淡黄色，后呈深棕色。何德毛结节菌不能液化明胶，白吉利毛孢子菌则能。

诊断与鉴别诊断 根据临床特点及真菌学检查结果即可确诊。应与下列疾病相鉴别。①腋毛癣：在腋部或耻骨部毛发的发干上有由黏性鞘膜形成的黄色、黑色和红色结节。直接涂片检查，主要为棒状杆菌或同时存在球菌。在滤过紫外线灯下可显荧光；而毛结节菌病则不显荧光。②头虱病、阴虱病（见虱病）：其虱卵为圆形，一端黏附于毛干，另一端游离；显微镜检查可见头虱或阴虱。③结节性脆发症：头发脆，易折断，但无白色结节，显微镜检查阴性。

治疗 最简单的治疗是将染病的毛发剃光，清洗患处。可局部外涂 2%碘酊、5%~10%硫黄软膏或 2%福尔马林溶液。剃下的毛发需注意消毒灭菌处理。如不便将毛发剃光，可用消毒杀菌剂香波清洗局部，然后外用上述一种药物直至结节和病菌完全消失。

（刘维达）

niànzhūjūnbìng

念珠菌病（candidiasis）

念珠菌引起的原发性或机会性感染，包括皮肤、黏膜、甲及系统感染的疾病。依据发病部位及临床表现可分为多种类型。

病因和发病机制 主要致病菌为白念珠菌，其次为近平滑念珠菌、光滑念珠菌、热带念珠菌等。念珠菌广泛分布于自然界。正常人体的皮肤、口腔、肠道、肛门及阴道等处均可分离出此菌，其中以消化道（口腔和肠道）带菌率最高，其次为阴道、咽部。念珠菌在健康宿主中致病力极低，一旦机体整体防御力减弱，或局部菌群失调，破坏了宿主与致病菌间的平衡，即可侵袭组织而致病。也有部分念珠菌病为外源获得性，如性伴传染、母婴传染、医院内暴发性传染等。

临床表现 较常见的念珠菌感染有：黏膜念珠菌病，皮肤念珠菌病和系统性念珠菌病。

黏膜念珠菌病 可累及口腔、外阴和生殖道等黏膜。①口腔念珠菌病：亦称鹅口疮，常见于儿童。成人患此病大多伴有免疫缺陷。特征为部分或全部口腔黏膜上附着乳白色薄膜，如舌、上腭、齿龈、唇颊等处，重者可累及咽喉下直至食管或气管；白膜边界清楚，易被剥去而留下鲜红色湿润基底。若舌的丝状乳头过度增生角化又可形成黑褐色毛状物，称黑毛舌。②念珠菌性唇炎：多累及下唇，呈慢性过程，糜烂型于唇红的中央呈鲜红糜烂，周边角化过度，表面脱屑；颗粒型常在下唇出现弥漫性肿胀，唇及皮肤交界处的边缘以及唇部具小颗粒，微凸于皮肤表面。③念珠菌白斑：好发于颊、腭、舌等处，病理变化与鹅口疮相似。活检中有上皮增生明显不良，甚或有恶变，但对抗真菌治疗有效，提示为念珠菌感染。④念珠菌性阴道炎：阴道黏膜上有乳白色薄膜附着及有黄色或白色凝乳状渗出物，分泌物可刺激黏膜引起红肿糜烂，并有白带过多与瘙痒。⑤念珠菌性龟头炎：多系配偶的念珠菌性阴道炎所传染，也与用广谱抗生素或合并有糖尿病有关。多无自觉症状，阴茎包皮龟头呈轻度潮红，干燥而光滑，其包皮内，冠状沟处有乳白色乳酪样斑片。⑥念珠菌性角膜炎：角膜坏死、溃疡，其边缘隆起呈放射状浸润，重者角膜穿孔、失明。

皮肤念珠菌病 可限局也可泛发全身皮肤。①念珠菌性间擦疹：又称擦烂红斑，多发于腋窝、乳房下、腹股沟、指缝间及肛门会阴等处，皮损特点为边界清楚的红斑、表面糜烂，外周散在米粒大丘疹，其上覆细屑。②念珠菌性甲沟炎、念珠菌性甲床炎：甲沟红肿，因甲床受累可致甲生长不良。表面有沟纹，但不影响原有光泽。③婴儿泛发性皮肤念珠菌病：病变以尿布区为主，即念珠菌性尿布皮炎，可向邻近皮肤蔓延，并累及颈、腋等处皮肤皱襞处以及面部。皮损特征为大片不规则红斑，边界清楚，边缘为白色膜状脱屑，周围散发有丘疹、水疱或脓疱。④慢性皮肤黏膜念珠菌病：幼年发病，慢性过程，易复发。侵犯口腔黏膜、皮肤、指甲及深部组织形成肉芽肿，初发疹为红色疣状增生，后渐隆起，表面结痂，形成结节，其下为疣状糜烂。

系统性念珠菌病 包括支气管及肺念珠菌病、消化道念珠菌病、泌尿系统念珠菌病、念珠菌性败血症、念珠菌性心内膜炎、念珠菌性脑膜脑炎等。但这些系统感染几乎无临床特征性，多伴发于有基础病且患者免疫功能受损较重的情形，故念珠菌引起的系统感染几乎均为机会性感染。

辅助检查 包括真菌学检查、组织病理学检查和血液学检查。

真菌学检查 浅部感染取病灶皮屑、甲屑、分泌物等做直接显微镜检查，可见假菌丝、菌丝和（或）芽生孢子。从痰液或粪便标本中分离出一次念珠菌不能证实诊断，但在免疫受损的高危患者开放样本中见到大量假菌丝和（或）孢子，应高度怀疑此病。当怀疑是深部念珠菌感染时，需做血培养并在病灶部位多次取材培养。条件允许情况下应定期、间隔、连续做血清学检查，如G试验等。菌株分离纯化后可接种于科玛嘉培养基或采用API 20C生化试剂条或分子生物学技术等手段做菌种鉴定。

组织病理学检查 浅表病变可在角质层内发现少量真菌菌丝和（或）孢子。念珠菌性肉芽肿呈明显乳头瘤样增生及角化过度，其真皮内甚至皮下组织内可见有致密的炎细胞浸润。坏死病灶在浸润的细胞周围可有念珠菌孢子及菌丝分布。内脏病灶可广泛布满由孢子及菌丝组成的缠结块状物，炎症反应轻微。

血液学等相关检查 对于怀疑系统感染的病例需做相应的血和尿常规、血生化及放射线学等检查。

诊断与鉴别诊断 由于念珠菌病临床类型较多，诊断需结合病史、临床表现及辅助检查结果综合考虑，尤其需有真菌显微镜检查、培养阳性结果。当高度怀疑深部感染但实验检查阴性时，需多次取材。浅部感染需与白斑病、扁平苔藓、三期梅毒（见*梅毒*）和*阴道毛滴虫病*等疾病相鉴别。系统感染需与其他深部真菌病、结核、肿瘤及其他慢性感染相鉴别。真菌学检查结果为主要的鉴别依据。

治疗 对于局限性早期轻症的浅部念珠菌病可外用制霉菌素、唑类等抗真菌药物。特殊部位如口腔内感染可应用制霉菌素漱口，阴道内感染用阴道栓剂、凝胶或泡腾片等。浅部感染可酌情考虑短期口服唑类药物。疗程视不同感染部位、病程、机体免疫状态进行调整。系统性念珠菌病应依病情严重程度选择治疗药物和方案。重症感染威胁生命时常首先使用两性霉素B静脉给药，可与氟胞嘧啶联用以提高疗效并降低耐药性。两性霉素B脂质体可显著降低其肾毒性，副作用少。氟康唑或伊曲康唑，两者还可作为严重感染的二线维持用药及高危患者的预防用药，但前者可能会诱导耐药。棘白菌素类药物渐被认可，已成为侵袭性念珠菌病的一线用药。伏立康唑也可作为备选用药。药敏试验结果对用药选择有一定帮助。伴严重免疫受损的患者，还应联合应用免疫增强剂或细胞因子，否则难以治愈。

（刘维达）

yǐnqiújūnbìng

隐球菌病（cryptococcosis） 隐球菌所致的机会性感染性疾病。致病菌主要为新型隐球菌。

病因和发病机制 此病几乎均由新型隐球菌引起，其发病机制主要是患者从呼吸道吸入环境中的新型隐球菌的酵母样细胞或担孢子，导致原发性的肺部微感染，然后播散至中枢神经系统、骨骼和皮肤。该菌也可经创伤性皮肤接种或食入带菌食物经肠道播散引起感染。感染者大多细胞免疫功能受损，特别是艾滋病患者，常常发展为播散性疾病，免疫功能正常的人群也可被感染，但播散概率很低。

临床表现 隐球菌病最初的感染部位是肺，最常见的感染类型是中枢神经系统感染。皮肤黏膜隐球菌病多为继发感染，多由肺部隐球菌病播散所致，好发部位多在面部、四肢和胸背部。皮损表现多样，最常见的皮损从坚硬的丘疹和坏死性丘疹结节到出血性水疱和坏死性溃疡，还可见到柔软的皮下结节、蜂窝织炎样或痤疮样改变。艾滋病患者的皮肤隐球菌病相对常见，皮损表现为小的斑丘疹、传染性软疣样损害，中央常见坏死性脐凹。约15%系统性隐球菌病患者出现皮肤损害，且皮疹分布部位不确定。继发性皮肤隐球菌病提示预后较差，如果不治疗其死亡率可高达80%。

黏膜隐球菌病的损害可来自血行播散或由皮肤直接蔓延，好发于齿龈、舌、鼻腔、咽、扁桃体和上颌窦等处，表现为结节、肉芽肿或慢性溃疡。另外，还可见到骨关节隐球菌病、隐球菌性败血症及其他部位的感染，但这些隐球菌感染临床上并无很明确的可与其他感染性疾病相鉴别的特征。

辅助检查 ①真菌学检查：脑脊液墨汁涂片直接显微镜检查是隐球菌性脑膜炎诊断最简便迅速的方法，以印度墨汁染色效果为佳，有时仍需要进一步鉴定，如用过碘酸希夫（PAS）、六胺银、黏蛋白卡红等染色法。分离培养仍是确诊的金标准，但需时2~5天，5~10ml脑脊液离心后培养至少3次以上，缺点是阳性率不高，故培养阴性者不能除外诊断。②组织病理：此病的组织学改变既有胶状损害（大量致病菌伴少量炎症）又有肉芽肿性损害（少量致病菌伴少许坏死），黏蛋白卡红染色、PAS染色、阿新蓝染色和六胺银染色有助于发现隐球菌。③免疫学检测：主要是检测隐球菌的荚膜多糖特异性抗原，方法有乳胶凝集试验、酶联免疫吸附试验和单克隆抗体法，其中以乳胶凝集试验最为常用，抗体检测可有助于监控治疗效果和判断预后。④分子生物学检测：聚合酶链反应方法敏感性和特异性均很高，正在进行临床评价。

诊断与鉴别诊断 根据临床表现和真菌学检查可确诊此病。肺隐球菌病应与原发或转移性肺癌、结节病、肺包虫病、肺结核、肺脓肿等影像学特点相似的疾患鉴别；中枢神经系统隐球菌应与结核性脑膜炎、颅内肿瘤、脑脓肿等相鉴别；皮肤隐球菌病应与粉刺、传染性软疣、皮肤结核病、孢子丝菌病或马尔尼菲青霉病相鉴别。骨、关节隐球菌病需与骨结核、骨其他真菌感染性疾病相鉴别。

治疗 多倾向于采取联合治疗的方案，其中得到广泛认同的方案是两性霉素B联合氟尿嘧啶。两性霉素B总剂量需超过2g方能获得较好疗效，但剂量过大，如超过5g，发生不可逆肾损害的风险明显增加。有严重免疫功能受损的患者并非隐球菌性感染，两性霉素B仍为首选治疗药物，并仍应联合氟尿嘧啶，感染被控制后再用氟康唑或伊曲康唑维持治疗。两性霉素B脂质体既保持了其前身强大的抗真菌活性，又显著了降低毒副作用，与氟尿嘧啶联合治疗是理想的治疗方案。对于不能用两性霉素B者，可单用氟康唑或伊曲康唑，复发患者应首选氟康唑，若患者不能耐受或出现耐药，可选用伊曲康唑。隐球菌性脑膜炎的治疗应个体化，以疗效来决定疗程，除临床症状、体征完全消失外，应做脑脊液涂片、培养每周1次，只有连续4次阴性，脑脊液糖含量恢复正常，以及脑脊液中抗原转阴方可考虑停药，皮肤黏膜等部位的隐球菌感染，治疗方法和疗程基本同念珠菌感染。对局限性损害，可手术切除或与药物联合治疗。

预防 部分流行病学证据表明，鸽粪中隐球菌携带率较高，且确有养鸽人或周边环境可能接触者出现隐球菌感染，提示应加强这类人群和环境的监测，注意鸽粪污染。

（刘维达）

bāozǐsījūnbìng

孢子丝菌病（sporotrichosis）

申克孢子丝菌引起的皮肤、皮下组织及其附近淋巴组织系统的慢性感染性疾病。世界各地均有报道，巴西、美国等曾暴发流行，包括学校、林场等。中国东北地区为高发区，吉林省为报道病例数最多的省份；其他各省均有散发病例报告。虽有家庭内多人发病及特定人群暴发流行的情况发生，但是否有人际传染尚无定论。

病因和发病机制 病原体是申克孢子丝菌或其卢里变种，中国分离出的病原菌主要是申克孢子丝菌，此菌在自然界主要分布于土壤和植物上。病原体可通过外伤处进入体内引起皮肤原发感染，亦可经呼吸道吸入，在肺门淋巴结形成初发感染灶。也有通过口腔黏膜，经消化道感染者。早期出现以中性粒细胞、浆细胞和组织细胞浸润为主的炎症反应。晚期为肉芽肿及纤维化。在免疫低下或免疫缺陷的患者，病原菌可经血行播散，引起多系统损害，甚至孢子丝菌性败血症。

临床表现 各年龄人群均可发病，多数患者为农民、园艺工或其他体力劳动者，部分患者发病前有外伤史。儿童患者多发生于面部，大多有外伤史或蚊虫叮咬史。临床表现多样，可以形成结节、斑块、溃疡、丘疹等；也可累及黏膜，有时可播散至全身，并引起多系统损害。可以分为4种类型。

皮肤固定型 皮疹主要见于暴露部位，如面部、手背，皮疹局限于原发感染部位，可表现为丘疹、脓疱、结节、脓肿、疣状斑块、溃疡、肉芽肿、痤疮样、酒渣鼻样、脓皮病样等多种形态的损害。

皮肤淋巴管型 比皮肤固定型更常见，多见于四肢远端，也可见于面部，初发为一个皮下结节，进而表面皮肤呈淡红色甚至暗红色，中央逐渐坏死形成溃疡，表面可有稀薄脓液或覆盖厚痂，这种损害称为孢子丝菌性下疳。经数日至数周后，初发皮疹附近沿淋巴管出现向心性结节，排列成串，可延续至腋下或腹股沟淋巴结。陈旧皮损可自行愈合，留有瘢痕，新皮损不断出现，病程慢性可持续数年。

皮肤播散型 可继发于皮肤淋巴管型或由自身接种致远隔部位的皮肤出现多发性结节，或多发性坏疽。皮疹泛发，但无系统表现。

系统型 病原体可经呼吸道感染，引起原发性肺孢子丝菌病。孢子经血行播散，引起系统性孢子丝菌病，也可侵犯骨、关节、眼、心、肝、脾、肾及中枢神经系统等器官造成播散。

辅助检查 有真菌学检查和组织病理。

真菌学检查 刮取脓液或坏死组织革兰染色或过碘酸希夫（PAS）染色，直接显微镜检查可见染色阳性的菌体，呈卵圆形或梭形。组织或脓液真菌培养比直接镜检检出率高，行沙氏培养基培养一般7～14天可见棕色或黑色菌落生长，伴放射状沟纹。将菌株放置37℃培养可转变为申克孢子丝菌酵母相，见灰白色光滑酵母样菌落。将菌株分离纯化后做玻片培养，显微镜下可见分支分隔的菌丝，呈直角分支的分生孢子梗，菌丝顶端及两侧可见圆形或梨形分生孢子，呈梅花样或套袖状排列，具特征性。

组织病理检查 早期感染为中性粒细胞、淋巴细胞、浆细胞和组织细胞浸润的非特异性炎症。较晚期的原发损害为表皮呈疣状增生，其中有小脓肿。真皮浸润包括3层：中央为中性粒细胞为主的化脓层，其外是上皮样细胞和多核巨细胞为主的结核样层，最外层以淋巴细胞和浆细胞为主，称作梅毒样层，此3层可称典型的三带结构。有时在皮损内可见PAS染色阳性的圆形或卵圆形孢子，偶尔可见星状小体。

诊断与鉴别诊断 皮损可表现为多种类型，高度怀疑该病时需要详细询问患者的外伤史、接触史及患者是否来源于高发地区。根据其病史、临床表现，结合组织病理、真菌培养可明确诊断。应与其他深部真菌感染如着色芽生菌病、足菌肿、暗色丝孢霉病等鉴别，还应与*皮肤结核*、*皮肤非典型分枝杆菌病*、*结节病*、梅毒树胶肿（见*梅毒*）、*利什曼病*等鉴别。上皮样肉瘤也可表现为四肢的呈带状分布的结节、溃疡，主要通过真菌学检查或组织病理中查到病原体加以鉴别。

治疗 首选口服碘化钾。小剂量开始，逐渐加量，皮损消退后继续服药1个月，以防复发。对碘化钾过敏、口服不耐受或有结核病灶者，可选伊曲康唑、特比萘芬或氟康唑等抗真菌药连续服用3～6个月，剂量中等或早期较大剂量后期中等剂量维持。联合应用伊曲康唑和碘化钾，其疗效似比单一用药要好。伊曲康唑或特比萘芬已成一线用药，但治疗中应注意监测肝功能等。局部可用10%碘化钾软膏外涂或2%碘化钾溶液湿敷；或局部加热疗法，限于局限性皮损，使局部温度达到40℃。

（刘维达）

wāfènméibìng

蛙粪霉病（basidiobolomycosis）蛙粪霉所致的慢性皮下组织感染。原称皮下组织藻菌病。此病少见。蛙粪霉在分类学上归属于接合菌纲、虫霉目、虫霉科，是一种自然界广泛分布的环境腐生真菌，存在于土壤、粪便和腐烂的植物，也可以共生状态存在于两栖类动物（如蛙和蟾蜍）、鱼类和爬行类动物的肠道中。病原体常在外伤或昆虫叮咬后通过破损的皮肤接种，进而引起人体的四肢、躯干或臀部的慢性进行性感染。

蛙粪霉病大多发生于非洲、南美和亚洲的热带地区，好发于儿童和青年男性。好发部位包括股、臀、四肢近端及躯干。皮损表现为局限性皮肤或皮下肉芽肿，质硬而无触痛的肿块。其上部皮肤可发生色素萎缩或色素沉着等改变，但不破溃。脓液直接显微镜检查可见单根、分隔或不分隔的粗短菌丝，直径8~15μm。培养后显微镜下可见接合孢子和龟嘴。组织病理检查为嗜酸性粒细胞化脓性肉芽肿，微脓疡内可见单根粗短菌丝，菌丝外围嗜酸性物质。根据临床表现、组织病理检查结合真菌学检查常可确诊。应与肿瘤、脓肿、象皮肿、蠕虫感染、溃疡、分枝杆菌病相鉴别。

口服碘化钾为首选治疗，磺胺甲噁唑、伊曲康唑、两性霉素B等亦有效，不推荐外科切除。

（刘维达　王　乐）

yuánzǎobìng

原藻病（protothecosis）原藻属的真菌所致的皮肤、皮下组织、黏膜等的局限性或播散性感染性疾病。以无绿藻（Prototheca）感染最常见。此菌广布于自然界，可从土壤、水、蔬菜、无病的人或动物的皮肤、粪便及痰液中分离出。因其毒力较低，常于机体免疫功能下降时通过外伤而引起感染。

临床表现分为：①皮肤和皮下组织原藻病。多发生于小腿或手部等暴露部位，患者自觉轻度瘙痒。损害开始为丘疹、结节，逐渐扩大，出现溃疡，结痂。皮损可有单个或多个，偶尔为广泛的肉芽肿性皮疹。病程慢性，无自然消退倾向。②原藻性鹰嘴滑囊炎。主要表现为慢性持久性鹰嘴滑囊炎，伴疼痛和软组织肿胀。③机会性原藻感染。多发生于糖尿病、癌症或免疫力低下者。主要表现为面部皮下组织和腹腔中多发性结节，腿部可有丘疹、脓疱和溃疡。

辅助检查：①真菌学检查。可见圆形、近圆形、厚壁、直径为17~30μm，不出芽的孢子，内有2~20个直径5~8μm的内孢子。在沙氏琼脂上培养2~3天即长出光滑湿润的白色酵母样菌落，渐变为奶油色，表面有少许皱褶。显微镜下无菌丝及芽生孢子，有圆形厚壁的孢子及裂殖而成的圆形或不规则形的内孢子。其形态、大小与直接显微镜检查所见基本一致。②病理学检查。过碘酸希夫（PAS）染色可找到圆形厚壁孢子，内有数量不等的内孢子。

根据临床表现和真菌学检查即可确诊。可通过真菌学检查与痤疮、体癣等相鉴别。主要采取外科手术治疗。系统使用伊曲康唑、氟康唑等抗真菌药物亦有效。

（刘维达）

máoméibìng

毛霉病（mucormycosis）毛霉目真菌所致机会感染性疾病。又称藻菌病，接合菌病。

病因和发病机制　主要致病菌为毛霉科中的根霉属、毛霉属和犁头霉属，其中以根霉属最为常见，少根根霉是根霉属中最常见的侵犯人类的病原菌。毛霉目真菌为条件致病菌，通过免疫力低下者的肺部、胃肠、皮肤及新生儿的脐部侵入人体，主要毒力因子为毛霉细胞释放的弹性酶样蛋白水解酶，极易侵犯血管，在血管内皮下生长、繁殖，导致动脉血栓形成和栓塞，造成组织的干性坏死。

临床表现　常累及鼻、脑、肺、胃肠道、皮肤、中枢神经系统等器官，病程可为急性、亚急性和慢性。根据病原菌侵犯的部位不同可分为鼻脑毛霉病、肺毛霉病、胃肠道毛霉病、皮肤毛霉病、播散性毛霉病、新生儿毛霉病等类型，其中将皮肤毛霉病介绍如下。

皮肤毛霉病分为：①原发性皮肤毛霉病。原发于皮肤和皮下组织的毛霉菌感染，常继发于烧伤或外伤，皮损表现为进行性增大的皮肤坏死性红色结节，可达数厘米，皮损周围绕以红色环状边缘的苍白圈，可有焦痂形成、中心糜烂或溃疡，伴有脓性分泌物，愈合后有瘢痕形成。此病病程较长，一般不经血行播散，预后较好。②继发性皮肤毛霉病。感染源多为鼻、脑、肺部、胃肠等部位毛霉菌的播散，皮肤表现初起为红斑、结节伴疼痛，继之中央出现坏疽、溃烂，周围苍白，外围出现水肿性红斑，并逐渐扩展，进展迅速，预后差。

辅助检查 ①真菌镜检：显微镜检查可见厚壁、具折光性的菌丝及膨大细胞，菌丝较粗大，无或少分隔，孢囊梗直接由菌丝长出，菌丝可分支，呈直角。②真菌培养：将脓液、活组织等标本接种于沙氏琼脂培养基上，37℃或25℃条件下培养，初起见菌落呈棉花样，以后渐变为灰褐色或其他颜色。③组织病理：常见化脓性炎症反应伴脓肿形成和坏死，坏死组织中有宽的菌丝，外周围绕狭窄的中性粒白细胞，慢性感染可见肉芽肿反应或化脓性损害和肉芽肿性损害的混合炎症反应。由于毛霉菌有嗜血管性，常累及大血管，血管壁可见坏死和真菌性栓塞，并可引起组织梗死或经血液、淋巴管扩散。组织中菌丝宽，不分支或不规则分支，分支呈直角，壁薄，偶有分隔，菌丝两侧不平行，有时扭曲、折叠或呈其他奇特形态。

诊断与鉴别诊断 毛霉病临床表现无明显特异性，主要依靠临床表现、组织病理和真菌培养等综合考虑，组织病理可通过冷冻切片加甲苯胺蓝染色提高毛霉病诊断的敏感性和特异性，病原学检查是确诊的主要依据。

治疗 主要包括最大程度地去除易感因素，适当的手术清创和合理的抗真菌治疗。早期诊断非常重要，为治疗成功的基础。易感因素主要包括糖尿病酮症酸中毒、严重营养不良、大面积严重烧伤、外伤、手术、白血病、淋巴瘤、艾滋病或其他严重的消耗性疾病或长期使用免疫抑制剂、糖皮质激素等，及时纠正和控制易感因素与此病预后有极大的关系。毛霉病早期病灶较为局限，发展迅速，由于病灶周围坏死组织影响抗真菌药物的渗透，及时、适当的外科清创，再联合抗真菌药物治疗比单一抗真菌治疗效果更明显。两性霉素B及其脂质体对毛霉病的治疗有效，为一线用药，但不同的毛霉感染菌株对两性霉素B的敏感性差异较大，而大剂量或长疗程的两性霉素B的副作用也使其应用受到限制。肾毒性较小的两性霉素B的脂质体治疗毛霉病前景广阔。虽然，体外实验证实伊曲康唑对毛霉病有一定活性，但治疗成功的病例仅限于个案报告，故只有在体外药敏证实对伊曲康唑敏感才能使用。其他系统抗真菌药物如卡泊芬净、米卡芬净等棘白菌素类抗真菌药，伏立康唑、特比萘芬等均对毛霉菌属不甚敏感，一般不推荐使用，泊沙康唑体外药敏试验显示对接合菌有较高的活性，是有望作为两性霉素B替代治疗的药物，也有报道高压氧和细胞因子可作为一种辅助的治疗方法，以提高疗效。另外，局限性损害可手术切除或清创术。

预后 孤立性皮肤毛霉病治疗得当，预后良好，个别情况下，可发生从皮肤原发性感染部位播散至其他系统，出现鼻脑毛霉病、肺毛霉病或播散性毛霉病时患者死亡率为78%~100%。

（刘维达）

qūméibìng

曲霉病（aspergillosis）

曲霉属真菌所致的感染性疾病。

病因和发病机制 曲霉属真菌在自然界广泛分布，有200多个种，其中少数可以致病，最常见的病原菌是烟曲霉，其次是黄曲霉和黑曲霉，95%以上的曲霉病由这三种致病菌所致。曲霉属于条件致病菌，发病主要与曲霉和宿主之间存在的免疫反应状态相关，发生侵袭性曲霉病相关的危险因素主要有：中性粒细胞及巨噬细胞数量减少（超过3周）或功能异常（慢性肉芽肿病）；骨髓造血干细胞及实体器官移植、肿瘤放化疗、慢性阻塞性肺疾病、重症监护室机械通气，以及长期使用糖皮质激素、细胞毒药物等免疫功能受损的患者。曲霉可通过吸入或皮肤黏膜的破损进入人体而致病，曲霉病的发生多与曲霉孢子进入体内的数量、毒力因素和宿主的免疫状态相关。曲霉的毒力因素主要是胶黏毒素对中性粒细胞吞噬和杀伤的抑制作用；表面活性蛋白在慢性过敏性鼻窦炎中的高表达；曲霉对黏膜和呼吸道上皮细胞的侵入进而侵入血管内皮细胞导致血源性播散。宿主对曲霉的免疫主要包括天然免疫和适应性免疫，前者主要是巨噬细胞识别、吞噬曲霉孢子产生炎症介质，中性粒细胞能通过氧化和非氧化机制破坏菌丝，树突状细胞调节免疫，促进辅助性T细胞的分化和Th1/Th2的平衡；后者指Th1型细胞因子如干扰素-γ防御曲霉感染。

临床表现 曲霉病可以累及多个器官，受累部位不同临床表现也各异，最常见的为肺曲霉病，其次为鼻窦和脑曲霉病，眼、耳、心、肾、骨、胃肠道和皮肤等也可受累。临床表现包括过敏、寄生和侵袭三大类，其中侵袭性曲霉病危害最大。

皮肤曲霉病临床少见，可分为：①原发性皮肤曲霉病，曲霉在受损皮肤处直接种植引起，通常发生在静脉导管穿刺处、伤口创面、闭合包扎部位、皮肤烧伤部位等，临床表现为坏死性溃疡、增殖性丘疹、结节和皮下脓肿等。②继发性皮肤曲霉病，是侵袭性曲霉病经血行播散至皮肤所致，可表现为脓疱，中央坏死，上覆黑痂，边缘隆起，并可形成溃疡，也可表现为皮下结节、肉芽肿性损害。

辅助检查 曲霉病的组织反应分为：①坏死性病变：曲霉侵入血管壁，引起血管破坏、血栓形成和组织坏死，中心坏死区内可见曲霉成分，外围有中性粒细胞浸润和出血。②肉芽肿改变：由上皮样细胞和巨细胞组成，伴中性粒细胞和淋巴细胞浸润，可见短而簇集的菌丝。③化脓性改变：大量中性粒细胞浸润，脓肿内有曲霉成分。苏木精-伊红（HE）染色、六胺银（GMS）染色或过碘酸希夫（PAS）染色可见曲霉菌丝，菌丝分隔，呈45°角叉状分支，典型排列成放射状或平行排列向同一方向分支生长。

皮损脓肿等标本直接镜检可见曲霉菌丝，形态与病理组织中所见相同，取自空洞中的标本有时可见典型的曲霉分生孢子头标本，接种于沙氏琼脂培养基，室温培养，菌落生长快，呈毛状，镜检可见具有特征性的分生孢子头和足细胞。移种于曲霉鉴定标准培养基上，根据菌落形态、颜色和镜下特征可鉴定至种。血清学检查：曲霉半乳甘露聚糖抗原检测和1,3-β-*D*-葡聚糖检测，适用于侵袭性曲霉感染早期诊断，曲霉半乳甘露聚糖抗原检测前者为曲霉特异性，但两个试验敏感性和特异性都存在一定的缺陷，可出现假阴性和假阳性。胸部X线和CT检查有助于发现曲霉球的特征。

诊断与鉴别诊断 曲霉病无特异性的临床表现，诊断必须依靠真菌学检查才能确诊，当确诊较难时，可以结合患者的高危因素、临床表现，依据相关检查综合判断。此病需要与其他真菌、细菌等感染引起的疾病相鉴别。

治疗 首先，应当治疗原发病，去除诱发因素；其次，应当根据不同的感染部位和感染类型选择不同的治疗药物，可供选择的药物包括伏立康唑、两性霉素B及其脂质体制剂、伊曲康唑、泊沙康唑、卡泊芬净和米卡芬净。伏立康唑是侵袭性曲霉病初始治疗的标准药物，单一药物疗效不佳时可以两种药物联合应用。另外，对于肺部曲霉球或局限性损害可以采取手术切除，从而达到完全治愈的目的。

预后 曲霉病与患者的免疫状态密切相关，如能迅速扭转免疫抑制状态配合充分抗真菌治疗可以达到较好疗效。另外，早期诊断、早期治疗也是治疗成功的关键。

预防 对于高危患者可以预防性应用抗真菌药物以防止感染。

（李若瑜　余　进）

zǔzhī bāojiāngjūn bìng

组织胞浆菌病（histoplasmosis）

荚膜组织胞浆菌所致的深部真菌病。

病因和发病机制 荚膜组织胞浆菌（*Histoplasma capsulate*）是双相真菌，该菌有两个变种，即荚膜型变种和杜波型变种。正常人在吸入少量的荚膜组织胞浆菌孢子后不引起任何症状，当吸入大量孢子或免疫受损或患其他疾病时，产生不同程度的肺部或播散性感染。

临床表现 ①急性肺组织胞浆菌病：多数有症状者表现为流感样症状，1~3周内自愈，也可有无菌性关节炎或关节痛、多形红斑或结节性红斑样皮损。②慢性肺组织胞浆菌病：常见症状为咳痰、咳嗽、发热、盗汗、胸痛，慢性纤维化和空洞的患者最主要的症状为咳嗽、多痰和咯血。③播散性组织胞浆菌病：多见于免疫抑制患者和幼儿，急性感染表现为高热、寒战、食欲缺乏、消瘦、肝脾肿大和贫血，免疫系统正常的患者多呈慢性过程，表现为间歇性低热、体重下降等，常伴皮肤黏膜损害，皮损开始为丘疹或有脐凹的结节，发展成浸润性斑块并形成溃疡，溃疡呈穿凿形伴疼痛，易继发感染，引起皮下脓肿形成窦道。

辅助检查 ①真菌镜检：患者的外周血涂片经瑞特、吉姆萨或过碘酸染色，可见小的、卵圆形孢子，常群聚于巨噬细胞内。②真菌培养：25℃沙氏培养基呈菌丝相，37℃血琼脂培养呈酵母相，显微镜下观察，菌丝相可见特征性的大分生孢子，直径8~14μm，表面有指状突起。37℃酵母相的形态特征与直接镜检所见相同。③组织病理：单核吞噬细胞系统最常被侵犯，孢子多在细胞内，苏木精-伊红（HE）染色示圆形和卵圆形小体，外围一层有如荚膜的透亮晕，过碘酸希夫（PAS）染色不能发现荚膜，外围包绕一层红染的细胞壁，此为荚膜组织胞浆菌荚膜变种。④血清学试验：包括补体结合试验和免疫扩散试验，前者敏感性高，后者特异性高。

诊断与鉴别诊断 根据临床表现、真菌检查和组织病理可确诊。此病各期均要与结核鉴别，急慢性肺组织胞浆菌病还应与其他细菌、病毒和真菌引起的肺部感染、弥漫性肺间质纤维化等鉴别，播散性组织胞浆菌病还应与利什曼病、马尔尼菲青霉病、布氏杆菌病、传染性单核细胞增多症、淋巴瘤等鉴别。

治疗 严重的播散性组织胞浆菌病采用两性霉素B治疗，疗程2~10周，无明显免疫抑制者可采用伊曲康唑、酮康唑或氟康唑治疗，疗程3~12个月，唑类药物也可用作维持治疗。

预后 急性肺组织胞浆菌病多数可自愈。慢性肺组织胞浆菌病呈慢性进行性过程，有时可自愈，有时可因肺衰竭导致死亡。播散性组织胞浆菌病如不治疗数周内可导致死亡。艾滋病患者合并组织胞浆菌病预后差。

预防 初到流行区的人应防止吸入带菌的灰尘；避免外伤；在鸟笼、鸡舍等处常有组织胞浆菌污染，应避免接触；实验室工作人员应特别注意预防感染。

（李若瑜　余　进）

yáshēngjūnbìng

芽生菌病（blastomycosis）

皮炎芽生菌所致慢性化脓性肉芽肿性疾病。皮炎芽生菌（*Blastomyces dermatitidis*）为双相型真菌，在自然界以菌丝形式存在，在感染的组织中则为大的圆形芽生孢子。感染发生于吸入散布在空气中的皮炎芽生菌孢子后，肺常为原发感染部位，一些患者感染自行消退，少数患者感染可波及皮肤、骨、前列腺和其他器官导致发病。主要表现为化脓性肉芽肿，肺脏最先受累，25%~40%有肺外疾病，皮肤是最常见的肺外感染部位，其次为骨骼、前列腺和中枢神经系统，还可累及淋巴结、肾上腺、眼部等。

皮肤芽生菌病分为原发性和继发性，原发性皮肤芽生菌病好发于暴露部位，如手足和头面部，多由外伤接种感染，开始为丘疹或脓疱，逐渐形成结节或无痛性下疳样溃疡，伴局部淋巴结肿大，结节沿淋巴管分布，似孢子丝菌病，皮损中病原菌多，预后好。继发性皮肤芽生菌病70%以上由肺部感染随血液播散引起，或患者含菌痰液自我接种引起，或身体其他部位病灶播散至皮肤，好发于面部、上肢、颈部和头皮，表现为无痛性、边界不规则隆起的疣状增生，期间有小脓肿，压之有脓液溢出，或表现为溃疡，向四周缓慢扩大，中央可消退或形成瘢痕，局部淋巴结不肿大，皮损中病原菌少。辅助检查：①直接镜检。10%氢氧化钾溶液、过碘酸希夫（PAS）染色等直接镜检可见到特征性的宽基、单极出芽、厚壁酵母样细胞。②真菌培养。室温下可观察到白色绒毛状霉菌生长，37℃时呈褐色、有皱褶的酵母样菌落生长。③组织病理。皮肤芽生菌病表现为化脓性肉芽肿，在早期的脓肿内及晚期的巨细胞或组织内均可找到厚壁、芽生孢子。④血清学试验。多采用补体结合试验和免疫扩散法，前者特异性差，后者特异性较高。根据临床表现、真菌和病理检查可确诊。此病应与结核病、球孢子菌病、副球孢子菌病、孢子丝菌病、念珠菌病、梅毒等鉴别。治疗首选两性霉素B，也可先用两性霉素B，病情稳定后改为伊曲康唑维持，两性霉素B脂质体也可以应用，唑类药物如伊曲康唑、酮康唑、氟康唑和伏立康唑也可选用。病灶局限的患者可以切除，如有脓肿应切开引流。慢性皮肤芽生菌病预后较好，皮损愈合后可留下萎缩性瘢痕。注意避免接触传染此病。

（李若瑜　余　进）

zhuósèyáshēngjūnbìng

着色芽生菌病（chromoblastomycosis）

暗色真菌引起的皮肤及皮下组织的慢性感染性肉芽肿性疾病。又称着色霉菌病。世界性分布，其中热带和亚热带地区最常见。其突出特征是在组织中形成暗色、厚壁、分隔的细胞，或称硬壳小体。此病多发生于免疫功能健全患者，病程持久，迁延不愈，瘢痕挛缩可致残而使患者丧失劳动力。

病因和发病机制 病原体为几种环境中腐生的暗色真菌，主要包括卡氏枝孢霉、裴氏着色霉、曼诺弗拉（monofora）着色霉和疣状瓶霉等。暗色真菌菌丝和（或）孢子的壁含有黑色素，故菌落呈黑色或褐色。发病多通过皮肤的微小外伤种植侵入真皮或皮下组织，进一步增殖引起病变。其细胞壁的黑色素是一个比较公认的毒力因子。

临床表现 好发于四肢等暴露部位，早期皮肤损害在局部外伤后出现小丘疹、脓疱，以后逐渐增大为结节，表面破溃、溢液、溢脓、结痂，损害逐渐扩展融合，典型损害呈疣状或菜花状境界清楚的斑块或结节，中心消退，形成瘢痕，周围进展，可形成散在的卫星状损害。在一处损害上可见静止与发展的病变共存。在疣状增生的表面可见到黑色点状血痂，内含较多经过表皮排出的菌体成分，有助于诊断。可伴淋巴回流障碍。此病的自觉症状轻微，可有微痒感，继发细菌感染可发生疼痛。好发于四肢暴露部位。常见合并症有瘢痕挛缩、象皮肿、继发细菌感染、继发鳞状细胞癌。

辅助检查 直接显微镜检查脓液或分泌物中可见棕色圆形分隔的厚壁孢子，称为“硬壳小体”，具有诊断意义。取分泌物、脓液，最好是活组织进行真菌培养可产生绒毛样暗棕色或黑色菌落，在马铃薯琼脂或玉米琼脂培养基上生长良好，产孢丰富。真菌培养可帮助确诊，根据其产孢结构特点可对其进行鉴定。部分菌种需要通过聚合酶链反应（PCR）对核糖体基因进行序列分析来鉴定。组织病理检查为慢性化脓性肉芽肿性炎症，表现为表皮假上皮瘤样增生，真皮肉芽肿、微脓肿形成和纤维化；含上皮样细胞、多核巨细胞、中性粒细胞、淋巴细胞、单核细胞、浆细胞、嗜酸性粒细胞等。多核巨细胞内或细胞外的微脓疡中可见单个或成堆排列的硬壳小体。

诊断与鉴别诊断 根据典型的临床表现结合辅助检查容易确诊。发生于四肢远端的慢性疣状增生性斑块和结节，可伴有脓肿和溃疡，应结合真菌直接显微镜检查、真菌培养及组织病理学的检查结果，发现纵横分隔的硬壳小体有诊断意义。此病主要应与暗色丝孢霉病、孢子丝菌病、疣状皮肤结核（见皮肤结核）、皮肤非典型分枝杆菌病感染相鉴别。

治疗 包括外科治疗，物理治疗，药物治疗。有时应将几种方法结合起来进行综合治疗。①外科治疗：主要是局部切除，适用于早期孤立性的损害，广泛深部切除后一般不易复发。对于大面积损害者可在服药治疗后1~2个月行大面积切除和皮肤移植术。②物理疗法：根据病原体不耐高温的特点行局部加热疗法，以抑制其生长繁殖。冷冻、激光、X线照射、电烧灼等方法均可应用于小面积的皮损。有应用药物联合光动力疗法治疗此病取得成功的报道。③药物治疗：可局部选用0.25%两性霉素B溶液进行损害内注射，或3~6mg/ml的两性霉素B溶液外擦。系统用药首选伊曲康唑，也可选用特比萘芬、泊沙康唑。两性霉素B适用于损害广泛、病情顽固、多种治疗均失败的病例，可与氟胞嘧啶合用。伊曲康唑和特比萘芬联合治疗对于单药治疗无效者显示了良好的疗效，且耐受性好。

预后和预防 着色芽生菌病治愈率低，疗程长，复发率高。泛发患者的治疗目的主要是控制疾病的活动度，防止病情进一步扩散。防止外伤，及早治疗。

（李若瑜　余　进）

ànsèsībāoméibìng

暗色丝孢霉病（phaeohyphomycosis）

多种细胞壁含有黑色素的暗色真菌所致的浅表组织、皮肤、皮下乃至深部脏器的感染性疾病。艾洛（Aiello）在1974年提出，主要是为了区别于着色芽生菌病，特指病原菌在组织中形成暗色的酵母样细胞、假菌丝或菌丝样结构的一大类感染。随着免疫受损患者的不断增多，其发病有逐渐上升趋势，此病顽固难治，严重的脑部感染常可危及生命。

病因和发病机制 常见的病原体有外瓶霉、班氏枝孢瓶霉、离蠕孢和凸脐孢等，为土壤和植物腐生菌，属于子囊菌门中的刺盾炱目和座囊菌目。此病的发生与宿主的免疫功能状态密切相关，多发生于长期使用糖皮质激素、化疗药物，以及糖尿病及器官移植等免疫受损患者。表浅损害的感染途径可能与外伤有关，深部感染的发生可能与吸入或血行播散有关。

临床表现 可累及多个器官。皮肤和皮下组织受累最常见，10%~30%的患者有外伤史。主要表现为肉芽肿性结节、斑块、脓肿或囊肿，位于头面部及四肢暴露部位者居多。常无明显自觉症状，一般单发，偶有多发。鼻受累引发暗色真菌性鼻窦炎，常有过敏性鼻炎，细菌性鼻窦炎或鼻息肉病史。病程慢性，早期无明显自觉症状，可局限在鼻腔或逐渐向周围组织扩展。出现鼻塞或面部疼痛时，已有较大团块充满一个或数个窦腔。一般不伴全身症状。中枢神经系统暗色丝孢霉病较常见，主要由鼻窦损害蔓延而来或经血行播散发生。临床症状与细菌性脑脓肿相似，头痛最常见，可持续数周或数月，无明显发热。累及角膜发生暗色真菌性角膜炎，多有角膜外伤史，早期表现为角膜刺激症状，继而出现角膜溃疡，甚至出现穿孔导致失明。

辅助检查 直接显微镜检查可见暗色规则或串珠状菌丝、发芽或不发芽的酵母细胞而非厚壁分隔细胞。真菌培养在沙氏琼脂上可形成绒毛样或酵母样暗棕色或黑色菌落。在马铃薯琼脂上产孢丰富。根据其产孢结构特点对病原菌进行鉴定。部分菌种需要通过聚合酶链反应对核糖体基因进行序列分析来鉴定。组织病理检查基本病理变化为化脓性肉芽肿。组织中含有多核巨细胞、上皮样细胞、中性粒细胞、浆细胞，偶见嗜酸性粒细胞等多种炎症细胞浸润，可见棕色分隔的菌丝或串珠状菌丝，有时含有厚壁、肿胀的酵母样细胞。损害也可为限局性单发囊肿，可有包膜包裹。鼻窦受累时可伴嗜酸性粒细胞轻度增加。中枢神经系统受累可有白细胞轻度增高，脑脊液中糖含量下降等。电子计算机断层扫描技术（CT）和磁共振（MRI）对发现鼻部及脑部的病变有帮助。脑部病变CT检查为低密度损害伴强化边缘，与细菌性脑脓肿难以区别，应结合真菌学及病理检查的结果判断。

诊断与鉴别诊断 根据典型临床表现并结合组织病理及真菌学等实验室检查可以诊断。应与着色芽生菌病、其他原因所致的角膜溃疡、慢性鼻窦炎、颅内占位性病变（细菌性脑脓肿、脑肿瘤）鉴别。

治疗 包括药物治疗和外科治疗等。有时联合几种方法进行综合治疗。三唑类药物和两性霉素B对外瓶霉感染疗效较好；氟胞嘧啶对班氏枝孢瓶霉有效，可与两性霉素B合用。为减少耐药，减轻不良反应，提倡联合用药（两性霉素B与氟胞嘧啶及伊曲康唑；伊曲康唑与特比萘芬）。新三唑类药物伏立康唑、泊沙康唑及棘白菌素类药物也开始应用于此病的治疗。有棘白菌素类药物与两性霉素B或唑类药物联合应用的报道，特别对脑部损害。也有免疫调节治疗（如γ-干扰素、集落刺激因子等应用）的报道。局部外用5%那他霉素悬液或眼膏对早期角膜损害有效。也可采用结膜下注射咪康唑或氟康唑。对于脑暗色丝孢霉病、鼻窦损害及某些单发的皮肤损害，在服用抗真菌药物1~2个月后可考虑行手术切除，术后应继续抗真菌治疗。

预后 局限性损害如早期发现、及时治疗则预后较好。免疫受损患者易发生播散性感染，预后差，特别是发生在脑部的感染病死率很高。

（李若瑜　余　进）

liándāojūnbìng

镰刀菌病（fusariomycosis）

镰刀菌引起的皮肤、眼睛及内脏器官感染性疾病。免疫正常者局部感染与外伤有关，免疫抑制患者可出现侵袭性感染。

病因和发病机制 镰刀菌中主要有茄病镰刀菌、串珠镰刀菌、层生镰刀菌、尖孢镰刀菌、半裸镰刀菌、胶孢镰刀菌等。对于免疫力正常的人群来说，镰刀菌主要引起外伤导致的局部感染。但是对于恶性血液病、再生障碍性贫血、器官移植或正接受化疗的患者来说，镰刀菌会导致侵袭性感染。粒细胞和巨噬细胞在对该菌的免疫防御上起着重要作用。

临床表现 主要累及皮肤和眼部等。

皮肤镰刀菌病 表现为疼痛性红斑或丘疹，黑色坏死性溃疡；可有薄的红斑性边缘似靶；多发性红斑性皮下结节；广泛的蜂窝织炎，伴或不伴筋膜炎。

角膜镰刀菌病 最常见，多见于农村收获季节，男性多见。常眼角膜被谷物擦伤或碰伤。起病缓慢，眼部疼痛、畏光、红肿、视物模糊。检查可见角膜有浅部溃疡，溃疡边缘不整齐，溃疡基底部呈白色，有黏液、脓性分泌物。溃疡周围可有卫星状损害，严重者可有前房积脓。如果治疗不及时，可以引起角膜穿孔，导致失明。

镰刀菌性内眼炎 常由真菌播散引起，有眼部肿胀、疼痛、视力受损等。

播散性镰刀菌病 常见于中性粒细胞减少症患者和骨髓移植接受者。吸入孢子或来源于皮肤或甲。其临床表现在一些方面类似于曲霉病，镰刀菌侵犯血管，引起血栓形成和组织坏死。在中性粒细胞减少患者身上最常见的表现是持续发热，对广谱抗生素治疗无效。

足菌肿 多由外伤引起，病变多在外露部位。有假性肿瘤、窦道瘘管和排出颗粒，镰刀菌引起足菌肿的颗粒为白色。

辅助检查 直接显微镜检查可见分枝、分隔的透明菌丝，与曲霉的镜下特征相似。取组织或者血液等无菌体液培养。用于镰刀菌鉴定的培养基有燕麦培养基或者马铃薯葡萄糖琼脂等。菌种鉴定根据显微镜下特征表现。

诊断与鉴别诊断 许多气传真菌是普通培养污染菌，而仅以分离出真菌作出诊断是不够的。甚至当同一种真菌多次被重新分离出，仍必须怀疑诊断，除非在组织病理切片中证明有真菌，再结合培养分离出的病原体，以此与其他真菌病相鉴别。需与曲霉、念珠菌及暗色真菌感染相鉴别。

治疗 镰刀菌对多种抗真菌药物不敏感，系统用药可以选择两性霉素B脂质体、伏立康唑或者泊沙康唑。逆转患者免疫抑制状态对疗效有重要影响。对于皮肤镰刀菌病有时要配合外科清创术。角膜镰刀菌病主要外用抗真菌药物治疗，首选那他霉素，两性霉素B部分有效，辅以板层角膜移植或者穿透性角膜移植。侵袭性感染预后不佳。避免外伤。

预后 免疫正常患者局限性感染，系统治疗辅以外科手术可以治愈。对于免疫抑制患者的播散性感染，预后不佳，抗真菌治疗有效率仅为50%左右。

预防 避免外伤。

（李若瑜　余　进）

dìméibìng

地霉病（geotrichosis）

白地霉引起的主要累及口腔、肠道、支气管、肺和皮肤的真菌病。白地霉是一种腐物寄生性真菌，广泛存在，可自蔬菜、青草、肥料和土壤中分离出来，亦可在正常人的皮肤、黏膜、消化道、痰及粪便中检出，当机体抵抗力降低时易感染发病，但是，有家庭小流行的报告。此病传染途径可以是内源性的，如消化道，亦可以是外源性的，如从皮肤、黏膜破损处侵入机体而致病。发病机制不详。

临床表现 ①口腔地霉病：在口腔黏膜上出现白色斑片，如鹅口疮样，有时稍带黄色，斑片与黏膜黏着疏松，病变可波及咽喉及扁桃体。②肠道地霉病。表现为慢性结肠炎，有腹痛、腹泻、脓血便等。③支气管地霉病：较常见，症状如慢性细菌性支气管炎，有持久的咳嗽，黏胶样或胶质样痰，有时带有血丝，在肺底可听到粗糙啰音，伴低热。④肺地霉病：较常见。症状类似肺结核，体温升高、脉搏加快、呼吸急促、脓性黏痰常带血丝；白细胞增加；有时伴有肺空洞。⑤皮肤地霉病：少见，局部皮肤受感染后，出现鳞屑性红斑、瘙痒；可侵犯皮下，发生脓肿；一般无全身症状。⑥其他：皮肤、黏膜及内脏感染的地霉病菌偶可侵入血液引起地霉败血症，好发于慢性消耗性疾病患者，此病罕见，病情凶险。

辅助检查 ①真菌镜检：标本取自口腔黏膜白色斑片、痰、粪、皮肤鳞屑、脓液及活检组织等，经KOH溶液处理后，镜检可见长方形关节孢子或圆形孢子，两关节孢子之间无间隙。革兰染色阳性。②真菌培养：在葡萄糖蛋白胨琼脂基上，室温生长快，菌落为膜状，湿润，稍干燥，灰白色，有黏性。在37℃亦能生长，显微镜下可见菌丝分裂成关节孢子。③组织病理检查：无特异性改变，可呈化脓性、坏死性或肉芽肿样损害，间或可见浸润的细胞中有散在或成簇酵母样孢子或关节孢子，关节孢子呈椭圆形或球形，有时可呈长方形。

诊断与鉴别诊断 依靠病史、临床症状和体征可初步诊断，确诊需要依靠真菌镜检和培养。由于地霉属于条件致病菌，从正常人的口腔、肠道等处可检出白地霉，此病的诊断需根据多次检查白地霉阳性，部分患者需要综合试验治疗、临床表现等多方面的依据方能确诊，需要与念珠菌、毛孢子菌等感染性疾病鉴别。

治疗 口腔地霉病可用制霉菌素混悬液涂布，局限性的皮肤地霉病可手术切除。肠道地霉病可口服制霉菌素。肺、支气管地霉病可口服碘化钾溶液或两性霉素B溶液气雾吸入疗法。也可试用氟康唑、伊曲康唑等三唑类抗真菌药物。积极治疗，预后良好。

（李若瑜　余　进）

bíbāozǐjūnbìng

鼻孢子菌病（rhinosporidiosis）

希伯鼻孢子菌引起的主要侵犯鼻和鼻黏膜以慢性肉芽肿为特征的感染性疾病。多发于农村地区，在公共池塘中洗澡或者在稻田等污水中作业的人群中流行。病原体主要为希伯鼻孢子菌，一种可产生内孢子的真菌，不能用培养方法进行分离，动物接种也未成功。人类受感染的机制尚不清楚，死水池是一个重要的传染源。希伯鼻孢子菌腐生于土壤、尘土和污水中，因此手沾染后揉眼或鼻部可有感染的机会，另外有时粉尘也会污染鼻及眼部。外伤是一个非常重要的因素。

常可产生大的息肉、肿瘤、乳头瘤或疣样损害，常为有蒂状损害。鼻部是较常见的受累部位，可有外伤史，男性多见。早期损害为脆性、蒂状或菜花状位于黏膜表面的息肉，有异物感，常见于鼻中隔黏膜、鼻内甲及鼻底黏膜。鼻腔分泌物可呈黏液或血性黏液，常有鼻出血。皮肤受累很少见，常常从黏膜皮肤处发生或因自家接种而感染，为疣状结节及肉芽肿样损害。播散性鼻孢子菌病可由手术血源播散引起，呈坚实、硬、皮下无痛的结节。还可累及结膜、泪囊、泪管、睑、巩膜、尿道等，出现相应的表现。

真菌显微镜检查可见较大的圆形或椭圆形的厚壁孢子囊，成熟的孢子囊内可有大量孢子囊孢子。在分泌物中大多只见孢子，偶见孢子囊。组织病理检查发现表皮常增厚，在一些地方可变薄，成熟的孢子囊常位于此处。在另一些地方形成血管、纤维黏液性结缔组织损害，其中有各期的孢子囊。细胞浸润为浆细胞、淋巴细胞、组织细胞和白细胞等，偶有嗜酸性粒细胞，也可见巨细胞。

鼻黏膜等部位出现有蒂或无蒂的息肉或结节时应考虑此病的可能。组织病理检查可见大量孢子囊孢子及不同时期的孢子囊，一般容易诊断。但需与鼻中隔的纤维血管瘤、出血性息肉、乳头状瘤，生殖器部位的尖锐湿疣，疣状皮肤结核（见皮肤结核）鉴别。

内科疗法无特效药物，故外科切除是当前唯一的根治方法。服用氨苯砜作为辅助治疗，氨苯砜对炎症及肉芽肿性病变有抗炎作用。另外，也可辅以局部注射两性霉素B。酮康唑加氟胞嘧啶治疗也有效。预后较好，经外科和辅以药物治疗可根治。避免接触污水。

（李若瑜　余　进）

qiúbāozǐjūnbìng

球孢子菌病（coccidioidomycosis）

粗球孢子菌引起的感染性疾病。

病因为粗球孢子菌，是毒力最强的真菌，当吸入粗球孢子菌的关节孢子后，多数人仅引起短暂、轻度的肺部感染，在免疫抑制或易感人群中，引起慢性肺部感染或播散性感染。当组织损伤或出现炎症时易感染，在 HLA-A_9者、应用糖皮质激素和免疫抑制剂者、器官移植者、艾滋病患者易发生播散感染。

此病主要累及肺部，皮肤感染不多见。原发性皮肤球孢子菌病非常少见，多在外伤后接种感染，好发于农民、护士、殡仪馆工作人员和实验室工作者，皮损表现与孢子丝菌病相似。继发性皮肤球孢子菌病多由播散性肺部球孢子菌病引起，主要皮损包括4种类型。①丘疹、脓疱、斑块、脓肿和窦道：面部特别是鼻唇沟最常受累，面部受累作为疾病发展为脑膜炎的指征，HIV 感染者丘疹类似传染性软疣。②溃疡：呈下疳样损害。③中毒性红斑样损害：见于疾病早期，与接触性皮炎相似。④多形红斑和结节性红斑：皮损可单发，也可与肺部症状等伴发。

辅助检查：①直接镜检：将标本经过10%KOH 处理后可见特征性的大的、厚壁的、含有内孢子成分的球形体。②真菌培养：25℃培养呈菌丝相，37℃培养呈酵母相，菌落呈棉花样，日久呈粉末状。必须在Ⅲ级生物安全柜中进行，接种在试管或瓶中。由于培养中的关节孢子浓度较高，易于播散且有高度的传染性，操作须十分仔细。③组织病理：急性期可见化脓性损害，脓肿中可见球状体，含有内孢子，真皮血管周围混合炎细胞浸润。慢性期可见肉芽肿反应。④血清学试验：常用补体结合试验和免疫扩散试验，有助于诊断、监测治疗反应和判断预后。

根据临床表现结合组织内发现真菌或真菌培养阳性才能确诊。需与*梅毒*、*鼻孢子菌病*、*皮肤结核*、卤素皮病及其他深部真菌病鉴别。

可进行系统治疗及外科治疗。①系统治疗：两性霉素 B 是最有效的药物，适用于病情严重的患者，酮康唑、伊曲康唑、氟康唑、泊沙康唑适用于轻症患者。②外科治疗：局限性病灶可手术治疗。多数患者预后良好，进行性和播散性球孢子菌病若不治疗，患者可迅速死亡，合并艾滋病者预后较差。应避免进入流行地区，可反复多次肌内注射球孢子菌疫苗。

（李若瑜　余　进）

zújūnzhǒng

足菌肿（mycetoma）　细菌或真菌所致足部以慢性肉芽肿为特点的疾病。侵犯皮肤、皮下组织，有时侵犯邻近骨骼和器官。可通过镜检和分离致病因子来确诊。

病因和发病机制　足菌肿主要分为放线菌性足菌肿（actinomycetoma）和真菌性足菌肿（eumycetoma）两大类，其比例约为1.5∶1。病原体有20多种。最常见产生黑色颗粒的马杜拉霉，产生白色颗粒的尖端赛多孢。病原体常腐生于土壤、腐败植物中，最常见的感染途径为棘刺刺伤，还可由鱼刺扎伤、昆虫或蛇咬伤所致。病原体侵入皮肤、皮下组织后缓慢增殖，有时侵犯邻近骨骼和器官。病程呈慢性过程，可引起中性粒细胞趋化，形成微脓疡，同时引起机体的免疫反应，产生特异性抗体，可用于对疾病的诊断。

临床表现　无论致病菌种类如何，其临床表现基本相似，主要有3个典型特征：局限性皮肤肿胀、窦道形成及颗粒排出。原发损害主要包括脓疱、结节和肿胀。皮损往往自外伤部位开始，逐渐扩展，持续数月或数年。损害初起为限局性皮下肿胀性小结节，坚硬或橡皮样，无痛。逐渐发展表面可形成丘疹、脓疱，受累组织明显肿胀。损害范围逐渐扩大可形成多数由窦道相连的小脓肿，一般3～6个月可穿破窦道，表面有多个瘘管排出浆液性、血性或脓性液体，其中可见不同颜色的颗粒。可侵犯骨骼。足菌肿的好发部位为四肢暴露部位，但以足部最多见，多发于赤足者。足以外的发病部位包括手、下肢等。此病全身症状轻微，损害极少多发，虽然骨骼较常受累，但肌肉较少受累。一般沿淋巴系统播散，无明显血源播散趋势。

辅助检查　需进行微生物检查。①颗粒检查：对于足菌肿的诊断最重要的是找到颗粒并对颗粒的特点进行鉴定。肉眼观察多数真菌性颗粒呈黑色，诺卡菌颗粒一般呈白色，白乐杰放线菌呈红色，小白色颗粒和黄白色颗粒可源于放线菌或真菌。②真菌镜检：将颗粒用玻片压成两个涂片，用20%氢氧化钾溶液或革兰染色直接显微镜检查，可见颗粒由菌丝和孢子交织形成团块。放线菌性颗粒中的菌丝纤细，直径小于1μm。真菌性颗粒中含有短菌丝，直径2～4μm，其末端和颗粒的周边可有许多肿胀细胞，有时尚可见厚膜孢子。③培养检查：先将颗粒用70%酒精和含有抗生素的生理盐水冲洗后置于沙氏琼脂培养基或脑心浸液琼脂上培养。为了提高阳性率，应同时接种多个平皿，一部分放置在25℃，一部分放在37℃培养，由于放线菌生长很慢，培养时间要达到6周以上。得到相应的病原体后，根据其形态学特征及营养需要等进一步鉴定菌种。

诊断与鉴别诊断 根据典型临床表现：局限性皮肤肿胀、窦道形成及颗粒排出；组织病理突出表现为组织中存在由病原体和机体的坏死组织共同形成的颗粒；X线检查显示特征性的表现为局灶性骨质破坏伴空洞形成。一般放线菌性损害范围小而数量多，真菌性损害常单发，较大（直径大于10mm），界限清楚、结合辅助检查不难作出诊断。需与慢性感染性疾病相鉴别。

治疗 应根据病原体种类不同分别对待，放线菌性足菌肿可用多种抗生素联合治疗，治愈率较高。磺胺类为首选药物，氨苯砜也可作为一线药物，平均疗程9个月。真菌性足菌肿还存在较多困难，应以抗真菌治疗为主，如出现骨损害数目少，局限有包膜或严重组织破坏时，可考虑外科手术清创治疗，但应与内用药（伊曲康唑、酮康唑或两性霉素B）结合治疗。大多数真菌性足菌肿的最佳疗法是手术治疗。

预后 治疗疗程较长，部分患者疗效不佳，可能会导致截肢。

预防 避免赤足，避免外伤。

（李若瑜 余 进）

Mǎ'ěrnífēiqīngméibìng

马尔尼菲青霉病（Penicilliosis marneffei）

马尔尼菲青霉所致深部真菌病。此病有地方流行性，中国南方和东南亚地区为流行区，大多数患者均有过疫区生活史。此病临床表现多样，好发于各种原因引起的免疫抑制患者，易侵犯单核巨噬细胞系统，可引起真菌败血症，如不及时治疗，死亡率很高。

病因和发病机制 马尔尼菲青霉（*Penicillium marniffei*）是青霉属中唯一的温度依赖性双相型真菌，该菌可从中华竹鼠体内分离到，免疫力正常小鼠腹腔接种后可以致病。人类自然感染马尔尼菲青霉的途径尚不十分明确，已知竹鼠为其自然宿主，人可能因为进食竹鼠或接触被竹鼠污染的植物而传染此病，此菌主要寄生于细胞内，宿主主要依靠细胞免疫清除病原体，马尔尼菲青霉有明显的嗜单核巨噬细胞系统的倾向，可能是单核巨噬细胞表面有相应的受体，该菌可能有抵抗消化酶且存活于巨噬细胞胞质中的能力。

临床表现 患者的临床表现一般为慢性渐进性过程，最常见的表现是发热、贫血、咳嗽、体重明显下降和体力衰竭。皮肤及皮下损害是该病较突出的临床症状，在合并有艾滋病的马尔尼菲青霉感染患者中，80%以上可出现皮肤损害，部分患者以皮损为初发症状。最常见的皮损为多发性传染性软疣样丘疹，中央有坏死、脐凹，此外，还可出现痤疮样小脓疱、结节、多发性无痛性皮下冷脓肿、皮肤慢性溃疡等，皮疹好发于面、颈部，也可发生于躯干、四肢。

约30%患者可出现骨和关节损害，全身骨骼均可受累，病变主要发生于肋骨、四肢骨、腰椎、肩胛骨等，损害单发或多发，表现为寒性骨脓肿，瘘管形成，X线检查可显示明显的溶骨性损害，四肢大关节及手足指趾关节受累时会肿胀，局部破溃、流脓，无明显疼痛。消化系统症状多有呕吐、腹泻、肝脾肿大、肝脓肿等，肠受累时可引起肠穿孔，导致腹膜炎。此外，部分患者还有口腔黏膜损害，但中枢神经系统及肾上腺等内分泌系统较少累及。

辅助检查 ①涂片镜检：标本涂片直接镜检可帮助早期诊断，可采用患者骨髓涂片、皮肤或淋巴组织活检印片、溃疡分泌物涂片、血涂片等进行固定后，采用瑞特（Wright）染色、过碘酸希夫（PAS）染色或吉姆萨（Giemsa）染色，显微镜下见到组织细胞内外大小不等的酵母样细胞，直径2~3μm，圆形、椭圆形或腊肠形，部分可有横隔。在组织细胞外尚能见到长形的酵母样细胞，内有1~2个分隔，常大量堆积形成桑椹体。②真菌培养：从血液、骨髓或者组织中分离培养出双相的马尔尼菲青霉是诊断的金标准，除上述标本外，痰及支气管灌洗液、尿粪便等均可用作培养标本。所有标本中，骨髓培养阳性率最高为100%，皮损为90%，血培养为76%。在室温（17~27℃）培养马尔尼菲青霉为菌丝相，培养3天即可产生肉眼可见菌落，1周后菌落表面变为黄绿色绒状，基底红色，培养基中有可溶性酒红色色素产生。镜下见到典型帚状枝，单轮或双轮生，对称或不对称，孢子链长而散乱，有明显的孢间联体。马尔尼菲青霉37℃培养时表现为酵母相，菌落呈酵母菌样生长，颜色为白色至黄白色，表面有脑回样皱褶。镜下见圆形和椭圆形到长形酵母样的菌体。③组织病理检查：PAS或六胺银染色，在病变组织中可见桑椹状或葡萄状排列的酵母样细胞，成堆或散在分布于组织细胞内外，圆形或椭圆形，部分呈腊肠形，可见横隔，这是最特殊且具有诊断意义的。在感染组织内马尔尼菲青霉与组织胞浆菌较难区分，二者的鉴别要点是：马尔尼菲青霉出现腊肠形酵母样细胞，有横隔形成，无出芽；而组织胞浆菌则可见窄颈芽胞，无横隔。

诊断与鉴别诊断 此病往往不具备典型的临床特征，容易误诊，结合患者来自疫区或曾到过疫区，或为免疫缺陷患者，有不规则性发热、进行性消瘦、贫血、肺部症状伴各种皮损或有肝脾及淋巴结肿大等，经骨髓穿刺涂片、皮肤印片或活检组织瑞特染色，可见到巨噬细胞内外分布的典型圆形或卵圆形有明显横隔的酵母样细胞；分离培养出双相的马尔尼菲青霉为确诊该病的金标准。需与组织胞浆菌病、隐球菌病、化脓性骨髓炎和骨结核鉴别。

治疗 两性霉素B可用于严重马尔尼菲青霉感染的患者。伊曲康唑是治疗轻、中度马尔尼菲青霉病的首选用药，也是严重感染序贯治疗药物。酮康唑有较好疗效，但肝毒性较大，应用不多。氟康唑的抗马尔尼菲青霉活性较低，甚至出现耐药菌株。如果伊曲康唑和酮康唑效果不佳时可考虑使用氟康唑，且可以与伊曲康唑联用，伏立康唑疗效肯定，但价格较贵。

马尔尼菲青霉病停药后易复发，故在临床症状好转、血培养或骨髓培养转阴后仍需伊曲康唑预防性治疗半年以上。对于艾滋病合并马尔尼菲青霉菌病推荐的治疗方案为：先静脉滴注两性霉素B，好转后改伊曲康唑口服10周，同时应进行高效抗反转录病毒药物治疗。完成治疗后，应口服伊曲康唑以预防复发，直至$CD4^+$ T细胞升至0.2×10^9/L以上才能停药。

在抗真菌治疗同时可辅以免疫疗法。对于病情危重的患者须注意加强支持疗法，γ干扰素、白介素2、静脉丙种球蛋白等免疫增强剂对该病的治疗有辅助作用。

预后 此病若不治疗死亡率可达91.3%，如果早期诊断，早期治疗是可以治愈的。

预防 对艾滋病等易感患者应避免进入流行区，避免捕食竹鼠等野味对预防该病有重要作用。

（李若瑜　曹存巍）

dòngwùyuánxìng pífūbìng

动物源性皮肤病（skin diseases caused by animals）

在动物界10大门中，能引起皮肤损害的动物有原生动物门、腔肠动物门（刺胞动物们）、扁形动物门、线形动物门、环节动物门、节肢动物门、脊索动物门等。其中较常见的是原虫（属原生动物门）、蠕虫（属扁形动物门和线形动物门）、昆虫（属节肢动物门）等。它们以不同的方式侵袭人体，某些原虫和蠕虫寄生于人体，引起皮肤黏膜和内脏器官损伤；节肢动物门的昆虫纲和蛛形纲中的某些动物，有的寄生于人体，在人的皮肤内完成生活史，有的寄生于其他哺乳动物身上，常常与人交换中间宿主侵害人体，有些与人类无直接的生物学关系，但它们的羽毛、毒刺、分泌物、排泄物等对人体可产生毒害作用，有些昆虫叮咬人的皮肤吸取血液，不仅损伤皮肤，同时传播某些传染病；某些低等的水生动物，如腔肠动物门中的刺胞动物，其刺胞可伤害人体皮肤；脊索动物门中的章鱼和毒蛇刺伤或咬伤皮肤，严重者可引起全身中毒，甚至休克死亡。动物源性皮肤病种类繁多，临床表现也多种多样，原虫和蠕虫所致皮肤病包括皮肤阿米巴病、弓形虫病、血吸虫尾蚴皮炎、皮肤猪囊尾蚴病、棘球蚴病、裂头蚴病、蛲虫病、蛔虫病、匐行疹和利什曼病等；节肢动物所致皮肤病包括疥疮、蠕形螨病、松毛虫皮炎、刺毛虫皮炎、虱病、蚤病、隐翅虫皮炎等。这类疾病的预防措施包括，在生产劳动、野外或海上作业、旅游、游泳时，应加强个人防护，搞好环境卫生，消灭有害动物的滋生地。保持室内清洁干燥，必要时喷洒杀虫剂，同时注意做好个人卫生，勤洗澡，勤换衣，以降低动物源性皮肤病的发生。

（王千秋）

pífū āmǐbābìng

皮肤阿米巴病（amebiasis cutis）

溶组织阿米巴原虫侵犯皮肤、黏膜所致疾病。又称皮肤变形虫病。大都继发于阿米巴性痢疾，临床主要表现为阿米巴溃疡，多继发于肠阿米巴病或阿米巴性肝脓肿，主要发生于肛门及会阴部。世界各地均有发病，以热带、亚热带地区多见。男女均可患病，男性多见，好发于青壮年。中国发病少见，多数继发于肠阿米巴病及阿米巴肝脓肿，主要发生于肛门、会阴部。

病因和发病机制 溶组织阿米巴是皮肤阿米巴病的唯一病原体，根据其生活过程可分滋养体和包囊两个阶段。滋养体阶段能够引起组织溶解，使组织发生坏死引起相应病变，受病原体侵袭能力、寄生环境及机体的免疫功能等多种因素的影响，可见于阿米巴痢疾或皮肤阿米巴患者的稀便及坏死的肠、皮肤、黏膜组织。包囊对外界的抵抗力较强，是疾病传播的主要形态。阿米巴原虫不能侵犯正常的完整皮肤，皮肤受到外伤、结构受到破坏时才能侵犯皮肤致病。一般感染皮肤的途径包括：①阿米巴痢疾患者通过擦伤的肛门直接蔓延；②阿米巴肝脓肿切开引流时，可以通过切口感染皮肤；③阿米巴污染衣服、毛巾、物品等，接触有破损的皮肤表面直接感染；④血行播散引起的转移性脓肿病灶。

临床表现 主要是阿米巴原虫对宿主组织的溶解性破坏作用，引起一系列相应的临床表现，受原虫的侵袭能力、寄生环境及机体的免疫功能等多种因素的影响，分为如下类型。①阿米巴溃疡：多见于阿米巴痢疾的患者，病原体从肛周破损处侵入皮肤组织，形成一个深脓肿，有波动感，若脓肿破溃可形成深溃疡或瘘管。以后破溃形成圆形或不规则形的溃疡，境界清楚，溃疡向四周及深部迅速扩散，可形成数厘米至十几厘米的大溃疡，溃疡面为暗红色的肉芽组织，表面覆盖着坏死组织及脓液，有恶臭味。溃疡的边缘不整齐，边缘可外翻，内缘向内凹陷，呈深在性、穿凿状，表面有咖啡色的分泌物，在分泌物和坏死组织中能查到阿米巴。②阿米巴肉芽肿：在阿米巴溃疡的基础上溃疡底部肉芽组织增生形成肉芽肿，呈高低不平的乳头瘤样结节或菜花状隆起，质地较硬，触之易出血，表面覆有脓血性分泌物，有恶臭，在分泌物中能查到阿米巴。③阿米巴脓肿：阿米巴痢疾或阿米巴肝脓肿患者，肛门周围或腹壁、胸壁处可形成一个深在性的脓肿，有波动感，若脓肿破溃可形成深溃疡或瘘管。④阿米巴皮炎：见于内脏阿米巴病穿破胸壁、腹壁，或由于手术引流，感染引流口周围皮肤而引起炎症。病变皮肤有明显炎症浸润、质硬，呈紫红色，边界清楚，且略高出正常皮肤表面，自觉疼痛。如果向外阴部位侵犯可出现阿米巴性龟头炎、阿米巴性阴道炎、前列腺炎。⑤阿米巴过敏疹：属于非特异性皮疹，可能是机体对阿米巴病原体或毒素等物质产生的变态反应所致。可出现湿疹样、荨麻疹样、痒疹样、痤疮样、酒渣鼻样的皮疹或黏膜黑变病，在这些皮疹中找不到阿米巴，但阿米巴治愈后这些皮疹常会自然消退。

辅助检查 ①组织病理检查：表皮缺损，溃疡形成，边缘表皮增生，棘层肥厚；真皮水肿，有淋巴细胞、浆细胞、中性粒细胞、嗜酸性粒细胞浸润；在坏死组织中常可见到聚集成群的溶组织内阿米巴滋养体，虫体呈圆形或椭圆形，直径20~40μm，胞质呈嗜碱性，内含空泡、红细胞及核碎片，滋养体外周常可见到一空白晕。②病原体检查：从溃疡边缘取材，采取标本涂片后立即在显微镜下检查病原体，发现活动的滋养体内有吞噬的红细胞可以确诊，培养出阿米巴原虫更具有诊断意义。

诊断与鉴别诊断 诊断依据下列标准：①青壮年较多见，男性多于女性，热带、亚热带地区多见。②多继发于肠阿米巴病或肝阿米巴病，由阿米巴侵入破损皮肤引起，发病前有腹痛、腹泻等痢疾样症状。③好发于肛门和会阴部，胸腹壁穿通部位。④深部脓肿，溃疡，增殖性肉芽肿，可呈菜花状隆起。⑤自觉疼痛，有特殊恶臭。⑥溃疡中可检出阿米巴原虫。临床需要注意与性病性淋巴肉芽肿、尖锐湿疣、梅毒性扁平湿疣、结核性脓肿等鉴别。组织病理需要与疣状皮肤结核鉴别，疣状皮肤结核常见结核样结节，坏死组织中无阿米巴原虫。

治疗 ①一般治疗：宜食易消化的食物，保证摄取足量的营养和维生素。急性期应卧床休息并注意饮食，可酌情给予流质、半流质或少渣饮食。有失水或失盐者，应及时补给。有肠出血者，需按情况输血。发生肠穿孔者，应及时手术治疗。②系统治疗：首选甲硝唑。甲硝唑治疗失败可选择依米丁、氯喹、卡巴胂、泛喹酮、喹碘方等。继发细菌感染可以选择四环素、红霉素、新霉素、巴龙霉素等。中药鸦胆子、白头翁、大蒜亦有一定疗效。③局部治疗：局部清洁、换药，可以选择抗生素溶液湿敷，甲硝唑软膏外用，阿米巴溃疡及脓肿可以选择切开引流、清创、病灶切除、植皮、电灼及激光治疗。

预防 早期治疗，隔离患者，做好患者粪便消毒。注意饮水、饮食卫生，水果和生吃的蔬菜要洗净。在流行地区应加强卫生宣教，消灭苍蝇和蟑螂的滋生地，加强水源的管理。

（乌日娜）

gōngxíngchóngbìng

弓形虫病（toxoplasmosis） 刚地弓形虫所致寄生虫病。又称弓形体病、弓浆虫病或毒浆虫病。

病因和发病机制 弓形虫是细胞内寄生的原虫，主要有滋养体（速殖体）、包囊（慢殖体）、裂殖体、配子体和卵囊5种形态。人感染弓形虫主要有两种：一种是先天性感染，指孕妇在妊娠期感染弓形虫后，通过胎盘传给胎儿。另一种是获得性感染，包括：①食入含有包囊或卵囊的水、生肉、蛋等经消化道感染；②与感染弓形虫的猫、狗等亲密接触，经破损的皮肤或黏膜感染；③通过输血或器官移植感染。

急性感染时，弓形虫滋养体在细胞内繁殖，引起细胞破裂，滋养体经血液或经淋巴结播散至全身多个组织器官，并在细胞内迅速增殖，破坏宿主细胞，再侵袭邻近细胞，如此反复，造成局部组织坏死，形成坏死灶和急性炎症反应。随着宿主免疫力的产生，滋养体在细胞内的增殖被抑制并形成包囊，病变活动逐渐停止，进入隐性感染或慢性感染状态，这时组织内存在的是包囊，完整的包囊不引起病理反应，当机体抵抗力下降时，包囊释放并播散，可再次引起上述急性病变，还可引起迟发型变态反应，形成肉芽肿样炎症病变。

临床表现 弓形虫病患者临床表现复杂，先天性弓形虫病和后天性弓形虫病的临床表现不同。①先天性弓形虫病（congenital toxoplasmosis）：大多数被感染的婴儿在出生时为隐性感染，约10%的患儿有脉络膜视网膜炎和失明，20%患儿有全身性疾病和神经系统症状，包括大、小头畸形，脑积水、大脑钙质沉着、癫痫、智力障碍、聋哑、肝脾肿大、黄疸等。皮肤损害通常是出血性或坏死性损害，好发于躯干，少数可见掌跖斑丘疹、剥脱性皮炎及脱发等。②后天性弓形虫病（acquired toxoplasmosis）：大多数为隐性感染而无症状，皮肤表现多样，主要为毛细血管扩张样斑疹、丘疹，还可出现皮下结节、水疱、脱屑、皲裂、口腔溃疡等。少数患者，特别是免疫功能较差的患者，急性期可表现为多器官损害，如淋巴结肿大、视网膜炎、脑炎、脑膜炎、肌炎、肝炎、肺炎和肠炎等。

辅助检查 组织切片、涂片、体液通过吉姆萨或瑞特染色可以找到弓形虫，弓形虫染色试验（Sabin-Feldman dye test，萨宾-费尔德曼染色试验）检测其抗体。另外，Jacobs-Hunde 血凝试验、补体结合试验、间接免疫荧光试验、聚合酶链反应（PCR）及弓形虫素皮肤试验等也有助于确诊。

诊断与鉴别诊断 此病仅凭临床表现难以确诊，必须结合辅助检查。需与淋巴瘤、扁平苔藓、痘疮样苔藓样糠疹等鉴别。

治疗 首选乙胺嘧啶和磺胺嘧啶联合治疗，乙胺嘧啶是叶酸拮抗剂，长期应用需加用亚叶酸，该药可致畸，孕妇应慎用。孕妇或磺胺类药物过敏者，选用乙酰螺旋霉素口服。

（乌日娜）

xuèxīchóngwěiyòu píyán

血吸虫尾蚴皮炎（Schistosoma cercarial dermatitis）

禽、畜类血吸虫尾蚴侵入皮肤所致变态反应性炎症。主要发生在水稻种植区，在中国此病主要在长江沿岸地区流行，夏秋季节流行。血吸虫病属于人畜共患疾病，血吸虫主寄生在人和动物的门静脉和肠系膜动脉而致病，人主要通过皮肤、黏膜接触含有血吸虫尾蚴而感染。血吸虫的整个生活史过程中，不同阶段的蜕变都会引起人体不同的疾病，在急性期有发热、腹泻或脓血便，肝脾肿大和压痛，慢性期以肝脾大为主，晚期则可发展为肝硬化、门静脉高压及腹水等。寄生于人体的血吸虫主要有3种：即流行于非洲北部的埃及血吸虫，流行于拉丁美洲及非洲中部的曼氏血吸虫以及流行于亚洲的日本血吸虫。在中国只有日本血吸虫。此外，寄生于动物体内血吸虫种类也颇多，但在中国主要是包氏毛毕吸虫和土耳其斯坦东毕吸虫。

病因和发病机制 血吸虫的生活史包括7个阶段，即卵、毛蚴、母胞蚴、子胞蚴、尾蚴、童虫、成虫。寄生于人畜肠系膜下静脉的成虫排出的卵随粪便排出体外，虫卵在水中经数小时孵化成毛蚴，毛蚴钻入钉螺体内，发育成母胞蚴、子胞蚴，直至尾蚴，尾蚴从钉螺体内逸出而进入水中，人畜等接触水中尾蚴时，尾蚴钻入宿主皮肤，分泌溶蛋白酶溶解皮肤组织，引发皮肤变态反应，导致尾蚴性皮炎。尾蚴在宿主皮肤内发育为童虫，之后进入静脉或淋巴管，移行至肠系膜静脉中，最终发育为成虫，再产卵。虫卵随粪便排出体外开始新一代繁殖，周而复始。

临床表现 大多数发生在与疫水面接触的皮肤部位，一般在下水接触尾蚴后10~30分钟即可发病，起初表现为暂时水肿性红疹，随即可消退，之后又出现红色丘疹或丘脓疱疹，伴局部剧烈瘙痒，夜间加重，常搔抓后破溃，结痂，严重者可继发感染。皮疹一般经1~2周可自行消退。如是人类血吸虫病，尾蚴发育成童虫后在宿主体内移行时，所经过的器官（特别是肺）可出现血管炎，毛细血管栓塞、破裂，产生局部细胞浸润和点状出血。当体内的童虫数量较多时，患者可出现发热、咳嗽、痰中带血、荨麻疹或血管性水肿等，这可能是局部炎症及虫体代谢产物引起的变态反应。人类血吸虫病的病变主要由虫卵引起，虫卵主要是沉着在宿主的肝及结肠肠壁等组织，可引起发热、腹痛、腹泻、关节痛、淋巴结肿大等，最终导致肝硬化及肠壁纤维化等病变。此外还有比较特殊的异位血吸虫病，人体常见的异位损害在脑和肺。可致严重的神经系统并发症。

病理变化 初期显示为急性炎症反应，真皮水肿，毛细血管扩张充血，红细胞外渗，血管周围可见中性粒细胞及嗜酸性粒细胞浸润。在尾蚴进入人体的24小时内常可在皮内查到尾蚴。

诊断与鉴别诊断 根据临床特点，在血吸虫流行地区经下水后在接触疫水的部位出现红色丘疹、水疱、荨麻疹，有瘙痒感等，并注意小腿、手和前臂斑丘疹、疱疹和破溃后结痂，以及继发细菌感染征象。一般不难诊断。但应与虫咬皮炎、钩蚴皮炎、荨麻疹及其他蠕虫类疾病等鉴别。

治疗 以抗炎、止痒、预防感染为治疗原则。①系统治疗：可予以抗组胺药或糖皮质激素。②局部治疗：可用炉甘石洗剂、曲安舒松膏、1%薄荷、5%樟脑酒精等外涂，还可以用野菊花、金银花煎汤外洗。继发感染时，可外用及口服抗生素制剂，也可以用马齿苋、蒲公英、旱莲草捣烂外敷。对于血吸虫导致的系统性疾病可给予吡喹酮、蒿甲醚、青蒿琥酯等药物治疗。

预防 灭螺灭蚴；查治患者、病牛、消灭传染源；加强粪便管理；流行季节加强个人防护，可涂擦防护药如在下水前外涂15%邻苯二甲酸丁酯乳膏及防蚴油或15%~25%松香酒精或30%松香软膏，也可口服预防药。

（乌日娜）

pífū zhūnángwěiyòubìng

皮肤猪囊尾蚴病（cysticercosis cutis） 猪囊尾蚴寄于人皮下组织形成皮下散在、孤立的无痛性结节的感染性皮肤病。猪囊尾蚴俗称囊虫，是猪肉绦虫的幼虫。此病在各个国家都有发生，经济欠发达地区发病率高于经济发达地区，牧区、以人粪作动物饲料的地区更高。

病因和发病机制 肠猪肉绦虫病的患者是此病的传染源。猪肉绦虫的成虫寄生在人体的小肠，它的孕节或虫卵随粪便排出体外后，如果污染了饲料，并被猪、牛吞食，虫卵即在它们的消化道内孵化，形成六钩蚴，后者可穿过肠壁，进入血管，并随血流到达全身，多数可在肌肉内停留，发育为猪囊尾蚴，即为俗称的米猪肉、豆猪肉或米糁肉。猪囊尾蚴是一个椭圆形的、黄豆大小的白色半透明囊包，囊内充满液体，囊壁上有一个头节。人感染的途径通常有两种：异体感染和自身感染。异体感染指的是食入虫卵污染的生水、蔬菜、水果等食物后，虫卵在胃肠消化液的作用下，囊壁被消化，头节进入小肠，并在其上段孵化出六钩蚴，钻入肠壁的小血管内，随血流或淋巴播散在肌肉、皮下组织、脑、眼、心、肝、肾、腹腔、肺等处而发育成猪囊尾蚴病。自身感染指的是患者自身排出的卵再次经口感染，或在其恶心、呕吐之后，寄居在肠内的体节或虫卵反流入胃内，并进一步在体内发育成成虫致病。

临床表现 此病多见于青壮男性，农村多于城市。临床表现因猪囊尾蚴寄生的部位而异，因猪囊尾蚴多寄生于皮下组织、脑及眼，故临床常见以下表现。皮下或肌肉猪囊尾蚴病因猪囊尾蚴寄生在皮下组织或肌肉中而形成，表现为散在孤立的黄豆大至核桃大、圆形或椭圆形的皮色无痛性皮下结节，表面光滑紧张，与周围皮肤不粘连，移动性好，质地坚硬有弹性，硬度和软骨相似，数目从数个到数百个。皮损多发生于躯干、四肢，也可发生于舌、鼻唇沟、颈部、会阴、乳房等，一般无任何自觉症状。若发生于下肢的深部组织或肌肉，可出现肢体麻木、疼痛及象皮肿样外观。皮疹常成批出现，随年龄增大，皮疹增多增大。病程长，多数患者多年不变，有的猪囊尾蚴可自然死亡，发生硬化或破溃。

辅助检查 血常规检查嗜酸性粒细胞常增多；间接血凝实验及补体结合实验阳性可帮助诊断。组织病理检查见囊肿位于皮下组织和肌肉纤维之间，囊壁为增生的结缔组织，其上可见一小白点，为虫体向囊内陷入的头节，囊内有澄清的液体及虫体，通常在切片上能看到虫体的部分结构，偶可见到头节。

诊断与鉴别诊断 在疾病的流行区发病，有常吃生菜及未煮熟猪肉的饮食史，临床表现为成批出现的皮下结节，散在、孤立、无压痛，质地坚硬有弹性，即可初步诊断，确诊需做皮肤活组织病理检查。还需与下面一些疾病鉴别。①脂肪瘤。皮损质地柔软，活动性好，基地较宽，多为扁平分叶状，为单发或多发，穿刺为脂肪组织。②神经纤维瘤病。多为家族遗传发病，肿块突出皮面，有的可有蒂，质地柔软，触之有囊腔感，皮肤上常有咖啡牛奶斑。③皮脂腺囊肿。囊肿一般较小，为隆起的圆形结节，表面光滑有弹性，无波动感，穿刺可见豆渣样的脂质。

治疗 可予以药物和手术等方法治疗。对囊肿数目较多，寄生在重要器官及出现较明显临床症状者可选用药物治疗，常用氯喹、吡喹酮。阿苯达唑因其疗效确定，不良反应小，已经成为治疗的首选药物。药物治疗时应防止恶心呕吐，以免孕节反流入胃或十二指肠。对皮损数目不多或出现压迫症状者可手术切除，手术过程中应保持包膜的完整性。

乙醇或1：1000升汞液或盐酸吐根碱囊内注射可杀死虫体。也可服用中草药槟榔、南瓜子等再配合硫酸镁导泻。

预防 积极查病治病，早期彻底地驱虫治疗，以消灭传染源；加强卫生宣传及食品卫生管理，改变不良饮食习惯，不要吃未熟的猪肉及被污染的食品、蔬菜及水果，烹饪务必将肉煮熟，严格执行生熟炊具分开，切生、熟食的刀和菜板不可混用；加强个人卫生，饭前便后洗手；加强粪便管理，改进猪的饲养方法，杜绝其接触人粪感染；加强肉类加工厂和市场猪肉的卫生检查，严禁出售猪囊尾蚴感染的猪肉，屠宰后的猪肉在-10℃下冷藏70小时或-13～-12℃下冷藏12小时，可完全杀死其中的猪囊尾蚴。

（乌日娜）

jīqiúyòubìng

棘球蚴病（hydatid disease） 棘球绦虫幼虫寄生于人体组织引起的人畜共患性寄生虫病。又称包虫病。此病呈世界性分布，以畜牧业为主的国家多见，尤其是在热带、亚热带的发展中国家，流行地区包扩巴西南部、中东、非洲北部和东部以及亚洲部分地区，在中国，此病主要分布在西南部和西北部的牛羊聚集地区。

病因和发病机制 病原体是棘球绦虫，已确认的棘球绦虫包括细粒棘球绦虫、多房棘球绦虫、伏氏棘球绦虫和少节棘球绦虫，在中国引起此病的主要是前两种绦虫。

细粒棘球绦虫的终宿主是狗等犬科动物，中间宿主主要是牛、羊、骆驼等，人也可因摄入其虫卵而成为中间宿主。细粒棘球绦虫的成虫寄生在犬、狼等的小肠上段，虫卵随粪便排出后可污染水源、食物、皮毛、土壤等，人误食虫卵后，虫卵在十二指肠内孵出六钩蚴，六钩蚴穿破肠壁系膜血管，随血液或淋巴液进入门脉系统，多数停留在肝血窦，极少到达其他组织器官，数小时内发生炎症反应。如幼虫存活，5天内可形成包虫囊肿，细胞免疫对早期感染的传播有一定的控制作用，体液免疫、补体系统将同时被激活。包虫囊肿经3～10周发育成直径10～30mm的棘球蚴，甚至更大。棘球蚴为囊状，囊壁由外层的角质层和内层的生发层组成，其外是宿主组织反应形成的纤维包膜，囊内由子囊、头节和囊液组成。棘球蚴对人体的损害主要是机械性的，棘球蚴逐渐增大压迫周围的组织和细胞影响其功能，或压迫邻近的脏器而产生症状，症状的产生与棘球蚴的位置有关，如果大量囊液与头节破入体腔可引起过敏反应、中毒症状和继发性包虫囊肿。

多房棘球绦虫的终宿主是狼、猫、红狐和野狗等食肉动物，中间宿主主要是被其捕食的啮齿类动物，人可因摄入多房棘球绦虫虫卵而感染成为中间宿主。发病机制与上述细粒棘球绦虫病的发病机制相似，其特点是多房棘球绦虫是由许多小囊泡组成，角质层有裂隙，周围没有纤维性包膜，以向外芽殖为主，呈侵袭性增生，故可通过淋巴管和血管从肝脏转移至其他器官。

临床表现 此病发展极其缓慢，潜伏期长，从感染至发病为10～20年或更长，多数患者在儿童期感染，成年期发病，儿童病变大部分发生在脑部，成人病变发生在肝（50%～70%）和肺（20%）居多，低于2%的患者皮肤可受影响。皮肤表现：主要是出现蚕豆至鸡蛋大小的圆形皮下结节或肿块，柔软，有波动感，无疼痛。其表面皮肤光滑，数年后虫体钙化，囊肿变性吸收。皮肤以外的表现：主要是囊肿压迫，或囊液异物引起变态反应，临床表现因部位、机体反应性等差异很大，如肝包虫病表现为肝区隐痛或胀痛、肝大表面隆起，如压迫胆管、门静脉引起黄疸、门脉高压、腹水等，肺包虫病表现为咳嗽、胸痛等，脑包虫病表现为颅内高压征、癫痫等。

辅助检查 ①组织病理：皮下结节肿块为双层的上皮样组织的囊壁包绕，外层为透明的角质层，一般较厚；内层薄，由表皮基底细胞层、棘细胞层构成。囊内液体淡黄色，含有数个小囊、幼虫的头节，囊壁外为大量淋巴细胞、中性粒细胞、嗜酸性粒细胞浸润。②免疫学检查：皮内试验，常为强阳性，可作为临床初筛，应注意与结核病、猪囊尾蚴病、并殖吸虫病有交叉免疫反应；血清免疫学试验，包括琼脂扩散、对流免疫电泳、间接血凝、ELISA等，其中ELISA灵敏度和特异性较高，血清中抗体水平低的患者阳性率高，但与猪囊尾蚴病可呈交叉反应。③影像学检查：B超检查对肝肾棘球蚴病诊断有重要价值；CT和MRI检查对肝、脑、肾棘球蚴病有诊断价值。④其他：患者可有轻度至中度贫血，部分患者外周血嗜酸性粒细胞轻度增多，血沉明显增快，约30%患者肝功能受损，转氨酶升高，严重者清蛋白和球蛋白比例倒置。

诊断与鉴别诊断 在此病流行地区及与犬等动物有密切接触史，如出现肝、肺、脑、皮肤等相应的临床表现要考虑此病。患者外周血嗜酸性粒细胞增多可作为辅助诊断，B超、CT及MRI等亦有助于诊断，取囊壁做皮内试验或血清补体结合实验也可协助诊断，手术取出棘球蚴或碎片应作为确诊依据。此病应与其他寄生虫病如皮肤猪囊尾蚴病、吸虫病和恶丝虫病，脂肪瘤，皮脂腺囊肿等疾病鉴别。

治疗 手术切除是治疗包虫囊肿的首选方案，术前禁忌穿刺，术中勿弄破囊壁，以防止囊液外溢所引起的变态反应。晚期、手术困难的患者，可予口服阿苯达唑，亦可作为术前治疗，其他药物如甲苯达唑、吡喹酮。

预防 消灭传染源，包括对流行区的犬进行普查普治，广泛宣传养狗的危害性，家犬登记，定期用吡喹酮对犬进行驱虫治疗；对流行区居民进行相关知识宣传，注意饮食卫生和个人防护，勿食用生水及被污染的食物，进行此病普查和治疗；加强屠宰场的管理，包括病畜深埋，防止被犬等动物食用后感染病原体，避免犬等动物粪便中的虫卵污染水源等。

（乌日娜）

liètóuyòubìng

裂头蚴病（sparganosis） 曼氏迭宫绦虫幼虫即裂头蚴寄生于人体所致的慢性寄生虫病。曼氏迭宫绦虫的成虫和幼虫（裂头蚴）均可寄生于人体，但成虫对人的致病性不大，裂头蚴对人体的危害性比成虫大。此病分布较广，多见于东南亚和东亚各国，澳洲、非洲、欧洲及美洲都有病例报道。中国感染裂头蚴病主要分布于福建、广东、吉林、四川、广西、湖南等21个省、市、自治区，以青少年感染率最高，男性感染率高于女性。

病因和发病机制 裂头绦虫寄生于狗、猫、豹、虎、狐狸等食肉动物的小肠中，虫卵随粪便排出体外，在水中孵出钩毛蚴，被第一中间宿主剑水虱吞食后，在体内蜕去纤毛变为原尾蚴，含有原尾蚴的剑水虱被第二中间宿主蝌蚪吞食，原尾蚴穿过肠壁，进入皮下和肌肉组织发育成裂头蚴，当第二中间宿主蝌蚪发育为青蛙时，裂头蚴移居到蛙的股、小腿肌肉处寄生，如蛙被蛇、鸟等吞食后，裂头蚴不能在肠道发育为成虫，而穿过肠壁，移居至腹腔、肌肉或皮下等处继续生存。人可成为第二中间宿主、转续宿主或终末宿主。裂头蚴在人体组织内寿命可达12年。人感染裂头蚴有3种方式：食入含有裂头蚴的未熟或生的蛙肉、猪肉、鸟肉，裂头蚴穿过肠壁进入腹腔，然后移行至全身其他部位；用感染了裂头蚴的生蛙肉或蛙皮贴敷患病的眼或伤口，裂头蚴直接侵入皮肤或黏膜；误食感染有原尾蚴的剑水蚤而感染，饮用生水或湖塘水，使已感染的剑水蚤进入人体，原尾蚴通过肠壁进入腹腔、肌膜、皮肤等处，约经20天发育为裂头蚴，裂头蚴多寄生在肠壁与皮下组织。

临床表现 裂头蚴在人体内可寄生在骨以外的任何器官，其临床表现和严重性因裂头蚴的移行和寄生部位而异。最常见的部位是口腔、面颌部、眼、躯干、四肢及内脏，其潜伏期时间与感染方式有关，局部直接侵入者潜伏期短，一般6~12天，误食感染者潜伏期较长，1年至数年，可归纳为四型。①皮下裂头蚴病：常见，在躯干、四肢、外阴等处出现黄豆大至核桃大、圆形、椭圆形、条索状或不规则的皮下结节或肿块，数目一般为单个或两个，隆起皮面，结节有弹性，触之有捻发感，局部有瘙痒，具有移行的特点。如有炎症可伴发疼痛和触痛，有时可出现风团，亦有的患者感染后不出现任何症状，能持续数年之久，有的皮疹可自行消退，但隔一段时间又复发。②眼裂头蚴病：较常见，多为单侧性，患者表现为眼睛红肿、结膜充血水肿、畏光、流泪、微痛。奇痒或有虫爬感，在红肿的眼睑或充血的结膜下可触及游动性、硬度不等的肿块或条索状物质。多为单眼感染，反复发作，多年不愈。若裂头蚴自行逸出，则可逐渐自愈。如裂头蚴寄生在眼球可导致眼球突出，虹膜睫状体炎、葡萄膜炎、玻璃体浑浊、白内障、疼痛性角膜炎、角膜溃疡穿孔甚至失明。③口腔颌面部裂头蚴病：患处有红肿热痛和虫爬感、可有脓性分泌物，皮下及黏膜下可触及直径0.5~3cm的硬结，常有裂头蚴逸出。④内脏裂头蚴病：此型比较少见，寄生于呼吸道可引起咯血，寄生于消化道的裂头蚴可侵入腹腔引起腹膜炎，寄生于膀胱、尿道可引起泌尿系炎症，也可寄生于脑，导致严重后果。

辅助检查 裂头蚴在体内的寄居部位，以皮下、眼、口腔、颌、面部及中枢神经系统居多，更有寄生于椎管、肺与泌尿生殖器官等部位的报道。绝大部分患者通过手术或病理组织活检发现虫体而确诊。但通常人的感染度较低，难查见虫体，漏检率高，手术风险较大。①组织病理检查：裂头蚴可在黏膜下、皮下或表浅肌肉层内寄生，并在受侵部位形成嗜酸性肉芽肿包囊，有囊腔，囊内有1~2条至10余条裂头蚴寄生，并有类似豆渣样渗出物及夏科-雷登结晶，囊壁为纤维结缔组织，周围有嗜酸性粒细胞、淋巴细胞浸润。光镜下裂头蚴的组织学观察裂头蚴的体表，虫体头端的横断面中央可见向内凹陷，周围有许多小棘，此凹陷系头部的纵行双吸槽，无吸盘，为其头部的主要特征。虫体中部的横断切面，呈香蕉形，大小因虫而异。②影像学检查：应用CT、超声检查等影像学检查可有助于诊断。③免疫学检查：血清免疫学检测方法创伤小，敏感性高，特异性强，简便快速经济，是一种较好的术前辅助诊断手段，可弥补病原学和影像学诊断的不足。

诊断与鉴别诊断 在流行区有吃生蛙、蛇肉史及饮生水或用蛙肉、蛙皮敷疮、敷眼病史，患处出现游走性皮下结节或肿块，则要考虑此病的可能，如取结节活检找到虫体即可确诊。此病应与其他寄生虫病如猪囊尾蚴病、吸虫病及皮脂腺囊肿等相鉴别。

治疗 手术切除裂头蚴在皮下形成的结节，手术时如发现虫体头部吸槽固定很紧，可用乙醚麻醉后再取出完整虫体，避免残留虫体引起复发。也可向囊腔内注入乙醇加利多卡因可杀死囊内的裂头蚴，虫体死后可逐渐被组织吸收。一般病例手术后给予吡喹酮治疗，同时用糖皮质激素以减轻虫体破坏所致的过敏反应。

预防 加强卫生宣传教育，在流行区不吃生蛙、蛇肉、不饮生水，避免外用蛙肉、蛙皮，切生肉、熟肉的刀和菜板要分开。

（乌日娜）

náochóngbìng

蛲虫病（enterobiasis） 人肠道感染蛲虫后所致多种疾病。又称肠线虫病。遍及世界各地，一般蛲虫感染率城市高于农村，儿童高于成人，以集体生活的儿童感染为高。

病因和发病机制 蛲虫是一种细小的白色线虫，寄生在人体肠道，成虫通常寄生于人体的盲肠、结肠及回肠下段。雌、雄虫交配后，雄虫不久即死去。雌虫子宫内充满虫卵，妊娠雌虫脱离肠壁，在宿主睡眠后，肛门括约肌较松弛时，部分雌虫移行至肛门外大量排卵。雌虫所产的卵可对皮肤产生刺激，引起局部瘙痒，常因搔抓手指粘有虫卵，随食物进入消化道，虫卵内的幼虫在十二指肠内脱壳而出，经小肠下行，蜕皮两次后，在大肠内发育为成虫。人体感染蛲虫有异体感染和自身感染两种方式。异体感染是通过被蛲虫卵污染的食品、玩具和异物等经口感染，也可由鼻吸入飞扬在空气中的蛲虫卵又吞入消化道而感染。自身感染是患儿用手在肛门附近搔抓，蛲虫卵污染手，而后再经口感染。若虫卵在肛门口孵出，幼虫可经肛门逆行进入大肠发育为成虫，此时为逆行感染途径。患者和带虫者是蛲虫病的传染源。

临床表现 蛲虫的致病作用是多方面的，主要有机械或化学刺激、营养消耗及虫体占位所致的并发症而出现相应的临床症状。在皮肤表现主要是雌虫在肛门周围移行、产卵，刺激局部皮肤，会阴部瘙痒及虫爬感，夜间尤甚。由于奇痒难忍，熟睡时常不自觉地搔抓，引起继发性抓痕、血痂，甚至引发感染，病久者局部可出现湿疹样变化。小儿可于夜间突发惊哭，反复哭闹。睡眠不足使患儿心情烦躁、焦虑，食欲减退，也可出现注意力不集中、精神易激动、性格怪僻等心理行为偏异或发生夜惊、遗尿、夜间磨牙等症状。

另外，蛲虫偶尔可侵入肛门周围皮下组织，导致肛周脓肿、肛门瘘管或肉芽肿形成。蛲虫可钻入阑尾，引起急、慢性阑尾炎，甚至发生穿孔。雌虫亦可钻入女性尿道，引起尿频、尿急、尿痛等刺激症状；侵入阴道、输卵管引起阴道炎、输卵管炎或腹膜炎。蛲虫在肠内寄生的机械性刺激，可反射性引起神经和胃肠功能失调，使患者出现恶心、呕吐、腹泻、腹痛、食欲缺乏等症状。

辅助检查 家长在患儿入睡后2~3个小时仔细检查肛周皮肤褶皱处，见乳白色线头样小虫爬动或在肛周查到虫卵，或于清晨便前，用透明胶带粘贴肛周皮肤取卵，然后将透明胶带铺在滴有生理盐水的载玻片上，低倍显微镜下可检到虫卵均可确诊。若首次检查虫卵阴性，可连续检查2~3天。此外，在粪便中检获成虫也可确诊。

诊断与鉴别诊断 患儿夜间肛门瘙痒应该怀疑此病，确诊需要查到虫卵或成虫。需与肛周湿疹、念珠菌感染、尿布皮炎等疾病鉴别诊断。

治疗 驱虫治疗：常用药物有阿苯达唑，甲苯达唑，复方阿苯达唑（含阿苯达唑、噻嘧啶）。局部治疗：便后和睡前用温水洗净肛门，再用含百部浸膏及甲紫的蛲虫软膏通过细管挤入肛门内，可阻止蛲虫产卵，达到止痒及减少自身感染目的；也可将白降汞软膏或氧化锌软膏涂于肛周皮肤上；抑或每晚用干棉球堵塞肛门，防止雌虫爬出肛门产卵。

预防 首先，开展卫生宣传教育，使儿童了解蛲虫病的传播方式和危害；其次，养成讲究卫生的习惯，饭前、便后洗手，勤剪指甲，勤洗会阴部，杜绝儿童用手抓肛门及吮吸手指的习惯，勤换衣裤、床单，换下的内裤要用开水煮，室内的坐便器要经常消毒。

（乌日娜）

huíchóngbìng

蛔虫病（ascariasis） 人感染似蚓蛔线虫后所致多种疾病。似蚓蛔线虫简称蛔虫，此病是全世界最常见的一种蠕虫感染。在中国，蛔虫感染率农村高于城市，儿童高于成人，温暖潮湿地区高于寒冷干燥地区。

病因和发病机制 蛔虫生长发育过程包括受精卵在外界土壤中的发育和虫体在人体内的发育两个阶段，生活史不需要中间宿主，属直接发育型。雌雄虫交配后，雌虫产出受精卵随粪便排出体外，在潮湿、荫蔽、氧气充足和温度适宜（21～30℃）的外界环境中，约经2周发育为幼虫，再经过1周幼虫第一次蜕皮，成为第二期幼虫，即发育为感染性虫卵。人若经口误食感染性虫卵后，其中一部分被胃酸消灭，另一部分进入小肠发育为幼虫。在小肠内，卵内幼虫释出含脂酶、壳质酶和蛋白酶的孵化液，消化卵壳，幼虫孵出，孵出的幼虫需在宿主体内移行才能发育为成虫。幼虫侵入小肠黏膜及黏膜下层，并进入静脉或淋巴管，经肝、右心到肺，穿过微血管进入肺泡，在肺泡内进行第二、第三次蜕皮，然后幼虫沿支气管、气管逆行至咽喉部，被咽下后经胃到小肠，在小肠内幼虫经第四次蜕皮成为童虫，再经数周变为成虫。自吞食感染性虫卵至蛔虫在小肠内发育成熟需两个月左右。成虫主要寄生在空肠，其次为回肠、十二指肠，蛔虫在人体内的生存期为1～2年。蛔虫的幼虫及成虫均可成为变应原，使人体产生体液免疫和细胞免疫。因此，感染蛔虫后除可引起呼吸道、消化道等症状外，还可出现皮肤过敏症状。蛔虫的幼虫和成虫对宿主均有致病作用，幼虫主要表现在体内移行过程中造成组织损伤和超敏反应，成虫对人体的损害则包括夺取营养、机械性损伤肠黏膜，以及引起超敏反应和并发症等。

临床表现 因虫体的寄生部位和发育阶段不同而异。

蛔蚴移行症 感染后3～7天，当幼虫经过肺时可出现发热、咳嗽、咳痰、咯血、哮喘、呼吸困难等呼吸道症状，重者可有胸痛、呼吸困难和发绀，嗜酸性粒细胞增多达15%～65%。X线检查，可见典型的浸润性病变，病灶常有游走现象，并多在1～2周内自行消散。这种单纯的肺部炎症细胞浸润及血中嗜酸性粒细胞增多的表现称为肺蛔虫病或过敏性肺炎，亦称吕氏综合征（Loeffler syndrome），临床上表现为咳嗽、呼吸困难和喘鸣。约10%的患者痰中可查到蛔蚴。

皮肤过敏症状 成虫寄生可引起顽固性荨麻疹、血管性水肿、皮肤划痕症、皮肤瘙痒症、湿疹等多种变态反应性皮肤病，感染严重或营养不良的患儿，皮肤可出现干燥、脱屑、失去光泽，毛囊角化，毛发可枯黄、色变淡及眼结膜出现比奥（Bitot）斑等症状。

肠蛔虫症 成虫寄生在肠道可引起肠黏膜的损伤，使患者出现间歇性脐周疼痛、恶心、呕吐、腹泻、便秘、食欲缺乏、消化不良等消化道症状。儿童有流涎、磨牙、烦躁不安等，重者出现营养不良。一旦寄生环境发生变化，如高热时，蛔虫可在肠腔内扭结成团，阻塞肠腔而形成蛔虫性肠梗阻，患者出现剧烈的阵发性腹部绞痛，以脐部为甚，伴恶心、呕吐，并可吐出蛔虫，腹部可触及能移动的腊肠样肿物。有时蛔虫性肠梗阻可发展成绞窄性肠梗阻、肠扭转或肠套叠。蛔虫也可穿过肠壁，引起肠穿孔及腹膜炎，若不及时手术即可导致死亡。

异位蛔虫症 蛔虫有钻孔的习性，肠道寄生环境改变时可离开肠道进入其他，引起异位蛔虫症。①胆道蛔虫症：以儿童及青壮年为多，女性较常见，表现为突发性右上腹绞痛，并向右肩、背部及下腹部放射，疼痛呈间歇性加剧，钻凿样感，患者辗转不安、恶心、呕吐，可吐出蛔虫，发作间隙无疼痛或仅感轻微疼痛，若蛔虫钻入肝脏可引起蛔虫性肝脓肿。②胰管蛔虫症：多并发于胆道蛔虫症，临床征象似急性胰腺炎。③阑尾蛔虫症：多见于幼儿，临床表现似急性阑尾炎，但腹痛性质为绞痛，并呕吐频繁，易发生穿孔。

辅助检查 血常规：幼虫移行时引起的异位蛔虫症及并发感染时，外周血白细胞与嗜酸性粒细胞增多。病原学检查：自患者粪便中检出虫卵，痰中检出幼虫或检获吐出或排出的成虫均可确诊。①粪便检查虫卵：采用直接涂片法，1张涂片的检出率为80%左右，3张可提高至95%，直接涂片阴性者，可采用沉淀集卵法或饱和盐水浮聚法，检出效果更好；②痰中检查幼虫：对怀疑肺蛔虫症或蛔虫幼虫引起的过敏性肺炎患者，从痰液中检出幼虫即可确诊；③发现成虫：对患者吐出或排出的虫体，可根据形态特点进行确诊。B超和逆行胰胆管造影：有助于异位蛔虫症（胆道蛔虫症、胰管蛔虫症）的诊断。腹部X线平片：蛔虫性肠梗阻时可见多数液平面与肠充气。免疫学检查：应用酶联免疫吸附试验（ELISA），可检测血中蛔虫抗体。

诊断与鉴别诊断 根据流行病学史及临床表现如出现乏力、咳嗽或哮喘样发作，肺部炎症浸润、嗜酸性粒细胞增多、厌食、腹痛、体重下降等应注意患蛔虫病的可能性。粪便中检出虫卵、痰中查出幼虫或粪便或呕吐物中排出蛔虫成虫，均可确诊。如果肠内只有雄虫寄生则查不到虫卵，可用驱虫药做试验性治疗。对粪便中查不到虫卵而临床表现疑似蛔虫病者，可用驱虫药作治疗性诊断，根据患者排出虫体的形态进行鉴别。疑为肺蛔虫症或蛔虫幼虫引起的过敏性肺炎的患者，可检查痰中蛔蚴确诊。

治疗 常用药物有阿苯达唑（丙硫咪唑）、甲苯达唑、噻嘧啶、哌嗪（驱蛔灵）、左旋咪唑等。阿苯达唑，疗效可达 90%～100%，易为患者接受，耐受良好。甲苯达唑对成虫和蛔蚴均有杀灭作用。噻嘧啶低毒，药物作用方式可抑制神经肌肉传导，从而使虫体产生痉挛性麻痹，安全排出。有皮肤症状时可给予抗组胺药口服或外用止痒制剂。另外，中药使君子和苦楝皮、氧气疗法也有一定驱虫效果。

预后 经过治疗，3～4 个月后检查粪便无虫卵即为治愈。由于存在再感染的可能，所以，最好每隔 3～4 个月驱虫一次；有并发症的患者应及时送医院诊治，不要自行用药，以免贻误病情。

预防 应采取综合措施，包括查治患者和带虫者，加强粪便管理和开展卫生宣传教育，养成良好的卫生习惯，生吃瓜果蔬菜要洗净，餐前便后要洗手，做好粪便等的无害化处理，广泛宣传蛔虫病的危害性及防治知识。

（乌日娜）

sīchóngbìng

丝虫病（filariasis） 丝虫成虫寄生于人体淋巴系统所致的寄生虫病。在中国流行的丝虫主要有班氏丝虫（*Wuchereria bancrofti*）和马来丝虫（*Brugia malayi*），前者主要分布于黄河以南地区及黄淮流域，后者主要分布于南方的山区、长江流域的平原和丘陵等地。

病因和发病机制 成虫为乳白色细长线状圆虫，雌雄虫常缠绕在一起，主要寄居于人体淋巴管及淋巴结，其幼虫称微丝蚴，由雌虫子宫内虫卵发育而成，微丝蚴由母体逸出后通过淋巴管进入血流，夜间在人体外周血中出现，白天多聚集在肺毛细血管内。当蚊虫叮咬人时，将微丝蚴吸入蚊胃，在蚊体内经 10～14 天发育为活跃的感染期幼虫。当蚊再次叮咬人时，感染期幼虫进入人体内伤口附近淋巴管，再移行至大淋巴管或淋巴结内，发育为成虫。淋巴寄生性丝虫病的主要病变是由成虫导致的淋巴系统损害，成虫在淋巴管内寄生时所产生的刺激引起的淋巴管扩张，管壁内皮细胞增生及炎细胞浸润，淋巴管周围组织也有炎症反应，在淋巴结内可形成炎症性肉芽肿，从而造成淋巴循环阻塞，阻塞部位以下因压力增高造成淋巴管扩张及破裂，使淋巴液外溢引起淋巴水肿，进一步导致皮肤及皮下组织肿胀、增生及肥大畸形。班氏丝虫以库蚊和按蚊为传播媒介，马来丝虫以按蚊和曼蚊属的一些蚊种为传播媒介。

临床表现 此病多见于青壮年，以男性多见，初期往往无任何自觉症状，仅为带虫者，这一时期称为潜伏期，一般 10～12 个月，这种无症状的患者末梢血中含有大量的微丝蚴，是重要的传染源，少数患者此期内可出现荨麻疹、短时发热、血中嗜酸性粒细胞增多或轻度腹股沟淋巴结肿大等症状。由于两种丝虫寄生的部位不同，临床症状有所差异。班氏丝虫多寄生在深部的淋巴管及淋巴结中，以腹腔、盆腔、腹膜后组织、肾盂、附睾、精索等部位多见。马来丝虫主要寄生于四肢浅部淋巴系统，以下肢多见，引起下肢象皮肿。分为早期症状和晚期症状两大类。

早期症状 主要由成虫及微丝蚴的代谢产物引起的全身和局部变态反应及炎症反应。常见的症状有：①淋巴管炎，多见于下肢的一侧或两侧，常呈周期性发作，发作时有畏寒、发热、头痛、关节痛及肌肉酸痛等症状，腹股沟或腹部淋巴结肿大，先出现淋巴结炎，随后出现淋巴管炎，呈离心性发展，称为离心性淋巴管炎。②淋巴结炎，常见于腹股沟、腹部、腋窝，表现为淋巴结肿大，疼痛并有压痛，持续数天后可自行消退，也可形成脓肿。③精索炎、附睾炎或睾丸炎，成虫寄生在阴囊内的淋巴管所致，出现睾丸及附睾肿大，精索结节状肿块等，常有疼痛和压痛，一般 3～5 天消退，不久又复发。④丹毒样皮炎，多发生于小腿下段内侧，局部皮肤红肿，紧张发亮，有压痛及灼热感，症状类似丹毒，但全身症状比丹毒轻。⑤丝虫热，班氏丝虫成虫常寄生于深部淋巴系统，故表现为畏寒、发热、而无明显局部体征，偶可有腹部深压痛，症状持续 3 天自退，但可反复发作。

晚期症状 经过长期的反复发作和不断再感染，出现一些阻塞性的慢性炎症，表现为皮肤水肿、肥厚、纤维化。淋巴管阻塞形成的淋巴水肿和象皮肿是晚期丝虫病的主要特征，好发部位依次为下肢、外生殖器和乳房。下肢象皮肿可发生于单侧或双侧，患肢肿大，皮肤干燥、肥厚、汗毛脱落、肤色加深变暗，病情进一步发展可出现瘤状隆起和结节以及疣状增生，肿大处出现深沟褶皱，外观畸形。下肢象皮肿继发感染可出现急性淋巴结炎、淋巴管炎。外生殖器象皮肿多见于男性，女性较少。严重的鞘膜积液是班氏丝虫病最常见的慢性体征，临床表现为阴囊肿大、不对称、皮肤紧张、表面光滑，褶皱消失，无压痛，同侧睾丸不易触及。阻塞部位发生在主动脉前淋巴结或肠干淋巴管时，可出现乳糜尿。

丝虫性嗜酸性粒细胞增多症　是潜隐性丝虫病的典型表现，又称热带性肺嗜酸性粒细胞增多症，临床特征为夜间阵咳和哮喘，血嗜酸性粒细胞显著增高，绝对值可达 $(2\sim4)\times10^9/L$ 或更高，血清 IgE 及抗丝虫 IgG、IgE 抗体效价升高，X 线胸片正常或有散在阴影，血检微丝蚴阴性，应用抗丝虫药物乙胺嗪可迅速控制症状。此症多见于成人，男性多于女性。

辅助检查　①血常规：外周血嗜酸性粒细胞数量明显上升可达 20%～50%，白细胞总数可正常或稍高。②组织病理：在淋巴管内对病原虫的主要反应是淋巴管内膜炎，伴或不伴淋巴管周围炎，虫体死亡可引起上皮样细胞肉芽肿，常导致淋巴管阻塞，后者又引起更加严重的淋巴管扩张及象皮肿。象皮肿区皮肤及皮下组织明显增厚及纤维化，血管和淋巴管扩张，基质增多，真皮乳头增大，汗腺萎缩或完全消失。③微丝蚴的检查：晚 9 时开始采血，凌晨 2 时前结束，自指尖或耳垂取血 120μl（即 6 大滴双片法），涂片检查病原体。

诊断与鉴别诊断　诊断丝虫病主要依靠临床表现、组织病理学改变、微丝蚴的检查，来自疫区，有丝虫病的感染史。早期应与各种病因引起的淋巴管炎、淋巴结炎鉴别。晚期：马来丝虫引起的象皮肿诊断不难；班氏丝虫引起的鞘膜积液、腹水须与各种原因造成的肝硬化腹水相鉴别。

治疗　①病原体治疗：乙胺嗪是治疗淋巴丝虫病的首选药物，对成虫和微丝蚴均有杀灭作用。呋喃嘧酮对成虫及微丝蚴具有明显的杀灭作用。②对症治疗：出现急性淋巴管炎、淋巴结炎、附睾炎等表现，口服解热镇痛药或泼尼松可使症状缓解。继发细菌感染用抗生素。乳糜尿发作时应卧床休息，减少脂肪类食物，多饮水，硝酸银溶液肾盂灌注有一定疗效，长期不愈可施行肾蒂淋巴管结扎术或淋巴管静脉吻合术。鞘膜积液及淋巴阴囊、阴囊象皮肿可通过手术获得改善。对下肢象皮肿，轻者可用弹性绷带，晚期严重者可酌行物理疗法或手术治疗。

预防　对流行区居民反复进行普查、普治，以控制传染源，在高度流行区可进行乙胺嗪全民服药或乙胺嗪药盐全民防治的办法。此外，防蚊、灭蚊也很重要。

（乌日娜）

xuánmáochóngbìng

旋毛虫病（trichimosis）

旋毛虫感染所致人兽共患的寄生虫病。呈世界性分布，欧洲和北美洲多发，人感染后暴发流行率高，中国自 1964 年云南首次报道人体旋毛虫病后，西藏、河南、内蒙古、东北等地区多次流行。

病因和发病机制　旋毛形线虫简称旋毛虫，可长期寄生在人、猪、鼠等多种动物体内，该宿主既是终宿主，又是中间宿主，成虫寄生于宿主小肠，幼虫寄生于肌肉，但幼虫必须被另一宿主吞食，才能在新的宿主体内完成其生活史而发育为成虫。人因生食或半生食含有旋毛虫幼虫包囊的猪肉及其他病畜肉而感染。幼虫在胃液的作用下被消化脱囊释放出来，随即侵入十二指肠及空肠上部黏膜，在 48 小时内经过 4 次蜕皮后发育为成虫。雌雄成虫交配后雄虫死亡，雌虫在 96 小时后产生大量幼虫，除少数附于肠黏膜表面的幼虫由肠道排出外，绝大部分幼虫沿淋巴管或静脉流经右心至肺，随体循环到达全身各器官、组织及体腔，但只有侵入横纹肌的幼虫才能继续发育，在肌纤维间形成纵轴与肌纤维平行的梭形囊包。

旋毛虫病发病机制与机械性作用、过敏反应、中毒性损伤有关。成虫寄生于肠道引起消化道症状，幼虫移行造成血管组织、脏器损害，幼虫及其分泌物、排泄物导致过敏或中毒性病变。旋毛虫寄生部位的肠黏膜充血、水肿、出血或浅表溃疡，心肌充血、水肿，有淋巴细胞、嗜酸性粒细胞浸润，并可见心肌纤维断裂和灶性坏死，骨骼肌以舌肌、咽肌、胸大肌、腹肌、肋间肌、腓肠肌受累最明显，表现为间质性肌炎、纤维变形及炎性细胞浸润等，长久则可发生肌纤维萎缩。在肝、肾可见脂肪变性或混浊肿胀改变。如侵及其他脏器则可造成相应的损害。

临床表现 临床症状的严重程度主要与食入幼虫包囊的数目、生活力以及机体的免疫状态等有关。轻者可无任何症状，重者可于感染后3~7周死亡。按病程可分为4期：①潜伏期：一般为5~15天，平均10天，一般潜伏期越短，病情越重。②侵入期（感染早期）：由于幼虫钻入肠壁引起急性肠炎，表现为恶心、呕吐、腹痛、腹泻、食欲减退等胃肠道症状，可伴畏寒、发热、乏力等全身症状，通常轻而短暂。③移行期（急性期）：幼虫所经之处会发生炎症，如肺炎、心肌炎、脑炎、血管炎等，主要在骨骼肌，起病较急，典型表现为持续性高热，全身肌肉酸痛，尤以腓肠肌为甚，可出现不同形态的皮疹、水肿、血嗜酸性粒细胞增多等，部分患者可出现呼吸困难，说话、吞咽困难等，严重者可因心脏、肺或中枢神经系统并发症死亡。④包囊形成期（恢复期）：急性炎症消退，全身症状减轻，但肌肉疼痛可维持数月。

辅助检查 ①实验室常规检查。外周血白细胞增多，嗜酸性粒细胞多达（0.60~0.70）×10^9/L，以急性期为著，但重症患者可不增加。血清中肌组织特异性酶，如肌酸磷酸激酶、磷酸果糖醛缩酶、乳酸脱氢酶等活性明显增高。有中枢神经系统症状的该病患者脑脊液中可见嗜酸性粒细胞增多，偶可发现旋毛虫幼虫。②病原学检查。一般于发病后10天以上取腓肠肌、三角肌或胸大肌（或水肿、肌痛最显著部位）肌肉活检，压片镜检，可见肌肉组织内有旋毛虫幼虫或幼虫包囊。用人工胃液消化活检肌肉，检查沉淀中的幼虫，检出率比压片法高，但活检受取材组织影响，感染早期或轻度感染者易漏诊。③免疫学检查。皮内试验：用幼虫制备可溶性抗原作皮内试验，一般在感染后2周即可出现阳性反应，并持续时间很长，该法可作为临床诊断和流行病学调查的初筛手段。血清学检查：以已知的抗原检测患者血清中特异性抗体，是较为敏感、特异、实用的方法，常用的有酶联免疫吸附试验（ELISA）、间接血凝试验（IHA）、间接免疫荧光抗体试验（IFA）等，但人、畜感染旋毛虫后，抗体持久存在于血清中，不足以区分现症患者或既往感染者，也不适合药物疗效观察，采用单抗与多抗双抗体夹心酶联免疫吸附试验（ELISA）检测血清循环抗原，抗原阳性结果提示为现症感染，并可观察疗效。

诊断与鉴别诊断 有食用生的或未煮熟的肉类，表现为发热、肌痛及血中嗜酸性粒细胞明显增多时可提示此病，确诊此病依靠肌肉活检发现幼虫及血清学试验。血清学试验于感染后2~4周出现阳性，有助于早期诊断。此病需与食物中毒、消化道感染、钩端螺旋体病、伤寒、风湿病、皮肌炎、感染性脑膜炎等疾病鉴别。

治疗 ①一般治疗：卧床休息，给予易消化、有营养的饮食以及对症处理。②病因治疗：首选阿苯达唑，对各期旋毛虫均有较好的杀虫作用。还可选择噻苯唑，对控制早期感染有显著效果。③糖皮质激素：对伴有高热、全身中毒症状严重、有心肌炎或脑炎者与阿苯达唑合用。

预后 主要取决于感染程度、并发症以及治疗是否及时等因素，大多数患者预后良好，有严重毒血症、感染性休克、心肌炎、心力衰竭及脑炎者病死率高。脑炎患者可出现肢体瘫痪、癫痫等后遗症。

预防 进行卫生宣传教育，不生食或未熟的肉食品，加强对猪肉和其他肉类的管理和检疫，消灭传染源。

（乌日娜）

fúxíngzhěn

匐行疹（creeping eruption）

某些线虫、绦虫、吸虫的幼虫在皮肤内移行时形成的曲折的线性损害性疾病。又称皮肤幼虫移行症、皮肤游走性幼虫病、移动性幼虫病、游走性线状表皮炎、潜行疹、沙虫病、管道工痒疹等。

病因和发病机制 能引起匐行疹的寄生虫有巴西钩虫、犬钩虫、斯里兰卡沟口线虫、窄头钩虫等，其中巴西钩虫和犬钩虫的幼虫是此病的主要病原体。这类钩虫的自然宿主是猫或犬。此外，感染人的十二指肠钩虫和美洲钩虫、匐行恶丝虫、迭宫绦虫、颚口线虫、罗阿丝虫、胃蝇属和皮蝇鼠幼虫等也可以导致匐行疹。人体接触含有这些幼虫的猫、犬或其他动物的粪便排泄物污染的泥土，或食用未经煮熟的含有这些幼虫的肉食，可被感染。人不是这些幼虫的第一宿主，不能在人体内发育生长成熟，但他们的幼虫可以在人体内长期寄生，并移行于人体组织及各脏器而引起病变。此类幼虫多寄居于皮肤或皮下组织，故皮损较常见。

临床表现 此病的发病有所增加，可能与进食生海鲜、生涮肉类食品增多有关，家养宠物增多也可能增加感染机会。多发生于夏季，常见于儿童。各种寄生虫引起的匐行疹临床表现相似。幼虫钻入皮肤后，潜伏数小时，在侵入部位出现瘙痒性红斑、丘疹和水疱等非特异损害。2~3天后幼虫开始向前爬行，爬行路线是直线或蜿蜒前进，形成弯曲的表皮内隧道。并且此隧道可每天向前延伸数毫米至数厘米。皮损表面通常为淡红色，2～3mm 宽，可稍高出皮肤表面。患者自觉瘙痒严重，常因搔抓而继发感染，形成沿皮损方向的浅表溃疡或湿疹样损害。幼虫停止移行，在局部则会形成硬结，瘙痒可持续存在。皮疹多发生于足、手、小腿下端及面部，数目或多或少。有些幼虫引起的皮损可表现为伴压痛和瘙痒的皮下结节；有的皮损仅表现为丘疹。约 1/3 的患者可并发吕氏综合征（Loeffler syndrome），主要表现为肺部暂时性、游走性浸润性改变，实验室检查可见血中嗜酸性粒细胞较高，可达 51%，痰中可达 90%。少数患者可表现为失眠、体重下降、精力不集中等症状。

辅助检查 幼虫在移行过程中，在组织内产生异位性病变，常存在于表皮的颗粒层或棘层异位性病变，并在移行过程中形成隧道，周围有慢性炎细胞及嗜酸性粒细胞浸润。人不是致病幼虫的天然宿主，故致病物多停留在幼虫阶段，病理检查中查不到成虫和虫卵。

诊断与鉴别诊断 根据典型临床表现可考虑诊断此病，如在皮损中或病理检查中发现虫体即可确诊。此病需和疥疮、皮肤蝇蛆病、东方颚口线虫病、裂头蚴病、丝虫病、血吸虫尾蚴皮炎、钩蚴皮炎等鉴别。还应与一种由螨虫引起的匐行疹鉴别。此类匐行疹是由一种约 300μm 长的小螨虫在表皮浅层移行引起。

治疗 皮疹表面用透热疗法，液氮冷冻法及氯乙烷喷射可将幼虫杀死。皮损面积范围不大，可使用手术治疗。内服伊维菌素、阿苯达唑、噻苯唑、甲苯咪唑，儿童视情况减量。治疗的有效标准是症状减轻和皮损停止延伸。皮损停止延伸一般发生在用药后 1 周。有文献报道，使用替硝唑和左旋咪唑联合治疗此病，疗效较明显。局部可外用 10% 噻苯唑混悬液。

预防 加强卫生宣传教育，避免接触猫和犬排泄物污染的泥土，注意个人卫生，勤洗手，儿童不能吮吸手指，不能吃未煮熟的鱼、肉等，加强宠物的管理和清洁工作，在病区工作时更要加强个人防护。

（乌日娜）

Lìshímànbìng

利什曼病（leishmaniasis） 由杜氏利什曼原虫引起、经白蛉叮咬人皮肤传播的慢性地方性传染病。以皮肤或内脏器官的严重损害、坏死为特征。包括皮肤利什曼病（又称东方疖）和内脏利什曼病［又称黑热病（kala-azar）］。可致人的皮肤上留下严重瘢痕。其主要预防措施是避免白蛉叮咬。多发于地中海及热带、亚热带 80 多个国家。在中国、印度、地中海沿岸、南亚和中亚等地区均有发生。皮肤利什曼病已在新疆准格尔盆地的西缘查见，根据克拉玛依的调查，此病的流行率为 1%～1.6%，是当地的一种常见病，作为一种危害旅行者健康的疾病，因为其极少导致严重的后果，往往被忽视。

病因和发病机制 利什曼病是通过白蛉属白蛉叮咬而传播的一种疾病。利什曼原虫最初感染野生动物，尤其是狗、啮齿类动物和其他哺乳动物。白蛉通过叮咬感染此利什曼原虫的人或动物而感染。利什曼原虫多寄生在白蛉体内。当白蛉再次叮咬人时，该原虫就进入人体内，在巨噬细胞内大量繁殖，可抑制巨噬细胞凋亡，随血液播散全身，导致肝、脾、淋巴结肿大，肝大者最为常见。内脏型利什曼原虫贮藏在家犬体内，再由犬类传给人类。人与人之间通过使用受污染的注射器和针头也可能传播此病。

临床表现 感染利什曼原虫后无临床症状或表现为一系列临床症状。多见于男性青壮年，农民居多。多数患者有明确黑热病史。好侵犯皮肤和黏膜，无全身症状。皮损以红斑、斑块和结节为主，也可表现为色素减退斑、浅色斑或溃疡。常无任何自觉症状。对称分布，以面、颈部为多见，但其他部位亦可累及。严重者面部损害类似瘤型麻风的“狮面”。病程极慢。这与患者的免疫状态、遗传因素、营养状况以及寄生虫的数量和致病力有关。利什曼病可表现在皮肤、黏膜及内脏。皮肤利什曼病包括限局性的和弥漫性的，引起皮疖和黏膜慢性溃疡，感染表现为面部和上臂出现皮肤结节并可发生溃疡。此病是慢性的、进行性的、并常常致残。主要表现为单发的丘疹、结节，一般不形成溃疡。黏膜表现较少见，多在皮肤限局性病变后出现，为鼻咽黏膜部位的结节。内脏利什曼病可涉及多个系统，主要感染婴幼儿和儿童。发热为最主要的症状，呈不规则热型，于发病 0.5～2 个月，肝脾肿大，全身淋巴结多可触及。随着病情进展，患儿出现贫血，唇、牙龈、结膜及指甲苍白，严重者有心悸、气喘、脉搏加速等症状，晚期可出现水肿。表现为肝脾肿大，腹泻、呕吐、恶病质、胃溃疡等。还可能表现为腹部膨隆、肾小球肾炎等。实验室检查可见贫血，血小板减少，清蛋白球蛋白比例倒置，肝酶升高等。

诊断与鉴别诊断 ①病原体诊断：唯一可靠的诊断方法是取病变处皮肤涂片或刮片做虫体检查，或淋巴结、骨髓穿刺检查虫体，或外周血液、脾、淋巴结、骨髓、肝和皮肤等处检查到利什曼虫。早期病例可进行淋巴结穿刺，一般根据细胞学或组织病理学以见到无鞭毛体确诊。也可通过分子学诊断聚合酶链反应（PCR）检查利什曼虫小体DNA。②免疫学诊断：包括利什曼原虫抗体的测定及细胞免疫的测定。利什曼原虫抗体测定有几种方法，如间接免疫荧光抗体试验，酶联免疫吸附试验等。此病有时诊断较难，易漏诊和误诊，应与麻风、红斑狼疮、酒渣鼻、蕈样肉芽肿、黄色瘤、皮肤结核、结节性梅毒疹、结节病等相鉴别。

治疗 对于利什曼病尚无普遍有效的治疗方法。常用的药物为锑剂，如葡萄糖酸锑钠。其他还可应用抗微生物药，如氨苯砜、利福平、甲硝唑等药物。嘌呤氧化酶抑制剂如别嘌呤醇，抗真菌剂如酮康唑、伊曲康唑等。还可应用物理疗法如局部热疗，冷冻治疗等。对于遗留的瘢痕，可用外科切除等方法治疗。还有一些新疗法，如应用细胞因子，植物浸出膏等。

预防 主要针对寄生虫及控制宿主。控制媒介物是更为可靠的策略。昆虫的活动范围很局限，在居住区控制白蛉，尤其是在白蛉生长旺盛的季节，用药物扑杀白蛉，可在住屋、畜舍、厕所等白蛉易出现的场所喷洒杀虫剂。患利什曼病的动物应采取扑杀销毁处理。尚无有效的商业化疫苗可用预防利什曼原虫感染。每年5月中下旬，用γ-六氯环己烷、有机磷等对农村的住房、畜舍、厕所的墙面进行滞留性喷洒。

（乌日娜）

jièchuāng

疥疮（scabies） 疥螨寄生在人体皮肤表皮角质层所致接触性传染性皮肤病。常通过直接接触（包括性接触）而传染，如同卧一床、握手等，但疥螨除在人身上活动外，还可在衣服、被褥、床单、枕巾、毛巾上生存。疥螨离开人体后仍可存活2~3天，因此也可通过患者使用过的衣物而间接传染。在家庭或集体单位可相互传染。

病因和发病机制 寄生于人体的疥螨称为人疥螨，成虫呈扁平椭圆形，黄白色，寄生在人体表皮角质层内，掘凿隧道，雌虫在交配后在隧道中产卵。产卵开始于掘道后数小时，每天能产卵2~4个，一生共产卵40~50个，寿命5~6周。雄虫在交配后死亡，雌虫在产卵完成后死亡。3~5天后卵孵化为幼虫，依次发育成若虫和成虫。疥螨从感染到出现临床症状的潜伏期为数天至数月。发病机制：①疥螨挖掘隧道直接引起的皮损和机械性刺激对皮肤的致病作用；②疥螨的排泄物和分泌物所引起的过敏反应。

临床表现 皮损常见于皮肤较薄而嫩的部位，如指间、腕屈面、肘窝、腋窝、脐周、腰间、下腹部、生殖器、腹股沟及股上部内侧等处。重者可累及其他部位，但头面部不累及。在婴儿中掌跖及足趾缝也常为疥螨活动之处，并可侵犯头面部。损害为直径数毫米的丘疹、丘疱疹和脓疱。丘疹色泽红，直径1~2mm，疏散分布不融合。丘疱疹微红，疱壁紧张，疱液澄清发亮，基底无红晕。有时可见疥螨在表皮内穿凿的约数毫米长的线状隧道，疥螨就埋藏在隧道的盲端。脓疱有污秽或褐黄色中心点，有黄色脓液。瘙痒剧烈，以夜间为甚。皮损若经久不愈，往往发生继发性变化，如抓痕、血痂、点状色素沉着、湿疹样变和脓疱。在婴儿或儿童中偶可发生以大疱为主的皮损。儿童或成年男性在阴囊、阴茎等处可出现淡色或红褐色，绿豆至黄豆大半球形炎性硬结节，有剧痒，称疥疮结节或结节性疥疮。尚有一种特殊类型的疥疮，称挪威疥疮或结痂型疥疮，多发生于营养障碍或免疫功能低下者。皮损为红斑、干燥、结痂、感染化脓严重，结痂广泛，有特殊的臭味，常可查到较多的疥螨。毛发干枯脱落，指（趾）甲增厚，全身淋巴结肿大。

辅助检查 显微镜检查观察到疥螨或卵有意义。组织病理检查见表皮呈急性湿疹性组织反应，表现为不规则的棘细胞层肥厚，并有较多的海绵状水肿及炎细胞外渗，以至形成表皮内水疱。隧道多在角质层内，并可位于棘层，有时可见虫卵或虫体。真皮有显著的血管周围炎细胞浸润。

诊断与鉴别诊断 根据有传染病接触史和好发部位，尤以指间有丘疹、丘疱疹和隧道，夜间剧痒，家中或集体单位常有同样的患者，加上显微镜检查发现疥螨或卵，一般不难诊断。此病应和下列疾病鉴别。①丘疹性荨麻疹：散在性红色丘疹、丘疱疹或纺锤状风团，常有虫咬的病史，夏秋季多见。②寻常痒疹：好发四肢伸侧，丘疹为主，无传染性。③虱病：主要发生于躯干处、头皮或外阴部，指缝无皮疹，常能发现虱体或卵。④瘙痒症：无明显的原发损害，主要症状是瘙痒，常因搔抓引起的血痂、抓痕或苔藓化，无传染性，无特殊的好发部位。

治疗 杀虫、止痒、治疗并发症。争取早发现、早诊断、早治疗。家中或集体单位的患者要同时治疗。常用的药物有硫黄软膏、1%林旦乳剂或软膏、5%扑灭司林霜。孕产妇及2岁以下婴幼儿禁止使用1%林旦乳剂或软膏，儿童慎用。其他可选用10%克罗米通乳剂或搽剂等。疥疮结节可外涂焦油凝胶、外贴曲安奈德新霉素贴膏、局部皮损内注射曲安西龙等治疗。

预防 注意个人卫生，勤沐浴、勤换衣、勤晒被褥，不与患者同居或密切接触。患者应隔离治疗，换下的衣物、床单、被罩要烫洗日晒。

（王千秋）

rúxíngmǎnbìng

蠕形螨病（demodicidosis） 蠕形螨寄生在人体皮脂腺和毛囊所致慢性炎症性皮肤病。蠕形螨又称毛囊虫，寄生在人体内的有两种：寄生在毛囊的毛囊螨；寄生在皮脂腺的皮脂螨，较少见。部分人可同时有两种螨寄生。

病因和发病机制 蠕形螨，生活史分卵、幼虫、若虫、成虫4期。虫体分长短两种，毛囊螨长，皮脂螨短，虫体呈蠕虫状，一般长0.1～0.4 mm，有颚体和4对足。雌雄虫在毛囊口交配，交配后雄虫死亡，雌螨利用其锐利的口器钻入毛囊或皮脂腺内产卵，孵出幼虫，经两次蜕皮变为若虫、成虫，蠕形螨的生活周期为2周，卵期60小时，幼虫期36小时，若虫期132小时，成虫期120小时。其致病源于蠕形螨在寄生部位破坏宿主组织细胞而直接致病，以及寄生引发变态反应。

临床表现 初发时局部皮肤轻度潮红、充血，以后红斑逐渐明显，持久不退，由鼻尖蔓延至鼻翼、额、面颊、颏部，甚至扩展到胸、背、头皮等处，逐渐出现丘疹、脓疱、结痂及脱屑，日久鼻部皮肤增厚、肥大，毛囊口扩张，毛细血管也随之扩张，形成持久性红斑，表现为酒渣鼻或寻常痤疮样。

辅助检查 毛囊虫的检查方法：在扩张的毛囊口挤压出皮脂或用钝刀刮出一些皮屑置于载玻片上，加液体石蜡或甘油，加盖玻片轻压，使皮脂变薄，低倍镜下可查到活态蠕形螨。

诊断与鉴别诊断 根据面部皮肤损害，出现红斑、丘疹、脓疱、结痂及脱屑，鼻部皮肤增厚、肥大，毛囊口扩张，结合检查到蠕形螨有助于诊断。此病应与寻常痤疮、皮脂溢出、须疮、酒渣鼻样结核疹、脂溢性皮炎等病鉴别。还要与口周皮炎相鉴别，口周皮炎对称发生于口周，并在距唇红缘0.5 cm范围内无皮疹。

治疗 尚无满意杀灭蠕形螨药物，可试用甲硝唑或替硝唑霜。有继发感染者用米诺环素或用红霉素。也可外用20%苯甲酸苄酯加5%硫黄乳剂外搽。

预防 注意个人卫生及面部清洁卫生，不要共用面盆、毛巾等，避免与感染者直接接触。

（王千秋）

sōngmáochóng píyán

松毛虫皮炎（dendrolimus dermatitis） 接触松毛虫体的毒毛所致的急性皮炎。常伴有关节损害。多见于参加农业劳动的青壮年。

病因和发病机制 松毛虫属鳞翅目叶蛾科，其幼虫及蜕皮、茧上均有大量毒毛，人体接触后即可致病。此外，可通过接触被毒毛污染的杂草、肥料或水源而致病。虫体释出的毒素具有对骨组织亲和力很强的成分，可致骨膜组织及松质骨骨髓产生变态反应，引起无菌性滑膜炎和骨髓炎。

临床表现 可累及皮肤和关节。①皮炎：在接触毒毛后数分钟至24小时出现皮疹，皮疹发生于暴露部位，偶见全身发疹，为多形性斑丘疹、荨麻疹、水疱及大疱等，多成簇或密集成片，少数为散在性皮疹。剧烈瘙痒或有烧灼感。一般经3～7天可消退，少数发展为结节，消退略迟。可遗留色素沉着。②关节炎：在皮炎发生后1～2周可出现关节病变，以跖、指、膝、腕、肘、踝等暴露部位关节多见，多为单侧性受累。受累关节疼痛明显，关节周围软组织红肿，活动受限。经过1～2周可逐渐消退，重者可反复发作，并造成骨、关节畸形，关节强直，功能障碍，甚至丧失劳动力。③囊肿：极少见，多发生于与毒毛直接接触的四肢，特别是下肢的软组织和肌腱，多数为单发。初期为炎症性肿块，逐渐增大，经过15～30天肿块软化有波动感，破溃后排出黄色或黄绿色黏稠液体，经1～2个月或更长时间逐渐愈合。皮炎型全身症状较轻，关节型及囊肿型均有不同程度的发热、头痛、全身不适及病损附近浅表淋巴结肿大等全身症状。个别患者可出现耳郭炎、眼炎，耳郭炎愈后可遗留萎缩畸形，眼炎可出现虹膜睫状体炎、巩膜炎等，严重者可致失明。

诊断与鉴别诊断 患者有松毛虫或其污染的柴草、水源等接触史，结合发病季节、地区、流行病史、临床表现，可考虑诊断。若在皮肤刺入处查到毒毛则可确诊。有关节症状者要与风湿性关节炎、化脓性关节炎、骨关节结核等病相鉴别。

治疗 发生松毛虫皮炎后要反复用胶布粘贴患处，尽量拔除毒毛。及时用肥皂水或5%~10%碳酸氢钠溶液冲洗局部。外涂复方炉甘石洗剂或糖皮质激素霜类。对急性期关节炎可口服糖皮质激素及解热镇痛抗炎药（保泰松、吲哚美辛等），关节周围可用泼尼松封闭。炎症消退后应注意功能锻炼，防止关节畸形。囊肿发生后要及时应用抗生素，波动明显后可切开引流，或穿刺抽吸囊肿内液体后注入抗生素。

预防 积极喷洒杀虫剂杀灭松毛虫。赤眼蜂、红头小茧蜂、莺、燕等是松毛虫的天敌，为它们创造栖息及繁殖条件有利于灭虫。对松毛虫盛发期的松林应实行封山管理，个人应做好防护，穿着防护服，如接触到松毛虫或毒毛污染物应立即用肥皂水或碱水洗手。

（王千秋）

cìmáochóng píyán

刺毛虫皮炎（caterpillar dermatitis）

刺毛虫的毒毛刺伤皮肤所致急性皮炎。多发生在夏秋季。刺毛虫又称洋辣子或毛辣虫，是刺蛾的幼虫，刺蛾属鳞翅目刺蛾科，分卵、幼虫、蛹、蛾4个发育周期。幼虫生活在树林、田野草地，长约5cm，呈黑褐色，全身长针状细毛，其毛端有微细导管，内含碱性毒液。如毒毛刺入人体皮肤，即可将毒液注入皮内引起皮炎，亦可因接触毒毛污染的衣物而引起皮肤损害。

此病发生部位以面、手、颈、前臂等暴露部位多见，刺毛虫的毒刺刺入皮肤后，开始时感觉刺痒、灼痛，稍久即感外痒内痛，这是刺毛虫刺伤的特点。数分钟内于刺伤部位出现荨麻疹样损害及皮肤红肿，并可有液体渗出。10~15分钟，水肿逐渐消退，随之皮损周围可出现红晕。约20分钟后出现水肿性斑疹、斑丘疹或风团，红晕扩大，呈地图状，并可有渗出。偶可发生水疱。严重者可出现全身不适、头痛、头晕、恶心、心悸、呕吐等全身症状。痛痒持续4~6周，也可达3个月或更长。如刺毛虫的毒毛散布在衣服内可引起广泛性的损害；如病变发生在眼睑可引起急性结膜炎、角膜炎；如发生在口腔及唇部可引起口唇高度肿胀。

在发病前有在树荫下纳凉或树上的刺毛虫接触史，刺伤后皮肤发痒，不久即感外痒内痛，根据这些特点一般不难诊断。皮疹中央用放大镜检查常可发现刺毛有助于诊断。此病应与桑毛虫皮炎、*松毛虫皮炎*鉴别。在被接触处皮肤用胶布粘贴法拔除毒毛，反复数次，可将未深入皮肤的毒毛粘出，然后外搽1%~2%酚或薄荷炉甘石洗剂或用1%~2%明矾溶液湿冷敷。如皮疹密集时，可用1%盐酸依米丁（吐根碱）溶液在患处的近心段皮下注射可立即镇痛。有心脏病、低血压、肝肾功能不良者及孕妇、幼儿禁用。症状严重给予抗组胺药或镇痛药及糖皮质激素。在刺毛虫盛发季节可用化学杀虫剂喷洒树干树叶杀灭幼虫。夜间用诱光灯捕杀虫蛾。加强个人防护，不要在有刺毛虫的树荫下纳凉等。

（王千秋）

shībìng

虱病（pediculosis）

虱叮刺人体皮肤所致疾病。常通过密切接触而传染。虱叮咬皮肤不仅引起皮肤损害，而且也是斑疹伤寒、回归热、战壕热等传染病的媒介。

病因和发病机制 虱属于昆虫纲，虱目，无翅，依虱的形态及寄生部位可以分为头虱、体虱、阴虱3种类型。其发育周期分卵、稚虫（又称若虫）、成虫3个时期，是终生不离开宿主的体外寄生虫，稚虫和成虫都能吸血，同时释放出有毒的唾液，引起局部皮肤瘙痒，出现红斑、丘疹、出血等。

临床表现 可累及头皮、躯干等处。根据寄生部位不同分为3类。①头虱病：虱寄生于头发部位，尤其是耳后发际及头后部，个别的可寄生在睫毛、胡须上。叮咬皮肤可出现瘙痒，发生丘疹、红斑、皮下出血，搔抓后引起头皮抓痕、渗液、血痂或继发感染，形成疖或脓肿，局部淋巴结肿大，严重者头屑、血痂、渗液、尘埃与毛发粘连在一起，有腥臭味，毛发卷曲变形，失去光泽，毛发脱落或形成瘢痕。躯干部可发生反射性斑丘疹，全身皮肤瘙痒。②体虱病：虱通常寄生在衣被上，特别是内衣裤的衣缝处。叮咬可引起红斑、丘疹、出血点或风团。局部瘙痒剧烈。常因搔抓在皮肤上可见线状抓痕、血痂或继发感染，日久皮肤苔藓化或留有色素沉着。③阴虱病：虱寄生于阴部或肛周的体毛上，偶可侵犯眉毛或睫毛。阴虱的活动范围小，常紧贴皮表或牢附于阴毛上不动。叮咬皮肤引起剧痒，出现红斑或丘疹，经搔抓可出现表皮剥蚀、抓痕、血痂或毛囊炎及继发性损害。有的患者可出现青斑，直径约0.5cm，无痒感，压之不褪色，常见于股内侧和腹部，可能由于阴虱吸血时，其唾液进入皮肤，使该处血红蛋白变色为青斑，常持续存在数月。阴虱主要通过性接触传播。

诊断与鉴别诊断 根据患处瘙痒，有红斑、丘疹、血痂、抓痕等皮损，若在头发、内衣、被褥、阴毛处发现成虱或虫卵，则可确诊。需要和头皮糠疹、脓疱疮、瘙痒症、痒疹、湿疹等鉴别。

治疗 头虱病应剃除头发，外用50%百部酊、25%苯甲酸苄酯乳剂等灭虱。阴虱病可在剃除阴毛后，外用1%林旦霜、1%扑灭司林、6%硫黄软膏、50%百部酊、25%苯甲酸苄酯乳、丁香罗勒油等。体虱病应开水烫煮衣物，对不便烫煮的衣服可用熨斗熨烫。皮损处用10%硫黄炉甘石洗剂外用。对皮疹可用清凉止痒剂或糖皮质激素，有感染时外用抗生素制剂。

预防 养成良好的卫生习惯，勤洗头、洗澡、换衣。预防阴虱病要避免通过性行为传播。

（王千秋）

zǎobìng

蚤病（pulicosis）

蚤叮刺皮肤所致局部瘙痒性损害的疾病。蚤属昆虫纲，蚤目，寄生于人和其他动物身上。叮咬人的蚤主要是人蚤（又称致痒蚤），但猫蚤、犬蚤也可叮咬人的皮肤，但它不能在人体寄生。蚤的生活史分卵、幼虫、蛹、成虫4个阶段。人蚤成虫1~3mm，无翅，呈褐色，口器细而长，便于刺入皮肤吸血。蚤体虽短小，但足长而发达，善跳跃。常寄生在人的皮肤或动物皮毛，或隐居于墙角、地板缝、床板下等潮湿处。蚤用锐利的口器叮咬人和动物皮肤，吸血的同时口器分泌的毒素注入皮内可引起皮肤的炎症反应。

蚤叮咬后经3~5分钟，叮咬处出现深红色小淤点，周围绕以淡红色充血斑。继而可发生丘疹（图）、风团，局部皮肤红肿剧痒，有的可在红肿表面出现水疱。皮疹多发生在腰、腹、小腿等处，呈线状或成群排列，儿童的损害症状常更显著，呈丘疹性荨麻疹的表现，自觉奇痒难忍，由于搔抓常见抓痕、血痂或继发感染。

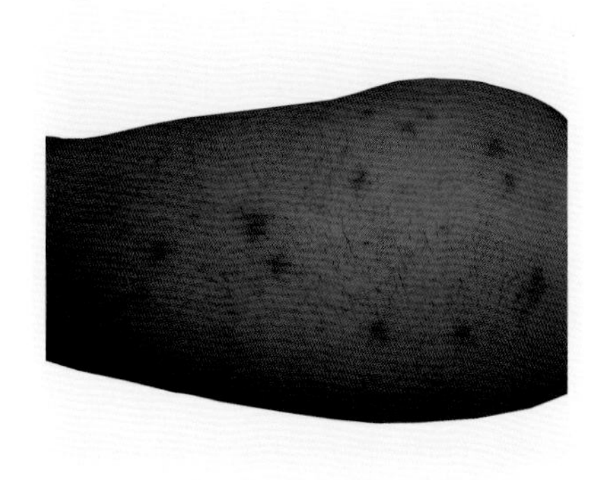

图 蚤病

注：股蚤叮咬后绿豆至黄豆大小红斑、丘疹

根据腰部、小腿等处突然出现剧痒，有散在分布的水肿性红斑、风团，结合有饲养或接触猫、犬、家畜、家禽者，应考虑有蚤叮咬的可能，发现蚤可确诊。需与其他的虫咬皮炎、瘙痒症、痒疹等鉴别。

治疗主要是止痒抗炎，可涂搽各种止痒药水，如1%酚炉甘石洗剂或薄荷炉甘石洗剂，5%樟脑酊等，皮疹广泛或反应较重者可给予抗组胺药或糖皮质激素。

改善环境卫生，保持室内清洁，住房通风透光，衣服、被褥勤洗勤换，勤晒太阳。要捕杀老鼠，不与猫、犬同室居住。药物灭蚤，如倍硫磷粉、杀鼠酮或滴滴涕喷洒剂喷洒墙角或地板缝。个人防护涂20%樟脑油或10%樟脑酊驱蚤。

（王千秋）

yǐnchìchóng píyán

隐翅虫皮炎（paederus dermatitis）

人体皮肤接触毒隐翅虫而引起的炎症性疾病。局部呈线条状、点状或片状损害，可伴化脓性感染，严重者出现全身症状。隐翅虫是甲虫之一，属昆虫纲，鞘翅目，隐翅虫科，种类很多，其中的毒隐翅虫有致病作用。其体内含有强酸性（pH 1~2）的毒素。多数虫体在皮肤上爬行时并不放出毒素，只有当虫体被拍击或压碎时，释放毒素沾染皮肤而引发疾病。

皮疹常发生于面颈、胸、背、上肢、下肢等露出部位。接触毒液2~4小时后皮肤上出现点状、条索状红肿（图），发痒，逐渐有灼热、疼痛感，一般12小时后皮肤上出现水疱，多为透明的薄疱，有的发展为脓疱或灰黑色坏死，在皮损周围可出现鲜红色丘疹或水疱，呈点状或片状，常因搔抓引起鲜红色糜烂面。病程1~2周，以后干燥脱痂而愈，留有色素沉着或浅表瘢痕。病情严重者可出现广泛大面积的糜烂面或浅层的皮肤坏死。皮肤有瘙痒、灼

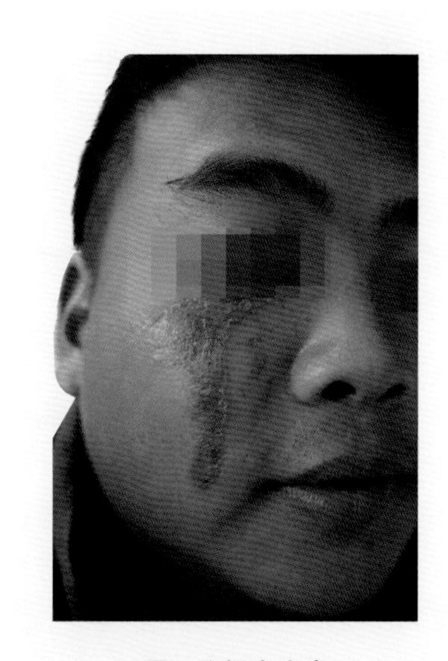

图 隐翅虫皮炎

注：面部边限清楚，条索状红斑、糜烂

痛或者出现发热、头痛、头晕、恶心、淋巴结肿大等全身症状，继发感染则使病情加重。

在夏秋季节于身体暴露部位，早晨起床后突然出现的条索状、点状或斑片状、水肿性红斑、丘疹或水疱或脓疱，有瘙痒和灼痛感，要考虑有此病的可能。此病常在集体单位中有多人同时发现或造成小范围的流行，一般诊断不难。需与带状疱疹、湿疹、接触性皮炎、脓疱疮、虫咬皮炎等病鉴别。

接触到毒液或已出现皮炎，局部可用肥皂水清洗皮肤，然后涂搽10%氨水、1%薄荷炉甘石洗剂或糖皮质激素霜剂。若红肿明显或有糜烂面，可用1%～2%明矾液或1∶5000高锰酸钾溶液进行冷湿敷。若有脓疱或发生继发感染，要进行抗感染治疗。有全身症状者可服抗组胺药或糖皮质激素。搞好环境卫生，消除住宅周围的杂草、垃圾，消灭隐翅虫的滋生地。安装纱门纱窗或挂蚊帐防止毒虫的侵入。如发现皮肤上落有虫体不要用手直接拍击。

（王千秋）

pífū yíngqūbìng

皮肤蝇蛆病（myiasis cutis）

某些蝇的幼虫（蛆）钻入人体后，在皮肤中移行所产生炎症反应所致疾病。多见于牧区，患者经常有牛、马接触史，好发生于夏秋季节。常见的蝇种有牛皮蝇、纹皮蝇、人皮蝇、鹿皮蝇、黄尘蝇等。蝇产卵于皮肤或衣物，或产卵于创伤处，孵化后幼虫穿过皮肤而寄生于皮下组织，亦可通过带有蝇卵的蚊子吮吸人血时将卵带到皮肤上孵化幼虫而感染。

起病时常有低热、头痛、恶心、全身不适等，局部皮肤出现跳痛感。皮肤损害有两种类型：①匐行疹型，为红色水肿性隆起，由于蛆虫不断移行，可形成线状或带状皮损。②疖肿型，为单个或多个成群的皮下结节或红色肿块，以致脓肿。蛆虫可从皮损顶端穿破而出。根据流行地区，与牛、马接触史及典型皮损，诊断一般不难。确诊必须找到蝇蛆为依据。需要与疖及血管性水肿相鉴别。治疗以清除蝇蛆为主，可采用挤压肿块、局部切开取虫、溃疡面清洗、乙醚麻醉幼虫后取虫等方法。系统治疗不满意，可试用氯喹、乙胺嗪等口服。继发感染者可予抗生素治疗。预防注意搞好环境卫生，消灭蝇蛆。可用林旦或其他杀虫剂喷洒，消灭地面及附在动物身上的幼虫、卵及蛹。注意个人卫生，尽可能减少成蝇的叮咬和污染。

（王千秋）

wùlǐyīnsù suǒzhì pífūbìng

物理因素所致皮肤病（skin diseases caused by physical factors）

某些物理性因素，如温度、湿度、光线、电磁辐射波、机械摩擦与压迫等作用于皮肤对人体皮肤的刺激达到一定程度所导致的疾病。主要包括5种情况：热性皮肤病、冷性皮肤病、光线性皮肤病、放射性皮肤病及机械性皮肤病。

热性皮肤病：炎热的天气及闷热的工作环境所导致的局部及全身性的皮肤疾病。轻者仅累及皮肤，表现为红斑、丘疹、丘疱疹、水疱等；重者可出现乏力、食欲减退、倦睡、头痛、眩晕等不同程度的全身症状，甚至可累及其他脏器，导致器官功能障碍。常见的热性皮肤病包括痱子、烧伤、热激红斑、夏季皮炎等。

冷性皮肤病：寒冷、潮湿等综合因素所致的皮肤疾病。局部的寒冷性损伤包括冻疮、冻伤等，系统性疾病包括冷红斑、冷球蛋白血症，冷纤维蛋白原血症，冷凝集素综合征等。

光线性皮肤病：日光中的紫外线和可见光照射于人体后，所引起的皮肤急性或慢性炎性变化，甚至激发皮肤的癌前期病变及诱发皮肤癌。常分为4类：受强烈的光能作用引起的皮肤损伤（日晒伤、光线性角化病等）、病因明确的疾病（牛痘样水疱病、植物-日光性皮炎等）、特发性疾病（多形性日光疹等）、光促发或加重的疾病（烟酸缺乏症等）。

放射性皮肤病：X线、β线或γ线照射引起的皮肤疾病。主要包括急性放射性皮炎和慢性放射性皮炎（见放射性皮炎）。急性放射性皮炎是放射线照射引起的急性皮肤和黏膜的炎症性损害，慢性放射性皮炎是放射线照射引起的慢性增生性、变性性皮肤病变。

机械性皮肤病：皮肤长期受到机械性摩擦、压迫等导致血液循环障碍所致皮肤疾病。包括鸡眼、压疮等，常表现为局部皮肤过度角化、皲裂甚至坏死。

（顾　恒　陈　崑）

fèizi

痱子（miliaria）

气温高、湿度大并出汗不畅所致丘疹、丘疱疹或小水疱性疾病。可分为晶形粟粒疹、红色粟粒疹、脓疱性粟粒疹及深部粟粒疹。多见于儿童，好发于前额、颈、躯干上部及不透气的部位，降温后皮疹可自愈。

病因和发病机制　在高温闷热环境下出汗过多和蒸发不畅，汗液使表皮角质层浸渍而致汗腺导管口闭塞，汗液不能正常排出，汗腺导管内压增高而破裂，外溢汗液渗入周围组织内，刺激汗孔而出现水疱、丘疹，形成痱子。此外，紫外线照射、汗管远端的电荷变化、角质层过度脱脂及细菌感染均可诱发此病。实验发现表皮葡萄球菌能产生一种胞外多糖物质促进痱子形成。

临床表现 因汗腺和导管破裂的部位不同，可形成不同类型的痱子。

晶形粟粒疹 又称白痱。汗液溢出发生在角质层内或角质层下。见于高热并有大量出汗、长期卧床、过度衰弱的患者，被包裹的小儿因衣物阻碍热量和湿气散发时也可发生。颈、躯干部出现较多针尖至粟粒大小的浅表性小水疱，壁薄，清亮，无炎症反应，轻擦易破，水疱干枯后留有细小的鳞屑。自觉症状不明显，有自限性，一般不需要治疗。

红色粟粒疹 又称红痱。汗液的溢出发生在表皮棘层下，潴留的汗液渗入真皮，导致炎症发生。多见于前额、颈、胸、乳房下（尤其是垂形乳房）、腹部、肘窝、腘窝和小儿头面部、臀部，皮损表现为红斑基础上的圆而尖形的针头大小的密集丘疹，丘疹顶端有细小水疱或脓疱，破后结痂细小而薄，数日即消失，消退后有轻度脱屑。自觉极瘙痒并伴轻度烧灼、刺痛或麻刺感。

脓疱性粟粒疹 又称脓痱，其他炎症性损害导致汗管损伤、破坏、阻塞而诱发。常见于四肢屈侧、间擦部位、会阴等皱襞部位、卧床患者的背部和小儿头部，表现为痱子顶端有针头大小的浅表性小脓疱，脓疱内容为无菌性或非致病的球菌。

深部粟粒疹 又称深痱。由于汗管在真皮上层特别是表真皮分界处发生破裂。常见于复发性红色粟粒疹之后，多见于热带。损害为密集的与汗孔排列一致的非炎症性深在性略白色的水疱和丘疹，出汗刺激后明显增大，不出汗时皮疹不明显，刺破后有透明浆液流出。无瘙痒等自觉症状。好发于躯干和四肢，面部和掌跖不发生皮疹。当皮疹泛发时，除面部、腋窝、掌跖外，汗腺在真皮上部阻塞，不出汗，患者可出现热衰竭或热带汗闭性衰竭，有头痛、疲劳、食欲缺乏、倦睡等全身症状。

辅助检查 此病多数不需要实验室检查，必要时可行组织病理检查。组织病理检查：白痱表现为围绕汗管顶端的角质层下或角质层内水疱，内有中性粒细胞和淋巴细胞。红痱表现为表皮内海绵水肿和水疱，真皮有慢性炎症浸润。深痱汗管阻塞的水平在真皮上部。

诊断与鉴别诊断 根据皮疹在炎热环境中发病；好发于皱襞部位；为密集分布的丘疹或非炎症性水疱，出汗后明显增多；自觉症状不明显；天气转凉后好转，诊断不难。此病有时需与夏季皮炎鉴别。夏季皮炎之病史、炎症程度及皮损分布，皆不同于此病。

治疗 原则以抗炎止痒为主。最有效的方法是将患者置于凉爽环境。无继发感染时，局部外用粉剂或洗剂（如婴儿滑石粉等），或用清凉止痒洗剂（1%薄荷炉甘石洗剂、1%薄荷酊），忌用软膏、糊剂及油类制剂，避免热水和肥皂洗烫。脓痱则外用2%鱼石脂炉甘石洗剂效果好；继发感染时，局部加用抗生素制剂；严重患者，可口服抗组胺药。气候凉爽时，皮疹可迅速自愈。中医辨证属暑热夹湿，闭于毛窍所致，故治以清热、解毒、利湿，口服金银花露，小儿可用绿豆汤、金银花露或地骨皮煎水代茶。

预后 此病病程相对较短，恰当的治疗和气温转凉后皮损即可消退。

预防 加强室内通风散热措施，避免过度潮湿；避免搔抓，防止继发感染；着宽大衣衫，及时更换潮湿衣服；保持皮肤清洁干燥，温水洗后撒布粉剂。

（顾　恒　陈　崑）

shāoshāng

烧伤（burn） 火焰、热水、蒸汽、激光、电流或强酸强碱等化学物质作用于人体所致损伤。以热烧伤最为常见。

病因和发病机制 热烧伤的发病机制涉及多个同时发生的病理生理过程，包括细胞蛋白质的变性、凝固和酶的失活，释放的多种化学介质可导致毛细血管扩张、通透性增加、细胞水肿；大面积烧伤则会引起T细胞功能异常，继发免疫抑制；血容量的减少可导致相对缺氧和休克。影响皮肤烧伤程度的因素有温度、暴露持续时间、热源类型和皮肤厚度，其中最主要的因素是温度和热源。①皮肤烧伤的最低温度是44℃，温度-时间曲线在45~50℃呈线状，而在51℃以上呈渐近性；70℃温度暴露1秒钟即可引起表皮坏死。②热源的性质亦是决定烧伤严重性的重要因素，干热导致组织干燥和炭化，而湿热引起非透明凝固；液体浸渍性烧伤比溅泼性烧伤严重，闪烁性烧伤比火焰烧伤表浅。虽然电烧伤初期表现为表浅损伤，但常伴有深部组织坏死。强酸可使组织脱水、蛋白沉淀及凝固，一般不引起水疱，迅速结痂。强碱除引起组织脱水和脂肪皂化外，还可形成可溶性碱性蛋白穿透至深层组织。

临床表现 不同程度的烧伤

可有不同的表现。

局部表现　根据皮肤和皮下组织的破坏程度，分为Ⅰ度～Ⅳ度烧伤。Ⅰ度烧伤：仅表皮受损，表皮浅表血管充血，表现为局部皮肤发红、皮温升高、疼痛，一般3～5天能痊愈，有轻微脱屑。当疼痛和皮温升高较严重且受损面积较大时，可出现全身反应。Ⅱ度烧伤：分为浅Ⅱ度和深Ⅱ度两型。①浅Ⅱ度烧伤：累及表皮和真皮乳头层，血清从毛细血管中漏出，导致浅表组织水肿，创面湿润、水肿，局部有水疱和大疱形成，疱壁薄，有剧痛；如不发生感染，7～11天可完全愈合，不留瘢痕，短期内有色素改变。②深Ⅱ度烧伤：累及真皮网状层，皮肤苍白，水疱较少，疱壁厚，疼痛较轻，感觉减退，易发生感染，一般经3～4周愈合，形成瘢痕。Ⅲ度烧伤：深度达皮肤全层及部分皮下组织与皮肤附属器，皮肤苍白形成焦痂，但无疼痛感。这类烧伤没有上皮细胞残留供皮肤再生之用，所以愈合后发生萎缩性瘢痕，久之可因瘢痕收缩引起局部畸形。Ⅳ度烧伤：累及皮肤全层、皮下组织和所有的深层肌腱组织。

全身症状　Ⅲ度和Ⅳ度烧伤均伴有不同程度的全身症状，其严重程度取决于烧伤部位、受损面积的大小、烧伤深度，烧伤部位血管越丰富，症状越严重。包括血容量减少、红细胞破坏和负氮平衡等症状。成人受损面积超过15%、儿童超过10%，可因体液丢失过多而致休克。休克症状可在烧伤后24小时内出现，烧伤越重，休克越早，持续时间也较长；随后可出现因吸收烧伤组织而导致的毒血症症状；如有创面感染，则易出现败血症。上述3种情况可混合出现。电击伤时，因电弧的种类、电压高低和接触时间的长短而不同，重者可致休克、昏迷、肌肉强直、呼吸停止、心室颤动和心脏停搏。

并发症　大面积烧伤的患者在愈合过程中瘢痕过度增生而导致关节变形和功能障碍，或形成慢性溃疡。久之瘢痕部位可发生癌变或肉瘤。

辅助检查　组织病理检查有利于此病的诊断。①Ⅰ度烧伤：表皮上层坏死。②浅Ⅱ度烧伤：更广泛的表皮坏死，伴角质形成细胞纵向延长，坏死区间有中性粒细胞、纤维蛋白和细胞碎片组成的浆液性结痂。③深Ⅱ度烧伤：整个表皮、真皮胶原和大部分附属器结构都被破坏，胶原束可融合，伴有嗜酸性粒细胞，深部血管内常见血栓形成，正常及受损组织交界处可见肉芽组织形成。④Ⅲ度烧伤：整个表皮和真皮坏死，并延伸入皮下，在烧伤和正常皮肤交界处有炎症细胞浸润，若形成瘢痕，则表现为胶原透明化、弹性组织减少、立毛肌消失。

诊断　病史是最主要的诊断依据，根据临床表现可判断烧伤程度。

治疗　原则是保护创面，防止继发感染；防止低血容量性休克；促进创面愈合，尽量减少瘢痕形成；防治多脏器衰竭。不同程度的烧伤治疗方法不同。

Ⅰ度烧伤　冷水冷敷，迅速降温，不再发生疼痛即可，无须特殊处理。

Ⅱ度烧伤　全身可适当应用破伤风抗毒素注射剂、镇痛药和抗生素。局部处理时需在无菌条件下进行清创术，要防止弄破水疱和大疱，保护患部不受损伤。如果疱壁紧张、疼痛明显，可在无菌条件下用消毒针刺破，疱壁塌陷后紧贴创面，局部外用抗生素，再用凡士林或磺胺嘧啶银纱布覆盖创面，每2～3天更换敷料，防止感染。创面采用包扎或暴露。四肢和躯干用包扎法，使创面得到充分引流，隔绝外来病原菌，以保护创面。头面部烧伤用暴露法，使创面迅速干燥结痂，以减少病原菌的繁殖。

Ⅲ度和Ⅳ度烧伤　局部处理同Ⅱ度，同时还要加强全身治疗，包括抗休克、抗感染、增强机体抵抗力，保持水电平衡。有计划地采取手术治疗，及时切除坏死组织，并予以皮肤移植术，尽量减少瘢痕形成。此外，双层胶原-硫酸软骨素和硅树脂复合物以及培养的表皮自体移植物逐渐受到重视。

预后　Ⅰ度烧伤预后较好，Ⅱ～Ⅳ度烧伤如有瘢痕形成，可致关节畸形、功能障碍，甚至出现癌变。

（顾　恒　陈　崑）

rè-jī hóngbān

热激红斑（erythema caloricum; erythema ab igne）

皮肤长期暴露遭受红外线辐射所致网状毛细血管扩张和色素沉着性改变疾病。又称火激红斑、“烘烤”皮肤综合征。主要是皮肤长期暴露于低于热烧伤阈值的热环境中，特别是长波红外线长期反复刺激皮肤引起病变，可能与影响弹性纤维而使其增多、增粗、形成致密粘连相关。常见的热源包括电热垫、电热毯、热水袋、电炉、电热器、开放性火源（煤炉、木材炉）、蒸汽散热器、暖风设备等。

皮损好发于股内侧、小腿伸侧、上胸部、下背部和腹部。暴露区在数小时内表现为一过性网状红斑，久之反复暴露后，红斑渐变显著，表浅小静脉及毛细血管扩张明显，转暗红或紫红色，最后可变成黑褐色。这些变化常在同一病损处同时存在，皮损形状和大小与热源范围近似。少数患者可发生水疱、角化过度、表皮轻度萎缩等表现。多无自觉症状，偶有轻度灼热感。病因去除后，皮损可缓慢消退。一般而言，早期病变是可逆的，而持续热吸收后色泽变深且明显和持久。此病的主要远期危害是可能发生鳞状细胞癌或梅克尔细胞癌，潜伏期可达30年或更久。

组织病理检查见角质层增厚，颗粒层明显，棘层轻度萎缩，偶见异形核。真皮乳头部血管扩张，血管周围混合细胞浸润，有时可见含铁血黄素。真皮结缔组织显著嗜碱性变，弹性纤维增加、增粗，与光线性弹性纤维病相似，这些改变被共同称为热性弹性纤维病。极少数患者可出现上皮不典型增生。

诊断主要根据病史和临床特点。组织病理检查有助于诊断。但需与下列疾病鉴别：①网状青斑，好发于四肢，是对温度敏感的血管病，损害为毛细血管扩张性而无色素沉着和鳞屑的网状损害，呈对称性、弥漫性。②血管萎缩性皮肤异色病，临床有色素沉着、色素减退、毛细血管扩张和皮肤进行性萎缩的网状损害。③进行性色素性紫癜性皮病（见色素性紫癜性皮病），多数为针尖大小辣椒粉样紫癜组成环状损。④毛细血管扩张性环状紫癜，损害倾向于环状分布，且更为表浅。

治疗应首先去除热源，部分患者在去除病因后皮损可缓慢自行消退，但易留下色素沉着。局部可外用温和润肤剂等。色素沉着者外用5%氢醌霜、0.1%维A酸霜或软膏、0.1%地塞米松配成的亲水性软膏有一定疗效。角化性损害应密切随访，可外用氟尿嘧啶软膏或手术切除。警惕此病偶发生癌变的可能性。

（顾　恒　陈　崑）

xiàjì píyán

夏季皮炎（dermatitis aestivale）

夏季持续高温和闷热引起的季节性炎症性皮肤病。主要是气候炎热、温度高、湿度大，加上灰尘等刺激皮肤所致。

此病多见于30岁以上成人，尤其是在30℃以上高温环境中工作的人，女性更常见。皮损对称发生于躯干、四肢伸侧，尤以小腿胫前区皮肤多见。表现为大片红斑，在红斑基础上有针头至粟粒大小的丘疹、丘疱疹。自觉剧烈瘙痒和轻度烧灼感，搔抓后可出现线条状抓痕、血痂及淡褐色色素沉着，久之使皮肤粗糙、增厚。病情与气温和湿度密切相关，天气转凉后可自然减轻或消退。组织病理检查见表皮增厚，真皮浅层毛细血管轻度扩张，血管周围有以淋巴细胞为主的炎性细胞浸润。

根据此病有明显的季节性，皮疹为大片红斑基础上的丘疹、丘疱疹，有剧痒，天气转凉后可自然减轻或消退，诊断并不困难。组织病理检查有助于诊断。需与下列疾病鉴别。①痱子：炎热环境中发病，常见于儿童，皮损好发于皱襞部位，皮损为密集分布的针头大小的丘疹、丘疱疹或非炎症性水疱，自觉症状不明显。②夏季皮肤瘙痒症：无原发性皮损，仅能见到抓痕和苔藓样改变。

外用清凉止痒剂和薄荷酒精或含糖皮质激素的止痒搽剂，疗效满意。严重患者可口服抗组胺药或清热解毒的中药制剂。保持室内通风散热，使室内温度不宜过高；穿着宽松、吸汗的衣裤，不宜穿不透风的服装；保持皮肤干燥清洁，温水外洗后应用毛巾擦干。此病在降温、天气转凉后自然痊愈。

（顾　恒　陈　崑）

dòngchuāng

冻疮（chilblains；pernio）

与寒冷相关的末梢部位局限性、淤血性、炎症性皮肤病。常见于初冬、早春季节，以儿童、妇女、老人及末梢血液循环不良者多见。是长期暴露于10℃以下低温发生的对冷敏感的皮肤局限性炎症。

病因和发病机制　寒冷是冻疮发病的主要原因，暴露后12~24小时急性发病，潮湿和冷风刺激可使病情加重，缺乏运动、手足多汗、营养不良、贫血、鞋袜过紧、长期户外工作和慢性消耗性疾病也可为此病的诱因。机制尚未完全明了，可能与遗传有一定的关系，也与患者自身的血管畸形、自主神经功能紊乱、营养不良、内分泌障碍等因素有关。冻疮患者的皮肤在遇到寒冷潮湿或寒暖急变时小动脉发生收缩，长期受寒冷作用后动脉血管麻痹而扩张，造成静脉淤血，局部血液循环不良发病。曾有学者观察冻疮患者的甲襞循环，发现血管袢排列不齐，管袢畸形、数目减少，红细胞流速减慢，液态呈粒流甚至钟摆流，袢周有云雾状渗出，提示可能存在微循环的异常。在儿童可能与冷球蛋白或冷凝集素有关。

临床表现　表现为伴瘙痒或灼热感的局部皮肤反复红斑、肿胀性损害，严重者可出现水疱、溃疡，病程缓慢，常伴有肢端皮肤发凉、发绀、多汗等表现，皮损常对称分布于指（趾）末端、足跟、手背、面颊和耳郭等处。

典型皮损为单发或多发性的局限性暗红色至蓝紫色隆起的水肿性斑块或肿块，边界不清，表面紧张。压之部分或全部褪色，患处皮温降低。有时四肢因过度出汗而湿冷。如果受冻时间较长，病情严重时可出现水疱、破溃、糜烂、溃疡，愈后留有色素沉着和萎缩性瘢痕。

深在性冻疮可见于股、小腿和臀部，表现为蓝色至红绀性斑块。自觉瘙痒、疼痛和（或）烧灼感，受热后加重。大部分患者持续3周左右可自愈；也可持续整个冬季，反复发作，转暖后痊愈。部分伴静脉功能不全的老年患者可经久不愈。

还有一种特殊类型的冻疮，好发于年轻女性的股部，尤其是爱好骑马者，因此又称为骑手脂膜炎或红绀症伴结节和冻疮。皮损表现为股外侧对称性浸润性紫红色斑块，偶尔可见溃疡和毛囊角栓，在温暖环境中明显消退。一种主要发生于划船或航海者手部的冻疮，称“划船手”，表现为疼痛性斑块和水疱，可能与长期暴露于寒冷潮湿的环境有关。此外，冻疮还可伴发脊髓灰质炎、白血病前期、皮肤型红斑狼疮等系统性疾病。

辅助检查 甲皱襞毛细血管镜检查有助于诊断。甲皱襞毛细血管镜检查常存在微循环异常。

诊断与鉴别诊断 根据病史和皮损的特点，不难诊断。有时需与*多形红斑*、肢端发绀症、*冷球蛋白血症*鉴别。

治疗 可通过局部治疗、物理治疗、系统治疗和中医治疗。

局部治疗 未破溃者可外用复方肝素软膏、多磺酸黏多糖乳膏、10%樟脑软膏、蜂蜜猪油软膏、辣椒酊、维生素E软膏、复方山莨菪碱软膏等，可用桂附煎药液浸泡患部。已破溃者外用5%硼酸软膏、湿润烧伤膏、10%鱼石脂软膏或1%红霉素软膏等。

物理治疗 氦氖激光、红光、红外线照射局部皮损以及激光穴位照射（足三里、复溜、血海等穴位）等物理疗法亦有一定疗效。

系统治疗 硝苯地平可解除血管痉挛，促进末梢血液循环；丹参或脉络宁加入低分子右旋糖酐静脉点滴，有扩张血管、改善微循环、增加血流量和溶血栓等作用；己酮可可碱也有很好的疗效；烟酰胺、山莨菪碱、维生素E、维生素C、盐酸氟拉利嗪、咪唑斯汀有一定疗效。

预后 老年患者病程较长，而年轻患者在气候转暖后自行缓解，但可复发。

预防 注意保暖，防止潮湿，特别是末梢循环部位，避免穿过紧鞋袜和衣裤；加强体育锻炼，促进血液循环，提高机体对寒冷的适应能力；受冻后不宜立即用热水浸泡或取火烤烘；加强营养，多食高蛋白及高维生素的食物；伴有慢性贫血等系统疾病时应积极治疗；对反复发作冻疮者，可在入冬前用红外线或亚红斑量紫外线局部照射皮肤，可促进局部血液循环，具有一定的预防作用。

（顾　恒　陈　崑）

hánlěngxìng duōxínghóngbān

寒冷性多形红斑（cold erythema multiforme）

寒冷引起末梢血液循环障碍所致多形性红斑。又称多形红斑型冻疮。好发于青少年，男女均可累及，好发于寒冷季节，尤其在季节转换时。

病因和发病机制 此病主要与寒冷引起末梢血液循环障碍有关；另外部分患者血清中可检测到IgG和免疫复合物，提示此病与免疫反应有一定的关系。

临床表现 皮疹多呈对称分布于四肢远端、面和耳部等暴露部位，也可累及臀部、两髋、腰部等处。皮疹为多形性，可表现为水肿性丘疹及中央有水疱的水肿性红斑，色紫红，或可呈轻度出血性红斑，亦可见虹膜样红斑（图1），中央有水疱，并可发生糜烂（图2）。多伴瘙痒或无明显症状。起病较急，保暖后病程2~4周自愈。可以反复发作，但两次发作间常有间歇期，不会整个冬季患病。

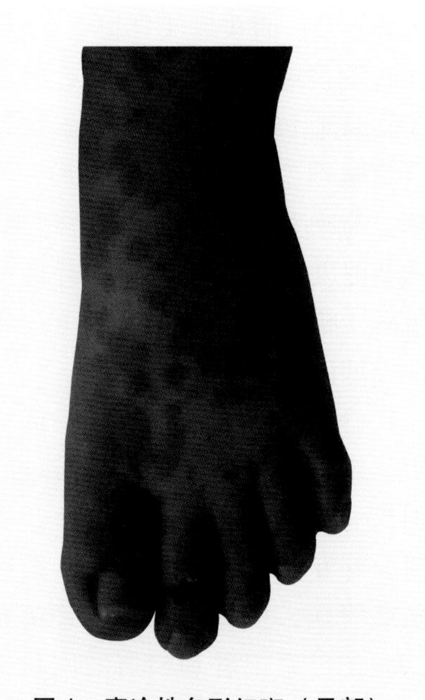

图1　寒冷性多形红斑（足部）

注：同一患者双手足肿胀性红斑，可见虹膜样皮损

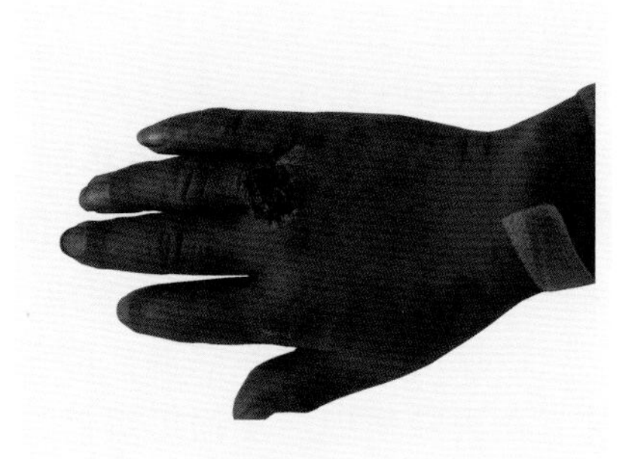

图2 寒冷性多形红斑（手部）

注：双手部肿胀性红斑，紫癜、溃疡、结痂

辅助检查 下列检查有利于此病的诊断。①组织病理检查：表皮水肿，海绵形成，有表皮下水疱，部分区域出现坏死，基底细胞液化变性；真皮上部毛细血管扩张，周围有单一核细胞为主的炎症细胞浸润。②实验室检查：少数患者冷凝集素试验、冷球蛋白阳性，IgG、免疫复合物增高。甲周微循环检查见血管形态异常，动静脉支增粗，血液流速缓慢。管袢模糊，管袢数目减少，管袢周围渗出袢顶淤血。

诊断与鉴别诊断 依据以下特点，易于诊断：好发于冬春气候寒冷时；皮损多位于颜面部及四肢末端、面和耳部等暴露部位；皮疹呈多形性；气温回暖后可自愈。据此不难诊断。需要与下列疾病鉴别。①冻疮：好发于寒冷潮湿的季节，寒暖急变时更易发生。皮疹局限性分布，常表现为淤血性暗紫红色隆起的水肿性红斑，可以出现破溃，痒感明显，遇热后加剧，皮损往往持续整个冬季。②多形红斑：与病毒（特别是疱疹病毒）、细菌等感染相关，也可与药物、内脏疾病等相关。常有头痛、低热、乏力等前驱症状，无末梢循环不良表现，皮疹多形性，有红斑、丘疹、水疱、大疱、紫癜等，分为斑疹-丘疹型、水疱-大疱型及重症型。③多形性日光疹：好发于春季或夏初季节，是与日光照射相关的光敏性疾病，日晒后数小时至数天发生瘙痒性皮疹。皮疹好发于光暴露部位，为多形性，如红斑、丘疹、丘疱疹、斑块等。秋冬季节皮疹可明显减轻或消退。组织病理检查见组织细胞的浸润，红细胞外溢更明显。光敏试验可异常。④寒冷性脂膜炎：损伤了局部皮下脂肪组织引起的皮下脂膜炎。好发于婴幼儿及儿童，常发生于股和臀部，也可发生于面部和下腹部。皮疹表现为皮下结节和斑块，边界清楚，表面为紫绀色或青红色，局部皮温较低。严重者偶可发生溃疡。避免受冷，保暖后，数周内结节可软化并逐渐消退。

治疗 系统口服桂利嗪、赛庚啶及咪唑斯汀等抗组胺药及维生素 E 等；局部外用肝素软膏、维生素 E 软膏等；频谱仪、红外线局部照射常有良效。

预后与预防 此病在天气转暖后可自愈。寒冷季节早期及时对四肢末端和暴露部位防寒保暖。应加强体育锻炼，增强抗寒能力。

（顾　恒　陈　崑）

lěnghóngbān

冷红斑（cold erythema）

寒冷过敏所致皮肤红斑的先天性疾病。常伴胃肠道症状。1962 年首次报道，好发于婴幼儿。发病机制不完全清楚，可能与遗传性缺陷有关。血小板黏合 5-羟色胺的先天性缺陷，在寒冷环境中，引起 5-羟色胺的释放，从而产生临床症状。患儿接触寒冷后局部皮肤迅速出现疼痛性红斑，红斑中央有出汗，无风团，持续 15~60 分钟可缓慢消退。摄入冷食物后，易发生呕吐，可伴发难治性慢性便秘。排便可诱发红斑、疼痛。

辅助检查：皮肤接触 20℃水的试管，局部产生红斑和疼痛；接触 25℃水的试管 30 秒后，局部产生短暂红斑。前臂置 0.5cm 直径的冰块，5 秒钟后产生直径 8cm 的红斑。被动转移试验阴性。皮内注射组胺和缓激肽的反应均正常，而皮内注射 0.2μg 的 5-羟色胺或取患者血清经冷孵育后所分离的血浆 0.02ml，均产生明显的红斑（直径 4cm），无风团。血冷球蛋白、冷凝集素、冷溶血实验均阴性。

根据临床表现及辅助检查可确诊。抗 5-羟色胺药如氯苯那敏、氯丙嗪、阿司匹林或赛庚啶对患者接触冷物体后的疼痛有一定的缓解作用。应避免接触冷物体或进食冷食物和饮料，禁忌淋雨或游泳，患者最好迁居温暖的气候环境。

（顾　恒　陈　崑）

lěngqiúdànbái xuèzhèng

冷球蛋白血症（cryoglobulinemia）

血清中出现冷沉淀性免疫球蛋白引起血流障碍或介导血管炎所致疾病。分为原发性和继发性两种。冷球蛋白是一种免疫球蛋白，在 0~4℃沉淀，室温或 37℃溶解。冷球蛋白可以分为 3 型：第一型为单株型（Ⅰ型），由单克隆免疫球蛋白构成，较常见的是 IgM 或 IgG，也可出现 IgA 或冷本周（Bence-Jones）蛋白，这一类型常与浆细胞增生不良或淋巴增生性疾病相关，占冷球蛋白血症的 25%~40%。第二型是混合型（Ⅱ型），多数是两种或两种以上的免疫复合物，其中一个是单株，最常见的是 IgM-IgG，其他有 IgG-IgG、IgA-IgG、IgG-IgM-IgA、IgG-β 脂蛋白、纤维蛋白原或纤维蛋白原复合体-IgM 等，这一类型占冷球蛋白血症的 15%~25%。第三型为多克隆型（Ⅲ型），由两种或多种免疫球蛋白组成，每种免疫球蛋白都为多克隆，以 IgG、IgM 型居多，这一类型占冷球蛋白血症的 50%。

病因和发病机制 病因不明。原发性冷球蛋白血症可伴周围血管炎、内脏血栓形成、冷凝集素等。继发性冷球蛋白血症可与下列疾病相关：①自身免疫性疾病（如系统性红斑狼疮、类风湿关节炎、多发性肌炎、硬皮病、干燥综合征、结节性多动脉炎、变应性血管炎、天疱疮等）。②感染性疾病（如病毒性肝炎、细菌、真菌或寄生虫感染等）。③淋巴造血系统增生性疾病（如多发性骨髓瘤、淋巴瘤、慢性淋巴细胞型白血病、瓦氏巨球蛋白血症等）。④其他（如增生性肾小球肾炎、胆汁性肝硬化等）。

冷球蛋白血症中临床症状发生的主要机制是免疫球蛋白和（或）免疫复合物在血管内聚集沉淀引起管腔堵塞。Ⅰ型冷球蛋白血症最重要的发病机制是在低温条件下球蛋白迅速形成胶样或结晶状沉积，可能与球蛋白碳链结构异常导致分子构型变化有关，pH值、溶剂离子强度均可影响球蛋白的沉淀。有报道，Ⅰ型冷球蛋白血症的患者有皮肤小血管炎的表现，但这可能是发生了阻塞性坏死或溃疡后继发性的白细胞碎裂性血管炎；Ⅱ型冷球蛋白血症和Ⅲ型冷球蛋白血症的发病机制是由于效价过高和持续时间太长，循环冷球蛋白形成免疫复合物沉积在血管和组织中，激活补体引起弥漫性血管炎的改变，其临床表现与血管对冷球蛋白的易感性、冷球蛋白的类型有关。冷球蛋白在体内沉淀后，血流减慢，在特定的情况下引起血栓形成，不利于免疫复合物的清除，导致更严重和持久的组织损伤。

临床表现 皮肤最常见的表现为紫癜（图），好发于下肢，也可累及肢体较高的部位，紫癜可以自发产生，并可因寒冷和长期坐立而诱发，Ⅰ型冷球蛋白血症中的紫癜除发生在下肢外，累及头部、躯干和黏膜的机会更大。此外，还可表现为雷诺现象、寒冷性荨麻疹、荨麻疹性血管炎、网状青斑等，严重者出现皮肤溃疡和指（趾）坏疽，易留瘢痕及炎症后色素沉着，自觉疼痛、瘙痒和灼热感。

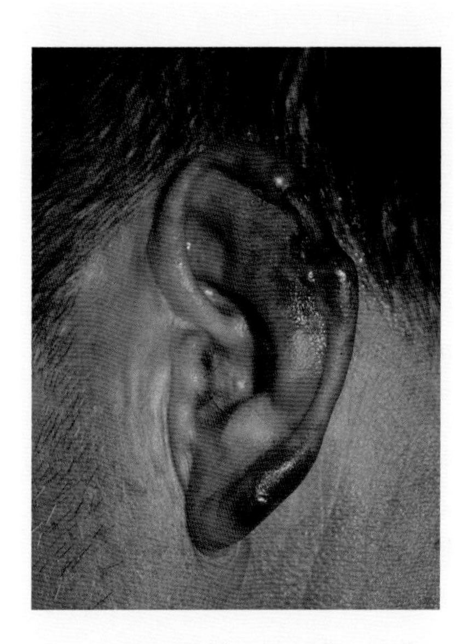

图 冷球蛋白血症

注：耳部对称性紫癜，中央溃疡形成

肾脏受累表现为急慢性肾炎、肾病综合征或肾衰竭，肾脏受累的患者病死率较高。7%~31%患者可出现神经系统累及，在混合型中更常见，表现为周围神经病变，可出现感觉和运动障碍，中枢神经系统损害较少见。70%以上患者出现关节红肿、疼痛，少数情况下关节病变可导致畸形，主要见于混合型及多克隆型冷球蛋白血症。肠系膜血管受累表现为急腹症，肺部受累出现呼吸困难和咳嗽。还可出现肝脾肿大、腹痛、出血倾向、血栓形成、心包炎和全身淋巴结肿大。

辅助检查 组织病理检查：表皮无明显变化，真皮和皮下小血管内（主要是小静脉）有耐淀粉酶的过碘酸希夫染色（PAS染色）阳性透明物质沉积，少数患者出现血管栓塞和管壁周围炎细胞浸润。丘疹性损害表现为白细胞碎裂性血管炎，坏死或溃疡表现为中等大小血管炎。肾活检可见弥漫性或局灶性肾小球肾炎，有系膜增生和纤维蛋白样物质沉积。直接免疫荧光显示血管壁、肾小球基底膜和系膜有免疫球蛋白、补体和纤维蛋白原沉积。实验室检查：①冷球蛋白测定。在体温状态下用温暖针管取血，于37℃下凝血1~2小时，分离血清并放置0~14℃环境5~17天，离心后的沉淀物质就是冷球蛋白，90%以上Ⅰ型和80%以上Ⅱ型患者血中冷球蛋白含量>1mg/ml（正常人含量5.88±5.33μg/ml），80%以上Ⅲ型含量<1mg/ml。②蛋白电泳检查。IgM常增多，部分患者IgG和IgA增多。③血清补体。Ⅰ型正常，Ⅱ型和Ⅲ型可见C2、C4水平降低，C3水平正常或略降低，C5、C9水平升高。④非特异性改变。血沉常增快，血红蛋白量降低，血小板减少，血凝障碍，性病研究实验室试验（VDRL）假阳性反应，γ球蛋白增高，70%的患者类风湿因子常阳性且效价较高，20%抗核抗体阳性等。④尿检查。发生肾损伤可出现蛋白尿、血尿、管型尿，严重的可出现氮质血症和肾功能不全。

诊断与鉴别诊断 临床表现结合实验室检查（冷球蛋白水平异常升高）可明确诊断，但原发性冷球蛋白血症需观察较长时间，排除其他可能的继发性疾病，才能确诊。此病需要与寒冷诱发的疾病鉴别。此外，冷球蛋白血症性血管炎的鉴别诊断包括所有的小血管炎及中等大小血管炎，血中检测出冷球蛋白可以确诊此病。冷凝集素综合征常见于老人，皮肤遇冷后出现发绀、灰白，遇暖后恢复，可出现溶血性贫血和阵发性血红蛋白尿，血清中有高效价的冷凝集素。冷纤维蛋白原血症患者的血浆存在具有冷凝特性的纤维蛋白原等物质，可继发于多种恶性肿瘤和系统感染等疾病，易发生血栓和皮肤内脏器官出血，下肢可出现溃疡和大片坏死。

治疗 一般治疗：避免寒冷、注意保暖，治疗原发疾病。系统治疗：轻症患者给予非甾体类抗炎药和对症处理，重症患者可采用糖皮质激素治疗，急性肾衰竭者可用泼尼松龙冲击治疗。激素无效时，可用环磷酰胺等免疫抑制剂、抗疟药、血浆置换、大剂量丙种球蛋白、α-干扰素等方法。近期使用利妥昔单抗治疗难治性丙型肝炎相关性冷球蛋白血症和顽固性丙型肝炎病毒阴性的混合性冷球蛋白血症，取得良好效果。

（顾　恒　陈　崑）

lěngxiānwéidànbáiyuán xuèzhèng

冷纤维蛋白原血症

冷纤维蛋白原血症（cryofibrinogenaemia） 以血浆中存在冷沉淀纤维蛋白原为特征的皮肤病。少见。患者血浆遇冷时，循环中的蛋白发生沉淀，冷沉淀的成分包括纤维蛋白、纤维蛋白原、纤维连接蛋白（冷凝蛋白）、清蛋白、免疫球蛋白和其他血浆蛋白。

病因和发病机制 病因不详。可能的发病机制包括：①基础疾病使纤维蛋白原发生变性，并与其他血液蛋白结合而形成了冷纤维蛋白原。②患慢性疾病时，纤溶酶被活化，正常的纤维蛋白原发生改变，与其他血液蛋白结合产生冷纤维蛋白原。冷沉淀物堵塞血管后，组织缺氧而表现为相应的损害和出血。

临床表现 分为原发型和继发型，前者无基础疾病，临床较少见，后者继发于结缔组织疾病（如类风湿关节炎、系统性红斑狼疮）、肿瘤（如前列腺癌）、造血系统及淋巴组织增生性疾病（如多发性骨髓瘤、白血病）、溃疡性结肠炎、心肌梗死、痛风、结节性红斑等。原发型患者不能耐受寒冷，表现为荨麻疹、肢端麻木、网状青斑等，出血现象包括皮肤和内脏出血，如皮肤紫癜或淤斑、甲下出血、复发性臀部血肿、鼻出血、眼底出血、消化道出血、咯血、血尿等；下肢溃疡（严重者可出现坏疽、泛发性坏死），还可出现游走性血栓性静脉炎、四肢肿胀、肺梗死、心肌梗死、脑血栓、大动脉血栓；其他还可出现关节痛、口周毛细血管扩张、皮肤瘙痒等。继发型患者出现原发系统性疾病的表现，血浆中冷纤维蛋白原含量较高，但不发生冷不耐受现象，严重时以静脉血栓形成和出血性损害为主要表现。

辅助检查 ①实验室检查：血经肝素抗凝后，4℃放置24小时，可见血浆上层出现冷沉淀的絮状物，置于37℃又可溶解。注意同时做血清标本，以除外冷球蛋白。还可出现贫血、血沉增快、C反应蛋白阳性、白细胞增高等。②组织病理检查：可见纤维素、纤维蛋白原和纤维连接素组成的沉淀混合物阻塞小血管，沉淀表现为致密嗜酸性物质在血管内沉积，周围有不同程度的炎症细胞浸润。

诊断与鉴别诊断 临床出现冷不耐受现象、无法解释的血栓形成或出血倾向的患者，均应考虑此病的可能性，应积极检查以明确是否伴发内脏恶性肿瘤。需要与冷球蛋白血症等寒冷诱发的疾病鉴别。

治疗 除积极治疗基础疾病以外，系统治疗可使用抗凝剂、纤溶药物或血浆去除法等，司坦唑醇治疗冷纤维蛋白原血症效果显著，但可能复发，还可试用肝素、青霉素、维生素C、链激酶等，有一定的疗效，如皮肤出现紫癜、坏死、溃疡，应加强对症治疗。

（顾　恒　陈　崑）

lěngníngjísù zōnghézhēng

冷凝集素综合征

冷凝集素综合征（cold agglutinin syndrome） 低温时冷凝集素引起肢体末端血管内红细胞凝集，发生皮肤微循环障碍，或伴轻度溶血性贫血为特征的自身免疫性疾病。此病分为原发性和继发性，原发性冷凝集素综合征无明确的病因，继发性冷凝集素综合征见于疟疾、非洲锥虫病、血吸虫病、丝虫病、非典型性肺炎、肝硬化、系统性红斑狼疮及溶血性贫血等疾病。

病因和发病机制 原发性病因不详，继发性分为三种情况：①急性型。冷凝集素效价高达1∶6.4万，见于某些病毒性疾患如传染性单核细胞增多症和肺炎支原体感染、风疹、黄疸、特发性心包炎等，可能是感染因素刺激淋巴细胞克隆生长，产生特殊的冷凝集素。②亚急性型。亦有与急性型相似的效价，见于某些淋巴网状系统恶性肿瘤及系统性红斑狼疮等。③特发型。病因不明，发生于年长者，表现为肢端青紫、溶血性贫血和血尿三联征，该型冷凝集素效价可高达1∶100万（0℃时）。

冷凝集素是一种15.2~19S巨球蛋白，其本质是一种在低温下与红细胞有亲和力的抗体。在冷的环境下，冷凝集素与红细胞结合，激活补体使红细胞溶解。只有IgM抗体才有足够的结合部位将多个红细胞凝集在一起。正常人血清中含量仅为1∶4~1∶28（0℃），正常效价时，红细胞凝集作用常发生在10℃以下，0℃时为最高值；高效价时，也可在较高温度时发生凝集作用，不需补体参与。

临床表现 好发于冬季，气候转暖后可自行缓解。常无临床表现，能偶尔检查到。出现症状时，冷凝集素常引起寒冷后溶血，有时病变程度比较严重。罕见情况下，冷凝集素使处于寒冷环境中的患者出现红细胞凝集、淤泥般地使受冷部位的血管阻塞，表现为暴露部位如鼻尖、面颊、口唇、耳郭、指（趾）部受冷后，皮肤发绀以至灰白，稍暖后皮肤自灰白转发绀而变红恢复。在皮肤灰白发绀时局部有冷感、麻木感或刺痛感，触、痛觉和温度觉减退或消失，也可发生网状青斑、雷诺现象或坏疽，但较少见。寒冷性荨麻疹不常见。另外，全部手指均有发绀，一个手指温暖后仅能使该手指发绀消失，而雷诺（Raynaud）病和雷诺现象，温暖一个手指可使全部发绀的手指恢复正常。严重者可发生血红蛋白尿和溶血性贫血，但一般不严重。

辅助检查 ①血常规：可有轻度贫血，白细胞及血小板无异常。②冷凝集试验：以患者的血清或血浆加入血型相同或O型的正常人红细胞，在体外20℃以下即可看到红细胞凝集，该现象在0~4℃间最明显，温度上升至30℃以上时，凝集现象即消失，正常血清的凝集效价一般最高不超过1∶40。

诊断与鉴别诊断 根据临床表现结合冷凝集试验阳性而确诊。应与雷诺现象（见雷诺病）鉴别，后者不一定在寒冷季节出现，无苍白及发红现象，且冷凝集试验阴性。

治疗 主要治疗原发病，可用血管扩张药如烟酸、地巴唑等，苯丁酸氮芥亦有效。

预防 加强保暖，在寒冷季节减少户外活动，戴帽、口罩、手套等。

（顾 恒 陈 崑）

rìshàishāng

日晒伤（sunburn）

过度日光照射后所致皮肤急性炎症性疾病。又称晒斑、日光性皮炎、日光红斑或日光水肿。

病因和发病机制 中波紫外线（UVB）为主要致病光谱，长波紫外线（UVA）虽然生物学效应较低，但大剂量照射也可发生。紫外线诱发皮肤炎症的机制除对血管有直接而短暂的扩张作用外，表皮细胞还可生成并释放出各种介质（如前列腺素、脂氧化酶产物和各种细胞因子）到真皮，进一步引起血管扩张、细胞浸润、组织水肿等炎症反应而出现红斑。此反应与一般炎症反应不同，是双相性的，第一相出现快、持续时间短，第二相出现晚，持续时间长。

临床表现 好发于儿童、妇女、滑雪者及水面作业者。此病春末夏初多见，突然受日晒数小时后，在暴露处出现边界清楚的红斑，鲜红色，严重者可出现水疱、破裂、糜烂；随后红斑颜色逐渐变暗、脱屑，留有色素沉着或色素减退。自觉烧灼感或刺痛感，常影响睡眠。症状轻者2~3天内痊愈，严重者需1周左右才能恢复。个别患者可伴发眼结膜充血、眼睑水肿。日晒面积广时，可引起全身症状，如发热、畏寒、头痛、乏力、恶心和全身不适等，甚或心悸、谵妄或休克。此病反应强度与光线强弱、照射时间和范围、肤色深浅、体质、种族及个人差异有关。常受日光照射的人肤色较深，对光的防御能力增强，发病较轻。部分患者在日晒后仅出现皮肤色素的变化，呈即刻性和迟发性色素沉着。即刻性色素沉着是由UVA、UVB和可见光引起皮肤黑素前驱物质出现一时性可逆性氧化所致，通常日晒后15~30分钟即可出现，数小时后消退。迟发性色素沉着是UVB所致，此变化始于日晒后的2~3天，并持续10~14天。

辅助检查 组织病理检查主要特征为出现晒斑细胞，即角化不良的角质形成细胞，胞质深伊红色，核固缩或早期消失。一般照射后24~48小时即可出现于生发层中，72小时后明显增多可达到生发层上部。数量和病程一致，典型者可成群存在。其他还可出现表皮海绵形成、角质形成细胞空泡化，真皮中性粒细胞浸润、红细胞外渗、乳头层血管周围间隙水肿等改变。

诊断与鉴别诊断 根据日晒后局部皮肤出现红斑、水肿或水疱，愈后留有色素沉着斑，自觉烧灼、疼痛感，一般诊断不难。组织病理检查有利于此病的诊断。应与以下疾病鉴别。①刺激性接触性皮炎：有刺激物接触史，皮疹仅局限于接触部位，自觉瘙痒，发病与日晒无关。②烟酸缺乏症：皮疹不仅局限于曝光部位，还可累及非曝光部位。除皮疹外，常伴发消化系统、神经精神系统的症状。

治疗 可分为不同的治疗方式。①对症治疗：增加液体摄入量，尽快使用一些缓和的润肤霜或润肤液，同时外用或口服非甾体类抗炎药或糖皮质激素。如果晒伤很严重或危及生命，有必要住院并按照热烧伤进行处理。②系统治疗：轻者可选择抗组胺药或联合使用维生素C和维生素E，重者或疗效欠佳者可口服小剂量糖皮质激素、阿司匹林或吲哚美辛。③局部治疗：轻者选用炉甘石洗剂，较严重者冰牛奶湿敷。糖皮质激素霜剂如丁酸氢可霜、糠酸莫米松霜等，可明显减轻局部红肿热痛。或用0.5%～1%吲哚美辛溶液（纯乙烯醇、丙二醇、二甲基乙烯胺，其比例为19∶19∶2）外搽，缓解日晒后皮肤的红、热和触痛，疗效比高效糖皮质激素好。

预后 此病预后较好，但在皮损消退后的一段时间内可留有色素沉着斑。

预防 尽量避免在日光强烈时段（10∶00～14∶00）外出，云层只能减少10%～15%紫外线辐射量，因此阴天也不例外；避免日光曝晒，外出时应注意防护，如戴宽檐帽，穿长袖衣服，使用遮阳伞；出门前15分钟在暴露部位外涂宽谱遮光剂，如5%对氨苯甲酸乙醇、5%二氧化钛乳膏、氧化锌糊剂等；经常参加室外锻炼，增强皮肤对日晒的耐受能力。

（顾　恒　陈　崑）

guāngxiànxìng jiǎohuàbìng

光线性角化病（actinic eratosis）

日光长期曝晒所致皮肤癌前期损害性疾病。又称老年角化病或日光性角化病，有时可发展成鳞状细胞癌。发病率为0.006%～0.7%，可见于所有种族，一般发生于老人，尤其是浅肤色者，也可发生在日晒严重地区的20～30岁的人群。

病因和发病机制 病因尚不完全清楚，接受过度紫外线照射，尤其是UVB照射是最重要的诱因，电离辐射及接触沥青、煤提炼产物均可诱发此病。白化病患者的发生率较高，说明个体易感性在发病中亦起重要作用。基因突变以及基质金属蛋白酶、CD95与核纤层蛋白的异常表达均参与了发病。老年患者缺乏青年人的修复功能，DNA损伤的积累和DNA修复功能低下并不一致，从而发生了光线性角化病。此外，有证据证明此病有p53基因突变，在白种人的光线性角化病患者，p53基因突变率为75%～80%，朝鲜人和日本人分别为40%和30%。

临床表现 皮疹好发于头面、颈、手背和前臂伸侧等暴露部位，其中上肢尤其多见，可占65%。分为如下亚型。

红斑型日光性角化病 为典型日光性角化病皮损，表现为红色表面平滑或粗糙的鳞屑性丘疹或斑块，单个皮损米粒至蚕豆大，但也可达到数厘米。皮损边缘可有色素脱失、雀斑、毛细血管扩张、皮肤松弛等改变。久后皮损可以转化为黑褐色，表面干燥附着硬痂，不易剥离。强行剥离可出血。边缘可以出现炎症反应，炎症显著者或形成糜烂、溃疡面，容易继发皮角或鳞癌，转变为鳞癌的概率0.01%～0.03%。皮损常单发，有时也可多发。一般无自觉症状，偶有轻度瘙痒。

肥厚型日光性角化病 最常见于手背和手臂，为肤色、灰色或红色增厚的鳞屑性丘疹或斑块。肥厚型日光性角化病也可由红斑型转化而来，临床表现与鳞状细胞癌很难区分。

光化性唇炎 多见于下唇，表现为唇部红色的鳞屑性斑块，嘴唇干裂，有时也可形成糜烂。唇红缘不明显，也可见到局灶性角化过度和黏膜白斑。有持久性的溃疡或硬结者应行病理活检以排除鳞状细胞癌。

色素型日光性角化病 皮损与光化性雀斑样痣类似。

泛发性色素性日光性角化病 皮损表现为发生于面部或头皮的鳞屑性斑块，直径常大于1cm。

增生性日光性角化病 表现为直径大于4cm的椭圆形的红色鳞屑性大斑块，边界通常不清。

辅助检查 皮损组织病理检查，根据形态特点可分为以下类型。①肥厚型：呈轻至中等度乳头状瘤样增生，棘层肥厚，细胞排列紊乱，细胞呈多形性，细胞核有间变。②苔藓型：除肥厚型变化外，尚可见基底细胞液化变性、表皮下带状炎症细胞浸润、真皮上部胶样小体等特点。③萎缩型：表皮萎缩，轻度角化过度，在基底层可见到核大、排列紧密的不典型细胞。有时在毛囊和汗管导管上部也可见到呈带状或管状增生的不典型细胞，状如管套，与正常上皮有明显划分。④原位癌型：与皮肤原位癌相似，但不累及毛囊末端和汗腺导管。⑤色素型：表皮内尤其是基底层色素明显增多，真皮上部也有较多噬黑素细胞。⑥棘突松解型：基层上可见类似于毛囊角化病的裂隙或腔隙，其中可见棘突松解的角化不良细胞，不典型细胞可向真皮内作导管样增生或围绕毛囊和小汗腺导管。若怀疑为此病，而又不能排除鳞状细胞癌和基底细胞癌时应该进行深切以明确诊断。

诊断与鉴别诊断 结合临床表现和病理变化容易诊断。此病应与下列疾病鉴别。①脂溢性角化病：皮疹常多发，为褐色丘疹或斑片，周围无红晕，表面有油腻性鳞屑，鳞屑容易剥离但无出血。组织病理检查在非暴露部位也可见到乳头瘤样增生和角化过度，未发现角化不良和核分裂，真皮炎症反应较轻。②盘状红斑狼疮（见红斑狼疮）：皮疹颜色鲜艳，鳞屑容易剥离，可见到角栓。③鲍恩病：皮疹轮廓不规则，基底有明显的红斑，浸润较深。④萎缩型和色素性扁平苔藓：组织病理未见到不典型细胞。⑤恶性雀斑样痣：皮疹中有不典型的黑素细胞，日光性角化病还包括角质形成细胞的间变。

治疗 此病与鳞状细胞癌的关系非常密切，主张对此病应进行积极干预而不应采取保守疗法。日光性角化病与接受过度紫外线照射相关，因此，加强光防护，特别是加强青少年光防护显得尤为重要。对于播散性、大面积或数目多的损害，局部外用氟尿嘧啶软膏非常有效，美国食品药品管理局（FDA）推荐的方法是外用于皮损处，应坚持治疗直到皮损出现红斑、糜烂、结痂、坏死。研究发现，手足背皮损外用氟尿嘧啶联合维 A 酸疗效更佳。FDA 批准咪喹莫特用于治疗面颈部皮损。系统治疗可口服阿维 A 酯或阿维 A。也可采取冷冻、电切除、激光、微波及光动力疗法等物理治疗。其他可供选择的方法还有皮肤磨削术、化学剥脱术、机械刮除法。当皮损较局限时，液氮冷冻是最有效的方法之一，为避免瘢痕形成，应尽量只冷冻皮损，控制解冻时间。如发现有恶变征象，应及早手术彻底切除。

预防和预后 尽量避免日光照射，远离强电、热辐射场地，外出使用防晒霜。此外，低脂饮食也可以降低此病的发生率。此病属癌前期病变，其发展为侵袭性鳞癌的可能性估计每个皮损每年的发生率是 0.075%～0.096%，对于皮损平均数量是 7.7 个的受累个体，累积 10 年鳞癌的发病率是 13%～20%，故应密切随访观察。唇、颞和手部的皮损发生鳞癌较其他部位更易转移，发生转移的危险性与肿瘤的厚度和侵犯的深度有关。无恶变者，预后较好。

（顾 恒 陈 崑）

guāngxiànxìng ròuyázhǒng

光线性肉芽肿（actinic granuloma） 皮肤长期遭受日光曝晒所引起的一种慢性肉芽肿性疾病。又称环状弹性纤维溶解性巨细胞肉芽肿，热带或亚热带易见，中国少见。

病因和发病机制 发病机制不清，可能是长期接受紫外线照射后引起弹性纤维变性，弹性纤维上的一种弱抗原决定簇参与了细胞免疫应答。但在环状肉芽肿和类脂质渐进性坏死中同样存在弹性纤维损伤，这可能是肉芽肿性炎症的继发事件，而非其诱发因素。

临床表现 此病在中年以上室外工作者多见，性别无差异。皮疹好发于面、颈、前胸、上肢或后背等暴露部位，少数损害发生在非日光暴露部位或由原发部位波及非日光暴露部位所致。皮疹初起为皮色或淡红色丘疹，单个或簇集分布，逐渐扩大增多形成环状斑块。中央皮肤正常或轻度萎缩，边缘呈堤状隆起，具珍珠样色泽，轻度浸润，表面光滑，无鳞屑、角化现象，也无黄色、毛细血管扩张、秃发等。环的直径 1～10cm，数目 3～5 个甚至数十个不等，可相互融合，但不发生溃疡。病程慢性，数月到数年不等，可以自然消退，遗留斑驳状色素异常或恢复正常。常无自觉症状，偶有轻痒。有时可伴色素沉着、雀斑、光化性弹性纤维病等。

辅助检查 组织病理检查特征性的变化为弹性纤维溶解性肉芽肿，即在病变浸润区内弹性纤维被巨噬细胞吞噬，乃至消失（弹性纤维吞噬作用）。初起皮疹表皮无明显异常，陈旧者可轻度萎缩。真皮内有大量淡紫色的变性弹性纤维，纤维多变粗、卷曲。环状皮疹的隆起部位可见到异物巨细胞和组织细胞等沿纤维边缘的浸润，巨噬细胞内见有吞噬的变性弹性纤维。肉芽肿内和血管周围有中等量的单个核细胞浸润。其中主要是 CD4 阳性的辅助性 T 细胞。附属器和皮下组织无明显改变。各项光生物学试验结果均阴性。

诊断与鉴别诊断 诊断要点：长期日晒史；皮疹好发光暴露部位；皮疹为大小不等、正常皮色、淡红色或暗红色堤状隆起的环状损害；组织病理检查以弹性纤维溶解性肉芽肿为主。临床需要与环状肉芽肿、脂质渐进性坏死、结节病、类风湿结节、多形性肉芽肿及离心性环状红斑等鉴别。①环状肉芽肿：无弹性纤维的变性，真皮中部有胶原变性，罕有巨细胞。②脂质渐进性坏死：常见于糖尿病患者。皮疹好发于小腿伸侧，为不规则浸润性斑块，有毛细血管扩张，多为淡黄或黄褐色，皮疹与日晒无关，组织病理上检查无弹性纤维变性。③结节病：结节呈淡红或红褐色，压之见淡黄褐色斑，表面附细小鳞屑，皮疹消退后留有色素沉着。常伴发眼、骨骼、肺或其他内脏病变。克韦姆试验阳性。④多形性肉芽肿。临床表现相似，但其多发生在非洲，组织学表现为显著的胶原变性，周围绕以栅栏状肉芽肿。组织学鉴别诊断包括：肉芽肿样皮肤松弛症、真皮中部弹性纤维溶解症、皮肤松弛症等。

治疗 尽量避免日光强烈时

外出。外出时注意防晒，使用遮光剂、穿长袖衣服、戴宽檐帽。此病不经治疗，也可自行缓解。局部可外用皮质激素制剂，经久不愈者可在皮损内注射氯喹、环孢素，有一定疗效。有报道口服己酮可可碱6个月后病情明显改善，但停药后容易复发。研究报道冷冻治疗、烧灼术、甲氨蝶呤治疗此病无效。

（顾 恒 陈 崑）

guāngxiànxìng biǎnpíng táixiǎn

光线性扁平苔藓（lichen planus actinicus） 长期日光照射皮肤引起的苔藓样丘疹性疾病。又称亚热带扁平苔藓、热带扁平苔藓、苔藓样黑皮炎、环状萎缩性扁平苔藓、夏季光化性苔藓样发疹。发病无性别差异，大多数病例为儿童和青年人。春夏季加重，冬季缓解。虽然世界各地均有发现，但大多数报道来自中东国家，近年来中国也陆续有报道。

此病可能与长期接受日光暴露有关，强烈日晒可诱发皮损。有1例患者在应用6倍最小红斑剂量的光照后产生了典型的苔藓样丘疹和具有苔藓样组织学表现的湿疹样斑块。此病还与热、营养缺乏和遗传素质有关。

皮损多位于日光曝晒部位，面部损害常最为严重，多见于前额、颊及下唇，其次是胸前区、颈、手背、前臂等，偶尔累及小腿、躯干、生殖器和口腔黏膜，头皮罕见，甲通常不受累。皮损数目较少，为直径0.25～0.5cm的环状损害，也可呈网状或弥漫性分布。单个皮损常为环状红褐色斑块，但也可是黄褐斑样的色素沉着斑。此病轻度瘙痒或不痒，常见的皮损形态有以下类型。①环状色素沉着性斑块：最常见，好发于面部和手背。②色素斑：好发于面颈部，为黄褐斑样皮损。③色素减退斑：好发于颈和手背，为针尖大小、灰白色丘疹，可融合成直径5～6cm的斑块。④典型的苔藓样丘疹（斑块）：群集于四肢远端。上述几种类型皮损可分别或同时出现。有时躯干部也可伴有典型扁平苔藓损害。组织病理表现为非特异性皮炎到苔藓样组织反应，一般均符合扁平苔藓的病理特征。

诊断要点：春夏季反复发作，冬季缓解；皮损好发于曝光区，为典型的环状斑块、紫红色小丘疹和灰蓝色色素斑；病理检查为皮炎湿疹样改变或扁平苔藓的组织病理变化。

防治：夏季应避免日晒，外出使用遮光剂。可服用羟氯喹或沙利度胺。烟酰胺也有一定疗效。应用糖皮质激素对皮损有改善作用，一旦皮损消退后则改用润肤剂及混合遮光制剂，如维生素E乳膏等。

（顾 恒 陈 崑）

jiāoyàng sùqiūzhěn

胶样粟丘疹（colloid millium） 以暴露部位产生黄色透明丘疹或斑片为特征的皮肤结缔组织的胶样退行性疾病。又称胶样假性粟丘疹或皮肤胶样变性，用针刺破后可挤出黏性胶样物质。一般分为儿童型和成人型。

病因尚不清楚，可能与遗传与日晒有关。儿童期发病者常有家族史，成人期发病可能与长期日光曝晒及接触石油产品有关。

多见于暴露部位，尤其是眼睑及其周围、面颊、额部、鼻部与手背。一般无自觉症状。病程慢性，但无系统性表现。可分为丘疹型与斑片型。丘疹型表现为半透明淡黄色扁平丘疹，触之柔韧坚实。皮疹用针刺破后可挤出黏性胶样物质。斑片型表现为甲盖大或更大正常皮色或黄色斑片，少数为结节，表面光滑隆起，可有毛细血管扩张。

组织病理检查示表皮角化过度，棘层变薄，表皮突变平，真皮乳头层显著扩大。丘疹型者乳头顶部及真皮上层为有裂隙的均质性胶样物，其周围由正常胶原纤维束环绕。在胶样斑片中，胶样物遍及真皮上3/4，胶样物质常呈嗜酸性；组织病理学检查显示与淀粉样沉积物特性相同；超微结构显示真皮内沉积的胶样物质来源于光化损伤后的弹性纤维组织。诊断需结合临床表现和组织病理检查。注意与*粟丘疹*、*扁平苔藓*和皮肤淀粉样变（见*淀粉样变病*）鉴别。

避免长期日光曝晒及接触石油产品，外出采取防护措施。口服小剂量羟氯喹和维生素C等有一定疗效。少数皮疹可行冷冻、电灼、激光或手术切除。

（骆 丹 郭 泽）

mànxìng guāngxiànxìng píyán

慢性光线性皮炎（chronic actinic dermatitis，CAD） 以严重持续性慢性湿疹样皮肤光敏反应或假性淋巴瘤变化为特征的病谱性疾病。又称慢性光化性皮炎。好发于中老年男性，以温和气候地区多见，一般在夏季初次发作，呈慢性进展，逐渐四季均可发病，终年不愈。包括持久性光反应、光敏性湿疹、光敏性皮炎、光线性类网织细胞增生症。均与某些已知或未知的光敏物质有关，在临床表现和组织学上均有一定相似性，认为是同一疾病的不同表现形式或病程中不同阶段的表现。

病因 光敏物质的存在是主要发病因素，常见的光敏物质：①接触性光敏物。如药性肥皂、清洁剂中的香料等，含有的主要光敏物为卤代水杨酰苯胺；某些植物和野草中的含油树脂、建筑装潢材料中的某些成分、染料，职业接触皮肤的焦油、沥青，外用皮肤的补骨脂、白芷、香豆素类等。②口服药物或食物。如四环素、灰黄霉素、磺胺类、苯并噻嗪类、利尿药、抗组胺药、水杨酸类、雌激素等药物，中药如荆芥、防风等，植物如灰菜、木耳等食物。

发病机制 仍未十分清楚，较明确的是其发病与接触性和光接触性变态反应有关。在光敏物质已脱离或去除情况下，其机制可能包括：①紫外线的光化学作用和光毒性氧化作用使皮肤中某些正常成分（内源性蛋白）发生改变形成新抗原，通过持续刺激免疫系统而引起迟发性变态反应。②光照后外源性光化学物质作为半抗原和机体载体蛋白共价结合成为全抗原，并通过持续刺激免疫系统而引起迟发性变态反应。或者患者可能对某些变应原有非光敏性的接触敏感性，在此基础上光照可能使皮肤中某些内源性蛋白具有抗原性。③外源性光敏物质进入皮肤后与正常组织蛋白牢固结合持久存在于皮肤中而发展成慢性光化性皮炎。

临床表现 皮疹多位于光暴露部位，如面、颈项、手背、上胸部、前臂伸侧、头皮等处，部分累及掌跖部，男性的头顶部稀发区也是易累及的部位，衣物、帽子等边缘常出现明显的分界线，严重者亦可发生于遮光部位。临床一般表现为慢性、亚急性或急性湿疹。皮损初呈弥漫性水肿性红斑、丘疹、水疱，可伴渗出，患者常有剧痒感，继而浸润加重，呈苔藓样丘疹和斑块或伴少量鳞屑的暗红至灰黑色的浸润斑。慢性期皮损苔藓样变，呈苔藓样丘疹和斑块或伴少量鳞屑的暗红至灰黑色的浸润斑（图），可有秃发、睑外翻、色素改变等。严重者偶可呈红皮病倾向。

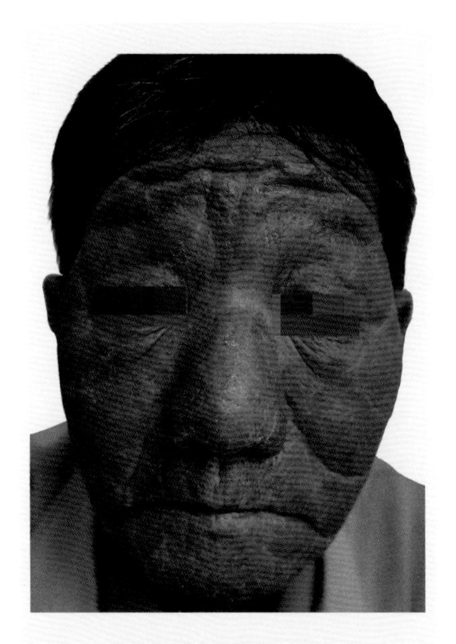

图 慢性光线性皮炎

注：面部浸润性斑块，伴少量鳞屑

辅助检查 需进行组织病理检查和光敏试验检查。

组织病理检查 急性期表现为非特异性皮炎改变；慢性期为皮肤T淋巴细胞瘤样或假性淋巴瘤改变，角化过度，棘层肥厚，真皮可见乳头瘤样增殖，网状层淋巴细胞密集浸润，浸润的细胞主要为$CD8^+$T细胞。长期病变患者可见真皮乳头层纤维化和增厚，成纤维细胞变大、星形、多核。免疫荧光法可见沿基底膜有一层纤维蛋白的沉积。

光敏试验检查 包括光激发试验和光斑贴试验。①光激发试验。绝大多数患者对中波紫外线（UVB）和长波紫外线（UVA）异常敏感，少部分也对可见光敏感。②光斑贴试验。部分患者对某些接触性光敏物和可疑光敏性药物呈阳性反应。常见的有倍半萜内酯、松香、橡胶、金属等。有些患者光敏性消退后，接触性变态反应和斑贴试验阳性可持续存在。

诊断与鉴别诊断 此病的诊断依据临床表现、组织病理检查、光激发试验和光斑贴试验。需与一般皮炎湿疹类疾病、多形性日光疹、暂时性光反应相鉴别。

治疗 ①一般治疗：包括健康教育，避免日晒。使用物理遮光措施和化学遮光剂。避免接触变应原和光敏性物质，避免使用光敏性药物，避免食用光敏性食物，尽量避免与可能存在光敏的物质接触。②光疗：目的是在不激发疾病发作的条件下诱发患者产生光学耐受，是一种免疫抑制疗法。作用机制尚不清楚。可选窄波UVB，或补骨脂素联合长波紫外线照射治疗（PUVA），照射剂量、疗程据治疗反应而定。急性加剧，有明显渗出的患者不能使用。③药物治疗：局部常使用糖皮质激素制剂和润滑剂，近来已经常外用他克莫司。系统用药多选用羟氯喹、沙利度胺，重度者加糖皮质激素；也可硫唑嘌呤、环孢素、羟基脲等联用或单用。

预后和预防 在病因和发病机制的存在与持续作用下，此病可持久不愈，反复加剧，在进展成典型的光线性类网织细胞增生症后，偶有可能继续恶化向皮肤T细胞瘤方向转化。日常生活中注意防光并避免接触光敏物质有利于预防此病的发生。

（骆 丹 周炳荣）

duōxíngxìng rìguāngzhěn

多形性日光疹（polymorphic sun light eruption） 特发性间歇反复发作的以多形皮损为特征的迟发性光敏性皮肤病。温带地区多发，可累及所有种族和不同肤色的人，浅肤色者更常见。儿童和成人均可发病。好发于春夏季，女性多见，光暴露部位反复发作，皮损形态多样性。

病因和发病机制 与下列因素相关。①遗传因素：15%~56%患者有家族史，可能与多基因相关，但其遗传学未被完全阐明。②环境因素：日光是绝大多数患者发病的最直接诱因，但对日光的敏感性个体差异很大。致病光谱多为长波紫外线（UVA），而中波紫外线（UVB）亦可引起。③免疫因素：为曝光部位皮肤对光诱导产物的迟发型超敏反应，但引发这一迟发型超敏反应的具体内源或外源性抗原尚未明确。研究表明紫外线照射可通过氧自由基机制诱导角质形成细胞表达热休克蛋白（HSP），HSP的异常表达可能参与发病。④生物学因素：有报道多形性日光疹存在花生四烯酸和前列腺素代谢异常。富含Ω-3不饱和脂肪酸的鱼油能与花生四烯酸竞争，导致活性前列腺素类化合物生成减少，可提高UVA激发阈值。

临床表现 春季和初夏最重，冬季常可完全消退。暴露后30分钟至数天发病。如避免进一步光照，7~10天皮损消失，偶尔更长，不留痕迹。皮疹好发于暴露部位，特别是冬季遮盖夏季暴露部位如上胸部、颈部、前臂伸侧、肩和小腿，面部常可受累。非暴露部位少见，但病程长病情顽固的患者亦可累及非暴露部位。皮肤发疹前可有瘙痒或灼热感，很少出现头痛、发热、寒战和恶心等系统症状。部分患者长时间日光曝晒后可出现硬化现象，一般认为这种硬化现象可能是日光照射使皮肤色素沉着、表皮增厚或免疫学改变的结果。皮损表现形态各异，但对个体而言常单一或以一种为主，其皮疹包括丘疹、丘疱疹、斑块、水疱、大疱以及湿疹样、昆虫叮咬样、出血性和多形红斑样皮疹。

分型 根据皮疹形态分为4型。①斑块型。此型多见，皮疹为红色或暗红色片状或稍隆起浸润性斑块，时间长久者可有周围毛细血管扩张和皮肤异色症改变。皮疹消退后留有色素沉着。②多形红斑型。皮疹大小不等，边界清楚的红色或暗红色水肿性丘疹，边缘稍隆起。③湿疹型。皮肤潮红肿胀，表面密集针头至米粒大小的丘疹、水疱、糜烂、结痂及脱屑，似湿疹样外观。④痒疹型。皮疹为红斑，米粒至绿豆大丘疹、结节，病程较久可呈苔藓样变，消退后留有色素沉着。此型少见。

辅助检查 组织病理检查无特征性表现，主要表现包括表皮角化不全和海绵形成，真皮水肿伴血管周围淋巴细胞浸润；多形性日光疹患者的最小红斑量（MED）测定一般在正常范围，少数患者可有UVA-MED和（或）UVB-MED降低；UVA和UVB光激发试验约56%患者经UVA照射后出现皮疹，26%的患者用UVA和UVB照射都会出现皮疹。光斑贴试验结果常为阴性。

诊断与鉴别诊断 根据发病史，好发季节，慢性过程，紫外线红斑反应试验呈异常反应等不难诊断。需与下列疾病相鉴别。①湿疹：皮损多形性，但发生与日光照射及季节无关。②多形红斑：损害如有典型虹膜样红斑较易区别，发病与光照无关。③红斑狼疮：为自身免疫病，皮疹为持久性红斑，表面有角化性鳞屑，毛囊口扩大，以及萎缩性瘢痕和毛细血管扩张。④神经性皮炎：丘疹扁平成片，眼睑、颈部及四肢伸侧多见，瘙痒剧烈。无明显季节影响。

治疗 轻症患者避光和使用宽谱防光剂和保护性服装能消除或减轻症状。中至重度患者，需根据病情选择个性化治疗方案。

一般处理 包括正规采用避光措施及增强患者对日光的耐受性。指导患者避免强烈日晒在治疗中至关重要。另外建议患者夏季戴宽檐帽，穿长袖衣服，或外出前搽宽谱防光剂。

局部用药 局部可选用糖皮质激素软膏，但面部皮疹应慎用。或使用钙调磷酸酶抑制剂。

系统治疗 包括如下治疗，①光疗及光化学疗法。光疗的目的是在不激发此病发作的前提下，诱导患者发生光学耐受，可选用补骨脂素联合长波紫外线照射治疗（PUVA）、窄谱UVB及宽谱UVB。②糖皮质激素。偶发患者，在发作早期或发作危险期之初使用，但应避免长期使用。③抗疟药。一般不作为治疗的首选药物。主张在严重皮损患者，防光剂与局部糖皮质激素治疗失败，以及预防性的UVB光疗法或PUVA治疗失败或不适宜应用的病例使用，可选用氯喹、羟氯喹等。④免疫抑制剂。硫唑嘌呤对严重光敏感者及湿疹样改变患者效果显著。顽固病例还可考虑应用环孢素。⑤抗氧化剂及其他。有报道维生素C、维生素E、维生素B、对氨基苯甲酸、沙利度胺、β-胡萝卜素等均可用以治疗，但疗效不定。抗组胺药可以部分缓解症状。

（骆 丹 许 阳）

niúdòuyàng shuǐpàobìng

牛痘样水疱病（hydroa vacciniforme） 初发于儿童、与日光照射有关的慢性皮肤病。又称痘疱样水疱病。此病少见，1862年首次报道。

病因和发病机制 病因不明，可能是先天性机体代谢异常，对日光敏感性增高所致。部分患者存在家族史，但尚未发现存在染色体异常。致病光谱主要与长波紫外线（UVA）有关，或是UVA和中波紫外线（UVB）共同作用导致。有研究发现UVA反复照射可使部分患者皮损复发。另有研究发现部分患者发病与病毒感染（主要是EB病毒）及T细胞淋巴瘤有一定关联。

临床表现 日晒后数小时至1~2天在暴露部位出现红斑、水疱、糜烂及结痂，易遗留点状凹陷性瘢痕，约2/3患者到青春期可痊愈。一般从2~3岁开始，少数患者青春期后发病。皮疹出现前常自觉瘙痒、灼热或发胀，好发于曝光部位如面颊、耳翼、鼻背及手背，也可累及口唇黏膜及眼结膜、角膜，严重时可影响视力。亦可见脱发或甲变形者。此病可分为两型。①典型轻型：皮损轻且只限于暴露部位，多不伴有系统症状，有明显自限性，常在青春期后逐渐痊愈。典型皮疹为对称分布，初起皮肤潮红、肿胀、粉红色至紫红色丘疹及黄豆大小结节，数日后皮疹发展成大小不等水疱，水疱中央可见脐凹，水疱周围有红晕。约数日后水疱干燥结痂。②非典型重型：出现坏死及黑痂，痂皮脱落后可遗留点状凹陷性瘢痕、色素沉着、毛细血管扩张甚至畸形。皮损严重，可表现颜面部及肢端部水肿及大片溃疡，反复发作可导致指关节强直或错位，指骨破坏，耳郭部分缺损，鼻梁塌陷及下唇瘢痕挛缩等。

辅助检查 血清学及卟啉检查往往无特殊异常结果。组织病理检查有一定临床意义，表现为表皮水肿、表皮内水疱，可伴表皮坏死和基底细胞液化变性，真皮浅中层可见淋巴细胞为主的炎症细胞浸润。有血栓时见结缔组织成均质性和嗜酸性坏死，吸收后可见瘢痕组织。

诊断与鉴别诊断 诊断要点包括幼年发病；发生于日光曝晒部位；皮疹表现为红斑、水疱、糜烂、结痂，愈后可有点状凹陷性瘢痕；季节性发病，夏重冬轻；青春期后可痊愈；光试验对UVA反应异常，光斑贴试验阴性。需与红细胞生成性原卟啉病（见卟啉病）、先天性红细胞生成性卟啉病、盘状红斑狼疮（见红斑狼疮）、大疱性红斑狼疮、水疱型多形性日光疹、日光性荨麻疹、单纯疱疹、牛痘样水疱病样皮肤T细胞淋巴瘤等鉴别。

治疗 避免日晒，局部光保护如外用UVA防光剂。饮食中富含多重不饱和脂肪酸对缓解此病有一定益处。口服β胡萝卜素可减轻皮疹发生。病情轻者可口服烟酰胺及维生素B_6。病情稍重者可口服沙利度胺、氯喹、羟氯喹、雷公藤总苷或泼尼松等。严重者可采用沙利度胺加羟氯喹、沙利度胺加泼尼松的联合治疗。此病在停药及日晒后易复发。

预后 此病有自限性，常在青春期自愈。

（骆 丹 尹志强）

qīngshàonián chūnjìzhěn

青少年春季疹（juvenile spring eruption）

以男性青少年耳郭光暴露区的丘疹和水疱性损害为特征的皮肤病。又称耳部春季疹或良性夏季日光疹。此病已被认为是多形性日光疹的一个亚型。常发生于早春季节，5~12岁男童多见。病因尚不明确，多认为是日光中一定波长紫外线和冷空气共同作用所致。主要累及耳部暴露部位，少数可波及手背出现多形红斑样损害。暴露后自觉耳部瘙痒，迅速出现红斑，继之出现密集水肿性丘疹或斑丘疹，大多数丘疹顶端有针尖大小的晶莹水疱，数日或数周后皮疹自行消退，伴糠状鳞屑。严重者伴颈淋巴结炎。若无继发感染，皮疹多在一周内痊愈，个别患儿每年春季发作，常可连续数年。

组织病理检查类似多形性日光疹，表现为血管周围密集的淋巴细胞浸润。免疫病理未见免疫球蛋白、补体或纤维蛋白异常沉积。实验室检查尿胆原、卟胆原和免疫球蛋白均正常。约55%的患者有单色光试验异常反应，大多对中波紫外线有迟发性丘疹反应，部分也对长波紫外线敏感。根据早春季节性发病，主要见于青少年男性，皮疹主要分布在耳部的特点，易于诊断。需与多形性日光疹、牛痘样水疱病、光变应性接触性皮炎等鉴别。避光治疗，局部应用糖皮质激素制剂或炉甘石洗剂，口服烟酰胺有一定疗效。

（骆 丹 黄秋红）

guāngxiànxìng yǎngzhěn

光线性痒疹（prurigo actinicus）

以丘疹、结节为主要损害的特发性光敏性皮肤病。又称哈钦森夏季痒疹。病因不明。对光线照射有异常反应，致病光谱宽。5%~75%患者有家族史，10%患者有特应性病史。好发于10岁左右儿童，女性多见，青春期后自然缓解，也可持续到成年。皮损主要累及面部手背等暴露区，部分患者遮光部位也可受累。表现为红色的丘疹和结节，偶见淡黄色小水疱，瘙痒明显，常有抓破后渗出、结痂等湿疹化表现，多数患者夏季加重。实验室检查血、尿、粪卟啉测定均正常。光试验检查大多数患者对中波紫外线有迟发性丘疹反应，部分患者也对长波紫外线敏感。

根据此病多起始于青春期前儿童，主要损害是丘疹和结节，多分布于暴露区，夏季加剧，皮损较持久等可以诊断。需与下列鉴别：①多形性日光疹。好发于中青年，无明显家族史，发病与日晒关系明确，呈急性间歇性发作。②牛痘样水疱病。损害局限于曝光部位，有灼痛感，继日晒后分批陆续出现。皮损主要是水疱和痘疮，水疱中央可见脐凹，周围有红晕，数日后水疱干燥结痂，痂皮脱落后可遗留点状凹陷性瘢痕。

此病较顽固，尤其是痒疹性损害，一般的防光剂或药物治疗很少有效，有患者至成年可消退。急性期湿疹样变时应用糖皮质激素治疗可使病情暂时缓解。沙度利胺有一定疗效，治疗时间至少持续2~6个月，部分患者停药后皮疹复发，可间歇使用。

（骆　丹　李　巍）

rìguāngxìng xúnmázhěn

日光性荨麻疹（solar urticaria）

日光诱发的以局部迅速出现瘙痒、红斑和风团为特点的皮肤病。又称光源性荨麻疹。发病机制尚未完全清楚，与内因性速发型变态反应有关。此病致病光谱的范围很宽，主要为中波紫外线（UVB），其次为长波紫外线（UVA）和可见光。此病按主要作用光谱的不同分为UVB型、UVA型和广谱型三型。此病好发年龄常在20~40岁，女多于男。发病突然，皮肤于日晒后数分钟内即有瘙痒和灼热感，继之出现红斑，迅速水肿呈典型风团，无伪足，但常不规则。部分患者在光照停止后10~20分钟才出风团。多数皮损于1~4小时内消失。瘙痒与风团可波及未暴露区，特别是衣着单薄、遮盖较差的部位。往往慢性病程，缓解与加剧交替。组织病理检查类似一般荨麻疹的血管性反应，所有常规实验室检查均在正常范围。

病史及风团损害是此病的特征。光试验可诱发风团反应，按出现时间的快慢可明确光敏性的程度，通过相应的滤片可明确其作用光谱，有助于诊断。应与局部热性荨麻疹和胆碱能性荨麻疹的早期表现鉴别。发作期应避免日晒。轻型患者于缓解期或接受治疗控制期，逐渐增加日光的暴露，使患者对光线产生一定的耐受性。抗组胺药治疗部分患者有效，常用H_1受体阻断药，亦可与H_2受体阻断药联合应用。

（骆　丹　李　巍）

wàiyuánxìng guānggǎnxìng píyán

外源性光感性皮炎（exogenous photosensitizing dermatitis）

光敏物质进入机体后，受光线照射产生的炎症性皮肤病。

病因和发病机制　较为复杂，主要与光毒性和光变态反应有关。引起光感性皮炎常见的物质有药物、化妆品、食品防腐剂及添加剂、焦油衍化物、某些动植物等。

临床表现　分为光接触性皮炎和光线性药疹。

光接触性皮炎（photocontact dermatitis）　接触光感物质后局部皮肤经日光曝晒所引起的炎症反应。分为光毒性接触性皮炎和光变态反应性接触性皮炎两型。①光毒性接触性皮炎。局部皮肤出现日晒伤样损害，自觉烧灼感、疼痛。沥青或焦油工人易见。②光变态反应性接触性皮炎。认为是一种T细胞介导的免疫过程。先在接触光感物质和日晒的皮肤上发生延迟型丘疹、湿疹样损害，即类似一般的接触性皮炎，以后可在未被照射部位也出现皮疹，呈光变态反应的表现。

光线性药疹（actinic drug eruption）　系统使用光感性药品的同时皮肤遭受日晒后引起的炎症损害。分为光毒性药疹和光变态反应性药疹两型。①光毒性药疹。应用某些足量的光感性药品同时皮肤遭受强烈日晒后，药品吸收一定波长紫外线的能量，从而引起光毒反应。常引起光毒性药疹的药品有磺胺类、四环素类、利尿药、补骨脂素等。②光变态反应性药疹。一般认为一定波长光线的作用，使摄入体内的药物本身或其代谢产物发生光学变化，与机体蛋白质相结合形成完全抗原，在敏感者体内产生相应抗体呈现延迟型变态反应。常引起光变态反应性药疹的药品有磺胺类、氯丙嗪等。其临床表现有红肿、风团、血管性水肿、麻疹样或猩红热样皮疹、水疱、紫癜、扁平苔藓样皮疹等。严重者有全身症状如发热、精神萎靡、头晕、恶心、呕吐、乏力等，甚至过敏性休克。

辅助检查　光斑贴试验是诊断外源性光感性皮炎和检查致敏物质的有效方法。此病患者光斑贴试验多为阳性。最小红斑量测定也可呈异常反应，表现为红斑反应高峰的出现较晚（正常人一般在12~24小时达高峰，患者常为48小时后）；红斑反应强度高于同样量照射正常人；红斑反应的持续时间比正常人持久（正常人2~5天消退，而患者常持续至

8天以上）；红斑反应开始消退时，表面出现丘疹；红斑反应消退后常无明显色素沉着。

诊断与鉴别诊断 需详细询问患者既往光感物质接触史或光感性药物使用史、停止接触或停用药物后是否好转，结合辅助检查进行确诊。应与多形性日光疹、红细胞生成性原卟啉病、药疹、湿疹及接触性皮炎相鉴别。

治疗 避光防晒是治疗此病的必要前提。药物治疗可以参照湿疹及药疹的处理方法。

预后与预防 停止接触光感物质对预后及预防均有作用。避免接触光感物质和可引起交叉过敏的物品，禁用相关药物。同时应注意防晒、避光等。

（骆 丹 郭娴菲）

nìluó-rìguāngxìng píyán

泥螺-日光性皮炎（bullactophotodermatitis）

过多食用泥螺再经强光曝晒所致皮肤急性光毒性炎症。女多于男，年轻患者易发，常与体质有关。发病机制尚不清楚。推测泥螺是杂食性海生贝类动物，以吞食藻类、泥沙为生，其体内可能含有某种光感物质。人群大量食用后在体内积聚至一定程度，经强光曝晒引发光化学反应。

常有食用泥螺史，在晒后1~3天内发病。好发于头、面和手足背部等曝光部位，往往对称分布。初起皮肤潮红，充血性弥漫性水肿，表面可见丘疹或大小不等的水疱，水疱内含澄清或血性液体，破溃后可见糜烂、溃疡或坏死。部分患者口唇黏膜红肿、糜烂，鼻背、颧部、甚至甲下可见淤斑。自觉皮损灼热、瘙痒和触痛，以指尖和甲部为著。皮疹2周左右消退，愈后留有色素沉着或萎缩性瘢痕。全身症状多不明显，少数伴有头晕、头痛、全身乏力、食欲缺乏、腹痛或腹泻等症状。

辅助检查血嗜酸性粒细胞增多，血清铁增多，红细胞沉降率加快。部分患者尿中常可检出类似卟啉的红色荧光物质。根据发病前有过多食用泥螺和强烈日光曝晒史，伴暴露部位对称多形皮疹等特点诊断不难。需与日晒伤、烟酸缺乏症和光毒性药疹等鉴别。

注意饮食健康，避免过多食用泥螺，食用后避免日晒。轻症患者可外用炉甘石洗剂或糖皮质激素霜剂，局部红肿明显时予以3%硼酸溶液、生理盐水等冷敷；糜烂处可涂氧化锌油；溃疡处敷贴10%硼酸软膏或莫匹罗星软膏，同时注意清洁换药。可内用维生素B、维生素C等。严重者可系统应用糖皮质激素。食用泥螺，仅用其肉，弃内脏及泥螺汤，食后避免日晒可预防此病。

（骆 丹 尹慧彬）

zhíwù-rìguāngxìng píyán

植物-日光性皮炎（phytophotodermatitis）

过多食用或接触光感性植物再经日晒后所致曝光部位皮肤的急性光毒性炎症。夏季多见，好发于中青年女性。其发生常与个人体质、光敏性植物及长久日晒三者关系密切。常见的光感性植物有灰菜、油菜、苋菜、芹菜和木耳等。

多数患者于晒后1天内发病，颜面、颈部和手足等光暴露部位皮肤弥漫性潮红或紫红色（图），以红斑、丘疹、水疱为主，可相互融合成大疱，内容物澄清或淡黄，有时为血性，病情严重者可以形成局部坏死、溃疡。面部或手背部可发生非凹陷性水肿，质软坚实，表面发亮。自觉瘙痒、灼热、麻木、蚁行感、胀痛或刺痛。皮损广泛者可有发热、头痛、恶心、呕吐、心悸等全身症状。病程有自限性，轻者2~3天可消退，重者1~2周或更长，伴脱屑和色素沉着，严重者留有瘢痕。

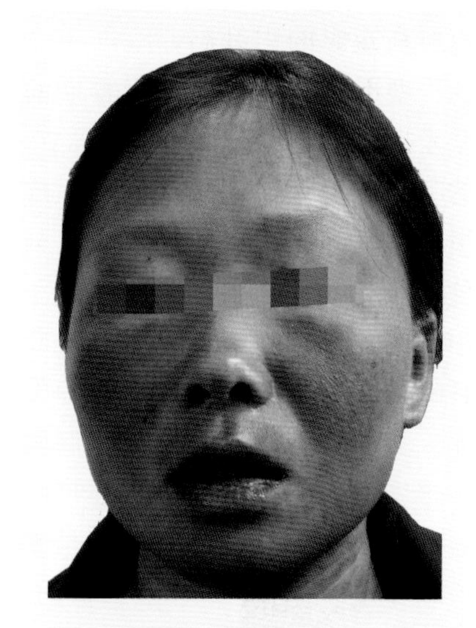

图 植物-日光性皮炎曝光部位弥漫性红斑

组织病理检查见表皮轻度水肿，有时形成表皮内水疱。角质形成细胞空泡化，并出现特征性晒斑细胞；真皮乳头层水肿，血管扩张，炎症细胞浸润。实验室检查血白细胞总数增多，嗜酸性粒细胞增加。尿检查蛋白阳性，少数患者尿卟啉检查阳性。根据发病季节，发病前有光感性植物食用史或接触史以及强烈日光照射史，典型皮损即可诊断。需与接触性皮炎、烟酸缺乏症鉴别。

治疗：口服抗组胺药、维生素B、维生素C和烟酸等，病情严重者可应用糖皮质激素。局部红肿明显者可外用炉甘石洗剂，渗出较多时，可予3%硼酸溶液冷湿敷。避免接触和食用光感性植物，进食后避免日光暴晒可预防此病。

（骆 丹 尹慧彬）

jīguāng sǔnshāng

激光损伤（laser injury）

激光辐射造成的皮肤损伤。多见于激光

武器发射和激光意外照射事故。

激光对皮肤的损伤是指激光照射到皮肤时，如其能量（功率）过大可引起皮肤的损伤。激光损伤皮肤的机制主要是激光的热作用。皮肤吸收激光能量后，局部温度在短时间内升高，温度升高的程度不同，造成的损害也不同。激光损伤严重程度由皮肤对激光的吸收决定，皮肤对激光吸收又由激光的波长所决定。皮肤对某种波长激光的吸收越高，受到的损伤也越大。皮肤颜色越深，所含的黑色素颗粒就越多，吸收激光能量后，局部形成一个热源，并很快向四周扩散，引起细胞及组织破坏和死亡。激光也可对眼等其他器官系统造成损害。激光是一种电磁波，除辐射本身可造成组织的直接损伤外，激光作业环境存在着多种对人体有害的潜在因素，包括光污染、空气污染、激光电源的噪声与振动、高频电磁场等危害因素，这些因素均可直接或间接对人体健康产生不良影响。针对激光损伤普遍的治疗措施多是抗炎、镇痛等对症治疗。

激光安全防护的具体措施：激光安全的基本原则是绝对不直视激光束；实验室人员和接触激光源的人员一定要戴激光防护镜；对激光设备使用人员进行教育，不要对实验室墙壁、镜面反射物发射激光；激光室墙壁应用浅色而漫射的涂料，以减少镜式反射和提高光亮。在激光室内或门口，激光束易到达的地方设“激光危险”的标志。激光器使用后立即终止光路，开启激光器时严格遵守水电操作规程；接触激光的工作人员不能直接注视功率或辐照量超过容许阈值的主光束，并定期体检。

（周展超　吴秋菊）

fàngshèxìng píyán

放射性皮炎（radiodermatitis）

电离辐射照射皮肤、黏膜所致炎症。电离辐射的类型包括 α 线、β 线、γ 线、X 线及放射性核素等。主要见于接受放射治疗的患者及从事放射性相关工作而防护不严格者。

病因和发病机制　放射治疗过程中未按规程操作，防护不严或意外事故，均易引起放射性皮炎。各种类型电离辐射引起组织细胞 DNA 发生可逆或不可逆性损伤，导致细胞死亡或 DNA 产生突变，由此引起一系列皮肤反应和损伤。放射治疗过程中，放射性皮炎的轻重与单次照射剂量、分割方法、总剂量、射线种类、照射体积、照射技术、射线能量、剂量分布、患者年龄、吸烟史、同期化疗放射副作用处理等多种因素有关。

临床表现　可逆性的毛发脱落、皮炎、色素沉着及不可逆的皮肤萎缩，皮脂腺、汗腺的破坏和永久性的毛发缺失，以至放射性坏死，继之形成溃疡，甚至癌肿形成。分为急性放射性皮炎和慢性放射性皮炎。

急性放射性皮炎（acute radiation dermatitis）　常发生于放疗或意外过量照射后的 90 天内，原于一次或多次大剂量放射线照射引起，分为 4 期。1 期：轻度红斑和干燥性脱屑，其他包括瘙痒、毛发脱落、鳞屑及色素沉着。2 期：出现持久性疼痛性或水肿性红斑，进一步发展可伴有局部表皮缺失，皮肤皱褶处出现潮湿性脱屑，常有明显疼痛。3 期：皮疹进一步加重，表现为融合性的潮湿性脱屑，不再局限于皮肤皱褶部位。4 期：皮肤溃疡、出血及坏死形成。严重时可伴消化道、膀胱或口腔黏膜等病变。可出现暂时性脱发，一旦出现毛囊纤维化将成为永久性脱发。

慢性放射性皮炎（chronic radiation dermatitis）　多为长期、反复小剂量放射线照射或由急性放射性皮炎迁延而来。炎症表现不显著，潜伏期数月至数年。可出现皮肤干燥、脱屑、角化过度及皮肤异色病样改变。累及附属器时可伴有甲改变、脱发、出汗减少或无汗。皮下组织纤维化致组织回缩、活动受限以及疼痛。更严重时，可在慢性病变基础上出现肿瘤。其中最常见的为基底细胞癌，其他还有鳞状细胞癌、非霍奇金淋巴瘤、黑素瘤、纤维肉瘤、血管肉瘤等。因此，如放疗区域出现不典型斑块或结节应高度怀疑有无继发恶性肿瘤的可能，必要时进行皮肤组织病理学检查。

辅助检查　主要是病理检查。急性放射性皮炎表皮出现中度至重度细胞内及细胞间水肿，基底细胞核固缩和液化变性。有丝分裂罕见或缺乏，表皮突扁平或消失，真皮可见明显水肿和各种炎性细胞弥漫性散在分布，血管明显扩张，静脉血栓和微小出血常见。较严重者可累及皮下组织。慢性放射性皮炎表皮萎缩变薄，表皮突消失，真皮浅层纤维性硬化，有大小不等、形状特异多核的成纤维细胞，浅层血管周围有纤维性红染的纤维素蛋白沉积，深层血管内膜增厚，基底细胞液化变性，可见噬黑素细胞。

治疗　缺乏有效的治疗手段，除常规护理外，外用药物是防治放射性皮炎的首选方法，包括激素乳膏、维生素 B_{12}、重组人表皮生长因子和中药湿润烧伤膏等。治疗主要为对症处理。除药物治疗外，放射性皮炎继发的慢性溃疡，可采用氦-氖激光治愈。长期不愈的深溃疡或发生角化物，必要时行手术切除。总之，放射性皮炎应注意预防为主，采取积极治疗手段。

预防 预防此病的发生应注意：保持放疗区界限清楚，皮肤清洁干燥，避免刺激和摩擦，避免冷热刺激（如日晒、热敷），勿用含重金属药物（如碘酒、红汞），忌洗擦肥皂，勿用手搔抓，禁剃毛和贴胶布等；放疗时避免过大剂量；从事放射线工作的人员应严格遵守操作规程，并加强预防措施。

（周展超 吴秋菊）

jīyǎn

鸡眼（clavus） 掌、跖、指、趾长时间受挤压或摩擦导致角质层增厚形成的局限性、圆锥状、角质增生性损害。好发于足底、趾和指。病因较多，局部摩擦和受压是重要的诱因，长期穿鞋不合适、足畸形或趾畸形是鸡眼生成的重要原因。角化型和鳞屑型足癣患者，易发生鸡眼。鸡眼可分为：①软鸡眼，发生于趾间侧面，常见于第4、5趾间前端，损害往往只有1个，豌豆至蚕豆大小，表面因浸渍而呈灰白色，压痛明显。②硬鸡眼，好发于足部隆起处，如足趾关节背面或跖面受压处和小趾外侧面，通常为1~2个豌豆大小，周边是圆锥形角质增生，如足垫样扁平而稍隆起，尖端向下压于真皮乳头层。表面正中有凹陷，皮纹中断、色泽较黄，边界有清晰的硬角质块，整体呈圆锥状，底部向外，顶尖向内，外观极似鸡眼状，锥形角质体可有1个或多个，在行走、劳动或穿窄鞋子有压痛感。

组织病理检查可见全部病变组织为增厚的角质层，中心部角质层更厚，呈“V”形凹入，钉突增生尤甚，其下方的真皮层因受压力乳头变平，有少量细胞浸润。根据此病的好发部位、圆锥状增生、行走时疼痛明显，诊断并不困难。需要与下列疾病鉴别。①跖疣：人类乳头瘤病毒感染，为灰黄或褐色斑块，中央有角质软蕊，散在分布，中心粗糙，皮纹中断常有出血点，无压痛。②胼胝：手足长期受压和摩擦而引起的皮肤局限性扁平角质增生块，呈黄色，皮纹明显，质硬，发生于手足部掌跖骨突处，无圆锥状角质增生嵌入深部和疼痛。

治疗方法很多，包括外用30%水杨酸火棉胶，1周后用热水浸泡，去除鸡眼的角锥和皮损浸软发白的部分，直至脱落。外用鸡眼膏；液氮冷冻和二氧化碳激光治疗；鸦胆子仁捣碎涂敷在鸡眼部位后包裹；火针治疗；^{90}Sr敷贴治疗；手术切除。应减少摩擦和挤压。如不穿高跟鞋和硬底鞋；足部畸形者应及时治疗。

（周展超 吴秋菊）

piánzhī

胼胝（callus） 掌、跖皮肤受压或摩擦所致较厚的淡黄色扁平角质增生性损害。俗称茧子。是局部受到非正常力的作用或超负荷摩擦挤压所引起的皮肤角质代偿失调。往往与劳动、运动有极大的关系，甚至与走路摩擦、穿鞋大小有关。好发于掌、跖及足底受压迫或摩擦处，质地坚硬呈半透明状，中央较厚，边缘模糊，表面光滑，皮纹清晰，局部反应迟钝，一般无症状，严重时挤压会有疼痛甚至刺痛感。

根据好发部位、皮损形态，诊断不难。除与鸡眼、跖疣的鉴别外，还需与遗传性掌跖角化症相鉴别，遗传性掌跖角化症自幼发病，常有家族史，掌跖出现弥漫性界限清楚的角化过度的斑块，皮损呈对称分布，甲增厚、不透明、变形，重者伴有皲裂及疼痛等特点。

热水浸泡局部后，用刀削去表面角质层，周围皮肤再用胶布或火棉胶加以保护，中央敷以15%~40%水杨酸软膏，然后以一层胶布固封5~7日，最后除去软化的角质。亦可以15%~20%尿素软膏或将捣烂的鸦胆子仁敷于患处，再以外用胶布封固后，用尖手术刀或蚊式钳沿角质肥厚处与正常皮肤分界处剥离，直至基底，再用组织钳钳住，将增生的角质全部拔除，然后敷盖，最后用胶布封固。也可用水杨酸火棉胶，涂敷后晾干并覆盖胶布，待坏死组织软化后，用刀片或剪刀剪除即可，必要时可反复进行；^{90}Sr敷贴照射治疗足部胼胝，其主要机制是利用其释放的β线电离密度大，射程短，只对表浅皮损进行外照射，达到治疗目的。

应尽量减少摩擦和挤压预防此病，不宜穿过紧或过硬的皮鞋以减少脚底摩擦和挤压，足部畸形者应及时治疗。

（周展超 吴秋菊）

yāchuāng

压疮（decubital ulcer） 身体局部组织长期受压导致血液循环障碍，组织持续缺血缺氧，引起皮肤等软组织溃烂和坏死。又称褥疮、压力性溃疡。

自身因素：年老、认知功能减退、瘫痪、大小便失禁，营养不良等是压疮发生的主要因素；外在因素：压疮的实质就是压迫性溃疡，压力、剪力、摩擦力及潮湿是造成压疮的重要因素，其首要因素是压力施加于骨的突起部位，受压组织持续性缺血、缺氧，无氧代谢产物堆积，对细胞的毒性作用致使细胞变性坏死，皮肤弹性降低或消失、变色，形成水疱或表皮脱落，引起局部组织变性坏死。

压疮好发于受压的骨突起部位，如骶尾骨、坐骨结节、股骨粗隆、足外踝及足跟处等，这些部位无肌肉覆盖或肌肉菲薄。受压后局部皮肤苍白、灰白或青红色，轻度水肿，边界清楚，可有麻木和触痛感，去除压力后可逐渐好转。如病情迅速发展，表皮呈紫黑色，可出现水疱，破溃后形成溃疡，如不及时处理，溃疡浅者达皮下组织，深者可达肌肉、骨或关节，表面有坏疽形成，严重者继发感染后引起败血症。

鉴于压疮的复杂特性，单一治疗方法不能获得有效结果，必需采用不同手段以解决不同的问题。在无菌条件下湿润处理有利于创面上皮细胞形成，促进肉芽组织生长和创面的愈合。常规消毒压疮处，去除腐肌和痂块，用吸氧面罩距皮肤约1cm罩住患处，持续吹氧；也可采用高压氧治疗。高频电疗和直流电药物离子导入治疗采用10%硫酸镁、5%普鲁卡因、1%氯化钾和氯化钠。可选用庆大霉素、湿润烧伤膏、磺胺嘧啶银、莫匹罗星、生肌膏、芦荟胶、甲硝唑液及碱性成纤维细胞生长因子等。根据其创面的大小、部位、深度可选用不同的手术方法。

积极评估患者情况是预防压疮的关键，对患者发生压疮的危险因素定性、定量综合分析，有一定的指导意义。若发现受压皮肤出现硬结，予冰袋冷敷，保护好皮肤，防止磨损，硬结消退后应及时停止冷敷；减少骨突部位受压时间，减轻局部压力。选用聚维酮碘（碘伏）、凡士林外涂局部受压处皮肤。供给患者高热量、高蛋白、高维生素饮食，并注意补充维生素E和锌剂。可辅助使用防治用具，如气圈、羊皮垫、架桥法等。

（周展超　吴秋菊）

shǒu-zú jūnliè

手足皲裂（rhagadia manums and pedis）　各种原因导致手足部皮肤干燥和裂口伴疼痛的疾病。冬季发病率高。主要原因是冬季气候寒冷，汗腺及皮脂腺分泌减少，更易发生皲裂。皮肤角化过度增厚，缺少水分和油脂，而失去弹性。职业对发病有重要的影响。某些皮肤病，如手足癣、湿疹、掌跖角化病、鱼鳞病、毛发红糠疹等，因其皮肤角化增厚，也易伴发皲裂。

好发部位是手足、指尖、手掌、足跟或足外缘处，尤以拇指、示指多见，有时指关节面、肘后亦可见到。寒冷季节易发病，温暖时自愈，但也有始终不愈者。轻者表现为皮肤干燥、粗糙、增厚、发硬、失去弹性，且增厚的皮肤上顺皮纹方向出现深浅和长短不一的裂纹，但不觉疼痛；严重者裂纹加深，直至皮下组织，疼痛剧烈，并在碰撞后出血，有时可继发感染，引起淋巴管炎、淋巴结炎、丹毒或蜂窝织炎。足跟皲裂较深时，疼痛难忍，有时会影响行动。

根据临床表现，诊断并不困难，有时需与下列疾病相鉴别。①角化型手足癣：真菌显微镜检查阳性，皮损不仅局限于足跟，还可累及手掌及指趾间，单侧分布多见，四季发病，冬季加重，慢性经过，常年不愈。②掌跖角化病：一种先天性疾病，因角化过度易造成皲裂，可常年发病。③鱼鳞病：一种先天性疾病，自幼发病，患者全身皮肤干燥脱屑，呈鱼鳞状，皮损以四肢为重，伴手足皮肤角化皲裂。④手足湿疹（见湿疹）：可因瘙痒搔抓而出现裂纹，但湿疹皮损瘙痒明显，急性或亚急性期皮损表现为红斑、丘疹、水疱等，慢性期伴皮肤增厚苔藓化。

防治措施：去除病因，对经常浸泡手足作业者应注意对手足的保护；鞋宜松软而保暖，大小合适；避免局部外伤和细菌感染；如与其他皮肤病有关，应积极治疗其他皮肤病；对老年人应注意手足部位保暖，冬季沐浴后可涂敷稀释甘油、凡士林、维生素E乳膏等，使皮肤保持润滑；冬季少用碱性过强的肥皂或药皂等，注意保护皮肤，经常用热水浸泡手足，对有老化的皮肤和增厚的角质宜及时削去，清洗时及时擦干，再外用凡士林、维生素E乳膏等；应多进食高热量和富含维生素A的食物（如胡萝卜），或口服适量的维生素A和维生素E，以减轻皮肤过度角化；皲裂较深者可贴胶布减轻疼痛或先用温水将患处洗净，再取松香膏适量涂抹裂口，加纸贴之；还可采用红外线理疗。

（周展超　吴秋菊）

mócāxìng táixiǎnyàngzhěn

摩擦性苔藓样疹（frictional lichenoid eruption）　暂时性外伤（多为摩擦）引起以手背部散在小丘疹，呈轻度苔藓样改变为特征的疾病。又称沙土皮炎、幼儿丘疹性皮炎，是一种学龄前儿童在春夏及初秋季节多发性疾病，男多于女，并有小流行趋势，表现为手背部出现多数散在小丘疹，可呈轻度苔藓样变。确切病因尚不明确，接触物的摩擦刺激为此病发生的重要因素，个体特异体质也是不应忽视的因素。

好发于3～6岁学龄前儿童，5～7月份发病率最高，发作有小范围内流行的倾向，多集中在幼儿园、小学。皮疹对称分布，以手背、腕部、前臂伸侧为主，也可向其他部位扩展，如肘、膝、双臂、股、躯干。皮疹形态均呈单一疹形，为针头至米粒大、正常皮色、灰白色或淡红色，圆形、扁平或隆起的丘疹，数目较多，呈苔藓样变，有时丘疹表面附着糠状鳞屑，有痒感。病程中皮损干燥，无水疱、渗出及糜烂，自觉程度不同的瘙痒。此病病情虽然不重，但病程长，可长达3～4个月，反复发作，呈慢性过程。组织病理检查为非特异性炎症反应，表现为表皮角化过度，棘层肥厚，真皮层轻度炎症性改变。

根据此病好发于夏秋季，学龄前儿童多见，表现为手背部出现多数散在小丘疹，可呈轻度苔藓样变，对称分布，自觉症状不明显，呈慢性经过等，较易诊断。此病需与小儿丘疹性肢端皮炎鉴别。小儿丘疹性肢端皮炎表现为针头到绿豆大暗红、紫红或淡褐色扁平充实性丘疹。有的患儿最初多发生于四肢末端，3～4天内依次向上扩展至股、臀及上肢伸侧，最后延伸到面部，无自觉症状，发疹时全身淋巴结肿大，发疹同时或1～2周后发生急性无黄疸性肝炎，血清丙氨酸氨基转移酶（ALT）、天冬氨酸氨基转移酶（AST）水平升高，乙肝表面抗原（HBsAg）阳性等，皮疹持续20～40天，最终脱屑，消退而不留痕迹。

此病重在预防，告知患儿及家长避免各种可能的发病因素。夏秋季要避免儿童玩泥沙、水土、塑料或毛绒玩具等摩擦刺激性物品，减少机械性摩擦机会，防止太阳曝晒，多饮水，增强机体免疫力。此病呈慢性经过，一般对症处理可治愈。口服抗组胺药及外用糖皮质激素能缩短病程。对泛发且病情严重者可行氦-氖（He-Ne）激光治疗。

（周展超　吴秋菊）

mócā hóngbān

摩擦红斑（erythema intertrigo）

多发生于体胖婴儿或成人皮肤皱襞处以红斑、糜烂为特点的急性皮肤炎症性疾病。又名间擦疹，擦烂红斑，间擦红斑。肥胖皮肤皱褶处水分不易蒸发、湿热散发不畅引起浸渍，加之活动时皮肤表面相互摩擦以及汗液浸渍等刺激而引起。

好发于夏季湿热季节，婴儿和体胖成人易于染患，多见于颈部，腋窝，腹股沟，臀沟，四肢关节屈面和乳房下等处的皱襞处。皱褶部位潮湿，出现鲜红或暗红色斑，边界清楚，其范围与相互摩擦的皮肤皱襞面一致，初期只觉痒感或灼痛，渐渐患处呈现轻度水肿，表皮浸渍苍白剥脱、糜烂，里面有浆液渗出或于皱襞深处产生裂隙。浆液分泌物分解及细菌滋生可闻到臭味，若继发念珠菌感染，周围可出现散在的丘疹、水疱，若继发细菌感染，则有脓性分泌物，自觉痒感或灼痛，可引起淋巴结炎。

根据在皱襞部位出现范围与皱襞一致的红斑、伴有糜烂、渗出或浅表性溃疡，便可作出诊断。此病需与下列疾病鉴别。①念珠菌病：皮损不仅局限于皱襞部位，周围皮肤常有散在圆形的红色丘疹，表面有环状鳞屑，鳞屑真菌镜检可见到假菌丝或芽生孢子。②股癣：为边界清楚的红斑，呈环状向周边扩展，中央部位可自愈，有色素沉着或脱屑，边缘炎症明显，有丘疹、水疱、鳞屑，真菌镜检可见到真菌菌丝或孢子。③湿疹：患处可见红斑、丘疹、水疱等多形性皮损，渗出明显，境界不清，皮损可泛发，瘙痒剧烈，反复发作。④发生于皱襞部位的银屑病：皮损呈边界明显的炎性红斑，无鳞屑。除皱襞部位外，头部或身体的其他部位可见银屑病的典型皮损。

经常保持皱襞部位皮肤干燥、清洁，减少摩擦可有效防治摩擦红斑。治疗方法以西药外用为主，根据不同皮损选择相应剂型，如单纯红斑可外用粉剂，保持局部干燥；有糜烂渗液时外用氧化锌油或高锰酸钾、3%硼酸溶液湿敷，待干燥后再外用膏剂；伴发真菌或细菌感染者外用合适的抗真菌或细菌药物。中药紫草地榆油剂、西瓜霜喷剂可外用治疗各型擦烂红斑。

（周展超　吴秋菊）

pífū huáhénzhèng

皮肤划痕症（dermographism）

用手搔抓或钝器在皮肤上轻压划过后沿划痕线出现风团性条状隆起的现象（图）。又称人工荨麻疹（factitious urticaria），可与荨麻疹伴发或单独存在。病因不明，可分为两种。①单纯性皮肤划痕症：多见于女性，发生原因是皮肤受到直接的机械性刺激，肥大细胞脱颗粒、释放组胺所致。常见的致敏原包括青霉素类药物、血清类制剂、微生物感染等，表现为明显的红斑、水肿及风团反应，大多没有瘙痒等不适。一般不需要治疗。②症状性皮肤划痕症：常见于过敏体质者，发生原因多为皮肤受外界因素刺激后继发变态反应，常见致敏原有各种真菌及其代谢产物和抗生素等，表现为反复发生的皮肤瘙痒，一般不出现全身性风团，常伴明显瘙痒。诊断治疗应尽可能找到并去除致病因素，如停用致敏药物，伴细菌或真菌感染者抗菌治疗等。其次可采用抗组胺类药物，如氯苯那敏等。另外可辅助使用降低血管壁通透性的药物，如维生素C、钙剂等。

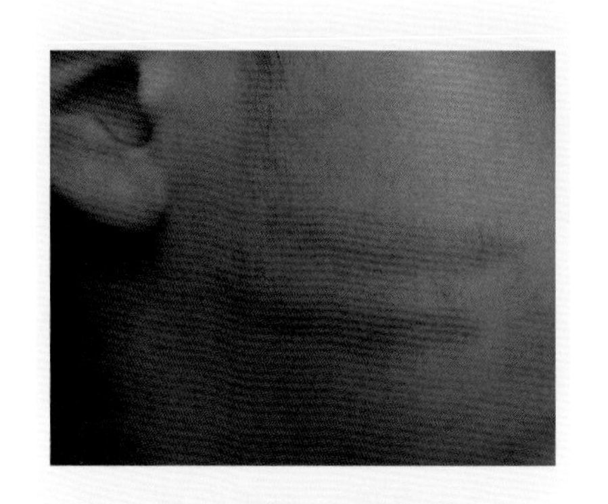

图　皮肤划痕症阳性

注：钝器划过面部皮肤发生红色水肿性条状隆起

（杨　森）

shénjīng-jīngshén zhàng'àixìng pífūbìng

神经精神障碍性皮肤病（neuropsychiatric disorder-associated skin diseases）　与精神、神经系统功能失调或损伤有关的皮肤疾病。多数病因复杂，发病机制不明。一般认为直接或间接与神经精神因素密切相关，而没有原发性皮肤病的病因或者其他器质性病因，如拔毛癖、咬甲癖、皮肤行为症、人工皮炎、寄生虫妄想等。诊断此类疾病既要排除器质性病因，又要了解可能潜在的精神性疾病。某些疾病的发病可能与变态反应、遗传过敏体质、系统疾病、感染或局部刺激有关。在病程可因自身不良习惯和强迫行为而加重，如神经性皮炎、痒疹、结节性痒疹、瘙痒症、垢着病、足穿透性溃疡、皮痛症等。因此防治除药物外，尚需积极查找病因，并有针对性地进行精神心理治疗，方能得到最佳疗效。

（谢红付）

shénjīngxìng píyán

神经性皮炎（neurodermatitis）　以阵发性皮肤瘙痒和皮肤苔藓化为主要特点的慢性皮肤炎症性疾病。又称慢性单纯性苔藓，是常见的慢性皮肤神经功能障碍性皮肤病。

病因和发病机制　尚不清楚。可能与神经精神因素（如焦虑、紧张、抑郁、劳累、睡眠不足、烦躁、易怒）有关。此外，内分泌紊乱、胃肠功能障碍、饮酒、进食辛辣食物或者鱼虾等异种蛋白质、日晒、感染病灶、局部机械物理性刺激（如硬质衣领、毛织品、化学物质、汗水浸渍）等诸多内外因素均可诱发或加重疾病的症状。病程中可形成瘙痒-搔抓-瘙痒的恶性循环是造成此病发展并导致皮肤苔藓样变的主要原因。

临床表现　依其受累范围大小可分为两型。①局限性：多见于中青年，好发于摩擦部位，如颈项，上眼睑，四肢伸侧、腰骶部、会阴部等。初发时为局部正常皮肤先有阵发性瘙痒，摩擦或者搔抓等机械性刺激后局部皮肤迅速出现多数针帽大小或者稍大的扁平丘疹（图）。进一步的搔抓促使丘疹密集成片，融合扩大，最终出现皮纹加深和皮嵴隆起的典型苔藓样斑片，直径可达钱币至掌心大小，表面可覆有糠秕状鳞屑，或有抓痕，血痂及轻度色素沉着，边界清楚。可因用药不当和搔抓产生接触性皮炎或继发感染。腰或上背部受长期摩擦后可致淀粉样物质沉积，形成苔藓和斑疹性淀粉样变性。此病病程长，其发生常为渐进性和隐匿性，一般为夏重冬轻。②播散性：多见于中老年人，皮损散布全身，呈多数苔藓样变或伴结节，自觉阵发性剧烈瘙痒，夜间为甚，病程迁延，长期难愈，严重时可累及外阴、阴阜及肛门，外耳道及掌跖也可受累。掌跖皮肤肥厚可有结痂，鳞屑及皲裂，可因搔抓造成继发性毛囊炎及淋巴结炎等。

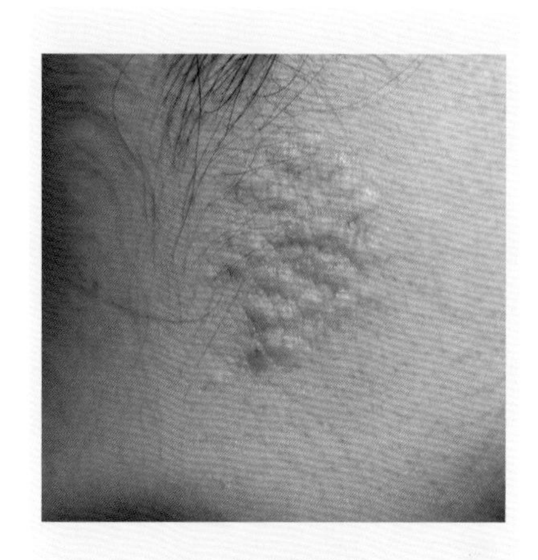

图　神经性皮炎

注：颈后扁平丘疹融合成片，边界清楚，苔藓化表现

辅助检查　组织病理检查见表皮角化过度，可伴小灶性角化不全，颗粒层常增厚，表皮突延长，不规则增厚，可伴有轻度海绵水肿，真皮浅层血管周围有时在间质内可见淋巴细胞，组织细胞和少量嗜酸性粒细胞浸润。真皮乳头可见垂直排列的肥厚性纤维是其典型表现。

诊断与鉴别诊断　根据阵发性剧痒，好发部位，典型的发病过程及皮肤苔藓样变改变易于诊断。需要与下列疾病鉴别。①慢性湿疹（见湿疹）：无固定好发部位，常伴有丘疹，斑块，丘疱疹等原发性皮损，病程中常有渗出倾向，苔藓样变不显著，边界多不清楚。②特应性皮炎：为遗传过敏性疾病。患者幼儿期常有婴儿湿疹，多伴有哮喘，过敏性鼻炎，荨麻疹等病史。血清中 IgE 及血中嗜酸性粒细胞数增高。③原发性皮肤淀粉样变（见淀粉样变病）：常见于小腿伸侧和背部。原发性皮损为粟粒绿豆大小圆形坚实性丘疹，密集成片但不融合或呈半珠状排列，组织病理有特异性。④扁平苔藓：皮疹为原发的紫红色多角形扁平丘疹，典型的皮损表面有纤细的白色条纹（威克姆纹），同形反应阳性，有自限性，组织病理检查有特异性。

治疗 根本目的是止痒。此病的发生发展中瘙痒-搔抓是引起苔藓样变的最重要环节，故对患者明确阐述疾病诱因及可能的加重因素。引导患者主动切断瘙痒-搔抓-皮肤苔藓样变-更痒-更抓这一环节非常重要，如能在疾病的起病阶段即开始有效的干扰治疗和预防，可起较好的效果。

局部治疗 外用糖皮质激素软膏、霜剂或者溶液。根据不同部位、苔藓样变程度不同选择合适的种类和剂型。如双上睑或阴囊部位，宜选用弱效或者中效的软性糖皮质激素软膏或霜剂，如氢化可的松软膏或者地奈德软膏，不宜选择强效糖皮质激素软膏或酊剂。而掌跖部位则可选择渗透作用较强或者有剥脱作用的复方氟米松软膏或其他糖皮质激素的硬膏、酊剂。封包治疗也可加强疗效。为避免长期应用强效激素的副作用，可早期使用强效如倍氯米松软膏或卤米松软膏，瘙痒控制后改为弱效激素或者保湿剂治疗。非甾体类抗炎药如乙氧苯柳胺软膏（艾迪特）。钙调神经磷酸酶抑制剂如他克莫司，吡美莫司也有较好止痒作用，且副作用相对较少，可用于特殊部位如眼睑、阴囊等。

局部封闭治疗 可选用醋酸曲安奈德或醋酸泼尼松龙混悬液，或者用复方倍他米松注射液加入适量的1%利多卡因注射液局部皮损内注射。主要用于重度肥厚，外用糖皮质激素疗效不佳的皮损；但需慎用。反复多次应用可致表皮与真皮的萎缩和色素脱失，有感染的部位禁用，避免引起脓肿。由于此病反复发作，迁延不愈，长期的糖皮质激素可止痒，但也会加重皮肤屏障功能的破坏，在应用糖皮质激素外用治疗的同时，可加用保湿剂，以利于皮肤屏障功能的修复，在日常生活中要特别注意局部皮肤的保湿防护。

全身治疗 服用抗组胺类药物，钙剂等对症止痒；瘙痒剧烈影响睡眠或者有神经衰弱症状者，可应用镇静药；泛发型神经性皮炎伴剧烈瘙痒者，可予以普鲁卡因或者利多卡因静脉封闭治疗，严重肝、肾、心功能不全者忌用。

物理治疗 窄谱中波紫外线治疗，矿泉浴疗也有一定疗效。

预防 此病与精神神经因素及各种内外因素有关，应教育患者避免精神紧张，注意观察复发及加重的诱因及发作规律并力图避免，如冬季皮肤的保湿，避免刺激等。疾病最初发作阶段尽量避免搔抓。

（谢红付）

sàoyǎngzhèng

瘙痒症（pruritis） 无原发性皮肤损害而以瘙痒为主要症状的疾病。

病因和发病机制 根据搔抓发病机制将其分为四大类。①皮肤源性瘙痒：真皮乳头层及表皮下方的游离神经末梢对炎症，干燥或其他皮肤损害产生的反应。②神经病性瘙痒：感觉神经纤维经过脊髓丘脑侧束传导至丘脑和感觉皮质，在传入通路中发生病理改变而引起的瘙痒，如带状疱疹后遗神经病伴随的瘙痒。③中枢性瘙痒或神经源性瘙痒：指没有神经损伤而在神经系统中产生的痒感，如胆汁淤积。④精神源性瘙痒：精神、心理异常所引发，如寄生虫恐怖症。

瘙痒介质：①胺类。组胺，5-羟色胺等。②酯类。前列腺素，血小板活化因子等。③蛋白质/多肽、类胰蛋白酶、血管舒缓素、类阿片肽、过速激肽（P 物质、降钙素相关因子肽、作用于血管的肠多肽）。这些物质表达于不同皮肤细胞中、不同的瘙痒感受器与来源不同的配体特异结合后，传导冲动导致瘙痒。

临床表现 个体间瘙痒程度差异很大。皮肤不同部位的痒感也有差异，耳道、眼睑、鼻孔、肛周和生殖器区域对瘙痒尤其敏感。热、寒冷、干燥、紧张、注意力集中、焦虑和恐惧均可增强痒感。瘙痒常在脱衣睡觉时最严重，有阵发性特点。发作时除患部瘙痒外，无原发性皮肤损害。常继发抓痕、血痂、色素沉着。根据皮肤瘙痒的范围和部位，可将此病分为全身性和局限性两种类型。①全身性瘙痒症：可表现为开始为全身性或者最初局限于一处，继而扩展到全身，全身性瘙痒的外因与外来刺激有关，如冬季瘙痒症常为皮肤干燥所诱发，夏季瘙痒症常以温热为诱因而引起瘙痒。部分全身性瘙痒与某种疾病有关等。②局限性瘙痒症：多局限于身体某些部位，以外阴、肛周、头皮、小腿、掌跖、外耳道等多见，也可多处同时发生。

诊断与鉴别诊断 根据无原发性损害，仅有瘙痒，易于诊断。

对于慢性全身性瘙痒症，建议采集完整的病史并进行全面体格检查，在无法用皮肤损害解释的全身性瘙痒患者中，可能存在内脏肿瘤，应注意予以必要的筛查。有继发性损害者应与虱病、慢性湿疹（见湿疹）、神经性皮炎鉴别：虱病可见虱及虫卵，慢性湿疹常由急性或亚急性湿疹演变而来，神经性皮炎苔藓样变明显，早期即出现。

治疗 总原则包括保持凉爽，避免热水烫洗及洗涤用品的刺激，保湿剂的应用，避免穿直接接触皮肤的羊毛衣服等。了解其发病机制对治疗有指导意义。①局部治疗：可外用中性清洁剂和润肤剂，有效减少皮肤刺激，帮助皮肤屏障的恢复，缓解皮肤干燥。局部麻醉药和冷敷剂可缓解瘙痒。还可外用抗组胺药、糖皮质激素、钙调神经磷酸酶抑制剂、辣椒素、20%锂盐。②系统治疗：服用抗组胺药物、阿片受体阻断药、5-羟色胺受体阻断药、沙利度胺等。其他如钙剂，维生素C，硫代硫酸钠及镇静催眠药，可酌情使用。全身性瘙痒可用普鲁卡因或利多卡因静脉封闭。女性围绝经期患者可试用性激素治疗。③物理治疗：光疗包括中波紫外线、长波紫外线和补骨脂素联合长波紫外线照射治疗（PUVA）对炎症性皮肤病和尿毒症、原发性胆汁淤积和真性红细胞增多症等系统疾病引起的瘙痒有效。④中医药治疗：以养血、祛风、安神为原则。

预防 冬季瘙痒症或老年性瘙痒症的患者避免过度烫洗。选择中性或不含色素、香精等易致敏成分的保湿护肤品，洗浴后轻拍吸干水分，并应用保湿剂可有效预防因干燥而引起的瘙痒。

（谢红付）

yǎngzhěn

痒疹（prurigo） 以痒性丘疹损害为特征的急性或慢性炎症性皮肤病。

病因和发病机制 病因复杂，多认为与变态反应有关，营养不良及卫生条件较差者易患此病。遗传因素、内分泌异常、贫血、胃肠功能失调、肠寄生虫病史、肝脏疾病、感染性病灶、神经精神因素及恶性肿瘤都可能与此病的发生有关。

临床表现 通常分为急性痒疹类和慢性痒疹类。急性痒疹类包括急性单纯性痒疹（丘疹性荨麻疹）和成人急性单纯性痒疹，慢性痒疹类包括单纯性痒疹、小儿痒疹、结节性痒疹、妊娠痒疹、淋巴瘤样痒疹等。在此仅描述成人急性单纯性痒疹，单纯性痒疹及小儿痒疹。

成人急性单纯性痒疹 又称一过性痒疹，起病突然，皮疹好发于四肢伸侧及腹部，以肘、膝部最为显著，剧烈瘙痒，以夜间为甚，多见于30岁以上的女性，发病前常有疲倦，头痛，失眠及胃肠功能失调等全身症状。皮肤表现为集簇性丘疹，绿豆或豌豆大小，初为淡白色，以后变为暗红色或褐红色，部分丘疹顶部起小水疱，破裂后表面浆液性结痂，愈后留有色素沉着或色素减退，丘疹之间可有风团。个别病例发生大疱或坏死，愈后有点状瘢痕。2~3个月可自愈，但有复发倾向。

单纯性痒疹 又称寻常性痒疹，临床表现与成人急性单纯性痒疹相似，多见于中年人，男女均可发病，早期风团样红肿消失很快，继以较坚实丘疹为主，间有小水疱及结痂，常易反复发疹和剧烈搔抓，皮肤增厚粗糙，出现苔藓样变和色素沉着，可伴淋巴结肿大。

小儿痒疹 多幼儿期发病，初为风团样丘疹或风团，之后出现正常皮色或淡红色丘疹，质较硬，粟粒至绿豆大小，亦可发生丘疱疹，瘙痒剧烈，因搔抓出现抓痕、血痂、湿疹样变或继发感染发生脓疱疮及淋巴管炎。愈后留下色素沉着或点状小瘢痕。常伴有淋巴结肿大，尤以腹股沟淋巴结肿大最为显著，称痒疹横痃。外周血嗜酸性粒细胞增多，因病程很长，患儿可出现失眠，消瘦等症状。皮疹有时可随季节变化而症状加重。大部分青春期始逐渐痊愈，亦有少数至成人时期仍迁延不愈。

辅助检查 组织病理见表皮角化过度和角化不全，棘层肥厚，偶有海绵水肿及小水疱，真皮上部胶原水肿，血管周围淋巴细胞为主浸润。

诊断与鉴别诊断 根据发病年龄，皮疹特征，好发部位及剧烈瘙痒进行诊断，需与丘疹性荨麻疹鉴别，丘疹性荨麻疹多在春秋季节发病，病程短，无颈部及腹股沟淋巴结肿大现象。

治疗 应尽量寻找病因，防止虫咬，纠正胃肠道功能失调症状，注意改善营养及卫生状况，对有神经精神因素患者，适当应用镇静催眠类药物。①局部治疗：以止痒为主，酌情选择具有止痒作用的外用药物，如炉甘石洗剂、糖皮质激素制剂，丹皮酚软膏等。②全身性治疗：可以选择抗组胺药物，同时辅以维生素C、钙剂及硫代硫酸钠静脉注射，对皮疹泛发，瘙痒剧烈者，可用普鲁卡因或利多卡因静脉封闭治疗。对有神经精神因素的患者，可适当给予镇静催眠类药物，对于难治病例，可系统使用中小剂量糖皮质激素。肝功能正常及暂无生育要求的成人患者可予以雷公藤总苷。氨苯砜对部分病例有效。③物理治疗：窄谱中波紫外线、硫黄浴、淀粉浴等均可使瘙痒减轻。④中医药治疗：宜疏风清热凉血，方选消风散加减。若久病不愈，肌肤失养，宜养血润燥，祛风止痒，方选当归饮子。

预防 积极寻找病因，予以根治。

（谢红付）

jiéjiéxìng yǎngzhěn

结节性痒疹（prurigo nodularis）

以多发性疣状结节伴剧痒为特征的炎症性皮肤病。病因不明，部分患者见于蚊虫等叮咬，与胃肠道功能紊乱及内分泌障碍可能有关，也有人认为是局限性神经性皮炎的变型。特应性皮炎、贫血、肝病、慢性感染、妊娠、肾衰竭、淋巴细胞增生性疾病，光化性皮炎等也可导致此病。初期为淡红色丘疹，剧痒，搔抓后迅速变为半球形结节，黄豆至绿豆大小，顶端角化明显而成疣状外观，表面粗糙，触之坚实感，散在孤立，红褐色或黑褐色，由于搔抓，部分结节表皮剥脱、出血及血痂，结节周围有色素沉着或皮肤苔藓样变。多发于四肢，以下肢伸侧多见，数目数个至数十个，有时呈条状排列。慢性经过，迁延不愈，常可发生阵发性剧痒。

组织病理检查见显著的苔藓化慢性皮炎改变：明显的角化过度，不规则棘层增厚，表皮嵴不规则地向真皮增生，形成假性上皮瘤状。真皮胶原可增多，尤其是真皮乳头层，可见真皮下红染的纤维蛋白，真皮内显示非特异性炎症浸润，并可见神经组织明显增生。根据疣状结节性损害，好发于四肢伸侧，剧烈瘙痒等特点进行诊断。需与下列疾病鉴别。①原发性皮肤淀粉样变（见淀粉样变病）：好发于小腿、上臂及肩背部。皮损为坚实性的暗褐色或褐黑色扁平小丘疹，密集排列，组织病理检查及刚果红染色有助鉴别。②寻常疣：好发于双手、足或掌跖，表面粗糙，角质增生呈乳头样，色灰白或污黄，单个或多个存在，多无自觉症状。③疣状扁平苔藓。损害为疣状增生至肥厚性斑块，并有细小鳞屑，圆形或卵圆形，周围有散在扁平丘疹，组织病理有特异性。

治疗可外用糖皮质激素制剂，通常要用超强效软膏。糖皮质激素封包治疗疗效会更好。皮损内注射糖皮质激素常可治愈单个病变。但如果皮损较多，不宜用局部皮损内注射，或如果局部外擦药物疗效不理想，可考虑分批分次皮损内注射。外用维生素 D_3 软膏或钙调神经磷酸酶抑制剂软膏可有疗效并减少皮质类固醇激素的使用。补骨脂素联合长波紫外线或窄谱中波紫外线对有些病例也有效。服用抗组胺药、抗抑郁药或抗焦虑药可适当减轻症状，异维A酸对部分患者有效。沙利度胺和环孢素可获得较好疗效。将中波紫外线照射和沙利度胺联合使用，比单独使用效果更好。积极寻找病因，尽量避免搔抓及刺激。合理使用润肤剂，有一定预防效果。

（谢红付）

sèsùxìng yǎngzhěn

色素性痒疹（prurigo pigmentosa）

以突发性红斑、丘疹，消退后遗留网状及斑状色素沉着为特征的炎症性皮肤病。病因尚未明确。多见于日本女性，春夏季发病，最常侵犯背部、颈部、锁骨处及胸部等，黏膜不受累。特征性皮损为瘙痒性淡红色丘疹，融合成风团，有时有水疱出现，皮疹消退后遗留无瘙痒症状的网状或斑状色素沉着。常有复发和加重，皮疹复发，主要局限于色素沉着处。病情可迁延数年不等。

组织病理检查早期为真皮乳头及表皮内见中性粒细胞浸润，随后有苔藓样皮炎伴程度不等的银屑病样增生。色素部位显示色素失禁，直接免疫荧光试验阴性。依据青年女性发病者多，好发部位及特征性皮疹表现，结合组织病理检查显示苔藓样组织反应，即可诊断。需与下列疾病鉴别。①血管萎缩性皮肤异色病。即色素沉着，皮肤萎缩及血管扩张三种特征性表现可以鉴别。②融合性网状乳头瘤病。好发于胸前，皮损为色素性或乳头瘤状丘疹，瘙痒症状不明显。病理改变为乳头瘤样增生，真皮水肿，无炎症反应过程。③暂时性棘层松解性皮肤病。组织病理改变可见有棘层松解。

服用米诺环素可治疗此病并预防复发，大部分患者服药后瘙痒迅速减退。约1/3患者用氨苯砜治疗有效。抗组胺药及糖皮质激素治疗多无疗效。

（谢红付）

gòuzhuóbìng

垢着病（Aketzuki disease）

以皮肤局限性、持久性附着黑褐色污垢和色素沉着为特征的疾病。以青少年女性多见。病因不明，多认为与精神因素、性格因素有关。患者多伴精神或性格异常，或者局部有外伤史致长期未擦洗而致。也有学者认为与马拉色菌感染有关。

患者多性格怪异，拒绝清洗皮肤。皮损好发于颜部、面颊部、乳头或乳晕周围，可单侧或双侧分布，可伴有瘙痒。皮损表现为多发的绿豆大小黑褐色丘疹或色素沉着。随着病情进展，丘疹表面呈现疣状，有黏腻性，黑褐色污垢堆积。皮肤表面或有树枝状皲裂，无明显脱屑，污垢不易剥离。强行去痂后皮肤无出血，糜烂、浸渍等现象，仅呈粉红色的充血状改变，且皮肤较粗糙。组织病理检查见表皮角化过度，角化物质形成团状，真皮浅层小血管周围轻度淋巴细胞浸润。根据典型的皮损及病史可以判断，发生于乳晕周围需与乳头乳晕角化过度病鉴别。

治疗用有机溶剂如酒精、汽油等去掉痂皮及污垢物，外搽20%紫草油，0.1%乳酸依沙吖啶溶液浸泡，负离子喷雾等可软化和脱落痂皮。外用维A酸类药物也有效。需同时进行心理及精神治疗。

（谢红付）

bámáopǐ

拔毛癖（trichotillomania） 患者不能自我克制地反复牵拉、扭转、摩擦或者自拔毛发的行为。可只有一个症状，也可能伴某些严重的精神疾病如焦虑、抑郁、强迫症或精神分裂症，部分患者智能发育迟缓。患者用手或镊子等物件，将自己的毛发强行拔除，多见于顶额及枕部头发、眉毛、睫毛，阴毛和胡须也会受累，头皮部大片脱发，形如斑秃，边界多不整齐，形状奇特。脱发处常有残存毛发及断发（图）。同一患者的拔毛部位较固定。发病年龄有两个高峰：学龄前儿童和青少年早期。年龄较小者（小于5岁）病程多数较短，预后较好，大龄儿童至青春期时发病病情一般较重，预后相对较差。

根据拔毛行为不同分为聚集型（有意识性）和非聚集型（无意识性）两型。聚集型是控制不良情绪而发生的有意识行为，非聚集型通常为习惯性拔毛。拔毛行为常发生在卧床休息、阅读、看电视或做作业时，症状可持续性或间歇性。有些患者用双手将毛发撕断或用剪刀将毛发剪断，称为断毛癖，既拔又食自己的毛发称为拔食毛癖，吞下毛发会导致腹痛、厌食、便秘、消化道内毛石或毛粪石形成，导致肠梗阻，肠穿孔、肠出血、急性胰腺炎及阻塞性黄疸等并发症。

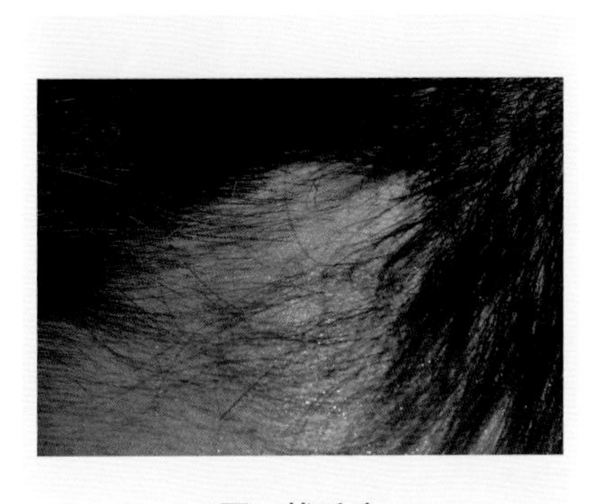

图　拔毛癖

注：额部边缘不整齐脱发区，可见残存的毛发

组织病理检查最常见的特点是可见大量的创伤性毛发并可见空虚的管腔及毛发周围出血，真皮中有断发，部分有毛囊炎的表现，常见许多退行期毛发。需与斑秃、头饰或头盔压迫引起的脱发鉴别。斑秃多为同形的脱发区域，无断发现象，头饰或头盔引起的脱发断发长短不一，显微镜下毛发扭曲或折断。某些患者仅需简单的心理咨询和建议便可治疗。严重者需进行行为和认知心理治疗及药物治疗。停止拔毛后，经过一段时间脱发区可在再长出头发。

（谢红付）

pífū xíngwéizhèng

皮肤行为症（cutaneous behavior disorder） 有意识的强迫性习惯，采用自身损伤皮肤的方式达到快感的病症。患者多性格异常，多因受不良环境影响或接受错误的教育所致。遗传因素可能参与发病。微量元素如锌、铜等的缺乏也可导致神经功能紊乱而诱发此病。与此病相关最常见的精神性疾病是抑郁症、强迫症及焦虑症等。

临床表现根据不同患者的行为和损伤部位而各有不同。反复舔吮口唇者，可致唇部潮红、肿胀、肥厚、皲裂，严重时伴有糜烂，渗液等湿疹样变化，称为舌舔皮炎。撞头症多表现为撞击部位裂伤和挫伤。反复吮吸手指可致相应手指红肿、肥厚、湿疹样变。反复强迫洗手者可产生手部刺激性皮炎。反复摩擦或压迫某一部位，可以引起角质层过度增厚形成胼胝样外观。习惯性抠挖自己的身体，导致皮肤表皮剥脱，愈合后形成线性瘢痕或圆形的色素沉着或色素减退性皮炎。常发生于局部，上臂、上背部等搔抓集中部位，称为神经症性表皮剥脱。有时搔抓集中于痤疮部位，产生表皮剥脱性痤疮。

根据特征性的皮肤损害，仔细询问病史，可以判断。患者往往承认他们的行为导致损害，但无法抑制其行为。不能责怪患者或采取强制性手段控制，强调建立信赖的医患关系，寻找发病前是否有特定性心理矛盾或精神紧张，做针对行为反应方式的系统性训练。需综合考虑患者的社会状况和社会关系，给予支持和建议，患者行为发作时进行行为转向训练可有效。对铜、锌等微量元素缺乏而发病者经补充纠正后常可获得痊愈。

（谢红付）

réngōng píyán

人工皮炎（factitious dermatitis）

有意识自我损伤造成皮肤损害的炎症性疾病。此病被认为是精神性疾病的行为性皮肤病，患者一般有癔病性格，极易接受暗示，不能面对现实克服困难和挫折，常采取消极办法损伤自己的皮肤以获得别人的同情，逃避责任。

皮肤损害可由机械性方法或化学刺激物和腐蚀剂造成，皮损大多分布于手容易触及的部位。由于使用的利器不同，如指甲刀、剪、钉等，或损害皮肤的方式不同，人为损害的形态常常千奇百怪。可表现为红斑、水疱、大疱，表皮剥蚀、坏死和溃疡等，通常有明显的边界（图1、图2）。液体化学品灼伤，可见特征性的流滴时造成的条状或点滴状损害。烟头烧灼所致，皮疹表现为大小一致的灼伤或溃疡。手、面、颈、胸等处常易受累，左侧多见，除非患者是左利手。用绳索或衣物系紧手臂或腿部可致人工性淋巴水肿，常误认为静脉炎后综合征、神经损伤和其他淋巴水肿。患者常隐藏其损伤皮肤的行为，有报道患者通过注射器将空气注入组织中形成人为皮下气肿，表现为皮肤捻发音。躁狂症患者因过度通气和闭气也可引起颈部和肩部的捻发音。

诊断有时困难。检查时发现奇特的皮肤损害，不能用意外损伤或其他原因解释，患者有癔病行为或性格，可初步诊断。如能从患者的家属处取得翔实的病史，对诊断有重要意义。

治疗时最好不要向患者透露对其病因的任何怀疑。确定诊断时也不让知晓。治疗措施最好包括精神疗法，但大多数情况下患者会立即拒绝这种建议而去看另一位医生，重复新一轮的诊疗。建议与患者相互信赖的关系，并给予对症治疗和非批判性的心理支持。小剂量的匹莫齐特已被证明部分有效，抗抑郁药如氟西汀也报道有效。严重者应巧妙地暗示患者或告知其家属，寻求精神科医生的帮助。

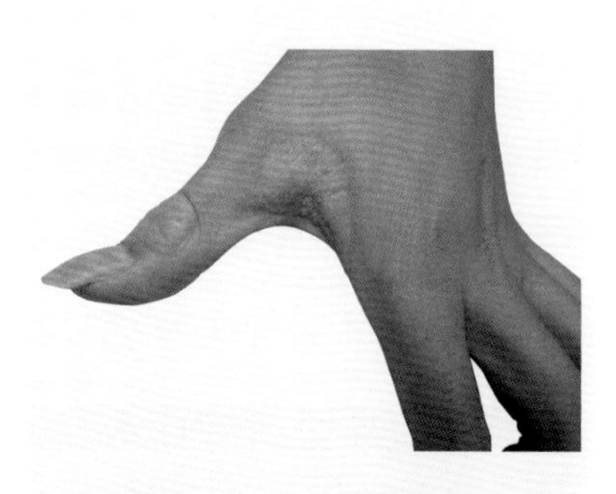

图1　人工皮炎（手部）

注：左手虎口部位肥厚性斑块，表面苔藓样变，边界清楚

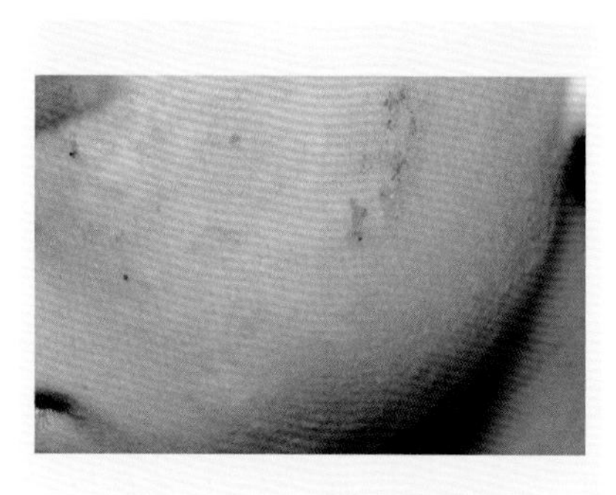

图2　人工皮炎（面部）

注：和图1同一患者面部皮损

（谢红付）

yǎojiǎpǐ

咬甲癖（onychophagia）

长期反复地啃咬导致指甲变形或诱发甲沟炎的强迫症。精神紧张，转移性拇指吸吮习惯或模仿家庭成员是可能原因之一。患者常不自觉地啃咬指甲，尤其在精神紧张或不安时发生。指甲的游离端被咬的机会较多，致甲板缩短，甲游离端呈锯齿状，甲表面无光泽，有横沟或嵴，也可见到甲下出血，反甲，甲软化，甲萎缩。严重时可伴有甲沟炎。

根据特征性的甲改变，观察患者不自觉的咬甲习惯可以确诊。需与甲真菌病、甲扁平苔藓等鉴别。治疗过程中建立良好的医患沟通关系，了解患者可能诱发紧张不安的因素，并进行心理疏导，暗示治疗，有效地分散患者的注意力，纠正不良习惯。可在指甲上涂抹黄连等苦药助其戒除不良习惯。

（谢红付）

jìshēngchóng wàngxiǎng

寄生虫妄想（delusion of parasitosis）

无根据但顽固认为自己皮肤感染了寄生虫的病症。患者常有妄想倾向，通常为单症状疑病性精神病。也有报道认为与精神分裂症、双相性精神障碍、抑郁症、焦虑症和强迫症有关。可卡因和苯丙胺的滥用、痴呆症、恶性肿瘤、脑血管疾病、多发性硬化和维生素 B_{12} 缺乏等器质性疾病可引起患者出现皮肤瘙痒症状，进而导致妄想。

中老年女性多见，多数有敏感、多疑、主观、固执、谨慎、精神紧张的人格特征。自觉皮肤有虫爬感或虫咬感、瘙痒，部位不固定，皮肤外观可完全正常，也可有表皮剥脱、溃疡、结痂或痒疹样的皮炎。由于坚信自己的皮肤受到某种寄生虫的感染，常自行从皮肤上挖取上皮碎片或皮屑、毛发，包在准备好的容器如薄纸、火柴盒或胶袋中送到医院检查。这种特异性行为称为“火柴盒症”。有些患者甚至会用农药或刺激性化学物质擦涂除虫导致刺激性皮炎。当医务人员否认其有皮肤寄生虫病时，仍然拒绝相信，顽固地坚持其错误观念。

根据病史和皮肤体征诊断，但必须排除真性寄生虫感染。对患者提供的样本进行必要检查，排除真菌及寄生虫感染。根据病情可进行相关的实验室检查：血常规，尿液分析，肝肾功能、甲状腺功能、血清铁、维生素、叶酸水平及电解质测定，以排除器质性病因。应获取完整病史，尤其询问治疗用药史及兴奋剂类药物的使用史，并做系统回顾和体格检查。为消除患者顾虑，可进行皮肤组织病理检查。一旦排除了器质性病因，应评估确定患者妄想的原因，鉴别诊断包括精神分裂症、抑郁症、痴呆症和躯体症状性抑郁症。

针对这类患者，要耐心细致地听取患者的诉述，增进信任，并取得亲属的协助，认真查看患者出示的各种检查结果，在取得患者依赖的基础上，有技巧地引导患者认识此病的本质进行心理治疗。大多数患者往往会拒绝建议看精神科的要求。有资料显示匹莫齐特可用于长期治疗，患者常对小剂量有效，必要时增加剂量，长期使用需关注该药副作用包括僵硬、烦躁、Q-T 期间延长和锥体外系体征。抗精神病药舒必利对部分患者有效。

（谢红付）

pítòngzhèng

皮痛症（dermatalgia） 无明显皮肤损害情况下出现疼痛感觉的病症。又称皮肤神经痛。常见于神经症患者，以及某些中枢神经和周围神经系统疾病，如神经梅毒、运动性共济失调、风湿病、消化不良、糖尿病、子宫功能障碍、习惯性流产、闭经及顿挫型带状疱疹等，皮痛与感觉过敏不同，但常会合并存在。

皮痛常局限于身体某一处，或呈点状、线状分布，疼痛程度由轻微不适至剧烈不等，多呈阵发性灼痛、刺痛、跳痛、触痛、剖裂痛、冷冻痛或触电感、撞击痛，但无皮肤客观症状。经期妇女常诉口、舌和唇的灼痛感而无客观体征，称为口灼痛综合征。头皮触物感痛多见于中老年妇女，与精神性病因有关。外阴疼痛症是一种外阴的烧灼感和疼痛感，但无临床症状体征，女性患者常诉完全无法性交，男性也可发病，称为烧灼性生殖器皮肤综合征或触物感痛性阴茎/阴囊疼痛症，感觉异常性背痛是一种单侧的感觉神经病，常见于第Ⅱ～Ⅵ胸椎神经的分布区域，特征为肩胛下瘙痒、灼痛、疼痛过敏和触痛；感觉异常性股痛常位于外侧股神经支配区域，伴股前侧皮肤的持久性麻木和周期性暂时性烧灼感或刺痛的发作，有时可见局部区域脱毛现象，多见于中年肥胖男性。感觉性单神经病还包括精神性与肋间神经痛以及感觉异常性手痛，膝痛与指（趾）痛。

寻找病因给予治疗。维生素 B_1 及维生素 B_{12}，暗示疗法、非甾体类抗炎药有一定疗效。针灸及理疗有时有效。有精神疾病者可予三环类抗抑郁药治疗。局部外用辣椒素软膏或局麻药如利多卡因外贴可能有效。

（谢红付）

zú chuāntòuxìng kuìyáng

足穿透性溃疡（perforating ulcer of foot） 末梢神经营养改变、蛋白缺乏、酒精中毒所致末梢神经及坐骨神经干变性的足部受压部位的穿透性顽固性皮肤溃疡。又称伯黑奥－伯黑尔综合征（Bureau-Barrière syndrome）或神经营养性溃疡。是足部的一种慢性营养性溃疡疾病，罕见，属于慢性无痛性神经根病。

患者常伴有脊髓痨、麻风、神经梅毒、糖尿病、动脉硬化、脊柱裂、脊髓空洞症，多发性神经炎等疾病，造成神经持续受创伤而无痛觉引起此病。常见受累神经为脊髓后侧束（见于脊髓痨和动脉硬化）、脊髓侧束（见于脊髓空洞症）或外周神经（见于糖尿病和麻风）。

大部分患者初起表现为局限性角化过度，常发生于趾易受压部位，如第 1 和第 5 跖趾关节处、足跟处等，形如鸡眼或胼胝，继之红肿，其下方表皮逐渐软化，坏死，形成溃疡并流出稀薄的脓性分泌物，伴恶臭。皮损无疼痛感，可继续行走，趾部溃疡周围可形成厚的胼胝，皮损多孤立存在。继发感染可以导致跖骨或跗骨骨髓炎。注意与糖尿病性坏疽鉴别。

治疗以缓解对溃疡的压迫为主。可采取抬高患肢，尽可能放松患者足部等措施。继发感染时予以外用或内服抗生素。补充神经营养药如维生素 B_1、维生素 B_{12} 等治疗有效。重组人表皮细胞生长因子、酸性成纤维细胞生长因子、纳米银凝胶等能促进伤口愈合。

（谢红付）

biàntàifǎnyìngxìng pífūbìng

变态反应性皮肤病（allergic skin diseases） 变态反应所致的炎症性皮肤病。又称过敏性皮肤病。常见的变态反应性皮肤病有荨麻疹、药疹、特应性皮炎、血管性水肿、荨麻疹性血管炎、天疱疮、类天疱疮、类风湿关节炎皮肤表现、系统性红斑狼疮、麻风皮肤肉芽肿、真菌感染肉芽肿、非典型分枝杆菌感染肉芽肿、麻疹、湿疹和接触性皮炎等。

（姚　煦）

jiēchùxìng píyán

接触性皮炎（contact dermatitis）

皮肤和黏膜接触外源性物质所致炎症性疾病。表现为红斑、肿胀、丘疹、水疱、甚至大疱。

病因和发病机制 接触性皮炎的发病原因，可分为原发性刺激性和变态反应性两种。

原发性刺激性接触性皮炎 接触物对皮肤有很强的刺激性，任何人接触后均可发生皮炎，这种刺激称原发性刺激或毒性刺激。原发性刺激又可分为两种，一种是刺激性很强，接触后短时间内发病，如强酸和强碱等化学物质；另一种刺激性较弱，反复接触较长时间后发病，如肥皂和有机溶剂等。

变态反应性接触性皮炎 接触物基本上无刺激性，少数人接触致敏后，再次接触该物质，经12~48小时在接触部位及其附近发生皮炎。能引起接触性皮炎的物质很多，主要有动物性、植物性、化学性3种。动物性接触物主要是动物的毒素、昆虫的毒毛（如斑蝥、毛虫）等。植物性接触物主要是某些植物的叶、茎、花、果等或其产物。常见有漆树、荨麻、橡树、银杏、补骨脂、猫眼草、某些菊科花属、少数瓜果、蔬菜、花粉等。化学性接触物是接触性皮炎的主要病因。种类繁多，主要有金属及其制品，如镍、铬；日常生活用品，如肥皂、洗衣粉，清洁养护用品、乳胶手套、皮革、塑料及橡胶用品；化妆品，如化妆油彩、染发水、香膏等；外用药，如汞剂、磺胺类药、抗生素乳膏、清凉油等；杀虫剂及除臭剂；各种化工原料，如汽油、油漆、机油、染料等。

发病机制属于接触性变态反应（CHS），CHS是针对半抗原发生的T细胞介导的皮肤免疫反应，属于迟发型变态反应。作为接触性皮炎的抗原，大多数都是半抗原，必须与载体蛋白结合形成完全抗原后，才能够引起机体的过敏反应。半抗原与表皮细胞膜蛋白结合物被朗格汉斯细胞所捕获，将其消化为肽片，与朗格汉斯细胞表面的主要组织相容性复合体（MHC）Ⅱ类抗原分子（HLA-DR）结合，携带抗原的朗格汉斯细胞通过淋巴回流至局部淋巴结，呈递给$CD4^+$T细胞，在朗格汉斯细胞向$CD4^+$T细胞提呈抗原的过程中，朗格汉斯细胞还同时表达ICAM-1、LFA-3、B7等黏附分子，分别与淋巴细胞膜上的配体LFA-1、CD2、CD28结合，成为第二信号完成致敏反应。致敏后的机体再次接触同类抗原后，经过与上述致敏诱导期相同的过程，形成半抗原载体复合物，被朗格汉斯细胞吞噬处理，与特异性$CD4^+$T细胞发生反应，合成并释放白介素（IL）-2、IL-4、γ干扰素等细胞因子，促使$CD4^+$T细胞增生，扩大免疫反应，活化细胞毒性T细胞、自然杀伤细胞及巨噬细胞，引起表皮海绵形成及真皮炎细胞浸润、毛细血管扩张及通透性增加。在变态反应性接触性过敏中，还有一种立即型接触性反应，是由于表皮朗格汉斯细胞具有高亲和力的IgE受体，引起Ⅰ型变态反应的蛋白抗原能结合于朗格汉斯细胞表面的特异性IgE抗体，呈递给Th1及Th2细胞引起IgE介导的Ⅰ型变态反应。

临床表现 接触物的性质、浓度，接触方式及个体反应性不同，发生的皮炎形态、范围及严重程度也不相同。轻症时局部呈红斑、淡红至鲜红色，轻度水肿，或有针尖大丘疹密集，重症时红斑肿胀明显，在此基础上有多数丘疹、水疱，炎症剧烈时可以发生大疱。水疱破裂出现糜烂、渗液和结痂。如果为烈性的原发性刺激，可使表皮脱落坏死，真皮发生溃疡。当皮炎发生于组织疏松部位，如眼睑、口唇、包皮、阴囊等处则肿胀明显，无明确边缘，皮肤光亮，表皮纹理消失。皮炎的部位及范围与接触物接触部位一致，边界非常鲜明，但如果接触物为气体、粉尘，皮炎弥漫而无一定的界限，但多在身体暴露部位。自觉症状大多为瘙痒、烧灼或胀痛感，少数病例有全身反应，如发热、畏寒、头痛和恶心等。病程自限，一般去除病因后，处理得当，1~2周可痊愈。但再次接触可复发。反复接触或处理不当，可以转为亚急性或慢性皮炎，呈苔藓样变或湿疹样变。

诊断 根据接触史，在接触部位或身体暴露部位发生的边界清楚的急性皮炎，皮疹形态单一，去除病因后皮损很快消退的特点，易于诊断。当病因不明或与数种物质接触，需要寻找病因时，可做斑贴试验，它是诊断接触性皮炎的最简单方法。

治疗 首先是寻找病因，病因除去后再适当地处理，皮损能迅速痊愈。接触致敏物或毒物后，立即用大量清水将接触物洗去，病程中避免搔抓、肥皂水洗及热水烫洗，不使用可能产生刺激的药物，以利皮损及早康复。

局部疗法 视皮损严重情况，选择适当的外用药物和剂型局部治疗。轻度红肿、丘疹、水疱而无渗液时用炉甘石洗剂，其中可加适量苯酚、樟脑或薄荷脑以止痒；急性皮炎伴明显渗液时用3%硼酸溶液、1∶20醋酸铝溶液或1∶（5000~10000）高锰酸钾溶

液做冷湿敷；急性皮炎渗液不多时可外用锌氧油，其中可加2%～5%糠馏油、2%～5%鱼石脂，伴感染时可加0.5%新霉素。当皮炎至亚急性阶段可选用焦馏油类乳剂或糊剂，常用各种糖皮质激素软膏。

系统治疗　以止痒和脱敏为主，内服抗组胺药和维生素C；静脉滴注10%葡萄糖酸钙溶液。对重症泛发者可短期应用糖皮质激素口服或静脉注射，有并发感染者则加用抗生素类药物。

（姚　煦）

niàobù píyán

尿布皮炎（diaper dermatitis）

发生在婴幼儿尿布遮盖部位的炎症性皮肤病。粪便中的氨生成菌在湿尿布上分解尿而产生氨，因氨的刺激而发病。临床表现为婴儿外阴部、臀部包尿布区发生的红斑、丘疹，有时可蔓延至下腹及股；严重者可形成浅溃疡。根据发生于1～4个月的婴儿、发生部位、有不洁尿布接触史、祛因后可速愈，可以诊断。应与肛门、外阴附近的白念珠菌感染及摩擦红斑相鉴别。勤换尿布，保持婴儿外阴部干燥，清洁后扑粉；尿布要吸水性强，用肥皂清洗后要用清水洗净；不用橡皮布或塑料布包扎于尿布外。炎症处外用锌氧油，切勿用肥皂水或热水烫洗。

（姚　煦）

kǒuzhōu píyán

口周皮炎（perioral dermatitis）

发生在上唇、颏、鼻唇沟、鼻等处的炎症性皮肤病。发生在眼眶周围又称为眶周皮炎。病因不明。认为发病与应用含氟牙膏或蠕形螨有关。90%以上为女性，发病年龄一般在23～35岁。皮损为分散的1～2 mm大小的丘疹、丘疱疹，基底红，融合成片。亦可见分散的丘脓疱疹，有少许鳞屑。常对称，在皮损与唇红缘之间围绕约5 mm宽的皮肤区域不受累。周期性发作，可伴轻到中度瘙痒和烧灼感。组织病理检查见真皮乳头水肿，血管扩张，炎症细胞浸润，偶可见白细胞碎裂性血管炎，组织相与酒渣鼻相似。服用四环素治疗，同时合用氢化可的松霜有效；如查到蠕形螨，可外用过氧化苯甲酰洗剂。

（姚　煦）

yánmiàn zàifāxìng píyán

颜面再发性皮炎（facial recurrent dermatitis）

颜面发生的轻度红斑鳞屑性皮炎。又称再发性潮红性落屑性颜面红皮症和颜面颈部秕糠性皮炎。多见于20～40岁女性，其他年龄及男性也可见到。多在春秋季发病。与化妆品、温热、光线刺激、尘埃、花粉等过敏或刺激有关。初起于眼睑周围，渐扩展至颊部、耳前，有时累及颜面全部。表现为轻度局限性红斑、细小糠状鳞屑，有的可轻度肿胀，但不发生丘疹、水疱，亦无浸润和苔藓化。皮疹有的可发生于颈部及颈前V区，但躯干、四肢等处不累及。发病突然，自觉瘙痒，约经1周而消退，但可再发，反复再发时可有色素沉着。根据其发病特点诊断不难。需与发生于面部的接触性皮炎、湿疹和脂溢性皮炎相鉴别。避免接触各种刺激物，局部给予保湿剂，非卤素的糖皮质激素或钙调神经磷酸酶抑制剂外用。瘙痒明显者可给予抗组胺药物口服。

（姚　煦）

shīzhěn

湿疹（eczema）

多种内外因素引起的有明显渗出倾向的皮肤炎症反应。皮疹多样性，瘙痒剧烈，易复发。

病因和发病机制　病因常是多方面的，有内在因素和外在因素的相互作用。外在因素如环境变化、不良刺激、食物和化学物品等。内在因素如慢性消化系统疾病、胃肠道功能性障碍、精神神经因素、感染病灶、新陈代谢障碍和内分泌功能失调等。复杂内外激发因子引起的一种迟发型变态反应。患者可能具有一定的遗传倾向，同时受健康情况及环境等因素的影响，如生活和工作中的许多无害刺激、某些食物等可使湿疹加重。除去致敏因子，病变不会很快消失；但有的患者通过加强锻炼、改变环境等使机体的反应性发生变化，可不再发生湿疹。这些都说明其发病机制的复杂性。

临床表现　按皮损表现分为以下类型。

急性湿疹　皮疹为多数密集的粟粒大的丘疹、丘疱疹或小水疱，基底潮红。由于搔抓，丘疱疹或水疱顶端出现点状渗出及小糜烂面，浆液渗出，病变中心较重，向周围蔓延，边界不清。合并感染形成脓疱，结黄绿色或污褐色痂。

亚急性湿疹　多见于急性湿疹炎症减轻之后或急性期未及时适当处理。皮损以小丘疹、鳞屑和结痂为主，仅有少数丘疱疹或水疱及糜烂，亦可有轻度浸润。

慢性湿疹　由急性、亚急性湿疹转变而来，或一开始即呈现慢性炎症。表现为患部皮肤增厚、浸润，表面粗糙，覆以少许糠秕样鳞屑，不同程度的苔藓样变，分布较局限性，皮损边缘亦较清楚。在手、指、趾、足跟及关节等处，因皮肤失去正常弹性并且活动较多，可产生皲裂而致皮损部疼痛。

湿疹均病程不定、易复发、可互相转换、经久不愈。按累及部位分为局限性与泛发性两大类。①局限性湿疹。仅发生在特定的部位，以部位命名；如手部湿疹，女阴湿疹，阴囊湿疹，耳部湿疹，乳房湿疹，肛周湿疹，小腿湿疹，感染性湿疹等。②泛发性湿疹。皮损泛发或散发于全身多个部位。如钱币性湿疹，自身敏感性湿疹，乏脂性湿疹和婴儿湿疹等。

诊断与鉴别诊断 根据慢性反复发作病史、多形性皮疹、对称分布及伴有剧烈瘙痒易于诊断。急性湿疹应与接触性皮炎鉴别，接触性皮炎有明确的接触史，病变局限于接触部位，皮疹形态单一，易起大疱，境界清楚，病程短，去除病因后易治愈。慢性湿疹需与神经性皮炎鉴别，神经性皮炎多见于颈、肘伸侧，尾骶部，有典型苔藓样变，无多形性皮疹，无渗出表现。手足部湿疹需与手癣、足癣鉴别，手足癣皮损边界清楚，有红斑、丘疹，丘疱疹和脱屑等多形性皮损，夏季加重，常并发指（趾）间糜烂，皮损内可找到菌丝。还应与有湿疹皮损的先天性疾病，如威斯科特-奥尔德里奇综合征（Wiskott-Aldrich syndrome）、选择性 IgA 缺乏症、高 IgE 复发感染综合征等鉴别。

治疗 主要是控制症状、减少复发、提高患者生活质量。

基础治疗 指导患者寻找和避免环境中的常见变应原和刺激原、避免搔抓和过度清洗。对环境、饮食、使用防护用品、皮肤清洁方法等应提出相应的建议。仔细查找各种可疑病因及诱发或加重因素，采取相应措施，如乏脂性湿疹应去除使皮肤干燥的因素，感染性湿疹应治疗原发感染等。湿疹患者的皮肤屏障功能有破坏，易继发刺激性皮炎、感染及过敏而加重皮损，因此进行皮肤屏障功能保护非常重要。

局部治疗 是主要治疗手段。应根据皮损分期选择合适的药物剂型。急性期无水疱、糜烂、渗出时，使用炉甘石洗剂、糖皮质激素乳膏或凝胶；大量渗出时冷湿敷，如 3% 硼酸溶液、0.1% 依沙吖啶溶液等；有糜烂但渗出不多时可用氧化锌油剂。亚急性皮损外用氧化锌糊剂、糖皮质激素乳膏。慢性期皮损外用糖皮质激素软膏、硬膏、乳剂和酊剂等，可合用保湿剂及角质松解剂，如 20%~40%尿素软膏、5%~10%水杨酸软膏等。外用糖皮质激素制剂是治疗湿疹的主要措施。初始治疗根据皮损的性质选择合适的糖皮质激素：轻度湿疹选择弱效糖皮质激素，中度湿疹选择中效糖皮质激素，肥厚性皮损选择强效糖皮质激素。疑与细菌感染有关者可合并外用抗生素类制剂或含抗菌作用的复方制剂。儿童患者、面部及皮肤皱褶部位皮损选用弱效或中效激素，强效糖皮质激素连续应用一般不超过 2 周，以减少不良反应。钙调神经磷酸酶抑制剂如他克莫司和匹美莫司对湿疹有明确疗效，且没有糖皮质激素的不良反应，尤其适用于头面部及间擦部位湿疹。其他的外用药如焦油类、止痒剂、非甾体类抗炎药外用制剂等，可根据情况选择应用。

系统治疗 ①抗组胺药：根据患者情况选择适当的抗组胺药止痒抗炎。②抗生素：对于伴有广泛感染者，可系统使用抗生素。③维生素 C 和葡萄糖酸钙：有一定的抗过敏作用，可用于急性发作或瘙痒明显者。④糖皮质激素：一般不主张使用，但是对于严重水肿、泛发型皮疹、红皮病等为迅速控制症状可短期使用。⑤免疫抑制药：仅限于其他疗法无效、有糖皮质激素应用禁忌证的重症患者，或短期系统应用糖皮质激素病情得到明显缓解后需减用或停用激素时使用。

物理治疗 紫外线疗法包括长波紫外线（340~400nm）照射、长波紫外线/中波紫外线照射及窄谱中波紫外线照射，对慢性顽固性湿疹有较好疗效。

（姚 煦）

hànpàozhěn

汗疱疹（pompholyx）

季节性发生于掌跖、指趾屈侧皮肤的水疱性疾病。又称出汗不良性湿疹。病因和发病机制尚未完全清楚，曾认为是手足多汗，汗液潴留于皮内而引起。汗疱疹为一种内源性皮肤湿疹样反应，与镍、铬等金属的系统性过敏有关。精神因素可能为此病的发病原因之一。

春末夏初开始发病，夏季加剧，入冬自愈。典型损害为位于表皮深处的小水疱，针尖至米粒大小，呈半球形，略高出皮面，周围无炎症反应，分散或成群发生于掌、指侧面及指端，少见于手背、足背，常对称分布。水疱内容清澈浆液，偶尔可变为浑浊。水疱一般不自行破裂，干涸后形成脱皮，露出红色新生上皮，薄而嫩，此时常感疼痛。周围皮肤正常。此病有程度不同的瘙痒及烧灼感。常常连续多年每年定期反复发作。

根据季节性发作、对称发生于手掌或足底、损害多为小水疱、干涸后脱皮屑等特点诊断并不困难。对镍、铬等金属系统性过敏的患者，斑贴试验有助于诊断。常需与以下疾病相鉴别。①水疱型手癣（见手癣）：常先有足癣再有手癣，多为一侧性，一般不对称，可侵犯指甲引起甲癣，侵犯到手背，引起边缘清晰成弧形的皮损，真菌检查阳性。②疱疹型皮癣菌疹（见*皮癣菌疹*）：水疱较浅，疱壁较薄，常有活动的皮癣菌病灶，病灶治愈后癣菌疹即自愈，癣菌素试验阳性。③*剥脱性角质松解症*：皮损表现主要是表皮剥脱，与汗疱症十分相似，有时很难鉴别。但剥脱性角质松解症无明显的深在性小水疱。

治疗包括内服药物和局部外用药物。短程口服泼尼松可迅速起效。对情绪紧张的患者可适当应用镇静药。早期水疱性损害的治疗以干燥止痒为主，可外用1%炉甘石洗剂外搽；开始脱皮时可用糖皮质激素霜剂或软膏、曲安奈德尿素软膏等；局部反复脱皮、干燥疼痛者，可外用2%～5%水杨酸软膏、10%尿素软膏等。

（姚　煦）

tèyìngxìng píyán

特应性皮炎（atopic dermatitis，AD）　与遗传因素密切相关以慢性湿疹性皮肤肿块为特征的皮肤疾病。又名特应性湿疹、异位性皮炎或遗传过敏性皮炎，患者或其家族中可见明显的“特应性”特点。“特应性”的含义是：有容易罹患哮喘、过敏性鼻炎、湿疹的家族性倾向；对异种蛋白过敏；血清中IgE高；血液嗜酸性粒细胞增多。除具有皮炎表现外，部分患者还可同时合并有呼吸系统变态反应症状，如过敏性哮喘或过敏性鼻炎。儿童发病率为15%～30%，成人发病率为2%～10%。中国的发病率有升高趋势，一般AD的发病率可随年龄的增长而下降，病情亦可逐渐减轻。

病因和发病机制　比较复杂，仍未完全明确。

病因　包括以下几个方面。

遗传易感性　特应性皮炎是一种多基因遗传病，发病具有明显的家族聚集倾向，若双亲中一方患病，子女发病概率增加2倍；若双亲均患病，子女发病概率增加3倍。单卵双胎子和二卵双胎子患病的一致率分别为0.77和0.15。连锁分析和相关性研究发现，染色体1q21区域包含有数个重要基因——表皮分化复合物（EDC），调节表皮动态平衡。其中，丝聚合蛋白（FLG）功能缺失突变是一个重要危险因素，*FLG*基因突变与AD早期发病，病情和发生过敏性哮喘有关。其他易感基因包括，位于染色体5q31～33区域内的编码Th2型细胞因子白介素（IL）-3、IL-4、IL-5、IL-13和GM-CSF的基因；位于17q11的趋化因子RANTES启动子区基因的功能性突变和位于16q12的IL-4受体α亚单位基因的获得性功能多态性与非特应性湿疹相关；IL-18基因多态性与Th1/Th2失衡有关；编码IgE受体α亚单位基因与高IgE合成有关；Toll样受体（TLR）4的基因多态性与过敏性哮喘发病有关，TLR2 R753多态性与AD严重性有关。遗传因素虽与AD有密切关系，但单纯遗传基因并不能完全解释AD发病率的不同，例如：生活在伦敦的牙买加移民中的儿童AD发病率两倍于生活在牙买加本土的儿童。

食物　约40%的AD患者对多种食物过敏，体内存在针对多种食物变应原的特异性IgE和特异性T细胞。常引起过敏的食物有花生、蛋、牛奶、鱼、小麦及大豆。

吸入变应原　AD患者对多种空气中的气传变应原过敏，常见户尘螨和粉尘螨、花粉、霉菌和动物皮屑等。用气传变应原进行特异性斑贴试验，可激发湿疹样反应，发生率30%～50%。

自身抗原　严重AD患者体内出现针对自身抗原的IgE抗体。这些自身抗原往往与环境中的变应原具有同源性。已检测到数种自身变应原，包括转录因子LEDGF/DSF70，特应性相关的自身抗原Hom S1-S5和超氧化物歧化酶。

感染　皮肤内有3种抗微生物肽（AMP），分别为β防御素HBD-2、HBD-3和抗菌肽LL-37，对革兰阳性和阴性菌及白念珠菌均有杀伤作用。AD患者皮肤内AMP表达显著降低，AD患者对细菌、病毒和真菌感染的易感性高。90%以上AD患者皮损及无皮损的皮肤上有金黄色葡萄球菌的定植。金黄色葡萄球菌的细胞壁产物及某些菌株可分泌肠毒素A、B、C、D、E、G及中毒性休克综合征毒素-1，不仅作为超抗原促进T细胞增生，扩大炎症反应，而且还诱导机体产生超抗原的特异性IgE，导致抗原特异性反应，而使皮损进一步剧增。金黄色葡萄球菌超抗原还可以改变AD患者的$CD4^{+}/CD25^{+}$ T细胞的功能，诱导胸腺干细胞淋巴因子的产生。

皮肤屏障功能异常　皮肤透皮水分丢失增加和水保留减少所致干性皮肤是特应性皮炎的主要症状，其原因是细胞外的锁水分子神经酰胺的含量降低，角质层pH值改变，糜蛋白酶过度表达和丝聚蛋白表达缺陷。患者皮肤的屏障功能障碍，对一些溶剂、消毒剂的刺激敏感性增加，对普通接触物如镍、钴、秘鲁香膏、香精、羊毛脂等Ⅳ型变态反应发生率增加。

其他　影响特应性皮炎临床过程的环境因素包括季节、精神因素、温度变化和职业等。

发病机制　包括以下几方面。

免疫学机制　许多免疫细胞及其产生的细胞因子、趋化因子及前炎症分子等参与发病，是一种 Th2/Th1 双向型反应。在 AD 的急性期，变应原、超抗原等与表皮中具有 IgE 高亲和力受体（FcεRI）朗格汉斯细胞上的 IgE 结合后，活化或通过分泌 IL-10 使 Th0 细胞活化为 Th2 细胞。Th2 可以分泌 IL-4、IL-5、IL-13 等细胞因子。IL-4 和 IL-13 可诱导 B 细胞分化，产生更多的 IgE 和上调黏附分子表达。IL-5 使嗜酸性粒细胞活化及延长生存时间。在 AD 慢性期，真皮内表达 FcεRI 的炎症树突状细胞（IDECs）增加，促使 T 细胞反应模式从 Th2 型转变为 Th1 型，皮损内细胞因子以 γ 干扰素、IL-12、IL-5 和粒细胞-巨噬细胞集落刺激因子为主，IL-18 和部分重塑相关细胞因子 IL-11、IL-17 和转化生长因子（TGF-β）也在参与 AD 慢性炎症保持过程。无论在急性期和慢性期，趋化因子 MIP-4/CCL18、TARC/CCL17、PARC/CCL18、MDC/CCL22 和 CCL1 均参与 AD 皮损的形成和发展过程。C-C 型趋化因子 MCP-4、RANTES，和嗜酸性粒细胞趋化因子介导巨噬细胞、嗜酸性粒细胞和 T 细胞的皮损内浸润。胸腺干细胞淋巴因子是一种 IL-7 样的细胞因子，主要在上皮细胞表达。它与 AD 真皮内树突状细胞的活化和迁移有关。胸腺基质淋巴生成素活化的树突状细胞诱导 Th 细胞产生 IL-4、IL-5、IL-13 和肿瘤坏死因子（TNF-α），诱导初始 T 细胞分化为 Th2 细胞，最终诱发过敏性炎症反应。除上述外，AD 患者还有多种免疫缺陷，如吞噬功能降低、中性粒细胞及单核细胞趋化性的缺陷等。

非免疫机制　神经内分泌因素和血管功能失调参与 AD 发病。

临床表现　此病在不同的年龄阶段有不同的特点，通常分为 3 个阶段：婴儿期（1 个月左右至 2 周岁）、儿童期（3～12 岁）、青年期及成人期（大于 12 岁），但不一定按这 3 个阶段顺序发展。早期发病、严重患者、合并哮喘及过敏性鼻炎患者、有 AD 家族史者，其病程常持久。

婴儿期　亦称婴儿湿疹，通常在出生后第 2 或第 3 个月开始发生。皮损主要发生在两颊、额及头皮，个别患者可发展至躯干、四肢。其皮疹特点主要可分两型，即渗出型及干燥型。渗出型的湿疹表现为境界不清红斑，其上密集针尖大丘疹、丘疱疹、水疱，伴糜烂和渗液。干燥型的皮疹表现为淡红色或暗红色斑片、密集小丘疹而无水疱和渗出。慢性时亦可出现轻度浸润肥厚、皲裂、抓痕或结血痂。

儿童期　可由婴儿期演变而来，亦有不经过婴儿期而发病的。其皮损表现主要有两种形态，即湿疹型和痒疹型。湿疹型皮损表现为针尖大丘疹、丘疱疹和小水疱，融合成片。多发生于肘窝、膝窝和两小腿的伸侧。痒疹型皮损表现为全身散发丘疹与结节，多发生于四肢伸侧及背部，丘疹较大，皮色或棕褐色，有较多的抓痕。

青年及成人期　皮损与儿童期类似。多为局限性干燥损害，红斑或丘疹，融合后皮肤浸润肥厚而呈苔藓样变，边界明显或不清楚。主要见于四肢的屈侧和躯干。出现上述三期皮疹的同时，尚可伴发过敏性鼻炎、荨麻疹、血管性水肿、哮喘等变态反应症状。

伴发症状及并发症　AD 患者可以伴一系列皮肤特征性改变，包括干皮症、耳根裂纹、鱼鳞病、掌纹症、毛周角化症、皮肤感染倾向（特别是金黄色葡萄球菌和单纯疱疹）、非特异性手足皮炎、乳头湿疹、唇炎、复发性结合膜炎、丹尼-莫根（Dennie-Morgan）眶下褶痕、眶周黑晕、苍白脸、白色糠疹、颈前皱褶、白色划痕/延迟发白等。

诊断与鉴别诊断　根据不同时期的临床表现，结合患者及家族中有遗传过敏史，嗜酸性粒细胞增多和血清 IgE 升高等特点，应考虑此病的可能。有多种诊断标准应用于 AD 的诊断，包括威廉姆斯（Williams）标准（表 1）、哈尼芬（Hanifin）和劳伊考（Rajka）标准（表 2）和康克非标准等，其中 Willianms 标准内容简洁，使用方便，其特异性、敏感性与 Hanifin 和 Rajka AD 标准和康克非标准相似，且特别适用于门诊医疗工作或临床流行病学调查，故推荐使用。主要应与下列疾病鉴别。①湿疹：皮肤损害与特应性皮炎没有多大区别，但无一定发病部位，家族中常无“特应性”病史。②婴儿脂溢性皮炎：常见于生后不久的婴儿，头皮局部或全部被覆有灰黄色或棕黄色油腻状鳞屑，有时亦累及眉区、鼻唇沟、耳后等处，痒轻。着重与婴儿期相鉴别。

治疗　以恢复皮肤的正常屏障功能、寻找并去除诱发和（或）激发因素、减轻或缓解症状为治疗原则。

基本治疗　避免诱发和加重因素，尽量避免一切可能的刺激。

表1 特应性皮炎 Williams 标准

持续 12 个月的皮肤瘙痒加上以下标准中的三项或更多
①2 岁以前发病
②身体屈侧皮肤受累（包括肘窝、腘窝、踝前或颈周，10 岁以下儿童包括面部）
③有全身皮肤干燥史
④个人史中有其他过敏性疾病如哮喘或花粉症，或一级亲属中有过敏性疾病史
⑤有可见的身体屈侧湿疹样皮损

表2 特应性皮炎 Hanifin 和 Rajka 标准

基本特征	次要特征	
①瘙痒 ②典型的皮损形态和分布，成人屈侧苔藓化或条状表现，婴儿和儿童面部及伸侧受累 ③慢性或慢性复发性皮炎 ④个人或家庭遗传过敏史（哮喘、过敏性鼻炎和 AD）	①干皮症 ②鱼鳞病/掌纹症/毛周角化症 ③即刻型（Ⅰ型）皮试反应 ④血清 IgE 升高 ⑤早年发病 ⑥皮肤感染倾向（特别是金葡菌和单纯疱疹）细胞免疫反应受损 ⑦非特异性手足皮炎倾向 ⑧乳头湿疹 ⑨唇炎 ⑩复发性结合膜炎 ⑪丹尼-莫根眶下褶痕	⑫圆锥形角膜 ⑬前囊下白内障 ⑭眶周黑晕 ⑮苍白脸/面部皮炎 ⑯白色糠疹 ⑰颈前褶皱 ⑱出汗时瘙痒 ⑲对羊毛敏感 ⑳毛周隆起 ㉑对食物敏感 ㉒病程受环境或情绪因素影响 ㉓白色划痕/延迟发白

应当尽量穿棉制品衣服，以宽松为宜，勤换衣物和床单等生活用品，避免用力搔抓和摩擦；避免过度清洗皮肤；注意保持适宜的温度环境，减少汗液的刺激；注意保持清洁的生活环境，减少如屋尘、螨、动物毛、花粉、真菌等变应原，避免蚊虫叮咬等；注意观察对所进食物的反应，避免食入致敏食物。保护皮肤屏障功能和止痒是治疗 AD 的关键措施。

局部治疗 外用以下药物。

糖皮质激素 局部间断外用糖皮质激素，并配合润肤保湿剂等是治疗 AD 的一线疗法。根据患者的年龄、皮损部位及病情程度选择不同类型和强度的糖皮质激素制剂。一般初治时应选用强度足够的制剂，以求在数天内明显控制炎症，但是，在面、颈及皱褶部位宜选用相对弱效的糖皮质激素，并应避免使用强效含氟制剂。短期内控制病情后，改用弱效的制剂或非激素类药物。

钙调神经磷酸酶抑制剂 包括他克莫司和吡美莫司，对特应性皮炎有良好疗效，具有较强的选择性抗炎作用，且可相对较长时间地用于所有的发病部位，尤其是面颈部和其他皮肤柔嫩部位。不良反应主要是用药后局部短时间的烧灼和刺激感。

外用抗生素制剂 细菌或真菌可通过产生超抗原或作为变应原而诱发或加重病情，在使用糖皮质激素的同时，尤其是治疗有渗出性皮损时，应早期加用抗细菌或抗真菌药物，以利于控制病情，但应避免长期使用。

止痒剂 5%多塞平霜或非甾体抗炎药物可在短期内有效地减轻瘙痒症状，可与糖皮质激素制剂或钙调神经磷酸酶抑制剂交替使用。

其他 可根据病情和皮损的不同，湿敷、氧化锌油（糊）剂、焦油、黑豆馏油等亦可供选择。

系统治疗 ①抗组胺药和细胞膜稳定剂：根据不同的病情和用药对象可选择第一代或第二代抗组胺药。②抗感染药物：对于病情严重（特别是有渗出者）或已证实有继发细菌或真菌感染的患者，可短期（7~10 天）给予抗感染药物，但切忌滥用。③糖皮质激素：原则上尽量不用或少用此类药物，尤其是儿童。但对病情严重的患者可予中小剂量短期用药，并采用早晨顿服法。病情好转后应及时逐渐减量、停药，以免长期使用带来的不良反应或停药过快而致病情反跳。④免疫抑制剂：对于病情严重而常规疗法不易控制的患者，可酌情选用环孢素 A、硫唑嘌呤和吗替麦考酚酯等。但儿童应慎用，且使用时应注意系统不良反应。⑤抗白三烯治疗。有报道抗白三烯制剂如扎鲁司特、孟鲁司特等治疗 AD 有效，尤其是对伴有过敏性哮喘的患者。

物理疗法 紫外线是治疗特应性皮炎的有效方法，且以窄波中波紫外线和长波紫外线的疗效更佳。光疗后应注意使用润肤剂。此疗法长期反复使用后的致癌性有待进一步评价，一般认为低于 12 岁的患者应避免使用紫外线疗法。

（姚 煦）

xúnmázhěn

荨麻疹（urticaria） 皮肤、黏膜小血管扩张及渗透性增加而出现的局限性水肿反应性疾病。俗称“风疹块”。通常在 2~24 小时内消退，但反复发生新的皮疹。迁延数天至数月。有 15%~20% 的人一生中至少发作过一次荨麻疹。

病因和发病机制 多数患者

不能找到明确原因，尤其是慢性荨麻疹。常见病因为食物及食物添加剂、吸入物、感染、药物、物理因素、精神因素及内分泌改变、内科疾病和遗传因素等。肥大细胞活化脱颗粒，释放组胺、合成细胞因子及炎症介质等引起血管扩张及血管通透性增加，导致真皮水肿是荨麻疹发病的中心环节。引起肥大细胞活化的机制可分为免疫性和非免疫性。

免疫性机制 包括免疫球蛋白（Ig）E介导和非IgE介导。

IgE介导 特异性IgE与肥大细胞表面FcεRI受体有很强的亲和性，与细胞膜结合的IgE可存在几个月。在慢性荨麻疹中有35%~40%患者有针对IgE受体（FcεRI受体）α亚单位的IgG自身抗体，以及5%~10%患者具有IgG抗IgE自身抗体。

免疫复合物介导 免疫复合物与肥大细胞/嗜碱性粒细胞上的IgFc受体结合，在肥大细胞上有几种IgG受体，FcγRI（CD64）、FcγRⅢ（CD16）和FcγRⅡB（CD32）。某些高免疫复合物疾病发生荨麻疹可能是免疫复合物引起的肥大细胞活化。

T细胞介导 肥大细胞表达组织相容性复合体Ⅰ及Ⅱ分子，以及共刺激分子CD86及CD40，T细胞可以活化肥大细胞，诱导组胺、β-氨基己糖苷酶及TNF-α的产生。

非免疫性机制 肥大细胞有很多膜受体通过与配体的相互作用而转导活化途径，其中包括：神经递质、神经激素、神经肽的受体；补体分子受体（特别是C3a及C5a）；Toll样受体；细胞因子及趋化因子结合膜受体；药物或食物蛋白可直接导致肥大细胞活化而不需要与膜受体相互作用；其他物理性刺激，如冷、热、水、日光、震动、运动等。

临床表现 根据病程和病因分为3型。

普通型荨麻疹 常先有瘙痒，随即出现风团，少数病例亦可仅有水肿性红斑。风团大小、形态不一，发作时间不定。风团可持续数分钟至数小时，有的可至数天后消退，不留痕迹。风团可泛发，亦可局限。有时合并血管性水肿。偶尔风团表面形成大疱，即大疱性荨麻疹。亦有出血性荨麻疹。皮肤划痕试验阳性。可伴有恶心、呕吐、头痛、头胀、腹痛、腹泻、胸闷、面色苍白、心动过速、脉搏细弱、血压下降、呼吸短促等全身症状。急性感染等因素引起的荨麻疹可伴有高热、白细胞增多。原因不明的慢性荨麻疹称慢性特发性荨麻疹，25%~45%为自身免疫性荨麻疹，患者的风团数量多，分布广，并可有系统性症状。

物理性荨麻疹 主要有以下类型。①皮肤划痕症/人工荨麻疹：患者对外来较弱的机械性刺激引起生理性反应增强，于皮肤上产生风团。②延迟性皮肤划痕症：皮肤划痕6~8小时后出现风团与红斑，持续24~48小时。③延迟性压力性荨麻疹：皮疹发生于局部皮肤受压后4~6小时，持续8~12小时。表现为局部深在疼痛性肿胀，易发生于掌、跖或臀部。④冷荨麻疹：浸入冷水或接触寒冷处，局部发生有瘙痒的水肿和风团。分为获得性冷荨麻疹和家族性冷荨麻疹。⑤热荨麻疹：分为局限性热荨麻疹和延迟性家族性局限性热荨麻疹。局限性热荨麻疹局部皮肤受热后可在数分钟内出现发红、肿胀发硬，有烧灼刺痛感，后者风团在受热后2小时发生，4~6小时最明显，持续12小时。⑥日光性荨麻疹：皮肤暴露于日光数分钟后，局部迅速出现瘙痒、红斑和风团。

特殊类型荨麻疹 主要包括以下类型。①接触性荨麻疹：皮肤接触某些变应原后发生风团。②胆碱能性荨麻疹：运动、摄入热的食物或饮料、出汗及情绪激动等使胆碱能性神经发生冲动而致。本型的皮疹特点为除掌、跖外发生泛发性1~3mm的小风团，周围有明显红晕。损害持续30~90分钟或达数小时。③运动性荨麻疹：通常在开始运动后5~30分钟开始出现荨麻疹。风团比胆碱能性荨麻疹的风团大。患者常有特应性或对某种食物的过敏史。④震颤性荨麻疹/血管性水肿：常染色体显性遗传，因长期在有震动性职业环境中工作而发病。⑤水源性荨麻疹：在皮肤接触水的部位，立即或几分钟内发生风团、瘙痒，30~60分钟内消退。与水源水温无关。汗液、唾液和泪液可激发反应。⑥肾上腺素能性荨麻疹。发生与去甲肾上腺素有关，小的红色斑疹及丘疹（1~5mm），有苍白晕。在情绪烦躁，食用咖啡或巧克力10~15分钟发生。

辅助检查 根据引发荨麻疹的不同原因行有针对性的检查有意义。如抗FcεRIα及抗IgE功能性自身抗体测定对慢性特发性荨麻疹有帮助；皮肤组织病理检查对有补体活化参与所致的荨麻疹诊断有帮助。

诊断 此病诊断主要依据病史和临床表现，以及针对性检查；但确定病因较为困难。

治疗 应遵循去除病因、对症治疗的原则。

病因治疗 消除刺激因素或可疑因素在荨麻疹治疗中最为重

要。因为消除刺激因素或可疑因素后荨麻疹可自然消退。

针对组胺及 H_1 受体的治疗 第一代抗组胺药治疗荨麻疹的疗效确切，但因中枢神经镇静作用，抗胆碱能作用等不良反应限制其临床应用。应注意其禁忌证、不良反应及药物相互作用。第二代非镇静作用或镇静作用较弱的抗组胺药对组胺 H_1 受体的亲和力有较大的提高，分子量增大和药代动力学的改变可减少每天的用药次数，提高治疗的依从性和荨麻疹患者的生活质量，并有较好的安全性，可作为治疗荨麻疹的一线用药。不同个体对非镇静抗组胺药的反应不同。单纯抗组胺药不能控制时，可根据病情同时加用 H_2 受体阻断药，或加用稳定肥大细胞膜的药物如曲尼斯特等联合治疗。为防止抗组胺药长期应用发生耐药性，在应用某种药物无效时，可更换不同种类的药物。对已控制的慢性荨麻疹患者采取逐步减量的服法，以维持缓解。

糖皮质激素 二线药物，一般用于严重的荨麻疹或抗组胺药物治疗无效者，静脉滴注或口服，但应避免长期应用。

免疫抑制剂 仅用于自身免疫性荨麻疹。如环孢素 A、免疫球蛋白、硫唑嘌呤、甲氨蝶呤或吗替麦考酚酯。

其他治疗 维生素 C、维生素 P、钙剂可降低血管通透性的药物，常与抗组胺类同用。由感染引起的荨麻疹可选用适当的抗生素。

（姚 煦）

xuèguǎnxìng shuǐzhǒng

血管性水肿（angioedema） 发生于皮下疏松组织或黏膜的局限性水肿。又称血管神经性水肿（angioneurotic edema）、巨大性荨麻疹（giant urticaria），分为获得性血管性水肿、遗传性血管性水肿和颤动性血管性水肿。

病因和发病机制 获得性血管性水肿类似于荨麻疹，可由药物、食物、吸入物或物理刺激等因素引起。遗传性血管性水肿为常染色体显性遗传，是血液和组织中 C1 酯酶抑制物（C1INH）水平的降低或无活性所致。颤动性血管性水肿患者的肥大细胞缺陷，适当刺激后便可导致肥大细胞脱颗粒。

临床表现 分为 3 型。

获得性血管性水肿（acquired angioedema） 好发组织疏松处（眼睑、口唇、包皮及肢端、头皮、耳郭，口腔黏膜、舌、喉）。皮损为急性局限性水肿，边界不清，呈淡红色或较苍白，表面皮肤紧张发亮，触之有弹性感，多为单发，偶见多发。痒感不明显，或有麻木胀感。肿胀经 1~3 天后消退，消退后不留痕迹，但可在同一部位反复发生，常合并荨麻疹。当喉头黏膜发生血管性水肿时，可有呼吸困难，甚至引起窒息。消化道受累时可有腹痛、腹泻表现。

遗传性血管性水肿（hereditary angioedema） 多数在儿童或少年期开始发作，往往反复发作至中年甚至终生，但中年以后发作的频率与严重程度会减轻，外伤和感染可诱发此病。主要发生在三个部位 皮下组织，常累及面部、手部、上肢、下肢、生殖器，皮损为局限性，非凹陷性皮下水肿，常单发，自觉不痒，需 1~5 天消退。累及腹腔脏器如胃、肠道、膀胱，表现类似急腹症，一般 12~24 小时消失。累及上呼吸道时可发生致命性喉头水肿。

颤动性血管性水肿（vibratory angioedema） 1972 年首次报道，是一种遗传性的物理过敏，由颤动刺激而诱发。患者在颤动刺激约数分钟后发生局部肿胀，至少持续约 12 小时。不伴荨麻疹。

诊断与鉴别诊断 根据典型的临床表现一般诊断不难，若患者发病年龄较早且家族中有近半成员发病，则应考虑遗传性血管性水肿，发病期间 C4 水平显著降低，血清 C1INH 水平降低有助诊断。单个损害时需与虫咬症鉴别。注意与以下疾病鉴别。①面肿型皮肤恶性网状细胞增生症：常为一侧性面部或上口唇持久性肿胀，表面皮肤无变化，亦无自觉症状，需作病理检查证实。②梅-罗综合征（Melkersson-Rosenthal syndrome）：在颜面部发生非凹陷性水肿，以上、下口唇多见。可有面神经麻痹和皱襞舌。也可单有上唇或下唇的复发性、慢性肿胀。病理改变偶可见与结节病相似的上皮样细胞肉芽肿。③上腔静脉梗阻综合征：面部发生持久性水肿，伴眼睑红斑和胸壁静脉怒张。④变应性血管性水肿。患者 C1 酯酶抑制物、C3、C4 和 C1q 均正常。遗传性血管性水肿时，除 C1 酯酶抑制物水平减低外，C1q、C2 和 C4 水平亦均减低。

治疗 抗组胺药常有效。若有喉水肿症状，应立即皮下注射 1∶1000肾上腺素（有心血管疾病时慎用），同时静脉滴注氢化可的松，静脉注射氨茶碱或口服麻黄碱。吸氧。遗传性血管性水肿尚无满意治疗，可在急性发作时输入新鲜血浆以补充 C1 酯酶抑制物。长期使用抗纤溶酶制剂或雄性激素类药物可预防发病。若常规处理无效而有窒息危险时，应立即做气管切开术。

（姚 煦）

qiūzhěnxìng xúnmázhěn

丘疹性荨麻疹（papular urticaria）

以梭形红色丘疱疹或风团为主要特征的疾病。是以症状特点而命名，实际为虫咬症。多见于婴幼儿及儿童，成人亦可患此病。往往同一家庭中几个人同时发病。春秋季发生较多。是昆虫叮咬所致的一种迟发型变态反应。皮疹多发于躯干、四肢伸侧。群集或散在。为绿豆至花生米大小略带纺锤形的红色风团样损害，有的可有伪足，中央顶端常有小水疱，内容物清，周围无红晕。幼儿患者皮损红肿显著，并见大疱，常有剧痒而影响睡眠。搔抓可引起继发感染。皮疹经1~2周消退，留下暂时性色素沉着，但有新疹可陆续发生使病程迁延较久。

根据虫咬史，加上特征性的风团样丘疹，散在分布于躯干和四肢伸侧易于诊断。需与下列疾病鉴别。①荨麻疹：风团形状不规则，时起时消，消退后不留痕迹。②小儿痒疹。以四肢伸侧分布为主的米粒至绿豆大丘疹，浸润显著，多对称性，可见抓痕、血痂、继发湿疹化等，常伴淋巴结肿大。③水痘：有丘疹、水疱，红晕显著，头皮和黏膜亦有发疹，有的呈黑褐色痂，痒轻，有前驱症状和轻度全身症状。

注意个人及环境卫生；消灭臭虫、蚤、虱、螨及其他昆虫。豢养宠物者也要消灭其所带有的跳蚤等寄生物。口服抗组胺药有较好效果。外用1%薄荷炉甘石洗剂或糖皮质激素乳膏可止痒消炎。继发感染时予以抗感染治疗。

（姚 煦）

yàozhěn

药疹（drug eruption）

药物进入人体后所致皮肤、黏膜炎症反应性疾病。又称为药物性皮炎。进入途径包括静脉点滴、注射、口服、吸入及外用。药物引起的不良反应非常复杂，大致可以分为毒性反应、药物不耐受、特发性反应、副作用、继发作用及过敏反应等。药疹是过敏反应最常见的类型。引起药疹的药物种类很多，常见的致敏药物有解热镇痛抗炎药、安眠镇静药、抗癫痫药、抗生素类、异种血清制剂、疫苗、中草药及各种生物制剂。

发病机制 药疹的发病机制有许多学说，非常复杂，尚未得到足够的证明，还必须进行深入地研究。可能是免疫机制或非免疫性机制。

变态反应 某种药物激发变态反应的能力由多种因素决定，包括药物的分子特性、药物代谢的差异、免疫遗传背景及接受药物时的身体状况等。大分子药物（如血清、疫苗及生物制品）本身即为完全抗原，而多数的小分子药物属半抗原，需在机体内与蛋白等载体结合为完全抗原后，才能激发变态反应。引起变态反应的物质既可以是药物原形，也可为其降解产物、赋形剂甚至杂质。各型变态反应均可发生于药疹，此外，一些药疹类型由未知类型变态反应介导，如光敏性药疹、药物性红斑狼疮综合征。

与变态反应机制有关的药疹具有如下特点。①有一定的潜伏期：首次用药一般需4~20天出现临床表现，已致敏者再次用药，可在数分钟或24小时内发病。②只发生于少数过敏体质服药者。③皮损及病情轻重与药物的药理及毒理作用、服用剂量无相关性，高敏状态下，即使极小剂量亦可致严重的药疹。④临床表现复杂：皮损形态各种各样，一种药物致敏同一患者，不同时期可发生不同类型药疹。⑤高敏状态下可发生交叉过敏及多价过敏：交叉过敏指机体被某种药物致敏后，若再用与此药物化学结构相似或存在共同化学基团的药物也可发生过敏反应。多价过敏指个体处于高敏状态时，同时对多种化学结构无相似之处的药物发生过敏。⑥病程有一定的自限性，抗过敏和糖皮质激素治疗常有效。

药物的光敏反应 有些药物仅在有紫外线的照射下才能致敏和引起皮疹。大约有50种药物可以有光敏作用，包括磺胺及其衍化物、吩噻嗪类、四环素类、补骨脂素类、灰黄霉素、抗组胺制剂等。主要致病机制：①光变应原吸收光能后产生光氧化性产物，此物比其原形更有潜在性变态反应性致敏原作用。②光变应原在光线照射后激发形成游离基，这些短期高反应的游离基易于结合蛋白质形成半抗原蛋白质复合物而成为完全抗原。

非免疫机制 ①免疫效应途径的非免疫性活化：药物（如阿司匹林）可以直接作用于肥大细胞释放介质引起荨麻疹，造影剂直接活化补体引起过敏，部分药物（如非甾体抗炎药）改变花生四烯酸的代谢途径，抑制环氧化酶，使花生四烯酸产生前列腺素减少而引起皮损。②过量反应与蓄积作用：过量反应多见于老年人和肝肾功能不良者，但因对药物吸收、代谢、排泄速度存在个体差异，故常规剂量也可出现；蓄积作用主要见于某些药物排泄缓慢或用药时间过久，如长期服米帕林而引起皮肤呈浅黄色；长期应用铋剂导致齿龈出现蓝灰色“铋线”；长期大量服用氯丙嗪患者在皮肤暴露部位出现蓝棕色色

素沉着。③药物副作用及菌群失调：细胞毒药物引起脱发，应用广谱抗生素后发生的肛周或口腔念珠菌感染。④药物的相互作用。⑤药物使已存在的皮肤病激发：β受体阻断药可引起银屑病样皮炎，西咪替丁使皮肤型红斑狼疮激发，血管扩张剂可使酒渣鼻增剧。

临床表现 表现多样，同一药物在不同个体表现不同；而同一临床表现又可由完全不同的药物引起。

发疹型药疹 是药疹中最常见的一型。常由青霉素及其合成衍生物、磺胺类、解热镇痛类、巴比妥类等或其他药物引起。皮疹表现为弥漫性鲜红色斑或半米粒大至豆大红色斑丘疹，密集对称分布。皮疹数目多，范围广泛，形态如猩红热样或麻疹样。半数以上患者在停药2周后完全消退。如未及时停药，部分患者可发展为重症药疹。

荨麻疹型及血管性水肿型药疹 变态反应机制及非变态反应机制所致，前者多由血清制品、呋喃唑酮及β内酰胺类抗生素等引起，后者则以非甾体抗炎药最常见。临床表现与急性荨麻疹相似，呈瘙痒性风团，但潮红更明显，持续时间也较长。荨麻疹可以作为唯一的症状出现，也可同时伴血清病样综合征，严重病例可并发过敏性休克；若致敏药物排泄缓慢或因不断接触微量致敏原，则可表现为慢性荨麻疹。

剥脱性皮炎型或红皮病型药疹 磺胺类、巴比妥类、抗癫痫药、解热镇痛类、抗生素类所致，多为长期用药后发生。全身皮肤鲜红肿胀，伴渗液、结痂，继之大片叶状鳞屑剥脱，渗液有臭味。黏膜亦可有充血、水肿、糜烂。此类皮疹如系初次用药，其致敏期多在20天以上。可于一开始就全身发生，或在上述麻疹样或猩红热样发疹的基础上发展而来。病程可长达1个月以上，是药疹中的严重型。常伴明显全身症状，如恶寒、发热、呕吐、恶心，有的可合并淋巴结肿大、蛋白尿、肝大、黄疸等。

中毒性大疱性表皮松解坏死型药疹 是药疹中最严重的类型。常由磺胺类、解热镇痛类、抗生素、巴比妥类、别嘌醇和卡马西平等引起。起病急骤，皮疹初起多形红斑或固定性药疹状，为深红色、暗红色及略带铁灰色斑，很快融合成片，发展至全身。斑上发生大小不等的松弛性水疱，尼氏征阳性，稍受外力即形成糜烂面，如烫伤样表现。口、眼、呼吸道及胃肠道黏膜均可累及。全身中毒症状严重，伴高热和内脏病变。

固定性药疹 常由磺胺类、解热镇痛抗炎药、巴比妥类和四环素类药物引起。好发于口腔和生殖器皮肤-黏膜交界处，也可累及躯干及四肢，因每次发病几乎均在同一部位。表现为局限性圆形或椭圆形红斑，鲜红色或紫红色，水肿性，炎症剧烈者中央可形成水疱。愈后留色素沉着，发作愈频则色素愈深。数目可单个或多个，亦有广布全身者。皮疹大小一般为数厘米不等。一般无全身症状。

重症多形红斑型药疹 多由磺胺类、解热镇痛类、抗生素类、卡马西平和巴比妥类等引起。发病前有较重的前驱症状，皮损超过体表面积10%，但小于30%，常伴发热、关节痛、腹痛等全身症状。严重者侵入眼、口、外阴黏膜，发生水疱糜烂，剧烈疼痛。

药物超敏综合征 又称伴发嗜酸性粒细胞增多及系统症状药疹（DRESS）。致病药物主要是抗癫痫药和磺胺类，以及别嘌醇、米诺环素、钙通道阻滞药及雷尼替丁等。药物初次应用后7～28天或更长时间发病。如以后再次服用可在1天内发病。临床特征为发热、皮损、淋巴结肿大、血液学异常及器官受累。早期皮损可表现为面部、躯干上部及上肢的麻疹样皮损，可演变为剥脱性皮炎样皮损，因毛囊水肿明显而导致皮损浸润变硬。面部水肿具有特征性，真皮浅层水肿可导致水疱形成，也可出现无菌性脓疱和紫癜。内脏损害在皮疹发生后1~2周内发生，也可长至1月。肝炎是最主要的系统症状，暴发性肝坏死及肝衰竭是死亡的主要原因。肾损害继发于低血压及血流灌注不足引起的缺血。肺部及心脏损害为不常见的并发症。中枢神经系统可有脑炎或无菌性脑膜炎。血液系统异常表现为非典型性淋巴细胞增多，发生在最初2周内。通常在第2～3周血嗜酸性粒细胞增多。

湿疹样型药疹 多首先接触或外用青霉素、链霉素、磺胺等药物后使局部皮肤致敏并引起接触性皮炎，再次使用了相同或相似药物导致，出现全身泛发型湿疹样改变。病程相对较长，常在1个月以上。

光感型药疹 多是使用氯丙嗪、磺胺类、四环素类、灰黄霉素、补骨脂素、喹诺酮类、吩噻嗪类及避孕药等后，经日光或紫外线照射而发病。可分为两类：①光毒反应性药疹。多发生于曝光后7~8小时，仅在曝光部位出现与晒斑相似的皮损，任何人均可发生，反应与药物剂量和照射剂量都有关。②光变态反应性药

疹。仅少数人发生，有一定的潜伏期，表现为曝光部位出现湿疹样皮损，同时累及非曝光部位。病程较长。

苔藓样疹型药疹 多由血管紧张素转化酶抑制剂、β受体阻断药、抗疟药、降脂药、抗生素类、非甾体类抗炎药、抗组胺药等引起。皮损的表现和组织病理检查极似扁平苔藓，但皮疹分布广泛，侵及四肢及躯干。鳞屑显著，伴湿疹样变，愈后有明显色素沉着，停药后皮疹逐渐消退，亦有成慢性持续性。

紫癜型药疹 常见引起的药物有抗生素类、巴比妥类、利尿药等。为针头大至豆大或更大的出血性紫斑，皮疹平或可稍隆起。病情严重者可有关节痛、腹痛、血尿和便血等。

血管炎型药疹 常由非甾体抗炎药、抗生素、磺胺类、利尿药等引起。好发于小血管，表现为白细胞碎裂性血管炎、脓疱性过敏性血管炎和色素性紫癜皮炎样血管炎。皮肤损害可表现为紫癜、淤斑、结节、坏死等。全身性者可表现有发热、关节痛、水肿、蛋白尿、血尿或肾衰竭，很少发生肌炎、冠状动脉炎、肺炎及胃肠出血。

泛发性脓疱型药疹 又称急性泛发性发疹性脓疱病（AGEP）或中毒性脓皮病。引起的药物多为β内酰胺类及大环内酯类抗生素，复方磺胺甲噁唑、异烟肼、多西环素、卡马西平、钙通道阻滞药等较少见。皮疹常开始于面部及褶皱处，然后泛发全身。为针头大至半粒米大浅表非毛囊性无菌脓疱，散在、密集，重者脓疱可融合成脓湖。急性发病，烧灼或痒感，可伴发热、寒战、白细胞增多、嗜酸性粒细胞增多、低钙血症、肾衰竭等全身症状，易发生于银屑病患者。

痤疮样疹 多由长期应用碘剂、溴剂、糖皮质激素和避孕药等引起。表现为毛囊性丘疹、脓疱，损害类似寻常痤疮。多见于面部和胸背部、病程进展缓慢，一般无全身症状。除上述常见皮肤表现外，还可有色素沉着、脱发、多毛等表现。亦可诱发大疱病、红斑狼疮样皮疹、假性淋巴瘤、银屑病样皮疹。

辅助检查 主要进行致敏药物检测，分为体内试验和体外试验两类。

体内试验 包括皮肤试验和药物激发试验。

皮肤试验 常用的特异性检查包括皮内试验、划破试验、点刺试验、皮肤窗试验和斑贴试验等。以皮肤试验较常用，适用于预测皮肤速发型变态反应，如临床上预测青霉素和普鲁卡因等过敏反应，但阴性不能排除患者发生临床反应的可能，对高度药物过敏史者禁用。为预防皮肤试验诱导严重全身反应（过敏性休克），应在测试前备好肾上腺素、氧气等抢救措施。对药物引起的接触性皮炎和湿疹型药疹，斑贴试验较有意义，且较为安全。

药物激发试验 药疹消退一段时间后，内服试验剂量（一般为治疗量的1/8～1/4或更小剂量），以探查可疑致敏药物。此试验仅适用于怀疑口服药物所致的轻型药疹而又必须使用此药物治疗时，禁止应用于速发型变态反应性药疹和重型药疹。此试验有一定的危险性，应在皮损消退后半个月后才可进行。

体外实验 体外实验安全性高，可选择嗜碱性粒细胞脱颗粒试验、放射变应原吸附试验、淋巴细胞转化试验等，但上述试验结果均不稳定，操作复杂，且与临床的关系尚存在怀疑，未普遍开展。

诊断与鉴别诊断 根据明确的用药史、潜伏期及各型药疹的典型临床皮损进行诊断，同时需排除具有类似皮损的其他皮肤病及发疹性传染病。一般来说，药疹皮损的颜色比类似的皮肤病更鲜艳，瘙痒更为明显，且停用致敏药物后较快好转。如果患者服用两种以上的药物，准确判断致敏药物将更为困难，应根据患者过去的服药史、药疹史及此次用药与发病的关系等信息加以综合分析。

药物超敏反应综合征的诊断依据包括3点。①皮疹。②血液学异常（嗜酸性粒细胞增多或异形淋巴细胞）。③系统受累（淋巴结肿大、肝炎、间质性肾炎、间质性肺炎、心肌炎）。同时符合以上3条诊断标准可确诊。

此病表现多样，鉴别诊断也比较复杂。麻疹型或猩红热型药疹应与*麻疹*或*猩红热*进行鉴别；中毒性大疱性表皮松解坏死型药疹应与*葡萄球菌性烫伤样皮肤综合征*进行鉴别；生殖器部位的固定性药疹出现破溃，应与*生殖器疱疹*、硬下疳等进行鉴别。

治疗 对药物的应用要严加控制，必须根据适应证决定，尽可能减少用药品种，杜绝滥用药物；用药前应详细询问过敏病史，对有药物过敏者，应尽量避免再度应用此种药物，对化学结构相似药物也应避免使用，以防交叉过敏的发生；注意药疹的前驱症状，用药期间如突然出现发热、瘙痒、红斑等症状，应及时停药，避免严重反应的发生；某些药物如青霉素、普鲁卡因、血清制品等，使用前应严格遵照操作规程进行划痕或皮内试验。首先是停用可疑的致敏药物。多饮水或静脉输液以促使体内药物排泄，尽快消除药物反应，防止和及时治疗并发症。

轻症药疹　停用致敏药物后皮损多迅速消退。可给予抗组胺药、维生素C等，必要时加用中等剂量糖皮质激素，病情好转后逐渐减量以至停药。局部若以红斑、丘疹为主者可外用炉甘石洗剂或糖皮质激素乳膏，以糜烂渗出为主者可外用0.1%依沙吖啶溶液湿敷，湿敷间歇期可选用氧化锌油外用。

重型药疹　主要采取如下治疗措施。抗过敏治疗：①及早使用足量糖皮质激素，足量糖皮质激素可使病情在3~5天内得到控制，如未能满意控制应酌情加大剂量，待病情控制、皮损颜色变淡、无新发皮损、体温下降后可逐渐减量。②静脉注射免疫球蛋白。加强支持疗法：注意纠正低蛋白血症、补液及维持电解质平衡，对内脏受累者要及时做相应的处理。注意和预防大剂量糖皮质激素引起的不良反应。加强护理及外用药物治疗：应给予高蛋白高碳水化合物饮食、病室温暖、通风、隔离、定期消毒。对皮损面积广、糜烂渗出重者，局部可用3%硼酸溶液或生理盐水湿敷。累及眼睛黏膜者应特别注意护理，需定期冲洗以减少感染及防止球睑结膜粘连，闭眼困难者可用油纱布覆盖以防止角膜长久暴露而损伤，口腔黏膜及外阴损害要注意局部清洁护理。注意防止压疮的发生。防止继发感染：因表皮大片剥脱，加之糖皮质激素类的大量应用，易引起全身性感染，故应采取严格消毒隔离措施，以尽可能地减少感染机会。如已并发感染，则应选用适当的抗生素。血浆置换：有条件可血浆置换，清除致敏药物及其代谢毒性产物及炎症介质。

预防　严重的药疹可危及生命，因此须防止和及早发现药疹的发生。

（姚　煦）

zhíyèxìng pífūbìng

职业性皮肤病（occupational skin diseases）　职业活动中接触化学、物理、生物等生产性因素引起的皮肤及其附属器的疾病。致病因素众多，临床类型各异。同一致病因素可引起不同临床表现，同一临床表现又可由不同致病因素引起。占职业病总数的40%~50%。

病因比较复杂，常是多种因素综合作用的结果。最常见的因素可归纳为化学性、物理性及生物性三大类。化学性因素占90%以上，是职业性皮肤病的主要致病原因。物理性因素所致职业性皮肤病的发病率远远低于化学性因素，而且在多数情况下是与化学性因素协同作用下发病，物理性因素主要包括机械性损伤、高温、高湿、寒冷、日光、人工光源、紫外线、激光、X线及放射性核素等。职业相关的生物性因素主要是真菌、细菌及寄生虫感染、某些树木和植物（如漆树、野葛）的浆汁、花粉及尘屑，病毒及水生动物致病亦可见。除以上三大类致病因素外，年龄、性别、皮肤类型、季节、原有皮肤病情况、生产环境、个人卫生与防护以及个人体质等与发病亦有一定关系。

职业性皮肤病常见的临床类型及病因如下：职业性接触性皮炎，职业性皮肤色素变化，职业性痤疮，职业性皮肤溃疡，职业性感染性皮肤病，职业性疣赘，职业性角化过度、皲裂，职业性痒疹，职业性浸渍、糜烂，职业性毛发改变，职业性指甲改变，其他与职业接触有明确因果关系的职业性皮肤病。

诊断应根据明确的职业接触史与临床表现，必要时结合皮肤斑贴试验或其他特殊检查结果，参考作业环境的调查和同工种发病情况，综合分析，并排除非职业因素引起的类似皮肤病，方可诊断。职业性皮肤病应与非职业性皮肤病相鉴别。职业性皮肤病的皮损初发部位常与接触部位相一致，但其临床表现又常与非职业因素所致者相似，多数无特异性，因此职业史对诊断具有决定性意义。对疑为职业性皮炎而诊断依据又不足者，一般可暂时脱离接触，动态观察。经反复两次以上证明脱离接触则病愈或明显好转，恢复接触即复发或加剧者可予以诊断。

治疗期间酌情避免或减少接触致病因素；及时清除皮肤上残留的致病物；根据临床类型及病情对症处理。其他处理，职业性皮肤病一般不丧失劳动能力，在加强防护条件下可照常工作，如病情严重，可考虑调换工种或酌情休息。

（姚　煦）

zhíyèxìng jiēchùxìng píyán

职业性接触性皮炎（occupational contact dermatitis）　作业环境接触有刺激和（或）致敏作用的职业性因素所致急、慢性皮肤炎症性疾病。在各型职业性皮肤病中发病率最高。按其发病机制不同分为职业性刺激性接触性皮炎和职业性变应性接触性皮炎两型。

病因和发病机制　主要是化学因素所致，溶液、粉尘、烟气等均可引发。其发病机制如下。

职业性刺激性接触性皮炎　在接触部位，刺激物通过非免疫机制直接损伤皮肤。接触刺激物的浓度、接触时间与皮损严重程度有明显的剂量-效应关系。刺激物分为强刺激物和弱刺激物。强刺激物如强酸、强碱、金属盐类，接触数分钟至数小时即可引起反应；弱刺激物如肥皂、有机溶剂等，这些物质的刺激性较弱，需反复接触数天至数周后才出现皮肤反应。常见的刺激物有两种：①无机性刺激物：强酸类如硫酸、硝酸、盐酸、氢氟酸、氯磺酸、铬酸等；强碱类如氢氧化钾、氢氧化钠、氢氧化铵、碳酸钠等；金属盐类如锑和锑盐、砷和砷盐、重铬酸盐、氯化锌、氯化镓、氟化铍等。②有机性刺激物：有机酸类如醋酸、甲酸、三氯醋酸、水杨酸、苯酚等；有机碱类如乙二胺、丙胺、丁胺等；有机溶剂类如松节油、二硫化碳、石油和焦油类溶剂等。沥青、焦油及某些卤素化合物，如多氯联苯、氯酚类、氯萘等具有特殊的刺激作用，可造成特有的皮肤损害-痤疮样皮疹。

职业性变应性接触性皮炎　属迟发型接触过敏反应。其发病过程分为诱导和激发两个阶段，诱导期大致需要 5～14 天。因此此病的特点是初次接触致敏物时并不引起皮肤反应，在经过一定的潜伏期后，再接触此致敏物时则很快在接触部位发生炎症反应。反应的程度与接触致敏物的量有一定关系，但不成正比。此病有明显的个体差异，同样条件下接触者中只有少数人发病。常见的致敏物质有以下几类。①染（颜）料及其中间体：如对苯二胺、间苯胺黄、酱紫、二硝基氯苯、立索尔大红、对氨基酚、氨基偶氮苯、萘胺黄、荧光染料等。②显影剂类：如硫酸对甲氨基苯酚、三聚甲醛、二乙基对苯二胺硫酸盐。③胶制品的促进剂和防老剂：如乌洛托品、2-硫醇基苯并噻唑、2-硫代苯并噻唑、二硫化四甲基秋兰姆、苯基甲萘胺、苯基乙萘胺、N-苯基-N-环乙烷基-对苯二胺等。④天然树脂和合成树脂：如大漆、松香、酚醛树脂、环氧树脂、尿醛树脂等。⑤其他：如三硝基酚、松节油、六氯环己烷、双对氯苯基三氯乙烷、普鲁卡因、氯丙嗪、柠檬油类、磺胺类、抗生素类、铬、镍及盐类等。

临床表现　分两型。

职业性刺激性接触性皮炎　皮损局限于直接接触部位，边界清楚。皮疹分布部位与刺激物的状态有关。如刺激物为固态、液态常累及手部和前臂；如为烟雾或气体常累及面部、颈部及上胸部；如为粉尘可影响覆盖部位，特别是皮肤皱襞处；皮疹还可发生于腰部、股内侧、外阴等部位，可能是工作服被污染或搔抓等原因所致。皮损严重程度视化学物刺激性的强弱而异。皮损可由红斑、丘疹、水疱、大疱直至形成坏死和溃疡。皮损轻者只有红斑、丘疹和瘙痒；重者在红肿的基础上迅速发生水疱、大疱、糜烂、坏死和溃疡。长期反复接触弱刺激物，可出现不同程度的浸润、增厚、脱屑、皲裂及色素增加，呈现慢性皮炎征象。

职业性变应性接触性皮炎　常呈湿疹样变，皮损多发生于暴露部位，以后常向周围蔓延，非接触部位亦可发病，高度敏感者可波及与接触无关的远隔部位。对称分布，边缘大多模糊不清。急性损害初期时为水肿性红斑、丘疹、水疱，糜烂、渗液、结痂等。急性期若处理不当或继续接触致病物，常演变为亚急性湿疹样表现。慢性期皮损以浸润、增厚、皲裂为特征。病程长短不一，在皮损发展过程中，部分患者可逐渐适应，越发越轻，以至不发。少数患者则越发越重，最终必须变换工种。多数患者在停止接触变应原后 1～3 周皮损消退，个别患者过敏状态持续较久或发生交叉过敏，致使病情迁延。

诊断与鉴别诊断　职业性刺激性接触性皮炎：有明确的职业性刺激物接触史。病程和严重程度与刺激物的性质、浓度、温度、接触时间和方式等因素有密切关系。在同样条件下，大多数接触者发病。皮损局限于接触部位，界限清楚。有自限性，去除病因后易于治愈，再接触可再发。适当防护措施能有效地减轻病情或避免发病。职业性变应性接触性皮炎：有明确的职业性变应原接触史。初次接触不发病，诱导期一般需 5～14 天或更长的时间，致敏后再接触常在 24 小时内发病，反应程度与致敏物的强度和个体素质有关。在同样条件下，接触者仅少数人发病。皮损初发于接触部位，界限清楚或不清楚，可向周围及远隔部位扩散。病程可能迁延，再接触少量致敏物即能引起复发。以致敏物做斑贴试验常获阳性结果。应与湿疹、接触性皮炎（非职业性）等相鉴别。

治疗　立即用水冲洗皮肤上的刺激物，不要等待中和剂以免贻误治疗。冲洗要充分，不要遗漏毛发、皱襞等部位。根据接触物性质选用中和剂，碱性物质采用弱酸性溶液中和，如 2%醋酸或

3%硼酸溶液等；酸性物质则采用弱碱性溶液中和，如肥皂液或2%~5%碳酸氢钠溶液等。但中和时间不宜过长，随后用清水冲去中和剂。外用疗法和内用疗法参照接触性皮炎。

预防 为减少此病发病率，应做好就业前体检，有严重变应性皮肤病或手及前臂等暴露部位有湿疹，严重皲裂等慢性皮肤病患者，不宜接触可诱发或加剧此病的致病物质。对较易发生接触性皮炎的工种应定期做皮肤相关检查，以便及时发现，采取适当的防护措施。职业性刺激性接触性皮炎是刺激物的刺激作用所致，任何接触者接触后均可发病，因此患者治愈后可以恢复工作，但应行劳动能力鉴定，改善劳动条件，加强个人防护，并搞好个人和环境卫生，减少或避免皮肤接触，以防皮炎再发。而职业性变应性接触性皮炎除接触变应原外，还与个体素质有关。一旦过敏，极微量即可激发，且这种过敏状态有时可持续较长时间。若反复发病，长期不见好转，影响工作者，可考虑调换工作，脱离有致敏物的环境。

（姚 煦）

zhíyèxìng guāngmǐn píyán

职业性光敏皮炎（occupational contact photodermatitis） 职业活动中接触光敏物并受到日光（紫外线）照射所致皮肤炎症性疾病。又称职业性光接触性皮炎。能产生光敏作用的光源主要是中长波紫外线。

病因和发病机制 ①职业性光毒性接触性皮炎：是被光激活的光敏性物质对皮肤毒理作用的结果，是一种非免疫性反应。任何个体只要体内存在某种光敏物质，再经过适当波长及时间光照后，即可在暴露部位出现晒斑样损害。常见的光毒性化合物有煤焦油、煤焦沥青、蒽、吖啶、蒽醌基染料、补骨脂素类、氯酚噻嗪、氨苯磺胺等。②职业性光变应性接触性皮炎：与职业性变应性接触性皮炎（见职业性接触性皮炎）发病机制相同，是一种由淋巴细胞介导的迟发型变态反应，但必须要有光参与才能引发炎症。人皮肤内的光敏物质，经光作用转化为半抗原，然后与载体结合形成完全抗原后引起变态反应。常见的光变应性化合物有卤代水杨酰胺、酚类化合物、氯丙嗪、磺胺类、噻嗪类化合物等。

临床表现 ①职业性光毒性接触性皮炎：多发于夏季。皮损只发生于暴露部位，面部最易受累。皮疹在照光后半小时到几小时后发生，轻者局部皮肤出现潮红、肿胀，伴有烧灼、刺痛及不同程度的瘙痒。轻度皮炎在避光后，经过适当处理，一般在2~3天后，炎症减轻，局部脱屑而愈。严重的光毒性皮炎可在红斑、水肿的基础上出现浆液性大疱，疱破后糜烂、结痂。同时可伴有结膜炎及乏力、头痛、头晕、恶心、呕吐、腹痛、腹泻等全身症状。皮炎愈后留有弥漫性色素沉着是职业性光毒性接触性皮炎的特点之一。②职业性光变态反应性接触性皮炎：初发于暴露部位，边缘不清，常迅速向周围扩散，可延及遮盖部位甚至全身皮肤。皮疹表现类似于急性湿疹，即在红肿的基础上出现针头大小的密集丘疹、水疱，严重者可伴有少量渗出。自觉瘙痒，亦可伴灼痛。病程往往较职业性光毒性接触性皮炎长，一般不伴有全身症状。愈后不留色素沉着。

诊断与鉴别诊断 职业性光毒性接触性皮炎发病前有明确的光敏性物质职业性接触史，并受到一定强度和时间的日光照射。皮损发生在与光敏性物质接触并受到日光照射的部位，界限明显。同工种、同样条件下大多数人发病。皮损始发于受日光照射后数小时内。脱离接触光敏物质或避免日光（紫外线）照射后，皮炎消退较快，局部可留有不同程度的色素沉着。职业性光变态反应性接触性皮炎发病前有职业性光敏性物质接触史，并受到日光照射。皮损开始发生在接触部位，以后可向周围扩散，蔓延到身体的其他部位。同工种、同样条件下仅少数人发病。皮损开始在接触光敏物质和光照后5~14天或更久，致敏后再接触时一般在24小时内发病。病程迁延，在脱离接触后，一般需要两周左右治愈。有时持续数月，愈后一般无明显的色素沉着。皮肤光斑贴试验常获阳性结果。此病应与原发性刺激性接触性皮炎和原发性变应性接触性皮炎相鉴别。

治疗 发病后应及时清除皮肤上存留的致病物，避免接触光敏性物质及日光照射，根据病情按急性皮炎治疗原则对症治疗。

预防 改善工作环境条件，尽量消除车间中的烟尘、粉尘等。重视集体和个人防护，包括工作环境的卫生条件，必要的卫生设施（如淋浴、盥洗设备等）。工作服应保持清洁，及时换洗。工作时必须穿戴防护衣、工作帽、口罩，并在暴露部位皮肤上涂抹防光感皮肤防护剂。为减少职业性光敏性皮炎，就业前体检应做皮肤相关检查，有光敏病史和光敏性皮肤病者，不宜从事接触光敏物质的工作。对从事容易发生光敏性皮炎的工种还应定期做皮肤相关检查，注意皮肤的色素变化和有无赘生物等，如有发现，注意观察。

（姚　煦）

zhíyèxìng hēibiànbìng

职业性黑变病（occupational melanosis）　作业环境中存在的职业性有害因素所致慢性皮肤色素沉着性疾病。

病因和发病机制　有明显的外因，大致可归纳为3大类。①煤焦油、石油及其分馏产品。如轻油、中油、重油、蒽油、煤焦沥青、汽油、柴油、机油、各种润滑油等。②橡胶添加剂及橡胶制品。如防老剂、促进剂等化学原料，橡胶初制品及再生胶、橡胶粉尘、胶浆、胶乳、汽油、硫化过程中逸出的气体，橡胶雨衣、橡胶皮圈、胶鞋、胶片、胶带、胶管、内胎等。③某些颜料、染料及其中间体。如戏剧油彩中的大红色、朱红色和橘色颜料、立索尔大红（1-磺酸-2-萘偶氮-2-萘酚）、银朱R（2-氯-4硝基苯偶氮-2-醌萘酚）、苯绕蒽酮、溴代苯绕蒽酮、蒽醌-1-磺酸等。发病机制尚未明了，推测由复杂的内因和（或）外因导致色素代谢障碍而发病。发病与皮肤炎症及所接触化学物性质有关，炎症和化学物可以促进巯基氧化，使酪氨酸酶活性增强，从而使色素加深。虽然引起致病物较多，接触后只有少数人发病，说明此病的发生与个体的内在因素有关，一般认为内分泌紊乱和神经精神因素与发病有关。

临床表现　多发生于中年人，女性多见，呈渐进性慢性经过。皮损以面部的额、颧、颊、鼻沟、耳前、眼周为主，亦有累及耳后、颈部和前臂者，少数患者皮疹可泛发，呈全身性。皮损形态多呈网状、斑（点）状，以毛孔为中心的小片状色素沉着或弥漫性斑片。皮损形态和发病部位有一定关系，如网状主要发生在面颈部，躯干四肢则多呈斑状或点状，毛孔性损害多见于前臂伸侧。皮损色调呈深浅不一的棕红色、淡紫色、灰黑色、褐黑色、紫黑色等。典型皮肤表现可分为3期：第一期为红斑期；第二期为色素沉着及毛孔角化期；第三期为皮肤异色症期，除患处皮肤出现弥漫性色素沉着外，亦可见到表皮萎缩及毛细血管扩张。皮损的轻重与病期的长短不太一致，有些患者在短时间内即进入第三期，而有的患者第一、二期可持续多年。

辅助检查　组织病理表现为表皮轻度角化过度，棘层变薄，基底细胞液化变性，真皮浅层噬色素细胞增多，毛细血管周围有淋巴细胞、组织细胞及噬色素细胞浸润。

诊断与鉴别诊断　尚无特异性的客观指标，主要根据职业接触史、病程经过、特殊临床表现、参考作业环境调查等综合分析，方可诊断。诊断要点：发病前有长期接触致病物的职业史，并在接触期间发病。多发生于接触煤焦油、石油分馏产品、橡胶添加剂、某些颜料、染料及其中间体等作业环境中。色素沉着以面、颈等暴露部位为主，亦可发生在躯干、四肢或呈全身性分布。色素沉着前或初期，常有阵发性红斑或瘙痒，待色素沉着较明显时，这些症状减轻或消失。皮损形态多呈网状、斑（点）状、以毛孔为中心的小片状色素沉着斑或弥漫性斑片，界限不清楚。皮损颜色呈深浅不一的灰黑色、褐黑色、紫黑色等，在色素沉着部位表面往往有污秽的外观。皮肤色素沉着消退较慢，停止接触致病物后，经治疗一般在1~2年或更长时间方能消退，恢复接触可复发。应与下列疾病作鉴别。①光毒性皮炎继发的色素沉着：多发生于夏季，色素沉着在皮炎后很快发生，皮炎表现为红斑，由光敏物与日光作用引起。弥漫性色素沉着分布于身体露出部位，边界清楚。停止接触致病物后，炎症很快消失，色素也消退较快。②艾迪生病：肾上腺皮质功能减退所致。色素沉着呈咖啡色，尤以面部、皮肤褶皱部（腋窝、股根部、乳房周围、外阴、手掌皮纹）为著。口腔黏膜亦可有色素沉着。伴疲乏、消瘦、食欲减退、低血压等皮质功能低下表现及低血糖、尿17-酮降低等现象。③西瓦特皮肤异色病：好发于中年女性，起病慢，病程长，与季节及日晒关系不大。皮疹为发生于面部和颈侧的大片网状色素沉着，伴点状白斑、萎缩及毛细血管扩张，无自觉症状。④黄褐斑：对称分布于额、眉、颊、鼻等颜面皮肤，淡褐色至深褐色，边缘较清楚。常与妊娠、口服避孕药、肝病等因素有关。

治疗　服用多种维生素及对症治疗。例如，维生素C可抑制黑素形成；β-巯乙胺可络合铜离子，抑制酪氨酸酶活性，以阻抑黑素形成；局部可合并外用3%氢醌霜和0.1%维A酸乳膏等。

预防　患有黑变病和严重的色素沉着性皮肤病者不宜从事橡胶加工及接触矿物油类、某些染（颜）料等工作；改善劳动条件与生产环境，加强个人防护，尽量减少或避免与可疑致病物的接触。此病一般不影响劳动能力。患者停止接触后色素沉着可缓慢消退，恢复接触仍可复发，一旦确诊应调换工种，避免继续接触致病物，必要时可调离发病环境。

（姚 煦）

zhíyèxìng báibān

职业性白斑（occupational leukoderma） 某些职业性有害因素所致以皮肤色素脱失斑为特点的疾病。常在接触致病物1~2年甚至更长时间后发病。

此病发病机制比较复杂，苯基酚和烷基酚类化学物质均可引起皮肤脱色，酚类化学物质在黑素体被酪氨酸酶氧化成醌类，可能形成半醌游离基，弥散进入黑素细胞胞质，通过脂类过氧化的链反应，使胞质内细胞器的脂蛋白膜遭受破坏，造成细胞的损伤。致病物质还可作为抗代谢剂，选择性作用于黑素细胞，使之变性或死亡；还可阻止酪氨酸氧化成多巴，阻止氧化酶与色素前身物结合而影响黑素代谢。

此病特点是无自觉症状，白斑在不知不觉中出现或在皮炎治愈数周后发生。好发于手、腕部及前臂等直接接触部位，亦可发生于颈部、前胸、后背、腰腹等非暴露部位，少数患者皮损可泛发全身。皮损呈大小不一、不规则形状色素脱失斑，边界比较清楚，部分白斑中央可见岛屿状色素斑点。

有明确职业接触史，结合发病特点可诊断。临床表现和组织病理与非职业性的*白癜风*相似，其病理变化类似，可依据职业史及动态观察做鉴别。发生于胸、背部的皮损应与*花斑癣*及特发性点状白斑相鉴别。

治疗同非职业性的白癜风。改善生产环境与劳动条件，加强个人防护，避免直接接触致病物是预防此病的重要措施；此病一经确诊，应调换工作，彻底脱离接触物，必要时应调离发病环境。

（姚 煦）

zhíyèxìng cuóchuāng

职业性痤疮（occupational acne） 生产劳动中接触矿物油类或某些卤代烃类所致皮肤毛囊皮脂腺系统的慢性炎症性疾病。

病因和发病机制 在生产中接触到的致痤疮物质主要有两大类：一类是石油和煤焦油分馏产品（可致油痤疮），另一类是卤代烃类化合物（可致氯痤疮）。凡在生产劳动中接触上述化合物者均有可能发生职业性痤疮。此外，演员因使用油彩化妆引起的化妆品痤疮，药厂工人因生产某些激素引起的药源性痤疮亦属于职业性痤疮范围。油痤疮的发生有四个因素：①矿物油对毛囊皮脂腺结构的化学性刺激，引起毛囊口上皮细胞增殖与角化过度，使皮脂排出发生障碍。②机械性阻塞作用。③毛囊炎、疖肿可能与继发性细菌感染有关。④与皮脂腺的生理功能有关。氯痤疮的发病机制与皮脂腺的鳞状上皮增生以及毛囊外根鞘部位的增粗有关，致病物质作用于未分化的皮脂腺细胞，使其转化为角质形成细胞，导致细胞增殖角化，产生黑头粉刺及囊肿。

临床表现 易发生于脂溢性体质的人，任何年龄、任何接触部位均可发病。一般来讲，潜伏期为1~4个月，脱离接触皮损可好转至痊愈，恢复接触可复发。油痤疮于接触数月后逐渐发生。皮肤损害为黑头粉刺、丘疹性损害及毛囊炎。黑头粉刺表现为粟粒到绿豆大小暗红色丘疹；丘疹性损害及毛囊炎可发展为脓疱及囊肿，愈后遗留瘢痕。氯痤疮皮损以黑头粉刺为主，炎性丘疹较少见。耳郭周围及阴囊等处常有草黄色囊肿，这种草黄色囊肿是氯痤疮的特征性体征之一。

诊断与鉴别诊断 油痤疮发病前要有明确的较长期的接触焦油（或原油）、沥青及高沸点馏分的矿物油（如柴油、机油及各种润滑油）的职业史。氯痤疮发病前有明确的较长期的接触多氯苯、多氯萘、多氯酚、某些溴代芳烃及聚氯乙烯热解物的职业史。油痤疮和氯痤疮均发生于经常接触致病物的部位；任何年龄均可发病；同工种同样劳动条件下可有较多的同类患者；脱离接触致病物一定时间后病情可减轻或痊愈。职业性痤疮主要应与寻常痤疮（见*痤疮*）鉴别，寻常痤疮有固有的发病年龄和好发部位，而职业性痤疮则可发生于任何年龄和所有接触部位，这在鉴别诊断上具有重要意义。

治疗和预防 参照寻常的痤疮的治疗原则，对症处理。改善生产环境与劳动条件，加强个人防护，穿不透油的工作服，暴露部位涂抹皮肤防护剂，工作服保持清洁，工作后及时沐浴，避免致病物刺激皮肤。此病一般不影响劳动能力，皮损较轻者可加强防护，继续从事原工作。严重患者如合并多发性毛囊炎、多发性囊肿及聚合型痤疮，治疗无效者，可考虑调换工种，避免继续接触致病物。

（姚 煦）

zhíyèxìng pífū kuìyáng

职业性皮肤溃疡（occupational skin ulcer） 生产劳动中皮肤接触诸如铬、铍、砷等化合物所致形态特异、病程较长的慢性皮肤溃疡。典型的溃疡呈鸟眼状，俗称鸟眼状溃疡。

病因和发病机制 致病物主要为六价铬化合物和铍化合物，

还有砷等化合物。这些化合物在高浓度时是剧烈的氧化剂，具有明显刺激性和腐蚀性。现认为职业性皮肤溃疡是以上化合物穿透皮肤引起腐蚀所致。铬溃疡多见于生产及使用铬盐、金属镀铬、鞣革、胶版印刷、铬矿冶炼等行业。铍溃疡多见于机器制造、冶炼、X线管、耐高温陶瓷、航空工业及原子能等行业。

临床表现 皮损好发于四肢远端，特别是指、腕、踝关节处。溃疡一般都发生于皮肤破损的部位。皮损多为单发，有时也呈多发性。溃疡的大小、深浅随致病物的性质、接触量和接触方式而异。皮损初起多为局限性水肿性红斑或丘疹，继之中心呈淡灰色或灰褐色坏死，并于数日内破溃，绕以红晕。典型的溃疡多呈圆形，直径2~5 mm，表面常有少量分泌物，或覆以灰黑色痂，边缘清楚，日久周围组织增生隆起呈堤状，中心则向深处溃烂，外观与鸟眼相似，故称鸟眼状溃疡。溃疡初起时疼痛不明显，有继发感染时疼痛明显。如继续接触致病物，溃疡可侵及其下组织，并伴疼痛，不易愈合，病程可长达数月，愈后留有萎缩性瘢痕。铬化合物的粉尘、烟雾侵犯鼻中隔黏膜时可引起鼻中隔糜烂、溃疡以致穿孔。皮肤溃疡也可继发于化学性烧伤以后，这样的溃疡往往不规则，溃疡的深浅程度取决于化学烧伤的急救处理是否及时。

诊断与鉴别诊断 诊断要点包括有铬、铍、砷等化合物的职业接触史。发病前局部常有皮肤损伤史，如皮炎、虫咬、抓伤以及各种外伤等。皮损好发于指、手背、前臂及小腿等直接接触部位。皮损形态多呈圆形，由铬、铍化合物所致皮肤溃疡多呈鸟眼状。需与下列疾病鉴别。①臁疮（深在性脓疱疮）：致病菌多为乙型溶血性链球菌或者与金黄色葡萄球菌的混合感染。多发生于成年人的小腿，表现为炎性红斑或红色小结节基底上形成脓疱，破后形成深色较厚痂皮，痂下为溃疡面，愈后留有瘢痕。青霉素治疗有效。②化学灼伤：有明确的刺激性、腐蚀性化学物质的直接接触史，起病急，呈现Ⅰ~Ⅲ灼伤的临床表现，溃疡不呈鸟眼状。

治疗 典型的鸟眼状溃疡很难治疗，继续接触致病物时更难治愈。可使用中药五味生肌散外用治疗铍溃疡。

预防 加强生产设备的管理、防止污染作业环境。加强个人防护。建立定期体检制度，及时处理破损皮肤。若破损皮肤接触了致病物，应立即用流水彻底冲洗，并保护创面，防止溃疡形成。一般不影响劳动力，在加强防护的情况下，可继续从事原工作。

（姚 煦）

zhíyèxìng yóuzhuì

职业性疣赘（occupational neoplasm） 长期接触沥青、煤焦油、页岩油及其高沸点馏分的矿物油等引起表皮增生而形成的角化性赘生物。此病亦可发生于接触石棉、玻璃纤维和砷化物的工人。皮损好发于手背、前臂及阴囊等部位。职业性疣赘分为4类，其中最常见者为扁平疣样损害、寻常疣样损害，较少见者有乳头瘤及上皮癌。上皮癌多在长期（15年以上）接触致癌性烃类化合物后发生，一般发于40岁以上的工人。根据患者的职业接触史，皮损的好发部位及其特征性的皮肤损害，此病不难诊断。但应与非职业性因素引起的疣赘鉴别。

对长期接触煤焦油、页岩油和石油产品的工人，必须建立定期体格检查制度，如发现扁平疣样或寻常疣样损害，一般不需特殊治疗，但需做好详细记录，每隔3~6个月复查1次。如发现疣体增长迅速或有乳头瘤，应及时切除并做病理切片检查，患者应调离原工作岗位，并继续观察数年。上皮癌患者应当及时进行手术切除或做放射治疗，并调离原工作岗位。由石棉纤维或玻璃纤维刺入皮肤所致的寻常疣样损害，需用针将刺入的纤维挑出后，方能痊愈。

（姚 煦）

hóngbānxìng pífūbìng

红斑性皮肤病（erythematous skin diseases） 以红色斑疹为特点的皮肤病。红斑是常见的原发性皮损，大部分炎症性皮肤病都可出现红斑性皮损，根据其不同的临床特征，可分为多种类型：一过性皮损（如荨麻疹、边缘性红斑）、荨麻疹样皮损（婴儿环状红斑、韦尔斯综合征、慢性游走性红斑、离心性环状红斑、干燥综合征）、肉芽肿病变（环状肉芽肿、结节病、界限性或结核样麻风）、丘疹鳞屑性红斑（湿疹、匐行性回状红斑、玫瑰糠疹、体癣、扁平苔藓、红斑狼疮、脂溢性皮炎、银屑病、鱼鳞病）、脓疱性红斑（脓疱性银屑病、嗜酸性粒细胞脓疱性毛囊炎）、水疱大疱性红斑（多形红斑、天疱疮、坏死松解性游走性红斑）、瘙痒性皮损（红皮病、新生儿急性出血性水肿）等。非炎症的红斑性皮肤病主要是血管运动神经功能异常引起循环障碍，毛细血管扩张充血所致。这类疾病病因明确，包括冻疮、日光性皮炎、多形日光疹等。红斑性皮肤病种类繁多，需结合病史、皮损特征、辅助检查进行诊断。治疗主要包括去除病因、对症支持治疗等。

（郑　敏　陈佳琦）

duōxínghóngbān

多形红斑（erythema multiforme）

累及皮肤和黏膜以红斑、丘疹和水疱为主要表现的急性自限性炎症性皮肤病。分为轻型多形红斑和重症多形红斑。因史-约综合征（Stevens-Johnson syndrome，SJS）和中毒性表皮坏死松解症（toxic epidermal necrolysis，TEN）的病因更倾向于药物的过敏反应，所以这两种疾病从多形红斑中独立出来，成为单独的病种。SJS指由药物过敏引起的皮肤和黏膜广泛的多形红斑，表皮坏死面积小于总体表面积的10%，伴有发热、乏力、肌肉关节痛等症状。TEN指药物引起的表皮坏死面积大于或等于总体表面积的30%，皮损呈“烫伤样”，伴重度黏膜（尤其是结膜、角膜、口腔黏膜等）受累症状，系统症状明显，死亡率较高。面积介于10%～30%为重叠型。

病因和发病机制　病因复杂，90%患者发病与感染有关。包括病毒、细菌和真菌感染。单纯疱疹病毒是最常见的病因；细菌感染源主要为肺炎支原体，真菌感染源主要是组织胞浆菌。其余10%患者可能与药物、接触有毒植物及系统性疾病有关。尚未明确遗传易感因素是否与此病的发生相关。SJS和TEN主要由药物过敏引起，患者具有明显的遗传易感性。

临床表现　根据基本皮损类型、皮损分布、黏膜是否受累及有无系统症状等分为轻型多形红斑和重症多形红斑。SJS和TEN的临床表现也在此简述。

轻型多形红斑　典型皮损呈靶形，圆形、边界清楚、至少有3个颜色改变区。可同时存在非典型皮损，如皮损边界不清、只有2个带区等。好发于四肢和面部，手背和前臂是最常受累的部位，黏膜受累轻或无。一般没有系统症状，即使有症状也较轻。

重症多形红斑　除存在典型皮损和非典型皮损外，皮损处可形成大疱或结痂。黏膜受累严重，有明显的系统症状，如发热、乏力、肌肉关节痛等。

史-约综合征　突然起病，通常发病前2周内有用药史。皮损为躯干和黏膜广泛的多形红斑，偶见水疱和糜烂，受累面积小于总体表面积的10%。常伴口腔、生殖器、眼结膜受累等，其中口腔黏膜是最常受累的部位，伴发的系统症状包括高热、乏力、肌肉关节痛等，可能伴有肝肾功能受损。

中毒性表皮坏死松解症　起病前往往有流感样症状（包括发热、乏力、肌肉关节痛等），可持续1～3周。初始皮损往往位于面部或躯干上部，表现为斑丘疹样、荨麻疹样或多形红斑样皮损，并迅速扩展至全身。典型皮损为表皮大片坏死剥脱，形似大面积烫伤，其他皮损包括紫癜样斑疹和皮肤紫红肿胀等。急性期以持续高热、大面积表皮剥脱形成的糜烂面、多处黏膜受累为特征，可持续10余日。皮肤受累面积超过30%，常伴眼结膜、口腔黏膜、生殖器黏膜等严重受累。TEN可由SJS发展而来。

辅助检查　组织病理学检查可见表皮坏死和真皮浅层水肿及血管周围单核细胞浸润。

诊断与鉴别诊断　根据病史、典型皮损、组织病理学检查，并排除其他疾病后可明确诊断。需与荨麻疹、药疹、系统性红斑狼疮、大疱性类天疱疮、移植物抗宿主病、川崎病（见黏膜皮肤淋巴结综合征）等鉴别。

治疗　轻型者对症治疗即可。重症者治疗分为局部治疗和系统治疗。局部治疗包括皮损处抗菌治疗、口腔护理、眼部用药等。系统治疗主要指抗病毒治疗，若病情严重，需早期糖皮质激素冲击治疗。SJS和TEN治疗的首要原则为停止一切可能致敏的药物。TEN由于皮损面积较大，需要精心护理。一般治疗包括对症支持治疗（补液、控制体温、营养支持等）、预防感染等。局部治疗有外用0.5%硝酸盐溶液、10%氯己定（洗必泰）、2%莫匹罗星等。系统治疗包括环孢素、环磷酰胺、免疫球蛋白以及血浆置换等，糖皮质激素的使用仍存在争议。

预后　SJS和TEN的预后与是否及时停药和早期治疗密切相关。

（郑　敏　陈佳琦　杨建强）

líxīnxìng huánzhuàng hóngbān

离心性环状红斑（erythema annulare centrifugum，EAC）

以呈离心性向外扩散的环状或半环状反复发作的红斑为特点的疾病。又称远心性环状红斑。病因和发病机制不详，常与感染因素（尤其是皮肤癣菌）有关，其他致病因素包括药物（利尿药等）、食物、自身免疫性疾病及肿瘤等。

根据皮损边缘是否隆起、有无鳞屑、有无伴发瘙痒等分为浅表型和深在型两种类型。①浅表型离心性环状红斑初发皮疹表现为粉红色丘疹，逐渐呈离心性扩展，中央消失，1～2周内可增大至直径6cm。皮损边缘微隆起，边缘内侧常伴有鳞屑，即边缘性白色鳞屑；可有瘙痒。病理检查无特异性，可有轻微的棘层细胞间水肿，边缘区可见小水疱，浅表血管周围可有组织细胞和淋巴细胞浸润。②深在型离心性环状红斑起病与浅表型类似，随着病程进展，深在型离心性环状红斑边缘常明显隆起，呈浸润性边界；一般无自觉症状。皮损区表皮改变不明显，真皮中下层可见沿血管分布的边界清晰的单一核细胞浸润。

根据皮损特征、病理检查结果，并排除其他类似疾病后即可诊断。离心性环状红斑的鉴别诊断非常重要，需与荨麻疹、边缘性红斑、匐行性回状红斑、体癣、红斑狼疮、银屑病、二期梅毒疹、多形红斑等鉴别。若由基础疾病引起，皮损往往在基础疾病治愈后缓解。病因不明者主要是对症治疗，合并瘙痒者可外用止痒药和抗组胺药。外用糖皮质激素对边缘隆起的皮损可能有效。一般不需要系统治疗。皮损愈后不留瘢痕，但可有色素沉着。

（郑　敏　陈佳琦　杨建强）

hóngpíbìng

红皮病（erythroderma）

以累及全身90%以上皮肤的泛发潮红和脱屑为特征的炎症性疾病。红皮病并不是某一特定的疾病，而是很多疾病的临床表现。

病因和发病机制　病因繁多，最常见的是湿疹皮炎（特应性皮炎多见）、银屑病、皮肤T细胞淋巴瘤和药物反应。少见的病因包括毛发红糠疹、鱼鳞病、大疱型皮肤病等。罕见的病因有皮肤癣菌感染、嗜酸性粒细胞增多综合征、扁平苔藓、移植物抗宿主病、肥大细胞增多症等。另有病因不明的称为原发性红皮病。

临床表现　原发性红皮病的红斑通常起始于躯干，数天至数周内蔓延至全身，随之产生脱屑。继发性红皮病是在原先存在的皮肤病皮损的基础上产生的红斑及脱屑。其共性是皮损弥漫潮红，表现为全身90%以上皮肤泛发性潮红、肿胀、渗液、增厚、浸润并大量脱屑。黏膜损害以急性期显著，表现为肿胀、充血、炎症等。急性期皮损鲜红，肿胀及渗液显著。亚急性期及慢性期皮损以增厚、浸润及脱屑为甚。患者多有瘙痒，程度不同，原发病为湿疹、皮炎的患者瘙痒程度最为剧烈。慢性期患者可有色素沉着。皮肤附属器亦可受侵犯，表现为甲颜色异常、脆甲、甲增厚、甲脱落、脱发等。红皮病患者还可伴发发疹性脂溢性角化、皮肤继发感染等。另外，红皮病的系统性症状显著。由于体液丢失及大量脱屑，患者可表现为心动过速、心力衰竭（高排出量）、恶病质、低体温等。内脏器官亦有损害，最常见的是全身淋巴结病，其次为肝脾肿大、肾功能不全、消化不良、内分泌改变等。

辅助检查　红皮病的病理组织学检查主要表现为原发病的组织学特征。原发性红皮病的病理组织学变化表现为角化不全、颗粒层消失、棘层肥厚、细胞内及细胞间水肿，真皮中上部水肿、血管扩张、血管周围有炎性细胞浸润等。

诊断与鉴别诊断　根据病史、特征性的皮损及病理组织学表现可以诊断，红皮病是许多其他疾病的临床表现，明确病因十分重要，对于病因不明者，需长期随访以期明确病因。

治疗　对病因明确的红皮病需治疗原发性疾病。由于患者有严重的系统症状，且红皮病的并发症有时可危及生命，所以必须及时对症治疗，包括营养支持、保持水电解质平衡、纠正低体温、缓解瘙痒、防治继发感染等。预后取决于原发病的性质、并发症控制情况等。

（郑　敏　陈佳琦　杨建强）

fúxíngxìng huízhuàng hóngbān

匐行性回状红斑（erythema gyratum serpens）

内脏肿瘤所致游走性、同心环状红斑。皮损进展较快，可伴瘙痒和鳞屑，肿瘤治愈后皮损可消失。病因尚不清楚，多认为是内脏肿瘤的皮肤表现，为副肿瘤性疾病，最常见的肿瘤是肺癌，其次有乳腺癌、胃癌等。多认为这是机体的一种免疫反应，为肿瘤抗原与皮肤抗原间交叉反应引起。此病初起为小丘疹，迅速向外扩大（每天大于1cm）形成环状，环中央不断产生皮损并形成同心环状，还可融合形成波纹样等形状。皮损边缘隆起呈鲜红色或紫红色，内缘可有鳞屑，缓解后可遗留色素沉着，患者偶感瘙痒。皮肤组织病理检查无特异性改变，表皮表现为角化过度、角化不全、棘细胞层细胞内水肿等。真皮和皮下组织内可见血管周围少量淋巴细胞浸润，部分患者真皮内可出现少量嗜酸性粒细胞。根据特征性皮损并排除其他疾病后可诊断，尤其当患者合并内脏肿瘤时更可确诊。需与离心性环状红斑、玫瑰糠疹、二期梅毒疹、盘状红斑狼疮（见红斑狼疮）、银屑病、体癣等鉴别。合并的肿瘤治愈后皮损可消失，但可随肿瘤复发而重新出现。

（郑　敏　陈佳琦　杨建强）

fēngshīxìng huánzhuàng hóngbān

风湿性环状红斑（erythema annulare rheumaticum）

风湿热所致皮损特征为游走性、多环状红

斑的疾病。多发于儿童，皮肤外表现有发热、关节炎和心肌炎。发病机制尚不清楚，多认为是机体对A组乙型溶血性链球菌感染产生的异常免疫应答。风湿性环状红斑在风湿热的急性活动期出现，开始时多为红色斑疹，逐渐向四周蔓延形成斑片或斑块，边缘不隆起或轻度隆起，不伴有鳞屑。红斑为游走性和多发性，可形成环状或融合成地图状，并在数小时至数天内消失，消失后呈苍白色或遗留色素沉着。皮损在不同部位可分批复发，好发于躯干、腋窝和四肢近端，一般无自觉症状。皮肤外表现有发热、关节炎和心肌炎。

组织病理学检查可见真皮血管周围有中性粒细胞浸润。晚期表现为淋巴细胞浸润，并有红细胞外渗。直接免疫荧光检查免疫球蛋白和补体阴性。咽拭子或血培养发现A组乙型溶血性链球菌或检测抗链球菌溶血素O抗体，以明确是否有致病菌感染。

根据发病前有A组乙型溶血性链球菌感染，典型皮损及病理学检查可以明确诊断。需与慢性游走性红斑、匐行性回状红斑、离心性环状红斑等鉴别。

治疗：对症及抗风湿热。积极治疗风湿热可减轻器官损害，但对风湿性环状红斑的病程改变不明显；此病症状较轻，皮损也可自发性消退。

（郑　敏　陈佳琦　杨建强）

dānchúnxìng huízhuàng hóngbān

单纯性回状红斑（erythema simplex gyratum）　以鲜红色或淡红色细环状红斑为主要表现的皮肤病。好发于青年女性，病程可迁移数月或数年。病因和发病机制不详，可能与感染、药物、内分泌疾病等有关。初起为淡红色丘疹，离心性扩大形成环状，红斑边缘窄，不隆起，呈鲜红或淡红色，皮损中央为正常肤色。1~2天皮损可自行消失，但其他部位又可复发。愈后不留瘢痕，没有色素沉着。好发于四肢，患者无疼痛、无瘙痒或轻度瘙痒。皮肤组织病理学检查示真皮乳头处血管扩张，可有少量淋巴细胞浸润，无特异性的病理学改变。根据特征性皮损，并排除其他疾病后可诊断。需与离心性环状红斑、风湿性环状红斑、体癣等鉴别。治疗主要是查明和去除原发病，以及对症治疗等。

（郑　敏　陈佳琦　杨建强）

xīnshēng'ér zànshíxìng wěisuōxìng huízhuàng hóngbān

新生儿暂时性萎缩性回状红斑（erythema gyratum atrophicans transiens neonatorum）　病因和发病机制不详。可能与感染、药物等有关。出生后不久即出现的圆形、椭圆形或扁豆状红斑，红斑中心萎缩呈回状，萎缩区呈淡白色，表面无鳞屑，边缘轻度浸润。小的皮损消退较快。皮损分布于头面部、躯干部、四肢。皮肤组织病理检查示表皮萎缩，真皮上部水肿，皮损边缘胶原束间有单核细胞浸润，皮下组织及附属器无改变。根据病史、特征性皮损及病理检查可诊断。需与新生儿中毒性红斑、风湿性环状红斑、新生儿脂溢性皮炎、新生儿红斑狼疮等鉴别。治疗无确切疗法，一般可自行消退。

（郑　敏　陈佳琦　杨建强）

xīnshēng'ér zhòngdúxìng hóngbān

新生儿中毒性红斑（erythema toxicum neonatorum）　发生在新生儿以红斑基础上出现丘疹或脓疱为特征的疾病。通常在出生后第2~4天发生。病因和发病机制不明，可能为机体对外界刺激物的先天性免疫应答，或肠道吸收物质引起的毒性反应。皮损好发于面部、躯干及四肢近端，手足极少累及。为特征性的大面积潮红斑，边界不清，散在分布，有时可形成融合性红斑。毛囊性丘疹或脓疱分布在红斑周围或中央，无发热。皮损经1~3天即可自行消失，一般不超过10天。取脓疱内容物涂片可见大量的嗜酸性粒细胞。皮肤组织病理检查可见表皮内或角质层下脓疱，内充满嗜酸性粒细胞和少量中性粒细胞。真皮内血管周围嗜酸性粒细胞、中性粒细胞及淋巴细胞浸润。毛囊及汗腺周围有明显的炎症反应。根据病史、特征性皮损、脓液涂片有嗜酸性粒细胞即可确诊，少数患者需要做病理活检辅助诊断。需与粟粒疹、细菌性毛囊炎、新生儿疱疹和疥疮等鉴别。此病为自限性疾病，可自行消退，一般无需治疗。

（郑　敏　陈佳琦　杨建强）

mànxìng yóuzǒuxìng hóngbān

慢性游走性红斑（erythema chronicum migrans）　红色斑疹或丘疹发生在蜱叮咬处，初起于躯干或四肢近端，逐渐扩展形成一个大环形损害，外周常呈鲜红色而部分中心区近消退的斑疹性皮肤疾病。是疏螺旋体感染所致莱姆病的早期临床征象。

病因和发病机制　病因主要为伯道疏螺旋体感染，硬蜱为疏螺旋体的主要传播媒介，其他还包括蚊、扁虱等。发病机制为机体感染疏螺旋体后，一些螺旋体脂蛋白触发天然免疫应答系统，引起巨噬细胞分泌各种细胞因子，适应性免疫系统中的1型辅助性T细胞应答也被触发，适应性T细胞和B细胞的应答促进机体产生针对不同类型的伯道疏螺旋体的抗体。

临床表现 60%~90%莱姆病患者可出现慢性游走性红斑。皮损多在叮咬后7~15天出现，表现为圆形或椭圆形的小红斑，不断向周围扩大，边缘隆起，可有结痂或水疱，中央区域颜色较淡，最终皮损可达5cm以上。皮损好发于躯干、腋窝、腹股沟、腘窝、四肢等。单发皮损较常见，未经治疗的皮损可持续6周，20%~25%患者可出现多发性皮损，可能是由于较多蜱叮咬或继发于螺旋体血症和淋巴管传播。约50%患者在皮损出现的同时伴有螺旋体血症。

辅助检查 此病的组织病理改变与深在性环形红斑相似没有特异性，多表现为嗜酸性粒细胞和浆细胞浸润，银染可见疏螺旋体。血清抗疏螺旋体IgM和IgG抗体测定方法包括酶联免疫吸附试验（ELISA）和蛋白印迹法，是诊断此病最灵敏和最特异的检查方法，C6-肽和Vsle检测是新近的血清学试验方法，但尚未常规使用。还可应用改良凯利（Kelly）培养基培养检测病原体。还可取皮肤组织或尿做聚合酶链反应扩增检测有无疏螺旋体DNA，但较少采用。

诊断与鉴别诊断 根据特征性的临床表现，或从皮损组织或体液中检测出疏螺旋体等即可诊断。需与节肢动物叮咬引起的反应性疾病、变态反应性接触性皮炎（见接触性皮炎）、过敏性荨麻疹样皮炎、离心性环状红斑、丹毒、蜂窝织炎等疾病鉴别。

治疗 原则是足量、足疗程使用抗生素。成人和8岁以上的儿童推荐服用多西环素，8岁以下儿童和孕妇服用阿莫西林。还可选择口服头孢呋辛或静脉点滴头孢曲松或青霉素G治疗。

预后 此病为莱姆病的早期表现，若不治疗疏螺旋体可多向播散，造成心脏、关节、神经系统等部位的多种疾病。

（郑　敏　陈佳琦　杨建强）

zhǎnghóngbān

掌红斑（erythema palmare） 掌部持久性的红斑。好发于大小鱼际处，境界清楚，压之褪色，多为内脏疾病在皮肤的表现。多继发于诸如肝硬化、转移性肝癌、湿疹、银屑病、类风湿关节炎等其他疾病，亦可见于妊娠、红细胞增多症等。通常认为与循环中雌激素水平升高刺激动脉有关。有学者认为与肿瘤有关，即肿瘤产生的血管活性介质，促进此病的发生及加重，可视为一种副肿瘤性疾病。掌红斑常在小鱼际处最明显，边界清楚的红斑，压之褪色，可蔓延至全掌及指端背侧。不伴其他症状或脱屑等。部分患者全身体格检查可发现蜘蛛痣。肝脏检查通常有异常发现。根据掌部的特征性红斑、肝功能检查异常发现及合并的其他疾病可诊断。需与手癣、二期梅毒疹、血管痣、手湿疹，以及进行性红斑角化病鉴别。无特殊治疗，主要治疗合并的系统性疾病。

（郑　敏　陈佳琦　杨建强）

qiūzhěn-línxièxìng pífūbìng

丘疹鳞屑性皮肤病（papulosquamous skin diseases） 以丘疹和（或）鳞屑为主要表现的皮肤病。尚可有红斑水疱或脓疱等损害。常见的有银屑病、副银屑病、玫瑰糠疹、毛发红糠疹、白色糠疹、扁平苔藓、毛发苔藓等。

（晋红中　何春霞）

yínxièbìng

银屑病（psoriasis） 基本皮肤损害为红色丘疹或斑块，上覆银白色鳞屑的慢性复发性炎症性皮肤病。俗名牛皮癣，较常见。发病以青壮年为主。中国银屑病科研协作组调查结果统计总患病率约0.123%。欧洲患病率可达1%~2%，非洲地区患病率极低。

病因和发病机制 尚未完全阐明。主要与以下因素有关。①遗传因素：银屑病常有家族性发病史，是一种多基因遗传病，通过全基因组扫描的方法已在染色体上发现多个易感区域。②免疫因素：银屑病是由炎症介质引发的复杂的级联反应，$CD4^+$ T细胞和多种细胞因子在其发病机制中起关键作用。已发现白介素（IL）-2、IL-6、IL-8、IL-12、肿瘤坏死因子α（TNF-α）等存在过度表达。③感染因素：链球菌感染与银屑病发病和病程迁延有关，金黄色葡萄球菌感染可使皮损加重。④内分泌因素：女性患者妊娠期间病情多缓解，而分娩后有加重趋势。⑤药物因素：酒精、β_1受体阻断药、解热镇痛抗炎药、四环素等可能诱发和加重病情。

临床表现 分为4种类型。

寻常性银屑病（psoriasis vulgaris） 最常见。皮损初起为粟粒至绿豆大小红色丘疹或斑丘疹，逐渐扩大或融合成棕红色斑块，边界清楚，基底浸润明显，表面覆盖多层干燥的银白色鳞屑（图1）。刮除鳞屑，可见一层淡红发亮的半透明薄膜，称薄膜现象。刮除薄膜，可见散在小出血点，称点状出血现象（奥斯皮茨征）。银白色鳞屑、薄膜现象和点状出血现象是此病的临床特征。根据皮损形态不同，又分为滴状银屑病、斑块状银屑病等。损害可发生于身体各个部位，以头皮和四肢伸侧多见，常对称分布。头皮皮损鳞屑厚，头发呈束状，但无脱发。面部皮损多呈点滴状散在分布或呈脂溢性皮炎样，鳞屑较薄或无鳞屑。腋窝、乳房下、腹股沟等皱襞部位皮损呈湿疹样改变。掌跖皮损角化过度、皲裂。黏膜也可受累。甲损害较常见，表现为甲板点状凹陷，甲板不平，失去光泽，有时可见纵嵴、横沟、甲分离等。病程经过缓慢，易反复发作。大多数患者冬季皮损加重或复发，春夏季节减轻或消失。病程分为3期：①进行期。新皮损不断出现，旧皮损不断扩大。正常皮肤在外伤、手术、摩擦、注射或针刺后可发生银屑病损害，引起同形反应，常在受损伤后3~18天发生。②静止期。基本无新皮损出现，原有皮损也不见消退。③退行期。皮损逐渐消退，遗留色素减退或色素沉着斑。

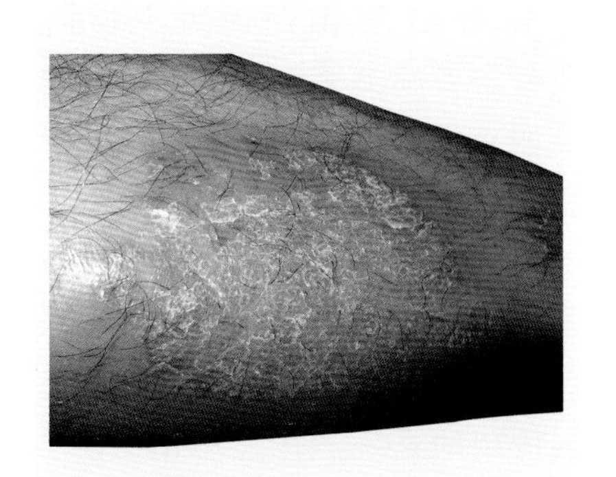

图1 寻常性银屑病

注：小腿境界清楚的红色斑块，覆银白色鳞屑

脓疱性银屑病（psoriasis pustulosa） 较少见。分为两型。①掌跖脓疱性银屑病：皮损局限于手足，多呈对称性，表现为红斑基础上出现许多针头至粟粒大小的无菌性脓疱（图2），1~2周可自行干涸、结痂、脱屑，鳞屑下反复出现新的群集脓疱。常伴指（趾）甲变形、浑浊、肥厚、嵴状隆起和甲下积脓。病情顽固，反复发作，对治疗反应不佳。有学者认为连续性肢端皮炎、脓疱性细菌疹也属于此病，故统称为掌跖脓疱病。②泛发性脓疱性银屑病：银屑病中较严重的一型。病因不明，可能与系统应用糖皮质激素治疗期间突然停药或银屑病进行期外用刺激性药物有关。大多急性起病，可在数周内泛发全身，在银屑病的基本损害上出现密集浅表无菌性小脓疱，部分融合成脓湖（图3），以四肢屈侧和皱襞部位多见。数日后脓疱干涸脱屑，其下又再发新的脓疱。指（趾）甲甲板肥厚、浑浊、甲下积屑。常伴高热、关节痛等全身症状，可因继发感染、电解质失衡或器官衰竭而死亡。病程迁延，多呈周期性反复发作，可发展为红皮病性银屑病。

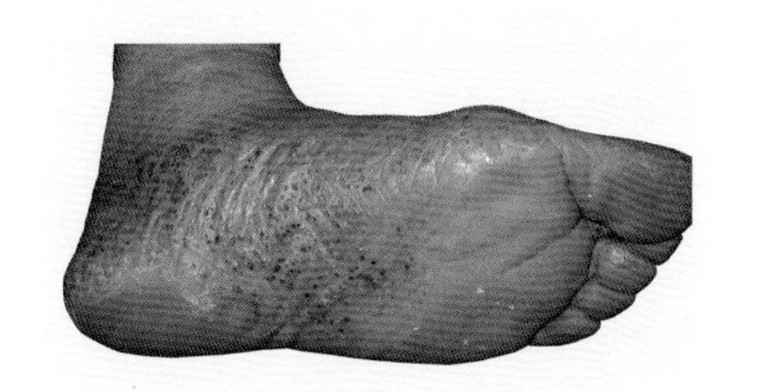

图2 掌跖脓疱性银屑病

注：足底大量的脓疱、结痂

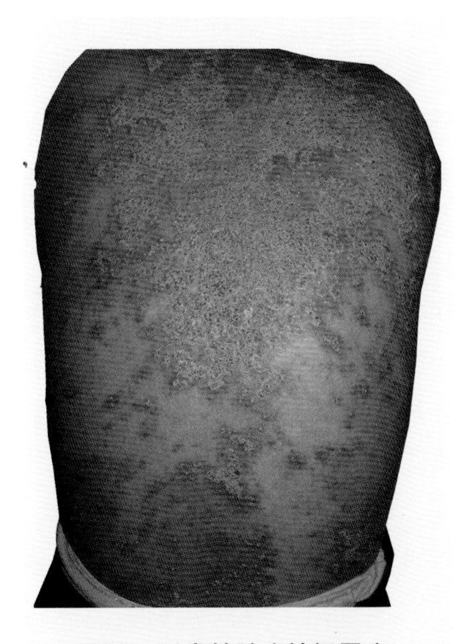

图3 泛发性脓疱性银屑病

注：背部大量脓疱，融合成片，可见黄色结痂

关节病性银屑病（psoriasis arthropathica） 又称银屑病关节炎。除银屑病损害外，尚有关节受累表现，关节症状往往与皮疹程度平行。多数患者关节症状常发生于银屑病之后，或与脓疱性银屑病或红皮病性银屑病并发。身体各个关节均可受累，以四肢小关节多见，尤其是指（趾）关节，其中远端指（趾）间关节最常见。受累关节肿胀、疼痛、活动受限，急性期可伴有发热等全身症状，病程迁延，后期出现关节强直和肌肉萎缩（图4）。

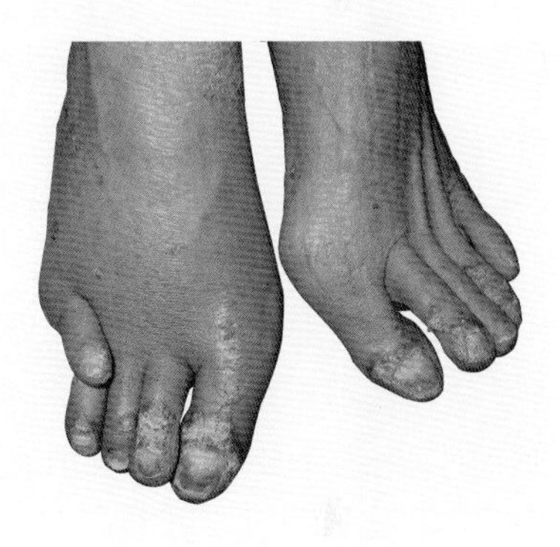

图4 关节病性银屑病

注：右足背红肿，第5趾间关节畸形

红皮病性银屑病（erythroderma psoriaticum） 较少见，是银屑病中较严重的一型。常因在急性进行期中的某些刺激因素，如外用刺激性较强的药物或长期大量应用糖皮质激素后突然停药或减量太快引起。表现为原有皮损迅速扩大，全身皮肤呈弥漫潮红或暗红斑，附大量麸皮样鳞屑（图5）。手足常见大片角质剥脱。愈后可遗留小片寻常性银屑病损害。指（趾）甲浑浊、肥厚、变形甚至脱落。常伴畏寒、发热等全身症状，浅表淋巴结肿大，消瘦等。病程迁延，易复发。

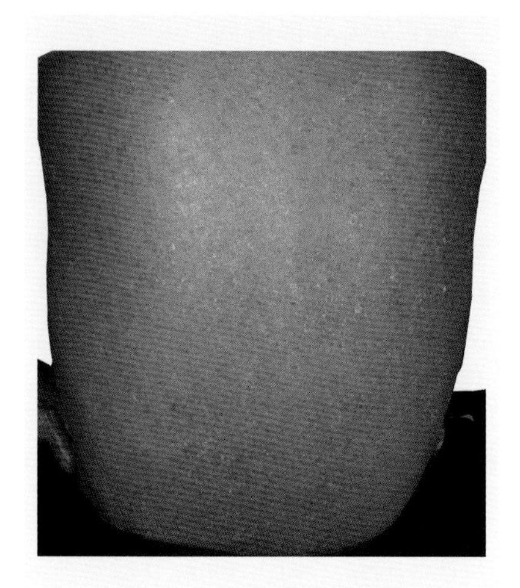

图5 红皮病性银屑病
注：躯干弥漫红斑、鳞屑

辅助检查 寻常性银屑病组织病理检查显示表皮角化不全、芒罗（Munro）微脓肿、颗粒层变薄或消失，棘层增厚，表皮嵴延长。真皮乳头血管扩张充血，真皮浅层轻到中度淋巴细胞、组织细胞浸润。乳头顶端的棘层变薄，颗粒层消失。脓疱性银屑病组织病理检查显示棘层上部出现科戈伊脓肿，疱内主要为中性粒细胞。真皮炎症浸润较重。其余改变同寻常性银屑病。红皮病性银屑病患者表皮有明显的细胞内水肿和细胞间水肿，但不形成水疱。其余改变同寻常性银屑病。实验室检查发现关节病性银屑病血清类风湿因子阴性，红细胞沉降率、C反应蛋白等炎性指标升高，X线检查提示受累关节骨质破坏。泛发性脓疱性银屑病和红皮病性银屑病常见血白细胞总数增多、中性粒细胞比例升高，病程迁延者出现贫血和血清清蛋白降低。

诊断与鉴别诊断 根据典型临床表现、皮损特点及好发部位、发病与季节的关系等，一般不难诊断。主要与以下几种疾病鉴别。①*脂溢性皮炎*：皮损浸润较轻，鳞屑少而薄，油腻性，刮除后无点状出血。无束状发，但常伴脱发。②*玫瑰糠疹*：皮损长轴沿皮纹方向排列，鳞屑细小而薄，无点状出血。病程自限，消退后很少复发。③*扁平苔藓*：皮损为紫红色多角形扁平丘疹，表面有蜡样光泽，可见威克姆纹，鳞屑薄而紧贴，不易刮除。常伴剧烈瘙痒。④*毛发红糠疹*：基本皮损为毛囊角化性丘疹，鳞屑细小而薄，不易刮除，常伴掌跖角化过度。⑤*副银屑病*：皮疹浸润轻，鳞屑薄，长期存在，多无自觉症状。此外，不同部位皮疹还应与湿疹、头癣、盘状红斑狼疮等鉴别，关节病性银屑病主要与类风湿关节炎鉴别，红皮病性银屑病应与其他原因导致的红皮病鉴别。

治疗 可痊愈，但不能防止复发。急性期应避免刺激和加重银屑病的因素，如饮酒、外伤、外用刺激性药物等。多数银屑病可用外用药物治疗控制。其他治疗方法包括物理疗法、系统治疗、中医中药等。红皮病性、泛发性脓疱性、关节病性，以及中、重度寻常性银屑病常需系统治疗。

外用药物 常用药物如维生素D_3类似物、糖皮质激素、维A酸类等。维生素D_3类似物对寻常性银屑病稳定期或斑块状银屑病有较好疗效，还可用于治疗银屑病性甲病。寻常性银屑病也可选择中效或强效糖皮质激素；面部、阴囊、腋窝等部位应选择弱效或中效糖皮质激素，掌跖部位银屑病可选择强效或超强效糖皮质激素。维A酸类适用于斑块状银屑病，常用制剂有他扎罗汀凝胶、维A酸乳膏。他克莫司或吡美莫司乳膏可用于面部、黏膜及腋窝等皮肤皱褶部位。其他如水杨酸、焦油制剂、地蒽酚等。

物理疗法 一般采用窄谱中波紫外线疗法或光化学疗法。是治疗银屑病最常用的方法之一，疗效肯定，不良反应小。308nm单频准分子激光疗法主要用于局限性斑块状银屑病和掌跖脓疱性银屑病。沐浴疗法（水疗）具有去除鳞屑、止痒、镇静及安抚等作用，也可用于银屑病的治疗。

系统治疗 维A酸类药物，适应证为泛发性脓疱性银屑病、红皮病性银屑病、严重斑块状银屑病。常用药物如阿维A、阿维A酯。主要不良反应有致畸、血脂升高、肝损害、皮肤黏膜干燥等；育龄期妇女服药期间及停药后2年内应避免妊娠。免疫抑制剂，如甲氨蝶呤，适用于关节病性、红皮病性、脓疱性、皮损广泛及其他治疗效果不佳的银屑病患者，尤其是关节病性银屑病；不良反应主要有骨髓抑制、肝功能损害等。其他药物如环孢素、吗替麦考酚酯等。生物制剂如依那西普是重组的肿瘤坏死因子（TNF）-α受体融合蛋白，英夫利昔单抗为TNF-α的人鼠嵌合单克隆抗体，主要用于治疗关节病性、红皮病性及泛发性斑块状银屑病。与传统的系统治疗药物相比，疗效好，安全性高，但有潜在继发感染和恶性肿瘤的风险，尤其是诱发结核病活动，治疗期间应注意监测。糖皮质激素仅用于红皮病性、关节病性或泛发性脓疱性银屑病应用其他疗法无效或危及生命者。寻常性银屑病不主张系统应用糖皮质激素。

（晋红中 何春霞）

fùyínxièbìng

副银屑病（parapsoriasis） 以红斑、丘疹、浸润、鳞屑为特征的慢性炎症性皮肤病。好发于青壮年，表现与银屑病相似，又称类银屑病。

病因和发病机制 尚未阐明。小斑块副银屑病皮损中浸润的炎症细胞主要是 $CD4^{+}$T 细胞，表皮及真皮中朗格汉斯细胞增多，推测发病与免疫学有关。大斑块副银屑病皮损中表皮广泛表达人类白细胞抗原（HLA）-DR，单克隆T细胞受体基因重排检测与蕈样肉芽肿相同。有学者认为急性苔藓痘疮样糠疹可能是机体对某些病原体感染产生的一种由血管免疫复合物介导的超敏反应，但未能证实。

临床表现 一般无自觉症状，分为4种类型。

滴状副银屑病（parapsoriasis guttata） 又称慢性苔藓样糠疹，较常见。好发于青少年男性。部分患者有上呼吸道感染或链球菌性咽炎史。皮损为淡红或红褐色针头至豌豆大小的丘疹、斑丘疹，上覆少量不易刮除的细薄鳞屑，用力刮除后无点状出血现象（图1）。好发于躯干两侧、四肢、颈部等处，以屈侧为多。通常不累及头、面、掌跖及黏膜。皮损长期存在，单个损害经数月可自然消退，遗留暂时性色素减退斑，通常不留萎缩性瘢痕。同时陆续出现新发皮损。病程缓慢，经数月至数年可自愈。

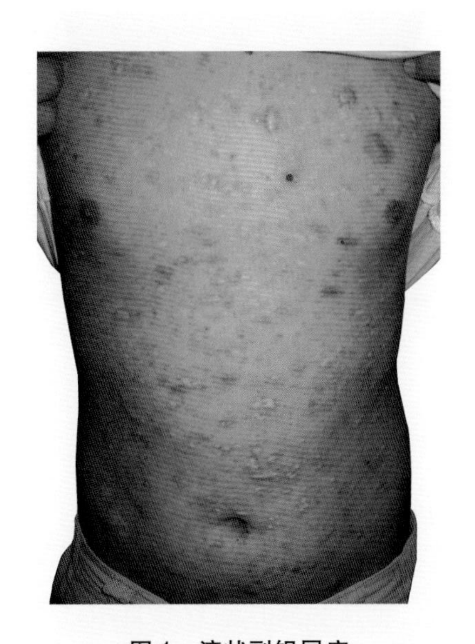

图1 滴状副银屑病
注：躯干泛发红色斑丘疹、丘疹，少许鳞屑

苔藓样副银屑病（lichenoid parapsoriasis） 较少见。皮损为红色至棕红色粟粒大扁平丘疹，表面覆盖细薄鳞屑，从集成网状斑片或带状分布，伴毛细血管扩张，可有点状皮肤萎缩与血管萎缩性皮肤异色病样改变。好发于颈部、躯干、四肢近端及乳房，可泛发全身，但颜面、掌跖及黏膜极少侵犯。无自觉症状或轻度瘙痒。病程慢性，经年不愈。

斑块状副银屑病（parapsoriasis en plaques） 多见于中老年患者，发病高峰年龄在50~60岁。男性居多。一般无自觉症状或轻度瘙痒。分为大斑块副银屑病和小斑块副银屑病。大斑块副银屑病皮损为椭圆形或不规则斑片或斑块，浅棕红或橙红色，直径5~10cm或更大，表面覆盖少量细小鳞屑，伴不同程度的表皮萎缩、毛细血管扩张及斑驳状色素沉着。好发于躯干、臀部、四肢屈侧及乳房。皮损进行性发展，约10%的患者在数年至数十年后可发展为蕈样肉芽肿。小斑块副银屑病通常起病隐匿，表现为红色、淡黄色或色素减退性斑片或斑块，表面覆盖中等量黏着鳞屑，直径1~5cm，对称分布于躯干和四肢，沿皮肤张力线排列（图2）。病程慢性，多数患者皮损持续存在。

急性苔藓痘疮样糠疹（pityriasis lichenoides at varioliformis acuta） 又称痘疮样副银屑病、急性滴状副银屑病、急性苔藓样糠疹。少见，通常急性起病，好发于青少年，皮损多形性，表现为淡红或红褐色针头至豌豆大小斑疹、丘疹、丘疱疹或水疱，中央易出血、坏死，暗红或黑色结痂（图3）。主要分布于躯干、四肢及腋部，屈侧多见，也可泛发全身。皮损陆续成批出现，新旧损害可同时存在。病程长短不一，经一至数月自然消退，但部分患者可长达数年不愈。愈后留有萎缩性痘疮样瘢痕和色素沉着。预后良好。

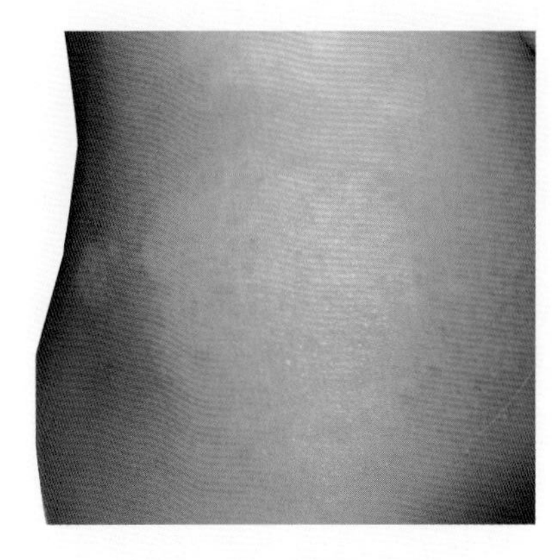

图2 小斑块副银屑病
注：腰背部散在色素减退性斑片

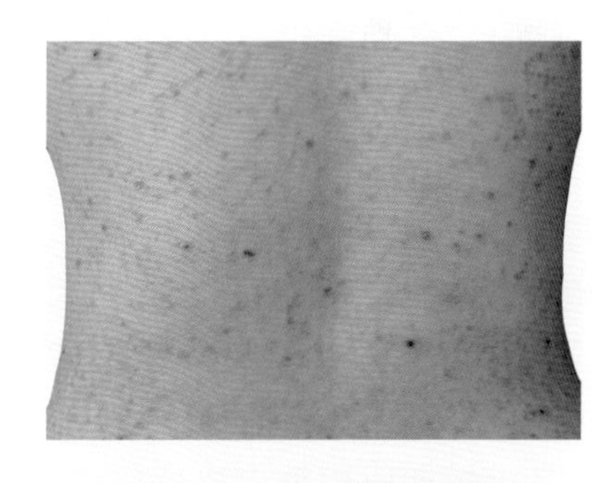

图3 急性苔藓痘疮样糠疹
注：背部弥漫米粒至黄豆大小红丘疹，部分结痂，覆细薄鳞屑

辅助检查 前3型（滴状副银屑病、苔藓样副银屑病、斑块状副银屑病）组织病理学检查显示慢性炎症改变。但滴状副银屑病可见局灶性角化不全，轻至中度棘层肥厚、表皮突延长及表皮水肿。苔藓样型于真皮上部见带状浸润，类似扁平苔藓，但有角化不全。大斑块副银屑病可见淋

巴细胞在真皮表皮界面浸润，有亲表皮性，但浸润的淋巴细胞形态正常，表皮内无波特利埃（Pautrier）微脓肿。小斑块副银屑病可见表皮灶性角化过度、角化不全、轻度海绵形成及棘层肥厚，网篮状角质层上方有长条形碟状角化不全带。急性苔藓痘疮样糠疹显示表皮水肿、变性、坏死，真皮可见淋巴细胞性血管炎改变。

诊断与鉴别诊断 此病形态不一，病理无特征性改变，有时诊断较为困难。如青中年患者皮疹表现为红斑、丘疹、鳞屑，无自觉症状，病程慢性，在排除其他疾病后，应考虑此病。注意与以下疾病鉴别。①银屑病：鳞屑为银白色，较厚，刮除后可见点状出血。②玫瑰糠疹。皮疹长轴与皮纹方向一致，为自限性疾病，不易复发。③扁平苔藓：基本损害为紫红色多角形扁平丘疹，可累及黏膜，常伴剧烈瘙痒。④蕈样肉芽肿：皮损常为大斑块，浸润明显，自觉剧痒，组织病理有特异性改变。⑤丘疹坏死性结核疹：好发于四肢伸侧，为绿豆至豌豆大丘疹、脓疱，中心坏死、结痂，愈后留瘢痕。

治疗 急性苔藓痘疮样糠疹可口服四环素或红霉素。病情较重者可短期应用糖皮质激素或氨苯砜。免疫抑制剂如甲氨蝶呤、环孢素可用于重症患者，其他如雷公藤总苷、维A酸类药物等也可酌情选择，注意监测不良反应。根据皮损情况可选择水杨酸软膏、尿素软膏、维A酸软膏、糖皮质激素软膏或霜剂、各种焦油制剂及润肤霜等外用。光化学疗法、窄谱中波紫外线疗法疗效肯定且不良反应小。此外，硫黄浴、矿泉浴等也可应用。

（晋红中　何春霞）

méiguī kāngzhěn

玫瑰糠疹（pityriasis rosea）

常见的以被覆糠秕状鳞屑的玫瑰色斑丘疹为特征的急性炎症性皮肤病。始发于一母斑，1～2周后分批出现广泛的继发斑。好发于青壮年，病程自限。

病因和发病机制 不明。有感染、药物因素、自身免疫、遗传性过敏等各种学说，以病毒感染学说为主，但尚未发现活动性病原体感染的确切证据。也有学者认为此病为机体对病原体感染产生的一种过敏反应，但未证实。

临床表现 好发于青壮年，高峰年龄20～29岁。春秋季多发。少数患者有全身不适、低热、浅表淋巴结肿大等前驱症状。损害初起为单个淡红色丘疹或斑疹，几天之内扩大为直径2～5cm或更大的类圆形斑片，边界清楚，上覆糠秕样细薄鳞屑，中央有痊愈倾向，此为母斑或原发斑。母斑出现后1～2周，躯干、颈部及四肢近端分批出现泛发、对称、直径数毫米大小的玫瑰色斑疹、斑丘疹（图1、图2），成群或散在分布，逐渐扩大，形态与母斑相同，但比母斑小，称继发斑或子斑，其长轴与皮纹或皮肤张力线方向平行，约10天皮疹发展达顶峰，持续2～10周逐渐消退，遗留暂时性色素减退或色素沉着斑。口腔黏膜损害罕见，表现为颊黏膜和舌部白色斑片，病程后期可出现甲营养不良。自觉症状有轻至中度瘙痒，多无全身症状。愈后很少复发。约20%的患者表现为不典型损害，如水疱型、紫癜型、荨麻疹型、顿挫型、巨大型、丘疹型玫瑰糠疹等。

辅助检查 组织病理检查为表皮灶性角化不全，颗粒层减少或消失，轻度至中度棘层肥厚，灶性海绵形成，角质层下或表皮内可见小水疱。真皮乳头层水肿，毛细血管扩张充血，真皮浅层血管周围炎细胞浸润，主要为淋巴细胞，偶有嗜酸性粒细胞和组织细胞。

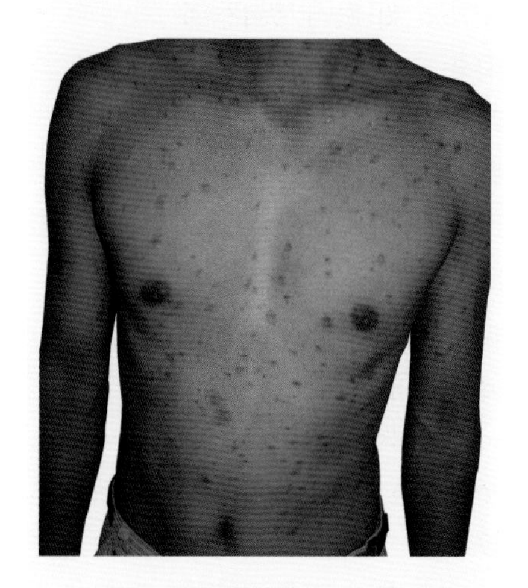

图1　玫瑰糠疹（胸腹部）

注：胸腹部、双上肢多数玫瑰色鳞屑性斑疹、斑丘疹

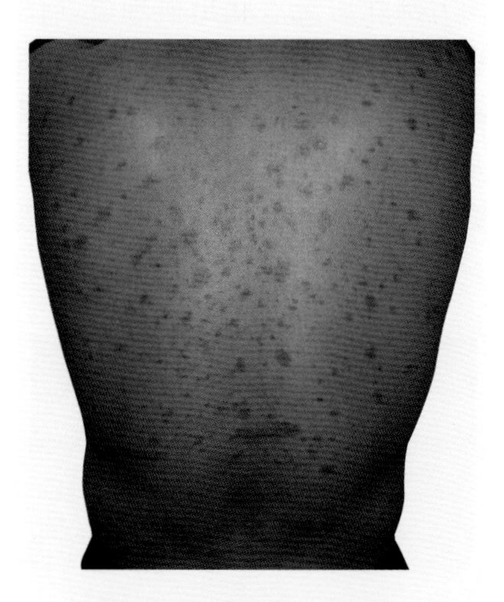

图2　玫瑰糠疹（背部）

注：背部散在玫瑰色鳞屑性斑丘疹

诊断与鉴别诊断 根据皮损为躯干和四肢近端为主的鳞屑性红斑、丘疹，皮疹长轴与皮纹平行，急性起病且病程有自限性等特点，不难诊断。需与以下疾病鉴别。①点滴状银屑病：基本损害为浸润性丘疹、斑丘疹，上覆

较厚的银白色鳞屑，刮除鳞屑可见点状出血，病程慢性，易反复发作。②二期梅毒疹（斑疹性梅毒疹）：为大小一致的铜红色斑疹，分布更广泛，数目更多，无或少鳞屑，常累及掌跖和黏膜。梅毒血清学试验阳性。③脂溢性皮炎：好发于头面部、鼻唇沟、耳后、躯干中线等脂溢部位，鳞屑油腻。④体癣：皮损边缘除鳞屑外可见小丘疹或丘疱疹围绕，真菌检查阳性。

治疗 此病可自愈。治疗以减轻症状、缩短病程为目的。可选择口服抗组胺药、维生素C等；皮疹泛发者可短期系统应用糖皮质激素或雷公藤总苷。根据皮损形态可选择炉甘石洗剂、糖皮质激素软膏、润肤剂等外用药物治疗。窄谱中波紫外线疗效肯定。

（晋红中 何春霞）

báisè kāngzhěn

白色糠疹（pityriasis alba） 以干性细薄糠状鳞屑性色素减退斑为特征的疾病。又名单纯糠疹，俗称桃花癣。病因不明，可能与糠秕马拉色菌感染、营养不良、维生素缺乏、患处过度清洗及皮肤干燥等因素有关。常见于儿童及青少年，男女发病率相等。春季多见。皮损好发于面部，尤其是颊部、下颌、口周。单个皮损表现为圆形、椭圆形斑片，淡红色或肤色，表面覆以细薄的糠状鳞屑，红斑消退后遗留轻度色素减退的苍白斑（图1）。少数患者皮损分散于躯干、四肢（图2）。多无自觉症状或微痒。病程因人而异，多数可持续数日至数月，部分患者色素减退性白斑可持续1年以上。预后良好。组织病理提示表皮轻度海绵形成，轻中度角化过度，灶性角化不全。根据发病年龄、皮损特点以及分布，通常不难诊断。主要与白癜风鉴别，白癜风为境界清楚的色素脱失斑，边缘色素沉着，光滑无鳞屑。治疗可口服复合维生素B，外用润肤霜、弱效糖皮质激素霜剂、5%尿素软膏、2%水杨酸软膏等。患处避免过度清洗及碱性肥皂等刺激。

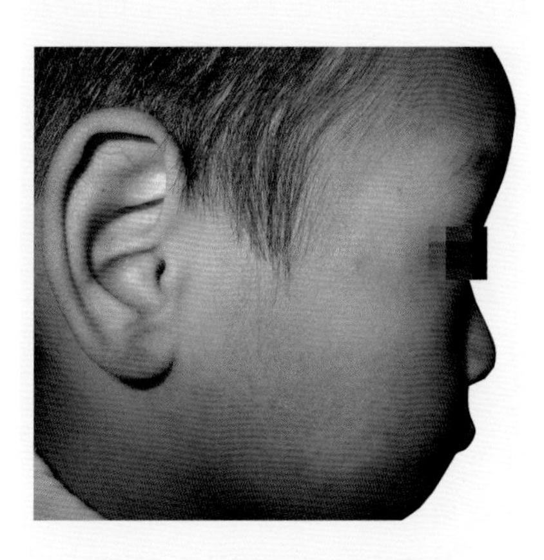

图1 白色糠疹（面颊部）

注：面颊部色素减退斑片，少许鳞屑

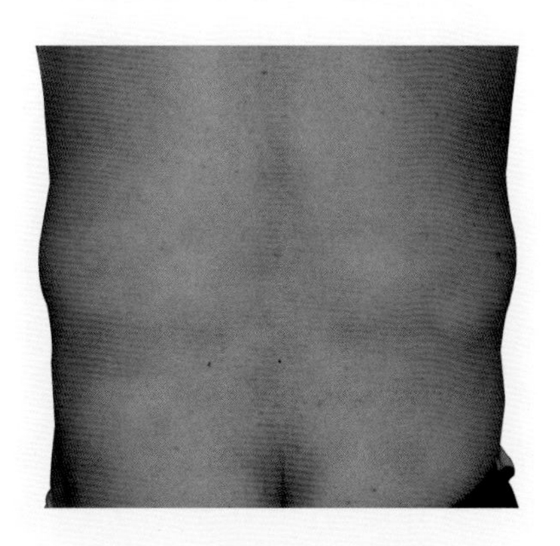

图2 白色糠疹（腰臀部）

注：腰臀部多处色素减退斑片，少许鳞屑

（何春霞 晋红中）

máofà hóngkāngzhěn

毛发红糠疹（pityriasis rubra pilaris，PRP） 以黄红色鳞屑性斑片和毛囊角化性丘疹为特征的疾病。又称毛发糠疹。

病因和发病机制 不明。主要有下列学说。①遗传因素：部分患者有家族史，可能为常染色体显性遗传。②维生素缺乏：临床和组织学上有诸多特征提示此病可能与维生素A缺乏或代谢异常有关，但尚未证实。③角化障碍：毛发红糠疹表皮的生成速度明显快于正常皮肤，但通常慢于银屑病。④内分泌异常：甲状腺功能低下或下丘脑-垂体-肾上腺轴功能障碍，影响维生素A代谢，促使发病。⑤与肿瘤的关系：此病可合并结肠癌、卡波西肉瘤、白血病、肝细胞癌等多种恶性肿瘤，但是否有确切联系尚无定论。⑥感染：部分幼年发病者可能与感染有关，抗感染治疗有效。常见感染有扁桃体炎、牙周炎、慢性中耳炎、葡萄球菌性毛囊炎、脓毒血症、结核病等。

临床表现 发病年龄在10岁以前和40~60岁呈现两个高峰，以后者明显，男女患病率大致相等。特征性皮损为毛囊角化性丘疹和散在的棕红或橘红色鳞屑性斑块或斑片（图1）。丘疹为针头或粟粒大小，干燥、质硬，淡红或棕红色，顶端中心有不易剥除的角质小栓，用力去除后遗留凹陷的小坑。毛囊性丘疹多初发于四肢伸侧、躯干、颈部和臀部，尤其在手指第一、第二指节伸侧最为典型，具有诊断意义。多数丘疹聚集成片，可融合成黄红色或淡红色斑块，边界清楚，表面覆盖糠秕样鳞屑，其边缘仍可见到孤立的毛囊角化性丘疹（图2）。多数患者伴掌跖角化过度。指（趾）甲失去光泽，粗糙增厚，发生纵嵴、横沟，但极少有银屑病中特征性的点状凹陷。少数患者可有黏膜损害。自觉症状常有不同程度的瘙痒、干燥及灼热感。病情严重者可发展为红皮病，表现为大面积皮肤呈暗红色或橘黄色，伴大量糠秕样脱屑，疹间夹杂特征性小片岛屿状正常皮肤，此时毛囊角化性丘疹则不明显，但在红皮病消退过程中，可再出现典型的毛囊角化性丘疹。可伴头发、眉毛脱落和甲损害。

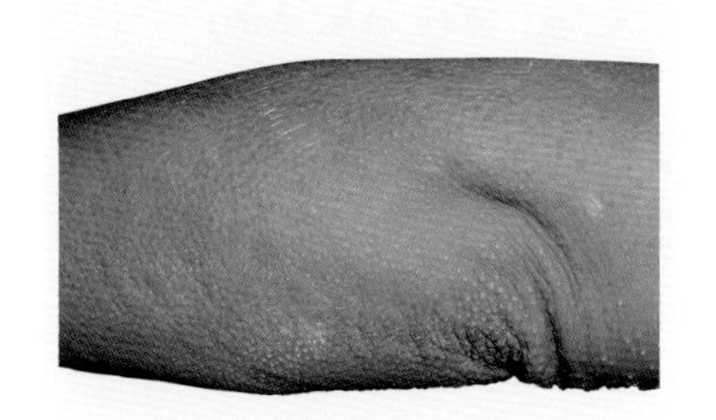

图1　毛发红糠疹（肘部）
注：肘部密集毛囊角化性红丘疹，部分融合成斑块

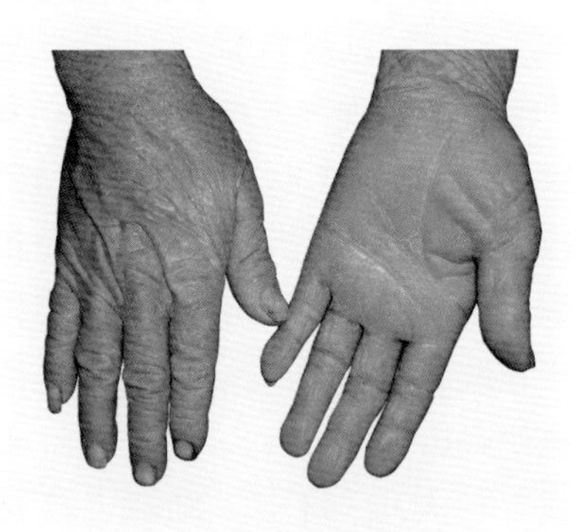

图2　毛发红糠疹（手部）
注：手掌、手背角化性红斑

辅助检查　组织病理检查表现为表皮弥漫角化过度，毛囊口处见毛囊角栓和灶性角化不全。特征性改变为在增厚角质层的水平及垂直方向上均有交替存在的角化过度和角化不全，呈棋盘状外观。颗粒层增厚，棘层轻度肥厚。真皮上部毛细血管扩张，血管周围轻度淋巴细胞和组织细胞浸润。

诊断与鉴别诊断　根据典型毛囊角化性丘疹、好发于四肢伸侧及指背等部位、常伴掌跖角化过度等特点，结合组织病理检查，通常不难诊断。应与以下疾病鉴别。①银屑病：鳞屑较厚呈银白色，刮除后可见点状出血。组织病理提示角质层内有中性粒细胞聚集而成的芒罗微脓肿。②扁平苔藓：基本损害为紫红色多角形扁平丘疹，表面可见威克姆纹。很少累及头面部及掌跖。组织病理检查可见基底细胞液化变性及真皮浅层以淋巴细胞为主的带状浸润，具有鉴别意义。③脂溢性皮炎：典型皮损为被覆油腻鳞屑的黄红色斑片，无毛囊角化性丘疹。④毛发苔藓：损害为毛囊性小丘疹，孤立不融合，无炎症，好发于上臂及股外侧，皮疹长期存在。此外，还需与掌跖角化病、维生素A缺乏症、进行性对称性红斑角化症等鉴别。发生红皮病的患者应与其他原因引起的红皮病鉴别。

治疗　下列治疗方法可供选择。①维A酸类：如阿维A、异维A酸口服。②糖皮质激素外用或口服：继发红皮病者可酌情短期应用糖皮质激素，但停药后皮疹常反复。③免疫抑制剂：如甲氨蝶呤、环孢素、雷公藤总苷等，适用于病情较重尤其是继发红皮病且其他治疗无效者。④部分患者行补骨脂素联合长波紫外线、窄谱中波紫外线照射治疗疗效显著。⑤外用药：0.025%~0.1%维A酸软膏、卡泊三醇软膏或他卡西醇软膏、角质松解剂如2%~5%水杨酸软膏、10%尿素软膏及糖皮质激素软膏或霜剂均可选择。

（晋红中　何春霞）

línzhuàng máonáng jiǎohuàbìng

鳞状毛囊角化病

（squamous follicular keratosis）　以淡灰色至褐色圆形鳞屑，中央有与毛囊口一致的黑色角质栓为典型皮损的毛囊角化性鳞屑性疾病。临床表现与鱼鳞病相类似，有学者认为此病是局限性鱼鳞病的一个类型，东亚地区包括日本、中国和韩国报道较多。

病因和发病机制　病因和发病机制均不详，可有家族性发病，但发病年龄、皮损形态、发病部位及可自然痊愈病程经过均不支持其遗传特性。此外，细菌感染、物理因素、内分泌代谢障碍及维生素A缺乏可能与此病有关。

临床表现　皮损为圆形、椭圆形淡灰色至污秽褐色片状鳞屑性斑疹，直径数毫米至2cm，边界清楚。皮疹中央有一个与毛囊口一致的小黑色毛囊角栓，当融合成片时，可见多个黑点。薄层鳞屑中央紧贴于皮肤上，边缘略游离翘起，周围绕以淡白色晕，鳞屑脱落后，中央黑点仍存在，数天后又可见新生鳞屑。好发于20~30岁人群，常对称分布于腹、腰、臀、股外侧等处，面部及黏膜多不累及。无自觉症状或微痒，慢性病程，病情有季节性，常冬重夏轻。

辅助检查　皮肤组织病理检查可见表皮角化过度，毛囊口扩大伴有角质栓，其中可见3~5根不等的毳毛，周围有角化细胞包绕。毛囊深部毛发壅塞现象，为先天性毛发发育障碍性表现。真皮浅层小血管周围及毛囊周围有少数淋巴细胞浸润。

诊断与鉴别诊断　根据典型皮损、好发年龄和部位等诊断，需与毛囊性鱼鳞病、副银屑病、连圈状秕糠疹、毛发苔藓、小棘毛壅症等鉴别。

治疗　无特效治疗，以减轻症状、缓解病情为主。口服维生素A、维生素E、维生素D、维A酸类药物（如维胺脂）。外用0.1%维A酸软膏、10%~20%尿

素软膏或维生素 D_3 衍生物（如他卡西醇、卡泊三醇软膏）、润肤剂均有一定疗效。物理治疗如紫外线照射可缓解症状。

预后 此病病程缓慢，不影响健康，3 年内多数患者可自愈，亦有十几年不变者。

（崔盘根 闫桢桢）

biǎnpíng táixiǎn

扁平苔藓（lichen planus，LP）

累及皮肤和黏膜典型皮损为紫红色多角形瘙痒性扁平丘疹的慢性炎症性疾病。又称红色扁平苔藓，有特征性组织病理学改变。

病因和发病机制 病因不详，可能与遗传、感染、精神压力、药物、慢性病灶、代谢、内分泌、季节、环境等因素有关。其发病机制与 T 细胞介导的免疫反应相关，即患者体内存在特异性扁平苔藓抗原，当其作用于角质形成细胞时，朗格汉斯细胞处理抗原后呈递给 T 细胞，激活一系列免疫反应，产生多种细胞因子并相互作用，使 T 细胞长期浸润于真皮和表皮，导致基底细胞凋亡，产生 LP 的病理特征和疾病的临床表现。

临床表现 典型皮损为紫红色扁平的多角形丘疹，中央可略凹陷，表面有一层光亮的蜡样薄膜状鳞屑，可见细微的白色网状条纹（威克姆纹），外涂液状石蜡、水或热敷后较明显。皮损针尖大小至直径 1cm 或更大，沿抓痕或外伤处可发生条状或串珠状排列的新皮疹（同形反应）。好发部位为腕屈侧、踝周围、股内侧、胫前、手背和龟头。30%～70%患者累及黏膜，多发于口腔颊黏膜后侧，见对称分布的网状银白色、灰白色、紫蓝色细纹或小丘疹、斑片、糜烂、溃疡等。5%～10%患者有甲受累，表现为甲板增厚或变薄、表面不平粗糙、纵嵴、甲中线处裂缝等。形成甲翼状胬肉（甲小皮向前过度增长，覆盖粘连于无甲板的甲床）为其特征性甲损害之一。可有轻至中度瘙痒，口腔黏膜发生糜烂或溃疡时，疼痛明显。此病临床表现多样，根据皮损分布、形态和发病情况等分为以下类型：急性或亚急性泛发性扁平苔藓、线状扁平苔藓、环状扁平苔藓、肥厚性扁平苔藓、毛囊性扁平苔藓、大疱性扁平苔藓、类天疱疮样扁平苔藓、色素性扁平苔藓、光线性扁平苔藓、掌跖扁平苔藓、扁平苔藓-红斑狼疮重叠综合征、外阴-阴道-牙龈综合征。

辅助检查 皮肤组织病理检查可见典型改变为表皮角化过度，颗粒层局灶性楔形增厚，棘细胞层不规则增厚，表皮突呈锯齿状，基底细胞液化变性及真皮上部淋巴细胞带状浸润。早期表皮中朗格汉斯细胞增加，真皮表皮交界处可见胶样小体，苏木精-伊红染色为均一嗜伊红性圆形变性的角质形成细胞，过碘酸希夫染色阳性。威克姆纹的病理基础为表皮颗粒层的局灶性增厚和真皮上部细胞带状浸润。直接免疫荧光见真皮表皮交界处纤维蛋白质的沉积是 LP 的特征 。

诊断与鉴别诊断 根据典型皮损形态、颜色、发病部位、排列特征，自觉瘙痒，结合组织病理学检查可诊断。需与扁平苔藓样疹、扁平苔藓样角化病、玫瑰糠疹、银屑病等疾病鉴别。

治疗 避免或去除诱发因素，如慢性病灶、药物、刺激性食物、精神压力及物理因素等。对急性泛发重型患者，首选系统使用糖皮质激素。病情顽固者，可联合使用维 A 酸类药物、免疫抑制剂、抗生素、抗疟药等。外用糖皮质激素制剂、维 A 酸类药物、他克莫司或吡美莫司乳膏对局限性患者有效。部分患者可选择光疗、激光及冷冻处理。对顽固、单发或癌变皮损也可采用手术治疗。

预后 个体差异大，少数患者数周内可痊愈，多数在 2 年内恢复，部分患者数十年才可自然缓解，并有复发可能。此病可癌变，尤见于应用砷剂、X 线照射或长期不愈的溃疡性 LP 患者，以鳞状细胞癌多见，口腔损害发生癌变，也可能与长期吸烟、口腔慢性念珠菌感染等因素刺激有关。

（崔盘根 闫桢桢）

yìnghuà-wěisuōxìng táixiǎn

硬化萎缩性苔藓（lichen sclerosus et atrophicus）

以边界清楚的瓷白色硬化性丘疹、斑块，晚期形成白色萎缩斑为皮损的疾病。又称白色苔藓，是一种慢性炎症性皮肤黏膜疾病，好发于女阴和阴茎包皮部位。

病因和发病机制 不详，可能的相关因素如下。①内分泌因素：绝经期前后女性多见，青春期前发病者至青春期可自愈。②遗传因素：可见家族性发病，研究发现存在显著相关性基因位点。③免疫因素：患者易伴发自身免疫性疾病，可发现组织特异性循环自身抗体。④感染因素：部分患者有阴道炎、慢性包皮龟头炎病史或与伯道疏螺旋体、人乳头瘤病毒（HPV-16）感染有关。⑤代谢障碍：胶原合成异常导致皮损硬化。⑥氧化应激：皮损处脂质、DNA 和蛋白质氧化显著增强。

临床表现 根据发病部位分为两类。①肛门生殖器以外的硬化性萎缩性苔藓：初见群集性粟粒大小扁平丘疹，互不融合。以后丘疹扩大，融合成边界清楚的瓷白色硬化性斑块，表面羊皮纸样萎缩，可见均匀分布的黑头粉刺样毛囊角质栓，周围绕有紫红色晕。晚期皮损为表面光滑有色素减退的皱缩斑。好发于颈项、躯干、腋窝、臀部等处，多无自觉症状。②肛门生殖器处硬化性萎缩性苔藓：多见于45~60岁女性，皮损为阴唇内侧椭圆形羊皮纸样皱缩，伴毛细血管扩张或淤斑，其边缘为瓷白色萎缩性丘疹，表面有毛囊性角化过度和角栓，累及肛门周围时可与外阴皮损构成哑铃样外观。瘙痒明显，可继发湿疹样变。此型可继发癌变，以鳞状细胞癌最常见，HPV感染为高危因素。此外，儿童患者占10%~15%，生殖器外及2/3生殖器处的皮损多在青春期前消退。

辅助检查 皮肤组织病理检查可见表皮角化过度、棘层萎缩、表皮突明显减少或消失，真皮典型3层排列：真皮浅层胶原纤维水肿和均质化，不易着色；真皮中层血管周围见以淋巴细胞为主的带状或片状浸润；真皮深层及皮下组织无明显改变。

诊断与鉴别诊断 根据典型皮损、好发部位及组织病理变化可作出诊断，需与萎缩性扁平苔藓、硬斑病、斑状萎缩、白癜风等鉴别。

治疗 以对症处理、缓解症状为主，存在感染时及时治疗。外用治疗首选糖皮质激素制剂，可有效缓解症状并预防瘢痕形成；有报道外用他克莫司或吡美莫司乳膏可促进皮损消退而不引起皮肤萎缩；性激素制剂起效慢且不可逆转组织学改变。此外，焦油制剂、维A酸软膏也有一定疗效，但应注意其局部刺激反应。外用制剂疗效不佳时，可考虑口服维A酸类药物、物理治疗及手术治疗。口服1,25-二羟维生素 D_3、司坦唑醇及对氨基苯甲酸钾亦可能有效。

预后 此病呈慢性病程，常持续存在，部分患者可自愈，肛门生殖器处病变可出现癌变，应长期随访。

（崔盘根　闫桢桢）

xiànzhuàng táixiǎn

线状苔藓（lichen striatus） 以线状排列的多形小丘疹为典型皮损的炎症性疾病。又称线状苔藓样皮病。好发于5~15岁青少年，女性多见。病因和发病机制尚不明确，可能与遗传、病毒感染、细胞介导的免疫反应或环境因素有关。

初期为散在的圆形或多角形小丘疹，淡红或肤色，覆少量鳞屑，皮疹很快融合成单侧线状排列，宽2~3cm，多沿布拉斯科线分布于四肢、躯干或颈部，脊柱部位皮损呈“V”形，躯干侧面或前面呈“S”形，断续或连续带状或线状排列。肤色较深的患者身上表现为相对的色素减退。皮疹突发，进展迅速，多在几天或几周内达高峰。甲可出现条纹、纵嵴、开裂等损害，但罕见。多无自觉症状，偶痒。

皮肤组织病理检查可见表皮出现海绵形成和细胞内水肿，常伴淋巴细胞外移和局灶性角化不全。真皮乳头层下血管周围有致密的淋巴细胞和组织细胞浸润。真皮网状层小汗腺及毛囊周围的炎细胞浸润可助于此病诊断。根据典型皮损、发病部位及组织病理学改变可诊断该病。需与线状表皮痣、线状扁平苔藓、线状银屑病、线状神经性皮炎等鉴别。

多数患者在数个月后自愈，无需特殊治疗，局部外用中、强效糖皮质激素制剂或润肤剂有助于皮损消退。

（崔盘根　闫桢桢）

máofà táixiǎn

毛发苔藓（lichen pilaris） 以皮色、淡红色或褐黑色的毛囊角化性小丘疹为典型皮损的疾病。又称毛周角化病或毛发角化病，是一种慢性毛囊角化型皮肤病。病因和发病机制不明，可能为常染色体显性遗传病，在库欣综合征、甲状腺功能减退及服用糖皮质激素患者中发病率增高或病情较重，提示内分泌代谢障碍与此病发生有关。

典型皮损为毛囊口内有一个小的角栓或与毛孔一致的角化性丘疹，伴程度不等的毛囊周围红斑。角栓由毛囊上皮细胞和皮脂性物质组成，内含盘曲的毛发，将之去除见一微小凹窝，新生角栓可很快再生。皮损散在或群集，形成“鸡皮”样外观。好发于上臂后外侧、股伸侧和臀部，青春期或年轻患者皮损较明显。常无自觉症状，有时微痒，部分患者皮损冬重夏轻。眉部瘢痕性红斑、萎缩性红色毛周角化病为此病两种亚型。

皮肤组织病理检查可见毛囊口有漏斗状角质栓使毛孔扩大，内含一至数根扭曲的毛发，表皮角化过度，真皮可有轻度炎症改变。根据青少年多发及其典型皮损、发生部位进行诊断，需与毛囊性鱼鳞病、维生素A缺乏症、小棘苔藓、毛发红糠疹等疾病鉴别。无特效疗法，重者内服维生素A、维生素E可减轻症状，外用0.1%维A酸霜、0.05%他扎罗汀、10%~20%尿素霜、2%水杨酸霜等可改善症状。青春期后此病皮损可逐渐好转，不影响全身健康。

（崔盘根　闫桢桢）

xiǎojí táixiǎn

小棘苔藓（lichen spinulosus） 以针尖大小的毛囊性角化丘疹，顶端有一角质丝棘突为特征的疾病。又称棘状角化病。常见于儿童。病因和发病机制不明，可能与维生素A缺乏有关，也可能是机体对感染、药物、免疫或新陈代谢的一种反应，另有学者认为，此病是毛发苔藓的亚型。

特征损害为针头大小的毛囊性小丘疹，中央有一根细的纤维丝状角质小棘突出，呈灰白色或正常皮色，可长达数毫米，触之坚硬，有“锉刀”样感。丘疹多群集成直径2~5cm圆形或卵圆形斑片，互不融合，常对称分布于颈项周围、臀、腹、股、上臂伸侧等部位，通常不累及面、手和足。微痒或无自觉症状。皮肤组织病理改变为表皮角化过度，毛孔角栓形成，毛囊周围有轻度的淋巴细胞浸润。根据皮损的特点、发病年龄及好发部位等进行诊断。需与维生素A缺乏症、瘰疬性苔藓、毛发苔藓、毛囊性扁平苔藓等鉴别。

治疗以减轻症状为主，可口服维生素A、维生素E，外用温和的角质溶解剂，如0.25%~1%维A酸软膏、10%~20%尿素软膏等，但应注意外用药的刺激反应。此病预后良好，多数患者常于数月后自行痊愈，少数可持续1年以上。

（崔盘根　闫桢桢）

guāngzé táixiǎn

光泽苔藓（lichen nitidus） 以针尖至粟粒大小圆形或平顶的坚实丘疹为特点的慢性炎症性疾病。好发于儿童和青少年。病因和发病机制不详，可能与感染有关，也有报道为扁平苔藓的一种异型，或是一种变应原引起细胞介导的免疫反应。

皮损多表现为针尖至粟粒大小圆形或平顶的坚实丘疹，常带有光泽，呈肤色、淡白色、淡红色或淡黄色，孤立散在，互不融合，可密集成群。多发于阴茎、脐周、下腹、乳房下及上肢屈侧，多者可播散全身。此病一般无自觉症状，偶有瘙痒，搔抓后可见微小丘疹排列成线状（同形反应）。掌跖受累时表现类似角化过度性手部湿疹或汗疱疹。

皮肤组织病理检查具诊断价值的表现是真皮乳头内局限性球形浸润灶，主要由淋巴细胞和组织细胞组成，浸润灶两侧表皮突呈抱球状。根据皮疹形态、好发部位、无自觉症状及组织病理特点此病容易诊断。需与扁平苔藓、瘰疬性苔藓、阴茎珍珠状丘疹病等鉴别。

一般无需特殊治疗，如长久不退，瘙痒明显，可短期外用糖皮质激素制剂，泛发重症者可内服抗组胺药或维A酸类药物，也可选择窄波紫外线照射等。此病具有自限性，可几周内消退，亦可持续数年，有时可再发。

（崔盘根　闫桢桢）

jīnhuángsè táixiǎn

金黄色苔藓（lichen aureus） 以金黄色色素沉着性苔藓样丘疹、斑丘疹为特征疾病。较为少见，为色素性紫癜性皮肤病其中一型。病因尚不明确，可能与下肢静脉回流不畅、重力、静脉压升高及外伤有关，皮损组织病理可见朗格汉斯细胞浸润，提示Ⅳ型变态反应可能参与发病。

皮损表现为金黄色或铁锈色针尖大小的斑疹和扁平小丘疹，常突然出现，簇集形成圆形苔藓样斑片，偶见线状节段性损害。边界清楚，直径为2~30cm，单发或多发。常见于下肢，亦可发生于其他部位。一般无自觉症状，但有引起严重疼痛的报道。成人和儿童均可发病。

皮肤组织病理检查可见真皮与表皮之间有一宽阔的正常结缔组织带，其下有密集的淋巴细胞及少量组织细胞呈带状浸润，常含有较多含铁血素颗粒。皮损组织可见朗格汉斯细胞浸润。根据典型皮损和组织病理改变可以诊断，需与色素性紫癜性苔藓样皮病的其他亚型、药疹等鉴别。

治疗可口服维生素C。外用糖皮质激素制剂、他克莫司或吡美莫司软膏亦有一定疗效。此病呈慢性病程，常缓慢进展或持续多年不变，最后自行消退。

（崔盘根　闫桢桢）

liánquānzhuàng bǐkāngzhěn

连圈状秕糠疹（pityriasis circinata） 以圆形或椭圆形褐色斑片、覆秕糠状鳞屑为特征的皮肤病。又称正圆形秕糠疹，1906年远山首先报道，远东地区多发，常见于20~45岁人群。病因和发病机制仍不详，可能与真菌感染、营养障碍、遗传、内分泌异常有关。

皮损为大小不一、境界清楚的圆形或椭圆形褐色斑片，一般直径2~5cm，也可达20cm。皮损边缘无隆起或略高出皮面，表面干燥，无炎症现象。有的可见浅表萎缩，覆秕糠状鳞屑，不易剥离。好发于腹腰部，四肢远端、头面及颈部极少发疹。无自觉症状，冬重夏轻。其中色素沉着性损害数目少，可伴恶性肿瘤或系统性疾病；色素减退性损害则皮损多，常为家族性，多不伴系统性疾病。

皮肤组织病理检查可见表皮轻度角化过度，颗粒层减少，棘层变薄，基底层可有色素沉着。

真皮血管周围可有少量淋巴细胞和组织细胞浸润。根据发病年龄、皮损分布和形态等诊断。需与鱼鳞病、花斑癣、斑块状副银屑病（见副银屑病）、固定性药疹（见药疹）、玫瑰糠疹等疾病鉴别。

治疗口服维A酸类药物，外用20%尿素霜、0.1%维A酸软膏、糖皮质激素软膏、紫外线照射治疗均有一定疗效。此病病程缓慢，能自行消退，但可复发，亦有终生不愈者，伴系统性疾病者，原发病治愈后皮损会有好转。

（崔盘根　闫桢桢）

jiédìzǔzhībìng

结缔组织病（connective tissue diseases）

泛指结缔组织受累、具有共同或重叠临床表现、组织病理和免疫学特点的疾病。包括红斑狼疮、类风湿关节炎、硬皮病、皮肌炎、结节性多动脉炎、韦氏肉芽肿、巨细胞动脉炎及干燥综合征等。美国风湿病学会1982年修订的风湿病分类中，结缔组织病还可包括变应性血管炎、贝赫切特综合征、结节性非化脓性发热性脂膜炎等。结缔组织病具有多系统受累（即皮肤、关节、肌肉、心、肾、造血系统、中枢神经等可同时受累），病程长，病情复杂，可伴发热、关节痛、血管炎、血沉增快、γ球蛋白增高，治疗用药类似等共同特点。这类疾病的范围非常广泛，已经被归入风湿免疫病的范畴。与皮肤科相关的疾病，或以皮肤损害为突出表现的疾病只是其中的一部分，主要包括：红斑狼疮、皮肌炎、硬皮病、干燥综合征、重叠综合征、混合性结缔组织病、嗜酸性筋膜炎、抗磷脂综合征、嗜酸性粒细胞增多综合征、复发性多软骨炎以及幼年性类风湿关节炎等。

（陆前进）

hóngbānlángchuāng

红斑狼疮（lupus erythematosus, LE）

以皮损为突出表现的自身免疫性结缔组织疾病。可累及多系统多器官，临床表现复杂，病程迁延反复。是一个病谱性疾病，有多种亚型，包括慢性皮肤型红斑狼疮、亚急性皮肤型红斑狼疮和系统性红斑狼疮。

病因和发病机制　尚不完全清楚。遗传、免疫异常、雌激素、病毒、紫外线和药物均与LE的发病有关。系统性红斑狼疮（SLE）的易感基因包括人类白细胞抗原（HLA）Ⅱ基因多态性，HLA-DR2、HLA-DR3、编码补体C2和C4基因与SLE的发生有关。采用连锁分析染色体区域与SLE的关系，发现6个染色体区域与SLE明显相关，支持其为多基因疾病。SLE多见于育龄期女性，患者体内存在雌激素代谢异常，16α羟化雌酮浓度增加，而雄激素与SLE活动则呈负相关。患者多种免疫细胞出现功能活化，T细胞和B细胞过度活化，使得自身抗体产生增加。补体早期蛋白和细胞表面受体缺陷导致免疫复合物和凋亡物质清除障碍。SLE的发病还与某些病毒（特别是慢病毒）感染有关。紫外线可改变皮肤组织中DNA的化学结构及Ro和nRNP抗原而诱发LE。一些药物如肼屈嗪、奎尼丁、普鲁卡因胺、苯妥英钠、青霉素类等能刺激免疫系统而引发SLE。这些环境因素可能通过表观遗传学机制参与SLE的发病。

临床表现　各分型表现不同。

慢性皮肤型红斑狼疮　包括以下几种亚型。

盘状红斑狼疮　病变主要局限于皮肤和黏膜，一般不侵犯内脏，病程缓慢，预后较好。皮损好发于头面部，基本损害为钱币大小红斑，边界清楚，表面有黏着性鳞屑，鳞屑下方有毛囊角栓，剥离鳞屑，可见扩张的毛囊口（图1）。一般无明显自觉症状，愈后可继发萎缩、毛细血管扩张和色素减退。头皮皮损可导致永久性秃发。经久不愈的皮损可继发癌变。5%～10%的盘状红斑狼疮患者最后发展成SLE。皮损超出头面部时称为播散性盘状红斑狼疮（图2），发展成SLE的危险性也升高。

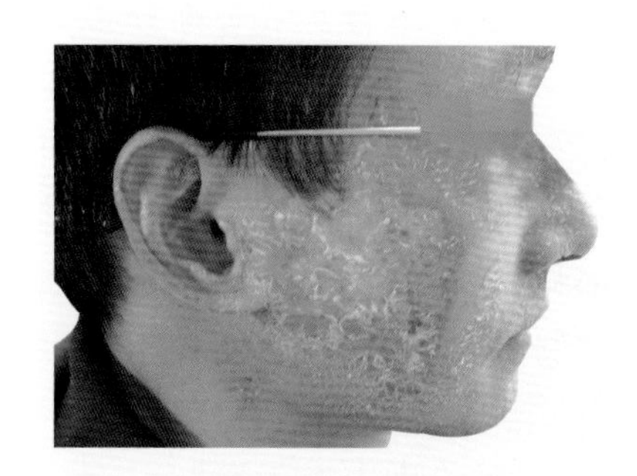

图1　盘状红斑狼疮

注：面颊部红斑，其上被覆黏着性鳞屑

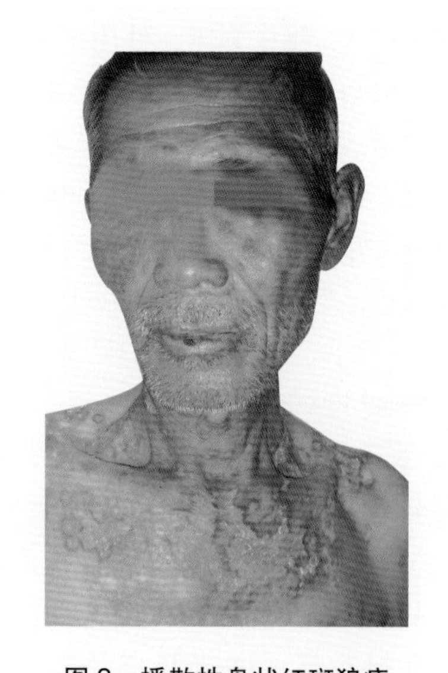

图2　播散性盘状红斑狼疮

注：口唇、颈肩、上胸部多发性皮肤红斑，边界清楚，其上可见黏着性鳞屑

疣状（肥厚性）红斑狼疮　好发于面部、上肢伸侧和上背部。表现为非瘙痒性丘疹结节性损害。皮损显著高出皮面，表面呈疣状。

狼疮性脂膜炎（深部红斑狼疮）　表现为深部皮下结节或斑块，结节可持续不变或逐渐扩大融合成斑块或吸收消退后形成局部皮肤凹陷（图3）。

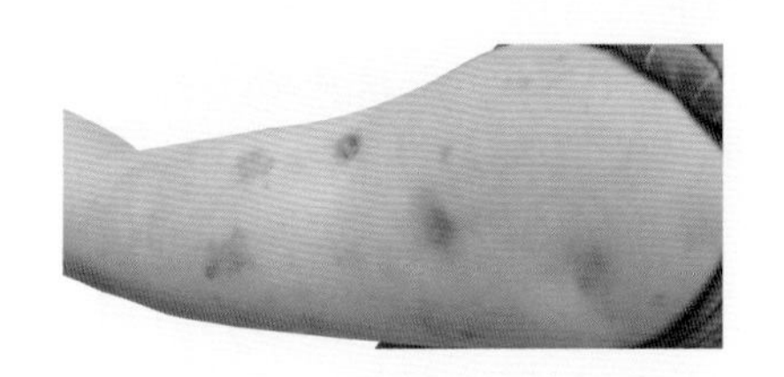

图3　深部红斑狼疮

注：上肢红色结节，部分吸收，局部形成皮肤凹陷

冻疮样红斑狼疮　分布在面部和四肢末梢部位的红色或暗紫红色丘疹和斑块。寒冷，特别是潮湿寒冷的气候可引发或加重损害。有时可见系统受累。

亚急性皮肤型红斑狼疮　患者以中青年女性为主。好发于暴露部位，但面中部皮肤通常不受累，对日光敏感。皮损表现主要有两种类型。①环形红斑型：皮损为环形、多环形暗红色浸润斑，边缘隆起，内侧缘覆细小鳞屑，中央消退后留有浅灰色色素沉着和毛细血管扩张。②丘疹鳞屑型：皮损为红色丘疹和斑疹，逐渐扩大呈大小不等形状不规则的斑丘疹，表面有鳞屑。愈后不留皮肤萎缩和瘢痕。可伴不同程度的全身症状如关节痛、低热和肌痛等，严重的肾脏和中枢神经系统受累较少。

新生儿红斑狼疮　为亚急性皮肤型红斑狼疮的一种亚型，母亲体内的抗 Ro/SSA 抗体经胎盘转移给婴儿所致。多见于女性新生儿。主要皮外表现为心动过缓、心律不齐，心电图示二度或三度房室传导阻滞，肝胆疾病和血小板减少。皮损为环状红斑，多见于头、颈、眼眶周围等曝光部位（图4）。光敏感常见。生后 4～6 个月皮疹可自行消退，不留瘢痕。但心脏病变常持续存在。Ro/SSA 抗体为此病的血清学标志。

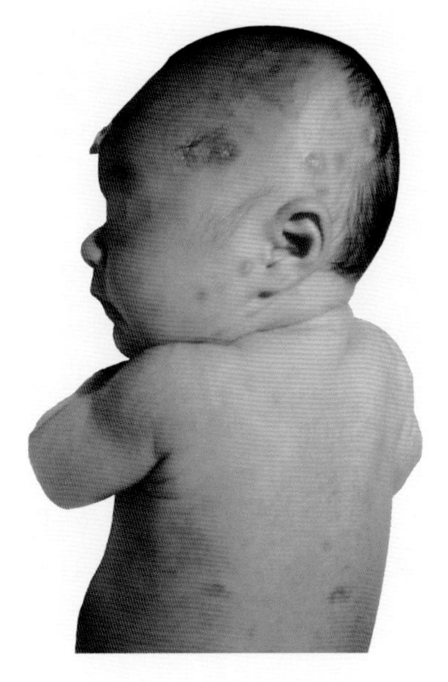

图4　新生儿红斑狼疮

注：患儿头面、躯干部多发环状红斑，中央附着鳞屑

系统性红斑狼疮　多系统受累的疾病，好发于 15～45 岁育龄期女性，男女发病率的比率为 1：（7～9）。早期症状中最常见的为关节痛、发热和皮疹。最常受累的器官和系统是关节、皮肤、血液、肺、肾和中枢神经系统。几乎所有患者均有关节症状。晨僵和关节痛最常见，可伴关节红肿，但关节畸形不多见，好侵犯四肢大小关节。肌炎和肌痛也较常见。少数患者可出现缺血性骨坏死。80%～90% 的患者出现皮损。面部蝶形红斑是 SLE 的特征性皮损，好发于鼻颊部，为对称蝶形分布的水肿性红斑，日晒后加重，伴瘙痒或灼热感（图5）。皮损持续时间短，消退后没有瘢痕。有时可见指（趾）伸屈侧水肿性红斑，掌跖毛细血管扩张性红斑（图6）。病情活动时患者常有弥漫性脱发或狼疮发（前额发际毛发细而无光泽，常在 2～3cm 处自行折断，形成毛刷样外观）。黏膜损害主要表现为口腔溃疡。肾脏损害是 SLE 最常见和最严重的内脏损害。可表现为肾炎或肾病综合征。还可累及心脏、周围血管、肺、消化系统、中枢神经系统、淋巴结、脾脏、视网膜等出现相应的症状体征。

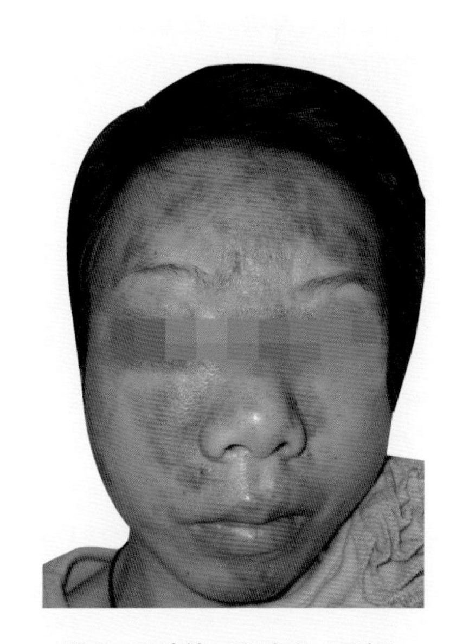

图5　系统性红斑狼疮（面部）

注：额部、面中部可见水肿性红色斑片

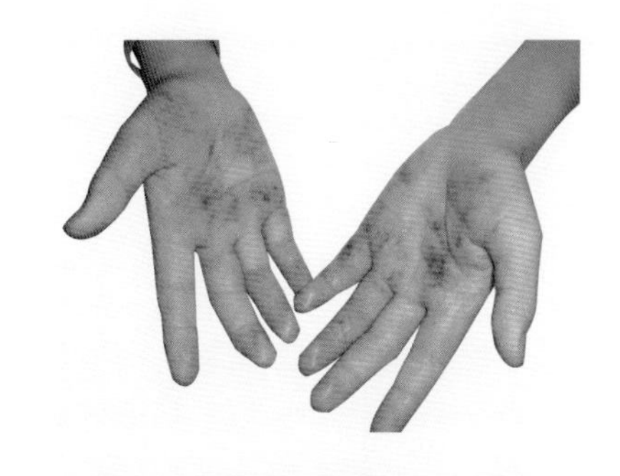

图6　系统性红斑狼疮（双手）

注：双手掌、指屈侧的毛细血管扩张性红斑

辅助检查 不同类型检测结果具有差异。

慢性皮肤型红斑狼疮 绝大多数患者无实验室检查异常。组织病理检查表现为角化过度、毛囊角栓，表皮萎缩，基底细胞液化。真皮血管和附属器周围有灶性淋巴细胞浸润。胶原间可有黏蛋白沉积。直接免疫荧光检查示皮损区表皮和真皮交界处可见免疫球蛋白和补体C3沉积，以IgM沉积为主，呈颗粒状分布。

亚急性皮肤型红斑狼疮 白细胞和血小板减少、血沉增快、抗核抗体阳性、免疫球蛋白增多等。60%～70%的患者有抗Ro/SSA抗体，为亚急性皮肤型红斑狼疮的标志性抗体，有的患者还伴有抗La/SSB抗体。皮肤组织病理与盘状红斑狼疮相近，直接免疫荧光检测示约60%患者皮损真表皮交界处有IgG沉积，呈连续、不规则颗粒状分布。

系统性红斑狼疮 自身抗体检测是诊断的重要标志，患者体内有多种自身抗体，抗核抗体阳性率可达90%～95%。其他较重要的自身抗体有抗双链DNA抗体、抗Sm抗体等。

诊断 慢性皮肤型红斑狼疮和亚急性皮肤型红斑狼疮的诊断主要根据皮疹特点及皮肤病理检查，有条件可行直接免疫荧光检测以助确诊。SLE诊断可参考美国风湿病学学会（ACR）2009年修订的系统性红斑狼疮分类标准（表），此标准敏感性94%，特异性92%。

鉴别诊断 局限于面部的皮肤型红斑狼疮需与日晒伤、酒渣鼻、脂溢性皮炎等疾病鉴别。损害广泛时，要与荨麻疹性血管炎、药疹、湿疹等鉴别。特征性的皮损、病理组织检查和直接免疫荧光检查有助于诊断。SLE需与皮肌炎、多形红斑、急性风湿热、类风湿关节炎、红斑性天疱疮、药疹鉴别。SLE的特征性皮损、血液学异常、自身抗体和受累肾脏的活检有助于诊断。

治疗 注意休息，避免过度劳累。使用遮光剂，避免日晒、过冷、过热及局部创伤。避免妊娠，也不宜服用避孕药。避免受凉、感冒和其他感染。

皮肤型红斑狼疮的治疗 包括局部和系统治疗。局部外用或封包使用糖皮质激素软膏或皮损内注射糖皮质激素。系统服用抗疟药（如羟氯喹）、沙利度胺、氨苯砜、维A酸治疗。长期服用羟氯喹需定期复查眼底、视力和肝、肾功能。沙利度胺，25～50mg，每天3次，一般2~3周后出现疗效，可连续服数月。服用沙利度胺期间及停药后半年内应避免妊娠。服用氨苯砜期间应定期查血常规及肝功能。在抗疟药治疗无效时可选用口服维A酸。

系统性红斑狼疮的治疗 主要是系统治疗。

糖皮质激素 是主要的治疗药物。轻型及中等病情患者用小到中等剂量泼尼松，对狼疮肾炎和狼疮脑病需用大剂量治疗，或用甲泼尼龙冲击治疗。病情控制后激素可逐渐减量，减量过快可导致疾病反跳。激素治疗需维持数年。

免疫抑制剂 具有抗炎和免疫抑制作用。常用硫唑嘌呤和环磷酰胺。环磷酰胺静脉冲击疗法常用于中、大剂量糖皮质激素不能控制的狼疮性肾炎和狼疮性脑病。为减少对膀胱黏膜的毒性，用药期间应大量饮水。还可选用环孢素，选择性作用于T淋巴细

表 美国风湿病学学会2009年修订的系统性红斑狼疮分类标准

临床标准	免疫学标准	确诊条件
①急性或亚急性皮肤狼疮表现 ②慢性皮肤狼疮表现 ③口腔或鼻咽部溃疡 ④非瘢痕性秃发 ⑤炎性滑膜炎，并可观察到2个或更多的外周关节有肿胀或压痛，伴晨僵 ⑥浆膜炎 ⑦肾脏病变：用尿蛋白/肌酐比值（或24小时尿蛋白）计算，至少500mg蛋白/24小时，或有红细胞管型 ⑧神经病变：癫痫发作，精神病，多发性单神经炎，脊髓炎，外周或脑神经病变，脑炎（急性精神混乱状态） ⑨溶血性贫血 ⑩白细胞减少（至少1次细胞计数< 4.0×10^9/L）或淋巴细胞减少（至少1次细胞计数< 1.0×10^9/L）；血小板减少症（至少1次细胞计数<100×10^9/L）	①抗核抗体效价高于实验室参考标准（LRR） ②抗双链脱氧核糖核酸抗体效价高于实验室参考标准（酶联免疫吸附试验测需2次高于LRR） ③抗Sm抗体阳性 ④抗磷脂抗体：狼疮抗凝物阳性/梅毒血清学试验假阳性/抗心磷脂抗体是正常水平2倍以上或抗β2GPI中效价以上升高 ⑤补体减少：C3、C4、CH50 ⑥无溶血性贫血，但直接库姆斯试验阳性	①肾脏病理证实为狼疮肾炎并伴抗核抗体或抗双链脱氧核糖核酸抗体阳性 ②以上临床及免疫指标中有4条以上符合（至少包含1项临床指标和1项免疫学指标）该标准敏感性94%，特异性92%

胞的免疫抑制剂，副作用主要为肾毒性、高血压、头痛等。用药期间要监测血药浓度，若患者的血清肌酐水平比治疗前升高50%，则应减量或停药。吗替麦考酚酯被认为可替代环磷酰胺治疗狼疮性肾炎。雷公藤总苷是中国自主研制的中药，具有较强的抗炎症和免疫抑制作用，适用于轻、中度病情的SLE，对皮疹、关节痛和狼疮性肾炎都有明显疗效。

静脉滴注免疫球蛋白　大剂量静脉滴注免疫球蛋白对有溶血性贫血或血小板减少的患者及用糖皮质激素治疗疗效不满意的SLE可考虑使用。

其他治疗　血浆置换、体外免疫球蛋白吸附、全身淋巴组织照射等。一些针对T细胞和B细胞活化环节的生物制剂，如CT-LA4-Ig、抗CD20单克隆抗体、LJP394、抗IFN-α单克隆抗体正处于临床试验阶段。

（陆前进　李亚萍）

pífūyán

皮肌炎（dermatomyositis，DM）

主要累及皮肤和肌肉的系统性非感染性炎症性疾病。包括皮肤、肌肉病变，可仅表现为单一病变。仅肌肉受累者称多发性肌炎。仅有皮肤受累者称无肌病性皮肌炎。其特征性损害为双上睑水肿性紫红斑和四肢近端肌肉肿胀、疼痛及肌无力，可伴关节、肺、心肌等多种器官损害。女性略多于男性，可发生于任何年龄。根据临床特点此病分为6型：多发性肌炎；皮肌炎；皮肌炎或多肌炎伴恶性肿瘤；儿童皮肌炎或多肌炎；合并其他结缔组织病的皮肌炎或多肌炎；无肌病性皮肌炎。

病因和发病机制　尚不明确，可能与以下因素有关。

自身免疫学说　皮肌炎或多肌炎患者体内可检测到多种肌炎特异性自身抗体。最常见的阳性自身抗体为抗Jo-1（组氨酰tRNA合成酶）抗体、抗PL-7（苏氨酰tRNA合成酶）抗体以及抗肌凝蛋白抗体。除自身抗体外，患者的肌肉、皮损中表皮真皮交界处及血管壁有IgG、IgM和C3沉积，血管周围有$CD4^+$T淋巴细胞浸润。

感染学说　多发性肌炎患者常检出鼠弓浆虫IgM抗体，抗弓浆虫治疗有效；部分患者可能与柯萨奇病毒、EB病毒或小RNA病毒感染有关。

遗传　皮肌炎患者人类白细胞抗原（HLA）-B8、HLA-DR3、HLA-DR52、HLA-DR6、HLA-DR7等阳性率高。

肿瘤　成年后发病的皮肌炎或无肌病性皮肌炎患者常合并恶性肿瘤，常见的肿瘤有鼻咽癌、乳腺癌、卵巢癌、肺癌、胃癌等。

临床表现　包括以下几方面。

皮肤症状　以双睑为中心的面部水肿性紫红斑，可累及面、颈及上胸，为皮肌炎特征性皮损（图1）。指间关节、掌指关节及肘、膝关节伸侧面紫红斑或扁平隆起丘疹，上覆细小鳞屑，即为戈特龙征（Gottron sign）和戈特龙丘疹（图2），是此病的另一特征性皮损。皮肤异色病样改变表现为面、颈、上胸部在红斑鳞屑基础上逐渐出现褐色色素沉着、点状色素脱失、点状角化、轻度皮肤萎缩、毛细血管扩张等，称皮肤异色症或异色性皮肌炎（图3）。弥漫性脱发；雷诺现象；甲皱毛细血管扩张性红斑，有时可见血管炎所致皮肤小片坏死或慢性溃疡，以关节隆突处较常见。钙质沉着主要发生于儿童及青少年皮肌炎后期，可在皮肤、皮下组织、关节周围及病变肌肉处发生钙沉着症，呈皮下硬块，可破溃排出钙沉渣。

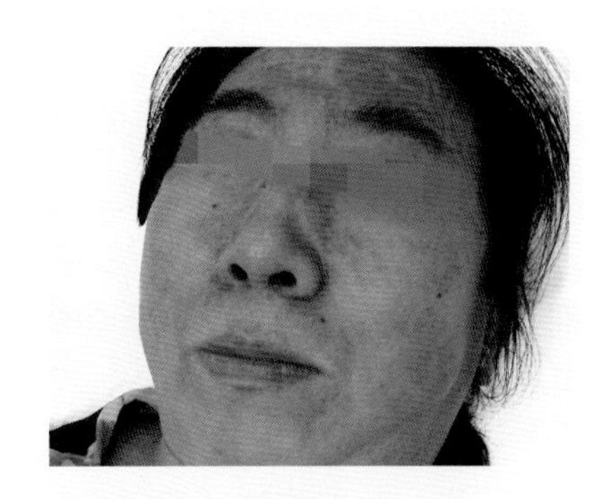

图1　皮肌炎（面部）

注：面部紫红色斑疹

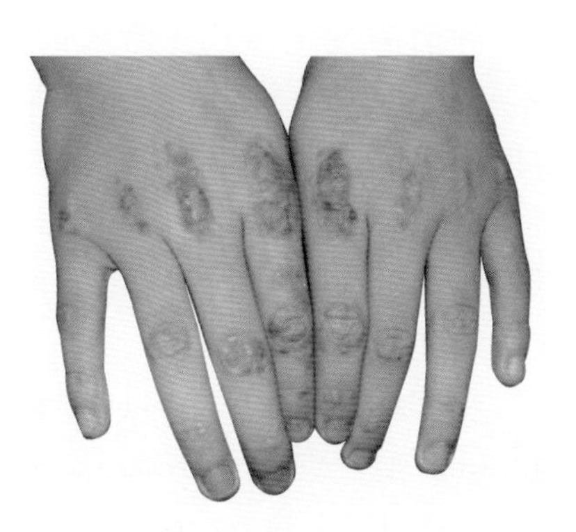

图2　皮肌炎（手部）

注：戈特隆丘疹手指关节伸侧红色扁平丘疹

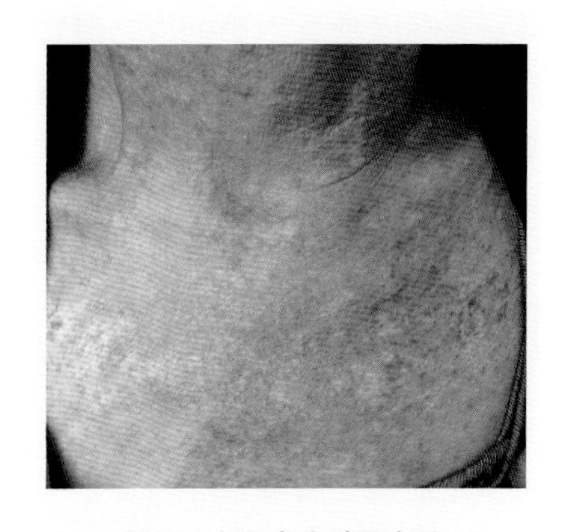

图3　皮肌炎皮肤异色症

注：前胸皮肤毛细血管扩张性红斑、色素改变

肌炎表现　主要累及横纹肌，临床症状依受累肌群而不同，常表现为对称性近端肌无力，有或

无肌肉疼痛。最常侵犯的肌群是四肢近端肌群，咽、喉、食管部肌群亦可受累，临床可出现如举手、抬头、下蹲困难，声音嘶哑及吞咽困难等。严重时可累及呼吸肌和心肌，出现呼吸困难、心悸、心律失常甚至心力衰竭。晚期未得到充分治疗可有肌挛缩，肌萎缩和肌力下降，引起运动障碍和残疾。

全身症状 可有不规则发热、体重下降、关节疼痛、间质性肺炎、心包炎、胸膜炎、腹腔浆膜炎、肝脾和淋巴结肿大。

伴发恶性肿瘤 皮肌炎患者恶性肿瘤的发生率比正常人高，5%~34%患者合并恶性肿瘤，40岁以上患者52%合并恶性肿瘤，对成年患者应警惕潜在内脏肿瘤，其皮肌炎红斑损害明显发红，称恶性红斑。

儿童皮肌炎 分Banker型和Brunsting型，班克（Banker）型呈急性经过，发热，白细胞增多，吞咽困难，可有肠道溃疡和血管炎病变，但无钙质沉着，糖皮质激素无效，死亡率高。布鲁斯汀（Brunsting）型慢性经过，无发热、吞咽困难及内脏病变，但常有钙质沉着，糖皮质激素有效，预后较好。

辅助检查 包括下列方面。

实验室检查 血清肌酶在急性活动期可升高，其中肌酸激酶和醛缩酶特异性较高，乳酸脱氢酶升高持续时间较长；肌酶升高可早于肌炎，有效治疗后逐渐下降。自身抗体如抗Mi、PM1和Jo1可被检出，但阳性率较低。半数患者抗核抗体阳性。尿肌酸排出增加，24小时排泄量常常超过0.2g，常达0.4~1.2g，伴肌酐排泄量减少。其他如血清肌红蛋白在肌炎患者中可迅速升高，可早于肌酸激酶出现，有助于肌炎的早期诊断。肌电图检查为肌源性萎缩相肌电图。肌肉磁共振成像可发现局部损害。心电图可发现心肌炎，心律失常。胸片发现间质性肺炎，胸部肿瘤。

组织病理检查 取疼痛和压痛最明显或肌力中等减弱的肌肉进行检查。表现为肌肉炎症和间质血管周围淋巴单一核细胞浸润，为局灶性或弥漫性炎症，淋巴细胞、浆细胞、组织细胞和巨噬细胞主要围绕于肌纤维和小血管周围。肌纤维肿胀、横纹消失、断裂，透明变性，颗粒和空泡变性；晚期有肌束纤维化和萎缩，有时钙沉着。还可有表皮萎缩、基底细胞液化变性、真皮浅层水肿、血管周围淋巴细胞浸润等。

诊断与鉴别诊断 此病的诊断主要依据：典型皮损；对称性四肢近端肌群和颈部肌无力；血清肌酶升高；肌电图为肌源性损害；肌肉活检符合肌炎病理改变。皮肌炎的肌肉病变不均一，常常呈局灶性，一次活检未证实不能排除皮肌炎。皮肌炎需与系统性红斑狼疮、系统性硬皮病、风湿性多肌痛症、嗜酸性肌炎、*丹毒*等鉴别；多发性肌炎需与重症肌无力鉴别。无肌病性皮肌炎需与*血管萎缩性皮肤异色病*、*药疹*等鉴别。

系统性红斑狼疮 皮肌炎的特征性皮疹、双睑水肿性紫红斑和戈特隆丘疹在系统性红斑狼疮（SLE）少见，SLE皮损表现为以颧颊部水肿性蝶形红斑以及指（趾）的血管炎皮损，肌肉症状轻微，而且常累及肾、眼底及心内膜，有多发性浆膜炎，但无肌酸尿，不累及咽肌、肋间肌及膈肌，抗双链DNA抗体和抗Sm抗体阳性率高，狼疮细胞多为阳性。

系统性硬皮病 患者常有雷诺现象，四肢末端、面部、上胸、上背等部位发生非凹陷性水肿，并逐渐出现硬化，肌肉症状不明显，自觉紧张感明显。

风湿性多肌痛症 通常发生在40岁以上，上肢近端发生弥漫性疼痛较下肢为多，伴全身乏力，患者不能道出疼痛是来源于肌肉还是关节，无肌无力和肌萎缩。血清酶水平、肌电图及肌肉活检正常。

嗜酸性肌炎 其特征为亚急性发作肌痛和近端肌群无力，血清肌浆酶可增高，肌电图示肌病变化，肌肉活检示肌炎伴嗜酸性粒细胞炎性浸润，有时呈局灶性变化，为嗜酸性粒细胞增多综合征病谱中的一个亚型。

重症肌无力 肌无力活动时加重，休息时减轻，新斯的明肌注可改善症状，且特有睑下垂。血清酶值正常，肌肉活检无肌肉实质性变性。

血管萎缩性皮肤异色病 虽可伴眼睑红肿，毛细血管扩张和皮肤萎缩，但缺乏肌肉损害，有对光敏感史。

治疗 包括一般治疗、局部治疗和系统治疗。

一般治疗 急性期应卧床休息，加强营养（高蛋白、高维生素、高热量、低盐饮食），避免日晒，注意保暖；积极排查恶性肿瘤；慢性期加强功能锻炼。

局部治疗 可外用遮光剂、非特异性润肤剂、他克莫司乳剂、吡美莫司乳剂及糖皮质激素制剂，亦可口服氯喹或羟氯喹。

系统治疗 糖皮质激素是治疗皮肌炎的首选药物，通常选用泼尼松，剂量取决于疾病活动程度。对糖皮质激素常规用法无效的严重患者，可考虑用甲泼尼龙

或大剂量丙种球蛋白冲击治疗。儿童需用大剂量糖皮质激素才能缓解。皮损明显及有光敏感者可予以沙利度胺、氯喹或羟氯喹以及抗组胺药治疗。大剂量糖皮质激素治疗无效或出现严重副作用不能继续应用时或对糖皮质激素禁忌者，可合并或单独应用免疫抑制剂，如硫唑嘌呤、环磷酰胺、甲氨蝶呤以及环孢素。服用蛋白同化剂可促进蛋白质合成和减少尿肌酸排泄。其他药物：如三磷腺苷、辅酶A及细胞色素C、大剂量维生素E、维生素C等配合使用。钙质沉着的治疗可试用氢氧化铝和低钙饮食。有感染灶和儿童皮肌炎患者应使用合适抗生素。

（陆前进　张桂英）

yìngpíbìng

硬皮病（scleroderma）　以皮肤局部或广泛变硬为特点的结缔组织疾病。严重者可累及内脏器官，包括心、肺、肾、胃肠道等。多发于20～50岁的女性，男女比率约为1∶3。

病因和发病机制　病因不明，其主要的发病学说有以下3种。

自身免疫学说　此病存在体液免疫和细胞免疫异常，如血清抗Scl-70抗体与系统性硬皮病相关，抗着丝点抗体对CREST综合征有高度特异性，硬皮病早期皮损的真皮和皮下组织中有活化的T淋巴细胞浸润。

胶原合成异常学说　正常皮肤中，真皮上下部的成纤维细胞之间的功能没有差别，而硬皮病患者真皮下部和皮下组织的成纤维细胞比真皮上部的活性更强，胶原产生增多。

血管学说　硬皮病患者血管变化常出现在胶原硬化之前，在系统性硬皮病表现尤其突出。血管的中心病变是内皮细胞损伤和功能失调，内皮细胞有肿胀，毛细血管扩张，血管内膜增殖，继以血栓形成造成弥漫性血管和微血管堵塞，组织缺血。活化的内皮细胞还分泌多种细胞因子，导致成纤维细胞增殖并加重内皮细胞本身的病变。

发病机制是多种免疫病理途径激活成纤维细胞，合成过多胶原，导致皮肤和内脏器官纤维化。

临床表现　呈慢性过程，典型的皮肤损害依次经历肿胀期、浸润期和萎缩期3个阶段。此病的特点是胶原和其他细胞外基质蛋白的过度产生和积累而导致纤维化和组织的功能障碍。根据其累及范围，分为局限性硬皮病和系统性硬皮病两型。

局限性硬皮病　病变主要局限于皮肤，一般不累及内脏，常无自觉症状，偶有感觉功能减退。主要分为斑块状硬斑病和线状硬皮病。还可表现为点滴型和泛发性硬斑病，但这两型少见。

斑块状硬斑病　好发于成人，多见于躯干、颈、四肢和面部，皮损开始表现为一个或数个淡红或紫红色水肿性斑片，椭圆或不规则形。经数周或数月，皮损逐渐扩大至直径1～10cm或更大，中央逐渐出现稍凹陷且呈淡黄或象牙色，表面光滑干燥，局部无汗，无毛发，周围绕以轻度紫红色晕，触之革样硬（图1）。数年后皮损硬度减轻，局部萎缩变薄，中央色素脱失。皮损发生在头皮时可导致硬化萎缩性脱发斑。

线状硬皮病　好发于儿童和少年，皮损常沿肋间神经或单侧肢体呈带状分布，皮损变化同斑状硬皮病，但常进展迅速。带状损害常累及皮下组织、肌肉、筋膜，最终硬化固定于下方组织，可引起严重畸形，皮损跨关节可使关节活动受限。若皮损发生于面额部近正中部向头皮延伸呈刀砍状，表现为局部线状显著凹陷，皮肤菲薄不发硬，程度不等紧贴于骨面，可合并脱发，有时可合并颜面偏侧萎缩。

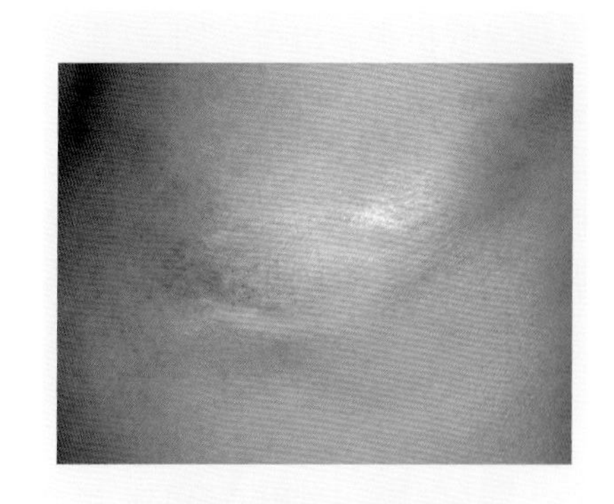

图1　斑块状硬皮病

注：颈部萎缩性斑片，周围紫红晕

系统性硬皮病　又称进行性系统性硬化症，其病变不仅侵犯皮肤，同时可累及内脏各个器官，以关节、肺、食管多见，多数患者有前驱症状，包括雷诺现象、不规则发热、关节痛、食欲减退、体重下降等，其中雷诺现象是最常见的首发症状，几乎见于90%的患者。肺纤维化、心力衰竭、肾衰竭是硬皮病患者的主要死因。根据临床表现可分为肢端硬皮病、弥漫性硬皮病和CREST综合征。

肢端硬皮病　好发于女性，约占系统性硬皮病的95%，常先有雷诺现象。发病自手部开始，渐累及前臂、面、颈、躯干，呈对称性。皮损依次经历水肿期、硬化期和萎缩期。早期局部出现红斑肿胀、有紧绷感，继而发生皮肤硬化（图2），表面光滑呈蜡黄色，可出现色素异常和毛细血管扩张。皮肤因与皮下组织粘连而坚实发紧，不易捏起，继之因皮肤、皮下组织和肌肉均可萎缩而皮肤直接贴附于骨面（图3）。

面部损害典型表现为“假面具脸”，即表情丧失、鼻尖锐似鹰嘴、皱纹减少、唇变薄且收缩成放射状沟纹，张口伸舌受限。手指逐渐变细，常有皮肤钙沉着和远端指骨吸收，指关节活动受限呈爪样，指端及指关节伸侧皮肤可发生坏死、溃疡或瘢痕、甲皱毛细血管扩张、出血（图4）。胸部皮肤受累时可影响呼吸运动。皮损处毳毛脱落，出汗减少、皮脂缺乏。整个病情进展缓慢，皮肤硬化区可自行缓解。

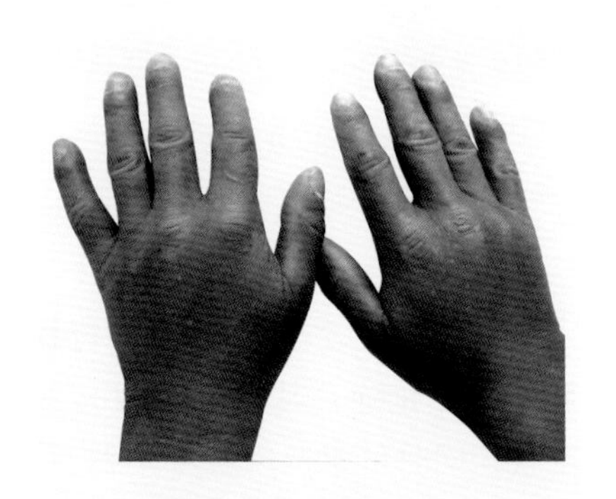

图2　肢端硬皮病

注：双手红斑肿胀，皮肤紧绷

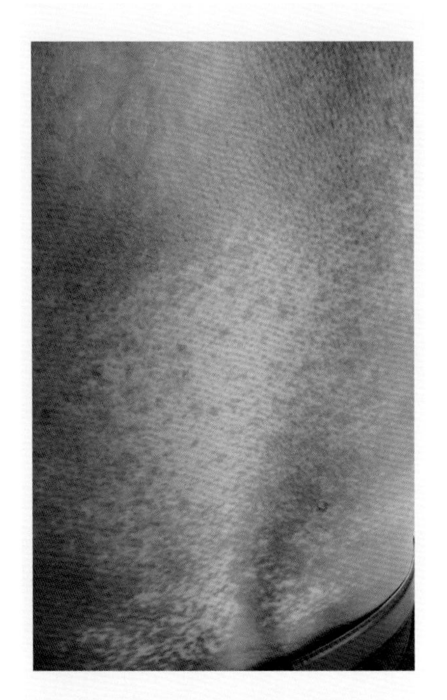

图3　系统性硬皮病（背部）

注：背部大片色素沉着伴色素脱失，皮肤紧绷

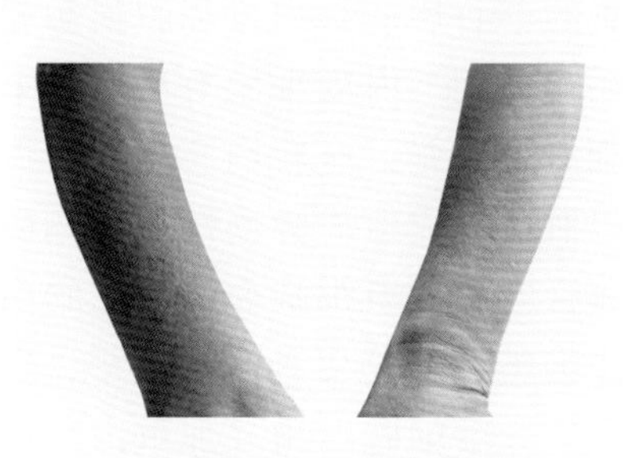

图4　系统性硬皮病（手臂）

注：双上肢皮肤硬化、萎缩，伴色素异常

弥漫性硬皮病　男女发病比例相似，约占系统性硬皮病的5%，常无雷诺现象。发病常自躯干开始，后累及四肢、面部，病情进展较快，逐渐出现全身皮肤硬化，晚期出现内脏广泛硬化，预后差，死亡率为肢端型的3倍。

CREST综合征　是肢端硬皮病的一种亚型，包括皮肤钙化、雷诺现象、食管功能异常、肢端硬化和毛细血管扩张，病程缓慢，预后良好。

辅助检查　检查包括以下几方面。

实验室检查　局限性硬皮病患者一般无明显异常。系统性硬皮病患者可有缺铁性贫血、红细胞沉降率增快、尿蛋白等。血液中可查出多种自身抗体，36%~90%患者抗核抗体阳性，核仁型多见，也可见斑点型；抗Scl-70抗体阳性率40%~70%，特异性高，是系统性硬皮病的标志抗体；抗着丝点抗体是CREST综合征的标志抗体，阳性率为55%~96%，在弥漫性硬皮病中为8%；伴发雷诺现象者常可检测到抗U1RNP抗体。其他免疫学异常包括高γ球蛋白血症、类风湿因子和冷凝集素或冷球蛋白阳性等改变。

组织病理检查　皮肤病理改变主要在血管和真皮胶原纤维。病变初期表现为真皮上层小血管周围有轻度以淋巴细胞为主的浸润，真皮内间质水肿，胶原纤维分离；血管周围的淋巴细胞浸润逐渐消退，酸性黏多糖增多，胶原纤维肿胀；进而发展至血管内膜增生、管壁增厚、管腔变窄甚至闭塞，胶原纤维均质化，胶原纤维增生肥厚、弹性纤维破坏，增生的胶原纤维可扩展至汗腺，取代其周围的脂肪组织，还可见钙盐沉积，表皮萎缩，筋膜、肌肉亦可累及。局限性硬皮病病理改变与系统性硬皮病基本相同，但表皮萎缩一般不明显。

诊断　局限性硬皮病可以根据典型皮损诊断，皮肤组织病理检查有助于确诊。系统性硬皮病的诊断依据是美国风湿病学会（ARA）的诊断标准，主要标准：指和掌指关节以上皮肤对称性增厚、绷紧和硬化，可累及整个肢体、面部和颈及躯干（胸和腹部）。次要标准：①指硬皮病。上述改变仅限于手指。②缺血所致的手指的凹陷性瘢痕或指垫组织消失。③双侧肺基底纤维化。胸片显示双侧网状的线形或线形结节状阴影，以肺的基底部分明显；可呈弥散性斑点或“蜂窝肺”外观，并排除原发性肺部病变。凡具备1项主要标准或2项次要标准即可诊断。其他有助于诊断的表现有雷诺现象、多发性关节炎或关节痛、食管蠕动异常，皮肤病理学胶原纤维肿胀和纤维化，抗核抗体、抗Scl-70抗体和着丝点抗体阳性。CREST综合征，有其中5条症状的3条或3条以上加着丝点抗体阳性可诊断。

鉴别诊断　局限性硬皮病应与下列疾病鉴别。①硬化萎缩性苔藓：轻度硬化性斑块是由白色光泽的多角形扁平丘疹组成，可见黑色毛囊性角栓，常聚集分布，但不融合，皮肤组织病理学检查可资鉴别。②类脂质渐进性坏死：硬皮病样斑块是由红色皮疹扩展而成，中央萎缩呈褐色且有光泽伴毛细血管扩张，组织学上可与硬皮病鉴别。系统性硬皮病除应注意与系统性红斑狼疮、皮肌炎、混合结缔组织病等鉴别外，尚需与下列鉴别。①嗜酸性筋膜炎：常以肢体皮肤肿胀、绷紧、发硬起病，或兼有皮肤红斑及关节活动受限，主要病变为筋膜发生弥漫性肿胀、硬化，组织病理学可资鉴别。②成人硬肿病：皮损多自颈部开始，手足很少累及，以皮肤深层、筋膜和肌肉的木质样变为特征，无雷诺现象，不累及内脏，有自愈倾向。

治疗 尚无特效疗法。

局限性硬皮病治疗 可外用糖皮质激素制剂或糖皮质激素皮损内注射，线状硬皮病导致的肢体关节挛缩和活动受限可通过各种物理治疗得以改善，口服维生素 E 有一定疗效。

系统性硬皮病治疗 是多方面的。①一般治疗：避免精神刺激和过度紧张，注意保暖休息，戒烟，防止外伤，进食营养丰富的食物，应尽早注意关节的功能锻炼。②局部治疗：手指出现溃疡时应及时清创，可外用抗生素和血管扩张剂软膏以促进愈合，可外科手术切除疼痛的钙化结节。③系统治疗：包括以下几种治疗。糖皮质激素：仅用于病情进展期的系统性硬皮病，以及皮肤肿胀明显伴有明显的关节、肌肉和肺部等器官系统累及的患者，一般用泼尼松，病情控制后递减，无需长期维持。抗硬化治疗：青霉胺可抑制胶原分子间的交联，但因其可能有的严重不良反应，只限用于弥漫性硬皮病或进展迅速的肢端型硬皮病。秋水仙碱可抑制胶原的生成或淤积。积雪苷能抑制成纤维细胞的活性，软化结缔组织。以上 3 种药物均见效较慢，常需数月后方可见效。血管痉挛的治疗：可选用血管扩张剂如地巴唑、丹参等，也可选用增强纤维蛋白溶解药物如司坦唑醇，抗血小板凝固的药物如阿司匹林，以及其他抗血管痉挛的药物如前列腺环素、硝苯地平、哌唑嗪等。中医药治疗：主要用通经活络、活血化瘀、改善微循环及结缔组织代谢，并应辨证施治，常亦需较长时间服药。其他治疗：针对系统受累的器官临床症状的对症治疗，如反流性食管炎服用奥美拉唑和黏膜保护剂、针对肾病的血管紧张素转化酶抑制剂等。

（陆前进 邱湘宁）

gānzào zōnghézhēng

干燥综合征

干燥综合征（Sjögren syndrome，SS） 外分泌腺受累致分泌减少引起干燥的自身免疫性疾病。以眼干、口干为主要表现。好发于40～50岁女性。单纯有眼干、口干症状的称为原发性干燥综合征；伴随硬皮病、类风湿关节炎、系统性红斑狼疮或多发性肌炎等结缔组织疾病发生的，为继发性干燥综合征。

病因和发病机制 具体病因和发病机制不详。患者具有一定的遗传易感性，原发性干燥综合征与 HLA-B8、DR3、DQ2 和 DRw52a 基因有关；继发性伴类风湿关节炎时与 DR4 有关。患者体内可检测出多种自身抗体，如抗 Ro/SSA 抗体、抗 La/SSB 抗体、抗胞衬蛋白（真核细胞的胞膜骨架的主要成分）抗体，存在抗体依赖细胞介导的淋巴细胞毒反应。此病还可能与感染，如巨细胞病毒、人类免疫缺陷病毒（HIV）、慢病毒有关。

临床表现 ①眼部：眼睛干涩有异物感或烧灼感，畏光、疲劳、视物模糊、泪液减少，部分出现睑缘反复化脓性感染以及干燥性结膜炎、角膜炎，严重时发生结膜和角膜糜烂、小溃疡。②口腔：口腔干燥、疼痛，涎减少致说话和进食吞咽困难，容易形成龋齿；舌干痛，舌乳头萎缩，味觉减退；口腔溃疡，出现念珠菌过度生长造成鹅口疮；成人腮腺炎，间歇性交替性腮腺肿大。③黏膜：鼻腔、咽喉、气管、支气管、消化道及阴道黏膜分泌减少，出现干燥性鼻炎、声嘶、支气管炎、吞咽困难、阴道干燥以及性交困难等症状。④皮肤：皮肤干燥、瘙痒，汗液分泌减少，可出现血管炎和环状红斑。血管表现常为小腿部紫癜、荨麻疹性血管炎、指（趾）溃疡。⑤其他系统：常累及骨骼、泌尿、消化、呼吸、神经、血液等系统。

辅助检查 包括以下方面。

实验室检查 血常规检查血小板减低，可有轻度正细胞正色素贫血、白细胞减少。类风湿因子常为阳性，血清球蛋白、C 反应蛋白增多以及高效价 IgG、IgA 和 IgM，有时出现冷球蛋白。可检测的主要自身抗体有抗 Ro/SSA 抗体（约 60%）、抗 La/SSB 抗体（约 20%）和抗 α-胞衬蛋白抗体（约 70%）。抗 α-胞衬蛋白抗体在原发性和继发性干燥综合征患者中特异性高达 93%。

眼部检查 希尔默（滤纸）试验≤5mm/5min；角膜染色双眼各自的染点>10 个；泪膜破碎时间≤10s。

口腔检查 涎流量检查 15 分钟内收集自然流出涎≤1.5ml；腮腺造影以 40% 碘油造影，造影剂

自末端腺体或导管外溢呈点状、球状阴影，即腮腺导管及小腺体有破坏的征象；涎腺核素检查涎腺吸收、浓聚、排出核素功能差。

组织病理检查　涎腺活检为干燥综合征最具价值的检查。典型表现为涎腺周围有致密的淋巴细胞浸润伴浆细胞和少量组织细胞浸润。在4mm^2涎腺组织内有50个淋巴细胞聚集则称一个灶，凡淋巴细胞灶≥1者为（+）。

诊断与鉴别诊断　干燥综合征的诊断主要依靠临床表现、实验室检查和涎腺组织病理学改变。患者具有典型的口、眼干燥等症状及不适，涎腺组织病理学检查可见腺体周围大量淋巴细胞致密浸润。干燥综合征有多系统症状时要与系统性红斑狼疮鉴别，系统性红斑狼疮多为年轻女性，有面部蝶形红斑和发热等，常有低补体血症、血尿常规和肝肾功能异常等，可检出抗核抗体、抗双链脱氧核糖核酸抗体等，其内脏损害包括非侵袭性关节炎、心包炎、胸膜炎、肾炎、贫血、白细胞减少、血小板减少、精神障碍、癫痫发作等。SS还要与类风湿关节炎鉴别，SS的关节炎症状远不如类风湿关节炎，极少有关节破坏、畸形或功能受限；类风湿关节炎则很少出现抗SSA和抗SSB抗体。其他鉴别诊断还包括结节病、淋巴瘤、淀粉样变和HIV感染，均有各自不同的临床特点，HIV感染可有弥漫性淋巴细胞浸润综合征，以腮腺肿大为特征，有明显的肾、肺和胃肠道表现，不产生自身抗体。

治疗　尚无特异性治疗方法，主要是对症处理，改善症状。眼干燥症状可用人工泪液或眼膏改善干燥并预防角膜损伤。口干可以用人工涎（甲基纤维素滴剂）或频繁饮水缓解，注意保持口腔清洁卫生，可以局部使用氟化物减少龋齿和抗真菌药物含片防止继发口腔念珠菌感染，涎腺按摩可增加涎流量。可用人工润滑剂减轻鼻、阴道的干燥程度，局部润滑剂用于皮肤干燥等。口服副交感乙酰胆碱刺激剂如毛果芸香碱可改善口干症状。对有系统症状的老人可用糖皮质激素内服。

（陆前进　周　英）

chóngdié zōnghézhēng

重叠综合征（overlap syndrome，OS）

两种或两种以上结缔组织病同时或先后出现的疾病状态。又称重叠结缔组织病（overlap connective tissue disease，OCTD）。有两种情况：一种是患者在同一时间内患有两种或两种以上结缔组织病；另一种是患者先后出现两种或两种以上结缔组织病。随着对此病深入地认识，此病范畴已由6种传统结缔组织病：系统性红斑狼疮（SLE），类风湿关节炎（RA），多发性肌炎/皮肌炎（PM/DM），进行性系统性硬化症（PSS）、结节性多动脉炎（PN）和风湿热（RF），扩展至结缔组织病及其近缘病，如贝赫切特综合征、干燥综合征、脂膜炎、韦氏肉芽肿与其他自身免疫性疾病的重叠，即广义的重叠结缔组织病。此病发生率约占结缔组织病的5%。

病因和发病机制　病因未明。一般认为，此病的发生发展与细胞免疫、体液免疫功能紊乱密切相关。在OS患者血清能找到相关结缔组织病免疫学异常的证据，如ANA阳性、抗dsDNA阳性、ENA抗体谱中的多项抗体阳性以及T细胞的异常等。重叠结缔组织病在一种疾病的过程中发生重叠的病例比一开始就重叠者多，说明因免疫机制紊乱而发生恶性循环使病情复杂化。与其他结缔组织病产生重叠的倾向相比，SLE和干燥综合征重叠的倾向更明显。

临床表现　由于此病是各种结缔组织病之间及其近缘病与其他自身免疫性疾病重叠，其临床表现和实验室异常取决于所重叠的结缔组织病病种，临床所见患者以系统性红斑狼疮、进行性系统性硬化症及多发性肌炎之间的重叠为主。①SLE与PSS重叠：患者开始常为典型的SLE表现，以后逐渐出现皮肤硬化、吞咽及张口困难、肺纤维化等表现，向PSS转变，在SLE与PSS重叠病例中，患者面部红斑发生率低，雷诺现象发生率高。②SLE与PM重叠：除SLE症状外，可以伴四肢近端肌无力、肌痛和压痛。③SLE与RA重叠：除SLE症状外，以类风湿结节、关节炎和关节畸形和强直多见。④SLE与PN重叠：除SLE症状外，还会出现沿血管分布的皮下结节、心肾损害、腹痛等。⑤PSS与PM/DM重叠：常有雷诺现象，四肢近端肌痛和肌无力，关节炎或关节痛，食管运动减慢，肺纤维化，硬皮病性皮肤改变局限于四肢，很少见到广泛累及。

实验室检查　不同结缔组织病的重叠，其实验室检查结果有其特异性。SLE与PSS重叠血清ANA阳性多且效价高，抗dsDNA抗体效价低。SLE与PM重叠血清ANA阳性，高免疫球蛋白血症，血清肌酶增高，24小时尿肌酸排出量增加。SLE与类风湿关节炎重叠血清RF阳性和高效价。SLE与PN重叠常伴有嗜酸性粒细胞增多，蛋白尿。PSS与PM/DM重叠血清抗Ku抗体、抗Scl70抗体和抗U1RNP抗体阳性，具有特征性。

诊断与鉴别诊断 患者同时或先后具有两种或两种以上结缔组织病及其近缘病的表现，并满足各自的诊断标准，即可诊断。应与混合性结缔组织病鉴别，两种疾病的相似点是均可存在硬皮病、红斑狼疮和皮肌炎等多种结缔组织病的某些症状和体征；不同点是混合性结缔组织病不符合任何一种独立疾病的诊断标准，以高效价的抗U1RNP抗体阳性、抗Sm抗体阴性为首要条件，OS则在某一阶段或病程中先后满足独立诊断两个及其以上结缔组织病的诊断标准。

治疗 依据重叠疾病的类型决定治疗方案，常采用糖皮质激素、免疫抑制剂、中药等治疗。

预后 OS比单一的结缔组织病治疗更困难，疗程也更长，预后与其重叠疾病的类型有关，6种传统结缔组织病之间重叠的患者预后差。

（曾凡钦）

hùnhéxìng jiédìzǔzhībìng

混合性结缔组织病（mixed connective tissue disease，MCTD）

有红斑狼疮、硬皮病、多发性肌炎/皮肌炎等混合临床表现伴高效价抗U1RNP抗体的结缔组织病。1972年首次提出一种新的自身免疫性结缔组织病，该病具有系统性红斑狼疮（SLE）、系统性硬皮病（SSc）、多发性肌炎/皮肌炎（PM/DM）及类风湿关节炎（RA）等疾病的混合临床表现，但又不符合其中任一种疾病的诊断标准，且患者血清中有极高效价的斑点型抗核抗体（ANA）和抗核糖体P蛋白抗体（抗rRNP抗体），通常肾损害较轻，糖皮质激素治疗效果较好。

病因和发病机制 病因尚不清楚，认为与遗传因素、免疫紊乱及环境因素有关。

遗传因素 主要组织相容性复合物多态性分析以及全基因组关联分析提示，患者HLA-DR4、HLA-DRS、HLA-DRW35、HLA-B7、HLA-DW1和HLA-DW55阳性的频率增高。

免疫紊乱 患者体内存在免疫学异常，包括RNP抗原修饰及其与其他RNA之间的相互作用，Toll样受体及其他内在的免疫受体信号途径使免疫细胞异常活化，B淋巴细胞过度活化，自身抗体如抗核抗体和抗核糖核蛋白抗体的产生，抑制性T细胞功能减低，Th1/Th2细胞平衡偏离，细胞因子网络异常等。

环境因素 有学者认为，病毒感染可通过分子模拟的方式诱发机体产生高效价的抗RNP抗体，尤其是其中68kD多肽是MCTD所特异的，推测其发病与反转录病毒感染相关；氯乙烯和二氧化硅也被认为与MCTD有关。

临床表现 发病无种族差异，女性发病远多于男性，男女之比为1∶16，年龄以20~30岁多见。患者可表现为各种结缔组织病（SLE、SSc、PM/DM或RA）的任何症状，早期常无特征性，而且易与其他风湿性疾病混淆。典型临床表现如下。

皮肤黏膜改变 2/3患者有腊肠样手指及手背肿胀，为此病的特征之一，局部皮肤绷紧、肥厚、失去弹性，不易捏起，50%以上患者可出现甲周缘毛细血管扩张，部分患者可表现为狼疮样颧部红斑和盘状红斑，或皮肌炎样上眼睑紫红斑、戈特龙征等。黏膜损害主要有颊黏膜溃疡、口腔干燥等。

雷诺现象 见于90%以上患者，可在其他症状前数个月或数年出现，或早期发生，约2/3的患者有食管蠕动低下。

关节和肌肉损害 多数患者有多发性关节炎或关节痛，关节畸形少见，最易受累的关节为掌指关节，影像学检查无严重的侵袭性病变，但部分患者可见关节边缘侵袭和关节破坏。MCTD伴发的炎症性肌病，在临床和组织学方面与PM相同，如近端肌群的压痛和无力，肌酶明显升高，肌电图为典型炎症性肌病改变，肌活检有肌纤维退化性变、血管周围和间质有浆细胞和淋巴细胞浸润。

心脏受累 心脏全层均可受累，表现为心包炎、心肌炎以及心内膜炎，以心包炎多见，心脏压塞少见。20%患者心电图和超声心动图异常，最常见的改变是心律失常、房室传导阻滞、充血性心衰等。

呼吸系统受累 肺部受累较常见，影像检查主要表现为胸膜炎、间质性肺炎和纤维化，早期无症状，晚期可出现咳嗽、呼吸困难。3/4患者肺功能受损，最常见的为一氧化碳的弥散功能障碍和肺活量降低。少数患者由于肺小动脉内膜增生或继发纤维化，可出现肺动脉高压，是此病最常见的死因。

消化系统受累 一般60%~80%患者可被累及，表现为食管蠕动减弱、食管扩张、食管反流及吞咽困难等。食管远端2/3处的蠕动幅度减低和食管上下两端括约肌压力降低是此病的特征，20%患者肝脾可有轻度到中度肿大，但肝功能严重异常者少见。

肾受累 25%患者有肾损害，多为膜性肾小球肾炎，也可引起肾病综合征，大多数患者没有症状，少数可出现肾性高血压危象。

神经系统受累 约占10%，

最常见的是三叉神经痛，也可表现为血管性头痛、无菌性脑膜炎、癫痫发作、器质性精神综合征、多发性周围神经病变、脑栓塞和脑出血等。

血液系统受累 可有贫血、白细胞减少、血小板减少，1/3的患者有淋巴结肿大。

辅助检查 可进行血液学检查及免疫学检查。

血液学检查 常有轻至中度贫血，偶有白细胞或血小板减少，红细胞沉降率加快及C反应蛋白增多，有肌炎的患者，肌酶升高。

免疫学检查 特征性的免疫学异常包括：①高效价的抗核抗体（ANA），多为斑点型；②高效价的抗RNP抗体（≥1∶4000）；③抗双链DNA（dsDNA）抗体和抗Sm抗体均阴性；④循环免疫复合物（CIC）增多，补体水平正常或偏高。其他免疫学异常包括大多数患者有高丙球蛋白血症，约半数的患者类风湿因子阳性，抗人球蛋白试验阳性。直接免疫荧光检查：从非曝光部位正常皮肤活检的直接免疫荧光检查显示表皮细胞核呈斑点型荧光模式，为IgG沉积，约1/3患者表皮真皮交界处有免疫球蛋白沉积，血管壁、肌纤维内可见IgG、IgM和补体沉积。

诊断与鉴别诊断 患者出现手部肿胀、腊肠样手指、肢端硬化和雷诺现象等临床表现时应初步诊断MCTD，结合高效价的抗RNP抗体等相关实验室检查即可确诊。诊断标准如下：①主要标准：严重肌炎；肺部受累：一氧化碳弥散功能<70%和（或）肺动脉高压和（或）肺活检显示增生性血管病变；雷诺现象或食管蠕动功能减低；手指肿胀或手指硬化；抗ENA抗体≥1∶10000（血凝法，主要指抗nRNP抗体）和抗U1RNP抗体阳性（免疫印迹法）和抗Sm抗体阴性。②次要标准：脱发；白细胞减少；贫血；血小板减少；心包炎；胸膜炎；颊部红斑；关节炎；轻度肌炎；手肿胀；三叉神经病变。肯定诊断：符合4条主要标准，抗U1RNP抗体≥1∶4000（血凝法）和抗Sm抗体阴性；可能诊断：符合3条主要标准，抗Sm抗体阴性，或符合2条主要标准和2条次要标准，抗U1RNP抗体>1∶1000（血凝法）；可疑诊断：符合3条主要标准，抗U1RNP抗体阴性，或2条主要标准抗U1RNP抗体>1∶100，或1条主要标准和3条次要标准，伴抗U1RNP抗体>1∶100。

需与以下疾病鉴别。①系统性红斑狼疮：患者常有典型盘状红斑、蝶形红斑、光敏感、口腔溃疡、脱发和肾脏病变等表现，血清学检查抗dsDNA抗体和抗Sm抗体阳性。②硬皮病：患者血清抗着丝点抗体及抗Scl-70抗体常阳性，抗nRNP抗体阳性率低，且为低效价，对皮质激素的治疗疗效较差。③皮肌炎/多发性肌炎：典型皮损为以上睑为中心的紫红斑，有戈特龙征（Gottron sign），近端肌无力，血清抗Jo-1抗体常阳性，缺乏高效价的斑点型ANA和抗nRNP抗体。④重叠综合征：患者需同时符合两种结缔组织病以上的诊断标准，且无高效价抗nRNP抗体。

治疗 尚无特异性治疗，其治疗的目标是控制症状和维持功能。治疗应针对损害部位，同时以SLE、DM/PM、SSc和RA的治疗原则为基础。非甾体抗炎药可用于缓解轻度疼痛、无侵袭性的关节炎的症状，金制剂、青霉胺用于治疗侵袭性关节炎，抗疟药治疗皮肤病变，雷诺现象及肺动脉高压可用血管扩张剂。小剂量的糖皮质激素能够有效控制患者的皮肤肿胀、关节炎、胸膜炎、发热、心包炎等症状，但对急性肌炎、心肌炎、血管炎、无菌性脑膜炎的患者，应给大剂量的糖皮质激素。为了促进症状缓解及减少激素用量，可使用免疫抑制剂，如环磷酰胺、甲氨蝶呤、环孢素、硫唑嘌呤、吗替麦考酚酯等均可选用，在使用上述药物时应定期查血常规、尿常规、肝肾功能，避免不良反应。对一些重症患者使用免疫球蛋白冲击治疗或血浆置换有一定疗效。

预后 累及肾及中枢神经系统的MCTD患者较少，多数经治疗病情明显改善，预后较好。此病10～12年的死亡率为16%～28%，出现肺动脉高压有时病情进展迅速，患者可在几周内死亡，其他死因主要包括充血性心力衰竭及合并感染。

（曾凡钦）

shìsuānxìng jīnmóyán

嗜酸性筋膜炎（eosinophilic fasciitis）

以筋膜弥漫性肿胀、硬化为临床特征组织学检验可发现深筋膜以淋巴细胞浸润为主的炎症。以四肢硬肿为主要表现，很少累及内脏，可伴外周血嗜酸性粒细胞增多。

病因和发病机制 病因尚不清楚。鉴于患者可有高丙种球蛋白血症，循环免疫复合物增高，低补体或同时伴发一些自身免疫性疾病，周围血和筋膜组织中有嗜酸性粒细胞增多，对皮质激素治疗有良好反应，认为其发病与免疫异常有关。发病前常有过度疲劳史，剧烈运动、外伤、受寒及呼吸道感染等亦可能为此病的诱因。

临床表现 此病以男性多发，男女比例约为2∶1，任何年龄均可发病，但以30~69岁者为多。好发于秋、冬季。皮损表现初为弥漫性水肿，继而硬化与下方组织紧贴。患处凹凸不平呈橘皮状外观，在大静脉或肌腱部位可呈明显条沟状凹陷，皮肤可捏起，皮肤纹理正常，部分患者伴不同程度色素沉着。有疼痛及压痛。好发于四肢，也可累及躯干，面部及指（趾）很少累及。25%患者出现炎症性关节炎（主要累及手、腕、膝关节）和腕管综合征，严重者出现挛缩畸形。雷诺现象、指尖溃疡、心肺、食管及血液学异常罕见。

辅助检查 外周血白细胞计数正常，大多数患者病程中有嗜酸性粒细胞明显增多。红细胞沉降率增快。高丙种球蛋白血症，常为IgG。少数患者类风湿因子及抗核抗体阳性。血清肌酶常正常。骨髓象有嗜酸性粒细胞增多。组织病理检查主要病变在筋膜，呈显著胶原纤维增生、变厚、硬化和纤维化，血管周围有灶性或小片状淋巴细胞、浆细胞和组织细胞，部分有不等数量的嗜酸性粒细胞浸润，可见毛细血管扩张和增生。直接免疫荧光见到真表皮连接处出现IgM沉积，深部真皮与皮下脂肪中的血管周围有IgM、C3沉积，深筋膜和骨骼肌间隔出现IgG、C3的沉积。

诊断与鉴别诊断 主要诊断依据为：发病前常有过度劳累史；急性发病；硬皮病样皮肤损害；外周血嗜酸性粒细胞显著增多；皮肤组织病理示深筋膜炎症伴嗜酸性粒细胞浸润，而表皮、真皮无明显改变。需要与下列疾病鉴别。①*硬皮病*：主要累及手部和面部皮肤，呈现腊肠样手指和假面具样脸，皮肤肿胀硬化不能捏起，皮肤正常纹理消失，雷诺现象常见，有多系统损害，组织病理损害位于表皮和真皮。②*硬肿病*：发病前常有急性感染病史，表现为皮肤广泛非凹陷性肿胀，一般由头、颈部开始，逐渐累及面部、躯干、四肢，组织病理变化为真皮增厚，胶原纤维肿胀，均质化，间隙增宽，充满酸性黏多糖基质。

治疗 糖皮质激素对早期患者有一定疗效。其他如阿司匹林等非甾体抗炎药可缓解关节或肌肉疼痛，羟氯喹亦可服用。根据病情青霉胺亦可选用以溶解组织纤维化。

预后 自然病程良性。大多数患者皮损自行消退或经糖皮质激素治疗后逐渐改善及消退。

预防 避免过度劳累、外伤、受寒等。对肢体关节挛缩病应加强锻炼和进行物理治疗等。

（曾凡钦）

kànglínzhī zōnghézhēng

抗磷脂综合征（antiphospholipid syndrome，APS） 以抗磷脂抗体持续升高、动静脉血栓形成、血小板减少及反复自发性流产为特征的多系统受累的疾病。又称抗磷脂抗体综合征、抗心磷脂综合征。此病分为原发和继发两型，原发型常无基础疾病，继发型常伴发于系统性红斑狼疮、类风湿关节炎等自身免疫性疾病。

病因和发病机制 抗磷脂抗体（AP）的产生是主要病因，抗磷脂抗体是针对含磷脂结构复合物的一组自身抗体，包括狼疮抗凝物（LA）、抗心磷脂抗体（ACA）、抗磷脂酸抗体（APA）和抗磷脂酰甘油抗体（APG）等。ACA和LA与血栓形成、流产相关，APA主要与血栓形成相关。发病机制尚不十分明确，有多种假说：①抗磷脂抗体的结合诱导了内皮细胞激活；②氧化剂介导的血管内皮损伤；③抗磷脂抗体干扰或调节参与凝血调节的磷脂结合蛋白的功能。抗磷脂抗体介导的血栓形成的机制包括干扰了内皮细胞产生和释放前列环素、与血小板膜磷脂相互作用影响了蛋白C和蛋白S途径以及血小板活化、干扰抗凝血酶Ⅲ的活性、干扰前激肽释放酶活化成激肽释放酶、影响内皮细胞血浆酶原活化因子释放或者影响β_2-糖蛋白Ⅰ或锚蛋白等保护蛋白的功能。

临床表现 累及多个系统。

皮肤损害 网状青斑最常见，是皮肤浅表血管阻塞回流不畅所致。皮肤溃疡也常见，以小腿溃疡多见，溃疡深、伴疼痛，可与坏疽性脓皮病相似。小动脉闭塞所致肢端缺血和坏死，严重者需要截肢。还可出现血栓性静脉炎，表现为下肢红斑、肿胀，其他皮肤表现包括弥漫性皮肤坏死、甲下裂片形出血、暴发性紫癜、恶性萎缩性丘疹病样皮损、贝赫切特病样皮损、雷诺现象和假性卡波西肉瘤等。

血栓形成 是此病最突出的临床特征，常反复发生，主要是深静脉栓塞，临床表现取决于受累血管的种类、部位和大小，表现为单一血管或多个血管受累。少数患者可在短期内广泛血栓形成，造成多器官功能障碍综合征而死亡，称为恶性血管阻塞综合征或恶性抗磷脂综合征。

流产 多为妊娠早期自发性流产，还可出现妊娠中晚期胎儿死亡、胎儿生长受限、HELLP（即溶血、肝酶升高和血小板减少）综合征等。

血液系统受累 表现为血小

板减少，从而发生出血和紫癜，多呈急性和周期性发作。

神经系统受累 主要是脑梗死，还可出现多发梗死性痴呆、癫痫、偏头痛、舞蹈病和脊髓病变等。

其他 心血管、胃肠道、肾、肺、眼、内分泌、生殖系统均可受累。

辅助检查 包括以下几种检查手段。

抗磷脂抗体检查 主要为狼疮抗凝物（LA）和抗心磷脂抗体（ACA）阳性。狼疮抗凝物检测的常用方法包括白陶土凝集时间（KCT）、稀释拉塞尔（Russell）山蝰蛇毒时间、活化部分凝血活酶时间（APTT）、血小板中和试验等。KCT是狼疮抗凝物筛选试验中较敏感的方法，对妊娠期的狼疮抗凝物检测有重要的意义。

抗心磷脂抗体检查多采用酶联免疫吸附试验（ELISA）方法，其阳性率比狼疮抗凝物阳性率高，在抗心磷脂抗体阳性时其他几种抗磷脂抗体也阳性，故常用抗心磷脂抗体检测代表抗磷脂抗体的检测。β_2-糖蛋白Ⅰ（β_2-GPI）抗体比抗心磷脂抗体更特异，与血栓的相关性比抗心磷脂抗体强，对诊断原发性APS的敏感性与抗心磷脂抗体相近。

组织病理 早期表现为典型的皮肤小血管非炎性血栓形成，同时可见血管增生、闭塞性动脉内膜炎、表皮坏死、出血和含铁血黄素沉积。晚期表现为坏死或损伤愈合后的炎症反应。直接免疫荧光可见真皮血管处颗粒状IgM和C3沉积。

超声检查 血管多普勒超声有助于外周动静脉血栓的诊断；M型超声、切面超声则有助于心瓣膜结构和赘生物的检测；B超还可监测妊娠中晚期胎盘功能和胎儿状况。

影像学检查 对血栓评估最有意义，动静脉血管造影可显示阻塞部位，MRI有助于明确血栓大小和梗死灶范围。

诊断与鉴别诊断 主要是排除诊断，排除各种相关及相似的疾病，然后根据临床及实验室的特点作出诊断，单从临床表现或实验室检查很难确诊APS。有中高效价ACA或LA阳性并有以下情况者应考虑APS的可能：①无法解释的动脉或静脉血栓；②发生在不常见部位的血栓（如肾或肾上腺）；③年轻人发生血栓；④反复发生血栓；⑤反复发作的血小板减少；⑥发生在妊娠中晚期的流产。静脉血栓需与蛋白C、蛋白S和抗凝血酶Ⅲ缺陷症、血栓性血小板减少性紫癜、纤溶异常、肾病综合征、阵发性夜间血红蛋白尿、贝赫切特综合征及与口服避孕药相关的血栓等疾病鉴别。动脉血栓需与高脂血症、糖尿病血管病变、血栓闭塞性脉管炎、血管炎、高血压等疾病相鉴别。需要注意的是，抗磷脂抗体的出现并不一定发生血栓，约12%的正常人中可以出现IgG或IgM类ACA抗体阳性。梅毒和艾滋病、莱姆病、传染性单核细胞增多症、结核等疾病分别有93%、39%、20%、20%的抗磷脂抗体阳性率。一些药物如酚噻嗪类药物、普鲁卡因胺、氯丙嗪、肼屈嗪、苯妥英钠、奎宁、普萘洛尔和口服避孕药也可以诱导出抗磷脂抗体。有一些恶性肿瘤如黑色素瘤、肾母细胞癌、肺癌、淋巴瘤和白血病等也可出现ACA或抗β_2-GPⅠ抗体阳性。

治疗 无临床症状者可不治疗或用小剂量阿司匹林，并注意可能引起血栓形成的因素，如停止吸烟、口服避孕药等。对有高效价的抗磷脂抗体的妊娠妇女、未发生血栓但有高凝倾向的患者和早期发生动脉粥样硬化的患者要预防性用药，常规使用小剂量阿司匹林可有效防止流产的发生。

原发性和继发性抗磷脂综合征患者血栓形成的长程抗凝治疗可联合使用华法林和阿司匹林，但应注意其副作用。对于未形成血栓的患者，治疗主要目标是抑制血栓形成，包括抗血小板、抗凝、促纤溶等。此病的基本病变不是血管炎，因此，原发性抗磷脂抗体综合征的治疗一般不使用皮质激素及其他免疫抑制剂，而继发性抗磷脂抗体综合征以治疗原发病为主。继发性抗磷脂综合征重症者可联用糖皮质激素治疗、免疫抑制剂及血浆置换。

此外，免疫球蛋白、羟氯喹、氨苯砜及鱼油衍生物均可试用，伴有复发性流产可用肝素加小剂量阿司匹林预防流产，华法林对胎儿有致畸作用，不能应用于治疗流产患者。低分子肝素不通过胎盘、极少引起出血，治疗中一般不需监测凝血指标，拥有广阔的使用前景。紫癜及坏死性溃疡可用小剂量阿司匹林与双嘧达莫。同时应注意抬高患肢、保暖、保持创面清洁。甲泼尼龙与肝素还可使肢端青斑消退。

恶性抗磷脂综合征病死率高达50%，应采用积极的联合治疗方案，可联合使用糖皮质激素、抗凝治疗、环磷酰胺、血浆置换和静脉滴注免疫球蛋白治疗，提高患者生存率，广泛静脉血栓者还可以考虑溶栓治疗，合理使用血浆置换可以明显改善血栓栓塞性血小板减少性紫癜的预后。

预后 在正规治疗的情况下，

抗磷脂综合征患者有29%再发血栓，4年病死率为15%。

（曾凡钦）

shìsuānxìng lìxìbāo zēngduō zōnghézhēng

嗜酸性粒细胞增多综合征

（hypereosinophilic syndrome，HES） 外周血和骨髓中嗜酸性粒细胞持续增多、组织中嗜酸性粒细胞浸润为特征的病谱性疾病。疾病的一端为病程良性的、仅累及皮肤的嗜酸性粒细胞增多性皮炎，无系统或器官受累，预后好，另一端为慢性嗜酸性粒细胞白血病或淋巴瘤，可累及多个系统、器官，并出现较严重的临床症状，甚至导致死亡，预后差。

病因和发病机制 病因不清，主要分为两个亚型即淋巴细胞型和骨髓增生型，发病机制分述如下。

淋巴细胞型嗜酸性粒细胞增多综合征 患者有异常的克隆性的淋巴细胞增殖，增殖的T细胞分泌Th2型细胞因子（IL-5、IL-4、IL-13）和胸腺和活化调节的趋化因子（TARC），它们进一步活化嗜酸性粒细胞，其释放毒性颗粒内容物，IL-2还可能通过增强血小板激活因子刺激嗜酸性粒细胞释放嗜酸性粒细胞颗粒蛋白发挥作用。淋巴细胞型HES患者中血清IgE升高并常伴有嗜酸性粒细胞增多，这可能与IL-4和IL-13有关。患者表现为瘙痒剧烈、湿疹、红皮病、荨麻疹、血管性水肿。

骨髓增生型嗜酸性粒细胞增多综合征 包括嗜酸性粒细胞白血病患者和具有*FIP1L1-PDGFRA*融合基因的患者，此融合基因是染色体4q12上800kb碱基缺失所致，是慢性嗜酸性粒细胞白血病的证据，此融合基因合成的蛋白质产物是一种活化的酪氨酸激酶，能够在体内和体外转化造血细胞。部分HES患者血清胰蛋白酶水平升高，骨髓活检见异形纺锤状肥大细胞增加，脾大、心内膜纤维化、心肌病和血清维生素B_{12}水平升高，有些还发生黏膜溃疡，但是，没有系统性肥大细胞增生症、组织的肥大细胞聚集和*c-KIT*突变等表现。

临床表现 HES可累及皮肤、心、肺、肝、肾和神经系统等，临床表现复杂多样，患者的症状和体征取决于嗜酸性粒细胞浸润累及的器官和系统。约53%患者出现皮肤损害，皮损一般分两类：①荨麻疹和血管性水肿；②红斑、丘疹和结节，包括水肿性红斑、弥漫性浸润性红斑、多形红斑、麻疹样红斑、红皮病等。皮损好发于躯干、四肢（图），还可以出现口咽或肛门外生殖器黏膜溃疡，与骨髓增生性嗜酸性粒细胞增多综合征有关。这部分患者若不治疗，多在出现黏膜溃疡后2年内死亡。其他皮肤表现包括离心性环状红斑样损害、网状紫癜、网状青斑和浅表性血栓性静脉炎。

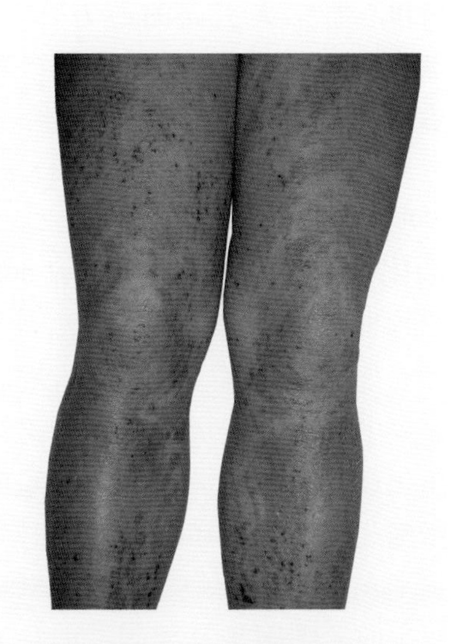

图 嗜酸性粒细胞增多综合征

注：双下肢红斑、丘疹

心血管系统可有心肌病变，充血性心力衰竭，此外，有心脏扩大、心律失常、高血压等，所以，嗜酸性粒细胞增多综合征患者需定期进行超声心动图检查。呼吸系统有咳嗽、胸痛、呼吸困难、哮喘，可闻及干湿啰音、哮鸣音，亦有胸腔积液及胸部X片有浸润阴影等。神经系统有昏迷、精神错乱等，也有视物模糊、言语不清、运动失调和周围神经炎等。此病可引起栓塞症状，当皮肤出现针状出血和（或）甲皱襞梗死，可能是血栓栓塞性疾病的早期表现。全身症状可有发热、疲倦、体重下降、水肿、关节肿痛、肌肉疼痛、肌无力等。尚可有腹痛、腹泻、肝脾肿大、全身浅表淋巴结肿大等。

淋巴细胞型HES的特点是可发生于任何年龄，主要见于成人，多表现为皮炎、红皮病、荨麻疹、血管性水肿，瘙痒剧烈，伴淋巴结肿大，很少出现心脏病变；骨髓增生型HES的特点是男性好发，*FIP1L1-PDGFRA*融合基因阳性，皮肤黏膜均可受累，黏膜溃疡见于侵袭性病程，多脏器损害，伴血清维生素B_{12}水平和血清胰蛋白酶水平增高，心力衰竭为主要死亡原因。

辅助检查 ①血常规：可有贫血，大多数患者末梢血白细胞增多，总数为$(10\sim30)\times10^9/L$，嗜酸性粒细胞增多达0.3~0.7（30%~70%），甚至达0.9（90%）。②骨髓穿刺：颗粒细胞增生，主要为嗜酸性粒细胞。③组织病理：皮损病理改变呈非特异性，且随取材皮损的不同而有所差异。风团样和丘疹样皮损示浅层和深层血管周围及间质内混合性炎症细胞浸润，其中有数量不等的嗜酸性粒细胞和散在的淋巴细胞、组织细胞，真皮内水肿尤见于风团样皮损，嗜酸性粒细胞并不总是很显著，部分患者真皮血管有微血栓，多见于网状紫癜和坏死性皮损的活检标本中。④其他：血清IgE增高，IgG、IgA、IgM、γ球蛋白、循环免疫复合物、补体亦可增高，类风湿因子和C反应蛋白可阳性。

诊断与鉴别诊断 诊断标准：①外周血持续性嗜酸性粒细胞增多，绝对计数超过1500/μl达6个月以上，若不足6个月应有器官受累的证据；②骨髓中嗜酸性粒细胞增多；③排除嗜酸性粒细胞增多的其他疾病，如寄生虫病、过敏性疾病等；④有系统受累证据。

需与下列疾病鉴别。①荨麻疹：皮疹表现为孤立荨麻疹性斑块，伴或不伴血管性水肿的HES患者的组织病理难与普通荨麻疹鉴别，需结合临床表现进行鉴别，如果出现多器官受累，支持HES的诊断。②寄生虫感染：病史中有可疑食物接触史，3次粪便虫卵和寄生虫检查为阳性，有些寄生虫感染的患者血清总IgE高于500IU/ml。③变应性肉芽肿性血管炎：皮损发生于头皮或四肢的丘疹、结节，以及从淤点到出血痂的出血性损害，同时发生中等大小动脉和静脉的血管炎，有血管外肉芽肿和嗜酸性粒细胞浸润，而HES无血管炎改变。

治疗 骨髓增生型嗜酸性粒细胞增多综合征患者可使用伊马替尼治疗。伊马替尼是2-苯胺嘧啶酪氨酸激酶抑制剂，通过结合于融合酪氨酸激酶ATP结合位点的氨基酸发挥作用，稳定灭活的非ATP结合型的*FIP1L1-PDGFRA*融合蛋白，阻止了融合蛋白自磷酸化和其他底物磷酸化，从而终止与嗜酸性粒细胞增殖和活化相关基因的信号级联。伊马替尼有效剂量从400mg/d到100mg/w或更低不等，有效剂量不同依赖于患者的敏感性和所给剂量抑制突变克隆的能力。

对于缺乏*FIP1L1-PDGFRA*融合基因的HES患者可以采用泼尼松治疗。大部分患者经治疗后外周血嗜酸性粒细胞计数恢复正常，不能以糖皮质激素治疗的患者也可尝试伊马替尼治疗。干扰素-α [$(12.6\sim50.4)\times10^6$U/w] 对骨髓增生型和淋巴细胞型均有效，其作用机制可能是通过骨髓抑制，但也可能包括改变细胞因子微环境（包括降低IL-5水平）进而影响Th2细胞。

预后 5年存活率为80%，除嗜酸性粒细胞性白血病外，多数患者呈慢性进行性经过，其中淋巴细胞型HES常为良性过程，而且T细胞克隆能保持稳定多年，但是，$CD3^-CD4^+$T细胞和其他克隆性T细胞可以发生转化，并发展为淋巴瘤，因此，该型患者需要被看作癌前或恶性T细胞淋巴瘤并密切观察。此病的死亡原因主要为嗜酸性粒细胞增多性心肌病和心脏扩大引起的心力衰竭，以及肝肾功能障碍。糖皮质激素单一治疗失败的患者预后不佳。

（曾凡钦）

jiǎohuàxìng pífūbìng

角化性皮肤病

角化性皮肤病（disorders of cornification） 以皮肤角化异常为主要表现的皮肤病。角化是指皮肤表皮中角蛋白形成的过程。正常角化过程由表皮最下层的基底层细胞先后变为多角形的棘细胞、扁平含有嗜碱性颗粒的颗粒细胞、扁平的无细胞核及细胞器的角质细胞。表皮的分化过程是一组细胞复杂的转化过程，受多方面因素的控制，很容易受各种因素干扰而引起疾病。角化异常包括角化不全、角化不良和角化过度，角化性疾病即指角化异常为主要表现的一组疾病，其病因和发病机制不尽相同，大部分疾病的发病与遗传有关，如毛囊角化病、汗孔角化症、掌跖角化病、进行性指掌角皮症、持久性豆状角化过度病、剥脱性角质松解症、边缘丘疹性肢端角皮病、变异性红斑角化病、多发性微指状角化过度症、扁平苔藓样角化病、幼年跖部皮病。副肿瘤性肢端角化症是内脏肿瘤的皮肤表现，砷角化病则由于身体异常摄入砷过多。

（郑　捷）

máonáng jiǎohuàbìng

毛囊角化病

毛囊角化病（keratosis follicularis） 以好发于脂溢部位持久存在的角化性丘疹为特征的疾病。是一种常染色体显性遗传性疾病，病理特征为基底层上的棘层松解伴有角化不良细胞，又称达里埃病（Darier disease）。散发病例并不少见。据丹麦资料发病率在1/10万。

病因和发病机制 病因是染色体12q24.1上的*ATP2A2*基因发生突变，这个基因编码内质网上的钙腺苷三磷酸酶2（*SERCA2*），它的生理功能是维持内质网高钙浓度。*SERCA2*有两个亚型，*SERCA2a*表达于心肌和平滑肌，*SERCA2b*广泛表达，包括表皮。毛囊角化病主要是*SERCA2b*发生突变（无义突变、插入/缺失突变）导致单倍型不足，影响*SERCA2b*的功能。基因突变如何导致毛囊角化病的机制还没得到完全阐明。内质网的高钙浓度对于维持角质形成细胞的正常功能至关重要，包括桥粒结构的形成和细胞对应激的正常反应，前者可能解释了毛囊角化病的棘层松解，后者则能解释患者角质形成细胞在接受刺激后更容易凋亡形成角化不良细胞。

临床表现 基本皮损是皮色至褐色坚实粗糙丘疹，脂溢部位如躯干、面部特别是发际是好发部位。皮疹可以融合成疣状斑块（图），皮肤皱褶部位皮损常伴有恶臭。甲损害表现为白色或红色的甲纵行条带，条带远端甲游离缘可以出现小结。掌跖部可出现点状凹陷或丝状角化。黏膜损害少见，口腔黏膜出现鹅卵石样或带有脐凹的丘疹，可以融合成片，类似于黏膜白斑。除脂溢部位的经典角化性丘疹以外，可以出现一些少见的临床表现，如单纯累及甲或者黏膜的损害，水疱大疱性损害，痤疮样损害，手足的出血性斑疹，这些损害在病理上都表现为典型的毛囊角化病。棘层松解角化不良性表皮痣被认为是毛囊角化病的痣样亚型，在皮损部位可以检测到 *SERCA2* 突变，正常部位则没有突变，这提示体细胞突变形成的嵌合现象，若同样的突变发生在生殖细胞，则该

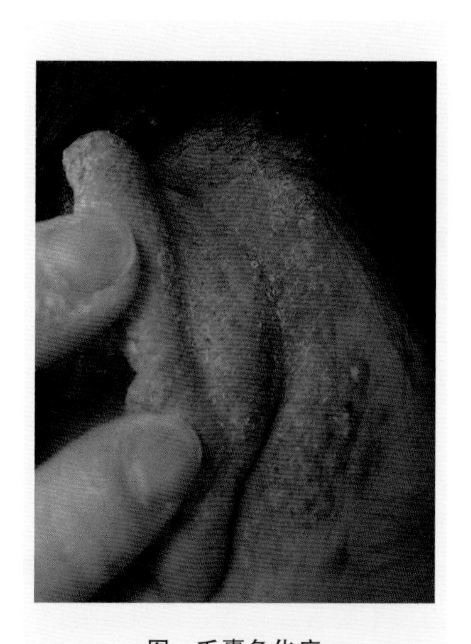

图 毛囊角化病

注：耳后的角化性丘疹融合成斑块

病可能遗传给后代。

皮疹常在进入青春期后才变得较为明显。日晒后皮疹常加重。有报道外用糖皮质激素后皮疹加重。患者的一般健康状况不受影响。患者更易发生皮肤感染，包括单纯疱疹病毒感染导致卡波西水痘样疹，化脓性感染。毛囊角化病可以导致腮腺导管狭窄从而产生腮腺肿大。大部分患者的智力水平正常，但也有少数患者有轻度的学习障碍。发生癫痫的概率升高。尽管 *SERCA2* 单倍型不足的转基因鼠会出现心功能不全、鳞状细胞癌发病率升高，但在人类患者中并未发现心功能不全概率升高。继发于毛囊角化病的鳞状细胞癌偶有报道，但尚无流行病学资料证实毛囊角化病患者中鳞状细胞癌的发病率有升高。

辅助检查 组织病理特征包括基底层上的棘层松解和角化不良细胞形成。棘层松解一般比较局限，在基底层上形成裂隙，很少形成大疱。角化不良表现为圆体和谷粒，圆体通常在颗粒层最显著，中央为深染的核，周围绕以空晕，外周有膜状物包绕；谷粒常位于角质层，细胞呈椭圆形，胞质固缩红染，可残留梭形核。

诊断与鉴别诊断 诊断主要依赖青春期发病、临床表现为脂溢部位的角化性丘疹以及病理表现为基底层上棘层松解和角化不良细胞。早期的毛囊角化病可能与痤疮和脂溢性皮炎混淆，仔细寻找疣状丘疹可以帮助毛囊角化病的诊断。皱褶部位的毛囊角化病和家族性慢性良性天疱疮在临床和组织学上都有一定重叠，但毛囊角化病在其他部位一般还有典型损害，发病年龄一般也更早。黑棘皮病局限于皮肤皱褶处，缺乏疣状丘疹。融合性网状乳头瘤病的皮疹更扁平，网状分布于胸腹部，很少在躯干以外的部位出现损害。

治疗 大部分患者只需要基本的清洁、避免日晒和外用润肤霜。外用维 A 酸类药物通常有效。继发感染可以外用消毒剂或者抗生素。严重的患者可口服维 A 酸类药物，阿维 A 和异维 A 酸都有效。伴严重的炎性损害的患者可试用口服环孢素。皮肤磨削和激光治疗可用于治疗局限性损害。有报道光动力治疗或外用氟尿嘧啶治疗此病有效。

（郑 捷）

hànkǒng jiǎohuàbìng

汗孔角化病（porokeratosis） 发生在汗孔周围以边缘堤状隆起的丘疹或斑块为特征的疾病。皮损边缘可逐渐向外扩大。

病因和发病机制 仍不明确。在中国的播散性浅表性光线性汗孔角化病家系的研究中，发现甲羟戊酸激酶基因突变与此病发病有关。有研究显示，在汗孔角化病皮损部位的角质形成细胞存在染色体异常。

临床表现 表现为单发或者少数几个较大的斑块，边缘角化，隆起，纤细，中央可以萎缩，也可以角化。斑块可以向外扩展，直径达数厘米。皮疹好发于肢端，但也可发生于面部、生殖器部位以及黏膜部位。可以呈常染色体显性遗传，一般幼年发病，也可散发。可分为不同的亚型。①播散型汗孔角化病。还可分为 3 种类型。播散性浅表性光线性汗孔角化病：最常见的一种类型，多成年发病，日光暴露部位好发，表现为多发的浅褐环状斑疹，边缘纤细、隆起。并无证据支持这种类型的汗孔角化病和皮肤肿瘤相关。伴免疫抑制的播散性浅表

性汗孔角化病：见于免疫抑制患者，如器官移植和艾滋病患者，他们的皮疹类似于播散性浅表性光线性汗孔角化症，但是和日光暴露史并无相关性。儿童播散性浅表性汗孔角化病：多在 5~10 岁开始发病，可以是常染色体显性遗传，也可以散发。但如此分型的必要性仍有争议。②巨大汗孔角化病。直径大于 20cm 的汗孔角化症，最常见于足部。是最容易发生恶变的亚型。③掌跖汗孔角化病。发生于掌跖部位的环状损害，边缘隆起，活检可见鸡眼样板层。④线状汗孔角化病。常在儿童期发病，表现为沿 Blaschko 线分布的典型汗孔角化症皮损。这种类型的损害有恶变甚至转移的报道。

辅助检查 组织病理检查特征是皮疹的角化性边缘，病理上表现为柱状角化不全（鸡眼样板层），其下表皮可以出现海绵水肿，核固缩，真皮浅层少量淋巴细胞浸润。病变部位和汗孔并无必然联系。

诊断 根据边缘堤状隆起的临床特征和病理上的鸡眼样板层，诊断一般不困难。

治疗 大部分播散浅表性汗孔角化症患者不需治疗。如果需要治疗，可以选择冷冻、二氧化碳激光、脉冲染料激光和光动力治疗。外用角质剥脱剂疗效一般。有报道外用氟尿嘧啶、咪喹莫特及口服维 A 酸类药物都有效。

（郑　捷　赵肖庆）

zhǎngzhí jiǎohuàbìng

掌跖角化病（palmoplantar keratoderm） 以掌跖表皮过度增厚为主要临床表现的疾病。包括遗传性掌跖角化病和获得性掌跖角化病。获得性掌跖角化病如绝经期角化病及掌纹点状角化病等属于原因不明的疾病，而*银屑病*、慢性湿疹、*毛发红糠疹*等疾病也可以出现掌跖角化的表现。此条主要叙述遗传性掌跖角化性疾病，通常根据其临床特点和遗传方式进行分类。这类疾病发病机制复杂，多数是散发病例，临床表现可以仅仅有外胚叶发育异常，也可以合并其他系统异常，部分患者可以合并心肌病、听力异常、神经病变或者神经系统发育缺陷以及食管癌等。掌跖角化病临床表现可分为弥漫性、局限性和点状，它们之间可能并不存在绝对的分界。

弥漫性掌跖角化病（diffuse palmoplantar keratoderma） 常染色体显性遗传，即 Thost-Unna 角化病，与发病相关的基因包括角蛋白 1，角蛋白 9，角蛋白 16，桥粒芯蛋白 1 以及斑珠蛋白等。特征为掌跖部对称性、弥漫、边缘清楚角化过度掌跖增厚。从出生后数月开始出现弥漫性掌跖角化，一般不累及手足背侧。足部表现先于手掌病变，掌跖可以单独受累或同时受累，有时膝肘伸侧可有角化皮疹。甲可有增厚但不出现萎缩。可伴有多汗和继发真菌感染。毛发和牙齿一般不累及。组织病理特点是角化过度，颗粒层正常或增厚，棘层轻度肥厚，无表皮松解，真皮血管周围少量炎性浸润。外用角质松解剂比如水杨酸、苯甲酸有效，口服维 A 酸类药物有效，但是严重的脱屑容易使皮肤过于敏感。

表皮松解性掌跖角化病 又称沃尔纳（Vörner）角化病，常染色体显性遗传，基因突变主要发生在角蛋白 9，见于一半以上的患者，也有一部分为角蛋白 1 基因突变。临床上表现为从出生后数月即出现弥漫性对称分布的掌跖角化，不累及背侧，分界清楚，角化斑块周边可见红斑损害。可以伴有指节垫和甲损害。很少出现水疱。毛发和牙齿一般不累及。组织病理表现为表皮松解性角化过度，表皮松解一般发生于颗粒层和棘层上部；电镜下可见张力丝的聚集。口服维 A 酸类药物有效，但严重的脱屑常阻碍其应用。有报道外用钙泊三醇治疗有效。

硬化萎缩综合征 又称于里耶综合征（Huriez syndrome），常染色体显性遗传，有学者将致病基因定位于 4q28~q31，表现为出生时的弥漫性掌跖角化，伴指趾硬化和四肢皮肤萎缩硬化。

先天性掌跖角化病 又称梅勒达病（Mal de Meleda），常染色体隐性遗传，编码 SLURP-1（一种乙酰胆碱受体类似物）的 ARS-8 基因突变有关。多见于地中海地区近亲结婚者的后代。表现为弥漫性手套、袜套样肢端角化，角化斑延伸及手足背边缘和腕部，外观黄蜡状，局部多汗浸渍，常合并真菌感染。可见指节垫、口角炎、肢端缩紧带与瘢痕萎缩（假阿洪），多数甲萎缩，可伴有脑电图异常。

西贝特（Sybert）掌跖角皮症 又称格赖特（Greither）掌跖角皮症，常染色体显性遗传，儿童期发病，表现为对称分布的手套袜套样肢端角化，渐累及肘膝，伴有假阿洪。

奥姆斯特德（Olmsted）综合征 致病基因为瞬时受体电位通道 TRPV3。大部分为散发，表现为儿童期早发的弥漫性掌跖角化，伴有指趾屈曲畸形，自发断指，口周肛周角化性斑块，毛发、牙齿、甲脱落，耳聋，角膜瘢痕。

局限性掌跖角皮症 又称斑状掌跖角皮症、钱币状掌跖角皮

症，在掌跖受压部位增厚比较显著。遗传性疼痛性胼胝：体积较大的足底胼胝都可疼痛，因此遗传性疼痛性胼胝可能并不是一个特异的疾病，可以见于各种局限性掌跖角皮症。

条状掌跖角皮症 与局限性掌跖角皮症有所重叠，但是皮疹呈纵行条状分布；是局限性掌跖角皮症的一个亚型。为常染色体显性遗传，大部分患者有桥粒芯糖蛋白1或桥粒斑蛋白1的突变。自幼起病，主要在足底受压部位出现角化过度。手工劳作者可在双手指掌侧出现条状角化过度。肘膝可有不同程度的受累。部分患者合并扩张性心脏病变和羊毛状发［卡瓦哈尔（Carvajal）综合征］，是桥粒斑蛋白缺陷所致。

点状掌跖角皮症 常染色体显性遗传，一般20～30岁发病，掌跖多发针尖大小角化性丘疹，部分在受压部位融合形成胼胝。表现为多个圆形的角化性丘疹，边界清楚，皮疹分布不局限于受压部位。

其他有局限性掌跖角皮症的综合征 Ⅰ型先天性厚甲：常染色体显性遗传，足底受压部位过度角化，楔形甲，口腔黏膜过度角化。Ⅱ型先天性厚甲：常染色体显性遗传，足底受压部位过度角化，楔形甲，多发表皮囊肿和脂囊瘤，羊毛状发。帕皮永-勒菲弗（Papillon-Lefèvre）综合征为常染色体隐性遗传，局限性掌跖角化伴局部点状角化，牙周炎。眼皮肤酪氨酸血症：常染色体隐性遗传，酪氨酸氨基转移酶缺陷，局限性掌跖角化，角膜溃疡，进行性精神障碍。福温克尔（Vohwinkel）综合征：常染色体显性遗传，蜂窝状掌跖角化，手背海星状角化，趾指屈曲畸形，假阿洪，自发断指，神经性耳聋。

（郑　捷）

jìnxíngxìng zhǐ-zhǎng jiǎopízhèng

进行性指掌角皮症（keratodermia tylodes palmaris progressiva）

因长期反复清洗导致手掌皮肤干燥、皲裂、浅表性脱屑的皮肤病。又名家庭主妇皮炎，缺脂性手部湿疹。此病并非真正的角化性疾病。手背也可受累。皲裂常在手指活动时疼痛。没有渗出、结痂。根据反复洗涤的病史和累及双手的干燥、皲裂、脱屑，一般不难诊断。缺乏渗出结痂病史可与经典湿疹鉴别。手部银屑病边界一般较清楚，鳞屑更厚，可与之鉴别。避免经常洗涤，但这对家庭主妇和清洁工并不现实。建议患者戴手套洗涤，部分患者对橡胶手套有接触性过敏，可选择带有棉布内衬的手套。另外，冬季户外劳作时即使不接触水，也鼓励戴手套，避免皮肤直接暴露于寒冷干燥空气，也能减少劳作中的微小创伤。使用润肤露能减轻皮肤干燥、皲裂，缓解皲裂带来的活动障碍。瘙痒明显患者可外用糖皮质激素或免疫调节剂。

（郑　捷　赵肖庆）

fùzhǒngliúxìng zhīduān jiǎohuàzhèng

副肿瘤性肢端角化症（acrokeratosis paraneoplastica） 以累及耳郭、鼻、肢端的丘疹鳞屑性损害和角化过度性损害为主的疾病。是较为罕见的副肿瘤皮肤病，常伴发于膈以上的消化道和呼吸道鳞状细胞癌，病因不明。多见于40岁以上男性。伴发肿瘤中口咽癌、喉癌和颈部转移性鳞状细胞癌占60%以上，其次为肺癌和食管癌。皮疹可分为3个阶段。第一阶段皮疹为累及耳郭、鼻、指、趾（特别是远端）的红斑，边界不清，可有结痂、鳞屑，类似非特异皮炎。大部分皮疹无自觉症状，少部分患者有瘙痒。最早的甲病变为甲沟炎。此阶段肿瘤一般隐匿，平均11个月之后才能发现。第二阶段皮疹增多，颊部出现特征性带鳞屑的红色斑块；掌跖角化过度，一般不累及中央部位，可导致皲裂疼痛；甲病变多样，可变黄、增厚、甲松离、甲纵嵴和横嵴。面部皮疹类似于脂溢性皮炎，而肢端皮疹角化更显著，类似银屑病。此阶段肿瘤多有局部侵犯和转移。第三阶段皮疹更为泛发，除了前述皮疹以外，躯干、膝肘、手足背侧出现丘疹鳞屑。手足甚至可以出现水疱。此阶段常常是肿瘤未得到治疗或治疗失败。

组织病理检查不具特异性。可有角化过度，角化不全，真皮浅层的炎性浸润。找到潜在恶性肿瘤是诊断的必备条件，再根据典型的面部、肢端分布模式，红斑鳞屑和掌跖角化的皮疹以及甲损害，一般不难诊断。主要需与银屑病鉴别。最有鉴别意义的是累及耳郭和鼻尖的损害。另外，这些皮疹对常规治疗手段常常比较抵抗。

最重要的治疗手段是治疗潜在的恶性肿瘤，潜在恶性肿瘤切除后皮疹常能缓解，反之，皮疹复发或加重常提示肿瘤复发。肿瘤无法切除和治疗时，可口服维A酸药物。补骨脂素联合长波紫外线照射治疗、外用水杨酸、糖皮质激素治疗都有报道。

（郑　捷　赵肖庆）

chíjiǔxìng dòuzhuàng jiǎohuàguòdùbìng

持久性豆状角化过度病（hyperkeratosis lenticularis perstans） 发生于足背和四肢的以形如凸镜面或扁豆状的过度角化

为特征的疾病。为好发于双下肢的遗传性角化性皮肤病，又称弗莱格尔病（Flegel disease）。常染色体显性遗传，具体致病基因尚不明。30～40 岁起病。皮疹主要分布于在小腿，可播散至双上肢和耳部，为 2～4mm 角化性丘疹，边界清楚。角化性鳞屑可脱落，基底红色，无渗出。可伴瘙痒。组织病理检查表现为角化过度，灶性角化不全，棘层可肥厚或萎缩，真皮浅层的单个核细胞浸润。主要根据特征性临床表现诊断。治疗较困难，冷冻、糖皮质激素、维 A 酸类药物治疗效果均不佳。

（郑　捷　赵肖庆）

shēnjiǎohuàbìng

砷角化病（arsenical keratosis）

砷剂所致角化性疾病。特征性地分布于掌跖部位。慢性砷中毒是砷角化病的病因，随着砷中毒增多，砷角化的发病率升高。皮疹先出现于掌跖部位，起始较小，类似鸡眼。皮疹可逐渐增大，累及指及手背。如出现浸润、炎症明显甚至溃疡，需要警惕恶变。砷角化可伴鲍恩病和基底细胞癌。组织病理检查显示表皮有不同程度的异型，从轻度的异型到类似鲍恩病的表皮全层异型。诊断主要根据砷接触史和特征性临床表现诊断。需与其他累及手掌的点状角化的皮肤病鉴别，包括播散性点状角皮病。最有鉴别意义的累及耳郭和鼻尖的损害。另外，这些皮疹对常规治疗手段常常比较抵抗，对冷冻治疗、糖皮质激素、维 A 酸类药物反应均不佳。

（郑　捷　赵肖庆）

bōtuōxìng jiǎozhìsōngjiězhèng

剥脱性角质松解症（exfoliative keratolysis）

掌跖部角质层表浅性非炎症性脱屑的疾病。又称获得性手掌脱屑。病因不明，真菌和细菌检查均阴性。有学者认为它是一种较轻的汗疱疹的亚型。夏季多发，好发于青年。皮疹位于手掌，起始较小，类似于破溃的小水疱，表现为环状的脱屑（图）。鳞屑较薄，易脱落，基底无明显炎症，一般无自觉症状。皮疹可逐渐增大。通常在 2～3 周自愈，易反复发作。根据手掌表浅性非炎症性脱屑的临床特点不难诊断。需与手癣鉴别，手癣常为单侧性，炎症一般较剥脱性角质松解症明显，真菌镜检可以鉴别。通常无需治疗，脱屑显著者可外用润肤剂。

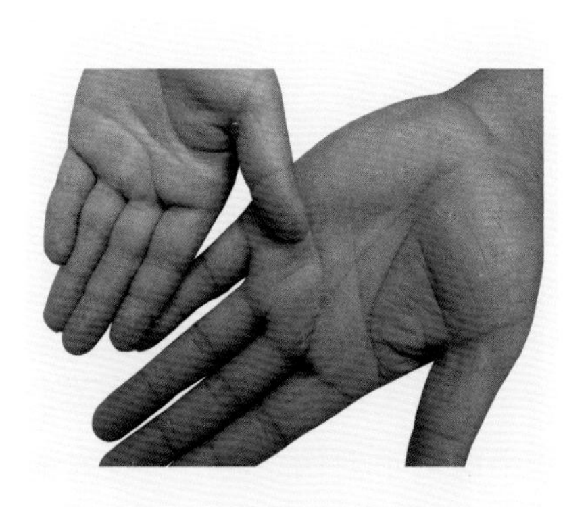

图　剥脱性角质松解症

注：双手水疱破裂后细薄鳞屑

（郑　捷　赵肖庆）

biānyuánqiūzhěnxìng zhīduān jiǎopíbìng

边缘丘疹性肢端角皮病（marginal papular acrokeratoderma）

以发生在手足边缘的凹陷性角化性丘疹为特征的一组表现交错重叠的疾病。又称肢端角化性弹性组织角化病、局灶性肢端角化病、镶嵌性肢端角化病、手足胶原斑等。尽管有较多命名，这些疾病可能都是属于一个相同的疾病进程。传统上，病理检查有弹性纤维病变的命名为肢端角化性弹性组织角化病，没有弹性纤维病变的命名为局灶性肢端角化病。部分病人表现为常染色体显性遗传，具体突变基因不明，部分患者散发。肢端角化性弹性组织角化病发病于儿童与青春期，特征性表现为掌跖侧缘、腕部线状分布黄色疣状角化性丘疹，带有脐凹，无自觉症状。局灶性肢端角化病临床表现与肢端角化性弹性组织角化病相似，但是无弹力组织破裂。镶嵌性肢端角化病特征表现为沿足背和下肢远端伸侧镶嵌型角栓，可有掌跖角化。手足胶原斑发生于年龄较大的光损伤部位，在拇指、第一指间和示指侧缘有对称性黄色角化性或平滑的丘疹和斑块。

肢端角化性弹性组织角化病组织病理特征显示角化过度，棘层增厚，呈火山口样外观。真皮层弹性纤维稀疏断裂、胶原纤维排列紊乱。局灶性肢端角化病的弹力纤维正常，其他表现与肢端角化性弹性组织角化病类似。手足胶原斑表皮角化过度、棘层增厚、胶原增粗，弹力纤维断裂。根据掌跖侧缘的线状分布凹陷性角化性丘疹可以诊断。治疗外用维 A 酸类药物。

（郑　捷　赵肖庆）

biànyìxìng hóngbān jiǎohuàbìng

变异性红斑角化病（variable erythrokeratoderma）

以角化性斑块和快速变化的地图状红斑为主要特征的遗传性角化性皮肤病。婴儿期起病。多数为常染色体显性遗传，少数家系呈隐性遗传。突变基因为位于 1p34～p35.1 的 *GJB3* 或者 *GJB4*，前者编码缝隙连接蛋白 31，后者编码连接蛋白 30.3，都是构成缝隙连接的重要蛋白质。缝隙连接对于细胞之间的信号传导、生长控制、对外界刺激的协同反应至关重要。*GJB3* 的另外一些突变会造成神经性耳聋和外周神经病变。

临床表现有较大变异。主要有两种基本损害。一种为相对固定的角化过度性红色斑块，边界清楚，形态怪异。另一种损害是环形和多环形红斑，可发生于任何部位，外伤、温度变化可诱发这些红斑，在数小时就可发生形态变化。红斑可以持续数天，可在原地消退或者渐渐扩大，边缘脱屑。掌跖损害以脱屑为主，但也有患者表现出越界性掌跖角化症。皮疹持续终身，青春期可有所缓解，妊娠期间加重，口服避孕药也可加重。组织病理检查为非特异改变。角化过度，棘层肥厚，乳头瘤样增生。

根据自幼起病、角化过度性斑块和变化迅速的红斑可以诊断。注意与以下疾病鉴别。①银屑病：一般很少自幼起病，缺乏变化迅速的红斑。②内瑟顿综合征（Netherton syndrome）：可有多环形红斑、脱屑，但还有头发病变和过敏体质。

口服阿维A是首选药物，异维A酸也有效。补骨脂素联合长波紫外线照射治疗（PUVA）也有治疗成功的报道。瘙痒性红斑可口服抗组胺药物。

（郑　捷　赵肖庆）

duōfāxìng wēizhǐzhuàng jiǎohuà guòdùzhèng

多发性微指状角化过度症（multiple minute digitate hyperkeratosis） 以多发性细小丝状角化为特征的角化性皮肤病。病因不明。有散发病例报道，亦有常染色体显性遗传的家系。诱发因素可有药物，肿瘤（以血液系统肿瘤居多），X线照射。发病年龄不一。好发部位为胸、肩、上臂、股。基本损害为直径数毫米的皮色角化性丘疹，伴直径1~2mm的丝状角化，无自觉症状。组织病理表现为柱状正角化过度，棘层可略肥厚。根据多发细小丝状角化的临床表现可以诊断。外用尿素、水杨酸制剂、维A酸类药物治疗。

（郑　捷　赵肖庆）

biǎnpíngtáixiǎnyàng jiǎohuàbìng

扁平苔藓样角化病（lichen planus-like keratosis） 有苔藓样组织学改变的良性角化性皮肤病。又称苔藓样角化病，良性苔藓样角化病。病因不明。可能是某些良性表皮病变如日光性雀斑样痣、脂溢性角化、大细胞棘皮瘤等的炎症期。好发于中老年人的日光暴露部位。多为单发，表现为边界清楚的角化性斑块，红色至暗红色，部分有色素不均，可伴鳞屑，自觉症状不一。周围可伴日光性雀斑样痣、脂溢性角化。

组织病理检查见角化过度，棘层增厚，基底细胞液化变性，散在角化不良细胞。真皮浅层带状淋巴细胞浸润，浸润可至浅层血管丛周围。真皮浅层常有日光弹性纤维变性。结合曝光部位单发的角化性斑块的临床表现和苔藓样组织病理学改变可以诊断。主要需与扁平苔藓鉴别，扁平苔藓发病年龄较早，皮疹多发，紫红色扁平丘疹为主，瘙痒常较明显，周围不常伴有日光性雀斑样痣、脂溢性角化。还需与鲍恩病、浅表型基底细胞癌（见基底细胞癌）、脂溢性角化病鉴别。液氮冷冻、电灼和手术切除均可治疗。

（郑　捷　赵肖庆）

yòunián zhǐbù píbìng

幼年跖部皮病（juvenile plantare dermatosis） 累及青少年足底前部以干燥皲裂红斑为特点的皮炎。病因不明。可能与比较密闭的鞋袜有关。另外，较多的运动和足汗也可能加重疾病。过敏体质和此病的关联尚不明确。好发于3~14岁的青少年，男性略多。足底前部承重部位是好发部位，趾间一般不受累。表现为承重部位的片状红斑，发亮，伴皲裂，疼痛。组织病理显示表皮轻度海绵水肿。主要根据临床特征诊断。需与足癣、接触性皮炎鉴别。多数患者可自行消退，少数患者疾病可持续至成年。建议穿透气的鞋袜。疼痛严重患者可卧床休息。尿素霜可能有效。

（郑　捷　赵肖庆）

pífū xuèguǎnxìng jíbìng

皮肤血管性疾病（cutaneous vascular diseases） 累及皮肤血管管壁、有血管损伤和异常的疾病。最主要的是血管炎，损伤可局限于皮肤，但在多种情况下是作为其他器官受累系统性疾病的表现。引起血管炎的病因复杂，可因各种感染、自身免疫性炎症、药物性以及肿瘤等引起，成为这类系统性疾病的皮肤表现，也有相当一部分患者病因不明而被归类为“特发性”。发病机制尚未完全明了，可能与变态反应（主要是Ⅲ型与Ⅳ型变态反应）有关。

临床表现与受累血管的大小、范围、炎症反应程度有关，毛细血管和细小血管炎主要表现为紫癜、水肿性红斑、坏死性小丘疹、水疱、血疱和小结节等；中等或较大血管炎表现为结节、坏死和溃疡等；血管炎可局限于皮肤，亦可同时累及其他系统（如关节、肾、肺、胃肠和神经系统等）；可伴发热、乏力等全身症状。

全身所有的血管从最小的毛细血管到细血管、小血管、中血管和大血管（包括动脉和静脉）均可以发生血管炎。分类方法比较复杂且不断变化，随着人们对病因和发病机制认识的深入而更加准确。比较公认的是在病变血管大小的基础上结合病因、发病机制、临床与组织病理学特点如细胞浸润类型及有无肉芽肿形成，进行如下分类。①皮肤小血管炎：变应性皮肤血管炎，过敏性紫癜，贝赫切特综合征，婴儿急性出血性水肿，荨麻疹性血管炎，混合型冷球蛋白血症，高球蛋白血症性紫癜，结缔组织病相关血管炎，类风湿结节合并血管炎，高 IgD 综合征，家族性地中海热，持久性隆起性红斑，急性痘疮样苔藓样糠疹，淋巴瘤样肉芽肿病，面部肉芽肿，麻风反应，细菌性血管炎等。②中等血管坏死性血管炎：如结节性多动脉炎，包括良性皮肤型和系统性两种，肉芽肿性血管炎，包括韦氏肉芽肿病和变应性肉芽肿病等。③大血管炎：包括巨细胞动脉炎和高安动脉炎等。

（高兴华）

biànyìngxìng pífū xuèguǎnyán

变应性皮肤血管炎（allergic cutaneous vasculitis）

主要累及毛细血管、微静脉、微动脉的小血管坏死性（白细胞碎裂性）血管炎。是皮肤科最常见的血管炎。儿童和成人均可累及，以青年女性多见。临床特点包括下肢斑丘疹、丘疹、可触及性紫癜、风团、结节和溃疡等。可伴有发热、乏力、关节痛、血沉增快、内脏损害等。

病因和发病机制 发病机制是Ⅲ型变态反应，免疫复合物沉积于血管壁上并激活补体，产生许多炎症介质，进一步导致血管内皮损伤。可能的致病因子包括感染，异种蛋白及药物，化学品等。

临床表现 皮疹呈多样性，包括红斑、丘疹、风团、紫癜、水疱、大疱、血疱、脓疱、斑块、浅表小结节、坏死、溃疡。最常见的特征性损害是可触及性紫癜（紫癜性斑丘疹）。皮损直径从针尖大小至数厘米大小。紫癜及紫癜性斑丘疹上可发生血疱、脓疱、坏死及溃疡。有的发展为真皮结节。有时可有多形红斑样皮疹或红斑边缘形成一圈环状紫癜。第二个常见的皮损为荨麻疹样皮损，比一般风团不易消退，鲜红色至紫红色，压之不褪色。皮损易发生于血液淤滞的部位或下垂部位、受压部位，如踝部和小腿下部，不累及间擦部位，但亦可发生于全身各部位，特别是背、臀部。常呈对称性分布。一般小片皮疹常无自觉症状，也可有轻度瘙痒和灼烧感，较大的丘疹、结节、溃疡等病变部位常有疼痛。消退后可留下色素沉着或萎缩性瘢痕。此病可侵及黏膜发生鼻出血、咯血和便血。除皮肤黏膜症状外，可有发热及关节肿痛（少数可有关节炎），可有肌痛，全身不适等症状；亦可侵犯肾、胃肠道、心脏、视网膜、肺、中枢或周围神经系统、肝、脾等。

辅助检查 白细胞一般无明显变化，有时可增高。严重者有贫血。嗜酸性粒细胞可增多。急性发疹时有血小板暂时性减少。红细胞沉降率快。肾受累者可有蛋白尿、血尿及管型。血清总补体可减少。

诊断 根据发生于小腿及踝部以可触及性紫癜为主的多形性损害，有反复发作倾向即应考虑此病。必须全面了解病史及仔细的体格检查，了解是否有系统累及。实验室检查有助于发现潜在性疾病或器官受累程度。证实临床诊断应做皮损活检。1990 年美国风湿病协会提出了变应性血管炎的诊断标准（经典型）：①发作年龄>16 岁。②疾病发作前有用药史。③可触及性紫癜。④斑丘疹性皮疹。⑤活检包括细动脉和细静脉有血管内外中性粒细胞浸润。满足以上 5 条中至少 3 条可诊断。

治疗 仅有皮损用支持治疗，可选用抗组胺药、非甾体抗炎药等；仅有溃疡性皮损，可选用沙利度胺、每周低剂量甲氨蝶呤和泼尼松治疗；有系统累及可选用泼尼松、硫唑嘌呤等。①一般治疗：避免外伤和受凉、补充多种维生素。尽量抬高患肢。寻找并去除病因。如仅累及皮肤，一般用较温和的方法治疗。除去慢性感染病灶常可使病情迅速减轻或消退，抗生素治疗有一定价值。治疗伴随的疾病等。②药物治疗：有系统累及或有溃疡累及的患者，用糖皮质激素系统治疗，常可有效控制症状，发热及关节痛可得到改善，皮疹停止发展。在病情稳定后常可减至维持量。对于病情进展快伴系统累及，加用免疫抑制剂治疗。其他如氨苯砜、非甾体抗炎药、抗组胺药等可减轻症状。

（高兴华）

guòmǐnxìng zǐdiàn

过敏性紫癜（anaphylactoid purpura）

机体对某种物质过敏导致全身小血管受损而引起的以紫癜为主要症状的出血性疾病。是一种常见的微血管变态反应性出血性疾病，常有关节肿痛、腹痛、血便、血尿等症状。多见于青少年，男性略多。又称亨-舒紫癜（Henoch-Schonlein purpura）。发病前多有上呼吸道感染症状，可能与感染、药物、食物等有关。

临床表现 多数患者发病前 1~3 周有全身不适、低热、乏力及上呼吸道感染等前驱症状，随之出现典型临床表现。依其症状、体征不同，可分为下列类型。①单纯型：最常见。最早的表现为小而分散的淤点或风团样皮疹，一般在1天以内变为可触及的出血性紫癜，单个损害常于5~7天内消退，成批的损害可于数周或数月内反复发生。好发于四肢伸侧（特别是肘膝关节伸侧）及臀部，对称分布，也可累及躯干和面部，受压部位皮损多且重。可融合成大片淤斑。也可发生水疱、坏死性紫癜等。②腹型：胃肠道症状体征，如绞痛、呕血、便血、肠套叠、腹肌紧张及明显压痛、肠鸣音亢进等。③关节型：关节痛是常见的症状，开始为弥漫性手臂及小腿疼痛，多发生于膝、踝、腕、肘等大关节。可有关节肿胀、压痛等关节炎表现，关节肿胀一般较轻，呈游走性，反复发作。④肾型：常有肾脏累及，大部分病变较轻，表现为轻度的血尿、蛋白尿及管型尿。少数病例进展为慢性肾炎、肾病综合征等。肾脏症状可出现于疾病的任何时期，但以紫癜发生后一周多见。⑤混合型：除单纯型外，其他三型中有两型或两型以上合并存在。其系统受累及，肺部血管受累可有咯血。

辅助检查 血液检查见血小板计数和凝血时间正常，白细胞计数正常或轻度增高。抗O可增高，红细胞沉降率快。毛细血管脆性试验多数阳性。尿液检查可有血尿、蛋白尿、管型尿。链球菌溶血素检查可见抗O抗体阳性。组织病理检查见真皮上部毛细血管和毛细血管后静脉的白细胞碎裂性血管炎。

诊断与鉴别诊断 典型病例根据皮损特别是下肢伸侧、臀部分批反复出现、对称分布、大小不等的可触及性紫癜，伴胃肠道或关节症状，或肾脏受累表现，血小板计数正常、凝血时间正常等可诊断。血管周围免疫球蛋白（Ig）A沉积是此病的特征，可用此与其他血管炎鉴别。

治疗 立即停止接触致敏药物，并避免再次接触。如有明显感染应给予有效抗生素。治疗潜在的疾病。去除病因，应用抗组胺类药物，维生素C、芦丁作为辅助剂应用。腹痛者皮下注射阿托品等解痉剂；水肿、尿少者可用利尿药等；急性肾功能不全者可用腹透和血透；有脑部并发症者可用大剂量激素、甘露醇等。糖皮质激素对单纯型和关节型有效，能减轻急性期皮肤和肠道出血及水肿，缓解腹痛及关节痛。免疫抑制剂主要适用于肾型，如硫唑嘌呤、环磷酰胺。雷公藤对肾型疗效很好，复发后再用雷公藤仍有效。糖皮质激素合并免疫抑制剂治疗，适用于尿异常持续7个月以上者。皮肤局部紫癜、水疱、溃疡可局部一般处理。

（高兴华）

chíjiǔxìng lóngqǐxìng hóngbān

持久性隆起性红斑（erythema elevatum diutinum） 以四肢伸侧多发性、对称性持久性暗紫红色斑块或结节为特点的皮肤病。反复发作、呈慢性过程，常见于成人。此病为慢性纤维化的白细胞碎裂性血管炎，多认为是变应性皮肤血管炎的一个亚型。较少见。

病因和发病机制 病因不明。可与自身免疫性疾病如类风湿关节炎、炎症性肠病、1型糖尿病合并存在，与感染包括慢性复发性链球菌感染、肝炎、艾滋病和梅毒等有关。部分患者中，慢性和复发性链球菌感染可加重病情。发病机制是免疫复合物沉积。直接免疫荧光检查，可见血管壁周围有IgG、IgM、IgA、补体、纤维蛋白、转铁蛋白等沉积。

临床表现 典型皮损为多发性棕黄色的斑丘疹、结节和斑块，常发生于关节周围，尤其是肘膝部和手足背。初起常为鲜红色较软结节，早期皮损可合并淤点和紫癜，逐渐发展融合至淡紫色或棕红色圆形、柔软面团样到坚实硬度的隆起性斑块，皮损表面光滑。也可融合成不规则形，偶在炎症剧烈时发生大疱、溃疡和坏疽性脓皮病样的损害。皮损还可发生于大小鱼际突起、跟腱部位。此病可有瘙痒、关节痛和疼痛，但大多数患者无症状。系统并发症很少见，但一种罕见的、进度迅速的破坏性角膜炎可导致失明。病程缓慢皮损可持续数月至数年，有时可自行消退，遗留萎缩、色素沉着或脱失。发生溃疡者愈后留有瘢痕。

辅助检查 组织病理检查为真皮上、中部白细胞碎裂性血管炎，伴明显中性粒细胞浸润。小血管内皮细胞肿胀，血管壁及其周围有纤维蛋白样变性；血管周围中性粒细胞浸润及核破碎，混有淋巴细胞及少数嗜酸性粒细胞，红细胞外溢少，但间质中有明显的中性粒细胞浸润。充分发展的损害为真皮全层由中性粒细胞、核尘、嗜酸性粒细胞、组织细胞和浆细胞组成的结节性或弥漫性的混合炎细胞浸润，炎症常可延伸到皮下脂肪。嗜酸性粒细胞浸润明显；其病程呈慢性化；其结果导致洋葱皮样的血管周围纤维化；以及许多浆细胞与大量淋巴细胞的混合浸润等，这是持久性隆起性红斑的标志。陈旧性损伤有真皮纤维化及毛细血管增生，组织细胞、淋巴细胞和浆细胞浸润，并可有胆固醇沉积于细胞内外，有时可见散在灶性中性粒细胞性血管炎。真皮病变与表皮间可有无浸润带。表皮常不累及，但可有灶性海绵形成，有时灶性表皮坏死。水疱、大疱性皮损病理表现为表皮下水疱和脓疱。

诊断与鉴别诊断 虽病理上早期改变与皮肤变应性血管炎不能区分，但根据特征性的临床表现，结合临床及病理可作出正确诊断。需与环状肉芽肿、面部肉芽肿、细胞外胆固醇沉着病及风湿性结节或类风湿结节区别。

治疗 氨苯砜和磺胺类药物对此病有很好的疗效，但停药后常复发。氨苯砜对此病引起的基质性角膜炎也有效，但对晚期结节性损害无效。烟酰胺也有良好的效果。局部或皮损内注射强效糖皮质激素可缩小皮损，适用于皮损较局限的患者。与肠病有关时无谷胶饮食可使病情缓解。间断性血浆置换治疗伴 IgA 异常蛋白血症的患者可获得成功。

（高兴华）

jíxìng fārèxìng shìzhōngxìng pífūbìng

急性发热性嗜中性皮肤病

(acute febrile neutrophilic dermatosis) 中性粒细胞广泛浸润真皮浅、中层所致皮肤疼痛性红色丘疹、斑块或结节伴有发热及其他器官损害的疾病。又称斯威特综合征（Sweet syndrome）。多急性起病，患者在发病前常有呼吸道感染、扁桃体炎、流感综合征等前驱症状。糖皮质激素对此病疗效较好，经及时、恰当地治疗，症状一般均可缓解。此病中老年（40～70 岁）女性多见，夏秋季好发。

病因和发病机制 病因尚不清楚，可能与以下因素有关。①感染：患者发病前多伴有呼吸道或胃肠道感染。②药物：粒细胞集落刺激因子、全反式维 A 酸、米诺环素、口服避孕药等可诱发。③肿瘤：部分患者发病与恶性肿瘤相关。④日光照射等。此病可与其他疾病如贝赫切特综合征、结节性红斑、类风湿关节炎等伴发，也可发生于外伤后。发病机制不明，可能是对病原体、药物、肿瘤等抗原的Ⅲ型变态反应。

临床表现 分为 4 型。

经典型或特发型 多数患者于皮损出现前 1～3 周常有发热、流感样上呼吸道感染、支气管炎、扁桃体炎等先驱症状，发热也可与皮损同时出现，可有肌肉酸痛和全身不适。早期皮肤损害表现为迅速发展的红色至紫色坚实性疼痛性结节、斑块，边界清楚。结节逐渐扩大、增多，形成斑块，颜色渐深，疼痛加重，斑块扁平，直径 2～10cm，表面可呈乳头状或粗颗粒状，似假性水疱。也可有水疱或脓疱，覆有结痂，但不发生糜烂和溃疡，触之较硬，有的斑块中央渐渐消退而有鳞屑与色素沉着，周围可远心扩大而呈环状损害。皮损好发于面、颈、躯干上部和四肢，可不对称分布，单发或多发，可局限于某个部位，也可泛发。皮损往往分批出现，经 1～2 个月自行消退，局部不留瘢痕，仅有暂时性褐色色素沉着。25%～50%患者可伴关节痛、关节炎或肌痛，大关节累及者易发生游走性疼痛。32%～72%患者可出现眼部结合膜炎，浅表性巩膜炎等。20%可出现恶性肿瘤，常见为急性白血病、淋巴瘤、红细胞增多症等，也有泌尿生殖道、乳腺和胃肠道的实体肿瘤。此病可累及肺，出现咳嗽、呼吸困难和胸膜炎。肾、肝、神经、肠道等也可累及，但较罕见。

药物相关型 最常见的是粒细胞集落刺激因子，其他药物如口服避孕药、甲氧苄啶-磺胺甲噁唑和米诺环素等可诱发。

妊娠相关型 多发生于妊娠前 3 个月或中间 3 个月，皮损较少发生于上肢，可自然缓解，以后妊娠可复发。

恶性肿瘤相关型 伴发恶性肿瘤患者多有贫血，多无中性粒细胞增多，易复发。

辅助检查 包括实验室检查和组织病理检查。

实验室检查 可见白细胞总数增加，可达（10～20）$\times 10^9$/L，中性粒细胞可达 90%，或只是中性粒细胞比例增高。患者红细胞沉降率加快，血清球蛋白增多。少数患者抗中性粒细胞胞质抗体阳性。

组织病理 表皮一般正常，真皮乳头层水肿，真皮内中性粒细胞弥散性和结节性浸润，也有淋巴细胞、组织细胞及少量嗜酸性粒细胞，水肿严重时可成为皮下水疱。有核碎裂现象，血管内皮细胞肿胀，但没有纤维蛋白样沉淀或红细胞外渗等血管炎的其他变化。部分患者皮疹处直接免疫荧光示基底膜带处免疫球蛋白（Ig）G 及 IgA 成团沉积，稀疏排列成带状。

诊断 根据此病典型临床表现，结合组织病理检查结果不难诊断。主要标准：①典型皮损。疼痛性红色水肿性斑块。②组织病理学示中性粒细胞浸润、核碎裂及明显的真皮乳头层水肿。次要标准：①有先于此病的非特异性呼吸道或胃肠道感染或预防接种或相关的疾病。②有发热或全身不适。③实验室检查结果。血沉增快，白细胞总数增加，中性粒细胞增多和C-反应蛋白含量升高（需要此4条中的3条）。④糖皮质激素或碘化钾疗效好。必须同时满足主要标准和两项次要标准才能诊断。

鉴别诊断 需要与下列疾病鉴别。①持久性隆起性红斑：多无发热，好对称发生于关节伸侧，白细胞无明显异常，组织病理可见真皮上中部血管急性炎症，血管内膜增厚，有纤维蛋白样变性。通常持续5~10年，愈后留瘢痕。②多形红斑：多无发热，皮损呈多形性、虹膜状损害及黏膜损害，无皮损疼痛和触痛，可通过典型的形态学和组织学特征相鉴别。③坏疽性脓皮病：早期两者的组织学变化基本相同，但后者为慢性和溃疡性损害，开始为丘脓疱疹，而不是斑块，并且此病通常无系统性损害及斯威特综合征的实验室检查异常。④结节性红斑：通常见于下肢，为深在性结节性皮损，多单一累及双腿。⑤变应性皮肤血管炎：皮损多形性，以紫癜性斑丘疹为特征，多有糜烂、坏死、溃疡，好对称发生于下肢、臀，背下部、手及腕，血中白细胞多无明显异常，组织病理有真皮上部毛细血管、细小动静脉壁纤维蛋白样坏死样改变，且病程迁延，愈后留有瘢痕。

治疗 积极寻找和去除病因，避免各种诱发因素。糖皮质激素类药物有明显疗效，一些难治的患者，可应用激素冲击疗法治疗。氨苯砜可单独使用，或与糖皮质激素联合使用。碘化钾可有效治疗皮肤及皮肤外病变。秋水仙碱对部分患者有效，可使皮损消退，退热，关节疼痛缓解。雷公藤总苷使皮损明显消退。非甾体抗炎药，如阿司匹林、吲哚美辛等可作为辅助用药。环孢素对一些病例有效，可作为治疗的二线药。局部外用或皮损内注射糖皮质激素，可使一些药物所致的此病皮损迅速消散，可辅助治疗局限性皮损。

预后 发病6~8周，可自然痊愈，不留瘢痕，部分肿瘤、药物引起者随诱因的去除可缓解，但亦有的持续数月，容易复发可使整个病程长达数年。易复发患者常见于伴发癌症的患者，此病的症状与皮损的出现常是肿瘤复发的表现。

（高兴华）

xúnmázhěnxìng xuèguǎnyán

荨麻疹性血管炎（urticarial vasculitis）

临床表现为持续性荨麻疹样皮损而病理表现为白细胞碎裂性血管炎的疾病。又称低补体血症性荨麻疹性血管炎、低补体血症-荨麻疹-血管炎综合征等。多发生于中年（30~40岁）女性，其特点是风团样皮疹，持续时间长，伴低补体血症、关节炎及腹部不适等。

病因和发病机制 诱发因素不明，此病的发生可能与干燥综合征、系统性红斑狼疮、血清病等有关，有报道认为是化学物质、药物（如碘剂）、反复寒冷刺激，以及病毒、细菌、寄生虫等所致超敏性血管炎，是一种免疫复合物疾病。可分为伴低补体血症和不伴低补体血症两型。低补体血症性荨麻疹性血管炎病因多为混合性冷球蛋白血症和丙型肝炎，其中一半患者有中至重度的慢性阻塞性肺疾病。其机制可能是在自身抗体（低分子量C1q沉淀素）的作用下补体途径被激活，产生炎症介质损伤血管内皮细胞，出现血管炎变化。

临床表现 起病时常伴有不规则发热、全身不适，继而皮肤出现固定性风团样皮疹，持续时间可达24~72小时，甚至几天不消失，常伴疼痛或烧灼感，触之有浸润感，也可有网状青斑、结节和大疱，但无坏死，消退后常遗留色素沉着、紫癜或脱屑。可伴发四肢关节痛，可见关节肿胀、淋巴结肿大，部分患者出现眼部症状（眼虹膜炎、葡萄膜炎、巩膜外层炎），哮喘、阻塞性肺病，胃肠道症状，心脏及神经病变，晚期可出现肾脏损害。低补体血症性荨麻疹性血管炎有与系统性红斑狼疮相似的临床表现和病理特征，此型患者都有抗补体C1q抗体，系统性红斑狼疮患者也可有这些自身抗体，并且许多患者实验室检查有抗核抗体阳性，大约96%患者可出现"狼疮带实验"阳性，因此有人认为低补体血症性荨麻疹性血管炎是系统性红斑狼疮的一个亚型。

辅助检查 ①实验室检查：周围白细胞正常或增加，中性粒细胞比例增加，红细胞沉降率增快，严重而持久的低补体血症最常见，尤其是补体C4降低更明显。②组织病理检查：主要显示毛细血管后静脉的白细胞碎裂性血管炎，血管内皮细胞肿胀，血管周围有较多的中性粒细胞，可见核尘及红细胞外溢，血管壁有纤维蛋白样变性。正常补体血症性荨麻疹性血管炎在间质中有大量嗜酸性粒细胞，而不是中性粒细胞，此可与低补体血症性荨麻疹性血管炎相鉴别。直接荧光检查显示血管壁及周围有免疫球蛋白及补体沉着。

诊断与鉴别诊断 依据典型的临床症状，实验室检查血沉加快、持久的低补体血症，结合病理学检查一般不难诊断。此病主要与慢性荨麻疹、系统性红斑狼疮、急性发热性嗜中性皮肤病、血清病传染性单核细胞增多症、特发性冷球蛋白血症等鉴别。

治疗 积极治疗与此病相关的原发病，如慢性阻塞性肺疾病，丙型肝炎等，注意避免可能的诱因。部分患者用糖皮质激素有效。细胞毒性药物如硫唑嘌呤、甲氨蝶呤和环磷酰胺单用或与糖皮质激素合用可控制病情。以上方法无效时，可试用氨苯砜、秋水仙碱、羟氯喹等。伴关节痛者可应用非甾体抗炎药，如吲哚美辛、布洛芬、奥沙普秦等对症治疗。

预后 病程难预料，数周或多年内皮损可持续发生。正常补体血症性荨麻疹性血管炎为慢性病程。慢性阻塞性呼吸道疾病和急性喉头水肿是影响其发病率和病死率的主要原因。

（高兴华）

jiéjiéxìng duōdòngmàiyán

结节性多动脉炎（polyarteritis nodosa，PAN）

累及全身肌肉的小、中型动脉，尤其是动脉分叉部的系统性血管炎。以血管坏死性炎症，微动脉瘤形成，动脉瘤破裂出血，血栓形成，进而发生器官缺血或梗死为特征表现。1866年库斯莫尔（Kussmaul）和梅尔（Maier）首次对PAN进行了描述，最初，他们认为这一病变是血管壁周围的炎症，将其命名为结节性动脉周围炎而后来发现血管炎症累及整个动脉壁，于是更名为结节性多动脉炎。与其他血管炎一样，结节性多动脉炎影响人体多个系统，呈现多种临床表现。皮肤，关节，神经，胃肠道和肾常受累及，肺通常无病变。结节性多动脉炎每年发病率（1.8~6.3）/10万，发病无人种差异，但在某些乙型肝炎流行地区，发病率可达每年7.7/10万。男女比为（1.6~2）：1。最常见发病年龄为45~65岁。

病因和发病机制 被认为与活动性乙、丙型肝炎有关。也有报道称人类免疫缺陷病毒感染与结节性多动脉炎发病有关。其他感染与结节性多动脉炎之间的联系尚不明确。风湿性关节炎和干燥综合征可能与结节性多动脉炎发病相关。结节性多动脉炎发病机制尚不明确。有研究显示在乙肝病毒感染的患者中，可于血清和血管损害部位发现乙肝抗原和循环抗原抗体复合物，表明结节性多动脉炎的发生可能与机体和外来抗原（如乙肝抗原）之间的复杂反应有关。

临床表现 结节性多动脉炎主要侵犯中型肌肉动脉的分叉处和分支。血管炎症始于内膜，逐渐侵及全层动脉壁，破坏内层和外层弹性纤维膜，导致纤维蛋白样坏死。因病变而脆弱的血管可能发生血管瘤，后者的破裂和出血更加重了组织损害。血管损伤部位还可能形成血栓。随着病变的发展，动脉内层和中层的增殖可能导致管腔闭塞，继而发生组织缺血和梗死。大动脉（主动脉及其分支）、微小血管（毛细血管和微动脉）及静脉系统无受累。根据临床表现，结节性多动脉炎可分为皮肤型和系统型。也有学者认为皮肤型仅为系统型的早期局限性病变。

皮肤型 此型局限于皮肤，无内脏累及，预后良好。最常见的皮损是真皮或皮下结节，质硬，易触及，常伴触痛及压痛。大部分皮损位于足踝周围和小腿下部，臀、股及手臂亦可累及，但不常见。结节沿血管分布，可单个或成群发生。局部血管受累可导致组织缺血，形成边缘不规则的坏死和溃疡，主要位于小腿下方外后侧，尤其是接近脚踝处。网状青斑常围绕于溃疡周围。

系统型 皮损表现为多种损害，通常被认为与皮肤型没有区别。具有诊断价值的是直径1cm以下沿血管分布的单个或成群的皮下结节，常发生于小腿。还可发生指端坏疽和网状青斑。累及全身中小动脉，50%患者存在发热、体重下降和身体不适，60%的患者发生肾衰竭和高血压。肾小球缺血及肾动脉血管炎可致肾衰竭和（或）高血压，少部分患者可能需要血液透析治疗。64%患者出现关节炎、关节痛和肌肉痛，60%患者出现周围神经病变和多发性单神经炎，最常见的表现是多发性单神经炎和单纯运动性多神经病。中枢神经系统、胃肠道系统、心血管系统、生殖系统也可受累及。肺部不受累及。

辅助检查 有实验室检查和组织病理检查。

实验室检查 血常规检查可见正常细胞性贫血，白细胞或血小板增多。部分患者红细胞沉降率变快。C-反应蛋白水平可能升高。部分患者乙肝表面抗原（HBsAg）阳性。肌酐水平上升。累及肾脏患者可出现蛋白管型和蛋白尿，肝酶增多。乙肝病毒相关性患者可出冷球蛋白血症和循环免疫复合物增多和补体（C3，C4）减少。抗中性粒细胞胞质抗体（ANCA）阳性率很低；若阳性，通常是抗中性粒细胞胞质抗体核周型（p-ANCA）；抗中性粒细胞胞质抗体胞质型（c-ANCA）阳性率极低。抗核抗体（ANA）和类风湿因子基本为阴性，也有少数呈弱阳性。动脉造影是此病必要的检查，可发现中型血管的狭窄和动脉瘤形成，最常见的部位是肾、肝和肠系膜动脉。

组织病理检查 可见局限性坏死性动脉炎，血管壁全层伴有广泛的混合细胞浸润。神经活检可见特异性的轴索变性和纤维的损失。节段性脱髓鞘也可能出现。如血管壁仅有炎性浸润而无坏死改变，则神经活检常可见发生于神经纤维束上的局部沃勒变性和坏死，周围神经坏死，以及神经束膜和外膜周围的血管生成。

诊断与鉴别诊断 1990 年美国风湿病学会（ACR）确立了一套以研究为目的的诊断标准，在动脉造影和病理诊断的同时，至少满足以下 10 项中的 3 项才能诊断为 PAN。①发病以来体重下降超过 4kg。②皮肤网状青斑。③睾丸疼痛或触痛。④疼痛，乏力，或腿部触痛。⑤单神经炎或多神经炎。⑥动脉舒张压大于 90mmHg。⑦与失水或泌尿道梗阻无关的血尿素氮或肌酐水平上升。⑧血清乙肝表面抗原或抗体阳性。⑨动脉造影显示动脉瘤或内脏动脉栓塞。⑩显微镜下见小、中动脉的中性粒细胞浸润。这一诊断标准并没有区别 PAN 和显微镜下多动脉炎（MPA），MPA 是一种与 ANCA 相关的系统性血管炎，其临床特征与 PAN 十分相似，但常累及肾小球和肺部毛细血管。PAN 和 MPA 临床表现和病理都有明显的区别。1994 在查珀尔希尔国际共识会议（CHCC）上将 MPA 的诊断从 PAN 中分离出来，进行了严格定义。根据 CHCC 的标准，MPA 是存在于小动脉，小静脉和毛细血管的血管炎（虽然有时小型或中型动脉亦可受累）。PAN 还应与韦氏肉芽肿相鉴别。韦氏肉芽肿可同时累及肺和肾脏，与 c-ANCA（而不是 p-ANCA）有独特的相关性。但 PAN 患者 c-ANCA 和 p-ANCA 可同时发现，且 p-ANCA 更常见。

治疗 可系统口服泼尼松，也可在口服泼尼松之前静脉注射甲泼尼龙。泼尼松可在患者临床症状稳定、血沉恢复正常后 1 个月逐渐减量，减量至停药应持续 12 个月。环磷酰胺可用于主要器官严重病变或激素无效性结节性多动脉炎患者，可与糖皮质激素合用。非甾体抗炎药对皮肤型的症状治疗有效，皮肤型结节性多动脉炎患者对阿司匹林，泼尼松龙和甲氨蝶呤有较好反应，可单独或联合用药。雷公藤总苷对皮肤型和系统型都有良好疗效。乙肝相关性结节性多动脉炎可用拉米夫定抗病毒治疗，也可采取血浆置换疗法。

预后 未经过治疗的结节性多动脉炎患者的 5 年生存率为 13%，使用糖皮质激素治疗患者的 5 年生存率可达 50%～60%，糖皮质激素与其他免疫抑制剂合用治疗患者的 5 年生存率可能超过 80%。下列 5 项因素都会增加患者死亡的可能性：肾功能不全（血肌酐 > 140μmol/L）；蛋白尿；胃肠系统受累（出血、穿孔、梗阻、胰腺炎）；心肌病；中枢神经系统受累。

（高兴华）

jiéjiéxìng xuèguǎnyán

结节性血管炎（nodular vasculitis） 持久或反复发作的真皮和皮下组织血管炎性、结节性疾病。是慢性复发性小叶脂膜炎伴脂肪间隔的血管炎。硬红斑和结节性血管炎在很长一段时间里被认为是同一种疾病。女性是主要的发病人群，发病年龄集中在 20～30 岁。此病可能与感染有关，有报道称丙型肝炎病毒感染与结节性血管炎有一定关联。血管壁损伤。其他因素包括细胞免疫、寒冷、淋巴管阻塞等。此病可能是由多种内源性或外源性抗原（如丙型肝炎病毒）引发机体的超敏反应，导致皮肤皮下组织的血管炎和小叶脂膜炎。

最常见的发病部位都是小腿后外侧。股和前臂亦可受累，有时胫前也有受累。躯干、臀、股和手臂也可受累，但较少见。皮损表现为小腿大小不等的暗红色皮下结节伴触痛，呈慢性复发性。皮损可演变成溃疡或萎缩性瘢痕。结节常不对称发生，排列成线状，有自发痛或压痛，但较轻。此病不侵犯其他器官，预后良好。可能出现腿部水肿、成群的小红斑结节，伴触痛。结节集中分布于小腿下 1/3，尤其是踝周。低温环境可能导致带有蓝色边界的溃疡发生，这种形状不规则的浅溃疡最终会导致永久瘢痕和皮损部的色素过度沉积。

组织病理检查可见间隔和小叶肉芽肿性脂膜炎，伴中性粒细胞浸润性血管炎。炎症波及血管全层，脂肪小叶及间隔内亦可发现广泛炎细胞浸润。血管炎并非诊断所必须。血管炎导致的管腔闭塞可引起脂肪坏死和肉芽肿性炎症。后期可有脂肪纤维化。急性期可有血沉增快，γ-球蛋白增高，抗链球菌溶血素 O 效价可升高。此病与硬红斑临床经过类似，区别为硬红斑患者有肺结核感染。因此胸部 X 线检查、结核菌素试验为诊断所必须，必要时可行皮损聚合酶链反应检测以排除结核杆菌感染。此病无特殊治疗方法。可口服秋水仙碱，保温治疗，轻柔按摩，抬高小腿，弹性绷带等治疗。碘化钾可有较好效果。有报道称金制剂有助改善病情。

（高兴华）

miànbù ròuyázhǒng

面部肉芽肿（granuloma facei） 发生于面部的以棕红色丘疹、斑块或结节为特点的少见嗜酸性小血管炎。多见于中年男性。病因可能与感染、紫外线照射、免疫异常、恶性肿瘤有关。发病机制可能与经典补体激活、局部阿蒂斯反应或γ-干扰素介导有关。易发生在面部，包括颧、颊、额、鼻、下颌处，偶见于耳、头皮和身体其他部位。皮损表现为单个或多个散在的丘疹、隆起但柔软的结节或斑块，呈淡红、暗红甚至紫红色。较大的结节中央可有凹陷呈蝶形或环形。皮损表面光滑，或因浸润和肿胀表面有扩大的毛囊口，也可有浅表毛细血管扩张。一般无自觉症状，偶有轻度瘙痒、烧灼、刺痛感。病程慢性，可数月及数年无明显改变。实验室检查可有轻度的嗜酸性粒细胞增多，余无特殊改变。组织病理检查在表皮下有明显的无浸润带，真皮中下部有中性粒细胞、嗜酸性粒细胞为主的混合炎细胞浸润。毛细血管血管壁及其周围的纤维素样变性，红细胞外溢、中性粒细胞核尘和含铁血黄素沉积。免疫病理检查真皮血管壁和周围可有IgG或其他自身抗体或补体沉积。依据临床表现和病理表现可诊断，需与结节病、慢性皮肤红斑狼疮、皮肤假性淋巴瘤、感染性肉芽肿及其他免疫细胞肿瘤鉴别。治疗可用糖皮质激素皮内注射，服用氨苯砜、氯法齐明、秋水仙碱等药物，冷冻或激光等方法也可考虑。

（高兴华）

gāo IgD zōnghézhēng

高IgD综合征（hyperimmunoglobulinemia D syndrome，HIDS） 以发热、关节痛、皮疹（包括周期性口腔溃疡）和腹泻为特征性表现的综合征。是周期性发热性综合征的一种。此病一般发病年龄较小，常在10岁以内，大部分在1岁以内发病，发病率无男女差异。

此病为常染色体隐性遗传，甲羟戊酸酶基因突变所致，此酶是参与细胞代谢途径的重要酶，参与胆固醇合成及其他一些细胞分子的生物合成。疫苗接种、外伤、精神紧张等因素诱发或加重。

临床表现为长期的周期性发热，一般39℃以上，发作周期不固定，一般4~8周，每次发作持续5~8天。发热前可有寒战、腹痛、呕吐、腹泻、多关节炎、头痛等前驱症状。80%以上的患者可有皮损，表现为红斑、丘疹，少数为风团、结节、紫癜样及持久性隆起性红斑样，一般分布广泛，多在发热时出现，间歇期消失，多无自觉症状。每次发作时皮疹类型可以不同，并非每次发作均有皮疹出现。

实验室检查多克隆IgD升高，IgA升高，循环IgD免疫复合物阳性，白细胞增多，C反应蛋白和红细胞沉降率升高；发作时尿液甲羟戊酸、新蝶呤升高，与疾病活动性一致。骨髓穿刺见大量浆细胞。主要病理改变是真皮的毛细血管和毛细血管后静脉的血管炎，表现为血管内皮细胞肿胀，管壁有单一核细胞浸润及纤维蛋白样变性；血管周围淋巴细胞围管状浸润，有核碎裂和红细胞外溢。直接免疫荧光检查在血管周围有IgD和C3沉积，主要分布在真皮上部血管周围。

诊断标准（Drenth，1994）：①发作期。红细胞沉降率（ESR）快，白细胞增多；突然发热（至少38.5C）；反复发作；IgA升高。②持续性IgD升高（>100IU/ml），查2次，2次间至少间隔1个月。③颈淋巴结肿大。④腹部不适症状（呕吐、腹泻、腹痛）。⑤皮肤表现（红斑、丘疹）。⑥关节痛和（或）关节炎。⑦脾大。此病需与家族性地中海热、成人斯蒂尔病及肿瘤坏死因子α相关周期性发热等疾病鉴别。还要与不明原因的发热相鉴别。

治疗以对症为主，糖皮质激素、秋水仙碱无显效。有尝试氨苯砜对伴发的持久性隆起红斑有效。有报道依那西普和阿那白滞素有效。他汀类药物可降低甲羟戊酸的水平，但临床效果尚有待评估。

（高兴华）

Wéishì ròuyázhǒngbìng

韦氏肉芽肿病（Wegener granulomatosis，WG） 以泛发性系统性中小血管坏死性血管炎、呼吸道坏死性肉芽肿和局灶性坏死性肾小球肾炎为特征的综合征。多见于40~50岁人群，男性略多于女性。

病因和发病机制 原因不明，可能与遗传、感染、抗中性粒细胞胞质抗体（ANCA）细胞免疫有关。发病机制尚不十分清楚，为一种坏死性血管炎，并有血管外肉芽肿形成，可能是对抗原性刺激发生过度的免疫反应所致。

临床表现 主要为全身症状、皮肤表现，还可累及其他器官。

全身症状 发病初期明显，患者有发热、体重减轻、不适感、关节炎等，其中发热最常见。多数患者可累及上、下呼吸道，早期表现为流涕、鼻塞，鼻窦区疼痛，鼻咽部溃疡，在鼻部、咽部、气管或支气管可见一个和多个结节性损害。严重者鼻中隔穿孔，鼻骨破坏，出现鞍鼻。肉芽肿还可发生于耳和口腔，发生于口腔可见牙槽边缘坏死、舌部溃疡和腭部穿透性溃疡，草莓牙龈及肥大性牙龈是此病特征性表现。

皮肤表现 40%~50%患者可有皮肤表现，为可触性紫癜、淤斑、皮下结节、炎性丘疹、斑块，可成批出现，多发于四肢，尤其是小腿，可发展成溃疡，易被误以为溃疡性类风湿结节。还可发展为水疱、大疱、脓疱，触痛性结节和坏疽脓皮病样损害。

受累器官表现 肺受累者胸闷、气短、咳嗽、咯血以及胸膜炎是最常见症状，可见肺部浸润性结节，可有叩浊音、呼吸音减低以及湿啰音等体征。85%患者可有肾损害，表现为局灶性和节段性肾小球肾炎。58%患者有眼损害，可表现为眼球突出、视神经及眼肌损伤、结膜炎、角膜溃疡、表层巩膜炎、虹膜炎、视网膜血管炎等。一半以上患者有关节痛。22%患者在病程中出现神经系统病变，以外周神经病变最常见。12%患者也可累及心脏而出现心包炎、心肌炎。胃肠道受累可出现腹痛、腹泻以及出血。脾亦可受损。

辅助检查 包括实验室检查、组织病理检查和X线检查。

实验室检查 可有贫血，红细胞沉降率加快，嗜酸性粒细胞增多，血清中清蛋白增高，IgA水平较高，类风湿因子阳性。发生肾脏病变时尿中可有红细胞及白细胞，抗中性粒细胞胞质抗体胞质型（c-ANCA）的检测可提高早期诊断率，特异性和敏感性分别为99%和60%。

组织病理检查 广泛的坏死性肉芽肿性血管炎，主要侵犯小动脉及静脉，损害表现为白细胞碎裂性血管炎，伴或不伴肉芽肿性炎症。肉芽肿的特点为，中央为中性粒细胞和碎片，血管呈增生性改变，外周绕以浆细胞、淋巴细胞、多核巨细胞、中性粒细胞的多形性浸润。皮肤丘疹、紫癜性损害常伴或不伴坏死性血管炎的坏死性肉芽肿。若发生溃疡则在组织学上不具有特征性。

X线检查 累及肺可见散在的多个结节性浸润、弥散的纤维结节性阴影、单个或多个空洞、胸腔积液、肺不张或孤立的钱币样损害。

诊断 诊断标准采用1990年美国风湿病协会（ACR）分类标准。①鼻或口腔炎症：痛性或无痛性口腔溃疡，脓性或血性鼻腔分泌物。②胸片异常：胸片示结节、固定浸润病灶或空洞。③尿沉渣异常：显微镜下血尿（红细胞计数>5/高倍视野）或出现红细胞管型。④组织病理：动脉壁或动脉周围，或血管（动脉或微动脉）外区有肉芽肿性炎性改变。符合2条或2条以上即可诊断。

鉴别诊断 需与以下疾病鉴别。①变应性肉芽肿性血管炎：有重度哮喘，肺和肺外脏器有中小动脉、静脉炎及坏死性肉芽肿，外周血嗜酸性粒细胞增多；WG与变应性肉芽肿性血管炎均可累及上呼吸道，但前者常有上呼吸道溃疡，胸片示肺内有破坏性病变如结节、空洞形成，而在变应性肉芽肿性血管炎则不多见；WG病灶中很少有嗜酸性粒细胞浸润，外周血嗜酸性粒细胞增多不明显，也无哮喘发作。②淋巴瘤样肉芽肿病：是多形细胞浸润性血管炎和血管中心性坏死性肉芽肿病，浸润细胞为小淋巴细胞、浆细胞、组织细胞及非典型淋巴细胞，病变一般不侵犯上呼吸道。

治疗 此病为全身性多系统疾病，治疗要依据疾病的类型、内脏损害和严重程度选择方案。

联合治疗 糖皮质激素、环磷酰胺是联合治疗基本方案。对于暴发性患者可加大环磷酰胺剂量，或大剂量环磷酰胺静脉给药冲击疗法。用药过程中应注意环磷酰胺的不良反应。静脉滴注丙种球蛋白。其他细胞毒性药物，如硫唑嘌呤、甲氨蝶呤、苯丁酸氮芥和环孢素治疗此病也有效，但环磷酰胺效果最好，在初期治疗病情缓解后，可用来替代环磷酰胺治疗。磺胺甲噁唑和甲氧苄啶联用长期治疗可减少复发率，可作为仅有上呼吸道受累患者的长期治疗。

局部治疗 主要为保护伤口，皮损对症治疗，防治继发感染。

预后 未经治疗的WG的平均生存时间是5个月，2年左右病死率达90%，特别是系统型通常继发肾衰竭，不及时治疗可迅速导致死亡。仅累及上呼吸道而无肾损害的局限型预后较好。环磷酰胺治疗之前，肾衰竭是最常见死因，环磷酰胺的应用极大改变了该病的预后；环磷酰胺、泼尼松联合治疗93%以上患者获得了完全缓解，平均生存期可达到4年。早期诊断、早期治疗，力争在肾功能损害之前给予积极治疗，可明显改善预后。

（高兴华）

jùxìbāo dòngmàiyán

巨细胞动脉炎（giant cell arteritis） 主要累及颞动脉的系统性、炎症性及闭塞性改变为特征的疾病。又称颅动脉炎、老年性巨细胞动脉炎，常与风湿性多肌痛症相关，约半数患者同时患有风湿性多肌痛症；约15%的风湿性多肌痛症患者出现巨细胞动脉炎。病因及发病机制不详，慢性血管炎症导致多种细胞因子释放及血管损伤是其病理发生的主要原因。

发病年龄多在50岁以上。根据受累部位不同可有相异的临床表现。最常见的是持续且严重的单侧颞动脉或枕动脉头皮区头痛。其他症状包括头皮触痛或对外界刺激敏感；咀嚼时的下颌痛或舌痛，视物模糊、重影甚至视力丧失，耳鸣等。可伴有发热、关节痛。皮肤表现包括炎症反应性红斑或青紫斑，受累动脉的脉动减弱或消失；局部头皮缺血性表现：开始为红斑、淤斑，随之可出现水疱或大疱、坏死，也可出现风团、紫癜、脱发、痛性结节和网状青斑等。

实验室检查可有红细胞沉降率、C反应蛋白、补体、一些细胞因子的升高。磁共振可观察到血管壁水肿及信号增强。正电子发射断层扫描（PET）可检测到血管的炎症改变。病理表现为动脉壁肥厚，血管内腔狭窄或闭塞。内弹力膜破坏，中膜纤维蛋白样变性及多核巨细胞浸润；中、外膜淋巴细胞、浆细胞、组织细胞浸润及纤维化。如下5项中3项符合即可确诊（敏感度和特异度达90%以上）：①50岁以上发病。②新发的局部头痛。③颞动脉疼痛和脉弱。④红细胞沉降率至少达50mm/h。⑤组织病理示受累动脉的单一核细胞浸润和肉芽肿性炎症。

糖皮质激素治疗是首选；也可合用其他免疫抑制剂，如甲氨蝶呤、硫唑嘌呤等。

（高兴华）

huàijūxìng nóngpíbìng

坏疽性脓皮病（gangrenous pyoderma） 皮肤有复发性疼痛性坏死性溃疡，常伴潜在的系统疾病。是一种少见的非感染性嗜中性皮病，伴溃疡性结肠炎的患者，其皮肤和肠道中可能存在交叉抗原，病变的结肠可释放抗原或毒素，造成皮肤病变。此病可发生于不同年龄，以40~60岁最常见，少见于儿童。女性略多于男性。可发生于任何部位，最常见的是下肢胫前区。

病因和发病机制 病因尚未完全明确。约50%的患者合并相关的系统疾病，其中大多为自身免疫性疾病，故认为此病可能也是一种免疫性疾病，体液免疫和细胞免疫异常与此病的发生有关。也见于伴随疾病、感染（如人类免疫缺陷病毒感染）或治疗等引起的免疫抑制患者。此外，可见中性粒细胞趋化性降低、单核细胞吞噬功能异常。这些白细胞的异常可能是引起针刺反应的机制，此反应可发生于半数坏疽性脓皮病。

临床表现 临床症状多样。初期可为炎性丘疹、水疱、脓疱或小结节。很快中心坏死，形成大小不等的疼痛性溃疡，损害不断扩大且向深层发展，边界清楚，边缘皮肤呈紫红色，水肿。溃疡周围可出现卫星状排列的紫色丘疹，发生破溃后又与中心部溃疡融合。溃疡底可溢脓，覆有坏死组织及肉芽组织。溃疡中心可不断愈合，形成菲薄的萎缩性筛状瘢痕，同时又不断向四周远心性扩大，形成大的向周边伸展的崩蚀性溃疡。皮损可单发或多发，散在或丛集，好发于下肢、臀部或躯干，其他部位亦可受累，如上肢、面、颈、会阴、颊黏膜、舌及外耳道等。此外，溃疡可发生在创伤的部位，尤其是注射部位。皮损一般都有较剧烈的疼痛和压痛。有时疼痛可为皮损发生的前兆，预示病情即将加重。疼痛消失又可先于其他症状的改善，表明治疗开始奏效。此病伴有的系统症状包括发热、不适、肌痛等。可伴有皮肤外的其他症状，约半数患者伴相关的疾病，最常见的是炎症性肠病，包括克罗恩病和溃疡性结肠炎。1.5%~5%的炎症性肠病患者发生坏疽性脓皮病。这两种疾病可同时发作或经历各自独立的病程。33%以上坏疽性脓皮病患者伴有轻重不一的关节症状，最常见的是非对称性、血清反应阴性的大关节的单关节炎，从关节疼痛至进行性畸形性关节炎。许多其他伴发疾病已有报道。儿童发病少，约25%儿童坏疽性脓皮病无潜在疾病。患艾滋病儿童伴坏疽性脓皮病已有报道。生殖器部位和头颈部的损害在儿童中常见。患先天性白细胞黏附糖蛋白缺乏症的儿童可发生坏疽性脓皮病样损害。此病可复发，间隔时间不定，从数月至数十年。碘化钾摄入可使病情加重。

分型 分为以下几型。

溃疡型 是此病的典型类型。有溃疡及潜行性边缘。可从周围绕有红晕的炎性脓疱或结节发展而来，也可继发于损伤引起的同形反应处（针刺同形反应）。数天后变大，开始形成溃疡（图）。常开始于下肢或躯干，但也可发生于其他任何部位，常合并的疾病包括炎症性肠病、关节炎和单克隆免疫球蛋白病。

脓疱型 脓疱并不发展成溃疡，在正常皮肤上出现疼痛性脓疱、边缘伴炎症性红晕。常发生于炎症性肠病的急性加重期，常在炎症性肠病控制后消失。也可与增殖性脓性口腔炎、角层下脓疱性皮肤病和免疫球蛋白A丙种

球蛋白病合并存在。

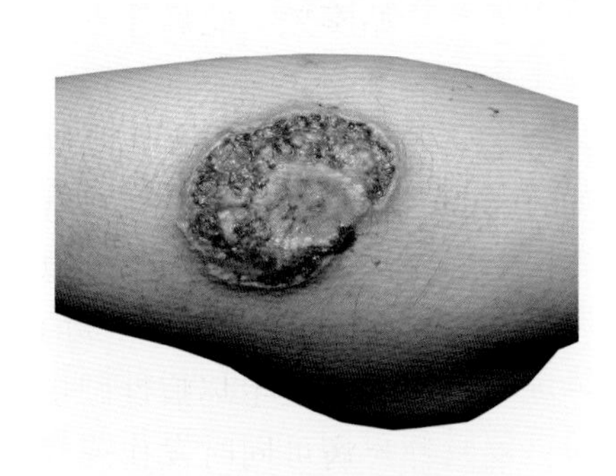

图 溃疡型坏疽性脓皮病

注：前臂伸侧潜行性溃疡，基底见脓性分泌物

大疱型 为浅表的大疱，可发展为糜烂或浅表溃疡，边缘常有红晕。具有急性发热性嗜中性皮病的临床及组织病理学表现，为炎症性斑块。常伴有的潜在疾病为白血病或真性红细胞增多症、骨髓增生性疾病。

增殖型（浅表性） 溃疡较浅表，边缘无潜行性，也不大呈紫色，基底无脓性，疼痛较轻。常单个存在。常不伴有任何潜在的系统疾病。

辅助检查 血清学检查如抗中性粒细胞胞质抗体（ANCA）、抗磷脂抗体等以排除皮肤大血管炎。皮肤组织病理检查以排除其他可能的原因。组织病理因皮损的类型、位置、病程及治疗等不同而有不同的表现，且无特异性，但对排除其他的可能病因有帮助。溃疡底部取材，有坏死、脓肿形成，中性粒细胞浸润；溃疡边缘处取材，有淋巴细胞性血管炎，白细胞碎裂性血管炎。溃疡基底有化脓性皮炎和脂膜炎变化，退行期有肉芽肿形成和纤维化。有的患者碘化钾斑贴试验阳性。

诊断与鉴别诊断 此病实验室检查和组织病理学表现无特异性，为排除性诊断。根据炎性丘疹、脓疱、潜行性溃疡，有剧烈疼痛，特定的发病部位，年龄及全身症状等临床特点，可以诊断。但必须与感染性溃疡、急性发热性嗜中性皮病和有血管炎表现的一些综合征（如韦氏肉芽肿病、贝赫切特综合征和系统性红斑狼疮）鉴别。

治疗 应根据疾病的严重程度、分型及相伴随的原发性疾病治疗。增殖型对治疗反应好。系统用抗生素有助于控制皮损的继发性细菌感染。在疾病的进行期和用糖皮质激素未快速控制症状时，应加用免疫抑制剂。

局部治疗 早期或轻型损害可选用局部治疗，通常先用生理盐水湿敷后外涂抗菌制剂（20%过氧化苯甲酰或磺胺嘧啶银）或用软膏剂或亲水剂敷料封包。亦有用2%色甘酸钠溶液湿敷效果也佳。糖皮质激素外用效果差，局部封闭治疗有较好的疗效，在溃疡局部边缘注射曲安西龙偶见显效。有报道早期病变外用他克莫司有较满意的疗效。休息并抬高患肢也有助于溃疡愈合。高压氧已成功治疗许多患者，它的显著作用是迅速缓解疼痛。

系统治疗 糖皮质激素系统治疗适用于病情较重的急性病例或局部外用治疗效果不好的患者。常规剂量无效或其他药物无法控制时，可试用甲泼尼龙冲击疗法。免疫抑制剂限用于严重的或顽固性患者，可联合糖皮质激素治疗，或糖皮质激素无效时单独使用，或帮助减少糖皮质激素用量。甲氨蝶呤对有关节炎或炎症性肠病的病例有效。有用环孢素、吗替麦考酚酯、他克莫司治疗有效的报道。葡萄糖-6-磷酸脱氢酶（G-6-PD）正常者还可给予氨苯砜。赫克（Hecker）等报道经沙利度胺治疗痊愈，未有复发。抗生素往往单用无效，仅防止继发感染，但氯法齐明、柳氮磺吡啶、米诺环素及利福平治疗坏疽性脓皮病亦被认为有效。有用肿瘤坏死因子-α抑制剂如英夫利昔单抗、依那西普治疗有效的报道。但经血浆置换/静脉内注射人免疫球蛋白常规治疗失败。

外科治疗 清创手术可能因针刺反应而加重坏疽性脓皮病而有争议。但如果在长期用免疫抑制剂的过程中，针刺反应最小的情况下，可进行吸引疱皮肤移植和培养的自体角质形成细胞移植。通常在损害完全消退后，即可终止治疗。可有复发。切除病变的肠管可以使病情完全缓解，或者病变肠道切除后皮损持续出现或首次出现。治疗相关疾病对改善预后有重要意义。病程经过可急可缓。急剧者皮肤溃疡在数日内迅速扩大。轻缓者溃疡经数周至数月逐渐发展。

（高兴华）

Bèihèqiètè zōnghézhēng

贝赫切特综合征

贝赫切特综合征（Behcet syndrome） 以口腔溃疡、外生殖器溃疡和虹膜炎三联综合征为特征的疾病。首先由土耳其皮肤病学家贝赫切特于1937年报道，曾称白塞病，眼-口-生殖器综合征。也可出现多系统病变。主要为成年人发病，最常见于30~40岁年龄。有时也可见于儿童。亚洲人发病率高，估计年发病率为万分之一。男性发病率高于女性，病情更重。

病因和发病机制 病因不明确。有以下几种学说。

感染学说 认为可能单纯疱疹病毒，或链球菌，或分枝杆菌与口腔黏膜或表皮细胞的抗原有自身免疫或交叉反应现象。

自身免疫学说　此病患者有抗口腔黏膜自身抗体；血清 α_1、α_2、β 和 γ 球蛋白增加；血中循环免疫复合物和补体（主要为 C3）明显升高；口腔黏膜能诱发患者淋巴细胞转化反应；患者淋巴细胞对口腔黏膜有细胞毒作用；免疫荧光研究证明血管壁有免疫球蛋白（Ig）M、IgA 和 IgG 沉积，以及糖皮质激素治疗可以缓解病情等，说明此病为自身免疫性疾病。

遗传学说　有研究发现与人类白细胞抗原有关。

临床表现　虽然典型患者有口腔溃疡，并伴生殖器溃疡、皮肤脓疱性血管炎、眼部损害或关节炎等，但临床过程各不相同。

一般症状　发生黏膜溃疡之前6个月到5年，会反复出现如下症状和体征：全身乏力、不适、食欲减退、体重减轻、头痛、出汗、体温低或升高、淋巴结肿大、胸骨下和颞部疼痛。常有反复的咽喉痛、扁桃体炎、肌痛、无明显关节炎的游走性疼痛性红斑。有的患者在最初出现症状到出现主要的和次要的症状间可长达10年之久。

复发性口腔溃疡　每年至少发作3次，疼痛，圆形或卵圆形，单发或多发，米粒大至黄豆大，溃疡中心呈浅黄色坏死的基底，周围红晕，好发于唇、牙龈、颊黏膜和舌，较少累及扁桃体、腭、咽喉。也可发生于食管和鼻腔。溃疡剧痛者可致进食困难，并有明显的口臭。持续1~2周后消失不留瘢痕；溃疡较深者愈后留有瘢痕。

眼部病变　从初发症状到眼部病变出现，短者数月长则数十年。女性患者眼病变发生率低并症状较轻。男性患者眼病变发生率高且症状重。开始有剧烈的、眶周疼痛和畏光，可有虹膜睫状体炎、前房积脓、结膜炎、角膜炎、脉络膜炎、视盘炎、视神经萎缩和玻璃体病变。最具有诊断意义的是眼球后段的视网膜血管炎引起的色素层炎。儿童期发病者男性更常发生眼色素层炎。眼部病变可反复发作。如不治疗可因视神经萎缩、青光眼或白内障导致失明。

生殖器溃疡　男性发生率较低，症状亦轻。女性患者绝大多数都有，发生时间较早，症状较明显。其局部表现及病程和口腔溃疡很相似。男性主要发生于阴囊、阴茎、龟头，也可发生于尿道。女性主要发生于大小阴唇，也可发生于阴道和子宫颈。两性均可发生于会阴、腹股沟、尿道口和肛门或直肠内。另外，斑疹和丘疹也可在阴囊上出现。局部淋巴结肿胀和发热可伴随口腔与生殖器病变发作出现。

皮肤病变　绝大多数（58.6%~97%）有皮肤病变，发生率仅次于口腔黏膜病变。多数发生于黏膜病变以后，少数患者皮肤病变为初发症状。皮疹包括丘疹、脓疱、毛囊炎、痤疮、疖、脓肿、结节性红斑和多形红斑样损害、血栓性静脉炎损害、溃疡、急性发热性嗜中性皮病样损害、大疱性坏死性血管炎和坏疽性脓皮病性损害等。面部、躯干、臀、生殖器周围、肛门和四肢均可发生。40%~70%患者的皮肤针刺同形反应阳性（即皮内针刺或注射生理盐水48小时后针眼处出现毛囊炎和脓疱）。这种反应结合全身表现，对此病有诊断价值。

关节症状　表现为多发性游走性不对称性非侵袭性关节炎，或单发性关节炎，红、肿、热、痛和关节积液均可发生。大关节受累机会多，常侵犯膝关节，其次为踝关节和肘关节。

血管炎　大小血管均可受累，男性发病率约12倍于女性。静脉病变多于动脉病变。静脉一般为复发性浅表性或深在性血栓性静脉炎，好发于四肢。常伴发热、局部肿胀、疼痛和血液循环障碍。持续数日到数周。反复发作的静脉炎常后遗肢体水肿和溃疡病变。动脉病变中最常见的是动脉瘤和动脉闭塞。动脉病变产生的临床表现有无脉症（锁骨下动脉闭塞）、雷诺现象、间歇性跛行、动脉瘤、多发性大动脉炎、缺血性疼痛、四肢末端营养障碍和肢体坏死。

神经系统病变　从第一个症状开始到出现神经系统症状的间隔时间最短1~2个月，最长达20余年。半数为2~5年。一般来说，中枢神经系统累及多于周围神经，运动神经受累多于感觉神经，男性发病率高于女性。中枢神经系统各部分均可累及，引起脑膜炎综合征、脑干综合征、器质性精神错乱综合征等。中枢神经系统病变预后较为严重，死亡率较高，特别是脑干型。脑膜炎预后较好。最具诊断价值的是脑膜脑炎。

其他系统病变　此病还可并发附睾炎、尿道炎、轻微无症状性肾小球肾炎、间质性肺炎、胸膜炎、心肌炎、心血管病、局限性肠炎、非特异性胃肠道炎症（如食欲缺乏、呕吐、消化不良、腹泻、腹胀和腹痛）和溃疡、胰腺炎、扁桃体炎等。女性患者可引起月经周期紊乱。妊娠期症状较重，尤其是在开始的3个月内，但不影响病程。

辅助检查　血液检查：部分

患者可有程度不同的贫血，白细胞增多。血清 α_2 及 γ 球蛋白增加，部分患者 IgA 升高，循环免疫复合物常阳性，红细胞沉降率加快，部分病例的 C 反应蛋白阳性，类风湿因子和抗核抗体阴性，抗中性粒细胞胞质抗体和抗心磷脂抗体常阴性。可检测到抗人口腔黏膜抗体。组织病理检查：基本病变为血管炎，大小血管均可不同程度的受侵。早期类似白细胞碎裂性血管炎，或者呈嗜中性血管炎反应，晚期多为淋巴细胞性血管炎。

诊断与鉴别诊断 有多种诊断标准和分类系统，但还没有一种能完全满足临床需要，1987 年日本研究组修订的标准较多被采用。该标准的主要症状：①反复发作的口腔溃疡。②皮损病变：结节性红斑样损害，皮下血栓性静脉炎，毛囊炎（痤疮样损害），皮肤针刺反应阳性。③眼部损害：虹膜睫状体炎，脉络膜视网膜炎，视网膜色素层炎，肯定的脉络膜视网膜炎、视网膜色素层炎病史。④生殖器溃疡。次要症状：①无变形的或僵硬的关节炎。②胃肠道病变，具有特征性的回盲部溃疡。③附睾炎。④中枢神经系统症状。任何有复发性和广泛的口腔溃疡者均应疑有此病的可能。但在诊断此病前应排除其他有口腔溃疡的疾病如炎症性肠病、口腔单纯疱疹、天疱疮、口腔癌、重症大疱性多形红斑。女性早期只有外阴溃疡者，需和女阴溃疡鉴别。以关节症状为主者，需和风湿关节炎鉴别。

治疗 此病无有效根治方法，治疗往往需要内科、眼科和皮肤科医师配合。当有口腔损害时，可用温和的漱口液和牙膏清洁口腔，限制使用牙刷。硫糖铝混悬液用于此病的口腔和生殖器溃疡，可减轻疼痛和缩短愈合时间，也可以试用他克莫司软膏。急性眼色素膜炎可用各种散瞳剂点眼，以防葡萄膜炎症后粘连；严重时可球结膜下注射地塞米松。毛囊炎可外用2%莫匹罗星软膏。糖皮质激素是皮肤、眼、神经系统损害及进行性血栓性静脉炎的主要治疗用药。重要脏器受损时选用免疫抑制剂。口服糖皮质激素对口腔溃疡也有一定疗效。此病的临床过程各不相同，不易作出长期的预后判断。

预后 此病预后与病变部位、发作严重程度以及复发频率直接相关。大多数病程很长，反复发作，最长达 41 年。眼部受累可致失明。死亡率不高，可死于神经系统疾病、血管疾病、肠穿孔、心肺疾病或免疫抑制剂治疗的并发症。

（高兴华）

fùfāxìng pífūhuàisǐxìng shìsuānxìng xuèguǎnyán

复发性皮肤坏死性嗜酸性血管炎（recurrent cutaneous eosinophilic necrotizing vasculitis）

以向心性分布的紫癜性丘疹、血管性水肿、外周血嗜酸性粒细胞增多为特点的疾病。又称嗜酸性血管炎，病理上表现为嗜酸性粒细胞坏死性小血管炎。此病属于嗜酸性粒细胞性皮肤病的一种，较少见。病因不明，在外周血及组织中可检测到嗜酸性粒细胞因子及嗜酸性粒细胞颗粒，可能与组织损伤有关。不同年龄和性别发病率无差异。临床表现为长期慢性、反复发作的瘙痒性丘疹和风团样皮损，面部或四肢血管性水肿。皮损可发生于任何部位，头、颈部相对多见。病理学改变主要表现为真皮小血管的纤维蛋白样物沉积及坏死，嗜酸性粒细胞浸润、偶见白细胞碎裂。免疫病理无免疫球蛋白的沉积。糖皮质激素治疗有效。可根据病情波动情况，选择连续或间歇的方案治疗。

（高兴华）

shìsuānxìng fēngwōzhīyán

嗜酸性蜂窝织炎（eosinophilic cellulitis）

以急性蜂窝织炎样皮损、病变组织明显嗜酸性粒细胞浸润及真皮胶原纤维束、嗜酸性粒细胞及其嗜酸性颗粒形成“火焰样浸润”为特征的皮肤病。又称威尔斯综合征（Wells syndrome），较少见，仅有报道百例左右，从新生儿到 70 岁以上老人皆可发病。

发病机制 发病机制不详，但骨髓增生性疾病、感染（浅部真菌病、病毒、寄生虫等）、昆虫叮咬和药物可能作为诱发因素。有研究提示皮损部位 $CD4^{+}T$ 细胞增多，并自发释放白介素-5，促进了血管和组织的嗜酸性粒细胞浸润。而嗜酸性粒细胞脱颗粒很可能是通过 IL-2 作用实现的。电子显微镜检查病变部位胶原纤维完整，提示此病不是由纤维变性诱发。

临床表现 病情反复阵发，多以瘙痒或灼热感为前驱症状，然后出现水肿性的结节和斑块，呈环状或弧形，周边可有淡紫色环，其上可出现水疱，严重者甚至出血性水疱。新发皮疹颜色鲜，逐渐衍变为褐红、褐色甚至灰黑色，有时在斑块消退前有绿色改变；后期出现浸润发硬，环状斑块、有时类似硬皮病外观，4～8 周后可逐渐消退。皮损消退后可遗留硬结或萎缩，但一般无瘢痕形成。四肢最常见的发疹部位，其次为躯干。系统症状包括全身乏力、关节疼痛，约 25%患者出现发热。

辅助检查 外周血嗜酸性粒细胞增多，达13%左右；但红细胞沉降率很少升高及中性粒细胞很少增多。病理检查特征性改变是嗜酸性粒细胞、组织细胞和嗜酸性粒细胞的分泌颗粒在胶原纤维间沉积，形成“火焰样”构象。早期改变中，脱颗粒的嗜酸性粒细胞主要位于表皮和真皮，偶浸润至皮下甚至肌层。表皮下可形成含有较多嗜酸性粒细胞的水疱。在发作数周后取材的皮损部位，仍可见到“火焰”现象，并出现胶原纤维周围栅栏状排列的组织细胞和巨细胞。免疫荧光检查在“火焰”样改变处见嗜酸性粒细胞主要碱性蛋白沉积。

诊断与鉴别诊断 诊断主要依靠特征性的病理改变。外周血嗜酸性粒细胞增多，嗜酸性阳离子蛋白（ECP）和白介素-5可升高，且与病情严重程度有一定相关性。需要鉴别的疾病包括感染性蜂窝织炎、接触性皮炎、变应性肉芽肿（变应性肉芽肿性血管炎）、药物性皮炎、丹毒、环状肉芽肿、虫咬皮炎、慢性荨麻疹、伴嗜酸性粒细胞增多的血管性水肿、荨麻疹性血管炎、病毒疹、多形红斑、疱疹样皮炎、局限性硬皮病、持久性隆起性红斑等。病理改变上出现的嗜酸性粒细胞、组织细胞浸润和“火焰”现象在大疱性类天疱疮、湿疹、虫咬皮炎、浅表真菌感染中也可出现，应予以鉴别。

治疗 系统应用糖皮质激素治疗有效。也有应用抗组胺药物、灰黄霉素、氨苯砜、多西环素、环孢素治疗的报道。外用糖皮质激素也有应用。

预后 预后良好，病变多于数周或数月消退，一般不留瘢痕。如有复发者，病情可反复数年。

（高兴华）

sèsùxìng zǐdiànxìng píbìng

色素性紫癜性皮病（pigmentary purpuric dermatosis）

含铁血黄素沉积所致以红细胞外渗到皮肤为特征的慢性疾病。又称色素性紫癜性皮疹、毛细血管炎。是一组原因不明的慢性疾病，临床病谱或许是同一种疾病的不同表现，但通常不影响治疗或预后，它们有相似的临床形态学及组织学表现。大部分为慢性过程，66%患者可逐渐好转或最终消失。

病因和发病机制 病因不明。静脉高压、运动、重力作用、毛细血管脆性增加、局灶性感染和化学物质的摄入等均可诱发。其中药物是最常报道的诱发因素。有人认为毛细血管扩张性环状紫癜可能是某些全身性疾病（如心血管系统及肾脏疾病）的一种表现，但大多数此病患者均健康。发病机制可能与下列有关：细胞介导的免疫反应；细胞因子介导；免疫复合物作用；朗格汉斯细胞作用。

临床表现 其病谱包括进行性色素性紫癜性皮病、毛细血管扩张性环状紫癜、色素性紫癜性苔藓样皮炎、金黄色苔藓、肉芽肿性色素性紫癜性皮病、家族性色素性紫癜性疹及线状和象限形分布的色素性紫癜性皮病等。瘙痒性紫癜和湿疹样紫癜是进行性色素性皮肤病的亚型。

进行性色素性紫癜性皮病 又称进行性色素性皮肤病。以青壮年男性多见，但也可发生于包括儿童在内的任何年龄。极少数患者家族性发病。好发于下肢（特别是胫前区），躯干及上肢也可受累。开始有针尖大棕红色斑点，渐融合成斑片，边缘呈锯齿状，中央为陈旧皮损，呈棕黄色，边缘不断出现新疹，为鲜红色斑点，似撒在皮肤上的胡椒粉样。皮损中央偶可萎缩。可有微痒，病程慢性，可持续数年。许多病人可合并其他色素性紫癜性皮肤病的表现，如可发生环状形或小的苔藓样丘疹。

毛细血管扩张性环状紫癜 可发生于任何年龄，以青春期及青壮年多见。极少数有家族内发病。常发生于女性下肢，躯干或上肢极少累及。初起为毛囊周围毛细血管扩张及出血点，渐扩展成半环状、环状，直径1～3cm的斑疹，皮损中央因含铁血黄素沉积而成紫色，黄褐色，中央可有轻度萎缩。有时陈旧的皮疹消失，而邻近又出现新的皮疹。皮疹数不定，几个或甚多。开始对称发生于小腿，然后向上发展至股，并可延臀部、躯干和上肢。患者无静脉淤积现象，无自觉症状。皮疹反复发生，病程可达数年，有自愈倾向。皮损无自觉症状。如有较少而较大的不规则弓形损害，则称为图雷纳（Touraine）弓形毛细血管扩张性紫癜，为毛细血管扩张性环状紫癜的一个亚型。

色素性紫癜性苔藓样皮炎 又称古热洛-布洛姆综合征（Gougerot-Blum syndrome）。多见于40～60岁。尤以男性为多。最常见于小腿，亦可累及股、躯干及上肢。常为双侧对称性紫癜性苔藓样丘疹，鲜红、棕红、黄褐色，压不褪色，可融合成斑块。可有鳞屑、瘙痒。与进行性色素性紫癜性皮病的不同之处是皮损的分布和出现苔藓样的丘疹，丘疹常聚集形成斑块。此病可合并卟啉症，类似损害亦可发生于口腔黏膜。

金黄色苔藓 成人多见，但

儿童也可发病。可发生于身体的任何部位。其特征为突然出现的金黄色或铁锈色的斑疹或苔藓样丘疹。这些斑片可以成簇，融合成斑片。斑片通常孤立，无症状，但偶尔可有疼痛。不少患者是因静脉瓣膜功能不全引起静脉和毛细血管内压升高所致。偶尔发生线状节段性损害，并曾有一例演化为线状硬斑病的报道。

肉芽肿性色素性紫癜性皮病 少见的色素性紫癜性皮病的异型，组织病理学有肉芽肿改变。

家族性色素性紫癜性疹 可以在一个家族的多个成员中发生，可能是常染色体显性遗传。表现为儿童及青春期发生散在的红-棕色斑，单个斑较进行性色素性紫癜性皮病为大，排列成镶嵌样图像，皮损逐渐发展，主要位于四肢及大的褶皱部位，无任何自觉症状。

线状和象限形分布的色素性紫癜性皮病 可发生不同形态、类型的色素性紫癜性皮疹，可线状或带状疱疹样分布，或较少见的弥漫地分布于身体的一侧。单个损害常类似于金黄色苔藓或进行性色素性紫癜性皮病。

辅助检查 全血细胞计数排除血小板减少症；凝血筛查有利于排除紫癜的其他可能原因。赫斯（Hess）试验可评估毛细血管脆性。皮肤活组织检查有助于明确色素性紫癜性皮病的诊断，排除皮肤T细胞淋巴瘤。各型疾病的病理学组织变化基本相似，早期真皮上部和真皮乳头内毛细血管内皮细胞肿胀，管腔变窄，毛细血管周围有大量淋巴细胞、组织细胞，偶有少量中性粒细胞浸润，有红细胞外溢。浸润细胞可侵及表皮，棘细胞层轻度海绵形成及散在的角化不全。陈旧损害炎症浸润不如早期明显，见毛细血管管腔扩张，内皮细胞增殖，不再有红细胞外溢，但常见有不同量的含铁血黄素。铁染色（Perl、普鲁士蓝、铁氰化物）有时用来证实含铁血黄素的沉积。

诊断与鉴别诊断 根据上述临床表现，诊断不难。应与早期皮肤T细胞淋巴瘤、紫癜样接触性皮炎、淤积性色素沉着、坏血病、白细胞碎裂性血管炎、紫癜样泛发型光泽苔藓、高球蛋白血症性紫癜和药物超敏反应（如对利妥昔单抗、卡马西平、甲丙氨酯、丁苯羟酸、氯氮䓬、呋塞米、硝酸甘油、维生素 B_1 或注射醋酸甲羟孕酮酸酯的变态反应）相鉴别。苔藓样紫癜应与蕈样肉芽肿相鉴别，因为两者在临床上和病理上都非常相似。如果缺乏向表皮性，或在海绵形成中仅有很少数淋巴细胞存在，则支持色素性紫癜的诊断。

治疗 此组疾病可持续数年，对任何治疗均无明显效果。局部应用糖皮质激素（主要用于有瘙痒的患者）有效，疗程以4~6周较为合理。亦可应用抗组胺药、活血化瘀类中药。系统性使用糖皮质激素疗效较满意，但停药易复发。己酮可可碱、复方芦丁和补骨脂素联合长波紫外线照射治疗（PUVA）也可收到明显效果。也可应用氨苯砜、沙利度胺和碘化钾治疗此病，但治疗时应权衡利弊，注意药物引起的不良反应。

预后 病程缓慢，可持续存在，随着时间而扩展，经数月至数年可自行消退，但常复发。

（高兴华）

pífū màiguǎnxìng jíbìng

皮肤脉管性疾病（cutaneous vessel diseases） 皮肤血管结构病变引起的一系列疾病，与皮肤血管性疾病的差别是皮肤脉管类疾病的早期病变并无明显的血管皮肤病变或炎症。通常为先天或后天原因所造成的血管结构和血流动力学异常，继而产生出血、血管及周围组织炎症、坏死等一系列病理损害。常见疾病包括毛细血管扩张症、特发性血小板减少性紫癜、继发性血小板减少性紫癜、血小板增多性紫癜、血管内压力增多性紫癜、老年性紫癜、糖皮质激素性紫癜、异常蛋白血症紫癜、游走性血栓性静脉炎、淋巴水肿、红绀病、白色萎缩、网状青斑、雷诺病、闭塞性动脉硬化症、闭塞性血栓性脉管炎、小腿静脉性溃疡、淤积性皮炎、淤积性皮下硬化症等。曾将红斑性肢痛病归类在皮肤脉管性疾病，已发现红斑性肢痛的病因是钠离子通道基因 *SCN9A* 突变所致。

（李恒进）

máoxìxuèguǎn kuòzhāngzhèng

毛细血管扩张症（telangiectasis）

皮肤或黏膜表面的毛细血管、小静脉和微小动静脉呈持久性扩张，形成红色或紫红色斑状、点状、细丝状或星状损害为特点的疾病。可呈局限性、广泛性、节段性或单侧性分布，压之褪色，可长期不变或缓慢发展，部分可自行消退，多无自觉症状。可发生于任何部位，无性别、年龄发病特征。

病因和发病机制 毛细血管扩张症的原因不明，形成机制是血管扩张，而不是血管增生，一般认为起源于毛细血管、小静脉或微小动静脉畸形。也有继发于其他疾病。继发性毛细血管扩张常见于物理作用或损伤如光损伤、放疗、创伤，静脉高压也可导致毛细血管扩张症；毛细血管扩张症也可继发于某些皮肤病、代谢异常、系统性疾病、先天畸形和遗传性疾病等。

临床表现 分为4型。①泛发性特发性毛细血管扩张：好发于40~50岁女性，儿童也可发病。原因不明，此病与感染关系有待研究，尤其患有鼻窦感染，口服抗生素对部分患者有效。表现为大片的毛细血管扩张，之后可向上蔓延至股、腹及上肢，一般不伴系统疾病和出血倾向。此病特征有：皮损广泛；皮损呈进行性或持续性；损害在下垂位置时加重；不伴有表皮真皮改变。皮损可分布于全身或局限于四肢，可散在也可融合，亦可沿皮肤神经走行分布。②单侧痣样毛细血管扩张：很少发生于男性，发病可能与受累区域血管壁雌激素受体增加和（或）雌激素水平增高有关。分为先天性和获得性两种，大多数为获得性，多见于妊娠期、青春期或肝脏疾病。表现为细小点状、星状或线状毛细血管扩张呈单侧分布，常局限于三叉神经或上颈椎皮节，有时沿布拉斯科（Blaschko）线分布。除皮肤外尚可累及口腔与胃黏膜。③匐行性血管瘤：好发于20岁以下女性，常散发但也有家族性发病报道。表现为多发性微小的铜红色到紫色血管瘤性斑点，并倾向变为丘疹，压之褪色，无含铁血黄素沉着，无炎症表现。簇集或小片状分布（图），表面可有少量鳞屑，外周不断出现新皮损，中央部分消退，形成小环或匐行模式排列和蔓延。四肢最常受累，初期常呈单侧分布，之后皮损可泛发。掌跖、黏膜不受累。病理可见真皮乳头非炎症性毛细血管扩张。需与色素性紫癜性皮病，特别是毛细血管扩张性环状紫癜相鉴别。④蜘蛛痣样毛细血管扩张：好发于儿童、孕妇，亦常见于肝脏疾病、口服避孕药人群和铝厂工人。表现为中心红色丘疹性蜘蛛体和周边放射状扩张的毛细血管，中心痣体有动脉性搏动。皮损好发于躯体上部，尤以面颈部、双手常见，常一侧性单发，亦可多发。

治疗 一般不需要治疗，但也可选择美容化妆，单极或双极细光电灼针电灼，对于面部毛细血管扩张效果好。使用硬化剂注射多适用于治疗小腿皮损，各种激光如脉冲染料和铜蒸气激光治疗，均收到很好的美容效果。

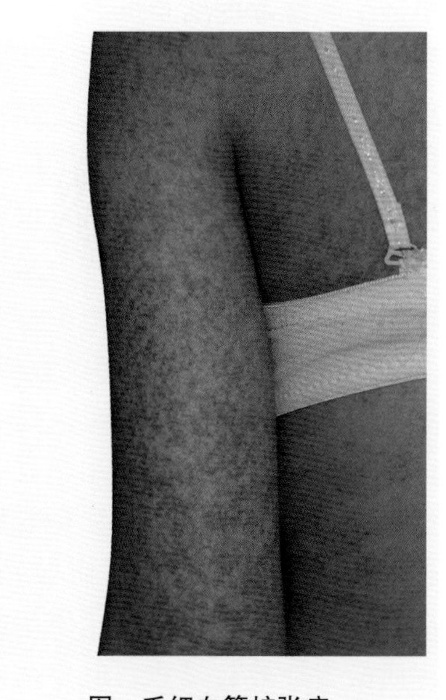

图 毛细血管扩张症

注：左上臂毛细血管扩张

（李恒进 赵梓刚）

tèfāxìng xuèxiǎobǎnjiǎnshǎoxìng zǐdiàn

特发性血小板减少性紫癜

（idiopathic thrombocytopenic purpura，IPT） 体内产生抗血小板表面糖蛋白自身抗体引起血小板破坏过多和巨核细胞生成血小板减少所致皮肤、黏膜和内脏出血的疾病。又称自身免疫性血小板减少性紫癜或Werlhof病。为自身免疫性疾病，通过自身抗体引起血小板减少或为同种异型抗体介导的血小板减少。

分型 ①急性型特发性血小板减少性紫癜：发病前常有病毒感染史，相关的病毒感染有风疹、麻疹、水痘、腮腺炎、传染性单核细胞增多症、巨细胞包涵体病等。好发于2~6岁儿童。发病前2~3周常有病毒感染史，起病急骤，可有畏寒发热，皮肤黏膜尤其是口腔黏膜发生淤点、淤斑，甚至血肿、血疱，碰撞部位多见。可发生鼻出血、结膜出血、齿龈、呕血、黑便、血尿、月经过多。并发颅内出血少见，一旦发生可成为此病的致死病因。病程一般4~6周，有自限性，预后良好。约10%患者可由急性转为慢性。②慢性型特发性血小板减少性紫癜：好发于40岁以下女性，特别是生育期妇女。起病缓慢，症状轻，多表现为皮肤黏膜的淤点、淤斑，偶有黏膜和内脏严重出血。有时可发生小腿慢性溃疡。女性常以月经过多为早期征象，20%患者可有脾大。

辅助检查 血小板减少，急性型常低于$20\times10^9/L$，慢性型多在$(30\sim80)\times10^9/L$，出血时间延长，凝血时间正常，血管收缩不良或不收缩。骨髓象巨核细胞多增加，巨核细胞分类成熟未释放血小板的巨核细胞显著增加，血小板表面免疫球蛋白G（PA IgG）增多，系统观察PA IgG变化对ITP的预后有指导意义。放射性核素^{51}Cr或^{111}In标记测定血小板寿命缩短。

诊断与鉴别诊断 诊断标准：多次化验检查血小板计数减少；脾脏不增大或仅有轻度增大；骨髓检查巨核细胞增多或正常，有成熟障碍；排除继发性血小板减少症。应同时具备以下5点中任何一点：①泼尼松治疗有效。②脾切除治疗有效。③PA IgG增多。④血小板相关补体3增多。⑤血小板寿命测定缩短。IPT需与再生障碍性贫血、急性白血病、过敏性紫癜、红斑狼疮、威斯科特-奥尔德里奇综合征、伊文思综合征、血栓性血小板减少性紫癜、继发性血小板减少性紫癜等疾病相鉴别。

治疗 急性型患者需对症支持治疗，输新鲜血或血小板仅可作为严重出血时的紧急治疗。糖皮质激素治疗可使出血现象较快好转，用药原则是早期、大量、短程。重症患者可静脉点滴输入大剂量丙种球蛋白。激素治疗无效者尚可试用长春新碱、环磷酰胺、硫唑嘌呤等免疫抑制剂。对于顽固性慢性ITP患者，应用抗Rh（D）免疫球蛋白、环孢素、他莫昔芬、炔羟雄烯异噁唑、联合化疗及免疫吸附治疗效果好。脾切除对慢性ITP的缓解率为70%～75%。

（李恒进　赵梓刚）

jìfāxìng xuèxiǎobǎnjiǎnshǎoxìng zǐdiàn

继发性血小板减少性紫癜

（secondary thrombocytopenic purpura） 药物、感染、毒素或继发于其他疾病引起的血小板减少所致紫癜。此病按发病机制可分为4种类型。①血小板生成减少：常见于药物（如苯、氮芥、抗肿瘤药物、蛇毒等）对巨核细胞毒性作用、病毒感染、再生障碍性贫血、骨髓增生异常综合征、骨髓占位性病变（如白血病、恶性淋巴瘤、癌转移等）、骨髓纤维化症。②血小板破坏过多：可见于药物免疫性血小板减少症，常见药物如青霉素、奎宁、苯妥英钠、安眠药、苯巴比妥、磺胺类、地高辛、抗结核药、解热镇痛药等；脾功能亢进各种原因引起的脾大，如班替综合征、戈谢病、地中海贫血、霍奇金淋巴瘤等；多种细菌或病毒感染，如伤寒、结核、风疹、麻疹、猩红热、水痘、病毒性肝炎、流感、人类免疫缺陷病毒感染等；其他如溶血性尿毒症综合征、巨大血管瘤、系统性红斑狼疮、伊文思综合征、心肺复苏术、淋巴瘤等。③血小板消耗过度：常见于血栓性血小板减少性紫癜、弥散性血管内凝血、反复输血后溶血反应、卡萨巴赫-梅里特综合征。④血小板分布异常：见于脾大等。⑤血小板稀释：常见于大量输入库存血液或血浆，输入的血中血小板被破坏，输血后体内血小板被稀释。

此病可有其原发病的临床表现，发病前有感染、用药、输血史等，并有血小板减少的出血症状。急性型短期皮肤黏膜可发生淤点、淤斑、血疱；并可发生鼻出血、齿龈出血、黑便、血尿、月经过多、眼底出血，颅内出血少见。慢性型起病缓慢，症状轻。根据皮肤黏膜出血症状；血小板减少；存在引起血小板减少的原因而确诊。需与特发性血小板减少性紫癜相鉴别。

治疗应积极查找原发病，去除病因。此病病因复杂，继发于多种原因，治疗原发病是关键。原发病好转常常血小板计数得到相应改善。脾功能亢进者可做脾切除。药物等引起的可短期给予糖皮质激素治疗。

（李恒进　赵梓刚）

xuèxiǎobǎnzēngduōxìng zǐdiàn

血小板增多性紫癜

（thrombocythemic purpura） 血小板持续明显增多所致以出血倾向及血栓形成为特征的疾病。

病因和发病机制 此病分为原发性和继发性，原发性是一种慢性骨髓增殖性疾病，因骨髓造血干细胞克隆性增殖、血小板生成素（TPO）水平及其受体的改变、巨核细胞对TPO敏感性的改变，使机体生成血小板过多引起。并发现半数患者*JAK2/V617F*基因突变。继发性主要见于剧烈运动、分娩，脾切除或脾功能低下，感染性疾病，创伤和手术，骨髓增生性疾病和恶性肿瘤，缺铁性贫血、溶血性贫血，其他如慢性肾病、结节病等。

临床表现 原发性多见于40岁以上的成人。轻者仅有头晕、乏力，重者有出血、血栓形成。出血常为自发性，反复发作，常见于胃肠道及鼻出血；其次血尿及皮肤、黏膜淤斑，但紫癜罕见；血栓发生率低于出血，常见肢体血管栓塞，引起手足麻木、疼痛，甚至坏疽。脾及肠系膜血管栓塞可致腹痛，肺、脑、肾也可发生栓塞。继发性有原发病症状，血栓形成、栓塞症状及出血少见。

辅助检查 原发性患者血小板计数常高于$1000\times10^9/L$。血片中血小板聚集成堆，大小不一，有巨形及畸形，偶见巨核细胞碎片及裸核。骨髓各系增生明显，以巨核细胞增生为主，原始及幼稚巨细胞增多，可见大量血小板形成。出血时间延长，血块收缩不良或过度收缩。血小板第3因子有效性降低。继发性患者血小板计数常小于$600\times10^9/L$。

诊断与鉴别诊断 临床有自发性出血倾向、血栓形成、脾大等症状和体征；血小板计数常高于$600\times10^9/L$；血细胞比容小于0.40，或红细胞容量正常；骨髓铁染色阳性，或血清铁蛋白或红细胞平均容量正常；无费城染色

体阳性或 *BCR/ABL* 融合基因重排；骨髓胶原纤维化；无骨髓增生异常综合征的形态学及遗传学证据。需与其他骨髓增殖性疾病所致血小板增多，如真性红细胞增多症、慢性粒细胞白血病、骨髓纤维化细胞期及骨髓增生异常综合征等相鉴别。

治疗 尚无特效治疗，主要是对症治疗。治疗原则是控制血小板数量、止血和预防血栓形成。目前认为小剂量阿司匹林治疗有益于该病患者。但尚无大规模的前瞻性临床研究证实单用阿司匹林可以降低患者血栓栓塞发生率。可选用细胞毒药物，如羟基脲、阿那格雷、环磷酰胺、白消安、哌泊溴烷（双溴丙酰哌嗪），以及α-干扰素或放射性核素^{32}P，首选羟基脲。对于羟基脲不能耐受或治疗反应不佳的患者，阿那格雷、哌泊溴烷是主要的替代药物。对于此病应要注重病因治疗。

（李恒进　赵梓刚）

xuèguǎnnèi yālì zēngduōxìng zǐdiàn

血管内压力增多性紫癜（purpuraisedura due to raised intravascular pressure）

静脉回流受阻、缺氧使血管破裂，出血所致紫癜。又称机械性紫癜。此病是局部肌肉突然剧烈收缩，使局部小血管、毛细血管内压突然增高所致，多因上呼吸道感染、胃肠型感冒、剧烈咳嗽、呕吐、运动、分娩、惊厥、癫痫发作、便秘、哭闹、吹奏等因素使血管内压力升高而产生。多见于儿童。好发于面、颈、胸等组织疏松部位，表现为针尖大小、群集或散在的淤点或淤斑（图）。穿着紧身网格衣服可产生网状紫癜；绳勒后局部或远端可出现紫癜；吸吮空腔物品使其产生负压，其原理如同拔火罐，致使唇周形成一圈环状的压力性紫癜；地震、矿难、土崩事故中被埋，也可因胸部受压而出现压力性紫癜。根据发病部位，结合病史及阴性血液学检查，排除其他疾病，可确诊。一般不需要治疗，去除病因后数日内可自行消退。

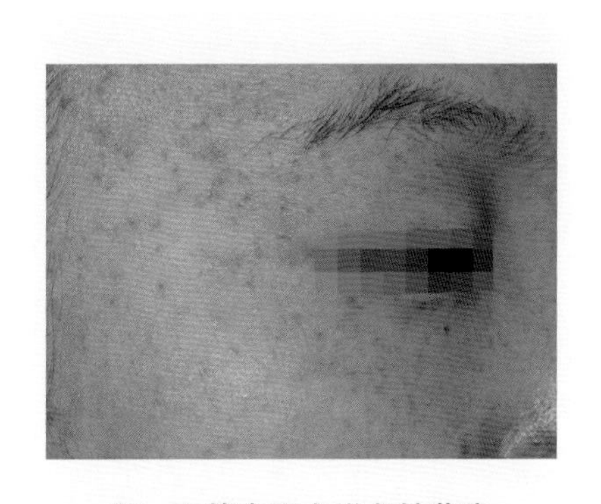

图　血管内压力增多性紫癜

注：面部针尖大小、群集或散在的淤点或淤斑

（李恒进　赵梓刚）

lǎoniánxìng zǐdiàn

老年性紫癜（purpura senilis）

老人因皮肤及皮下组织血管脆性增加所致退行性紫癜。好发于暴露部位，如手背、前臂、小腿、前额、上胸部等。又称老年性坏血病，老年性人工紫癜。老年性退行性变化及暴露部位长期受日光照射，致使皮肤变薄、松弛，皮下脂肪萎缩，小血管周围失去支持并缺乏弹性，以致轻微外力可造成血管破裂，红细胞外渗；另外，组织中吞噬细胞的吞噬功能减弱，使血液吸收迟缓，造成红细胞外渗处含铁血黄素沉着。中老年人好发，尤其以 65 岁以上为多，女性多于男性，在轻微外伤后或自然发生，呈线状或几何图形的淤点或淤斑，边界清楚，无炎症反应，无自觉症状。病变处皮肤变薄萎缩，缺乏弹性，毛发稀疏。紫癜颜色很少变化，持续数周或更长，紫癜退后留有色素沉着，皮疹反复发生呈慢性复发性疾病，压脉带实验阳性。治疗：保护皮肤，避免外伤，可应用维生素 E、维生素 C 及芦丁。

（李恒进　林碧雯）

tángpízhìjīsùxìng zǐdiàn

糖皮质激素性紫癜（corticosteroid purpura）

长期大量应用糖皮质激素所致的紫癜性皮肤病。尤其见于应用强效糖皮质激素制剂的患者及内源性皮质醇增多（库欣综合征）的患者。大量糖皮质激素可促进蛋白分解代谢增强，皮肤变薄，结缔组织萎缩，毛细血管脆性增加，在外力作用下可引起紫癜。好发于暴露部位，特别是下肢，轻微外伤后，萎缩的皮肤上出现大小不等、形态不规则、界限清楚的淤点或淤斑，无自觉症状，可自行消退。同时患者有肥胖、满月脸、多毛、膨胀纹等糖皮质激素所造成的全身不良反应。毛细血管脆性试验阳性。治疗上需逐渐减少并停用激素，治疗内分泌疾病及对症处理。

（李恒进　林碧雯）

yìchángdànbáixuèzhèng zǐdiàn

异常蛋白血症紫癜（dysproteinaemic purpura）

血液循环中存在异常免疫球蛋白引起的皮肤紫癜。包括高球蛋白血症性紫癜、巨球蛋白血症性紫癜和冷球蛋白血症性紫癜。

高球蛋白血症性紫癜 又称瓦尔登斯特伦（Waldenström）高γ球蛋白血症性紫癜。病因不明，以血浆中球蛋白异常增高及直立性紫癜伴色素沉着为特点。①发病机制：病因不明。现发现与自身免疫性疾病有关，异常增高的球蛋白使血黏滞度增高，血流速度减缓，含有 IgG 或 IgA 类风湿因子的循环小免疫复合物浸润血管壁并沉着，使血管壁异常；另外可能与血小板减少及功能障碍有关；这些变化使得发生血管发炎并造成出血。②临床表现：女性多见。好发于小腿以及易受压迫处。初期患处有轻度肿胀感，偶有瘙痒针刺感，继而出现不规则分布淤点，呈撒胡椒粉样分布，消退后留色素沉着。此病反复发作，疲劳、长期站立可加重此病，病程迁延，部分病例伴淋巴结及肝脾肿大。常伴有自身免疫性疾病，常见于如干燥综合征、红斑狼疮或类风湿关节炎，少数患者可伴发癌肿，淋巴瘤等。③辅助检查：血清球蛋白增高，清蛋白正常，血沉增快，类风湿因子阳性，贫血，抗 Ro 和抗 La 抗体阳性。④组织病理检查：真皮浅层小血管炎，血管周围轻度中性及嗜酸性粒细胞浸润，真皮上层红细胞外渗。免疫荧光示血管壁有 IgA 和 IgG 沉积。⑤治疗：积极治疗伴发疾病和合并症，适量应用皮质类固醇激素、羟氯喹、酚磺乙胺、苯丁酸氮芥等。中药雷公藤可降低免疫球蛋白。联合应用维生素 E、维生素 C 及芦丁。

巨球蛋白血症性紫癜 以血浆中巨球蛋白增加和皮肤黏膜紫癜损害为特征。此外，它可引起口鼻和视网膜的出血，常伴肝脾增大及淋巴结肿大，少数患者伴有贫血及消化道出血。①发病机制：与巨球蛋白增多有关，其机制主要有：血浆 IgM 浓度增高而致血液黏滞性过高，血管内和血管周围蛋白沉积，血管壁受损，毛细血管通透性增加；骨髓内增殖及巨核细胞成熟障碍致使血小板减少；巨球蛋白包围血小板致使其凝聚功能障碍；凝血酶生成障碍，纤维蛋白原减少，纤维蛋白溶解；吸附凝血因子，形成的复合物引起血栓，造成凝血因子缺乏。这些因素造成出血倾向。②临床表现：好发于老年男性白人，以黏膜出血为特性，皮肤损害不常见。除紫癜外皮肤有两种特征性损害，一种为紫红至红色伴浸润的斑块或结节；另一种为多发半透明丘疹。部分患者伴雷诺征、全身瘙痒、荨麻疹和淀粉样变。全身症状可有乏力，体重减轻，发热，口鼻、消化道、肺、视网膜及脑等出血，也会出现肝脾、淋巴结肿大，视力障碍等。③实验室检查：中度贫血，血小板及凝血因子减少，血清单克隆 IgM 的 L 链增加，血沉增快，出血时间延长，尿本-周蛋白阳性。④治疗：在足量的苯丁酸氮芥治疗后，再应用血浆交换，此为最受推荐的疗法。也可试用青霉胺治疗。环磷酰胺及皮质激素联合应用也有效。

冷球蛋白血症性紫癜 病因不明。当体温降低时，冷球蛋白浊化沉淀在血管，使内压升高、红细胞外渗。另外冷球蛋白会使红细胞易于凝集，闭塞于血管而造成血管坏死。遇冷发生紫癜，呈点状或斑状，周围有水肿性晕。紫癜退后留有色素沉着。皮疹好发于受寒部位。可伴发寒冷性荨麻疹、网状青斑、雷诺征等。可有发热、关节痛、肾炎等。实验室检查：血沉增快，血液低于4℃时浊化，冷球蛋白阳性。患者应注意保暖，必要时使用糖皮质激素治疗。

（李恒进　林碧雯）

yóuzǒuxìng xuèshuānxìng jìngmàiyán

游走性血栓性静脉炎（migratory thrombophlebitis） 以游走、反复发作为特征的浅表血栓性静脉炎。是血栓性静脉炎的少见类型，主要侵犯全身大小静脉，有游走性和复发性的特性。

病因和发病机制：病因不明。此病是一种慢性弥散性血管内凝血性疾病。与多种因素有关，如Ⅻ因子、抗凝血酶Ⅲ、蛋白 C 和蛋白 S 的缺乏；纤溶酶原激活剂异常；纤维蛋白溶解缺陷；继发性高凝状态等。这些因素通常由恶性肿瘤、感染、贝赫切特综合征、妊娠、服用避孕药、肾炎和肝病等造成。其中与恶性肿瘤关系最为密切，特别是肺和胰腺的恶性疾病，也可发生在乳腺癌、结肠癌和胃癌的患者。

临床表现：男性多于女性，常见于下肢、腹壁、臂等处浅静脉，因出现连续、成批、散在发生节段性血栓，一般触诊时可扪及皮下肿块或条索。皮损呈现红色结节，排列成线状或卵圆形，与周围组织粘连，有疼痛和压痛，皮损周围皮肤红肿。一般情况下，皮疹经 2~4 周消退，遗留棕色色素沉着。此病皮损临床表现特点为游走性、此起彼愈的结节，持续数月或数年。

组织病理检查：见真皮和皮下组织之间边界处大静脉内有血栓形成，常部分或完全阻塞管腔，炎细胞浸润管壁全层，早期为大量中性粒细胞，随后被淋巴细胞、组织细胞及少数巨细胞替代，管腔机化。再通时，管腔及管壁内常见巨细胞肉芽肿，病变血管附近组织很少有炎症反应，也无脂膜炎。

诊断与鉴别诊断：结节反复成批出现，此起彼伏，游走性，容易诊断。此病应与浅部血栓性静脉炎区别，浅部血栓性静脉炎病变限于肢体的一条静脉，一般向近心方向发展。此外尚应与结节性血管炎、脂膜炎和结节性红斑加以区别。

治疗：积极寻找病因，尽可

能排查及治疗存在的肿瘤。保守治疗，下肢可着弹力袜和裹绷带，发作时应用肝素和纤维蛋白溶酶有帮助。合并贝赫切特综合征者用苯乙双胍（降糖灵）和乙基雌烷醇可达到保护效果。对感染灶积极治疗。局部湿热敷，抬高患肢，休息可改善症状。

（李恒进　林碧雯）

línbā shuǐzhǒng

淋巴水肿（lymphoedema）　淋巴管循环障碍导致淋巴液排泄量不足，引起富含蛋白的组织间液积聚，局限性软组织肿胀而产生的非凹陷性水肿性疾病。

病因和发病机制　可分为两大类。

原发性淋巴水肿　又称先天性和遗传性淋巴水肿，其发生可能与胚胎发育异常有关。1950年有人根据淋巴管造影情况将其分为发育不全性（未形成淋巴管通路）、再生不良性（淋巴管较正常细、少）和增生性（淋巴管增多，增大）。

继发性淋巴水肿　淋巴系统以外因素引起淋巴通路阻塞或管腔闭塞而产生的淋巴水肿，称为继发性淋巴水肿。主要与以下因素有关。①感染：引起淋巴管炎、淋巴管栓塞而致病；复发性丹毒和蜂窝织炎也可损伤淋巴管；丝虫直接冲击主干淋巴管的内皮细胞，间接破坏淋巴结结构而引起淋巴水肿；其他如腹股沟淋巴结结核、腹股沟淋巴肉芽肿等均可引起下肢淋巴水肿。②非感染性炎症：酒渣鼻、痤疮因损伤淋巴引流通路所致；胫前黏液性水肿因改变淋巴管功能和结构而引起；其他还有克罗恩病、结节病、口面肉芽肿病、脂膜炎、特发性腹膜后纤维变性等。③创伤：手术、意外创伤、放疗后，组织淋巴管不能满意地再生和再通，可致淋巴水肿。④静脉性疾病：静脉功能不全、静脉高压、毛细血管滤出量超越淋巴管引流负荷；主干静脉栓塞、深静脉功能不全后长期静脉高压，可损伤下肢皮肤和皮下组织小的起始淋巴管和前集合淋巴管，引起淋巴水肿。⑤恶性肿瘤：静脉梗阻，低蛋白血症，手术、放疗、复发性肿瘤直接浸润淋巴集合引流通路而产生淋巴水肿。⑥淋巴管功能异常：淋巴管引流需要由运动或锻炼产生局部组织压的周期性改变，致起始淋巴管输送，而静止不动时，淋巴管引流极少，可产生功能性淋巴水肿。

临床表现　两类淋巴水肿的具体表现不同。

原发性淋巴水肿　根据发病时间可分为先天型（指出生时或生后不久发病者，占10%）、早发型（指35岁以前发病者，占80%）和迟发型（指35岁以后发病者，占10%）。其临床类型包括：①远端淋巴管再生不良：最常见，远端淋巴管缺乏，占原发性淋巴水肿的80%，大多为女性，青春期发病，为足部和踝部轻度水肿，肿胀不对称，发展缓慢，很少发展至膝上，且症状轻。②近端淋巴管阻塞：由于髂、腹股沟淋巴结纤维化和近端淋巴管管腔闭合，80%的病例为单侧，常累及整个肢体，病情发展迅速。③双侧整个肢体肿胀：淋巴反流是由于重力和严重瓣膜功能不全所致，并导致集合淋巴管高度扩张，同时存在乳糜反流。

继发性淋巴水肿　发病年龄随基础疾病而不同，除累及下肢、上臂、生殖器和面部外，亦可发生于残肢、下垂的腹部等处，早期水肿呈间歇性，晚期为持续性。远端淋巴管损伤，水肿位于踝部，近端则首先位于股，随后向远端发展。早期常无疼痛，但可有不适紧张感。早期呈凹陷性水肿，随后皮肤出现肥厚，角化过度，褶皱明显，真皮上部淋巴管扩张，伴机化和纤维组织增生，产生乳头瘤样改变，称淋巴淤滞性疣病（lymphostatic verrucosis），组织纤维化明显，压之无凹陷，最终发展成象皮肿。淋巴水肿后免疫监护发生障碍，且表面皮肤易发生破裂继发细菌感染，引起局部红、肿、痛，全身出现发热、寒战、头痛和呕吐等症状。

辅助检查　组织病理检查显示早期在真皮网状层和皮下组织有较多淋巴液积聚，真皮淋巴管先天缺乏（遗传性）或破坏（如丹毒后），胶原纤维肿胀、分离，以后表皮增厚，角化过度，乳头瘤样增生，棘层增生，基底膜增厚，真皮上部血管增生，胶原纤维增加，弹性纤维消失，血管及淋巴管周围有肥大细胞、巨噬细胞、浆细胞和淋巴细胞浸润，红细胞外渗，大量纤维蛋白沉积。电子显微镜下淋巴管基底板增厚，结缔组织微纤维增加，成纤维细胞和结缔组织基质透明变性。继发性淋巴水肿早期即有炎细胞浸润，晚期疣状增生和组织纤维化。

诊断与鉴别诊断　根据病史和临床表现，一般不难诊断。有时需要与硬皮病、某些循环障碍性疾病、心源性、肾源性、低蛋白血症和某些感染或使用水钠潴留药物引起的水肿相鉴别。脂肪水肿（lipedema）即脂肪代谢障碍常易误诊为淋巴水肿，此病好发于女性，为小腿、股和髋部非凹陷性“脂肪”肿胀，常于青春期或青春期后发病，两侧对称，足不受累，抬高肢体无改变，除非在晚期发生所谓脂肪水肿-淋巴水肿综合征，一般小腿淋巴引流正常。其他还应与神经纤维瘤性象皮病等鉴别。

治疗 控制体重，防止外伤和感染；继发性者应查明病因，给予相应治疗，如驱丝虫、抗结核、抗感染、清除肿瘤病灶等。原发性淋巴水肿早期可应用弹力袜和绷带使淋巴向肢体根部流动；适当按摩和运动（但应避免增加毛细血管滤出而加重病情）；抬高患肢可降低静脉压，从而减轻水肿。磁波热疗可活化巨噬细胞，清除大分子物质，减少纤维增生，刺激胶原酶，改变组织黏性和坚硬度。手术有切除局部过多组织、分流术和肢体淋巴管移植术等。

（李恒进 周 勇）

hónggànbìng

红绀病（erythrocyanosis） 好发于下肢，皮肤呈暗红或深紫绀色的疾病。病因不明，厚层脂肪将下部血液供应的热量与上层皮肤血管隔绝，使皮肤血管对寒冷更敏感，导致真皮乳头层内静脉血管丛扩张和淤血，可能是此病的原因。

多见于青少年女性下肢，也可见于其他年龄和男性。皮损呈暗红或深紫红色，随受寒程度和时间而改变，无自觉症状，对称或单侧发病，局部温度低，部分可发生冻疮或结节性红斑样损害，可伴溃疡、红斑、毛发角化和弥漫性脱屑，持续不愈者后期可发生水肿和继发性的组织纤维化。也可局限于其他疾病的血液循环缓慢部位，如结核、麻风、结节病和红斑狼疮。可长期持续存在。青年患者几年后可自行改善。

组织病理检查轻者真皮内仅有少量淋巴细胞浸润或炎细胞浸润。严重者真皮水肿，血管扩张，内皮细胞肿胀，少量红细胞外渗，偶有血栓形成引起梗死。根据青年女性下肢暗红色斑，因寒冷而诱发或加重可确诊。此病应与肢端青紫症鉴别，后者为手足部持续性青紫，易于鉴别。

保暖、加强锻炼；可口服复方丹参片等血管扩张药改善血液循环；可局部使用血管扩张药，但疗效有限；因肥胖而患此病者应减肥。

（李恒进 周 勇）

báisè wěisuō

白色萎缩（atrophie blanche）

真皮小血管的慢性复发性节段性透明性血管病变所致多形性皮肤损害。又称节段性透明性血管炎。最常见的病因是慢性静脉功能不全，毛细血管压内压增高，外伤后毛细血管内可形成栓塞或破裂出血，引起皮肤改变。患者的凝血和纤溶活性正常，但血管内皮细胞的血栓调节素表达升高。常见部位是女性小腿或足部，早期呈疼痛性紫癜性损害，散在或环状分布，可融合呈淤斑，其中央可见水疱或结黑痂，淤斑下为浅溃疡（图），愈合后遗留平滑的小的星状象牙白色瘢痕，其上可有毛细血管扩张，周围常有含铁血黄素沉积留下的色素沉着。部分网状青斑患者可进一步发展为白色萎缩。无溃疡的损害常无任何症状。此病也可见于系统疾病，如原发或继发性高凝状态，尤其是与抗磷脂抗体综合征相关的疾病、丙型病毒性肝炎、蛋白C缺乏症、纤维蛋白溶解异常等疾病相关。

组织病理检查见表皮萎缩，真皮内胶原纤维增生似硬皮病样改变，真皮乳头层下方毛细血管扩张，中下部小血管内皮细胞增生，明显的纤维蛋白样变性，纤维蛋白的栓塞和血栓形成，血管周围可见出血，无真正血管炎表现。诊断主要根据临床表现，必要时可做组织病理检查。在踝部周围出现瘢痕性损害，首先应排除原发或继发性高凝状态，尤其是与抗磷脂抗体综合征相关的疾病、丙型病毒性肝炎、纤维蛋白溶解异常等及静脉和动脉外周血管病。发生于身体其他部位的皮损，要与盘状红斑狼疮（见红斑狼疮）、硬化性萎缩性苔藓或恶性萎缩性丘疹病鉴别。

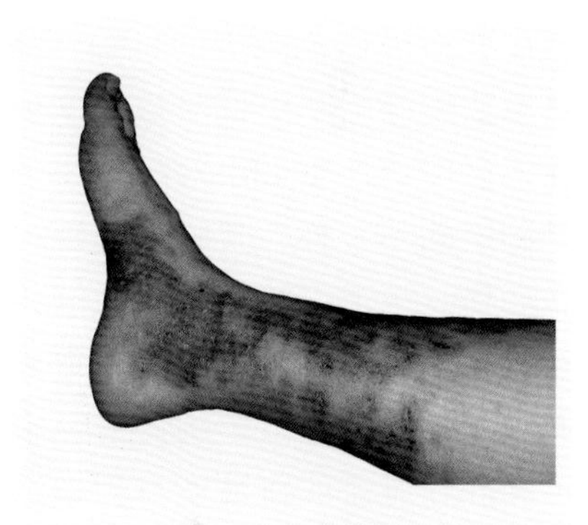

图 白色萎缩

注：内踝部红斑、淤点、浅溃疡

治疗应避免局部损伤，预防溃疡的发生，皮损内注射利多卡因和糖皮质激素可有效地缓解疼痛，有报道光化学疗法（PUVA）治疗有效。系统治疗主要是抗凝血及扩张周围血管。抗血小板药物（小剂量阿司匹林和双嘧达莫）治疗可有效。加用另一种抗血小板的药物疗效可更好。据报道贝前列素可获较好的疗效。周围血管扩张药（烟酸、硝苯地平、己酮可可碱等）维持治疗可有效。针对此病的低纤溶性，可用低分子右旋糖酐治疗，中等剂量肝素抗凝可获较好的疗效。溃疡的继发感染应系统用抗生素，感染控制后大的溃疡可行皮肤移植术。

（李恒进 周 勇）

wǎngzhuàng qīngbān

网状青斑（livedo reticularis，LR）

皮肤呈青紫色的网状变化的血管性疾病。也是生理性血管收缩对寒冷的反应。

病因和发病机制 流经皮肤微血管系统的血流改变所致。皮肤微血管系统包括垂直于皮肤表面的微动脉。这些血管逐渐成为毛细血管床流向浅乳头层。一般认为血管的这种排列可以形成一系列1~3cm的倒锥体形结构，锥体底部尖端为升小动脉。锥体边缘以静脉丛为主，而动脉血管床消失。任何使流经皮肤血流减少或皮肤血液回流减少的过程，都可以造成静脉丛中低氧饱和度的血流淤滞而产生LR。引起LR的基础疾病不一样，其临床表现也不一样。一个完整的细网状结构往往提示有血流改变，可由血管收缩造成，也可由影响血液黏稠度和静脉血流的血液本身因素造成。静脉血管壁的病理改变和管腔内梗阻最容易呈现斑片状分布的LR。葡萄状青斑是LR的一个特殊类型通常发生于躯干和四肢近端呈大的分支状模式。葡萄状青斑常常提示可能为斯内顿综合征（Sneddon syndrome）。

临床表现 先天性LR出生后即起病，是皮肤少见的发育缺陷，病情较为严重，为非对称性，伴皮肤萎缩。原发性LR多见于中青年女性，呈青紫色，分布于两下肢近端（图），偶见于上肢及躯干。寒冷引发或加重，夏天或温暖时减轻。继发性LR常为结缔组织病，血管疾病、血液病、结核病及肿瘤等疾病的皮肤表现，损害严重时可见淤斑、结节及坏死、溃疡。

辅助检查 原发性LR，病理检查无异常，继发性LR时的一些病理改变如血管炎，血管壁内钙质沉积、血管内嗜酸性血栓、胆固醇裂隙和晶体沉积。斯内顿综合征患者可见血管内皮炎症，内皮下肌层增厚，受累小动脉部分或全部阻塞。

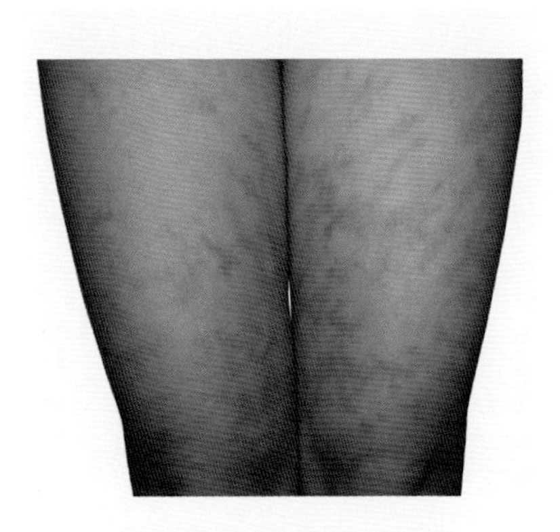

图 双腿青紫色网状斑疹

诊断与鉴别诊断 根据临床表现可诊断，必要时行组织病理检查。需与热激红斑、网状红斑性黏蛋白沉积症、感染性红斑及皮肤异色症鉴别。

治疗 继发性者应寻找病因，治疗原发疾病和停用致病药物。系统治疗应用血管扩张剂，如烟酸片、硝苯地平片。严重病例包括伴溃疡者可长期抗凝、抗纤溶和溶栓治疗，也可给予硫唑嘌呤、前列环素或口服复方丹参片、静脉滴注脉络宁等。注意防寒保暖。

（李恒进　周　勇）

Léinuòbìng

雷诺病（Raynaud disease）

情绪、寒冷等因素所致肢端小动脉痉挛、缺血，皮肤相继呈现苍白、青紫和潮红等色彩变化，并在温暖后可恢复正常的血管功能障碍性疾病。是原发性、病因不明的疾病。雷诺现象（Raynaud Phenomenon）的临床表现同雷诺病，继发于某些基础疾病或有明确因素。1862年由法国医生雷诺（Raynaud）首先描述此病。

病因和发病机制 可能与血管α_2受体活性增加致内皮素-1、抗凝血酶-Ⅱ表达增高，含降钙素基因相关多肽感觉运动神经元缺乏，中枢热调节缺陷，内皮细胞功能障碍等有关。

临床表现 典型的临床症状分为3期。初期即在精神压力、激动、多虑、恐惧、局部和全身遇冷后肢端小动脉痉挛，导致局部缺血，出现皮肤苍白，局部有冷湿感，自觉刺痛和麻木感，可出现运动障碍，表现笨拙和僵硬。数分钟后乳头下静脉丛和毛细血管被动扩张，淤血，失氧，还原血红蛋白含量增高，使皮肤呈发绀色，即第二期。此期可长达数小时或数日，自觉症状轻微。刺激去除及保暖后，细小动脉痉挛解除，细动脉、毛细血管和小静脉血管扩张，出现反应性充血，局部皮肤潮红和温度升高，即末期充血期。可伴有肿胀、烧灼感和搏动性疼痛。随着循环恢复，发作也中止，皮色变正常。不典型者可仅有苍白而无青紫，或无苍白而首即出现青紫（图），或由苍白或青紫不经潮红而恢复正常。

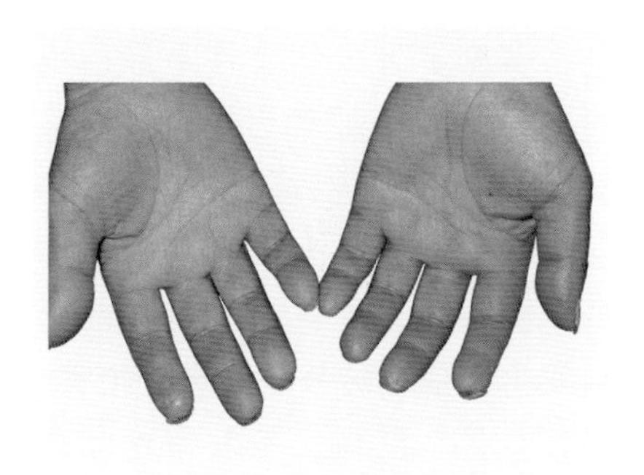

图 雷诺病

注：双手指遇冷变青紫色

辅助检查 将患者手指浸入4℃左右冷水中1分钟，或将手置于腰水平，屈肘状，握拳1分钟，突然松开，可诱发雷诺现象。手指动脉造影显示血管弯曲，管腔变细、狭窄或闭塞；甲周毛细血管镜检查，见毛细血管袢减少、短小、管腔变细、血流缓慢或停滞、管袢断裂或呈点状，可伴出血。

诊断标准 肢端皮肤颜色改变间歇性发作；缺乏器质性周围动脉闭塞的证据；对称分布；排除任何引起血管痉挛的疾病、职业、创伤和药物史；无免疫学异常；甲襞毛细血管正常。

治疗 避免接触冷水及冷的物体，避免冷湿有风的环境，加强御寒保暖，禁烟，饮少量酒，避免外伤和精神刺激，稳定情绪，可适量应用镇静剂或抗焦虑药物。局部可外用血管扩张剂。常用硝酸甘油软膏或烟酸己酯软膏。针对可能的致病因素可用钙通道阻滞药、α 受体阻断药、选择性 5-羟色胺重吸收抑制剂、5-羟色胺拮抗药、血栓烷合成抑制剂、降钙素基因相关肽、前列环素及血浆置换等治疗。药物治疗无效的严重患者，皮肤组织有营养障碍者可作上胸及腰交感神经切除术。

（李恒进　周　勇）

bìsèxìng dòngmài yìnghuàzhèng

闭塞性动脉硬化症（arteriosclerosis obliterans） 动脉粥样硬化所致动脉狭窄或闭塞，继而发生一系列局部缺血症状和体征的非炎症性动脉阻塞性疾病。

病因和发病机制 病因不清，易感因素有年龄（40 岁以上）、性别（男性多见）、高血压、糖尿病、肥胖、血脂异常、吸烟等。发病机制主要有以下几种假说：①血管内膜损伤，平滑肌增殖，细胞生长因子释放，导致内膜增厚及细胞外基质和脂质积聚。②动脉壁脂代谢紊乱，脂质浸润并在动脉壁积聚。③血流冲击在动脉分叉处或特殊解剖部位形成剪切力，造成动脉壁的机械性慢性损伤。

临床表现 多见于 50～70 岁男性，临床症状和严重程度与闭塞部位、程度、速度、范围、栓塞形成及侧支循环建立等有关。早期主要表现为间歇性跛行，包括运动时疼痛、跛行、麻木和肌肉疲劳感，休息后缓解，夜间卧床休息时可出现静息痛，也可出现对寒冷敏感、肌肉无力、关节僵硬和感觉异常。其他表现包括动脉搏动减弱，肌肉软组织萎缩，皮肤温度降低并出现颜色及营养性变化。皮肤颜色呈红-蓝色变化、斑点状苍白或暗黑色，抬高肢体可见异常苍白，下垂时变红。营养性改变包括皮肤萎缩变薄，毛发脱落，指（趾）瘢痕形成、甲增厚变形等，趾最先出现这些改变。病变远端动脉搏动减弱或消失，血压降低或消失，狭窄区可听到血管收缩期吹风样杂音。晚期患者常出现下肢和足部的水肿，甚至肢体远端可出现溃疡和坏疽（图）。

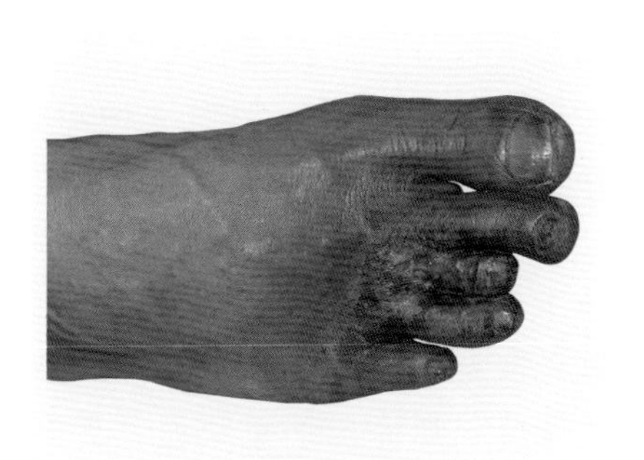

图　闭塞性动脉硬化症

注：右足部干性坏疽、溃疡

辅助检查 ①一般检查：血脂测定可见血胆固醇、三酰甘油增高及低密度脂蛋白增高。心电图检查了解有无冠状动脉粥样硬化。眼底检查可直接观察有无动脉硬化，并确定硬化程度和进展速度。血糖、尿糖及糖耐量检查常有阳性发现。②特殊检查：超声检查可确定血流情况、血管狭窄程度和血栓部位。光电血流仪可了解皮肤末梢血供情况。下肢节段性测压可了解缺血部位和程度。磁共振血管造影和数字减影血管造影能准确显示病变位置、范围、程度、侧支和闭塞远端动脉主干的情况。③组织病理：动脉内膜有不规则粥样硬化斑块，中膜变性或钙化，当内膜破坏、斑块坏死和溃疡时，血管腔内有继发血栓形成使血管腔狭窄，甚至完全闭塞，还可见到管壁钙质沉着肌，纤维萎缩或坏死，代之以胶原纤维。

诊断与鉴别诊断 主要依据临床表现结合实验室检查可作出诊断。需要与血栓闭塞性脉管炎、多发性大动脉炎、急性下肢动脉栓塞、特发性动脉血栓形成等疾病鉴别。

治疗 ①药物治疗：尚无药物能使阻塞的斑块完全贯通，仅能在一定程度上控制病情发展，促进侧支循环建立，缓解疼痛和促进溃疡愈合。主要药物包括：降血脂药如烟酸肌醇、他汀类、多烯脂肪酸等；血管扩张剂，可解除血管痉挛，促进血液循环，可用硝苯地平、地巴唑、烟酸、前列腺素 E 等；降低血液黏度药物，如阿司匹林、降纤酶；中药制剂，如复方丹参、脉络宁、银杏叶等。②手术治疗：症状明显影响生活和工作的患者可考虑手术治疗，包括经皮腔内血管成形术，内膜剥除术、旁路转流术等，应注意掌握适应证和控制并发症。

预防 积极控制和处理易感因素，有助于预防此病发生。合理饮食，减少脂肪摄入，预防肥胖、戒烟，适当体育锻炼，积极治疗糖尿病。

（李恒进　樊建峰）

bìsèxìng xuèshuānxìng màiguǎnyán

闭塞性血栓性脉管炎（thromboangiitis oblitertans） 主要累及四肢远端中、小动静脉，节段分布的慢性复发性血管炎。也称伯格病（Buerger disease）。病理特征为炎细胞浸润性血栓，而血管壁很少受累。

病因和发病机制 发病机制尚不清楚。寒冷是诱发因素，吸烟与此病的发生、进展、恶化、复发、预后密切相关。及时戒烟可使症状明显改善，甚至完全缓解。可能与烟碱的血管收缩性有关。其他可能因素有遗传因素、性激素（多见于男性）、血浆高凝状态、免疫紊乱、血管内皮细胞功能受损等。

临床表现 此病多见于男性吸烟者，男女比例29∶1。好发于20~40岁青年人，主要累及下肢，尤其是左下肢，多侵犯足背、跖、胫动脉。90%患者可有上肢缺血症状，累及手掌、桡、尺动脉。45%患者可同时累及四肢。非肢体动脉较少累及。临床分为三期。第一期局部缺血期：30%患者有雷诺现象，初期患肢有疲劳、寒冷等感觉。患肢上举时变白，下垂时变红，对寒冷较敏感，局部温度偏低，动脉搏动减弱。行走后，由于缺血、缺氧和酸性代谢产物堆积，引起足部和腓肠肌组织剧烈的胀痛和抽痛，疲乏无力、麻木，无法继续行走，休息后缓解，可继续行走，但不久反复，称之为间歇性跛行。初起时不典型，随着动脉闭塞、组织缺血和缺氧加重，间歇性跛行越来越重，行走距离缩短，休息时间加长。抬高患肢变白，疼痛加剧，下垂时疼痛缓解，动脉搏动消失。在发病前后，可伴发浅表性游走性血栓性静脉炎。第二期营养障碍期：间歇性跛行逐渐加重，最后在静息状态下患肢出现持续性疼痛，称静息痛，夜间尤其剧烈，往往无法入睡，患肢出现苍白、潮红和发绀，皮温明显下降。患者常下垂肢体以缓解疼痛。皮肤有干燥、脱屑、脱毛、松弛、萎缩等营养障碍表现。第三期组织坏死期：动脉完全闭塞时，肢端发生干性坏疽。指趾尖端发黑、干瘪，逐渐出现溃疡和坏疽，称干性坏疽。坏疽逐渐向近端发展，累及其他指趾，但多局限于足部。坏死指趾可自行脱落，形成难以愈合溃疡。合并感染时为湿性坏疽。部分血栓机化后再通，或建立侧支循环，症状可缓解。

辅助检查 ①实验室检查：抗磷脂抗体、抗弹性硬蛋白抗体和抗胶原抗体可阳性。②特殊检查：电阻抗可检查血管狭窄和闭塞程度。抗超声检查可确定血管狭窄程度和血栓部位。数字减影血管造影（DSA）可准确判断血管病变部位、程度和侧支循环建立状况。磁共振血管造影对股动脉显影较好。下列试验可帮助确定肢体缺血情况。博格（Buerger）试验：患者平卧，抬高患肢45°角，3分钟后如足部苍白，伴麻木或疼痛，坐起后自然下垂，肤色恢复缓慢（15秒以上）或呈青紫色，则提示严重缺血。艾伦（Allen）试验：压住桡动脉，反复握拳，如缺血区皮色恢复，则侧支循环建立，反之，远端动脉存在闭塞。神经阻滞试验：腰交感神经阻滞后，如患肢皮温明显升高，则为动脉痉挛性缺血，否则有动脉闭塞。③组织病理：血栓形成伴大量炎细胞浸润和增生是特征性病理变化。

诊断与鉴别诊断 年轻吸烟患者有肢体缺血症状，伴发腘窝下动脉闭塞、浅表性游走性血栓性静脉炎、上肢静脉受累，无动脉粥样硬化危险因素即可确诊。需和闭塞性动脉硬化症、雷诺病、硬皮病、糖尿病性坏疽鉴别。

治疗 ①药物治疗：尚无药物能使阻塞斑块完全贯通，仅能在一定程度上控制病情发展，促进侧支循环建立，缓解疼痛和促进溃疡愈合。改善循环药：己酮可可碱。血管扩张剂：可解除血管痉挛，促进血液循环，可用硝苯地平、地巴唑、烟酸、前列腺素E等。降低血液黏度药及抗凝剂：如阿司匹林、降纤酶、低分子右旋糖酐。止痛剂。血管内皮生长因子。②手术治疗：有腰交感神经切除术、血管再造术、动脉血栓切除术、截肢。应注意掌握适应证和控制并发症。

预防 保暖但不应热敷，避免加重组织缺氧，避免外伤。绝对戒烟，早期适当锻炼，以促进侧支循环建立，缓解症状，保护肢体。

（李恒进　樊建峰）

hóngbānxìng zhītòngbìng

红斑性肢痛病（erythromelalgia）

热和运动诱发的阵发性肢端皮肤血管扩张、潮红、局部温度升高，伴灼热和疼痛为特征的疾病。又称肢端疼痛症（acromelalgia）。

病因和发病机制 分为原发性和继发性。原发性病因不明，有家族遗传倾向。为常染色体显性遗传。基因定位于2号染色体长臂，已证实钠离子通道Na（V）1.7基因突变，其编码感觉神经和交感神经的电压依赖性钠离子通道蛋白α亚单位。在感受伤害的神经节和交感神经节内表达，导致其对微小刺激反应增强，疼痛感觉神经元阈值降低，从而皮肤对温热刺激敏感。是第一个在分子水平上被确定是遗传性疼痛性神经病。突变可导致水肿、发红、发热和两侧疼痛。也可能与温度刺激化学疼痛介质和血管活性物质（特别是5-羟色胺）释放有关。微血管动静脉短路也可能是原因。也可能与外周交感神经纤维传导缺陷有关。患者四肢对温度高度敏感，临界点常在32～36℃。继发性机制不十分清楚。继发于真性红细胞增多症和血小板增多症者，可能与血小板破坏产物和释放的前列腺素有关。也可继发于周围神经炎、脊髓炎、多发性硬化、系统性红斑狼疮、类风湿关节炎、高血压病、糖尿病、痛风、梅毒、血管炎、血栓闭塞性脉管炎、神经症、汞中毒、钙离子通道阻滞药等。可能与组织代谢增加，对损伤和缺血后组织修复不能做出反应，缺氧产生的物质增加局部血流和温度，加重发红和疼痛。以高静态血流和微血管床扩张为特征。

临床表现 原发性，多在幼年发病，男性多于女性，有家族史。继发性，多在40岁以上发病，男女均可发病。病变常累及双侧手足，双足最常见。偶发于单侧（继发性）。症状常由下列因素诱发，局部加热、周围环境温度升高、运动、发热、久站、肢体下垂等。可逐渐发生，也可突发。患处皮肤潮红、肿胀（图）、局部灼热，伴出汗，自觉灼痛和跳痛。触诊皮温增高，常阵发性发作，每次数分钟、数小时不等，个别可数日。继发性可出现营养性变化，如溃疡和坏疽。亦可因长期浸入冷水中导致皮肤浸渍、溃烂、感染和坏死。部分患者可合并雷诺现象，同时有血管扩张和血管收缩。

辅助检查 组织病理检查继发于血小板增多症和真性红细胞增多症者可出现小动脉内膜增厚和闭塞性血栓形成。

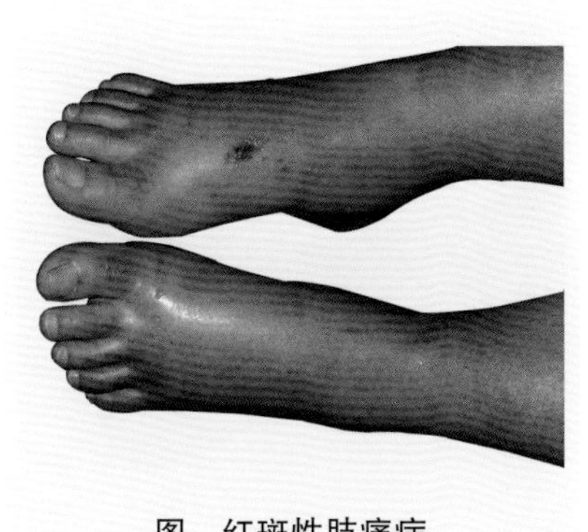

图 红斑性肢痛病
注：双足部潮红、肿胀

诊断与鉴别诊断 依据遇热后疼痛发作、局部温度增高、皮肤发红、脉搏有力，抬高或冷却患肢、服用阿司匹林可使症状缓解，即可诊断。需要区分原发性和继发性。查找原发病。需要与雷诺病、雷诺现象、肢端青紫症、冷球蛋白血症、痛风、营养性肢痛、交感反射性营养不良等鉴别。

治疗 ①系统治疗：阿司匹林，可防止血小板聚集和抑制前列腺素合成，尤其适用于继发于血小板增多症患者，严重者可增大剂量或与镇静剂合用。但原发性可能疗效不佳。氯吡格雷可更有效抗血小板聚集。儿童患者伴生长激素缺乏者，推荐使用生长激素，可迅速缓解疼痛，促进溃疡愈合；阿米替林，一线药物。也可使用盐酸酚苄明和普萘洛尔；5-羟色胺拮抗剂，美西麦角。苯噻啶选择性5-羟色胺回收抑制剂，舍曲林。顽固病例，可用普鲁卡因静脉封闭、腰交感神经切除术、周围神经阻滞或切断术。硬膜外阻滞麻醉，持续3周，可控制疼痛和促进溃疡愈合；中药制剂，多以清热解毒、活血化瘀为主；其他药物有氯丙嗪、肾上腺素、麻黄碱、异丙肾上腺素舌下含化、硝普钠静脉滴注。②局部治疗：可外用糖皮质激素和硝酸甘油软膏，感染时可外用抗感染制剂。冷却患处、抬高患肢。

预防 继发性应积极治疗原发病。避免诱发因素，如热刺激及过度运动等。发作时抬高或冷却患肢，以缓解症状。患动脉粥样硬化和真性红细胞增多症者预后不佳。

（李恒进 樊建峰）

xiǎotuǐ jìngmàixìng kuìyáng

小腿静脉性溃疡（venous ulceration of the leg） 静脉血液回流不畅、静脉血压增高及继发作用而引起的小腿皮肤水肿、硬化和溃疡。又称小腿溃疡（ulcus cruris）、淤积性溃疡（stasis ulcer），呈慢性复发性经过，常因轻度外伤诱发或加重。下肢静脉功能不全导致静脉压长期升高，导致缺氧、毛细血管壁受损，通透性增高，纤维蛋白渗出，局部抵抗力降低，外伤后诱发溃疡，缺氧不能满足伤口愈合所需含氧量，导致组织修复受损，不易愈合。

多见于中老年女性。半数有家族史，有浅静脉功能不全和深静脉血栓形成。溃疡常位于内踝上方和小腿内侧下1/3处，继发于外伤者溃疡位置虽高，但不超过膝部。溃疡发生前有水肿，皮肤脂肪硬化。合并青斑样血管炎时溃疡多位于小腿中下方，可环绕整个小腿。小腿溃疡形成后，多难愈合，即使愈合也容易复发。肢体下垂时疼痛加剧，抬高或遇冷时可缓解，可有静息痛。长期不愈合可发生癌变。依据静脉功能不全和溃疡诊断不难。与动脉性溃疡、血管炎和周围神经病变所致溃疡鉴别。

局部治疗可湿敷、换药、理

疗、外用表皮生长因子、抗生素软膏等。手术治疗可纠正静脉曲张和静脉高压，可切除溃疡或植皮。应积极治疗和纠正静脉曲张，避免外伤等诱发因素。主要是增强回流和减轻水肿。患者应适当卧床休息，抬高患肢，可使用弹力绷带或弹力袜，增加小腿肌肉活动，促进血液回流、水肿消退，加速伤口愈合，避免不良刺激和外伤，以免影响溃疡愈合。发生感染时对症治疗。

（李恒进　樊建峰）

yūjīxìng píyán

淤积性皮炎（stasis dermatitis）　静脉系统压力增高所致以湿疹样皮炎和色素沉着为主要特征的疾病。又称静脉曲张性湿疹（varicose eczema），是静脉功能不全的皮肤标志，常伴发不同程度静脉曲张。小腿静脉系统压力增高导致血流缓慢、毛细血管扩张和损伤血管通透性，最终出现组织液、蛋白、炎症介质外渗，导致皮炎发生。

初期表现为点状红斑和淡黄色、浅棕色色素沉着，好发于静脉曲张者小腿胫前的下1/3处及足踝附近，也可累及足背和跖内缘。后期出现湿疹样皮炎，类似急性、亚急性或慢性湿疹样表现，皮损可潮湿或干燥，伴鳞屑或苔藓化，出现持续性有黑色素和含铁血黄素形成的色素沉着（图）。病情顽固、迁延，处置不当或继发感染，病情可加重，严重时可诱发自身敏感性皮炎。

依据下肢静脉功能不全表现及好发部位，同时发生湿疹样皮炎及色素沉着诊断不难。需与一般的湿疹、皮炎鉴别。

治疗原则及用药同湿疹、皮炎治疗。应积极治疗和纠正静脉曲张及其他基础疾病。应避免热水洗烫、搔抓，防止外伤，不使用刺激性或过敏性药物。推荐每日使用弹力袜，避免长时间站立或行走，有条件时抬高患肢。

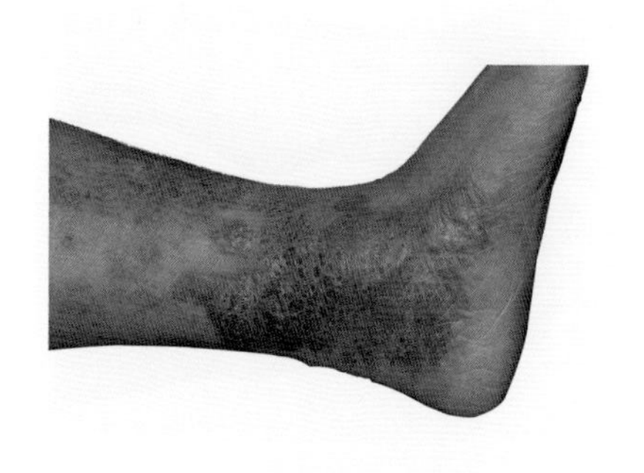

图　淤积性皮炎

注：内踝部红斑板块，表面苔藓化

（李恒进　樊建峰）

yūjīxìng píxiàyìnghuàzhèng

淤积性皮下硬化症（stasis hypodermosclerosis）　静脉供血不足而导致小腿下1/3处皮肤逐渐发生红肿、纤维化、硬化的疾病。又名淤积性脂膜炎（stasis panniculitis）。此病的病因和发病机制是静脉供血不足导致组织缺氧、脂肪坏死、炎症形成及纤维化致病。

好发于有静脉曲张的40岁以上体重超标的中年女性、长期站立者，常在静脉曲张数年后发病。多见于左下肢下1/3处，也可为双侧性，如果以右腿为主，要考虑深静脉血栓或静脉损伤。开始局部出现红斑、肿胀和结节，并融合成斑块，逐渐扩展，出现色素沉着，表面皮肤固定于皮下组织，触之坚硬，于小腿下1/3处出现硬性收缩带，呈倒酒瓶状，自觉疼痛，有触痛。组织病理检查见脂肪微囊肿有特异性，可见真皮厚壁血管结节性增生、纤维化和萎缩。依据下肢静脉供血不足、好发部位及袜状硬化诊断不难。需与结节性红斑、硬红斑（见皮肤结核）鉴别。

治疗可用己酮可可碱、司坦唑醇，增强纤维蛋白溶解能力。也可用血管扩张剂、双嘧达莫及丹参、脉络宁等中药制剂。应积极治疗和纠正静脉曲张，减少站立，逐级挤压性袜套和抬高腿部是静脉供血不足的标准疗法。

（李恒进　樊建峰）

dàpàoxìng pífūbìng

大疱性皮肤病（bullous dermatosis）　发生在皮肤黏膜，以水疱、大疱为基本皮损表现的皮肤病。可分为：①自身免疫性大疱性皮肤病：各种类型的天疱疮、大疱性类天疱疮、妊娠疱疹、疱疹样皮炎、线状IgA大疱性皮病和获得性大疱性表皮松解症、暂时性（见暂时性棘层松解性皮肤病）和持久性棘层松解性皮肤病等。②遗传性大疱性皮肤病：大疱性表皮松解症、家族性良性天疱疮等。②其他类型大疱性疾病：大疱性表皮松解型药疹、急性接触性皮炎、多形红斑、肠病性肢端皮炎等。根据水疱位置可以分为表皮内和表皮下两类。

（林　麟）

tiānpàochuāng

天疱疮（pemphigus）　表皮细胞松解引起的自身免疫性水疱性疾病。多发病于30~50岁的成年人。根据临床表现、病理学和免疫病理的特点及发病机制的不同，天疱疮分为以下几种类型：寻常型天疱疮，以及其变型增殖型天疱疮；落叶型天疱疮，以及其变型红斑型天疱疮；IgA天疱疮；副肿瘤性天疱疮；诱发性天疱疮。

病因和发病机制　天疱疮是一种自身免疫疾病，具体病因不详。在生理情况下，角质形成细胞之间的物质，如桥粒芯糖蛋白和桥黏素，参与维持表皮细胞的黏附和连接。发病机制是在诱发疾病的环境因素作用下，具有遗传易感性的个体产生天疱疮抗体，当这种抗体与不同的天疱疮抗原结合，破坏了细胞之间的连接和黏附作用，引起液体积聚于表皮内，导致水疱、大疱形成。

不同类型的天疱疮其抗原有所不同，寻常型天疱疮和增殖型天疱疮的主要抗原是桥粒芯糖蛋白-3（Dsg-3）；部分寻常型天疱疮患者体内还存在抗桥粒芯糖蛋白-1（Dsg-1）、桥黏素-1（Dsc-1）、E-黏附素、胆碱能受体等抗体。落叶型天疱疮和红斑型天疱疮的主要抗原是Dsg-1。IgA天疱疮的抗原是Dsc-1。但是，在一部分表皮内嗜中性皮病型IgA天疱疮患者中，其抗原不是Dsc-1，而是其他并非组成桥粒结构的跨膜蛋白。副肿瘤性天疱疮的主要抗原属于斑蛋白家族成员，主要包括桥斑蛋白-1，包斑蛋白，周斑蛋白，网蛋白和类天疱疮抗原。诱发性天疱疮的原因很多，常见为药物，包括青霉胺、卡托普利、硝苯地平、氯喹、羟氯喹、利福平、孟鲁司特、干扰素和吡唑啉酮衍生物；还有其他因素如射线、葱属植物（如洋葱和大蒜）等含巯基类物质、人疱疹病毒-8感染等。诱发性天疱疮的发病机制可能与不同个体遗传易感性有关，在诱因作用下形成天疱疮自身抗体，导致天疱疮发生。

临床表现 分型不同，表现各异。

寻常型天疱疮　原发皮损是松弛性水疱或大疱，好发于头面部、腋窝、腹股沟和受压部位。水疱首先出现在外观正常或出现红斑的皮肤上，疱液清亮。水疱壁薄易破，患者就诊时很难见到完整的水疱，常为水疱破裂后形成的糜烂（图1）。伴明显的疼痛。用手推挤新发水疱周围的正常皮肤时，外观正常的表皮容易剥离，或轻压完整的小水疱，疱液向四周扩展，易撑开外观正常皮肤，即尼科利斯基征阳性。皮损痊愈消退后，部分患者仅留色素沉着，不留瘢痕。黏膜损害常出现于口腔颊黏膜和上颚，眼结膜、食管、外阴等黏膜部位亦可受累。黏膜糜烂伴疼痛，损害境界不清，愈合较慢。此型患者皮肤表面形成的糜烂面面积较大，故患者常因大量体液丢失发生低蛋白血症和（或）感染而死亡。

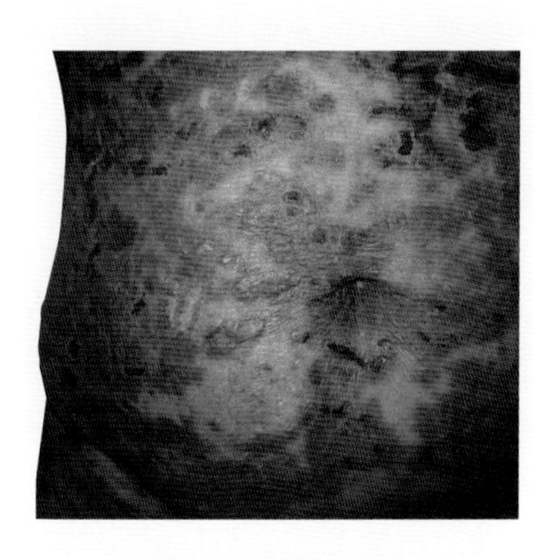

图1　寻常型天疱疮
注：腹部红斑、水疱、糜烂结痂。

增殖型天疱疮　一般认为是寻常型天疱疮的异型或局限型，较少见，好发于间擦部位，几乎所有患者均伴有黏膜损害，皮肤损害与寻常型天疱疮相同，皮肤的糜烂面容易形成乳头状肉芽组织和结痂。可分为两型，即阿洛波（Hallopeau）型（见增殖性皮炎）和诺伊曼（Neumann）型。Hallopeau型病情轻，可自愈；Neumann型初为增殖性斑块，伴浆液或脓性分泌物，最终形成疣状增生。

落叶型天疱疮　占天疱疮患者的10%～20%，好发于脂溢部位，如头面部和前胸。典型损害表现为红斑皮肤上形成松弛性水疱，尼科利斯基（Nikolsky）征阳性。与寻常型天疱疮相比，此型疱壁更薄，极易破裂而形成糜烂面，伴明显的薄片状脱屑和结痂，犹如落叶，故而得名。由于痂下的分泌物被细菌等微生物分解，常有特殊臭味。此型患者口腔等黏膜部位的损害较少出现。有一种主要发生在南美洲巴西亚马孙地区流行的落叶型天疱疮，称巴西天疱疮，是落叶型天疱疮的亚型，其分布的地域特征与巴西一种名为*Simulium nigrimanum*的黑色苍蝇的分布一致，这种苍蝇叮咬传播的微生物可能是巴西天疱疮的病因。在巴西农村，发病率可高达3.4%；巴西天疱疮好发于儿童和青年人，并有一定的家族聚集倾向，这可能与基因易感性、环境因素相关。

红斑型天疱疮　是落叶型天疱疮的局限型，好发于面部、前胸后背正中区等脂溢部位，一般无黏膜损害。皮损表现为散在的红斑，上有水疱、大疱，尼科利斯基征阳性，水疱易破，上覆脂溢性痂屑（图2）。此型病程缓慢，皮损常可局限于某一部位长达数年而不累及全身，偶可缓慢进展泛发全身。

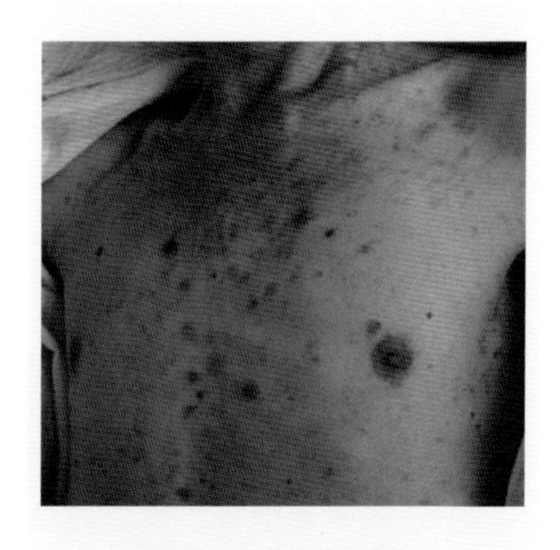

图2　红斑型天疱疮
注：胸部红斑、水疱、糜烂结痂

副肿瘤性天疱疮 最突出、最早期的临床特征是难以治疗的口腔黏膜炎，主要表现为唇部、舌部和咽部等黏膜糜烂和溃疡。有时这种损害是此型的唯一表现。此型皮肤损害表现多样，多数患者可出现水疱、糜烂，好发于头部、颈部、躯干上部和四肢近端，位于掌跖部位的水疱疱壁紧张，周围绕以红晕，类似多形红斑的皮损。部分患者躯干部糜烂融合成片，类似中毒性表皮坏死松解症。病程迁延难愈。另一常见的皮肤表现是苔藓样损害，几乎所有出现皮肤苔藓样损害的患者均伴口腔黏膜糜烂，在疾病缓慢发展过程中，部分患者常可出现较多苔藓样损害，而水疱、糜烂较少。此型伴肿瘤发生，肿瘤类型多样，包括非霍奇金淋巴瘤、慢性淋巴细胞性白血病、卡斯尔曼病、良性或恶性胸腺瘤、腹膜后肉瘤等。肿瘤可与皮肤损害同时出现，或前后出现。所以诊断此型时应积极寻找潜在的肿瘤。

诱发性天疱疮 药物等因素诱发的天疱疮的临床表现常与落叶型天疱疮或红斑型天疱疮临床表现相同。罕见表现为寻常型或增殖型天疱疮的皮损，而且多数患者血液中均含有天疱疮抗体。但疾病初期抗体效价不高。

辅助检查 可行相关检查明确诊断。

组织病理检查 取材部位非常重要，对于正确病理诊断有着决定意义。一般来说，应从新发的小水疱边缘或红斑处取材，活检标本应包括一部分外观正常皮肤。各型天疱疮组织病理特点如下。①寻常型天疱疮：病理改变为基底细胞层上方水疱形成，水疱内可见棘层松解细胞，疱底可见残留的基底细胞附着呈绒毛状形成，真皮浅层血管周围混合炎症细胞浸润。②增殖型天疱疮：病理改变为表皮明显增生，其内可见嗜酸性粒细胞组成的微脓肿，基底细胞层上方出现裂隙和棘层松解细胞。③落叶型天疱疮和红斑型天疱疮：病理改变相同，水疱位于颗粒层或角质层下，疱内可见棘层松解细胞，真皮浅层血管周围多种炎症细胞浸润。④IgA天疱疮：病理改变可见单房性脓疱，角层下脓疱性皮肤病型的脓疱位于角质层下方，表皮内中性皮病型的脓疱位于表皮中下层，疱液中含有中性粒细胞、棘层松解细胞。⑤副肿瘤性天疱疮：取材皮损不同，病理改变也有所不同。从红斑、水疱处取材，可见基底细胞层上裂隙或水疱，其内有棘层松解细胞，表皮内有散在，或有时较多的坏死角质形成细胞，真皮浅层血管周围以淋巴细胞为主的浸润；从苔藓样损害处取材可见表皮全层出现散在的、坏死的角质形成细胞，基底细胞液化变性，真表皮交界处模糊，真皮乳头层血管周围浸润的细胞以淋巴细胞为主。⑥诱发性天疱疮：病理改变与相应临床类型的病理特点一致。

免疫荧光检查 ①直接免疫荧光检查：取患者皮肤做检查，可见表皮棘细胞间IgG网状沉积荧光。②间接免疫荧光检查：检测患者血清中的天疱疮抗体，用动物的鳞状上皮（猴食管等）或人皮肤为底物，结果可见底物上皮细胞间IgG沉积呈网状荧光。

诊断与鉴别诊断 诊断主要依靠临床表现、皮损的组织病理改变和免疫荧光检查。各型天疱疮的基本损害均为松弛的、薄壁水疱或大疱及糜烂面，伴或不伴黏膜损害，并有各自的好发部位和皮损特点和病理改变。各型天疱疮之间需要鉴别诊断，还要与类天疱疮、疱疹样皮炎、多形红斑、线状IgA大疱性皮病、泛发性湿疹（见湿疹）等多种疾病鉴别。①类天疱疮：好发于老年人，皮损为紧张性水疱，尼科利斯基征阴性，病理学改变呈表皮下水疱，血清中有抗基底膜带抗体，在基底膜带有线状荧光沉积。②疱疹样皮炎：皮疹呈多形性，瘙痒剧烈，伴谷胶敏感性肠病，病理学检查为表皮下水疱，直接免疫荧光可见真皮乳头颗粒状IgA荧光沉积。③多形红斑：可见水疱周围红斑，呈靶样外观，尼科利斯基征阴性，伴发热，病理学检查为表皮下水疱，直接免疫荧光可见血管周围荧光沉积，多为IgG和（或）IgA。④线状IgA大疱性皮病：分为儿童型和成人型，水疱呈环状或串珠状排列，直接免疫荧光可见基底膜带线状IgA沉积。⑤泛发性湿疹：皮疹呈多形性，对称分布，瘙痒明显，病理学检查见细胞内和（或）细胞间水肿，乃至海绵形成，无明显大疱，免疫荧光检查细胞间或真表皮间基底膜无免疫荧光沉积。

治疗 根据病情选择以下治疗方法。

支持治疗 给予高蛋白、高热量、高维生素饮食，进食困难者给予肠外营养，纠正水电解质紊乱，注意皮损部位的清洁卫生，预防继发感染，必要时给予抗生素治疗。

局部治疗 口腔黏膜损害者注意口腔卫生，预防真菌等感染，可选用1%过氧化氢溶液或3%碳酸氢钠溶液漱口。皮损糜烂渗出不明显时，可外用抗生素软膏；若糜烂渗出明显，可用高锰酸钾

等外敷或洗浴，再外用糖皮质激素治疗。对于顽固性皮损和（或）黏膜损害，可用皮损内注射激素治疗。

系统治疗　①糖皮质激素：系统使用糖皮质激素能够有效治疗各型天疱疮。总原则是及时足量控制病情，维持剂量后，根据病情逐渐减量。对于多数患者，使用泼尼松即可达到较好的治疗效果。要根据新发皮损数量、旧皮损的干燥程度和天疱疮抗体效价，调整糖皮质激素用量。开始治疗当用药3～5天皮损控制不理想时，可以增加激素剂量。治疗有效后至少需要维持2周方可逐渐减量。开始减量时剂量可按原剂量的15%～20%或1/5～1/4减量。以后要减量慢、减量小，直到最小维持量。病情严重的或进展迅速的患者可采用糖皮质激素冲击疗法。治疗期间要注意观察、预防糖皮质激素的副作用。②免疫抑制剂：可单用或与激素联合使用，选用硫唑嘌呤、环磷酰胺、吗替麦考酚酯或环孢素，还可选择雷公藤总苷，不推荐使用甲氨蝶呤。③血浆置换：可以快速减少患者体内抗体水平，适于皮损广泛、病情进展迅速的患者，可单独应用，也可与激素或环磷酰胺联合使用。④其他：IgA天疱疮应用氨苯砜疗效好；治疗副肿瘤性天疱疮时，应积极寻找肿瘤，一旦发现肿瘤，若无禁忌证，建议尽早切除，多数患者皮疹可以好转或消失，但是部分患者肿瘤切除后皮疹仍无明显改善，且顽固；治疗诱发性天疱疮时，若为药物引起，首先要避免应用可疑药物，使用中小剂量糖皮质激素常可获得明显效果；若诱因不明，则需加大激素使用剂量，并尽量避免可疑药物和食物。另外，还可以选择氨苯砜、维A酸、四环素联合烟酰胺、大剂量静脉注射免疫球蛋白、利妥昔单抗、肿瘤坏死因子抗体等药物用于治疗天疱疮。

（林　麟）

pàozhěnyàng tiānpàochuāng

疱疹样天疱疮（pemphigus herpetiformis）

临床表现类似疱疹样皮炎、组织病理以表皮内水疱、海绵形成和嗜酸性粒细胞浸润为特征的疾病。曾称嗜酸性粒细胞海绵形成，有学者认为是天疱疮的一种亚型，临床上并不少见。免疫病理为表皮内细胞间有免疫球蛋白（Ig）G沉积，有低效价循环抗表皮细胞间物质抗体，符合天疱疮的基本改变。

病因和发病机制　多数学者认为此病是天疱疮的变型。少数患者可以向经典型天疱疮转化。

临床表现　此病多见于中老年人，男女发病率相似。发疹部位以躯干为主，逐渐扩展至全身。皮损好发于胸、腹、背部及四肢近端，早期为单发或多发的环形水肿性红斑损害，红斑边缘稍隆起，并在其上发生疱壁较紧张的小水疱或丘疱疹，偶有较大疱（图），发病初期尼科利斯基征阴性。较大的水疱，尼科利斯基征呈阳性。黏膜损害偶见，皮损剧痒，类似不典型疱疹样皮炎。病程慢性，皮疹反复发作。

辅助检查　可行相关检查明确诊断。组织病理检查见表皮棘层中部水疱形成，其周围有细胞间水肿构成的海绵形成，其中有嗜酸性粒细胞浸润，甚至形成嗜酸性粒细胞小脓肿。疱腔内少见棘刺松解细胞。直接免疫荧光发现表皮棘层细胞间以IgG为主或并有补体C3的网状沉积；间接免疫荧光发现血清中存在循环抗表皮细胞间物质自身抗体，但效价较低。

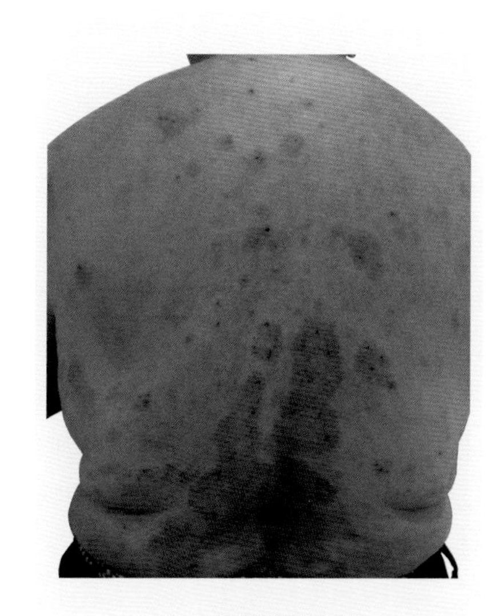

图　疱疹样天疱疮

注：背部多发的环形水肿性红斑损害，红斑边缘稍隆起，并在其上发生疱壁较紧张的小水疱或丘疱疹

诊断与鉴别诊断　根据临床表现类似疱疹样皮炎，并有或天疱疮的一些特点，病理变化为表皮海绵形成，嗜酸性粒细胞浸润，部分病例表皮内有棘刺松解，直接免疫荧光检查表皮细胞间IgG网状沉积，即可诊断。需与泛发性湿疹（见湿疹）和疱疹样皮炎鉴别。泛发性湿疹皮疹呈多形性，对称分布，瘙痒明显，病理学检查无明显水疱形成，免疫荧光无棘细胞间免疫球蛋白沉积。疱疹样皮炎的皮疹呈红斑、丘疹、丘疱疹等多形性，瘙痒剧烈，伴谷胶敏感性肠病，病理学检查为表皮下水疱，直接免疫荧光可见真皮乳头处呈颗粒状IgA型免疫球蛋白荧光沉积。

治疗　氨苯砜、雷公藤制剂有较好的疗效。病情较重者可合用较小剂量的糖皮质激素。对顽固病例，泼尼松也可与环磷酰胺或硫唑嘌呤并用。皮损控制后，泼尼松要小剂量维持一段时间，逐渐减量。

预后 一般较好。多数患者治疗后能长期控制并缓解，少数病例可转变成寻常型、落叶型或红斑型等经典型天疱疮。

（林 麟 冯雨苗）

IgA tiānpàochuāng

IgA 天疱疮（IgA pemphigus）

以表皮棘细胞间 IgA 沉积为特征的自身免疫性水疱性皮肤病。此病少见，曾称表皮内嗜中性 IgA 皮病、IgA 落叶型天疱疮、表皮内 IgA 脓疱病或细胞间 IgA 水疱脓疱性皮病。

病因和发病机制 病因不明。有报道，粒细胞-巨噬细胞集落刺激因子可诱导发病，约 50% 的患者血清中可检测到抗棘细胞间蛋白的 IgA 型抗体，但效价低，此抗体可与桥粒中分子量分别为 120kD、115kD、105kD 的蛋白质结合，此类蛋白质不与落叶型天疱疮或寻常型天疱疮抗体结合。具体发病机制仍不清楚。

临床表现 好发于中、老年人，女性多见，临床表现为类似于角层下脓疱病，在环形或多环形红斑的基础上发生松弛性水疱、脓疱，脓疱有融合成环形或漩涡状的趋势，皮损糜烂伴中央结痂，起疱处尼科利斯基征常阴性，有时阳性。发病初期水疱小，疱液澄清，以后逐渐变大，有融合倾向，或排列呈环状。皮损分布广泛，好发于皱褶部位，如腋窝、乳房下、阴股部等部位，单个皮损可在 2~3 周自愈，别处又有新发皮损，罕见患者累及口腔黏膜。患者自觉瘙痒明显，多数患者无全身症状或症状轻微。

根据临床表现不同，此病分为两种亚型：①角层下脓疱性皮病型，表现类似于角层下脓疱病，脓疱皮损限于角质层下；②表皮内嗜中性皮病型，有典型的水疱、脓疱，普通病理改变为整个表皮层内有脓疱。

辅助检查 ①组织病理检查。角层下脓疱性皮病型的角质层下可见单房性脓疱，少量棘细胞松解和较多的中性粒细胞浸润；表皮内嗜中性皮病型表现为累及表皮下部或全层的基底层上的脓疱，疱液中含有大量的中性粒细胞，嗜酸性粒细胞很少，有时见棘层松解细胞，棘层细胞层海绵形成。在早期皮损中，真表皮交界处可见中性粒细胞排列呈线状，真皮小血管管壁纤维蛋白变性，中性粒细胞浸润伴有核尘。②免疫病理检查。直接免疫荧光检查可见角层下脓疱性皮病型的浅表棘细胞间 IgA 网状沉积，很少出现 C3、IgG、IgM 沉积，而表皮内嗜中性皮病型可见 IgA 网状沉积于整个表皮内。间接免疫荧光检查可见部分患者（约 1/3）血清中有循环抗棘细胞间 IgA 型抗体，效价较低。

诊断与鉴别诊断 根据此病的临床表现特点，如多在皱褶部位发疹，基本损害为表浅水疱、脓疱，以及特殊的组织病理与免疫荧光病理检查结果，可明确诊断。需与下列疾病相鉴别。①*线状 IgA 大疱性皮病*：临床基本损害为环状红斑和紧张性水疱，尼氏征阴性，免疫病理检查可见 IgA 线状沉积于真表皮交界的基底膜带。②*疱疹样皮炎*：基本皮损为环状红斑、丘疹、丘疱疹和小水疱，棘细胞松解征阴性，患者自觉剧烈瘙痒，有谷胶过敏性肠病的表现，病理检查可见表皮下水疱，真皮乳头内中性粒细胞微脓疡，免疫病理检查真皮乳头内 IgA 呈颗粒状沉积。

治疗 可通过药物控制，常用药物包括：①氨苯砜：首选治疗，该药对大部分患者有良好的疗效，一般在用药 24~48 小时出现效果，对氨苯砜不能耐受者，可选择使用磺胺吡啶与糖皮质激素联用。②糖皮质激素：控制皮损后逐渐减量，可与氨苯砜联用。③硫唑嘌呤：控制皮损后逐渐减量，或与泼尼松、氨苯砜联用。④秋水仙碱：治疗角层下脓疱性皮病型有效。⑤阿维 A：是二线治疗药，治疗机制与其能够抑制中性粒细胞和单核细胞的炎症游走相关，有时与糖皮质激素联合使用。另外，可以使用金霉素软膏、糖皮质激素软膏等外用药物促进皮损恢复。

预后 预后较好，部分患者的皮疹可自行消退。

（林 麟 冯雨苗）

dàpàoxìng lèitiānpàochuāng

大疱性类天疱疮（bullous pemphigoid）

以紧张性水疱、大疱，皮肤基底膜带免疫球蛋白和补体线状沉积为特点的疾病。一种表皮下自身免疫大疱性皮肤病。有自限性，有时病情严重威胁生命。可见于任何年龄，但多见于 60 岁以上老人。

病因和发病机制 病因不明。大疱性类天疱疮的自身抗原在基底细胞的半桥粒上，有两种，即 BPAg1（BP230），相对分子质量 230 000的多肽，位于半桥粒附着斑处；BPAg2（BP180），相对分子质量180 000跨膜蛋白，氨基端位于基底细胞内半桥粒附着斑上，羧基端位于基底细胞外的透明板内。研究发现，BPAg2 抗体对发病有重要作用。类天疱疮抗体，主要为免疫球蛋白（Ig）G 型抗体，与类天疱疮自身抗原结合激活补体，产生过敏毒素 C3a、C5a，引起肥大细胞脱颗粒，释放嗜酸性粒细胞趋化因子，吸引炎症细胞到基底膜带浸润，释放溶酶体酶，分解半桥粒和锚丝，使其断裂、消失，使皮肤形成裂隙和水疱。

临床表现 皮损广泛发作，以躯干、四肢屈侧为多，在红斑、水肿性红斑或外观正常皮肤上发生水疱或大疱，疱壁较厚，不容易破，疱液清透亮，久之混浊，偶见血性内容。尼氏征阴性。水疱破后呈糜烂面，愈合比较快，留有色素沉着。皮损成批出现或此起彼伏（图1、图2）。少数患者可在口腔、咽喉、外阴或肛周等黏膜处发生水疱和糜烂。患者自觉瘙痒、烧灼感，但全身情况较正常。慢性病程，反复发作者影响全身状况，但此病的病程可有自限性，数年后自愈。大疱性类天疱疮还有其他类型表现，如泛发性、小疱性、局限性、结节性、增殖性等。

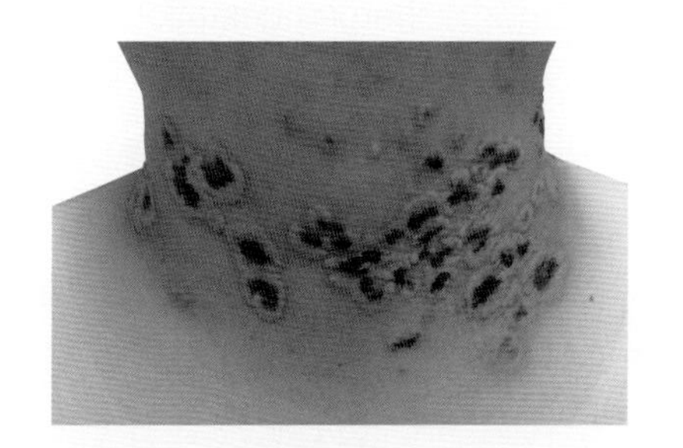

图1 大疱性类天疱疮（颈部）

注：颈部紧张性大疱，中央结痂

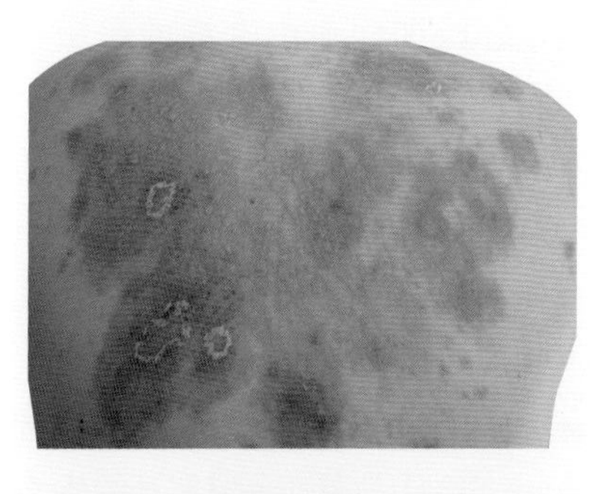

图2 大疱性类天疱疮（背部）

注：背部红斑基础上紧张性水疱

辅助检查 可行组织病理等明确诊断。

组织病理检查 皮损处表皮下水疱，表皮完整，无棘刺松解，疱顶表皮细胞扁平排列紧密，水疱内有纤维素构成的网架，内含嗜酸性粒细胞、中性粒细胞。真皮内有炎症细胞浸润，主要为嗜酸性粒细胞，混有单一核细胞、中性粒细胞，也可形成嗜酸性粒细胞小脓肿。晚期水疱因基底细胞再生，形成表皮内水疱。

免疫荧光检查 直接免疫荧光检查，示表皮基底膜区 IgG、C3 线状沉积，有时有 IgA、IgM、IgE 沉积。间接免疫荧光检查患者血清，70%左右患者有抗表皮基底膜带 IgG 型抗体，呈线状沉积。有条件的可进行 1mol/L 氯化钠分离皮肤的免疫荧光检查，IgG 抗体线状沉积在分离皮肤的表皮侧，而获得性大疱性表皮松解症的抗体沉积于分离皮肤的真皮侧，可与之鉴别诊断。

电子显微镜检查 早期水疱位于透明板，随着水疱的形成，锚丝和半桥粒消失，浸润的中性粒细胞崩解产生碎片，最终致密板消失。另外，还可见到基底膜带附近的肥大细胞脱颗粒。免疫电镜发现 IgG 和 C3 沉积在基底细胞膜下方的透明板内。

诊断与鉴别诊断 根据好发于老年人，红斑、风团样红斑或正常皮肤上有紧张性大疱，疱壁紧张，不容易破溃，棘细胞松解征阴性，糜烂面较容易愈合，黏膜损害少而轻微，病理变化为表皮下水疱，基底膜带有 IgG 线状沉积，血清中有抗基底膜带 IgG 型循环抗体，不难诊断。需与*天疱疮*、大疱性药疹、大疱性多形红斑、*获得性大疱性表皮松解症*或疱疹样皮炎鉴别。

治疗 根据病情选择以下治疗方法。

支持治疗 注意水、电解质平衡状况和全身恶病质，给予相应处理。对于老年患者应该注意其基础疾病。

局部治疗 根据的皮肤、黏膜损害的部位和状况，选择外用糖皮质激素、抗菌药。口腔轻症受损者，可用糖皮质激素或四环素漱口液。对顽固皮损、口腔损害处可局部注射糖皮质激素制剂。大疱性类天疱疮患者多为年老体弱者，应尽量外用糖皮质激素，以避免或尽量小剂量内用糖皮质激素，以免增加感染、高血压、糖尿病等不良反应的危险性。

系统治疗 依据患者个体皮损的范围和病情的进展程度而制订治疗方案。根据患者年龄、性别、全身状况、原来的治疗情况、是否并发有慢性疾病、皮疹累及面积以及部位（眼、食管、咽喉等黏膜受累表示重）等综合考虑。区分病情轻重，选择药物和剂量。对轻、中度患者，可选用一般药物，如四环素、烟酰胺、雷公藤等不加用或加用少量糖皮质激素。病情轻度患者常采用氨苯砜、四环素和烟酰胺联合口服。对中、重度的患者，糖皮质激素是首选药物，应及时足量选用。糖皮质激素类药物应用 3～5 天，如病情未控制应及时加量。按原先剂量的 25%～50% 加量。病情缓解后，经控制量巩固治疗一些时间，然后根据病情逐渐减量，小剂量维持。糖皮质激素和其他免疫抑制剂药物不良反应较多，为减少不良反应的发生，可在使用糖皮质激素药物的同时预防性用药，选用钙剂、抗胃酸剂等。用药过程中如出现不良反应，应及时对症处理。细胞毒类免疫抑制剂可与

糖皮质激素联合应用，以提高疗效，减少糖皮质激素药量。细胞毒类免疫抑制剂一般有骨髓抑制不良反应及肝肾毒性。用药时开始后1周，以后每2周检查血常规，每月复查肝功能。注意环磷酰胺可引起出血性膀胱炎，长期使用增加致癌危险。病情特别严重、病情发展快或顽固者，可考虑采用糖皮质激素冲击疗法。大剂量免疫球蛋白静脉滴注适用于病情严重、免疫抑制剂禁忌者。

特殊治疗　有血浆透析、免疫透析、光透析等。适用于某些不能使用免疫抑制剂的患者。

（林　麟　冯雨苗）

bānhénxìnglèitiānpàochuāng

瘢痕性类天疱疮（cicatricial pemphigoid）　以黏膜受累为主，有发展成瘢痕倾向的自身免疫性表皮下大疱性疾病。又称黏膜类天疱疮（mucous membrane pemphigoid）。可导致严重的局部粘连等并发症，具有潜在损毁性。

病因和发病机制　病因尚不清楚。根据自身抗体反应性分为四类亚群：层粘连蛋白5，血清中IgG可与层粘连蛋白5G结合，可存在层粘连蛋白6的结合交叉反应；$\alpha_6\beta_4$整合素，此亚群表现为仅眼部受累；BP180（BPAG2），为大疱性类天疱疮相同的靶抗原，但其抗原区位于远端的C末端部分，区别于BP靶抗原的NC16A域；第四亚群的黏膜损害多样，尚不清楚具体致病机制。

临床表现　常见受累部位为口腔黏膜和眼结膜，也可累及外生殖器、肛门、上呼吸道和消化道等其他部位黏膜。黏膜上皮水疱易破裂，常成为慢性糜烂面，完整水疱少见。眼结膜受累常见，常为唯一受累部位，多先发于单侧，后累及双眼。最初为非特异性慢性结膜炎，进行性发展形成纤维化和瘢痕，出现睑内翻、睑球粘连，进而导致角膜刺激、新生血管形成、角膜溃疡等并发症，最终可致失明。口腔损害愈合后留白色网状纹，类似扁平苔藓。其他部位受累也会出现相应的表现，如上呼吸道黏膜受累可出现鼻出血、声音嘶哑，严重者可发生危及生命的气道阻塞。约30%的瘢痕性类天疱疮患者会出现皮肤损害，常累及头皮、面部、颈部和躯干上部，表现为红色斑块，伴反复出现水疱、糜烂和瘢痕形成，通常为局限性，也有泛发全身的报道。

辅助检查　可行组织病理等相关检查明确诊断。

组织病理检查　与大疱性类天疱疮类似，可见表皮下或上皮下水疱，主要由单核细胞等混合细胞浸润。受累结膜上皮有单核细胞和肥大细胞的炎症细胞浸润，黏膜下可见肉芽组织。

免疫荧光检查　①直接免疫荧光检查80%~95%患者可见IgG型免疫球蛋白和C3沿基底膜带线状沉积，主要为IgG_4和IgG_1型。IgA和IgM沉积少见。盐裂试验诊断价值较低。黏膜阳性率高于皮肤标本。②间接免疫荧光检查20%~30%患者可检测到抗基底膜带抗体IgG，少数也有IgA和IgM。③免疫电子显微镜检查免疫沉积物分布于透明板下半部、致密板或半桥粒周围。间接免疫电镜检查可显示自身抗体结合于透明板与致密板交界处。

诊断与鉴别诊断　根据皮损主要累及口腔黏膜和眼睑结膜，表现为水疱、糜烂伴瘢痕形成，组织免疫荧光显示沿基底膜带线状分布的免疫复合物沉积，需考虑此病诊断。需要与大疱性类天疱疮、线状IgA大疱性皮病、获得性大疱性表皮松解症鉴别。口腔损害需与寻常型天疱疮（见天疱疮）或糜烂性扁平苔藓鉴别。

治疗　治疗较困难。需要对病情进行详细的评估，以确定治疗方案。轻中度活动性患者可局部外用强效激素、钙调磷酸酶抑制剂。中重度损害可选用氨苯砜联合泼尼松。一些患者还需更加强效的方案如环磷酰胺、硫唑嘌呤联合激素治疗，甚至应用大剂量丙种球蛋白。对于局部难治性损害，皮损可局部注射皮质激素；口腔损害可用四环素漱口液治疗，并保持口腔良好卫生；鼻咽部受累可使用含皮质激素的喷雾剂和吸入剂。丙种球蛋白或甲氨蝶呤可用于控制进展性眼部损害。手术可用于治疗瘢痕、缓解症状。

（王宝玺　王若珺）

rènshēn pàozhěn

妊娠疱疹（herpes gestationis）　发生在妊娠期或产褥期，以水疱、大疱为主的剧烈瘙痒性自身免疫皮肤病。又称妊娠性类天疱疮。分娩后会自行缓解，再次妊娠时可复发。少数患者伴有滋养层肿瘤、葡萄胎和绒毛膜癌。有学者认为此病很可能是类天疱疮的一种亚型。

病因和发病机制　病因不明。病程受雌二醇和孕酮的影响。可能是妊娠期间血中升高的雌激素和胎盘产生的免疫物质，导致机体产生抗体而发病。口服避孕药可诱发或导致复发，还可见于患有葡萄胎或绒毛膜癌的妇女，证明此病与雌激素的水平增高有关。有学者通过蛋白印迹法（Western blotting）认为分子量18万的人表皮蛋白抗原是妊娠疱疹抗体因子所识别的抗原。有研究报道，人类白细胞抗原（HLA）-DR3 和 HLA-DR4 的等位基因与妊娠疱疹遗传易感性相关。孕妇患此病与其配偶的人白细胞抗原有关，最常见的是 HLA-DR2。孕妇与胎儿的 HLA 错配，启动了机体的免疫反应，使胎儿产生抗体，再与孕妇皮肤发生交叉反应。在孕妇体内产生抗基底膜的 IgG 型抗体，称为妊娠疱疹因子，可在孕妇表皮基底膜带上结合补体 C3，活化补体传统途径，引起免疫性损害。妊娠疱疹因子能通过胎盘进入胎儿体内，沉着在表皮基底膜带。通常胎儿在子宫内并不致病，使出生后 1～2 个月婴儿皮肤发生水疱，但在数周内妊娠疱疹因子在婴儿体内可以自然消退。

临床表现 前驱症状有乏力、恶心、头痛、可能高热，常常在明显瘙痒后出现皮疹。皮损最早可在妊娠期前 3 个月内发生，但多数发生在妊娠期的 4 个月以后，直至妊娠足月。约 10% 发生在产褥期间。22% 患者在妊娠 8～9 个月皮疹可自行消失。有 50%～85% 患者的皮疹出现于腹部或脐周，也可累及躯干、四肢、手足和头面部，但很少累及黏膜，口腔黏膜受累者约 20%。口服避孕药可以加重病情。皮损呈多形性，开始为红色风团样红斑，以后成为丘疱疹，直至形成疱壁紧张大疱，有些水疱分布排列成环形（图）。水疱疱壁较厚，不易破溃，尼氏征阴性，大疱破溃后结痂，愈后遗留色素沉着，皮损数日至数周发作 1 次，常可见新旧皮损并存。常伴严重的烧灼感或瘙痒。约 75% 患者分娩时病情加重，分娩后数日内减轻，通常分娩后 3 个月恢复，最晚于产后 8 个月消失。部分患者分娩后每次月经期可轻微发作，通常持续 2 年左右，最长可持续 11～12 年。再次妊娠时可复发，且发病时期更早，临床表现更严重。但有 8% 患者在以后的妊娠中不发病。关于此病对胎儿的影响，有报道称与正常妊娠相比，早产儿和低体重儿比例增加，但原发流产和胎儿死亡的概率并未增加。2%～10% 患者的新生儿可发生水疱，但病情轻微且有自限性，通常在 1 个月内自愈，不再复发。患者可能伴随重症肌无力、甲状腺功能减退症、白癜风、斑秃、自身免疫性血小板减少。

辅助检查 可行相关检查明确诊断。

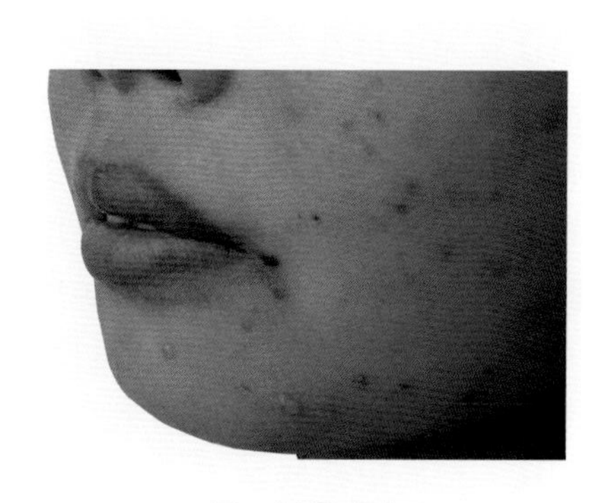

图 妊娠疱疹

注：面部红斑、水疱

组织病理检查 可见红斑和水肿部位真皮血管周围有多量嗜酸性粒细胞和单核细胞浸润，真皮乳头层明显水肿，表皮内可见嗜酸性粒细胞，细胞水肿和海绵形成，基底细胞局灶坏死，导致表皮下大疱形成，大疱内及周围有血浆、纤维蛋白，明显炎细胞浸润，主要为嗜酸性粒细胞，间有淋巴细胞和中性粒细胞。

免疫荧光检查 ①直接免疫荧光检查：皮损及周围皮肤基底膜带有 C3 和 IgG 呈线状沉积，几乎所有患者均有 C3 沉积，有 10%～40% 患者 IgG 沉积，IgA、IgM 沉积者少见。②间接免疫荧光检查：10%～20% 患者血清中有抗基底膜带抗体，为 IgG_1 型，即妊娠疱疹因子。直接免疫电子显微镜检查，补体 C3 和 IgG 沉积于基底膜透明板内，与大疱性类天疱疮相同。免疫印迹显示被循环抗体识别的主要抗原为 BPAG2。妊娠疱疹产妇分娩的新生儿，血清或脐血清中，经间接免疫荧光检查证明有补体 C3 和妊娠疱疹因子存在。在有皮损的新生儿中，皮肤基底膜区可显示补体 C3 和 IgG 沉积。

诊断与鉴别诊断 根据妊娠中、晚期发病，皮损及水疱的形态，结合组织病理和免疫荧光检查可以确认。需与药物诱发的天疱疮、大疱性类天疱疮、妊娠性多形疹、疱疹样脓疱病等鉴别。

治疗 注意营养，补充钙剂及维生素 C 等。皮损局部可外用安抚止痒剂，有糜烂创面者，涂布 1% 甲紫液有效，较干燥者涂抹金霉素软膏、皮质激素软膏。病情较轻、瘙痒明显者，可尽量选用对胎儿无害的抗组胺药，如口服苯海拉明、氯苯那敏、美可洛嗪。也选用苯巴比妥，同时服用维生素 B_6。皮损严重、瘙痒剧烈、应用抗组胺药及镇静药无效时，泼尼松口服能迅速见效。有报道，血浆置换疗效好，且对孕妇和胎儿的影响较小。在哺乳期治疗用药应考虑药物可能对婴儿的影响。口服氨苯砜有疗效，但可引起新生儿溶血性疾病。

（林 麟 冯雨苗）

pàozhěnyàng píyán

疱疹样皮炎（dermatitis herpetiformis） 以慢性复发性表皮下水疱为特征的炎症性疾病。皮疹呈多形性，瘙痒明显，伴谷胶过敏性肠病，真皮乳头有 IgA 和 C3 颗粒状沉积。又称杜林病（Duhring disease)。

病因和发病机制 病因不明，发病很可能有遗传易感性，与人类白细胞抗原（HLA)-B8、HLA-DR3 和 HLA-DQW2 相关性高。患者皮损和外观正常皮肤的真皮乳头层有 IgA 沉积。谷胶过敏性肠病患者产生的 IgA 型抗谷胶抗体能与皮肤的组织抗原成分结合，主要通过补体替代途径激活补体系统，引起真皮乳头层胶原溶解，导致表皮与真皮分离而产生水疱。疱疹样皮炎形成水疱之前，真皮乳头层顶部见许多中性粒细胞，IgA 免疫复合物结合补体可使中性粒细胞集聚，推测真皮与表皮分离也是由中性粒细胞分泌的蛋白酶或其他酶所引起。

临床表现 发病年龄多见于 20~50 岁中青年男性。儿童少见。斯堪的纳维亚白种人发病率较高。亚洲人发病率很低。突然发疹，皮损主要对称性发生于上背部、臀部、四肢伸侧。皮疹表现多形性，有红斑、丘疹、风团、水疱、血疱等。水疱散在分布，但多为簇集成群、环形或地图形排列的小疱，偶见大疱，疱壁厚紧张不易破，尼氏征阴性。皮疹消退后遗留色素沉着或色素减退斑。口腔和外阴部黏膜很少受损，并有自愈倾向。自觉瘙痒剧烈，伴有烧灼感和疼痛。患者对溴、碘过敏，服用后皮损加重。患者有小肠黏膜损害，系对谷胶过敏所致。一般情况下，肠道损害轻微，大多数患者不产生明显的消化道临床症状。仅 4% ~ 30% 患者有腹胀、腹泻、脂肪泻和吸收不良等症状表现，出现吸收不良综合征者，需进行小肠黏膜活检才能证实。60%~70%的患者有肠道组织病变，空肠黏膜上皮绒毛变平和萎缩。肠黏膜病变与谷胶过敏性肠病相同。患者病程呈慢性经过，反复发作，皮疹时轻时重，但很少自愈。无发热等全身性症状。此病预后较好，很少死亡。

辅助检查 可行相关检查明确诊断。

组织病理 皮损的早期还未形成水疱，水肿性红斑和丘疹损害时表现为真皮乳头浅层胶原束间水肿，血管扩张以及周围组织内炎症细胞浸润。真皮乳头层顶部有明显的中性粒细胞、嗜酸性粒细胞浸润，形成中性粒细胞为主的小脓肿，该处的胶原纤维溶解，真皮乳头层顶部发生真表皮分离，形成多房性裂隙、水疱。然后，由于炎症加重、渗出增多，融合成为单房性表皮下水疱，疱液内含中性粒细胞、嗜酸性粒细胞和纤维蛋白。真皮内血管周围有较多嗜酸性粒细胞、中性粒细胞浸润，有时见血管炎改变。电子显微镜检查表皮基底膜模糊、断裂或完全消失，基底细胞浆膜破坏。是局限性肠绒毛萎缩和固有膜中淋巴细胞和浆细胞为主的浸润。谷胶引起的胃黏膜萎缩伴慢性炎症细胞浸润。

免疫荧光检查 直接免疫荧光检查，90%患者的皮损周围外观正常或红斑处，真皮乳头层有 IgA 和 C3 颗粒状沉积，偶伴 IgG、IgM 沉积。间接免疫荧光检查，血清中无循环抗基底膜带抗体，但少数患者的血清 IgA 升高，在有谷胶过敏性肠病中，90%的患者有 IgA 型抗肌内膜抗体，33%的患者有 IgG 型抗网状纤维抗体，65%患者有抗麦胶蛋白抗体。无谷胶饮食后抗体消失。部分患者有抗甲状腺抗体、抗胃壁细胞抗体或抗核抗体。免疫电子显微镜检查，IgA 呈颗粒状沉积于皮肤真皮乳头顶部。

实验室检查 血常规可见外周血嗜酸性粒细胞增多，分类计数最高可达 $0.40 \times 10^9/L$。用 20%~30% 碘化钾软膏做斑贴试验，多数患者 24 小时内局部出现阳性。对氟、氯、溴元素也有同样作用，可能与局部免疫异常有关，已基本不用。

诊断与鉴别诊断 根据此病特点，多形性皮疹，以水疱为主，皮损对称好发于背、臀、四肢伸侧，瘙痒剧烈，伴肠吸收不良，组织病理为表皮下水疱，真皮乳头层中性粒细胞浸润、小脓肿，IgA 颗粒状沉积于真皮乳头，多可诊断。需与天疱疮、多形红斑，特别是表皮下水疱病，如大疱性类天疱疮、妊娠疱疹、线状 IgA 大疱性皮病、大疱性表皮松解症等鉴别。

治疗 氨苯砜首选药物。磺胺吡啶同时加服等量碳酸氢钠，或长效磺胺。四环素或米诺环素。糖皮质激素对部分患者有效。适当选用口服抗组胺药可有止痒作用。局部外用药止痒、抗炎、抗感染。选择外用糖皮质激素、抗菌药长期避免进食含谷胶、碘、溴的药物或食物，如海带、紫菜。病情缓解后继续禁食以上物质可以预防疾病复发。女性患者，用雌激素和黄体酮可引起损害加重、发作，可能是雌激素能增加真皮内透明质酸酶浓度和水分，降低了局部组织黏合性，促进表皮下水疱形成。

（林 麟 冯雨苗）

xiànzhuàng IgA dàpàoxìng píbìng

线状 IgA 大疱性皮病（linear IgA bullous dermatosis）

以表皮下水疱为特征的获得性自身免疫性皮肤病。又称慢性儿童大疱病（chronic bullous disease of childhood）、青少年疱疹样皮炎

(juvenile dermatitis herpetiformis)、青少年类天疱疮(juvenile pemphigoid)、线状疱疹样皮炎(linear dermatitis herpetiformis)。曾有人认为，慢性儿童大疱病与线状IgA大疱性皮病是两种不同皮肤病但许多研究已证明它们同属一病，是疾病的不同时期，病程有自限性。临床表现类似疱疹样皮炎、大疱性类天疱疮，但有IgA型抗基底膜抗体。

病因和发病机制 仍有待研究。已注意到一些诱因，如感染、抗生素(如青霉素、万古霉素)、双氯芬酸、理化因素等等，但大部分患者诱因不详。此病中人类白细胞抗原(HLA)-B8和HLA-DR3阳性率低于疱疹样皮炎。资料报道，70%儿童型患者HLA-DR3、DQW2和CW7阳性频率增高，而HLA-DR1和DR4基因缺乏。25%~60%成人型HLA-B8阳性率增高。研究表明，此病存在明显的抗原和抗体异质性，有LAD97、LAD-1、LAD285抗体等。免疫电子显微镜和免疫印迹检查此病的抗原定位，IgA抗体沉积在半桥粒、透明板和锚纤维上。如沉积于致密板和致密板下的患者，靶抗原是Ⅶ型胶原。

临床表现 临床分为两型，即儿童型和成人型。两型之间的表现有些差异。

儿童型 多在10岁以前发病，主要是学龄前儿童。皮肤表现为全身广泛性皮疹，有紧张性水疱、丘疱疹、红斑、风团样红斑、小片溃烂、结痂等损害。水疱沿风团样红斑边缘分布，呈串珠样排列(图1)，尼科利斯基征阴性。水疱较大，皮疹以口周、躯干下部、腹股沟、股内侧、外生殖器、臀部分布为主。会阴部的皮损分布较明显是此病的特点。皮疹有轻度瘙痒，声嘶提示咽喉黏膜受累。水疱破裂后较快愈合，病情周期发作、缓解，逐渐减轻，多数在2~3年内可自行缓解。若部分儿童一直不缓解，随着年龄增加，可能转变为成人型。

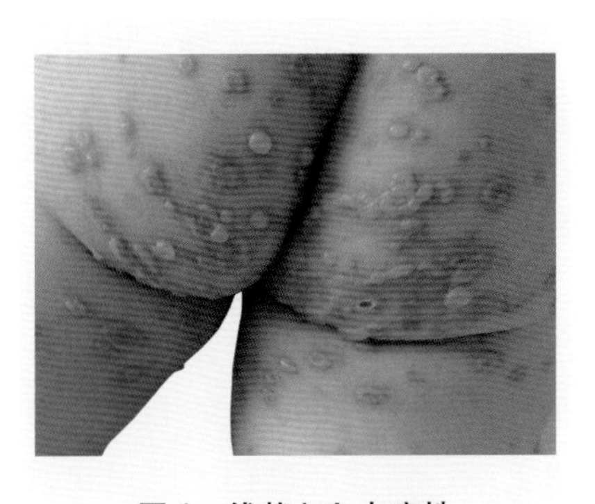

图1 线状IgA大疱性皮病(儿童型)

注：臀部红斑、水疱。部分水疱排列呈串珠样

成人型 常在60岁以后发病。小疱，以四肢、躯干伸侧分布为主，分布可不对称，在外观正常或红斑上发生水疱(图2)。可有红斑、丘疹、丘疱疹等多种损害。皮疹有轻度至中度痒感，或伴烧灼感。损害可侵犯口腔、眼或鼻黏膜。眼损害有时形成瘢痕。很少出现儿童型中常见的串珠样排列的水疱。病程呈现慢性，部分患者可自行缓解。

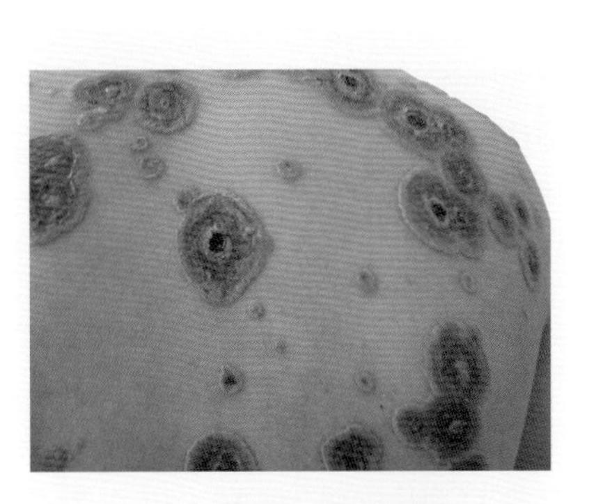

图2 线状IgA大疱性皮病(成人型)

注：背部红斑、水疱。水疱多数排列呈环状

辅助检查 组织病理检查见表皮下水疱，真皮有中性粒细胞和嗜酸性粒细胞浸润，一般无微脓疡形成。直接免疫荧光检查红斑和外观正常皮肤，显示IgA型抗体线状沉积在基底膜带，是此病的主要特征。间接免疫荧光检查，部分患者(30%~60%)血清中有低效价的IgA型抗基底膜带抗体。以1 mol/L氯化钠分离皮肤为底物，IgA型抗体沉积于分离皮肤的表皮侧或少数患者可在真皮侧。免疫电子显微镜检查见免疫反应物和靶抗原在透明板内或致密板两侧。免疫印迹法发现水疱表皮和真皮侧相关抗原，主要为BPAG2或97kD蛋白抗原。

诊断与鉴别诊断 通常结合临床表现、组织病理和免疫病理检查即可诊断。注意和类天疱疮、疱疹样皮炎、获得性大疱性表皮松解症等表皮下大疱病鉴别。

治疗 一般处理，注意水、电解质状况和全身恶病质转变，及时给予相应处理。根据皮肤、黏膜损害的部位和状况，选择外用糖皮质激素、抗菌药。对轻度患者，氨苯砜为首选。四环素、烟酰胺、雷公藤等单用或联合少量糖皮质激素治疗。磺胺类药可以替代氨苯砜。对中、重度的患者，皮疹广泛者，单用氨苯砜疗效不明显，加用小剂量糖皮质激素。泼尼松可以增加疗效，有时因为存在氨苯砜禁忌证而用糖皮质激素药物。尽量不用细胞毒类免疫抑制剂。糖皮质激素应用起效后，经维持阶段，根据病情逐渐减量，直至撤除。秋水仙碱也有效。对眼黏膜受损者，为防止炎症后瘢痕形成，用类似瘢痕性类天疱疮的治疗，早期使用泼尼松与环磷酰胺。

(林 麟 冯雨苗)

huòdéxìng dàpàoxìng biǎopísōngjiězhèng

获得性大疱性表皮松解症（epidermolysis bullosa acquisita，EBA）

以皮肤或黏膜轻微机械性创伤后出现水疱或与深部组织分离为特点的后天获得性疾病。是比较少见的机械性水疱皮肤病，可能与自身免疫异常有关。患者真表皮交界处有IgG型抗体线状沉积，血清含有抗基底膜带中Ⅶ型胶原的IgG型抗体。多见于成人，少见于儿童、老年人。无遗传性大疱性表皮松解症家庭史。

病因和发病机制 病因不明。Ⅶ型胶原为此病的自身抗原，分子量为29 kD、145 kD，由角质形成细胞和成纤维细胞产生，存在于基底膜致密板及其下方的锚纤维内，是基底膜连接功能的重要物质。部分患者血清中有抗基底膜带中的Ⅶ型胶原IgG型抗体（EBA抗体）。EBA抗体结合于基底膜带锚丝纤维，形成的免疫复合物激活补体，导致炎症发生，产生趋化因子吸引中性粒细胞转移至基底膜带，炎症细胞释放蛋白水解酶，伤及基底膜带成分；EBA抗体结合于基底膜带锚丝纤维，干扰了Ⅶ型胶原与纤维连接蛋白的结合，使锚状纤维形成受阻不能发挥蛋白黏合剂的作用，真表皮结构组织破坏，分离后形成水疱。

临床表现 早期表现变化多样，最少有5种类型。

经典型 以肢端分布的非炎症水疱，愈后留有瘢痕和粟丘疹为特征。皮损好发于易摩擦、受外伤和受压部位，如手足、肘膝关节伸侧面，在无炎症红斑的皮肤上出现水疱、大疱，部分为血性水疱，发展成脱屑、结痂、糜烂，愈后留下萎缩性瘢痕及粟丘疹。有些病例有瘢痕性斑秃、甲营养不良和甲萎缩。1/3患者可伴黏膜损害，多发生于口腔、食管黏膜。

大疱性类天疱疮型 累及四肢、躯干、皮肤褶皱处，为泛发性炎症性水疱、大疱，疱壁紧张，疱周炎症性红斑或水肿。也可仅为红斑或水肿性斑块而无水疱。患者常诉瘙痒，而机械性水疱、瘢痕、粟丘疹可不显著。

瘢痕性类天疱疮型 部分患者以黏膜受累为主，临床表现类似瘢痕性类天疱疮，在口腔、食管上端、结膜、肛门、阴道出现糜烂和瘢痕，光滑皮肤上无损害。

布鲁斯汀-佩里（Brusting-Perry）类天疱疮型 患者具有布鲁斯汀-佩里类天疱疮的特征，同时有针对Ⅶ型胶原的自身抗体。头颈部慢性复发性水疱大疱性皮损，留瘢痕，很少累及黏膜。

IgA大疱性皮病型 表现为表皮下大疱，中性粒细胞浸润，直接免疫荧光可见基底膜带线状IgA沉积，类似IgA大疱性皮病、疱疹样皮炎。部分患者表现为紧张性水疱排列成环形，黏膜同时受累。自身抗体通常为IgA或IgG或两者均有。25%～60%患者血清中可检测到Ⅶ型胶原的IgG抗体。67%～82%患者人类白细胞抗原（HLA）-DR2阳性。可伴其他系统疾病如肠炎、克罗恩病、系统性红斑狼疮、淀粉样变、甲状腺炎、多发性内分泌腺病综合征、风湿性关节炎、肺纤维化、慢性淋巴细胞白血病、胸腺瘤、糖尿病及其他自身免疫性疾病，以克罗恩病最常见。

辅助检查 可行组织病理等检查明确诊断。

组织病理检查 表皮下水疱，疱内含纤维素，真皮血管周围有单核细胞为主的非特异性炎症细胞浸润。红斑损害处，真皮浅层和乳头层较多中性粒细胞为主，少量淋巴细胞和嗜酸性粒细胞的炎症浸润。

免疫荧光检查 免疫荧光病理检查见水疱、红斑及周围外观正常皮肤的基底膜区有IgG和（或）C3线状沉积，有时并有IgA、IgM及其他补体。25%～60%的患者在血清中有抗基底膜带的IgG型抗体。用1mol/L氯化钠分离皮肤为底物，间接免疫荧光病理检查或1mol/L氯化钠分离皮肤的直接免疫荧光病理检查，IgG抗体呈线状沉积于分离皮肤的真皮侧，而大疱性类天疱疮的IgG抗体线状沉积在分离皮肤的表皮侧，可以鉴别两种疾病。

透射电子显微镜检查 水疱、裂隙位于基底膜致密板下方。

诊断与鉴别诊断 根据临床表现并结合组织病理检查，尤其是免疫荧光病理检查方可诊断。诊断标准：在无明显炎症的皮肤上，机械损伤引发水疱，愈后留瘢痕和粟丘疹；无家族史；组织病理检查为表皮下水疱；免疫病理检查为基底膜IgG线状沉积；免疫电镜检查为IgG免疫复合物沉积于真皮上部的基底膜致密板下锚状纤维区。需与*大疱性类天疱疮*、瘢痕性类天疱疮、*线状IgA大疱性皮病*、遗传性大疱性表皮松解症、大疱性红斑狼疮和迟发性皮肤卟啉病（见*卟啉病*）等进行鉴别诊断。

治疗 根据病情选择以下治疗方法。

支持治疗 获得性大疱性表皮松解症的病情一般呈慢性、较顽固，有明显的治疗抵抗性。平时应注意避免外伤、摩擦皮肤。受损皮肤面积广泛者，应注意水、

电解质平衡状况和全身恶病质，及时给予相应处理。

局部治疗 根据皮肤、黏膜损害的部位和状况，选择外用糖皮质激素、抗菌药。轻症口腔受损的患者可用糖皮质激素或四环素漱口液。顽固严重的小面积皮损和口腔皮损处，可局部注射糖皮质激素制剂加用等量1%～2%利多卡因。

系统治疗 轻度患者可选用一般药物，如四环素、烟酰胺、雷公藤等，不加用或加用少量糖皮质激素。中、重度的患者用糖皮质激素。细胞毒类免疫抑制剂可与糖皮质激素联合应用，提高疗效，减少药量。糖皮质激素应用起效后，使用控制量，经维持阶段后，根据病情继续逐渐减量。轻度患者口服泼尼松、氨苯砜，病情缓解后泼尼松逐渐减量至停药，只单用氨苯砜维持。中、重度患者口服泼尼松、雷公藤总苷，或加用硫唑嘌呤或环磷酰胺或秋水仙碱。上述药物疗效不佳时选用环孢素或吗替麦考酚酯，此类药物起效较慢。大剂量免疫球蛋白适用于病情严重、对免疫抑制剂有禁忌者。经过4～6周观察病情，重复使用。完全控制病情后，每3个月重复1次维持。美沙拉嗪是柳氮磺胺吡啶的有效成分，是治疗溃疡性结肠炎的药物，有报道美沙拉嗪治疗此病有效。

其他治疗方法 血浆透析、免疫透析、体外光化学疗法等适用于某些不能使用免疫抑制剂的患者。

治疗注意事项 应尽量外用糖皮质激素，以避免内用糖皮质激素增加感染、高血压、糖尿病、骨质疏松等不良反应的危险性。

（林 麟 冯雨苗）

zànshíxìng jícéngsōngjiěxìng pífūbìng

暂时性棘层松解性皮肤病（transient acantholytic dermatosis） 发生在颈、胸背上部红棕色水肿性丘疹或丘疱疹，日晒后皮疹加剧，以局灶性棘刺细胞松解为组织病理特征的皮肤病。又称格罗弗病（Grover disease），丘疹性棘刺松解性皮肤病（papular acantholytic dermatosis）。好发于中、青年男性，1970年由格罗弗首次报道。病因不明。多数患者在光照后发病或皮损加剧。也有认为与遗传或其他非特异性刺激有关。皮损常见于锁骨胸骨端附近皮肤、胸骨区、背部上方，少数也可见于上腹部、四肢和面部。皮疹为棕红色或皮肤色、芝麻大小的水肿性丘疹或丘疱疹，有时中心有角质栓。皮疹聚集成群状或散在分布，多数患者在日光照晒后发病或皮损加剧。自觉瘙痒。此病起病较急，能自行缓解，病程多为数周至数月，少数经常受到光线损害者至数年。少数患者有嗜酸性粒细胞和血清免疫球蛋白（Ig）E增多。无全身症状。

组织病理检查见水疱内容物细胞涂片见棘突松解细胞，有的可见圆体细胞或谷粒细胞。组织活检的病理改变主要在表皮内，棘层肥厚，表皮内有局灶性棘突松解，形成裂隙或水疱，内见棘突松解细胞及角化不良细胞。毛囊内也可发生棘层松解现象。直接免疫荧光和间接免疫荧光抗体检查均阴性。电子显微镜检查见棘细胞桥粒内分离，桥粒数目减少，核周张力丝聚集。根据局限性棘突松解现象，表皮内海绵形成，见锁骨胸骨端附近皮肤和胸背上部皮色或棕红色、芝麻大小水肿性丘疹或丘疱疹，日光照晒后加剧等特点可以诊断。应与痤疮、毛囊炎、脂溢性皮炎、红色粟粒疹、疱疹样皮炎等鉴别，病理检查易与上述疾病鉴别。病理组织变化应与天疱疮、家族性良性慢性天疱疮、毛囊角化病等鉴别。

治疗应避免紫外线照射、电离辐射等各种理化因素刺激。轻型病例给予止痒治疗，局部外用糖皮质激素制剂即可。有报道，卡泊三醇软膏治疗也有效。对难治性患者可采用口服阿维A、异维A酸、糖皮质激素等，以及采用补骨脂素联合长波紫外线照射治疗（PUVA）。皮疹控制后需维持、减量，绝大多数患者均可自行缓解。

（林 麟 冯雨苗）

jiāzúxìng liángxìng mànxìng tiānpàochuāng

家族性良性慢性天疱疮（familial benign chronic pemphigus） 以颈、腋、腹股沟区和会阴等皱褶部位反复发生红斑、群集性水疱、结痂为特征的显性遗传性皮肤病。又称黑利-黑利病（Hailey-Hailey disease）。是一种少见的遗传性水疱性皮肤病，常染色体显性遗传，约2/3患者有家族史。通常在青春期后发病，无性别和种族差异。

病因和发病机制 此病是常染色体显性遗传皮肤病，在染色体3q ATP2C1基因突变。可能是基因突变使表皮细胞张力细丝和桥粒复合物的合成或成熟障碍，或细胞间物质合成缺陷，经各种外界因素所激发，如机械摩擦、物理（寒冷、紫外线）、化学、感染等，而产生棘刺松解，裂隙形成。患者表皮器官培养可以发生棘刺松解，此棘刺松解能被糖皮质激素和丝氨酸蛋白酶抑制。有学者提出了另外一种可能的发病机制：角质形成细胞胞质中过高的钙离子浓度，使线粒体中钙离子超载，腺苷三磷酸（ATP）合成减少，削弱了由钙离子诱导的肌动蛋白重组。肌动蛋白是细胞骨架的重要成分，对细胞间连接有重要作用。ATP 减少也可能是细胞内其他 ATP 酶清除胞质内过多的钙离子或钠离子而消耗 ATP，进一步加重细胞内钙离子负载。

临床表现 皮损好发于颈、腋窝、脐周、腹股沟、外阴、肛周、股内侧、脐窝等屈侧易受摩擦的部位。基本损害是成群小疱或大疱，松弛性，起于外观正常或红斑的基础上。疱液由清变浊，易破裂留下糜烂面和结痂，有腥臭味。中央愈合，红斑周边又出现新皮疹，呈环形或散在排列。水疱的尼科利斯基征阳性。很多情况下少见到水疱，水疱很快破裂而不易看见，表现为潮湿、皲裂的红斑块。皮损边缘伴白色浸润起皱，有时呈乳头瘤样增殖、疣状（图）。皮疹一般局限性分布，很少呈泛发性。头皮部位的损害呈脂溢性皮炎样表现。少数患者有口腔、食管或阴道黏膜损害。皮疹有轻度痒感，皱襞处损害有时会引起疼痛。病情在夏季恶化，冬季能自行好转。遇外界因素刺激，如摩擦、寒冷、烫伤、紫外线照射、细菌、真菌、病毒感染易引起皮疹加重。感染浸渍者局部淋巴结肿痛。

辅助检查 可行多种检查明确诊断。组织病理检查见基底层上形成裂隙、绒毛或大疱，棘细胞松解广泛，棘细胞彼此之间还保留一些连接，疏松联系特征如倒塌的砖墙，有些细胞提前角化类似谷粒细胞。较成熟损害内有完整水疱形成，衬以单层基底细胞，似绒毛向上突入水疱腔或裂隙内。真皮内有中等量淋巴细胞浸润。免疫荧光病理检查阴性，无抗表皮细胞间抗体及抗基底膜抗体。在可能合并感染的皮损处做细菌、真菌培养，有条件的做疱疹病毒培养。指导使用抗感染药物。

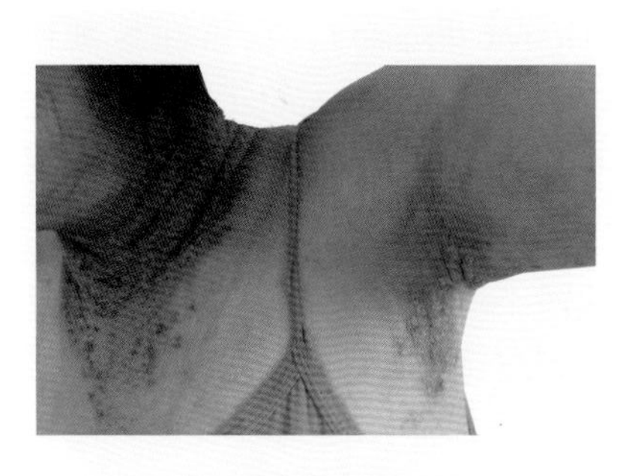

图 家族性良性慢性天疱疮

注：颈部、腋下红斑、水疱、渗出、结痂、糜烂

诊断与鉴别诊断 根据家族史和病史、临床表现、组织病理和免疫病理检查结果，绝大多数均可明确诊断。不典型表现者，注意与脓疱疮、增殖型天疱疮（见天疱疮）、毛囊角化病、体癣、湿疹、尖锐湿疣等疾病鉴别。

治疗 此病为遗传性皮肤病，反复发作，尤其是夏天更甚，并与细菌、真菌感染有关。故对局部皮疹给予护理、清洁和相应抗感染处理。此病病程较长，但 50 岁以后病情发作时往往减轻。但也有在外阴皮疹上继发鳞状细胞癌的报道。①局部治疗：抗生素与糖皮质激素联合使用疗效好。针对感染原因外用相应抗感染药物。皮疹顽固者皮损内注射糖皮质激素制剂，加用等量 1%～2% 利多卡因。②系统治疗：选用药物首先考虑安全性。对中、重度、皮疹泛发者，选用小剂量糖皮质激素和细胞毒类免疫抑制剂。③其他特殊处理：有使用外科切除、磨皮术、二氧化碳激光等整形术，但应注意皮疹可能复发，尤其是在损伤的伤口边缘出现新皮疹；X 线、境界线和放射性核素均有一定的疗效，可试用。

（林 麟 冯雨苗）

pàozhěnyàng nóngpàobìng

疱疹样脓疱病（impetigo herpetiformis）

以成批发生红斑基础上对称性分布群集小脓疱为特征的皮肤疾病。又称为脓疱性疱疹样皮炎。常成批发生，伴有严重全身症状，血钙常偏低。

病因和发病机制 确切的发病原因和机制尚不十分明了。因多见于孕妇，有报告与妊娠相关者占 53%～57%。常伴低血钙和抽搐可能与内分泌紊乱有关，如甲状旁腺功能低下。与脓疱性银屑病及连续性肢端皮炎的发病机制相同。此病还见于较长期服用复方炔诺酮片（也称短效避孕药Ⅰ号，成分为炔雌醇和炔诺酮）的非孕妇女，因此，并非是孕妇特有的疾病。妊娠可能是此病的一个激发因素。

临床表现 多见于中年孕妇的妊娠中期前后，在非孕妇、男性及幼儿也有报道。起病急骤，皮疹常先发于腹股沟、股内侧、乳房下、腋窝及脐周等皱褶处。初起为片状红斑，其上很快出现针头至绿豆大的脓疱，迅速向周围扩大，形成环形或多环形外观，小脓疱可融合形成大片“脓湖”。皮损可泛发全身，舌、颊、食管、肠管、生殖器黏膜均可受累，在摩擦部位的糜烂面可呈肉芽增殖隆起，覆有黄绿色痂皮，有腥臭味。可出现沟纹舌。常有甲损害和毛发脱落。但面部和手足部皮损少见。脓疱经数日逐渐干燥、结痂，皮损消退后局部往往留有褐色色素沉着。皮损广泛者可发展成剥脱性皮炎的表现。皮损局部除有瘙痒感外，可伴灼热和疼痛感。皮损广泛者往往伴有高热、呕吐、腹泻、手足抽搐等全身症状。病情严重者可出现呼吸困难、谵妄、昏迷。急性发病，以后则可呈慢性经过。经数周或数月后自行缓解。亦可因高热、心力衰竭、尿毒症、继发感染或恶病质而死亡。患者病情多于产后缓解，再次妊娠时常见复发。

辅助检查 ①组织病理检查：表皮角化不全，颗粒层消失，棘层不规则增厚，表皮突伸长，表皮内中性粒细胞渗入。真皮乳头层水肿，浅层小血管扩张，周围有淋巴细胞、中性粒细胞和嗜酸性粒细胞浸润。典型的组织病理改变与脓疱性银屑病大致相同，表现为表皮内科戈伊脓疱，含有中性粒细胞和嗜酸性粒细胞，脓疱增大时，中央表皮角质形成细胞完全溶解，形成单个大的空腔，周围仍可见由变性角质形成细胞所形成的网络。脓疱周围表皮细胞水肿。真皮浅层血管扩张，周围有淋巴细胞及嗜酸性、中性粒细胞浸润。②实验室检查：白细胞总数增多，中性粒细胞增多，血沉加快。血液和脓液的细菌培养阴性。血钙常常降低。

诊断与鉴别诊断 根据发病多在妊娠期，皮损为红斑基础上的密集小脓疱，排列环形或片状“脓湖”，常伴全身症状，结合组织病理，通常不难诊断。此病最易与和角层下脓疱性皮肤病相混淆，角层下脓疱性皮肤病亦多发于中年女性，皮损形态也可表现为环形脓疱或“脓湖”，但无发热等全身症状，且组织病理脓疱位于角质层下，疱底由颗粒层和棘层的最上层组成。根据病史、体征和病理改变可以鉴别。其他还要注意与妊娠疱疹、连续性肢端皮炎或泛发性脓疱性银屑病（见银屑病）鉴别诊断。

治疗 针对皮损可选择外用依沙吖啶氧化锌油、金霉素软膏、凡士林羊毛脂等。加强患者的口腔黏膜护理。出现手足抽搐者，经化验检查证实为低血钙时，应立即静脉缓慢注射10%葡萄糖酸钙，同时肌内注射维生素 D_3，并配以口服钙剂。对皮损广泛和全身症状严重者，应及时终止妊娠，可口服泼尼松、雷公藤制剂、昆明山海棠，或泼尼松龙静脉滴注，但应权衡对孕妇和胎儿的利弊。糖皮质激素同时可合用雷公藤总苷、红霉素，有利于尽快控制病情和尽快撤除糖皮质激素。亦可根据病情选用氨苯砜、硫唑嘌呤/环磷酰胺。长效磺胺或磺胺吡啶，同时加服等量碳酸氢钠。红霉素静脉滴注。其他也可选用秋水仙碱、甲氨蝶呤等。产后可选用维A酸及补骨脂素联合长波紫外线照射治疗（PUVA），有较好的疗效。肌内注射绒毛膜促性腺激素可预防妊娠时复发。

预后 反复发作和病情严重者预后不良，病死率为23%～71%，及时正确治疗可大大降低孕妇的病死率，但常难免发生胎盘功能不全、流产、死胎或新生儿夭折。

（林 麟 冯雨苗）

liánxùxìng zhīduān píyán

连续性肢端皮炎（acrodermatitis continua）

发生于指或趾的慢性、复发性无菌脓疱性皮肤病。又称肢端脓疱病（acropustulosis）、持久性肢端皮炎（acrodermatitis perstans）、匐行性皮炎（dermatitis repens）、阿洛波持续性肢端皮炎（acrodermatitis continua of Hallopeau）。

病因和发病机制 有研究认为是感染引起变态反应所致，可能与内分泌失调或自主神经功能紊乱有关。亦有认为此病属于自身免疫性疾病或是脓疱性银屑病的异型。主张葡萄球菌致病说的人较多。也有认为与病毒感染有关。

临床表现 此病多见于老年人、儿童，青年人少见。女性比男性常见。损害初发于一个手指或足趾的末节背侧皮肤，尤其是甲的周围，缓慢发展，逐渐向上呈匐行性蔓延，可仅停留在初发部位，亦可在数个月至1～2年其他手指或足趾相继累及，并可扩展到掌、跖、手背、足背、腕、肘部，甚至泛发全身，可不完全对称分布。原发损害为水疱、无菌性小脓疱，破裂后留下鲜红的、有渗出的糜烂面或浅溃疡，最后结痂，但其下又有新脓疱出现，如此反复。由于长期炎症，结缔组织增生可导致皮肤变硬、干燥、脱屑，类似银屑病或湿疹样变化。在同一时期，脓疱、糜烂面、鳞屑等损害往往同时存在。受累侧指（趾）骨亦可发生变化。病久者可致手足及指趾挛缩、畸形（图）。甲也可变形，甲板失去光泽，呈灰白色、污秽色，有纵横沟，病变持续或较重时则甲板脱落。甲床上可红肿糜烂，反复出现小脓疱。此病尚可累及黏膜。常伴沟状舌或游走性舌炎表现，也可出现白喉样假膜。皮损局限于手足者除有瘙痒、灼热感外无全身症状，如伴大面积皮损且病情活动时，则往往有发热、寒战、肝脾大、关节炎等全身症状，白细胞轻度增多，中性粒细胞增多或一过性嗜酸性粒细胞增多。与脓疱性银屑病及疱疹样脓疱病相似。一般病情经过较短，治疗后皮疹可消退，残留的指、趾原发病灶可以长期存在，皮疹仍可复发，个别患者发生红皮病，最后因并发症而死亡。在发生皮疹的同时或之前可能有黏膜损害。月经期加剧，妊娠期减轻。有些患者出现自主神经功能紊乱，皮肤温度降低，部分患者有放射性剧痛、电击样抽搐，用冬眠药治疗后有效。

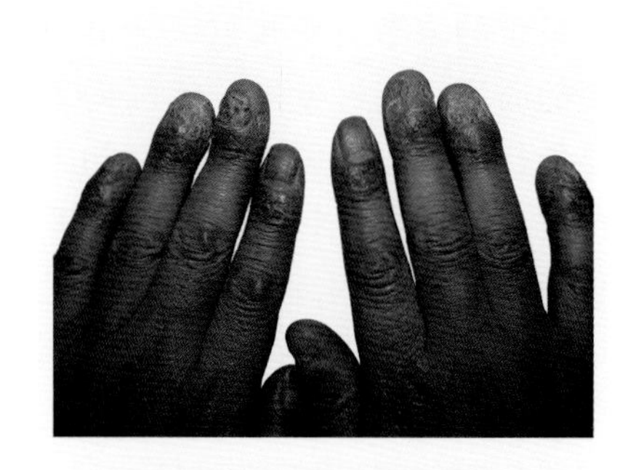

图　连续性指端皮炎

注：指尖脓疱、结痂、脱屑，指甲变形

辅助检查　组织病理检查与脓疱性银屑病及疱疹样脓疱病极相似，不易区别。表皮角化不全、棘层增厚，上部有海绵状脓疱形成，疱内容主要为中性粒细胞和变性的表皮细胞，邻近表皮倾向于银屑病样改变。在脓疱下方的真皮浅层毛细血管扩张，有慢性炎症细胞浸润。

诊断与鉴别诊断　根据外伤史，皮损反复发生，好发于指（趾）末节皮肤、手背、足背，少有黏膜损害，损害为无菌性小脓疱，灼痛、灼热、轻度痒感，病情进展缓慢，呈匐行性蔓延，组织病理为海绵状脓疱，疱内容为中性粒细胞等可诊断。局限于肢端的有时需与感染性湿疹及念珠菌皮炎相鉴别。泛发性者需与脓疱性银屑病、角层下脓疱性皮肤病及疱疹样脓疱病鉴别。①泛发性脓疱性银屑病（见银屑病）。常有银屑病史或寻常性银屑病损害，或者家属有银屑病病史，科戈伊（Kogoj）海绵状脓疱周围有银屑病的病理改变。②*疱疹样脓疱病*。女性多见，尤其在妊娠期，血钙常降低。③*角层下脓疱性皮肤病*。脓疱疱液上部澄清，下部浑浊，无全身症状及黏膜损害，为角质层下的脓疱。

治疗　根据病情选择不同的治疗方法。对皮疹局部可外用卡泊三醇、他扎罗汀、糖皮质激素乳膏制剂、焦油类、水杨酸类软膏。系统治疗可选氨苯砜、长效磺胺或磺胺吡啶，注意同时加服等量碳酸氢钠。服用四环素、雷公藤或雷公藤总苷、异维A酸或阿维A数周起效。可选择免疫抑制剂、抗肿瘤坏死因子、甲砜霉素、甲氨蝶呤、氯法齐明等。还可应用补骨脂素联合长波紫外线（PUVA）、放射性核素或浅层X线照射治疗。

（林　麟　冯雨苗）

zhǎngzhí nóngpàobìng

掌跖脓疱病（palmoplantar pustulosis）

局限于双侧掌跖部位以红斑及深在性成簇性脓疱反复发疹为特点的疾病。呈慢性病程，一般治疗疗效较差。1928年多尔（Dore）首先把此病从*连续性肢端皮炎*中分离，成为独立性疾病。

病因和发病机制　确切病因尚不明。此病可能与感染病灶有关，认为是一种脓疱性细菌疹的表现。也有研究认为此病是一种抗原抗体相结合，激活补体经典途径所致的免疫复合物病。食物包装中的金属元素引起变态反应而致病。吸烟可能是诱发因素，烟碱引发炎症反应。此病可以同时发生或以后发生银屑病，认为此病是局限型脓疱性银屑病，但由于与银屑病的关系还不十分明确，缺乏银屑病特征性免疫基因联系，仍可把此病作为一个独立的疾病。妊娠、创伤、内分泌疾病或对局部的刺激，均可作为刺激因子而激发生病。

临床表现　此病好发于40~60岁，女性较男性多见。常见此病合并扁桃体炎，经抗生素或扁桃腺切除后，部分患者的皮疹可减轻或痊愈。最主要发病部位在掌跖，跖部又比掌部多见。掌部最好发的部位是大鱼际，其次是小鱼际和掌中央，较少累及掌远端。足底好发部位是足弓、足弓水平的足内外侧缘、足跟底和侧缘，其次是跖远端或整个跖部。手足背侧、指（趾）蹼和指（趾）甲不累及。掌跖部位的皮损多是对称性，但有时单侧皮损可以先持续一段时间，如数周到数月。受累区域为灰红色，常有明显脱屑，鳞屑去除后留下光滑的暗红色皮肤表面。在这些斑块内，出现数目众多的直径2~5mm的小脓疱。新鲜的脓疱是黄色的，陈旧的脓疱呈黄褐色或黑褐色，最终脓疱干涸、脱屑，留下红色嫩薄的表皮，病变严重时为点状糜烂，渗液较多（图）。以后表皮下方又有水疱、脓疱，反复发作，缓解期长短不一。在疾病恶化期可5~7天发作一次，旧皮疹结痂脱屑，新皮疹又发生。各种外界刺激（肥皂、洗涤剂和外用刺激性药物等）、夏季局部多汗、月经

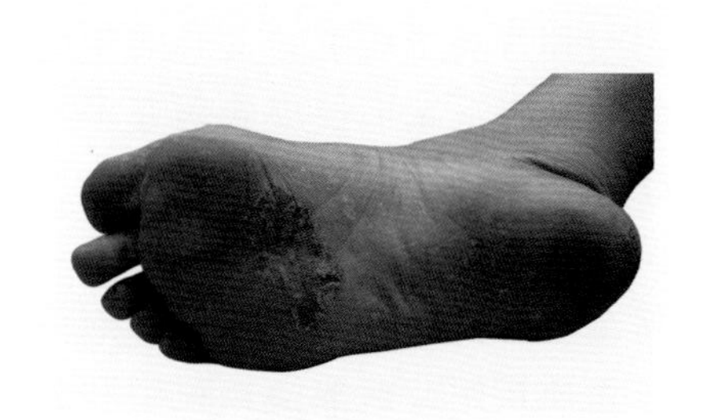

图　掌跖脓疱病

注：足底皮损中央脓疱干涸、脱屑，留下红色嫩薄的表皮，周围可见少量脓疱

期前、自主神经功能紊乱均可促使发作，使症状加重、恶化。此病瘙痒程度不一，大多数患者皮损处有烧灼感。

并发症：此病可伴有甲状腺功能亢进或减退，血清中测到甲状腺抗体。患者有发生糖尿病的倾向。可伴有不同类型的关节病，包括慢性复发性多灶性骨髓炎、胸锁关节受累（胸-肋-锁骨肥厚）、脓疱性关节骨炎等。部分患者有抗球蛋白抗体。

辅助检查 可行相关检查明确诊断。①组织病理检查：见棘层有较大的海绵状脓疱，疱内主要有中性粒细胞和变性的表皮细胞，脓疱增大时，中央表皮角质形成细胞完全溶解，形成单个大的空腔，周围仍可见由变性角质形成细胞所形成的网络。通常表皮棘层增厚，角化不全，颗粒层消失，表皮突伸长，表皮内中性粒细胞渗入。血管周围淋巴细胞和中性粒细胞浸润。②免疫病理：发现脓疱壁、角质层、基底膜带和血管壁内有 IgG、IgM、IgA 和 C3 沉积。体内装有金属牙料及用汞、银填充剂者，应做金属斑贴试验。阳性者除去金属牙料及填充剂。

诊断与鉴别诊断 根据局限于掌跖部位，在炎症的基础上发生成簇小脓疱，慢性反复的病程，无全身症状，无银屑病的证据，诊断不难。应与掌跖脓疱性银屑病（见*银屑病*）、*连续性肢端皮炎*和脓疱性细菌疹等疾病鉴别。

治疗 根据病情选择治疗方法。①一般处理：如有感染病灶及金属致敏的可能，需相应地处理。②局部治疗：对皮疹局部可外用卡泊三醇软膏、他扎罗汀软膏、糖皮质激素制剂、焦油类和水杨酸类软膏。有时需进行密闭封包，加强疗效。③系统治疗：内用药物可选氨苯砜。其他磺胺药也可选用，注意同时加服等量碳酸氢钠。可选四环素，雷公藤片或雷公藤多苷片，异维 A 酸或阿维 A。可选择免疫抑制剂，如秋水仙碱甲砜霉素、甲氨蝶呤、氯法齐明等。还可用 PUVA、放射性核素或浅层 X 线照射治疗。由于掌跖脓疱病的病情反复迁延，治疗起效后，经过适量维持期，口服药逐渐减量，仍要低剂量维持治疗。

（林 麟 冯雨苗）

jiǎocéng xià nóngpàoxìng pífūbìng

角层下脓疱性皮肤病（subcorneal pustular dermatosis） 好发于上肢、腹股沟和腋窝，以如脓疱疮排列呈环形或匐形的无菌浅表性脓疱为特征的疾病。又称斯-威病（Sneddon-Wilkinson disease）。为一种慢性良性复发性无菌性脓疱性皮肤病，较少见。好发于中老年妇女，脓疱位于角质层下。

病因和发病机制 脓疱内容物细菌培养阴性。病因尚不清楚。有研究认为可能与感染病灶、精神创伤、代谢或内分泌紊乱有关。角层下脓疱病与坏疽性脓皮病、炎症性肠炎和风湿性关节炎有关。有学者认为此病是某些皮肤病的变型，如疱疹样皮炎、多形红斑、泛发性脓疱性细菌疹或疱疹样脓皮病。皮疹可能出现在 IgA 型骨髓瘤患者局部注射重组人粒细胞-巨噬细胞集落刺激因子处。发病时中性粒细胞的激活与患者体内肿瘤坏死因子-α（TNF-α）的过量表达有关。间接免疫荧光检查未发现有自身抗体。

临床表现 皮疹多发生于躯干下部和肢体近端屈面等处，好发于腹部、腋窝、乳房下和腹股沟等处。较少累及头面和掌跖部。皮疹表现为在正常皮肤上发生浅表性小脓疱或发生水疱后很快成为脓疱。疱壁松弛，疱液底部为较混浊的脓液，上层为较清澈浆液。脓疱散发、簇集成环状和（或）匐行性分布倾向于融合，常形成回状或奇异状。脓疱基底有红晕。数天后，脓疱干涸结痂、脱屑，其下为糜烂面。愈后余留色素沉着，不出现萎缩或瘢痕。口腔黏膜损害少见，系统性症状很轻或无。有不同程度的瘙痒感，一般无发热等全身症状。慢性病程，往往反复发作和缓解交替进行，良性，多不影响健康，但可能继发细菌感染脓毒血症而致死。

辅助检查 可行相关检查明确诊断。组织病理检查见脓疱或水疱位于表皮角质层下。疱内有很多中性粒细胞，有时在疱底部可见少数棘刺松解细胞，少量嗜酸性粒细胞。棘层细胞间水肿，有少量中性粒细胞渗入，疱下表皮有海绵形成。陈旧性皮疹可见一些棘层松解细胞。真皮上部毛细血管扩张，周围有中性粒细胞和少数嗜酸性粒细胞及淋巴细胞浸润。直接免疫荧光和间接免疫荧光检查抗体阴性。

诊断与鉴别诊断 主要依靠病史、临床表现、组织病理和免疫病理检查结果，绝大多数均可明确诊断。此与*脓疱疮*、*疱疹样皮炎*、落叶型天疱疮（见*天疱疮*）、*IgA 天疱疮*、脓疱性银屑病（见*银屑病*）、胰升糖素瘤综合征、急性发疹性脓疱病相鉴别。皮损分布模式、病程特点、脓疱细菌培养、组织学及免疫荧光检查可以鉴别。此病早期局限性皮损时，与感染性脓疱病区别较难，可根据皮疹分布、脓疱细菌培养阴性、局部或系统应用抗生素无效、病程慢性与其鉴别。疱疹样皮炎为丘疹水疱性皮损，严重瘙痒，主要累及伸侧面、多有空肠黏膜受累、直接免疫荧光见真皮乳头处IgA沉积。根据直接免疫荧光检查很易与落叶型天疱疮鉴别。胰升糖素瘤综合征皮损为表皮坏死，无真正的脓疱形成，唇和口腔黏膜糜烂，病理表现为真皮上方坏死，生化检查胰升糖素水平升高。急性发疹性脓疱病好发于四肢远端，病理表现为白细胞碎裂性血管炎。

治疗 一般处理，根据皮疹类型选用不同剂型外用药物。可选用金霉素软膏、凡士林羊毛脂、焦油类软膏。系统用药首选氨苯砜。其他磺胺药如磺胺吡啶也有效。还可采用红霉素、秋水仙碱、甲砜霉素、雷公藤制剂、甲氨蝶呤、阿维A等。光化学疗法补骨脂素联合长波紫外线照射治疗（PUVA）对部分患者有效。合并骨髓瘤者化疗后病变蛋白减少，皮损亦随之改善。

（林 麟 冯雨苗）

yíngyǎngxìng pífūbìng

营养性皮肤病（nutritional dermatoses） 营养供应摄入过多或不足，机体对营养素吸收和利用不良等因素所致皮肤黏膜的病变。营养素不仅是构成机体的物质基础，也具有维持机体正常生理功能，促进正常生长、发育和保障健康的作用。营养素包括蛋白质、碳水化合物、脂类、维生素、矿物质、微量元素、水以及膳食纤维等。

（姚 煦）

wéishēngsù A quēfázhèng

维生素A缺乏症（hypovitaminosis A） 维生素A缺乏或长期摄入不足所致的疾病。可出现皮肤干燥和粗糙、毛囊性丘疹、夜盲、角膜干燥等。中国胡传揆教授于1930年首次报道。维生素A是一种存在于动物脂肪、肝脏、牛奶和极少量存在于绿叶蔬菜的脂溶性维生素，其对维持皮肤正常分化和角化，对神经、免疫调节和内分泌，以及视觉生长、生殖和骨发育等均有重要作用。儿童常因摄入不足所致维生素A缺乏，成人常因动物脂肪吸收不良、精神性厌食和节食所致维生素A缺乏。

表现为毛囊性丘疹伴有角栓，如蟾皮样，多发生于四肢伸侧，皮肤纹理增粗，泛发性皮肤干燥，毛发变干脆。轻度维生素A缺乏可有视力下降和夜盲，严重缺乏可导致干眼症、结膜白斑、甚至失明的角膜软化，多出现于儿童。维生素A缺乏还可导致生长和智力发育迟缓和感情淡漠。

暗视力测试有助于诊断，血浆中维生素A水平降低可确诊。组织病理检查见表皮角化过度，毛囊上部扩大并有角质栓，皮脂腺口扩大并充满角质性物质，毛乳头萎缩或囊肿性改变，真皮少量淋巴细胞浸润。根据病史、典型皮损及眼部表现、血浆维生素A水平的检测可以确诊。鉴别诊断包括寻常痤疮、*毛发苔藓*和*毛发红糠疹*及其他营养缺乏症。毛发苔藓是一种常见的皮肤病，以好发于面颊部、上肢外侧和股的毛囊角栓为特点。

治疗以维生素A替代治疗。一般经治疗后视力障碍可好转，但如角膜已形成瘢痕，则不可逆。预防可食用适量含维生素A食物。

（孙秋宁）

wéishēngsù A guòduōzhèng

维生素A过多症（hypervitaminosis A） 持续补充过量维生素A或类胡萝卜素所致疾病。大量摄入类胡萝卜素丰富的食物，可能引起胡萝卜素血症，胡萝卜素是维生素A的天然前体，胡萝卜素水平高于正常的3~4倍时会出现胡萝卜素黄皮症。胡萝卜素在体内储存于皮脂腺丰富的部位（鼻唇沟、前额）和皮肤角质层最厚的部位（手掌和足底）。

表现为皮肤干燥、粗糙、脱屑和瘙痒，口唇干裂；骨骼改变可导致四肢疼痛性水肿，肝转氨酶升高，还可有嗜睡、厌食、体重减轻和弥漫性脱发等表现。血浆维生素A含量升高。根据病史、典型皮损的临床表现、血浆维生素A水平可确诊。需与*瘙痒症*、乏脂性湿疹等鉴别。

治疗：适量食用维生素A含量高的食物，暂停维生素A类药物。避免过度补充维生素A有助于预防。停止维生素A摄入几周后症状可消失。

（孙秋宁）

wéishēngsù D quēfázhèng

维生素D缺乏症（hypovitaminosis D） 维生素D缺乏或长期摄入不足所致的疾病。主要病因是摄入量不足，在老年人，内源性维生素D合成减少，缺乏阳光照射也是原因之一。维生素D参与调节钙和磷代谢，维生素D缺乏影响钙磷吸收，进而产生骨骼、消化和精神神经系统的病变。

表现为儿童的佝偻病和成人的骨软化症，但是，并无皮肤表现。患儿可有烦躁、多汗、食欲缺乏、腹泻、易感冒等症状，骨骼异常表现为颅骨软化、头骨隆起、出牙和囟门闭合延迟、串珠状肋骨、胸骨前突等。成人则表现为腰腿部骨痛，严重者可致骨质疏松。血清$1\alpha,25\text{-}(OH)_2D_3$水平<13nmol/L可以确诊为维生素D缺乏症。治疗应该首先去除病

因，多日晒，口服浓缩的维生素D_3制剂，必要时也可肌内注射。

（孙秋宁）

wéishēngsù E quēfázhèng

维生素E缺乏症（hypovitamininosis E） 维生素E缺乏或长期摄入不足所致疾病。通常膳食中维生素E供应量充足，成人维生素E储存量相当多，很少发生缺乏，婴儿尤其是早产儿和低体重儿易发生维生素E缺乏，主要原因是其消化器官不成熟，吸收能力低且体内储备不足；另外，囊性纤维变性（即婴儿遗传性吸收不良症）、共济失调伴维生素E缺乏症、脂肪泻、胆道梗阻以及儿童发生蛋白热量缺乏时，维生素E摄入量减少导致维生素E缺乏。维生素E是一种抗氧化剂，能抑制多不饱和脂肪酸和一些不稳定化合物的过氧化，其缺乏引起组织细胞出现氧化损伤。维生素E缺乏时婴儿主要表现为贫血、周围水肿、进行性神经性肌病、眼肌麻痹、血小板增多、皮肤红疹和脱发。成人很少有临床症状，主要为反射减弱、共济失调、骨性疾病、视网膜色素沉着、向上凝视受限、斜视、视野缩小，严重长期维生素E缺乏可发生全盲、痴呆和心律不齐。早产儿和低体重儿出生后10天补充维生素E作为预防性治疗。出现维生素E缺乏症表现的患者，应口服或肌内注射维生素E。如有胰腺囊性纤维化和慢性脂肪吸收不良，维生素E的剂量应增加。给予富含维生素E饮食的同时需注意维生素E和多不饱和脂肪酸的比值。

（孙秋宁）

wéishēngsù K quēfázhèng

维生素K缺乏症（hypovitamininosis K） 维生素K缺乏或长期摄入不足所致凝血障碍性疾病。

病因 主要病因：①摄入不足，长期进食过少或不能进食；长期低脂饮食；胆道疾病，如阻塞性黄疸；脂肪吸收不良，如慢性肠炎、溃疡性结肠炎、吸收不良综合征等；长期口服抗生素致肠道菌群失调，内源性合成减少。②肝脏疾病，肝癌、肝硬化及其他肝损伤等。③口服维生素K拮抗剂，如香豆素类等。另外，出生后2~7日的新生儿，可因体内维生素K贮存消耗、摄入不足及内生障碍等，导致维生素K缺乏。维生素K是肝合成凝血因子Ⅱ、Ⅶ、Ⅸ、Ⅹ和蛋白C、蛋白S所必需的脂溶性维生素，缺乏维生素K导致凝血级联反应障碍。

临床表现 轻症者可无明显临床症状而仅凝血酶原时间延长。凝血酶原水平低于正常值20%时出现出血，身体任何部位均可发生出血。皮肤淤斑好发于后枕、背、臀、四肢受压部位。此外，还可出现鼻出血、牙龈出血、呕血、咯血、黑粪、血尿、月经过多和视网膜出血等。新生儿出血多发生于出生后2~3天，好发于脐、皮肤、鼻、口腔、肠道等，颅内出血可引起颅内高压和脑膜刺激症状。

辅助检查 凝血酶原时间、活化部分凝血活酶时间延长，FⅦ、FⅨ、FⅩ及凝血酶原测定活性下降。

诊断与鉴别诊断 根据病史、皮肤淤斑、凝血酶原的检测可确诊。需与血小板减少性紫癜、坏血病、血友病等鉴别。

治疗 口服维生素K，亦可肌内注射或静脉给药，尤其适用于黄疸等患者。若出血严重，可输注新鲜冷冻血浆。去除病因应多食富含维生素K的食物。

（孙秋宁）

wéishēngsù B_1 quēfázhèng

维生素B_1缺乏症（hypovitamininosis B_1） 维生素B_1缺乏所致厌食、对称性进行性神经炎、心肌功能不全和肌无力等为临床表现的疾病。俗称脚气病。维生素B_1即硫胺素（thiamine）在人体贮存不多，需每日补充，凡摄入不足、损失增多和（或）需要量增多均可引起维生素B_1缺乏。维生素B_1在体内形成焦磷酸硫胺素，是一种重要的辅酶，缺乏时使丙酮酸在体内积聚而出现不同病症。

患者早期可出现食欲缺乏、便秘、烦躁、易激惹、乏力、记忆力减退、睡眠障碍等症状，以后神经系统或循环系统表现突出，无明显皮肤损害。以周围神经表现为主者称为干型脚气病，以循环系统表现为主者称为湿型脚气病，若两型同时存在称混合型，脑型脚气病罕见。多为慢性酒精中毒者。婴儿脚气病常发生于肠道外营养、接受维生素B_1缺乏症母亲母乳喂养、充血性心力衰竭或严重营养不良的婴儿。

一般患者可口服维生素B_1。对急重患者应早期给予维生素B_1肌内注射。此病患者常伴多种营养素缺乏，应同时给予其他多种维生素。

（孙秋宁）

wéishēngsù B_2 quēfázhèng

维生素B_2缺乏症（hypovitamininosis B_2） 体内维生素B_2缺乏所致阴囊炎、唇炎、舌炎和口角炎等的临床综合征。又称口-眼-生殖器综合征，核黄素缺乏症。维生素B_2又称核黄素，摄入不足、吸收障碍、药物与金属、内分泌功能失调如甲状腺功能低下和排泄增加等可导致此病。症状多为非特异性，但所致症状常有群体患病的特点，常见的症状有阴囊皮炎、口角糜烂、脂溢性皮炎、结膜充血及怕光、流泪等。维生素 B_2 制剂是治疗此病的有效药物，一般坚持服用至症状完全消失。经治疗后，阴囊瘙痒等自觉症状3天内便可减轻或消失，阴囊皮炎在1～2周内大多数可痊愈。口腔症状所需时间较长，一般需2～4周，如与烟酸或复合维生素B合用则效果更好。

（孙秋宁）

wéishēngsù B_6 quēfázhèng

维生素 B_6 缺乏症（hypovitaminosis B_6） 维生素 B_6 缺乏导致皮肤及内脏多系统症状的疾病。维生素 B_6 又称吡哆醇，摄入不足、服用药物（如异烟肼、青霉胺、肼屈嗪、避孕药、苯乙肼和环丝氨酸）、尿毒症及肝硬化等都是导致维生素 B_6 缺乏的原因。表现为脂溢性皮炎样、结膜炎、口炎和舌炎。皮肤擦烂见于女性乳房和两性身体较湿部位。颈项、前臂和膝部有癞皮病样色素沉着，前额痤疮样皮疹等。全身症状常出现食欲缺乏、恶心和呕吐，虚弱、体重下降等。血液系统异常如铁粒幼细胞贫血、淋巴细胞减少和嗜酸性粒细胞增多。神经系统症状包括周围神经病变、精神错乱、癫痫发作等。婴儿可出现抽搐。根据病史、临床表现和血浆磷酸吡哆醛水平下降等辅助检查可明确诊断。需与其他营养缺乏类疾病进行鉴别。口服维生素 B_6，癫痫患者每天静脉给药。

（孙秋宁）

wéishēngsù B_{12} quēfázhèng

维生素 B_{12} 缺乏症（hypovitaminosis B_{12}） 维生素 B_{12} 摄入不足或吸收不良所致贫血、神经系统和皮肤黏膜受损的疾病。维生素 B_{12} 存在于动物性食品中，其丰富的来源依次是动物内脏（肝、肾、心），贝壳类及软体动物类（蛤蜊、牡蛎）、去脂奶粉、海产品和蛋黄。此病可因维生素 B_{12} 摄入不足引起，如严格控制饮食的素食者，绝大多数因吸收不良导致继发性缺乏症，如胃内因子减少（恶性贫血），胃切除术后，手术切除回肠末端或肠道细菌过度生长。体内维生素 B_{12} 储量很大，一般减少3～6年后才会发展为缺乏状态。

维生素 B_{12} 缺乏和继发性叶酸代谢障碍，可致巨细胞贫血，白细胞及血小板减少。严重患者有发热，巩膜轻度黄染、肝脾肿大，出现贫血性心脏病和心力衰竭。神经系统症状出现较迟，可伴或不伴贫血，有神经障碍、脊髓变性，脱髓鞘和严重神经症状，甚至痴呆、昏迷和死亡。消化道症状有呕吐、腹泻等。皮肤表现有广泛性对称性色素沉着，特别是在身体弯曲部位和手掌、足底、指甲、口腔等处。毛发变灰白，甲可有色素沉着。恶性贫血引起的维生素 B_{12} 缺乏可出现白斑和斑秃。

血清维生素 B_{12} 水平检测，正常血清维生素 B_{12} 值范围200～835pg/ml（148～616pmol/L）。根据病史、临床表现，并结合血清维生素 B_{12}<73.8pmol/ml，可以诊断。色素沉着需与艾迪生色素沉着鉴别。

肌内注射或口服维生素 B_{12} 治疗。均衡饮食，进食富含维生素 B_{12} 的食品可以预防此病。对于摄入不足的患者补充维生素可以好转，但合并恶性贫血者可致死亡。

（孙秋宁）

wéishēngsù C quēfázhèng

维生素C缺乏症（hypovitaminosis C） 维生素C缺乏或长期摄入不足所致的疾病。表现为毛囊角化过度、牙龈炎和皮肤黏膜出血为特征的疾病。

引起维生素C缺乏的原因有供应缺乏，见于偏食或老年男性，酗酒和限制饮食的精神病者；婴儿，妊娠，发热性疾病，慢性消耗性疾病，早产儿，吸烟，服用某些药物（如阿司匹林、磺吡酮等）维生素C需要量增加致使维生素C相对不足引起。

早期表现为累及前臂、腹部、双下肢毛囊性角化过度和螺丝发伴随毛囊周围出血，并出现淤点和淤斑，久后留有色素沉着。严重病例可出现血疱，溃疡，甚至出现肿痛性结节，肢体活动受限，儿童可出现假性麻痹，营养不良。维生素C缺乏症还可导致牙龈炎、鼻出血、眼出血、血便、血尿和月经过多，偶有颅内、心包和胸腹腔出血。

毛细血管脆性试验阳性。血清和尿液维生素C水平检测有助于诊断。主要依据维生素C缺乏史、体征和测定血清维生素C浓度来判断。鉴别诊断包括：维生素A缺乏症、毛周角化症、出血性疾病等；此病通常为毛囊周淤斑且有出血倾向可与维生素A缺乏症、毛周角化症鉴别；而相关临床特征和特殊的辅助检查可与出血性疾病相鉴别。

维生素C替代治疗，轻者成人可口服维生素C，重者可肌内注射或静脉注射给药。进食新鲜水果和绿色蔬菜，对早产、人工喂养的婴儿、妊娠期妇女维生素C需要量增加的人群补充维生素C，均可预防此病。

（孙秋宁）

yèsuān quēfázhèng

叶酸缺乏症（folic acid deficiency） 叶酸长期摄入不足或吸收不良所致以巨幼红细胞性贫血为特

征的临床综合征。叶酸是一组同类化合物的通称，属水溶性维生素。致病因素包括：①对叶酸不吸收的先天性疾病、供给量不足、食欲缺乏、亚热带吸收不良综合征。②妊娠和哺乳期妇女、婴儿和青年需要量增加。③贫血、恶性肿瘤、寄生虫感染、无菌性脓肿、剥脱性皮炎等使叶酸消耗增加。④酗酒和某些药物影响叶酸吸收。叶酸影响氨基酸代谢、嘌呤、嘧啶及甲基化供体S-腺苷蛋氨酸（SAM）合成，产生诸多症状。表现为巨幼红细胞贫血，并伴有白细胞和血小板减少。临床特点为面部、躯干、四肢伸侧鳞屑性丘疹和斑块，呈脂溢性皮炎样，暴露部位及掌跖处见灰褐色色素沉着，唇炎、舌炎等。孕妇缺乏叶酸可致早产、流产、先兆子痫、婴儿畸形及智力退化。辅助检查：血清和红细胞叶酸水平测定有助于诊断。血清叶酸浓度<7nmol/L可确定叶酸缺乏，红细胞叶酸浓度<305nmol/L为确定叶酸营养状况不足的标准。诊断与鉴别诊断：如有叶酸缺乏病史、巨幼红细胞贫血、应怀疑此病，可结合试验治疗或测定血清叶酸浓度确诊。面部鳞屑性红斑需与脂溢性皮炎鉴别。进食富含叶酸的食物，补充叶酸的同时若维生素 B_{12} 缺乏应同时补充。亚叶酸钙作用迅速。孕妇应在妊娠前后28天内补充叶酸，可预防神经管畸形及其他先天异常。

（孙秋宁）

yānsuān quēfázhèng

烟酸缺乏症（pellagra） 因烟酸类维生素缺乏引起的以皮炎、舌炎、肠炎、精神异常和周围神经炎为特征的疾病。又称糙皮病，青年女性多见，好发于春夏季。

病因和发病机制 饮食中缺乏，如长期静脉给予营养、厌食性神经症、胃次全切除术、胃肠吻合、克罗恩病、空肠回肠炎、慢性腹泻致使吸收不良，酗酒使烟酸利用不充分。一些药物如磺胺、抗惊厥药、抗抑郁药、乙内酰脲、苯巴比妥、丙巯异烟胺和吡嗪酰胺等也可引起烟酸缺乏。辅酶中的烟酰胺在氧化还原反应中发挥电子受体和供氢体等作用，在糖、脂肪、蛋白质代谢和能量交换中起着重要作用，烟酸缺乏可以导致严重的代谢障碍，引起相应的病理变化。

临床表现 典型三联征为皮炎，腹泻和痴呆。发疹前1~2月往往有口腔烧灼感、食欲减退、虚弱等前驱症状，曝晒后暴露部位出现鲜红色或紫红色斑或斑块，界限清楚，之后变深红色或色素沉着伴脱屑结痂（图）。严重者红斑上起大疱，脓疱，糜烂，溃疡等，可伴口角炎和以神经衰弱为主要表现的精神症状。

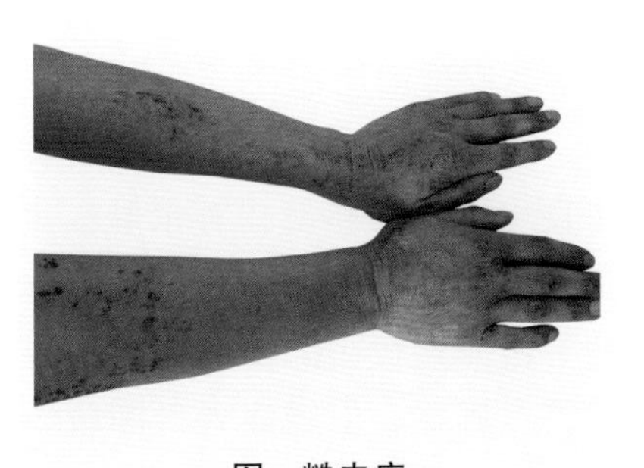

图 糙皮病

注：手背及前臂红斑、结痂

辅助检查 测定血、尿中烟酸、烟酰胺及其代谢产物N-甲基烟酰胺、2-吡啶酮。血浆中2-吡啶酮值、尿中2-吡啶酮/N-甲基烟酰胺比值、红细胞中烟酰胺腺嘌呤二核苷酸/磷酸烟酰胺腺嘌呤二核苷酸比值作为烟酸缺乏可靠指标。

诊断与鉴别诊断 根据病史、临床症状、实验室检查和试验性治疗可确诊。鉴别诊断：蔬菜日光性皮炎、迟发型皮肤卟啉病（见卟啉病）、晒斑、接触性皮炎、药物光感性皮炎、光线性类网织细胞增多症、哈特纳普（Hartnup）病和蛋白质营养不良。

治疗 口服烟酰胺治疗；严重腹泻可肌内注射或静脉滴注。改善和增加营养，去除和治疗各种病因，补充富含烟酸和色氨酸的食物，避免日晒。

（孙秋宁）

húluóbosù xuèzhèng

胡萝卜素血症（carotenemia） 血浆内胡萝卜素增加和汗液内胡萝卜素含量过多所致皮肤黄染的疾病。过量进食富含胡萝卜素的食物、水果及其制成的饮料，用提取的胡萝卜素大量长期治疗某些疾病（如卟啉病和光敏性疾病），糖尿病、高脂血症、肾炎、甲状腺功能减退、肝炎及患有胡萝卜素转变为维生素A的先天性代谢障碍者及男性受阉后均可出现血胡萝卜素含量增高。胡萝卜素在肠道分解、吸收，未分解的原型胡萝卜素进入血液，主要蓄积在脂肪组织和肝。

皮肤角质层颜色变黄而呈橙色，好发于角质层厚的手掌和足跖，以及皮脂腺丰富的部位，如鼻唇沟、额、颏、耳后，指关节处亦常受累，严重者可累及全身皮肤，内衣被汗液浸渍污染成黄色，但黏膜和巩膜不黄染。若无基础疾病，患者一般情况良好。

可使用等份血清、乙醇、石油醚混合，如见脂色素溶于石油醚内，可定性诊断为血浆中胡萝卜素量超过正常。诊断主要依据有大量进食富含胡萝卜素的食物和水果，长期大量服用胡萝卜素制剂及存在高胡萝卜素血症的病史，以及掌跖为好发部位的皮肤黄染，结合实验室检查而确诊。应与肝胆系统疾病所致黄疸鉴别，后者巩膜黄染，血胆红素升高。服用米帕林引起皮肤黄染者有明确的服药史。

一旦发病，应纠正病因，停食致病食物和水果，停服胡萝卜素制剂，相应体征可自然消退。避免过量进食胡萝卜素量多的食物和水果可预防此病发生。

（孙秋宁）

dànbáizhì yíngyǎngbùliáng

蛋白质营养不良（protein malnutrition）

蛋白质严重缺乏所致皮肤和毛发异常的疾病。又称夸希奥科（Kwashiorkor）病，是蛋白质-能量营养不良相关疾病谱中的一型，往往合并生长迟滞、智力发育障碍、低蛋白血症等一系列病变。

病因和发病机制 蛋白质缺乏可因饮食中供给不足，如亚、非、拉某些国家的居民以木薯和芭蕉为主食，其蛋白质含量只有1%左右；或因胃肠道、胰腺和肝病，蛋白质消化、吸收和合成障碍。缺乏芳香类氨基酸或饮食中缺乏蛋白质而致病。

临床表现 患者因低蛋白血症于面和足部出现水肿，甚者波及全身。白皙皮肤儿童有特异性皮损，开始为红斑，压之消退，随之发生小的紫色、淡红棕色斑，边界清楚，高于周边皮肤，压之不褪色，表面发亮，触之有蜡样感。之后出现皮肤干燥，在棕色或黑色斑上有裂纹。轻型病例见于青年人，常发生于胫前、股外侧、背部等处出现沿皮肤切线排列的龟裂纹，称镶嵌皮肤或裂纹皮肤，伴浅表脱屑。严重病例有大片皮肤侵袭，以及出血点、大疱、溃疡和坏死，皮肤易受伤。出现糜烂和表皮缺失，愈后留有色素沉着，特别是额、臀、骶尾和足背等处。黏膜损害有口角炎类似维生素 B_2 缺乏症，其他还有眼干燥、唇炎、口腔炎和口腔溃疡、舌乳头萎缩，亦可累及肛门和阴道。患儿指（趾）甲变薄、变软，有正常新甲生长时出现新旧甲分离。毛发干燥，无光泽，卷曲毛发变软且直，明显起屑，称细纹状发，生长期毛发减少，休止期增多，颞枕部脱发与婴儿躺卧时受压有关。毛发脱色表现为黑色头发变成棕色或淡红色，棕色毛发变成淡黄色，甚至呈淡灰色或白色，呈现黑白斑点混杂。有骨骼和智力发育迟缓，精神障碍，表情冷淡或激动，面无笑容，体重降低，肌肉萎缩，皮下脂肪消失，消瘦，常有腹泻和腹部膨胀。

辅助检查 组织病理检查示早期皮肤改变有角化不全，苍白的角质形成细胞位于表皮上部，呈带状分布，棘细胞层变薄，基底细胞呈不规则和空泡变性。超微结构显示桥粒体比正常者为短，故表皮脆性增加。

诊断与鉴别诊断 根据营养不良史，发病年龄，有水肿、皮炎、毛发色素改变、生长发育障碍、精神异常、消瘦和腹部膨隆等特点确诊，但轻症者诊断较困难。应与糙皮病（烟酸缺乏症）鉴别，糙皮病多见于成人，可先有皮炎，而后出现胃肠道和精神症状，皮疹以暴露部位为主，呈边界清楚红色增厚性皮损，可有干燥脱屑，而毛发和指甲正常。

治疗 供给充足的营养，增加供给动物蛋白、植物蛋白和新鲜蔬菜。对症处理，如监测和纠正水、电解质紊乱，皮肤护理等。

预防 纠正和治疗原发疾病，供给足量动物蛋白质和热量的标准食物，补充矿物质、维生素和微量元素，尤其对儿童、孕妇、哺乳期妇女，应进食充足的动物蛋白、牛奶、豆类和新鲜蔬菜。

（孙秋宁）

chángbìngxìng zhīduān píyán

肠病性肢端皮炎（acrodermatitis enteropathica）

肠道吸收锌有缺陷所致以肢端皮炎、脱发和腹泻为特征的疾病。发病年龄最早在出生后数天到数周，最迟10岁，平均为出生后9个月，断奶前后发病者居多。是一种常染色体隐性遗传性锌缺乏症，与人肠病性相关基因为 *SLC39A4*（位于染色体8q24.3）。据推测患者的缺陷在锌吸收的早期阶段，提供给小肠黏膜刷状缘的食物锌其化学形式和结构的生物利用率在某些方面缺陷引起吸收不良。

起病隐匿，临床表现如下：①皮肤损害：皮疹发生较早，具有特异性，多位于腔口周围（口、眼、鼻、肛门、女阴）、四肢末端和骨突起部位（如肘、膝、踝、指关节及枕骨等处）。早期皮损为干燥脱屑，或湿疹样斑块，或为炎症基础上有群集小水疱、小脓疱，或融合成大疱，疱周有红晕，疱破后形成糜烂，数天后干燥结痂，或形成鳞屑，呈银屑病样改变。腹泻发生率约90%。②毛发和甲损害：可见头发、眉毛和睫毛脱落，严重者可呈全秃，与皮损同时或稍后出现；甲板出现肥厚、萎缩、变形甚至脱落，亦可发生甲沟炎。③情绪和精神障碍：早期精神萎靡，以后兴奋、倦怠、烦躁、压抑、变态人格、表情悲伤等。④其他：味觉和嗅觉减退，伤口愈合延迟。

血清锌水平降低（正常值10.71～17.83μmol/L）。碱性磷酸酶是含锌的金属酶，其水平可随血锌缺乏而降低。皮损组织病理无特征性。主要根据肢端皮炎、脱发、腹泻三联征，结合实验室检查及补锌治疗有效而确诊。应与尿布皮炎、念珠菌性间擦疹、大疱性表皮松解症、掌跖脓疱病等进行鉴别。

服用二碘羟基喹啉可增加锌的吸收和生物利用率。母乳喂养，补充维生素，纠正腹泻引起的水、电解质紊乱可以预防。严重患者若不治疗可死于营养不良和继发感染。

（孙秋宁）

dàixièxìng pífūbìng

代谢性皮肤病（metabolic skin diseases） 机体新陈代谢紊乱所致皮肤病。新陈代谢是生物体内持续进行的一系列生化反应过程的总称，任何环节异常均可导致代谢紊乱性疾病，简称代谢病。代谢性皮肤病根据病因分为两种。①遗传性代谢性皮肤病：主要是由基因突变导致，如黏多糖病。②获得性代谢性皮肤病：各脏器系统疾病继发代谢紊乱而致病，如继发性系统性淀粉样变。还可根据代谢紊乱的途径不同分类，如碳水化合物代谢紊乱导致糖尿病性皮肤病，脂蛋白代谢紊乱导致高脂蛋白血症和黄瘤病，嘌呤代谢紊乱引起痛风，卟啉代谢紊乱导致卟啉病，黏蛋白代谢紊乱导致黏蛋白病和黏多糖病。病因和发病机制多不清楚。

不同代谢性皮肤病的皮损表现各不相同，其共性之一是常伴多系统受累。高脂蛋白血症临床特征除黄瘤外，常伴动脉粥样硬化症，临床表现为冠状动脉粥样硬化性心脏病、脑血管病等。卟啉病主要表现为光敏性皮损、消化道症状和神经精神症状。原发性系统性淀粉样变常累及心脏、肾脏、肝脏及周围神经系统。痛风常伴急、慢性关节炎和肾损害。黏多糖病主要表现为骨骼异常、面容怪异、器官肿大、智力发育迟缓、心血管疾病等。特征性皮损伴多系统受累是诊断代谢性皮肤病的重要线索之一。皮损组织病理检查及其他检查各有特点。根据病史、典型皮损和多系统受累表现，结合实验室检查及特征性组织病理检查结果，一般不难诊断。治疗以对症支持治疗为主。

（晋红中 何春霞）

huángliúbìng

黄瘤病（xanthomatosis） 真皮、皮下组织及肌腱中含脂质的组织细胞-泡沫细胞聚集而成的棕黄色或橘黄色皮肤肿瘤样病变。组织细胞-泡沫细胞又称黄瘤细胞。患者多伴有高脂蛋白血症，也是高脂蛋白血症常见且具有诊断价值的一种皮肤表现。

病因和发病机制 不详。伴高脂蛋白血症患者血脂升高是其主要原因，脂质在组织中沉积并被组织细胞吞噬形成黄瘤细胞，许多黄瘤细胞聚集在一起则形成黄瘤。

临床表现 好发于高脂蛋白血症患者，皮损为黄色、棕黄色、橘黄色或黄红色丘疹、结节、斑块，常无自觉症状，分为若干型。①睑黄瘤：又称睑黄疣，最常见，多见于中年女性。皮疹为橘黄色长方形或多角形丘疹或斑块，好发于双眼上睑和内眦，持久存在，进行性发展。常与其他类型黄瘤伴发，也可出现在各型家族性高脂蛋白血症患者，尤其是家族性高胆固醇血症。②腱黄瘤：皮疹为进展缓慢的皮下结节，好发于跟腱和手足的伸肌腱，也可发生在骨隆突处如踝、胫骨粗隆和肘部的骨膜上，与皮肤不粘连，其上皮肤正常。常见于家族性高胆固醇血症患者。③结节性黄瘤：多为黄色、黄红色扁平或隆起的圆形结节，质地坚实，无自觉症状，好发于关节伸面，尤其是肘、膝关节，也可累及踝关节、指（趾）关节、腋窝、腹股沟、面、臀和黏膜。常见于家族性高胆固醇血症及家族性异常β脂蛋白血症患者。④发疹性黄瘤：为针头或更大的黄色或橘黄色丘疹，分批出现或突然发生，急性期炎症明显，周围有红晕，伴瘙痒或压痛，可有同形反应。数周后皮疹可自行消退，遗留色素性瘢痕或肥厚性瘢痕。好发于臀、肩、手以及膝和臂的伸侧。多见于高三酰甘油血症、混合性高三酰甘油血症及血浆极低密度脂蛋白或乳糜微粒浓度升高的患者，也可发生于继发性高脂蛋白血症及糖尿病患者。⑤扁平黄瘤：为边界清楚的黄色或橘黄色斑或扁平斑块，可发生于身体任何部位。又分为弥漫性扁平黄瘤、掌（纹）黄瘤、间擦性黄瘤、胆汁淤积性扁平黄瘤等亚型。

辅助检查 除发疹性黄瘤外，其他各型黄瘤病的皮肤组织病理改变基本相同，表现为真皮或肌腱、韧带、筋膜内有大量的泡沫细胞群集或结节状排列在胶原束间，常见图顿巨细胞。发疹性黄瘤浸润细胞中有较多的淋巴细胞、中性粒细胞和组织细胞，特征性黄瘤细胞较少见，可见栅栏状肉芽肿。

诊断与鉴别诊断 根据皮疹特点，此病不难诊断，组织病理检查有助于确诊。确诊后应完善血清三酰甘油、胆固醇、极低密度脂蛋白、肝功能等检查，进一步明确是否伴高脂蛋白血症、肝胆疾病及其他全身性疾病。

治疗 低脂、高蛋白饮食，

高脂血症患者可口服降脂药。睑黄瘤和较小的黄瘤可选择电凝术、液氮冷冻、二氧化碳激光等，较大的黄瘤可行手术切除。

预后 预后良好，可好转和治愈，但可能复发。

（晋红中　何春霞）

lèizhīzhìdànbái chénjīzhèng

类脂质蛋白沉积症

（lipoid proteinosis） 透明蛋白样物质沉积在皮肤、黏膜及内脏所致疾病。又称皮肤黏膜透明变性。

病因和发病机制 不详。透明蛋白样物质是一种非胶原性糖蛋白，确切化学性质不详。常染色体隐性遗传，因位于染色体1q21的细胞外基质蛋白1（ECM1）基因突变所致。ECM1是一种分泌糖蛋白，其功能可能与表皮细胞分化、真皮连接、血管内皮细胞增生和骨形成等有关。

临床表现 首发症状为声音嘶哑，出生即可发病，进行性加重。病情进展可导致气管狭窄或闭塞，出现呼吸困难。皮肤表现最早在1岁左右出现，为面部、四肢远端等暴露部位反复发生脓疱和大疱，类似脓皮病，愈后形成痤疮样白色萎缩性瘢痕。以后可出现蜡黄色或象牙色丘疹、结节及疣状斑块。上下睑缘串珠样半透明丘疹是此病特征性皮损。最后，全身皮肤呈蜡黄色肥厚，常伴斑状脱发，胡须、眉毛和睫毛亦可脱落。口腔黏膜也可受累，以颊黏膜、唇内侧面常见。蛋白样物质沉积在舌内导致舌增厚、坚硬，活动受限。约一半患者颅内有对称分布的卵圆形钙化，患者可伴智力低下、癫痫、牙齿异常。全身各个器官系统均可受累。此病在儿童期进行性发展，成年自然静止，预后较好。

辅助检查 皮肤组织病理检查主要特征为真皮浅层毛细血管、外泌汗腺周围及乳头层内无定形嗜酸性透明样物质沉积，过碘酸希夫染色强阳性，阿新蓝染色pH 2.9时呈弱阳性，耐淀粉酶，玻璃酸酶能消化。

诊断与鉴别诊断 根据儿童早期出现声音嘶哑及特征性皮疹，结合组织病理改变，即可诊断。鉴别诊断需除外红细胞生成性原卟啉病，后者皮疹发生于暴露部位，组织病理示透明物质沉积不如此病广泛。淀粉样变病、黄瘤病、丘疹性黏蛋白病、胶样粟丘疹、黏液性水肿和黏液性水肿性苔藓等根据组织病理均可鉴别。

治疗 对症治疗。阿维A酯、青霉胺可能对皮疹有效。局部治疗可采用皮肤刮除术、化学剥脱或二氧化碳激光等方法。声带结节和斑块可局部切除，严重呼吸困难患者应行气管切开。

预后 儿童期进行性发展，到成年自然静止，总体预后好。

（晋红中　何春霞）

Lǎnggéhànsīxìbāo zǔzhīxìbāo zēngshēngzhèng

朗格汉斯细胞组织细胞增生症

（Langerhans cell histiocytosis，LCH） 以分化较好的朗格汉斯细胞性组织细胞增生为特征的一组病因不明疾病。旧称组织细胞增生症X。

病因和发病机制 尚不清楚，有病毒感染、免疫学、细胞遗传学和肿瘤形成等假说。存在克隆性增殖，但属肿瘤性或非肿瘤性增殖尚无定论。

临床表现 分为4型。为同一疾病在不同阶段和不同程度表现，有时可见中间型或混合型。①桥本－普里齐克病（Hashimoto-Pritzker disease，HPD）：最轻，呈良性转归。通常发生于新生儿，初起为单个或多个红褐色丘疹或结节，或呈鲜红色类似血管瘤的皮损，可破溃、结痂，常在2~3个月内自愈。②嗜酸性肉芽肿（eosinophilic granuloma，EG）：较轻，发病年龄2~5岁，常为单个或多发骨损害，X线检查提示特征性的穿凿性破坏区，易发生自发性骨折。皮疹少见，为黄色或棕色小丘疹。头皮可出现类似脂溢性皮炎的斑块。病情进展缓慢。③慢性特发性组织细胞增多症（Hand-Schüller-Christian disease，HSC）：较重，常于2~6岁起病，典型三联征为颅骨缺损、眼球突出和尿崩症。约30%患者有皮疹，有3种形态，最常见为浸润性斑块，可形成溃疡，尤其好发于腋下、会阴及口腔。其次为广泛而融合的丘疹，上覆鳞屑、结痂，好发于头面、躯干或臀部，似脂溢性皮炎。第三种为散在的质软黄色丘疹，似发疹性黄瘤。骨损害以颅骨最常见，下颌牙槽骨也可受累。33%患者有肺门及肺中心区弥漫性浸润。肝脾、全身淋巴结肿大。10%患者出现眼球突出。50%患者因垂体或下丘脑受累出现中枢性尿崩症。④莱特勒－西韦病（Letterer-Siwe disease，LSD）：最重，婴儿起病。约80%有皮损，典型皮损表现为群集的黄棕色鳞屑性斑丘疹，广泛分布于头、面、颈、躯干和臀部。躯干皮疹可呈紫癜状（图）。口腔黏膜可见坏死或肥厚性损害。可伴发热、乏力、体重减轻、肝脾和淋巴结肿大、贫血等系统症状。10%患者血嗜酸性粒细胞增多。X线检查可见多发性肺囊肿，偶有骨质缺损。病情进展迅速，可因多器官衰竭或继发感染而致死。

辅助检查 皮肤组织病理检

查是诊断的主要依据，分为增殖、肉芽肿、黄色瘤和纤维化4期。LSD几乎全为增生的组织细胞浸润，浸润细胞较大，边界清楚，胞质丰富、深染，部分胞质中含脂质呈泡沫样。HSC和EG主要表现为非特异性炎细胞浸润。慢性型成熟损害中，可见大量嗜酸性粒细胞浸润。免疫组化提示S-100、CD1a阳性。消退期主要表现为纤维化。

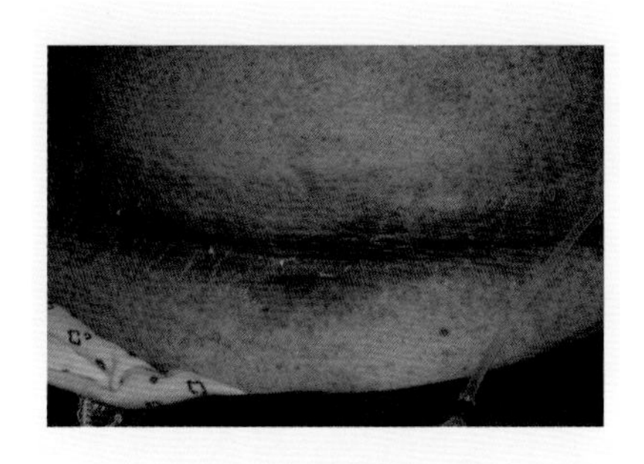

图 莱特勒-西韦病

注：腹部可见大量紫癜样皮疹

诊断与鉴别诊断 结合临床及组织病理学检查，不难诊断。皮损应与脂溢性皮炎鉴别，骨损害应与多发性骨髓瘤鉴别。

治疗 LSD应用糖皮质激素、烃化剂治疗有效，通常采用联合化疗。骨损害者可采用放疗，单个损害可手术切除。总之，疗效不佳。

预后 早于2岁发病、病变广泛及器官衰竭是预后不良的3项主要指征。

（晋红中 何春霞）

yòunián huángsè ròuyázhǒng

幼年黄色肉芽肿（juvenile xanthogranuloma） 好发于幼年皮肤、黏膜和眼的非朗格汉斯细胞组织细胞增生症。又称幼年性黄瘤、痣样黄瘤。是原因不明的反应性肉芽肿。有学者认为是朗格汉斯细胞组织细胞增生症的皮肤良性型，但组织学上缺乏特异的组织细胞增生症细胞浸润，电子显微镜下浸润细胞中没有伯贝克颗粒；有人提出此病与神经纤维瘤之间可能有联系。

常在出生后半年内发病，皮疹为红色、黄红色或棕红色圆形或卵圆形丘疹或结节（图），边界清楚，直径1~20mm，成批出现，分布于头、面、躯干和四肢，也可发生于口腔。常在1~2岁完全消退，遗留少许色素沉着或轻微萎缩。眼受累出现虹膜弥漫性增厚，间质浑浊，可累及睫状体以至失明。少数患儿可有肺、肝、脾等器官受累。

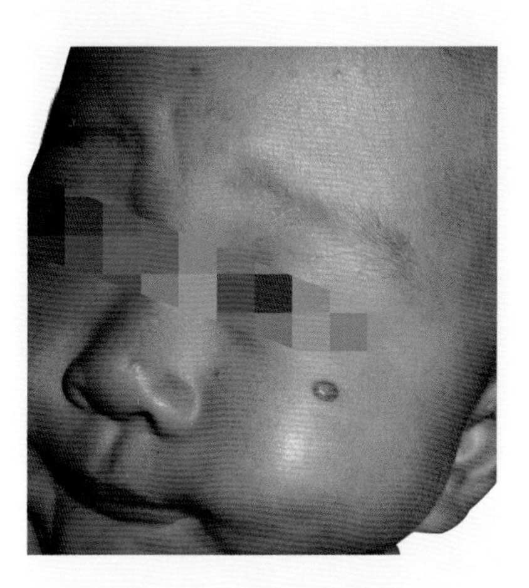

图 幼年黄色肉芽肿

注：左颊单发黄红色结节

皮肤组织病理检查早期损害可见大量组织细胞伴少量淋巴样细胞和嗜酸性粒细胞弥漫浸润。成熟期损害可见泡沫细胞、异物巨细胞和图顿巨细胞呈肉芽肿性浸润。巨细胞核呈花环状，为此病典型特征。晚期损害出现大量成纤维细胞并纤维化。根据婴儿期起病、典型皮疹、1~2岁自愈等特点，不难诊断。需与高脂蛋白血症Ⅱa型黄瘤、色素性荨麻疹、朗格汉斯细胞组织细胞增生症等鉴别。

皮疹可自行消退，不需治疗，系统受累对症支持治疗。除系统受累外，皮疹多在1~2岁自行消退。

（晋红中 何春霞）

bǔlínbìng

卟啉病（porphyria） 在血红素合成途径中酶缺乏或活性低下所致卟啉代谢障碍性疾病。又名血紫质病，主要临床特征为光敏性皮损、消化道症状和神经精神症状等。

病因和发病机制 卟啉是一种有色化合物，在紫外线下显红色荧光。其前体称为卟啉原，是一种无色化合物。卟啉与金属铁原子结合形成血红素。血红素合成经过8个步骤，每一步均由相关酶催化，任何一种酶缺乏或活性下降均可导致相关的卟啉及其前体生成过多，引起卟啉病。

临床表现 根据卟啉前体或卟啉产生的原发部位，分为红细胞卟啉病和肝性卟啉病两大类。红细胞卟啉病分为先天性红细胞生成性卟啉病、红细胞生成性原卟啉病和X连锁铁粒幼细胞性贫血，肝性卟啉病分为急性间歇性卟啉病、δ-氨基酮戊酸脱水酶卟啉病、遗传性粪卟啉病、变异性卟啉病、迟发性皮肤卟啉病和肝性红细胞生成性卟啉病。较为常见的是迟发性皮肤卟啉病和红细胞生成性原卟啉病。

迟发性皮肤卟啉病（porphyria cutanea tarda，PCT） 最常见的卟啉病。尿卟啉原脱羧酶缺乏使尿卟啉积聚而发病。多见于20~60岁成人，特点为光敏性皮疹和皮肤脆性增加。皮疹好发于暴露部位，表现为无红晕的水疱、大疱、血疱，疱壁破后形成糜烂、结痂或浅溃疡，愈后遗留瘢痕、粟丘疹、色素减退或色素沉着（图）。受累部位皮肤脆性增加，轻微外伤可导致多发无痛性红色糜烂。迪安（Dean）征阳性（用指甲可刮去受累部位皮肤）。1/3患者合并面部多毛，有诊断意义。约10%患者出现硬皮病样损害，为散在蜡黄色至白色硬斑块。头皮可出现瘢痕性脱发。其他皮肤表现有：甲剥离、皮肤营养不良性钙沉着等，自觉瘙痒或有灼热感。眼病变有白内障、巩膜溃疡等。尿呈暗红色。

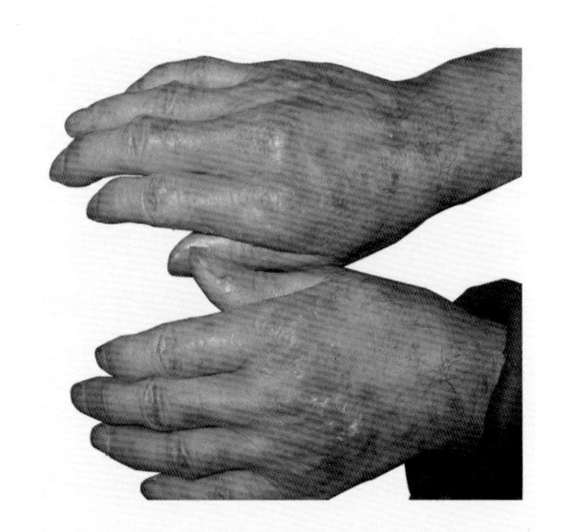

图　迟发性皮肤卟啉病

注：双手背可见片状红斑、结痂

红细胞生成性原卟啉病（erythropoietic protoporphyria，EPP）　第二常见的卟啉病。多为常染色体显性遗传伴不完全外显率。因亚铁螯合酶活性低下，导致原卟啉原Ⅸ大量积聚而发病。多于2~5岁起病，显著的疼痛性光敏反应为此病特征。患者在日晒5~30分钟后，于面、耳、手背等暴露部位出现明显的烧灼痛和瘙痒，患儿常因疼痛明显而哭叫。数小时后，局部出现水肿性红斑或风团，严重者可出现丘疹、水疱、紫癜、血疱，破后形成糜烂、黑色厚痂或奇特的线状痂。反复发作后呈湿疹样、苔藓样改变。鼻、颊、手背、掌指关节等处常留有虫蚀状或线状浅表萎缩性瘢痕，或呈蜡样增厚。耳缘可有萎缩，口周有放射状萎缩性纹理。指（趾）甲变白、甲分离或脱落。一般无全身症状。过多的原卟啉排入胆囊，可继发胆囊炎、胆囊结石、肝功能损害。患者无红牙、多毛、粟丘疹及硬皮病样皮疹。

辅助检查　①实验室检查：迟发性皮肤卟啉病患者尿中卟啉明显增多，尿液标本置于伍德灯下发出珊瑚色或粉红色荧光，具有诊断价值。尿中尿卟啉与粪卟啉的比为（3~5）：1。红细胞生成性原卟啉病患者血浆、红细胞和粪中原卟啉增加，尿卟啉正常。②组织病理检查：各型卟啉病的皮肤组织病理改变大致相同，主要表现为真皮上层和乳头层血管壁及周围有过碘酸希夫染色阳性和耐淀粉酶的嗜酸性均质物沉积。直接免疫荧光检查提示曝光部位皮肤血管壁和基底膜带有IgG为主的免疫球蛋白沉积。

诊断与鉴别诊断　根据临床特征和实验室检查结果通常可诊断，必要时行皮肤组织病理检查。需与其他类型的卟啉病、假性卟啉病、多形性日光疹等鉴别。

治疗　消除诱因、戒酒、避光。放血疗法或口服氯喹、羟氯喹对迟发性皮肤卟啉病患者有效。口服β胡萝卜素、半胱氨酸或窄谱中波紫外线照射可提高红细胞生成性原卟啉病患者对日光的耐受性，静脉输注羟高铁血红素或自身洗涤红细胞也可缓解病情。

预后　迟发性皮肤卟啉病经治疗卟啉下降后，逐渐好转，缓解期1.5~2.5年；红细胞生成性原卟啉病卟啉异常持续终生，少数可发生严重肝病，甚至死亡。

（晋红中　何春霞）

diànfěnyàngbiànbìng

淀粉样变病（amyloidosis）

淀粉样蛋白在组织器官细胞外异常沉积所致疾病。病因尚不清楚。分为系统性淀粉样变和局限性淀粉样变，前者分为原发性、继发性、遗传性和老年性等类型，后者分为皮肤型、结节型、内分泌型、遗传型和老年型等。皮肤科最常见的是原发性皮肤淀粉样变和原发性系统性淀粉样变的皮肤表现。

原发性皮肤淀粉样变主要包括以下6种类型：①苔藓样淀粉样变，又称淀粉样变苔藓，最常见，中年人多见，对称分布于四肢伸侧，典型皮损为半球形、多角形或圆锥形质硬丘疹，顶端有黑色角栓，皮损密集不融合，小腿和上背部皮疹沿皮纹呈念珠状排列，具有特征性，瘙痒剧烈。②斑状淀粉样变，好发于中年以上女性，主要见于背部肩胛间区或四肢伸侧，皮疹为成群的1~3mm大小褐色或紫褐色斑疹，融合形成网状或波纹状外观，自觉瘙痒。③异色病样皮肤淀粉样变，少见，表现为色素沉着伴点状白斑，常与苔藓样或斑状淀粉样变病程。④结节性淀粉样变，又称淀粉样瘤，罕见，表现为单发或多发结节或斑块，有蜡样光泽，好发于躯干、四肢。⑤肛门骶骨部皮肤淀粉样变，表现为肛门、骶骨部色素沉着伴苔藓样淀粉样变。⑥摩擦性淀粉样变，是长期用尼龙刷等硬物摩擦局部引起的斑状或苔藓样皮损。

原发性系统性淀粉样变的皮肤表现：好发于中老年人，典型表现有腕管综合征、巨舌、特征性皮肤黏膜损害、肝大及水肿，最常见的皮肤损害是紫癜、淤斑，好发于皮肤皱褶处，尤其是眶周紫癜有特征性。

皮肤组织病理检查：斑状及苔藓样皮肤淀粉样变的淀粉样蛋

白沉积局限于真皮乳头，结节性淀粉样变的淀粉样物质弥漫沉积于真皮、皮下组织及血管壁，原发性系统性淀粉样变皮损病理表现为真皮及皮下组织淀粉样蛋白沉积，可累及外泌汗腺及血管壁。根据典型临床表现结合组织病理可确诊。原发性皮肤淀粉样变需与慢性单纯性苔藓、肥厚性扁平苔藓、结节性痒疹等鉴别，原发性系统性淀粉样变根据皮损表现不同，需与黏蛋白病、硬皮病等鉴别。

治疗可口服抗组胺药、阿维A等，外用强效糖皮质激素制剂、卡泊三醇或光疗，但疗效有限，结节型可手术切除、烧灼、冷冻、CO_2激光等方法治疗，但易复发。原发性系统性淀粉样变尚无满意疗法。此病易复发，多不影响健康；原发性系统性淀粉样变预后差，心力衰竭和肾衰竭是主要的死因。

（晋红中　何春霞）

yìngzhǒngbìng

硬肿病（scleredema）　酸性黏多糖在真皮大量积聚和胶原纤维束增粗引起皮肤肿胀、硬化的疾病。病因和发病机制不明。

临床表现是颈背部皮肤弥漫非凹陷性肿胀和硬化，分为3型。第一型好发于中年女性。发病前有急性感染史，如上呼吸道感染、扁桃体炎等，以链球菌感染最常见。起病急，皮肤肿胀变硬始于面颈部，逐渐累及躯干、四肢近端，腹部和小腿很少受累。皮肤呈非凹陷性水肿，似木板样僵硬，表面平滑、苍白、毛发正常，肤色或淡褐色，边界不清（图）。面部表情缺失，呈假面具状，患者皱额、睁眼、张口困难，如累及舌和食管上段可有吞咽困难。病程几个月，多可自行消退。第二型起病隐匿，无前驱感染史，表现与第一型类似，病情进展缓慢，持续数年，常伴发单克隆免疫球蛋白血症。第三型又称糖尿病性硬肿病，好发于伴胰岛素依赖型糖尿病的中年男性，主要累及项、肩和上背部，常有持续性红斑和毛囊炎，病程长且顽固。

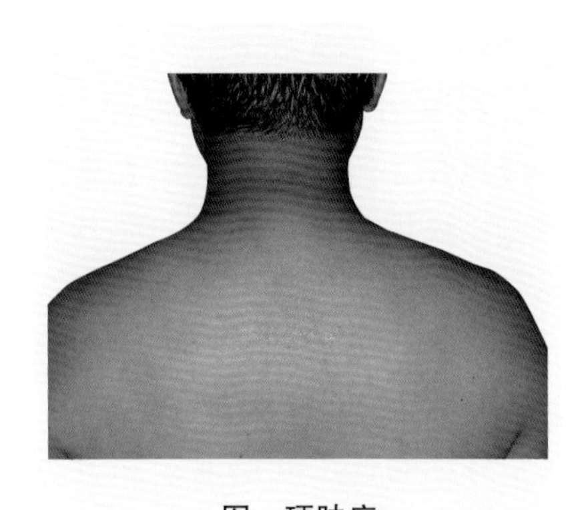

图　硬肿病

注：项背部皮肤肿胀发硬呈木板样，边界不清

皮肤组织病理检查可见表皮和附属器正常，真皮增厚，胶原束变粗，被清晰的间隔分离，形成所谓“胶原窗”。皮下组织可被致密的胶原束取代，血管周围少量炎性细胞浸润。甲苯胺蓝染色呈异染性。根据临床表现及组织病理可诊断。需与硬皮病、硬化性黏液水肿鉴别。

链球菌感染相关的硬肿病有自限性，无需特殊治疗。与糖尿病或单克隆免疫球蛋白血症伴发的硬肿病很少自行消退，但无特效疗法，控制血糖对皮疹无效。电子束照射、补骨脂素联合长波紫外线，口服糖皮质激素、环磷酰胺等可酌情选择。预后多良好，一般0.5~2年可自行消退，伴糖尿病者病程长（2~41年）。

（晋红中　何春霞）

tòngfēng

痛风（gout）　嘌呤代谢紊乱、尿酸盐晶体异常沉积所致代谢性疾病。分为原发性和继发性，原发性原因不明；继发性多见于骨髓增生性疾病（如急慢性白血病、多发性骨髓瘤）、慢性肾衰竭、各种癌症化疗时及应用利尿剂。各种因素可导致痛风，在寒冷、酗酒、疲劳等诱因下，血中尿酸盐在关节及周围组织沉积，导致急性痛风性关节炎，沉积的尿酸盐引起慢性异物反应，形成痛风石；尿酸盐沉积于肾导致尿酸性肾结石和肾损害。

此病多见于肥胖的中老年男性和绝经后女性，发病前常有高尿酸血症史，主要表现包括急慢性关节炎、痛风石、痛风肾病及尿路结石。急性关节炎和痛风石均有皮肤表现。①急性痛风性关节炎：好发于下肢关节，半数以上患者首发于第一跖趾关节，多夜间急性起病，表现为关节及周围软组织红、肿、热、痛，可伴头痛、发热等全身症状，数天至数周自然缓解，可反复发作并出现慢性关节炎和关节畸形。②痛风石：尿酸盐结晶在肌腱、腱鞘及皮肤结缔组织中沉积，形成质硬、黄白色、隆起的赘生物即痛风石，好发于耳轮和指（趾）关节等部位，结节可破溃排出白色糊状物。

血尿酸检测：男性大于416μmol/L（7mg/dl），女性大于357μmol/L（6mg/dl）。滑囊液检测：急性关节炎期抽取滑囊液进行旋光镜检查，白细胞内可见双折光的针形尿酸盐结晶。X线检查：慢性关节炎期可见关节骨质破坏、关节间隙狭窄，软骨下骨质及骨髓内可见痛风石沉积。皮肤组织病理可见真皮及皮下组织无定形物质沉积，其内见针样裂隙，周围有异物巨细胞性肉芽肿。根据典型表现，结合血尿酸盐测定等可诊断。需与类风湿关节炎、化脓性关节炎、创伤性关节炎、多中心网状组织细胞增多症、银屑病性关节炎等鉴别。

纠正高尿酸血症，防治慢性关节炎及肾脏病变。急性发作期应卧床休息，给予秋水仙碱、非甾体抗炎药，间歇期及慢性期积极控制饮食，应用促尿酸排泄或抑制尿酸合成的药物。继发性痛风除治疗原发疾病外，降低血尿酸首选别嘌醇。原发性痛风不能根治，继发性痛风患者常有代谢综合征。

（晋红中　何春霞）

tángniàobìngxìng pífūbìng

糖尿病性皮肤病（skin disorders in diabetics）

几乎所有糖尿病患者都有相关皮肤病变，具体发病机制不详。

糖尿病性感染　糖尿病患者免疫调节功能紊乱导致白细胞趋化性、吞噬和杀菌功能降低，血糖水平升高有利于病原体繁殖，同时糖尿病性神经病变使皮肤易受损伤且不易愈合，发生感染的风险明显增加。细菌感染以链球菌、金黄色葡萄球菌、革兰阴性杆菌及厌氧菌等最为常见，最常见的感染部位是皮肤、软组织和骨。真菌感染以白色念珠菌为主，最常见的是念珠菌性间擦疹、龟头炎、阴道炎、甲沟炎、甲真菌病等。病毒感染主要是带状疱疹和单纯疱疹。

糖尿病性皮病　糖尿病患者最常见的皮肤表现，又称糖尿病性胫前斑。男性多见，好发于胫前、前臂、股和骨隆突处。皮疹初起为0.5~1cm圆形或卵圆形暗红色丘疹，缓慢发展，1~2年可消退，遗留萎缩性色素沉着或色素减退斑。皮疹此消彼长，长期存在。无自觉症状。组织病理提示真皮毛细血管和小血管壁增厚，有过碘酸希夫染色阳性物质沉积，血管附近有红细胞外渗和含铁血黄素沉着，组织细胞吞噬含铁血黄素。

糖尿病性大疱　水疱形成的机制尚不清楚，可能与皮肤脆性增加有关。好发于四肢远端，尤其是足和小腿，突然发生直径数毫米至数厘米的水疱、大疱，疱壁紧张，周围无红晕，无自觉症状，2~5周自愈，不留瘢痕，易反复发作。组织病理提示表皮下水疱，表皮无棘层松解。应与大疱性类天疱疮、获得性大疱性表皮松解症、天疱疮、大疱性多形红斑等鉴别。

糖尿病性皮肤增厚　关节活动受限和硬皮病样综合征，又称僵直关节和蜡样皮肤，表现为手足背皮肤呈蜡样增厚，似卵石状，可累及前臂和股部。糖尿病性僵直关节也称手关节病，关节周围结缔组织和皮肤增厚紧绷导致关节活动受限。常始于第5指的末端指间关节，逐渐向近端发展，最后可累及全部指关节，肘、膝、足等大关节也可受累。糖尿病性硬肿病，与感染相关的硬肿病不同之处在于起病更隐匿，病程更长，治疗效果不佳，常伴糖尿病并发症。

糖尿病性甲病　细菌如铜绿假单胞菌、金黄色葡萄球菌或大肠杆菌等可引起甲的急性炎症改变，表现为甲沟炎，可破坏甲板，甲表面出现横行凹陷，甲床甲板分离。真菌感染主要为白念珠菌引起的慢性甲沟炎，使甲皱发红、肿胀、触痛，甲板嵴状增厚、粗糙不平、甲翼状胬肉。

糖尿病足　主要由周围神经病变和血管病变引起。表现为肢端少汗或无汗、皮温低、色素沉着，感觉异常和浅感觉减退，足部肌肉萎缩、张力低，常见间歇性跛行，足底溃疡可继发坏疽和骨髓炎。此外，与糖尿病相关的其他皮肤病还包括类脂质渐进性坏死、发疹性黄瘤、皮赘、反应性穿通性胶原病、环状肉芽肿、黑棘皮病等。

预后　各不相同。糖尿病性皮肤病等可自行消退；糖尿病性皮肤增厚中关节活动受限和硬皮病样综合征，严格控制血糖可减少病症发生和减轻症状；糖尿病性硬肿病病程长且顽固难治。

（晋红中　何春霞）

zhīzhìjiànjìnxìng huàisǐ

脂质渐进性坏死（necrobiosis lipoidica，NL）

以胫前出现大片边界清楚的紫红色斑块，中央呈棕黄色凹陷萎缩伴毛细血管扩张为特征的慢性肉芽肿性皮肤病。好发于青中年，男女比例约1∶3。

病因和发病机制　病因不明。部分患者皮损及非皮损区血管壁存在免疫复合物沉积，故免疫介导性血管病变被认为是此病出现胶原改变的始动因素。也有学者提出糖尿病微血管病变可能是胶原变性及炎症浸润的原因。还有学者认为胶原病变是此病的原发损害，炎症则为继发反应。

临床表现　皮疹好发于双侧胫前。初起为边界清楚的红褐色坚实丘疹或结节，逐渐扩大形成不规则斑块，表面光滑有光泽，中央萎缩凹陷呈棕黄色，毛细血管扩张，常覆有鳞屑和痂，边缘隆起呈紫红色。约1/3患者发生穿凿性溃疡，易复发。多无自觉症状。皮损渐进性发展，很少自然消退。部分患者伴发糖尿病，以1型糖尿病居多，还可合并溃疡性结肠炎、克罗恩病、共济失调毛细血管扩张症、环状肉芽肿等疾病。

辅助检查 皮肤组织病理检查可见病变主要在真皮和皮下组织，表现为弥漫性肉芽肿性炎、胶原变性和硬化，累及整个真皮并向皮下组织延伸。细胞浸润以组织细胞、淋巴细胞、多核巨细胞和浆细胞为主。组织细胞在胶原变性区边缘排列成栅栏状，周围常有纤维化，中央无黏蛋白沉积。皮下脂肪组织受累表现为间隔性脂膜炎。血管周围有轻至中度淋巴细胞浸润。

诊断与鉴别诊断 根据胫前紫红色斑块、中央为棕黄色凹陷萎缩，结合组织病理即可诊断。需与硬皮病、环状肉芽肿、结节性红斑、糖尿病性皮肤病、淤积性皮炎、坏死性黄色肉芽肿、结节病等鉴别。

治疗 糖尿病患者控制血糖后病情未见明显好转。系统治疗可采用糖皮质激素、氯喹、环孢素A等。局部治疗包括外用强效糖皮质激素封包、皮损边缘注射糖皮质激素制剂和补骨脂素联合长波紫外线（PUVA）等。合并严重溃疡且药物治疗无效者可手术切除和皮肤移植，但术后可能复发。病程慢性，约20%患者自行缓解；发生溃疡者自愈率很低。

（晋红中 何春霞）

niándànbáibìng

黏蛋白病（mucinosis） 黏蛋白在皮肤中异常沉积导致的疾病。分为原发性和继发性两大类。原发性黏蛋白病又分为：①变性-炎症型，包括黏液水肿性苔藓（又称丘疹性黏蛋白病、硬化性黏液水肿）、胫前黏液水肿、网状红斑性黏蛋白病、毛囊黏蛋白病等。②错构瘤-肿瘤型，包括黏蛋白痣、黏液瘤等。继发性黏蛋白病是指多种疾病伴发黏蛋白沉积，如系统性红斑狼疮、皮肌炎、恶性萎缩性丘疹病等。病因不明，中年人好发，皮疹为直径2~3mm圆顶状坚实的蜡样丘疹（图），呈线状排列，密集成群或融合成斑块，好发于手、前臂、头颈、躯干上部和股部。随着病情进展，受累皮肤逐渐增厚、变硬、活动度缩小，如硬皮病样外观。在近端指间关节伸侧可见中央凹陷、边缘隆起的环形征。除皮肤外，可累及多个器官系统，出现肌无力、周围神经病变、限制性或阻塞性肺疾病和肾损害等表现。

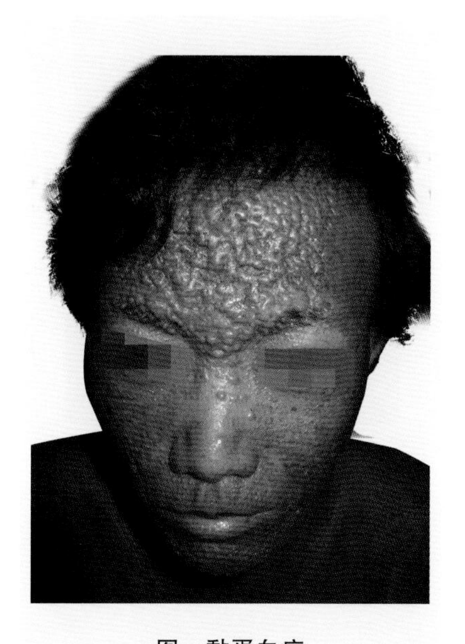

图 黏蛋白病

注：面部密集圆顶状坚实丘疹、结节，有蜡样光泽

主要组织病理改变为真皮上部胶原束间有大量黏蛋白沉积，pH为2.5时阿新蓝染色阳性。实验室检查提示血清单克隆免疫球蛋白增多，多为重链IgGγ型。诊断主要根据临床表现和组织病理检查。根据病情轻重可选择皮损内或局部外用糖皮质激素，系统应用糖皮质激素、美法仑或环磷酰胺化疗等，但疗效欠佳。局限型一般预后良好，患者可长期存活，也有自愈者。合并系统病变者预后差。

（晋红中 何春霞）

niānduōtángbìng

黏多糖病（mucopolysaccharidoses，MPS） 以特异性溶酶体酶缺乏为特点的黏多糖代谢紊乱性皮肤病。分为7型，MPS Ⅱ型为X连锁隐性遗传（又称亨特综合征），其余6型为常染色体隐性遗传。发病机制是基因突变导致分解黏多糖的特异性溶酶体酶缺乏，黏多糖在各器官系统的细胞内大量贮积而致病。常于2~3岁起病。MPS的共同临床表现是面部粗糙、智力迟钝、肝脾肿大、骨骼异常、关节强直、角膜混浊和心血管疾病，不同类型MPS的表现和严重性有差异。

皮肤组织病理：真皮胶原纤维透明样变，胶原束间可见明显的异染物质聚集。其他检查：尿中黏多糖增多，血清中相应的酶活性下降，影像学检查可见多发性骨发育不良。根据临床特征、影像学检查、尿中黏多糖检测可考虑此病，确诊有赖检测相关酶活性。需与岩藻糖病、黏脂质贮积病、甘露糖病、多发性硫酸酯酶缺乏症等鉴别。

以对症支持治疗为主，酶替代疗法和造血干细胞移植已取得一定疗效。各临床分型轻、重度预后不一，轻者可存活至成年，甚至寿命接近正常；重者可在10岁前死于系统病变。

（晋红中 何春霞）

nèifēnmìzhàng'àixìng pífūbìng

内分泌障碍性皮肤病（endocrinopathic skin disorder） 内分泌系统功能障碍引发的皮肤及其附属器、黏膜疾病。主要有皮肤色素沉着、皮肤角化过度、皮下组织结构异常等。内分泌系统包括内分泌腺和内分泌组织，其分泌的激素通过信息传递及与靶细胞相应受体结合而发挥生物效应，调节物质代谢和器官功能，保证机体内环境相对稳定，对新陈代谢、生长发育、功能活动都有不可替代的作用。一旦内分泌腺和内分泌组织发生病变，激素的合成和（或）分泌异常，亦或靶细胞受体异常，导致其对各系统、器官、组织和细胞调控失常从而导致机体病变和功能异常，包括皮肤疾病。肢端肥大症、库欣综合征、艾迪生病、黏液性水肿、皮肤钙质沉着症、黑棘皮病、类癌综合征均属于此类疾病。

（崔盘根　刘伟军）

zhīduān féidàzhèng

肢端肥大症（acromegaly）　生长激素分泌过多导致的肢端组织过度生长甚至内脏系统异常的内分泌疾病。生长激素（growth hormone，GH）分泌过多是此病病因，GH分泌过多的原因主要有垂体性和垂体外性，垂体性原因大多为垂体腺瘤，少数为垂体增生或腺癌；垂体外性原因包括异位GH分泌瘤、生长激素释放激素分泌瘤。发病机制是过多的GH促进机体合成代谢，钙吸收增加，氮、磷、钾、钠正平衡，表现为全身软组织和骨骼增生肥大。皮肤表现主要为皮肤弥漫性增厚伴明显的沟纹（图），可出现回状颅皮，其他系统表现包括骨骼和软组织肥大，糖尿病症候群，心脏、肝脏和甲状腺增大。

辅助检查：①内分泌检查，测定血GH、胰岛素样生长因子、血糖和电解质。②影像学检查。颅部X线片、CT或MRI。临床表现结合相关检查可以确诊。

治疗：①手术治疗，垂体GH腺瘤引起的肢端肥大症患者，手术治疗为首选。②放射治疗，无法完全切除或术后MRI检查发现有少量肿瘤残余的患者可根据具体情况立体定向照射。③药物治疗，主要包括多巴胺受体激动剂（如溴隐亭）、生长抑素类似物（如奥曲肽和兰瑞肽）和生长激素受体拮抗剂（如培维索孟）。

此病呈慢性进展，若不治疗预后差，患者多死于心力衰竭、继发感染和颅内肿瘤等。

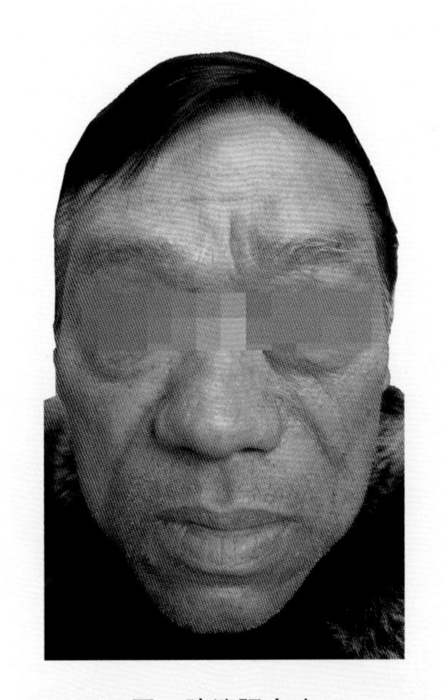

图　肢端肥大症

注：头部骨骼增长，下颌增大，眼眶上嵴、前额骨、颧骨增大、突出，头面部皮肤增厚，口唇肥厚

（崔盘根　李诚让）

Kùxīn zōnghézhēng

库欣综合征（Cushing syndrome）　多种原因引起肾上腺皮质分泌过多糖皮质激素所致临床综合征。

病因　包括垂体或垂体外肿瘤分泌过多促肾上腺皮质激素（adrenocorticotropic hormone ACTH）、肾上腺皮质腺瘤、皮质癌、增生或其他原因引起糖皮质激素分泌过多，导致糖、蛋白、脂肪等代谢紊乱。根据是否依赖ACTH，此病分为：①促肾上腺皮质激素依赖性库欣综合征。约占70%，包括库欣病，指垂体ACTH分泌过多，伴肾上腺皮质增生；异位促肾上腺皮质激素综合征，指垂体以外ACTH分泌过多，伴肾上腺皮质增生，肺癌、胸腺癌等肿瘤可引起。②非促肾上腺皮质激素依赖性库欣综合征。约占30%，多由医用糖皮质激素过多引起，其他可由肾上腺皮质腺瘤和肾上腺皮质癌等引起。

临床表现　典型临床表现为向心性肥胖、满月脸（图）、水牛背、皮肤变薄、毛细血管扩张、紫纹、淤斑、多毛、色素沉着、痤疮、皮肤感染等，其他表现为高血压、糖耐量降低、性功能障碍、骨质疏松、肌肉无力、精神情绪变化等。

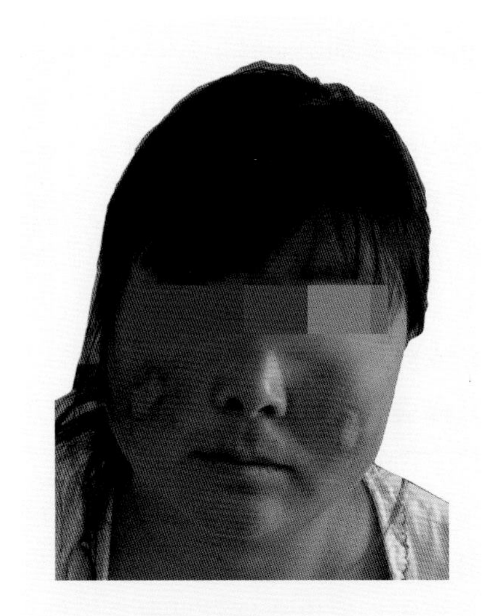

图　库欣综合征

注：系统使用糖皮质激素治疗后面部呈满月脸

辅助检查　①内分泌检查：需进行24小时尿17-羟皮质醇类固醇、2天小剂量地塞米松抑制试验和午夜血清皮质醇（midnight serum cortisol，MNC）水平检测；促肾上腺皮质激素释放激素（CRH）兴奋试验、ACTH试验、美替拉酮试验等也有利于诊断此病。②影像学检查：肾上腺及蝶鞍区CT或MRI等检查有帮助。

诊断与鉴别诊断　临床表现

结合实验室检查可诊断此病，其病因诊断更重要。需与肥胖症、假性库欣综合征等鉴别。

治疗 首先需对病因治疗，根据不同病因采取手术、放疗和（或）药物治疗。治疗病因前，对严重患者先对症治疗，改善其一般情况和并发症，包括纠正低钾和骨质疏松、控制血糖、促进蛋白质合成，并发感染时可选用抗生素治疗等。患者经有效治疗后病情可逐渐好转，去除病因则预后良好。

（崔盘根　李诚让）

Àidíshēngbìng

艾迪生病（Addison disease）

肾上腺皮质功能减退皮质醇分泌不足所致疾病。又称原发性慢性肾上腺皮质功能减退症。

病因 ①慢性肾上腺皮质破坏：自身免疫失调、感染（尤其是肾上腺皮质结核、HIV、巨细胞病毒、隐球菌感染等）、血管病变、炎症浸润和肾上腺淀粉样变导致肾上腺皮质破坏；②皮质激素合成代谢酶缺乏：包括先天性缺乏21-羟化酶、17-羟化酶和11-羟化酶等疾病，药物或化学抑制酶活性；③其他：肾上腺脑白质营养不良、肾上腺脊髓神经病等少见疾病。上述原因导致双肾上腺皮质破坏达90%以上时，可出现肾上腺皮质功能减退症状。

临床表现 最常见、最重要的为全身皮肤黏膜色素沉着，以暴露处、摩擦处和乳晕处最明显，主要见于齿龈、舌、颊等处。皮肤以外的表现有疲劳、肌无力、体重减轻、食欲缺乏、嗜盐（喜好咸食）、恶心、呕吐、腹痛、抗感染及抗精神压力的能力降低、直立性低血压、闭经或月经不规则、性欲下降、情绪低落等。

辅助检查 ①血常规，常有正常细胞性贫血、中性粒细胞减少、淋巴细胞相对增多。②电解质检查，可有血钠低、血钾高。③激素检查，基础血、尿皮质醇，尿17-羟皮质类固醇测定，ACTH刺激试验、血浆基础ACTH测定和胰岛素诱发低血糖试验等检测可出现异常。④影像学检查，X线片、CT或MRI可明确有无肾上腺皮质萎缩、下丘脑或垂体病变。

诊断 结合临床表现和主要实验室检查可确诊。需明确病因，与部分慢性消耗性疾病鉴别。

治疗 寻找病因并治疗，针对人体缺乏的激素进行补充替代治疗，需要纠正已有的代谢紊乱，及时抢救肾上腺危象。治疗中患者易发生呼吸道感染、胃肠功能紊乱，甚至肾上腺危象。去除病因后部分患者可停用激素或极小量维持，预后较好。

（崔盘根　李诚让）

niányèxìng shuǐzhǒng

黏液性水肿（myxedema）

甲状腺功能不全、甲状腺素缺少导致黏蛋白沉积在真皮的疾病。也称泛发性黏液性水肿、真性黏液性水肿。黏液性水肿不同于胫前黏液性水肿和硬化性黏液性水肿，为不同的疾病。

病因和发病机制 甲状腺功能不全、甲状腺素缺少引起，最常见的病因是自身免疫性疾病，尤其是桥本甲状腺炎引起的甲状腺功能减退，其他原因包括甲状腺亢进治疗后引起的甲状腺功能减退。少见的原因包括先天性甲状腺功能减退症，垂体梗死、出血、肿瘤引起的甲状腺功能减退，下丘脑不能产生足量的促甲状腺素释放激素引起的甲状腺功能减退。重度碘缺乏、长期使用锂剂及抗皮肤淋巴瘤药物贝沙罗汀等也可导致甲状腺功能减退等。

临床表现 通常起病缓慢，早期有乏力、疲劳、体重增加、畏寒，继而嗜睡，反应迟钝、出现特征性的症状如声音变低而粗，腹胀，便秘，面色蜡黄，性欲下降，不孕不育，月经紊乱等。出现苍白或蜡黄色皮损，非压陷性肿胀，有时双下肢可有凹陷性水肿。面部及眼睑水肿，鼻宽，唇厚，舌大、光滑发红。躯干四肢皮温低、少汗、皮肤干燥、增厚、粗糙多脱屑，角化，尤以四肢为重，可类似乏脂性湿疹和鱼鳞病。头发、眉毛、胡须、腋毛、阴毛可脱落，甲厚而脆，远端易裂或出现甲剥离。

辅助检查 ①甲状腺功能检查。血清促甲状腺激素增高，血清总三碘甲腺原氨酸（TT_3）、总甲状腺素（TT_4）、游离三碘甲腺原氨酸（FT_3）和游离甲状腺素（FT_4）均可减低，但以FT_4为主。②血清甲状腺过氧化物酶抗体和甲状腺球蛋白抗体检查。这两种抗体强阳性提示自身免疫性甲状腺疾病，如慢性淋巴细胞性甲状腺炎（桥本病）和原发性萎缩性甲状腺炎。③甲状腺^{131}I的摄取率检查。患者摄取率降低。④皮肤病理检查。甲苯胺蓝或阿辛蓝染色可见血管周围、毛囊周围和胶原束之间有淡蓝色黏蛋白沉积。

诊断 依据临床表现、甲状腺功能检查和皮肤病理可以确诊。

治疗 积极治疗原发病，如桥本甲状腺炎。甲状腺激素替代治疗：可选用左甲状腺素钠，其初始剂量取决于甲状腺功能减退的严重程度、年龄及身体状况。

（崔盘根　李诚让）

pífū gàizhì chénzhuózhèng

皮肤钙质沉着症（calcinosis cutis）

皮肤组织中出现无定型、不溶性钙和磷酸盐沉积的疾病。又称皮肤钙化。沉积的钙质多为磷酸钙、少量的碳酸钙和极少的羟磷灰石。这种无定型、无规律的沉积渐渐发展成为正常骨组织结构称皮肤骨化。

病因 分为4类。①营养不良性皮肤钙质沉着症：病因为组织创伤，包括局部的和广泛的组织损伤。②代谢性皮肤钙质沉着症：病因为体内异常的钙和（或）磷代谢异常。③医源性皮肤钙质沉着症：为医疗用药导致的皮肤钙质沉着症，常见钙盐（如葡萄糖酸钙和氯化钙）或含磷制剂渗出血管沉积在局部组织。④特发性皮肤钙质沉着症：无明确病因。

临床表现 因致病因素及钙盐等沉积的部位、大小和深浅的不同可有多种临床表现。病变位于皮肤浅层者，皮损呈白色和黄白色，病变较深者皮损呈肤色；病变浅者较深者痛、易破溃，指末端皮损疼痛尤其剧烈；皮损小的表现为丘疹和小结节，皮损大者表现为大斑块。还有些患者的病变部位不仅累及皮肤，还可累及筋膜、肌肉和肌腱等。常见的类型是阴囊钙质沉着症，表现为阴囊多发性黄白色丘疹、结节和斑块（图），常无自觉症状。各种结缔组织病均可伴发营养不良性皮肤钙质沉着症，最多见的是皮肌炎和CREST综合征。皮肌炎可发生于肘部、膝盖、臀部和肩部皮肤、皮下，重者累及受损肌肉，甚至发生弥漫性板样钙化，CREST综合征钙化多发生在肢端、骨突出部位和肌腱部位。

辅助检查 组织病理检查可见真皮、皮下甚至肌肉等组织出现大小不一的钙磷沉积，可有异物反应，周围有异物巨细胞、炎症浸润和纤维化。还可发现原发疾病的病理特点。其他检查如血清钙磷检查、X线检查、CT检查等。根据病史、是否有原发疾病以及临床表现初步作出诊断，结合病理、X线检查、CT、血清钙磷检查可以确诊。

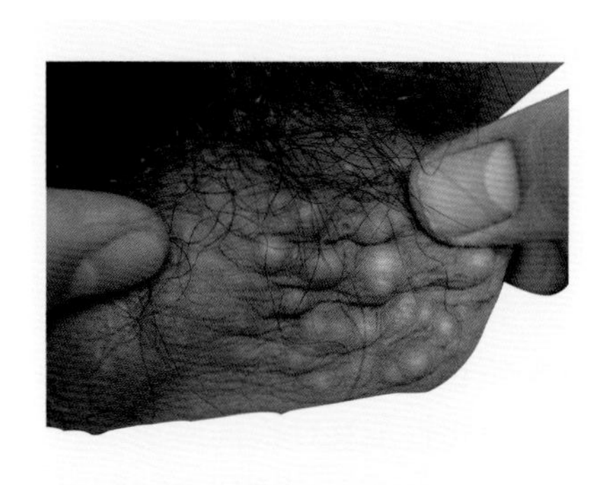

图 皮肤钙质沉积症

注：阴囊多发性黄白色丘疹、结节和斑块

治疗 病因治疗，注意医疗过程中规范性操作、避免创伤，积极治疗结缔组织病等原发病。无症状者可不做处理，局限性皮损可手术切除。

（崔盘根 李诚让）

hēijípíbìng

黑棘皮病（acanthosis nigricans）

以色素沉着、乳头瘤状角化过度呈天鹅绒样外观为特征的疾病。好发于皮肤褶皱部位。

病因和发病机制 分为以下类型。①遗传性黑棘皮病：认为是一种常染色体显性遗传疾病，成纤维细胞生长因子受体3基因突变导致发病。很多遗传性综合征具有黑棘皮病表现，如矮妖精貌综合征、门登霍尔综合征、脂肪营养不良等。②良性获得性黑棘皮病：又称假性黑棘皮病、肥胖性黑棘皮病，皮肤深色肥胖者好发，亦可发生于热带正常体重的人。③雄激素过多胰岛素抵抗黑棘皮病综合征：具有雄激素过多症、胰岛素抵抗和黑棘皮病三联征，简称HAIR-AN综合征，亦称抗胰岛素A型综合征。④自身免疫性黑棘皮病：自身免疫性疾病引起，如系统性红斑狼疮产生抗胰岛素自身抗体导致黑棘皮病症状，亦称抗胰岛素B型综合征。⑤药物性黑棘皮病：药物诱发，常见的有糖皮质激素、烟酸、己烯雌酚、胰岛素等。⑥恶性肿瘤相关性黑棘皮病：恶性肿瘤诱发，绝大多数是消化系统肿瘤，最常见的是胃癌，其他的如胰腺癌、肝胆管癌、结肠癌、直肠癌、食管癌、生殖系统肿瘤。⑦症状性黑棘皮病：包括上述遗传性综合征性黑棘皮病、HAIR-AN综合征和自身免疫性黑棘皮病。有学者提出痣样黑棘皮病，皮损累及单侧躯体，又称单侧性痣样黑棘皮病，因皮损沿布拉斯科（Blaschko）线分布，可能为体细胞突变的嵌合现象。

临床表现 典型皮损为灰黑色色素沉着、乳头瘤状角化过度呈天鹅绒样外观（图），好发于皮肤褶皱部位如颈、腋窝、腹股沟和会阴区等处。遗传性黑棘皮病发病早，年幼时发病，有家族史；具有黑棘皮病表现的遗传性综合征还有其他的临床表现。良性获得性黑棘皮病患者多伴发肥胖。HAIR-AN综合征具有雄激素过多症、胰岛素抵抗和黑棘皮病三联征。自身免疫性黑棘皮病最常见

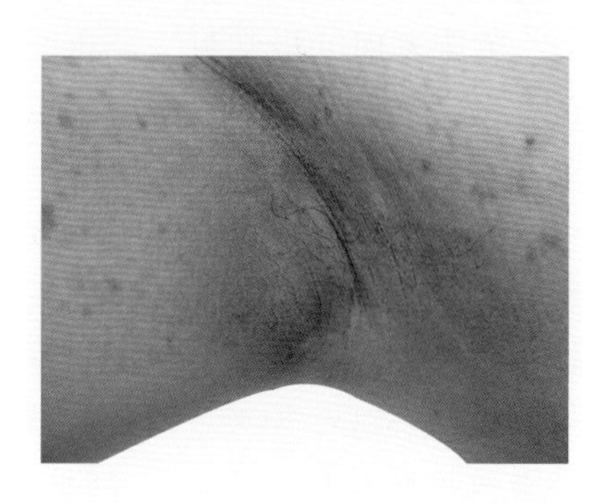

图 黑棘皮病

注：腋部皮损呈灰黑色、天鹅绒样外观

的原发病为系统性红斑狼疮。恶性肿瘤相关性黑棘皮病常可检测到恶性肿瘤，皮损可发生于肿瘤之前、同时和之后，皮损常发展迅速、广泛且严重，可伴发牛肚掌、莱泽-特雷拉征。

辅助检查 皮肤组织病理检查可见表皮轻度角化过度，棘层肥厚皮突增宽延伸，基底层色素轻度增多，真皮中有噬黑素细胞。

诊断与鉴别诊断 结合典型皮损和好发部位等特点较易诊断。注意寻找病因。需与皮肤乳头瘤病、里尔黑变病等疾病鉴别。

治疗 病因治疗是主要措施（遗传性黑棘皮病除外）。恶性肿瘤相关性黑棘皮病的皮损在肿瘤切除后可自行缓解；肥胖的良性获得性黑棘皮病患者恢复正常体重后皮损大多可消退；自身免疫性黑棘皮病治疗原发自身免疫性疾病。局部治疗可外用维A酸类、维生素D类似物、尿素等。系统用药可选用维A酸类药物、二甲双胍等降糖药、生长抑素奥曲肽、胰岛素样生长因子-1等。

（崔盘根　李诚让）

lèi'ái zōnghézhēng

类癌综合征（carcinoid syndrome）

恶性肿瘤和（或）肿瘤转移灶释放具有内分泌活性物质所致具有复杂症状、体征的临床综合征。

病因和发病机制 此病是类癌分泌释放内分泌生物活性的物质所致。类癌指能释放内分泌生物活性物质的低度恶性的肠腺癌。还有其他名称，如类癌起源于胚胎原始肠道部分内分泌干细胞，细胞内含有的分泌颗粒，仍保留嗜铬亲银染色的特点，故又称亲银细胞癌或嗜铬细胞癌；类癌如具有分泌激素活性物质的特点，又称神经内分泌瘤。现认为类癌是一种主要发生于胃肠道，但又涉及全身多数器官、生长较缓慢、恶性程度低的肿瘤，其分泌的生物活性物质包括5-羟色胺、缓激肽、儿茶酚胺、前列腺素、血管活性肠肽、组胺、生长抑素、神经降压素、胰多肽、胃动素、肠抑胃肽及促胃液素等，这些生物活性物质进一步引发多种症状和体征。依其分泌的生物活性物质不同而将类癌分为：5-羟色胺瘤、舒血管肠肽瘤、胃动素瘤、肠抑胃肽瘤及胃泌素瘤等。

临床表现 无特异性表现，其临床症状为不同脏器肿瘤而呈现出不同局部组织占位临床表现，只有在出现类癌综合征时才表现有特殊症状。不同类癌分泌的内分泌生物活性的物质不同，临床表现涉及多种器官、表现复杂。①皮肤表现：大多数患者表现为阵发性皮肤潮红，呈弥漫鲜红及紫色等，亦可表现为苍白色、类似荨麻疹样皮损，多发生在头颈部皮肤，可出现面部及眼眶部水肿。部分患者伴低血压、哮喘、腹泻等皮肤外表现。发作程度、持续时间和频率不等，多数持续1~5分钟，久病后可持续数小时。②皮肤外表现：消化系统可因肠蠕动亢进引起发作性腹部绞痛、轻度腹泻，重者达每天排便30次，导致脱水及电解质紊乱。一旦出现消化系统症状或体征多提示类癌转移，常见为肝转移，表现为肝大。呼吸系统可因小支气管痉挛引起发作性哮喘，其他症状包括过度换气、呼吸困难等。心血管系统的特征表现为心内膜和瓣膜出现沉积物，以三尖瓣闭锁不全为多见。类癌性心脏病患者常因右心受累而出现面部或肢体水肿。其原因与类癌释放5-羟色胺有关。

辅助检查 ①尿液5-羟吲哚乙酸检查：尿液中5-羟色胺的代谢产物5-羟吲哚乙酸明显增高，正常参考值<10mg/24h，患者常>40mg/24h。②乙醇激发试验：饮用4ml 45%白酒（或相当剂量乙醇），3~4分钟后皮肤出现典型的潮红为实验阳性。③药物激发试验：静脉注射去甲肾上腺素后出现典型皮肤潮红、血压下降和心率增快者为阳性，此反应可以被注射酚妥拉明阻断。

诊断与鉴别诊断 根据阵发性潮红、腹泻、哮喘、体重减轻、肝肿大以及原发性类癌肿块、实验室检查等可以确诊。需与荨麻疹、药疹和嗜酸性粒细胞增多综合征等相鉴别。

治疗 针对原发类癌的病因治疗。止泻、维持水电解质平衡等对症处理和采用各种瘤细胞生物活性产物的拮抗药：肾上腺素能受体阻断药如酚苄明、酚妥拉明等；组胺H_2受体阻断药如雷尼替丁等，其他治疗药物包括氯丙嗪和糖皮质激素等。

（崔盘根　李诚让）

fēigǎnrǎnxìng ròuyázhǒng

非感染性肉芽肿（noninfectious granuloma）

非病原体感染、巨噬细胞及其衍生细胞局限性浸润和增生所致边界清楚的结节状疾病。本质是迟发性超敏反应所致的炎症，免疫应答中起作用的主要是巨噬细胞和上皮样细胞。肉芽肿是巨噬细胞及其衍生细胞（如上皮样细胞，多核巨细胞）聚集，伴或不伴其他炎症细胞的出现。包含结节病、环状肉芽肿和异物肉芽肿等。确切病因不明，可能与免疫、内分泌和异物反应有关。临床表现主要有丘疹、结节和斑块，一般无自觉症状或症状较轻。组织病理见上皮样细胞或多核巨细胞的浸润形成的结节，中央无干酪样坏死。治疗可选用糖皮质激素口服或者局部注射，积极治疗原发病，皮损单一可行物理或者外科切除治疗。

（崔盘根　刘伟军）

jiéjiébìng

结节病（sarcoidosis）

累及多系统的无干酪样坏死的上皮样细胞肉芽肿性疾病。又称肉样瘤病，以肺、淋巴结和皮肤最易受累，好发于20~40岁女性。

病因和发病机制　病因不明，可能与遗传、感染、免疫等因素相关，其发病机制可能是基因易感者对感染性因素或其他抗原出现的反应性病变。

临床表现　为多系统性疾病，除肾上腺外，可累及人体任何器官和组织，尤其是肺、肝、脾、皮肤、神经系统、眼、骨等组织器官，以肺部病变最常见，约30%结节病患者出现皮肤损害，皮损可表现为结节性红斑型、色素减退型、瘢痕型、环状型、冻疮样狼疮型、丘疹型、皮下型、鱼鳞病样型、硬斑病样型和红皮病型等多种形态，各型之间可相互重叠，黏膜亦可受累。常见临床表现如下。①丘疹型结节病：针头至豌豆大小的丘疹，常见于面颈部和肩部。玻片压显出类似狼疮结节淡黄色小点，消退后一般不留痕迹。②斑块型结节病：轻微高起的分叶状结节、斑块（图），常见于颊、鼻及臂等部。③冻疮样狼疮型结节病：好发于容易发生冻疮的部位，如耳郭、颊部、鼻尖和指趾，表现为对称的浸润较浅的暗红或紫红色斑块。④皮下型结节病：绿豆至栗子大小坚实的皮下结节，常见于躯干。⑤瘢痕型结节病：发生于瘢痕部位，使原有的瘢痕面积扩大，高度增加，酷似瘢痕疙瘩。⑥红皮病型结节病：弥漫性分布的浸润性红斑及鳞屑性斑片，边界不清。⑦结节红斑型结节病：面、背及四肢伸侧出现疼痛性皮下结节，表面皮肤发红，常见于年轻女性。

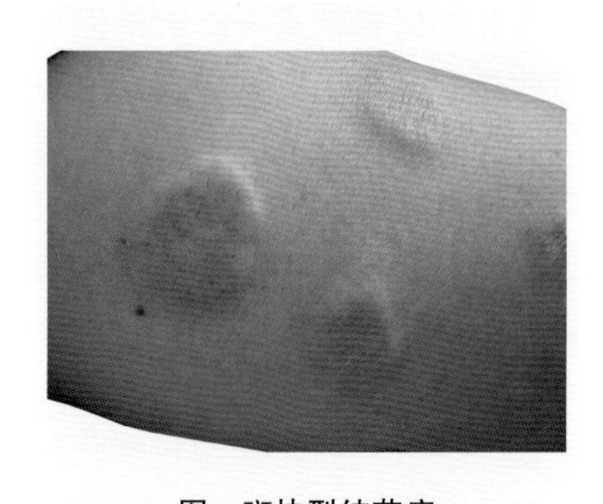

图　斑块型结节病

注：手臂散在边界清楚的斑块

辅助检查　①组织病理检查：典型表现为上皮样细胞形成的结节，无干酪样坏死，无或少有淋巴细胞浸润，即“裸结节”。②影像学检查：不管是否有临床表现，所有患者需行胸部X线检查，肺部受累者可见肺门淋巴结肿大，肺纹理增粗，有颗粒状或结节状阴影。慢性患者手部X线显示囊性变化。③血清血管紧张素转换酶检测：为结节病肉芽肿产生，约60%患者升高，与病情活动相关，但此酶并非结节病患者特有。④克韦姆试验：将患者病变组织用生理盐水制成10%混悬液，前臂内侧皮内注射0.1~0.2ml，阳性反应可在2~3周出现丘疹，并逐渐增大。6周后，注射部位皮肤活检，有典型的结节病病理改变即为阳性。但是存在传染人类免疫缺陷病毒等风险，此检查已很少采用。⑤其他检查：包括血清碱性磷酸酶、血浆免疫球蛋白、血清钙、尿钙、支气管肺泡灌洗液淋巴细胞等。

诊断与鉴别诊断　诊断标准包括：①X线显示双侧肺门及纵隔对称性淋巴结肿大（偶见单侧肺门淋巴结肿大），伴或不伴肺内网状、结节状片状阴影，必要时参考胸部CT进行分期。②组织病理学检查证实或符合结节病。③克韦姆试验阳性。④血管紧张素转换酶活性升高。⑤结核菌素试验阴性或弱阳性。⑥高血钙、高尿钙症，碱性磷酸酶和血浆免疫球蛋白增多，支气管肺泡灌洗液中T淋巴细胞增多，$CD4^+$ T细胞/$CD8^+$ T细胞比值上升。具有①②或①③项者，可诊断结节病，第④⑤⑥条为重要参考指标。结节病为排除性诊断，需与寻常狼疮、环状肉芽肿、克罗恩病、梅毒、蕈样肉芽肿、脂质渐进性坏死等疾病鉴别。

治疗　缺乏针对病因的特殊方法。许多患者长期处于无症状状态，而单纯皮肤和淋巴结病变常能自然缓解，因此对早期、轻型、稳定的病例可定期随访观察。对于有眼部、中枢神经系统和肺部病变的患者，需积极治疗，首选糖皮质激素类药物。系统性治疗有效药物还包括羟氯喹、甲氨蝶呤、沙利度胺、异维A酸、米诺环素、雷公藤、己酮可可碱、来氟米特、他克莫司、环孢素、阿达木单抗、英夫利昔单抗和光动力学疗法等。局部治疗主要包括外用或局部注射糖皮质激素、补骨脂素联合长波紫外线治疗（PUVA）、手术等。

预后　结节病预后较难评估，伴系统受累的患者死亡率为3%~6%。皮肤结节病与是否有系统受累无相关性，人类白细胞抗原（HLA）-B8阳性者损害常自发消退，丘疹和结节损害多可自行消退，而斑块性损害常持续存在。女性或肺部受累较轻、结核菌素试验阳性和血清免疫球蛋白水平正常的患者预后较好。

（崔盘根　吴建兵）

huánzhuàng ròuyázhǒng

环状肉芽肿（granuloma annulare，GA）　发生于真皮或皮下组织的以肤色、红色或紫红色环状丘疹或结节为特征性皮损的慢性炎症性疾病。组织病理改变为灶性胶原纤维变性和栅栏状肉芽肿形成。

病因和发病机制　病因不清，可能与外伤、虫咬、感染、紫外线、药物、内分泌和遗传等因素有关。其发病机制可能与未知抗原诱发的迟发性过敏反应相关。

临床表现　患者最初表现为一个或多个丘疹，逐渐形成典型环状皮损。该病通常无症状，偶有轻微瘙痒。根据皮损的多少、分布、形状等特点，分为5型，同一患者可同时出现不同类型皮损。①局限型环状肉芽肿：最常见类型。多见于儿童和青年患者，好发于手足和四肢伸侧，初起为坚实的肤色、红色或紫红色小丘疹组成的环状皮损，其中央趋于消退，损害边缘逐渐离心性扩大，形成完整的环状或弧形外观，触诊时边缘坚实，手指部的丘疹可出现脐凹。②泛发型环状肉芽肿：多见于10岁以下的儿童或40岁以上的成年人，皮疹表现为环状排列的丘疹，数目多在10个以上，皮损对称分布于躯干和四肢，颜色呈正常肤色、粉红色、紫红色、褐色或黄色等。③丘疹型环状肉芽肿：为肤色丘疹，偶有皮疹呈脐窝状。④皮下型环状肉芽肿：好发于儿童，常累及下肢。⑤穿透型环状肉芽肿：好发于四肢，表面为群集性丘疹，中央可见脐窝状结痂。

辅助检查　需进行组织病理检查。若患者有糖尿病、甲状腺功能失调的迹象或症状应做有关内分泌系统疾病检查。皮下型GA临床不典型、出现迅速扩散或疼痛时应进行放射学检查，可发现非特异性无钙化的疏松组织团块或骨骼累及情况，超声波检查显示皮下有低回声区。必要时磁共振成像检查对诊断有提示意义。

诊断与鉴别诊断　结合临床表现、组织病理检查确诊，需与体癣、钱币状湿疹、结节病、扁平苔藓、离心性环状红斑、多形红斑、脂质渐进性坏死等疾病鉴别。

治疗　可用糖皮质激素、咪喹莫特、他克莫司、吡美莫司等外用，也可皮损内注射糖皮质激素或干扰素，冷冻，二氧化碳激光，光动力等治疗。系统治疗主要用于治疗严重患者，包括烟酰胺、异维A酸、羟氯喹、氨苯砜，其他药物包括环孢素、阿维A酯、依那西普等也有报道治疗有效。

预后　约50%患者皮损可在数周至数年内自行消退，但是，此病有较高的复发率，部分患者皮损可持续数十年。

（崔盘根　吴建兵）

yìwù ròuyázhǒng

异物肉芽肿（foreign body granuloma）　机体对进入皮肤不能降解的物质产生组织反应形成肉芽肿性病变。根据异物来源分为内源性和外源性两类。内源性异物指人体内生异物，外源性异物包括一切从外部进入人体的各种金属和非金属性物质。异物进入体内吸引并活化中性粒细胞、单核细胞、组织内的巨噬细胞等多种细胞浸润和细胞因子释放，从而导致急性或慢性炎症反应。

不同类型的异物引起的反应各不相同，表现为多类肉芽肿。①植物性肉芽肿：各种植物的碎片进入皮肤形成结节，真皮内形成巨细胞肉芽肿反应。②毛发肉芽肿：毛发及其碎片进入皮肤，局部形成结节、脓肿、瘘管，可有压痛，偏振光毛发可呈双折光。③硅化物肉芽肿：常见美容注射硅胶，注射部位出现大小不等的丘疹或结节，正常肤色或淡褐色，可有轻压痛，一般不破溃，慢性经过。④淀粉肉芽肿：淀粉进入部位出现结节或斑块，无自觉症状或有轻压痛，结晶紫或刚果红染色阳性，偏振光呈双折射。⑤锆肉芽肿：锆微粒进入部位出现淡褐色丘疹或结节，呈半球状，质地柔软，无自觉症状或有瘙痒，慢性经过，光谱分析或过碘酸希夫染色可见锆存在。⑥铍肉芽肿：铍颗粒由破损皮肤进入，局部形成硬结，红色或紫红色，有触痛，可形成溃疡，光谱分析可见铍的存在。⑦硅肉芽肿。由硅粒进入皮肤引起，表现为丘疹或结节，蓝色或蓝黑色。

通过偏振光、光谱分析、组织病理等方法可鉴定皮损中的异物。皮损常无明显特征，根据病史和病理改变等可诊断，需与孢子丝菌病、疣状皮肤结核（见皮肤结核）、皮肤非典型分枝杆菌病等鉴别。

及时取出异物是治疗异物肉芽肿的最佳措施，也可采用局部X线照射、手术切除皮疹或取出异物、外用或系统使用糖皮质激素等方法治疗。预后一般较好，绝大多数去除异物后损害可消退。

（崔盘根　吴建兵）

sèsùzhàng'àixìng jíbìng

色素障碍性疾病（pigmentary disorder）　局部或全身色素增加或减少性疾病。皮肤颜色是由多种因素决定，如黑素含量、种类，血管密度，胡萝卜素的含量，角质层的厚度等。真黑素使皮肤显现棕色，褐黑素则显现黄色或红色。黑素是黑素细胞的黑素小体通过酪氨酸酶作用将酪氨酸代谢合成。黑素小体是由溶酶体调节的细胞器，黑素小体的形成和黑素合成需要黑素的正常产生和黑素小体的正常运输，黑素小体通过表皮黑素单位运送到角质形成细胞。不同人种和个体的肤色差别与黑素小体的黑素化程度、黑素小体的数目和分布有关。

根据临床表现分为色素减退和色素增加两大类，由黑素细胞数目或功能改变引起。伍德灯可帮助评价皮肤的色素增加或减少，色素增加性皮损如果在伍德灯下对比增强说明表皮的黑素细胞数目增加或活性增加，伍德灯下对比不增强则说明色素位于真皮。伍德灯也可使色素完全脱失的皮损对比增强，而色素减退的皮损则在伍德灯下无改变。

（项蕾红）

quèbān

雀斑（freckle） 好发于面部淡褐色至棕褐色的色素斑。较常见。是常染色体显性遗传性色素沉着病。过度日光照射或紫外线照射可诱发或加剧。

病因和发病机制 主要与以下因素有关。①常染色体显性遗传：患者的一级亲属发病率更高。研究表明与促黑素1受体基因多态性有关。②环境因素：过度日光照射或紫外线照射可诱发此病或使其加剧。③着色性干皮病相关的雀斑：常染色体隐性遗传病，携带者雀斑更黑更明显。④神经纤维瘤病相关雀斑：常染色体显性遗传病，在患者的皱褶部位可见雀斑，如腋窝处的雀斑。

临床表现 有时可见到家族性聚集现象。出生时一般没有表现，常首先见于5岁左右的儿童，女性居多，皮损可逐步加重，到成人时部分人有减轻趋势。皮损仅对称分布于曝光部位，特别是面部、手背及前臂伸侧。皮损多为直径1~2mm的斑疹，边缘清楚但不规则，皮损颜色随曝光程度不同而变化，有淡褐色至棕褐色，但不会十分黑，这可与雀斑样痣、交界痣区别；在同一患者可有不同颜色的皮损，但每一个皮损的色泽一致。

辅助检查 组织病理检查示表皮结构正常，表皮基底层细胞内黑素轻度至中度增多，皮肤附属器细胞黑素增加；多巴染色示皮损内黑素细胞密度较邻近组织为低，但细胞体积较大，有更多、更长的树突，染色较深。电子显微镜观察示雀斑处黑素细胞与黑种人相似，有更多的第Ⅳ期黑素小体，而邻近组织中的黑素细胞内黑素化较正常弱，黑素颗粒较小，轻度黑素化，两者有明显的差异。

诊断与鉴别诊断 诊断标准：皮损为针头至米粒大、圆形或卵圆形、淡褐色或黄褐色斑疹，分布对称，无自觉症状；发生面部、亦可见于手背、颈及肩部暴露部位皮肤；常首发于5岁左右的儿童，女性多于男性，随年龄增长，数目增多；青春期最明显；组织病理检查可见表皮基底层尤其表皮突部位色素颗粒增多，但黑素细胞数目并不增加。

雀斑需与以下疾病鉴别。①单纯性雀斑样痣（见雀斑样痣）：多为散在分布的棕色至黑素的针尖至粟粒大小的斑疹，不限于曝光部位，组织病理检查示基底层内色素细胞增多，基底细胞内黑素增加。②色素痣：多发生于儿童或青春期，皮损呈斑疹、丘疹、乳头瘤状、疣状、结节等表现，黄褐色或黑色，组织病理检查可见痣细胞巢。③着色性干皮病：多为6个月至3岁发病，早期面、唇、结膜、颈部及小腿等暴露部位出现雀斑、色素沉着斑、皮肤干燥。暴露部位及非暴露部位皮肤及口腔黏膜出现毛细血管扩张及小血管瘤，小的白色萎缩性斑。3~4年后即出现皮肤恶性肿瘤，以基底细胞癌最常见，其次为鳞状细胞癌和黑素瘤。

治疗 避免日光过度照射；可涂用2%~3%氢醌霜加0.05%维生素A酸软膏；孤立与色素较深的皮损可以采用液氮冷冻治疗；激光治疗雀斑安全有效，无瘢痕及永久性色素改变，通常需要1~2次治疗。

（项蕾红）

kāfēi-niúnǎi sèbān

咖啡牛奶色斑（café-aw-lait spot） 多见于躯干部的淡褐色斑。大小自数毫米至数厘米，乃至数十厘米不等。起病于新生儿或幼儿期。病因不清。经常与多发行神经纤维瘤病合并发生。

病因和发病机制 此病为遗传性皮肤病，与日晒无关，为多系统疾病的一种标志，如神经纤维瘤病、奥尔布赖特综合征、沃森（Waston）综合征、拉塞尔-西尔弗综合征、多发性黑子综合征及共济失调毛细血管扩张症等。

临床表现 为淡褐色斑，棕褐色至暗褐色，大小不一，圆形、卵圆形或形状不规则，边界清楚，表面光滑（图）。可在出生时或出生稍后出现，并在整个儿童时期中数目增加。多见于躯干部，不会自行消退。不同疾病中出现的可有不同特点并伴随有其他异常表现。

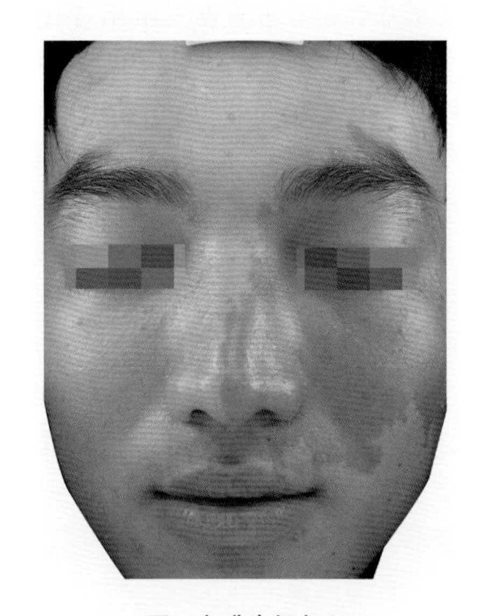

图 咖啡牛奶色斑

注：位于面部的淡褐色斑，边界清楚，表面光滑

辅助检查 组织病理检查见咖啡牛奶色斑中黑素细胞数目增多及基底层黑素化，巨大黑素小体（3~5μm黑素颗粒）见于患神经纤维瘤成人而不见于儿童患者。正常人和奥尔布赖特综合征的咖啡牛奶色斑一般无巨大黑素小体，但曾见于多发性黑子综合征。

诊断与鉴别诊断 根据发病年龄，边缘清楚的咖啡牛奶色斑斑片即可诊断。90%神经纤维瘤病患者具有此斑，若有6片直径大于1.5cm的此斑，则患者常患有神经纤维瘤病。奥尔布赖特综合征中的咖啡牛奶色斑有时也见于面颈部，数目较少，但较大，边界不规则，可呈锯齿状；色素较深，斑上的毛发常较周围的正常毛发深。沃森（Waston）综合征的咖啡牛奶色斑数目多且伴腋部雀斑、智力低下和肺动脉狭窄，为常染色体显性遗传。主要与以下疾病相鉴别。①黄褐斑。常见于面部两侧颧部的淡褐色或淡黑色斑，边界清楚。成年女性多见。组织病理检查示表皮色素增多，真皮有较多的噬黑素细胞。②黑变病。灰褐色或棕褐色斑片，弥漫性或网状，边界不清，可有网状毛细血管扩张及细碎鳞屑。好发于面部、颈部、胸背上部。以中年女性为多。组织病理示表皮基底层液化变性，真皮浅层见较多噬黑素细胞。

治疗 传统治疗手段包括冷冻、磨削和切除，这些方法有不同程度的成功率，但常产生严重的不良反应，如永久性的色素改变或瘢痕形成等。激光治疗咖啡斑一般不引起瘢痕，但疗效差异较大，很难预计，尚无一种激光能达到完全理想的疗效。色斑可能完全去除也可能毫无作用，治疗后的复发率为0%~67%，相对来说，面部的咖啡牛奶色斑对激光治疗更为敏感。疗效及复发率与激光类型无明显联系。需多次治疗，以免附近未受照射的黑素细胞重新造成色素沉着，治疗后须避光以降低残留黑素的活性。有学者用强脉冲-无线频率系统结合局部应用维生素D_3软膏治疗I型神经纤维瘤伴发的咖啡牛奶色斑，得到较好的疗效。

（项蕾红）

huánghèbān

黄褐斑（chloasma）

好发于面部、颈部等曝光部位的黄褐色色素斑。是常见的获得性、对称性斑片状色素沉着病，以女性多见，常见于生育期妇女，特别是妊娠期第2~5个月，有时也可见于绝经期妇女或男性。

病因和发病机制 病因复杂，推测有多种因素参与其发病过程，如内分泌、口服避孕药物、遗传、日晒、化妆品、光毒性药物或抗癫痫药物等，一些慢性病患者也常发生此病。黑素增加与黑素细胞活性增加有关，造成其活性增加的原因还不十分清楚，妊娠妇女来黄褐斑产生的原因可能是雌激素水平升高和孕激素刺激黑素细胞活性增高。

临床表现 皮损可对称分布于面部的突出部位，以颧部、前额和两颊最明显，鼻及颧部皮损常融合成蝶状。皮损表现为淡褐色至淡黑色、大小不等、形状不规则的斑疹或斑片，表面光滑，有融合倾向，边缘清楚或弥漫，局部无炎症及鳞屑（图）；色素随季节、日晒、内分泌变化等因素可稍有变化；有的患者乳晕、外生殖器、腋窝及腹股沟处皮肤色素也增加。无主观症状。通常分为面中央型、面颧部型、下颌型三型，前两型占大多数，各型的临床和病理表现往往存在差异。亚洲人或西班牙人前臂黄褐斑极少见，通常见于老年人，特别是绝经后补充雌激素的女性，色素改变为斑片状，可融合或呈斑点状，边界清楚类似面部黄褐斑。

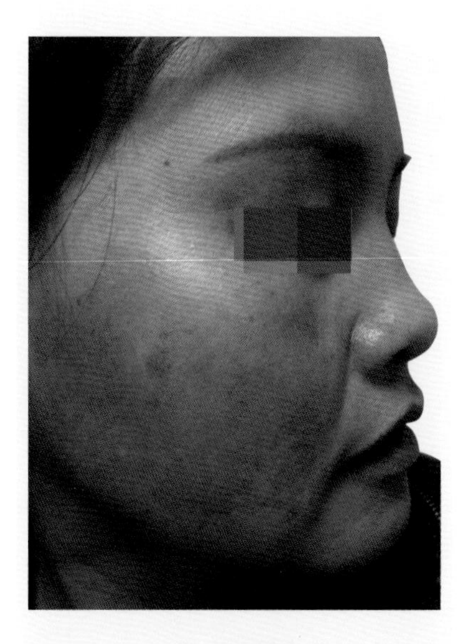

图 黄褐斑

注：位于颧部的淡褐色斑，边缘弥漫

辅助检查 一般不需做实验

室检查，必要时可检查甲状腺功能，伍德灯检查常可帮助定位表皮或真皮的色素。组织病理检查见皮损处表皮结构正常。表皮型的黑素主要沉积在基底层及其上方，偶延及角质层；真皮型真皮中上部血管周围有噬黑素细胞存在，真皮吞噬细胞中色素增加，亦可见游离的黑素颗粒，无炎症浸润；丰塔纳－马森（Fontana-Masson）染色证实角质形成细胞及一些黑素细胞中黑素小体增加。电子显微镜检查表皮型和真皮型黄褐斑结构无实质差别，显示黑素细胞数量正常但黑素细胞活性增加，黑素细胞树突明显增大，黑素形成活跃，棘层细胞含大量的单个非聚集黑素颗粒，皮损处黑素细胞胞质中线粒体、高尔基体、粗面内质网和核糖体增多。

诊断与鉴别诊断 诊断标准：形状不规则、边界清楚的淡褐色或淡黑色斑；对称分布于两侧颧部，亦可见于额、眉、颊、鼻、上唇部位；好发于中青年女性，无自觉症状；组织病理检查示表皮色素增多，真皮噬黑素细胞中有较多的色素。应与以下疾病相鉴别。①雀斑：面部、手背、颈及肩部暴露部位针头至米粒大淡褐色或黄褐色斑疹，呈对称分布。自5岁左右发病，女性多于男性。组织病理检查可见表皮基底层色素增多，但黑素细胞数目并不增加。②黑变病：灰褐色或棕褐色斑片，弥漫性或网状，边界不清，可有网状毛细血管扩张及细碎鳞屑。好发于面、颈、胸背上部。以中年女性为多。组织病理检查示表皮基底层液化变性，真皮浅层见较多噬黑素细胞。③艾迪生病：色素沉着于全身，以暴露部位及皮肤皱褶处明显，面部色素常不均匀，无炎症表现。④西瓦特皮肤异色病：色素沉着对称分布于面、颈部，红褐色至青铜色网状损害，其间有淡白色萎缩斑，有显著的毛细血管扩张。

治疗 寻找病因，对症处理。①遮光剂：对光照影响明显者外出时可外用遮光剂，如5%二氧化肽霜。②漂白褪色剂：主要是苯酚或非苯酚衍生物，苯酚类制剂包括氢醌和氢醌的混合制剂；非苯酚类漂白剂包括维A酸和壬二酸。③化学剥脱剂：浅、中、深层的化学剥脱适用于浅色人种患者，但对黑色人种患者则需谨慎，常用25%三氯醋酸、95%酚溶液等，可有暂时疗效。④果酸制剂：20%～70%甘醇酸可取得较好的疗效，治疗间隙需注意避光和防晒。⑤激光：铒激光在治疗各种色素性疾病中有明显的疗效，可用于治疗黄褐斑，但要注意炎症后色素沉着。也可选用强脉冲光治疗。⑥中药：以滋补肝肾、调和气血、活血化瘀为主，可选用六味地黄丸、逍遥丸等。

（项蕾红）

Ào'ěrbùlàitè zōnghézhēng

奥尔布赖特综合征（Albright syndrome）

表现为内分泌功能障碍、骨纤维发育不良和皮肤牛奶咖啡样色素斑的临床综合征。是罕见的疾病。内分泌功能障碍可表现为性早熟、甲状腺功能亢进、库欣综合征、催乳素瘤、生长激素分泌过多、皮质醇增多症等，其中以性早熟最为常见。1937年美国医生麦丘恩（Mc Cune）和奥尔布赖特（Albright）分别报告一种具多发性骨纤维发育不良、非隆起性皮肤褐色素沉着和性早熟三大特点的疾病，后来被命名为麦丘恩-奥尔布赖特综合征（McCune-Albright syndrome），疾病呈散发，各种族人群均有患者，女性发病率高于男性。

病因和发病机制 此病的遗传学基础是在胚胎形成过程中的鸟嘌呤核苷酸结合蛋白α亚基基因的突变。常见的突变是位于20号染色体长臂的编码α亚基基因8号外显子的Arg 201 His或Arg 201Cys错义点突变，变异使病灶部位细胞内基质中环腺苷酸水平的明显增加，将会导致环腺苷酸（cAMP）依赖性受体被自发激活，在内分泌腺组织中发生自律性激素过多分泌或激素抵抗过程。只有部分体细胞发生突变者才能存活，否则将发生流产。

临床表现 主要表现为内分泌功能障碍、骨纤维发育不良和皮肤牛奶咖啡样色素斑三联征。一个或多个内分泌腺增生或腺瘤引起的自主性功能亢进。最常见的是卵巢出现自主性功能性滤泡囊肿，出现性激素活动，但无促性腺活动，无排卵，导致非促性腺激素释放激素依赖性性早熟症，表现为第二性征早发育、月经早来潮、性征变化和阴道出血时发时止，无排卵。骨骺提早长合。血雌激素水平增高而促性腺激素水平低下，雌激素水平的波动常与卵泡功能的自主性变化一致。长期高性激素状态可诱发真性性早熟。其他内分泌腺病变还可引起甲状腺功能亢进、皮质醇增多症、巨人症、肢端肥大症或高催乳素血症等。多发性骨纤维异样增殖多累及颅面骨和长骨，呈偏侧性不对称分布，伴有面部左右侧不对称，常表现为局部疼痛和骨骼畸形，年幼时易发生病理性骨折，成年后减少。有时骨骼增殖可造成局部压迫症状，如颅骨病灶压迫附近神经造成失明、失聪，压迫垂体造成内分泌功能障碍。边缘不规则的皮肤咖啡色素斑不一定在出生时就出现，边界不规则或呈锯齿状。色斑不对称分布于躯干、臀、股部，以骨受累侧为广泛、明显。

辅助检查 ①实验室检查：碱性磷酸酶增多、促卵泡素（FSH）和促黄体素（LH）减少、雌二醇和雌酮增多。②X线检查：骨骼X线检查示纺锤形骨增大，皮质变薄和灶性透亮区。③组织病理检查：皮损处组织病理检查示表皮棘层细胞内黑素增多。骨骼病理示囊性纤维组织增生。

诊断与鉴别诊断 根据临床表现，结合组织病理，X线检查及血清学检查可诊断。具典型三联征的患者，容易确诊。因其临床表现多样，易与多种疾病混淆。若病变不典型，尚需与中枢性性早熟、甲状旁腺功能亢进症、甲状腺功能亢进、卵巢肿瘤、神经皮肤综合征及佩吉特病鉴别。皮损与神经纤维瘤病鉴别。神经纤维瘤病的咖啡牛奶斑边缘整齐，数量多，分布不规则，伴神经纤维瘤。

治疗 避免骨折，矫正畸形。皮损处使用3%氢醌霜，或液氮冷冻治疗、紫翠宝石激光治疗。

（项蕾红）

Xīwǎtè pífū yìsèbìng

西瓦特皮肤异色病（poikiloderma of Civatte）

好发于面颈及上胸部红棕色网状色素沉着伴毛细血管扩张和皮肤萎缩的疾病。多见于更年期、绝经期妇女。化妆品中的光敏物质和日晒可能是主要致病因素，但发病的年龄和性别（如妇女绝经期）提示发病可能与内分泌紊乱有关。皮损对称分布于面、颈和上胸部，尤以耳后乳突及颈侧等光暴露部位为主。皮损常随着年龄增长而逐渐明显。一般无自觉症状，偶见局部有瘙痒和灼痛感。为红棕色网状色素沉着，伴毛细血管扩张和萎缩。

病理示表皮萎缩，基底细胞层色素不规则增多，偶见基底细胞层液化，真皮上部血管周围淋巴细胞浸润，可见噬黑素细胞，胶原嗜碱性变性及弹性纤维变性。根据好发人群，损害特征，分布及组织病理改变，易诊断。

一般治疗困难。雌激素偶有效，亦可用糖皮质激素。对色素沉着斑可试用电凝、二氧化碳激光、液氮冷冻治疗。中医治疗宜滋阴补肾、疏肝理气、中和气血。方用六味地黄汤、逍遥散合方加减，或用桃红四物汤及通窍活血汤加减；亦可试用脱色膏或褪色剂外搽后配用倒膜、面膜等美容治疗。

（项蕾红）

Lǐ'ěr hēibiànbìng

里尔黑变病（Reihl melanosis）

好发于面部的灰褐色色素沉着病。

病因和发病机制 病因不明确，可能与多种致病因素有关，大部分患者有直接接触变应原史。例如，外用化妆品及其他化学性物品，皮肤产生了对光线及刺激敏感而发病，是接触性皮炎的一种形式。1917年里尔（Reihl）首先报道，当时认为可能是战争时期劣质食品中的毒性物质引起，饥饿、营养不良、维生素缺乏，特别是B族维生素缺乏与此病有关。日本报道1例里尔黑变病样皮疹，伴干燥综合征，与抗SSA抗体有关。皮疹发生在光暴露部位，使用紫外线防护后，皮疹消退，据此认为紫外线诱导SSA抗原在角质形成细胞上表达，从而成为循环中抗SSA抗体的靶点，导致界面发生皮炎和色素失禁。

临床表现 多见于中年妇女。皮损分布于额、颧、耳后、颈侧、臂及其他曝光部位。典型皮损分为3期：炎症期、色素沉着期、萎缩期。初起面部红水肿瘙痒，继之广泛或网状色素沉着，皮损可为淡棕色、铜红色、灰褐色或紫褐色，边界不清，逐渐扩展，表面覆以薄层粉状鳞屑，也可见毛囊角化。

辅助检查 ①斑贴试验：标准试验物，化妆品，香水，或者患者自己所带可疑过敏源。②光斑贴试验：激发试验或重复性开放性试验（ROAT），当斑贴试验结果可疑或阴性时行该试验，或者化妆品中致敏原的浓度可能太低而不能在背部得到阳性反应。③组织病理学检查：显示基底细胞液化变性，真皮浅层轻重度淋巴组织细胞浸润，混杂噬黑素细胞。真皮血管周围炎症浸润，噬色素细胞中及游离在真皮中黑素颗粒增多。

诊断与鉴别诊断 诊断标准：受累皮肤上形成灰紫至紫褐色斑，网状排列，粉尘样外观；主要累及面、颈及胸背部皮肤；典型皮损根据疾病的不同时期可以分为三期：炎症期、色素沉着期、萎缩期。应与以下疾病相鉴别。①黄褐斑：常见于面部两侧颧部的淡褐色或淡黑色斑，边界清楚。成年女性多见。组织病理检查示表皮色素增多，真皮有较多的噬黑素细胞。②扁平苔藓：扁平多角形发亮丘疹，呈红色或紫色、其上有一层光滑发亮的蜡样薄膜，可见细的白色条纹称威克姆纹。组织病理有其典型改变。③艾迪生病：色素沉着于全身，以暴露部位及皮肤皱褶处明显，面部色素常不均匀，无炎症表现。④焦油黑变病：面颈部等暴露部位弥漫性色素沉着，常伴痤疮样炎性反应。

治疗 查找可能的致病因素，对症治疗。避光，避免接触致敏的化妆品或化学物品。口服维生素C、维生素E、维生素A或中药。2%~5%氢醌霜联合异维A酸治疗，外用乙醇酸。美容遮瑕。

（项蕾红）

mócā hēibiànbìng

摩擦黑变病（friction melanosis）

长期反复机械性刺激所致局部皮肤的网状色素沉着性损害。1980年以来的日本文献中陆续报道了此病。其具一定临床特征和共同的组织病理改变，故被视为一个独立病种。根据皮损形态、特定好发部位及致病因素调查，基本肯定此病起因于外在局部刺激。最引人注目的刺激物是以尼龙、人造丝和棉花等为原料的健康巾，此种洗浴品在日本广泛应用，使用者在洗澡时常用其强力摩擦皮肤，以达健肤目的。由于强力反复地摩擦和压迫，加之紧贴骨面的皮肤皮下脂肪稀少，日久易损伤表皮基底层黑素细胞而发病。但发病与否仍取决于个体的体质因素。

此病好发于体型消瘦的年轻女性，未见于肥胖者，男性少见。不痒或瘙痒程度轻微。皮肤色素异常，以淡褐至暗褐色的带状或斑状色素沉着为主，呈弥漫性。表面光滑无丘疹、鳞屑及角化倾向。在色素斑边缘明显可见色素沉着与皮丘一致，毛囊口、皮沟处则不发生。纵观色素斑呈细网状，境界大多比较清楚，形状与损害部位的骨上皮肤形状大体一致（图）。往往局限于锁骨、肋弓、肩胛、脊柱以及胫前、肘膝等骨隆起处，少数患者也可波及上背、颈腰、腹等非骨隆起部位。后者边缘较模糊，色调较淡。

组织病理检查见表皮变化不明显，主要变化在真皮，以色素失禁为特征。真皮上层尤其在真皮乳头层下可见多数噬黑素细胞，常分布于血管周围。真皮附属器及血管周围尚有极轻度的炎症细胞浸润。在表皮棘细胞层偶见散在有致密核的嗜伊红小体。特殊染色真皮内未发现有淀粉样蛋白沉积。根据好发人群、刺激病史、损害特征、分布特点及组织病理改变，易诊断。易混淆的疾病主要是斑状淀粉样变（见淀粉样变病），斑状皮肤淀粉样变常见于中年女性，伴瘙痒，皮损以上背部常见，为对称分布的网状色素沉着斑；初看两病相似，仔细观察色素斑，网状色素沉着斑是由呈点状色素沉着的小丘疹组成，显示“波纹型”外观，组织病理检查示真皮乳头层有淀粉样蛋白沉积为特征。两者间可能有一种互为因果的关系，有待深入研究。无特殊治疗方法，一般需停用健康巾等强力摩擦皮肤的洗浴用品。

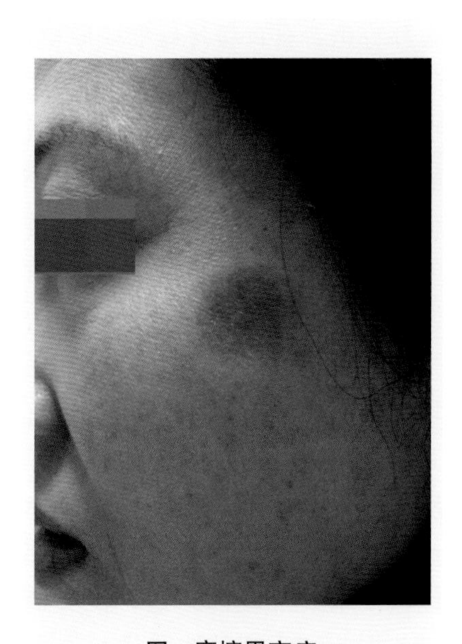

图 摩擦黑变病

注：位于颧部的暗褐色的斑状色素沉着

（项蕾红）

miàn-jǐngbù máonángxìng hóngbān hēibiànbìng

面颈部毛囊性红斑黑变病（erythromelanosis follicularis of face and neck; faciocervical follicularerythomelanosis）

以耳前后及颈侧红斑性色素沉着、毛囊性丘疹为主要表现的疾病。病因和发病机制不清。皮损自耳前后延至颈侧，皮肤呈红棕色色素沉着，局部毛细血管扩张，其中散在淡红色毛囊性小丘疹，皮损处毳毛脱落，但头发和胡须较少累及。皮损轻度瘙痒，发展缓慢，但持续不退。表皮色素沉着，轻度角化过度，毛囊漏斗部扩大，皮脂腺肥大，皮肤附属器周围淋巴细胞浸润。诊断标准：皮损局限于耳前部、耳下、耳后及颈侧部；边界清晰的红褐色色素沉着斑，其上有淡色的毛囊性丘疹；伴毛细血管扩张，毳毛脱落；压之红色可消退，褐色色素沉着仍存在。应与黑变病鉴别，后者表现为灰褐色或棕褐色斑片，弥漫性或网状，境界不清，可有网状毛细血管扩张及细碎鳞屑；好发于面部、颈部、胸背上部；以中年女性为多。组织病理检查示表皮基底层液化变性，真皮浅层见较多噬黑素细胞。局部外用维A酸类制剂；试用氢醌制剂。染料激光治疗局部毛细血管扩张。

（项蕾红）

yánzhènghòu sèsù chénzhuó

炎症后色素沉着（post inflammatory melanosis）

皮肤急性或慢性炎症后继发的皮肤色素沉着。

病因和发病机制 皮肤炎症后引起色素沉着是常见的现象，但发病机制未全明了。在许多炎症性皮肤病中组织学检查显示黑素细胞活性增加，这很可能是因炎症反应使皮肤中巯基还原或部分去除。巯基减少使酪氨酸酶活性增高，引起色素沉着。皮肤炎症之后是否引起色素沉着不决定于炎症的程度而是决定于皮肤病的性质。色素沉着持续时间也有差异，一般在炎症后数周或数个月，色素沉着可渐消退。但在一些基底层细胞或表皮真皮交界处的炎症过程，如扁平苔藓、盘状红斑狼疮、固定性药疹等，可使黑素较易落入真皮上部而聚集在噬黑素细胞内外（色素失禁），故引起的色素沉着常十分持久。在许多面部黑变病中，色素沉着往往有许多因素参与，常与光敏物的存在加上曝光后引起的光敏性接触性皮炎有关。一些炎症性刺激如物理性刺激（外伤、摩擦、热、各种放射）、化学性刺激（药物、原发性刺激物、变应性敏感物、光敏物）、感染、营养障碍等之后，也可引起色素沉着。

临床表现 色素沉着在皮炎后较快发生，脱离接触后随炎症现象很快消失，色素也较快消退。色素沉着斑为浅褐，紫褐到深黑色不等（图），局限于皮肤炎症区，红斑消退后常显现，往往需数个月才能逐渐消退，继日晒或再度炎症后色素进一步加深，甚至轻度苔藓化，有时持续数年不退，深肤色人种消退尤慢，一般无主观感觉，常见继接触沥青，焦油等所致光毒性皮炎痊愈之后局部留有的弥漫性色素沉着，多伴化脓性油性痤疮（油疹）。根据色素沉着的类型和分布，有时可辅助追溯原发皮肤病，如扁平苔藓，带状疱疹，疱疹样皮炎和丘疹性荨麻疹等，火激红斑常在局部长期暴露火光和热后出现毛细血管扩张，继之呈网状色素沉着，某些苔藓样药疹之后，色素沉着极明显，呈现特征性的脂肪黑变性网状细胞增多症（lipomelanotic reticulosis）。

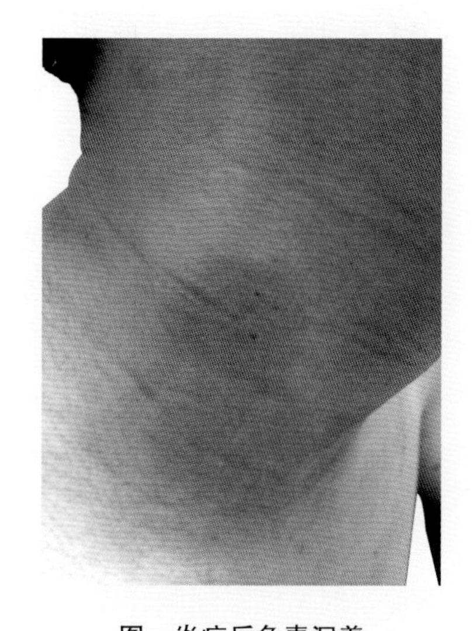

图 炎症后色素沉着

注：颈部发生炎症后留下色素沉着

诊断与鉴别诊断 根据原发皮肤炎症后引起的色素沉着，易诊断，但有时皮肤炎症损害或炎性刺激较轻，未被患者注意或皮损仅为暂时性，不易察觉，则常不能追溯到原因。

治疗 查明原发皮肤炎症史，追溯可能致病的皮肤病或皮肤刺激，针对性预防治疗，避免炎症进一步发展，患处也应尽量避日晒和其他各种炎症刺激，局部外用氢醌霜或维 A 酸霜可促使色素减退。

（项蕾红）

xuèguǎn wěisuōxìng pífū yìsèbìng

血管萎缩性皮肤异色病（poikiloderma vasculare atrophicans） 以混杂的色素沉着和色素减退、毛细血管扩张和皮肤进行性萎缩为特征的临床并发症。不是一个独立疾病，而是其他疾病某一阶段的并发症。相当一部分皮肤异色病发生于皮肤长期接触某些物理和化学因素，如射线（包括日光）、冷、热、焦油、沥青等。通常首先观察到的是色素改变，其分布符合暴露于外界因素的部位，西瓦特皮肤异色病可能属于此类。但皮肤异色病也并发于其他疾病，特别是蕈样肉芽肿、副银屑病（大斑块型）及其他炎症性皮肤病，如扁平苔藓。很少一些病例逐渐发病，只有比较广泛的皮肤异色病皮损，没有其他异常。但通常此病发展为淋巴瘤，特别是蕈样肉芽肿，或发展为皮肌炎或较少为其他结缔组织疾病（红斑狼疮、硬皮病等）。还有一些原因是遗传性皮肤病，如着色性干皮病、先天性皮肤异色病及砷剂引起的皮肤表现。特发性血管萎缩性皮肤异色病虽有报告，但极少。此病可以先于皮肤或者全身性淋巴瘤数年出现；伴蕈样肉芽肿皮损常有剧烈瘙痒，并且可发生于非曝光位置；斑块状副银屑病并发皮肤异色病样改变，常提示有潜在蕈样肉芽肿的可能。皮肌炎与红斑狼疮的皮肤异色病样表现主要发生于病患晚期，并伴暴露位置典型皮肌炎或者红斑狼疮的皮损。病理组织表现为表皮和真皮萎缩，有时表皮有角化过度和基底层细胞液化，色素失禁，浅层血管扩张，血管周围淋巴细胞浸润。根据典型临床表现结合病理可诊断。治疗主要针对原发病。毛细血管扩张可采用电灼、微波、激光、注射硬化剂等方法治疗。

（项蕾红）

yíchuánxìng duìchènxìng sèsùyìchángzhèng

遗传性对称性色素异常症（hereditary symmetrical dyschromatosis） 手足背部发生色素异常改变的显性遗传性疾病。临床少见，*ADAR1*（RNA 腺苷脱氨酶基因）基因突变所致，但是此基因突变如何引起色素异常的机制并不清楚。双侧手足背对称性多发性色素脱失斑，其中心为岛状淡褐色斑。皮疹可蔓延至前臂及小腿，成网状，面部伴雀斑样损害。幼年起病，青春期明显，终身不退。组织病理检查示白斑处基底层色素减退，色素斑处色素增加。根据典型临床表现结合病理可诊断。应与白癜风、黑变病鉴别。白癜风为后天性发病，限局性或泛发性色素脱失性白斑，周围常有着色深的边缘。黑变病皮损为灰褐色或棕褐色斑片，弥漫性或网状，边界不清，可有网状毛细血管扩张及细碎鳞屑；好发于面部、颈部、胸背上部；以中年女性为多；组织病理检查示表皮基底层液化变性，真皮浅层见较多噬黑素细胞。无特殊治疗。

（项蕾红）

wǎngzhuàng zhīduān sèsù chénzhuó

网状肢端色素沉着（acropigmentatio reticularis） 好发于手足背和四肢远端网状色素沉着性皮肤病。大小自数毫米至数厘米，乃至数十厘米不等。形状不一，但多为卵圆形。边界清楚，表面平滑。起病于新生儿或幼儿期。常染色体显性遗传。发病多在20岁以内，损害主要分布在手足背处。色素沉着斑呈雀斑样，有棱角，融合后呈网状分布，光敏性明显。色素斑轻度萎缩，较正常皮肤稍凹陷。掌跖可见皮嵴有凹点和断裂。根据典型临床表现结合病理可诊断。无特殊治疗方法。

（项蕾红）

tèfāxìng duōfāxìng bānzhuàng sèsùchénzhuózhèng

特发性多发性斑状色素沉着症（pigmentation maculosa multiplex idiopathica） 好发于青年人躯干部，多发性色素沉着斑或斑片。又称特发性多发性斑状黑变病、特发性发疹性斑状色素沉着症等。是一种不明原因的全身色素性疾病。

临床表现 此病好发于10~30岁青年男女。皮损略呈对称，散在分布于躯干和四肢非暴露部位，偶见于颈部、面部。皮损指甲到钱币大，为圆形、卵圆形或不规则形、青灰色、棕灰色至灰褐色斑或斑片，边界不太清楚，逐渐增多增大，但互不融合，表面平滑无鳞屑，无自觉症状，慢性经过。

辅助检查 表皮下层黑素颗粒增加，偶见黑素细胞轻度增加。真皮上部乳头层和乳头层下噬黑素细胞增加。细胞浸润常不明显，血管周围有时可有少量淋巴细胞和浆细胞。

诊断与鉴别诊断 一般根据临床及病理组织学检查，进行排除性诊断。①色素性荨麻疹：皮损处划痕或摩擦后，色素斑处潮红并形成风团，即达里埃征（Darier sign）阳性。一般儿童期发病者居多，斑疹较小，可有斑丘疹、丘疹或结节等其他损害，境界较清楚。②神经纤维瘤病的咖啡牛奶斑：躯干部色素沉着斑大小不一，形状不一，境界常鲜明，可见多数柔软的突出皮面的疝状肿瘤。③色素性玫瑰糠疹：病因不明，好发于青春期后青年。主要表现为躯干、四肢近端多数散在分布粟粒至蚕豆大小淡褐色至黑褐色色素沉着斑，分布与皮纹走向一致。常经红斑和色素沉着两期。一些学者认为，此病和色素性玫瑰疹无本质差别，只是后者存在红斑期。排除上述疾病后，进一步详细询问病史：有否接触化学物质或物理性刺激史，长期应用某些药物如砷、银、氯丙嗪等病史，有否内分泌紊乱及其他内科疾患，如艾迪生病等，并进行相应的实验室检查。常需与药物性色素沉着斑相鉴别，后者有长期应用某些药物史。如银沉着症，常同时伴黏膜色素性沉着，砷沉着症则往往为全身性，尤以腋窝及会阴部明显，常伴掌跖角化。

治疗 一般无需治疗。对症处理可外用氢醌类制剂。并给予口服或注射大量维生素C。

（项蕾红）

sèsùchénzhuó-xīròu zōnghézhēng

色素沉着息肉综合征（Peutz-Jeghers syndrome） 躯干部多见皮肤淡褐色斑并伴胃肠息肉的疾病。又称波伊茨-耶格综合征。常染色体显性遗传，起病于新生儿或幼儿期。皮损为口周、唇及口腔黏膜有褐黑色斑点，大小自数毫米至数厘米，乃至数十厘米不等；形状不一，但多为卵圆形，边界清楚，表面平滑。胃肠道息肉，以小肠多见。组织病理检查示皮肤表皮基底层、棘层色素增加。基底层黑素细胞数目增多。息肉常为腺瘤，可恶变。根据典型临床表现结合病理可诊断。注意与下列疾病鉴别。①雀斑：皮损为面部、手背、颈及肩部暴露部位针头至米粒大淡褐色或黄褐色斑，呈点状分布；自5岁左右发病，女性多于男性；组织病理可见表皮基底层色素增多，但黑素细胞数目并不增加。②雀斑样痣：皮损为散在分布的棕色至黑色的针尖至粟粒大小的斑疹，不限于曝光部位，组织病理示基底层内色素细胞增多，基底细胞内黑素增加。③色素痣：多发生于儿童或青春期，皮损呈斑疹、丘疹、乳头瘤状、疣状、结节等表现，黄褐色或黑色，组织病理可见痣细胞巢。如美容需要，皮损可用激光治疗。息肉破溃出血或恶变者可手术切除。

（项蕾红）

sèsùzhì

色素痣（pigmented nevus） 以躯干部多见的黑色、黑褐色或淡褐色斑或斑丘疹为特点的疾病。起病于新生儿或幼儿期或青春期。色素痣来源于神经嵴前体细胞，其移行到表皮过程中偶然异常聚集而成。为含有痣细胞的一种良性肿瘤，能产生黑色素。多发生在儿童期或青春期，表现小斑点、斑疹、丘疹、乳头瘤状、结节状等，褐色和黑色。大小自数毫米至数厘米，乃至数十厘米不等。形状不一，但多为卵圆形。边界清楚，表面平滑。根据痣细胞在皮肤内的位置分为皮内痣、交界痣和混合痣等。皮内痣在成年人较多见，常发生在头颈部，皮疹颜色深浅不一。成半球形隆起于皮面，或呈乳头瘤状，有蒂，直径多小于1cm。组织学上痣细胞巢位于真皮内。交界痣一般光滑或稍隆起皮面，直径多小于0.8cm；发生于掌跖和生殖器部位者有恶变的可能。痣细胞巢位于表皮下部接近真皮处。混合痣外观与交界痣类似，可更加高出皮面。痣细胞巢位于表皮下部并呈索状伸向真皮。

组织病理有以下特征。①交界痣：局限的痣细胞巢位于真、表皮交界处。②皮内痣：痣细胞巢位于真皮内，其中可见多核痣细胞。③混合痣：痣细胞巢见于真、表皮交界处和真皮上部，真皮痣细胞呈立方形此交界处痣细胞小且含很少色素。

根据典型临床表现结合病理可诊断。注意与以下疾病鉴别。①雀斑：面部、手背、颈及肩部暴露部位针头至米粒大淡褐色或黄褐色斑疹，呈对称分布。组织病理检查可见表皮基底层色素增多，但黑素细胞数目并不增加。②单纯性雀斑样痣（见雀斑样痣）：散在分布的棕色至黑素的针尖至粟粒大小的斑疹，不限于曝光部位，组织病理检查示基底层内色素细胞增多，基底细胞内黑素增加。③恶性黑素瘤：常不对称，边界不清楚，边缘不光滑，色泽不均匀；发展迅速，易破溃、出血，可形成不规则形瘢痕；组织学上生长构型不规则，表皮受累更明显，细胞异型、核分裂象多见，间质反应明显，有时见浆细胞。

色素痣发生恶变的可能性不大，一般无需治疗。也可用二氧化碳激光或手术治疗。调Q开关紫翠宝石激光治疗。怀疑恶变者手术切除并进行病理检查。

（项蕾红）

fāyùbùliángzhì

发育不良痣（dysplastic nevus） 具有单发或多发的不规则斑丘疹样色素性病变的黑素细胞痣。有可能发展成恶性黑素瘤。又名发育不良痣综合征；B-K综合征；临床上常被误认为是浅表播散性恶性黑素瘤。可在儿童期出现。有1/5~1/3的发育不良痣组织学与恶性黑素瘤相近。细胞的不典型性和增殖与日光曝晒有一定相关性。有研究认为发育不良痣与11号染色体的部分缺失及睾丸生殖细胞肿瘤有关。家族性恶性黑素瘤和发育不良痣还与内分泌性腺体综合征、自体免疫多腺体综合征相伴发。但以上相关性尚未完全确定。发育不良痣所存在的分化障碍可能具有一定的遗传基础，内源性激素和外界环境促进了此病的发展。对恶性黑素瘤易患家族进行基因学分析认为是常染色体显性疾病，异常基因可能存在于1p35或9p21，导致细胞周期酶p16/CDKN2A突变引起细胞分化异常。另外，在发育不良痣中紫外线诱导所产生的过多光化学产物可引起细胞恶性转化。

损害可发生于体表任何部位，常见于躯干，依次为肢体、面部。损害单发或多发，通常较痣细胞痣大，有些直径可超过7mm。中央常高起，无毛，大小不一，边缘不规则或不清楚，颜色深浅不均。损害多发时，可发展为恶性黑素瘤，但若为单个则与恶性黑素瘤无关。

此病组织构型比细胞学的特点更重要。组织构型绝大多数为复合痣型，少数为交界型。边缘交界处黑色素细胞扩展超越中央真皮内痣细胞的范围。交界处痣细胞呈“桥”形融合。表皮突延伸，边缘交界处尤为明显。表皮突基底及两侧有痣细胞巢。表皮棘细胞层中部或上部可见黑色素细胞，多呈巢状。常有轻度至中度炎症细胞浸润。表皮突周围绕有粗而宽的胶原带。细胞学特点：黑色素细胞的核大而深染，具多形性和不规则性，或核仁明显，但不见核丝分裂象。

主要通过病理检查诊断并与恶性黑素瘤鉴别。应严密观察是否发生恶变。应定期随访，对有家族性恶性黑素瘤、青春期、孕期和使用性激素替代治疗者尤应注意。切除仍是首选治疗方法。切除范围应达皮损周边2~3mm。单个皮损可切除，多发者，可外用氟尿嘧啶或维A酸治疗。有或无家族性恶性黑素瘤者，如不易检查皮损进展，应预防性切除。以上治疗均应终生定期随访，必要时活检。

（项蕾红）

liángxìng yòunián hēisèliú

良性幼年黑色瘤（benign juvenile melanoma） 儿童期来源于黑素细胞的后天性良性肿瘤。又名斯皮茨痣（Spitz nevus）。大多有混合痣的一种异形结构。病因可能与日晒有关。遗传学研究约25%斯皮茨痣细胞在部分染色体如11p上存在突变。皮损单个淡红色、红色或棕红色坚实结节，约95%直径小于1cm。略呈疣状或乳头瘤状，高出皮肤，表面光滑，无毛、无自觉症状。轻微损伤可引起出血和结痂。通常见于儿童，好发于面部和四肢。组织病理检查示多为混合痣，痣细胞有梭形和上皮样形两型。约半数以梭形细胞为主，20%以上以上皮样形细胞为主，其余为两型细胞混合。细胞内几乎完全缺乏黑素。根据典型临床表现结合病理可诊断。需与下列疾病鉴别。①单纯性血管瘤：出生后3~5周发病，好发于面、颈和头部，生长迅速，高出皮面，表面呈草莓状分叶，直径2~4cm，质软，鲜红色或紫色，组织病理检查示真皮大量增生的毛细血管，内皮细胞增生明显。②化脓性肉芽肿：好发于肢体末端及暴露部位，通常有轻微外伤史，鲜红色或棕红色丘疹，逐渐增大，形成有蒂赘生物，质软，压迫不变白，易出血。组织病理示大量新生毛细血管球状肿块，管壁由单层内皮细胞组成，周围有少量成纤维细胞和中性粒细胞，肿块周围表皮细胞伸入基底部形成角化环，使损害呈蒂状。治疗首选切除。切除不彻底可复发。

（项蕾红）

xiāntiānxìng sèzhì

先天性色痣（congenital pigmented nevus） 先天性黑色素细胞发育异常的疾病。发病机制不明。皮损为深褐色斑块，直径由几厘米至大片损害，有时累及躯干大部或整个肢体，边界清楚，稍隆起，表面不规则，早期即长有密集粗壮的黑毛。有些外形奇特，似兽皮，呈兽皮痣。出生时即发生，随婴儿长大，皮损表面可皱褶成疣状，更黑、多毛。直径大于10cm的先天性色痣约10%发生恶变。组织病理变化类似混合痣，痣细胞团块广泛分布于真皮及皮下组织，围绕于血管、附属器周围或散于胶原束之间。可手术切除，必要时植皮。有癌变迹象时应尽早手术切除。

（项蕾红）

lánzhì

蓝痣（blue nevus） 真皮细胞中因高度色素沉着的黑素细胞非恶性聚集而形成的痣。病因不明。根据临床表现分为普通型和细胞型。①普通型蓝痣：皮损为上肢和面部的蓝色及蓝黑色结节，直径2~6mm。②细胞型蓝痣：为臀部和骶尾部的蓝色或蓝黑色较大坚实结节；一般单发，少数患者多发；出生时发病或幼年发病，生长缓慢，终生不退。组织病理检查普通型蓝痣示真皮深层与表皮平行的树枝状及梭形黑素细胞，含大量黑素颗粒；细胞型蓝痣示真皮中部较大的梭形细胞，密集排列成细胞岛。细胞型蓝痣较易发生恶变。根据典型临床表现结合病理可诊断。主要与痣、咖啡牛奶色斑鉴别。痣多发生于儿童或青春期，皮损呈斑疹、丘疹、乳头瘤状、疣状、结节等表现，黄褐色或黑色；组织病理检查可见痣细胞巢。咖啡牛奶色斑一般从幼儿发病，边缘规则的淡褐色斑，形状、大小不一，组织病理检查示表皮内黑素总量增加，见大的黑素颗粒，基底层黑素细胞数目增多。普通型蓝痣一般不需治疗。细胞型蓝痣应手术切除。亦可用二氧化碳激光治疗，治疗应彻底。

（项蕾红）

quánbùhèqīngsèzhì

颧部褐青色痣（nevus fusco-caeruleus zygomaticus） 主要发生在颧部的原因不明色素沉着症。多发生于女性，男女比例为1：(12.8~17.7)。发病年龄多在16~40岁。部分患者有家族史。发病部位在面部，绝大多数在颧部，少数也可在眼睑、鼻翼部。为直径一般在1~5mm的灰褐色、黑灰色色素沉淀斑，圆形、椭圆形，边界清楚、数目不等。可为数个到数十个，一般10~20个。皮疹不凸出或凹陷。绝大多数双侧对称分布。患者无任何自觉症状。黑素细胞在真皮上部及真皮乳头层下部，胶原纤维之间散在细小、梭形黑素细胞，长轴与胶原纤维平行，多巴染色阳性。电子显微镜检查，真皮黑素细胞内含有许多大小不一的黑素体。根据典型皮损及部位可诊断。调Q开关紫翠宝石激光治疗，多数可取得满意效果。

（项蕾红）

Tàitiánzhì

太田痣（nevus of Ota） 波及面部三叉神经第一、二支区域及同侧巩膜的灰蓝色斑状损害。又名眼颧部褐蓝痣。是一种真皮黑素细胞的错构瘤。可先天性发生亦可后天获得，可单侧发生也可对称，除皮肤之外，也可累及眼和口腔黏膜表面。1938年日本太田首先描述。病因未明，可能源于胚胎阶段，黑素细胞不能完全从神经脊进入表皮。在不同人群中发生率不同提示基因影响，但太田痣的家系罕见。幼年早期和青春期早期是好发的两个高峰，提示激素水平也可能是发病的一个因素。

多发生于颜面一侧，偶见两侧，眼周、颧部及颞部，前额。分布限于三叉神经第一、二支区域。约2/3患者有同侧巩膜受累变蓝；皮损为褐色、青灰、蓝、黑或紫色斑片，偶有结节（图）；多在20岁以前发病。

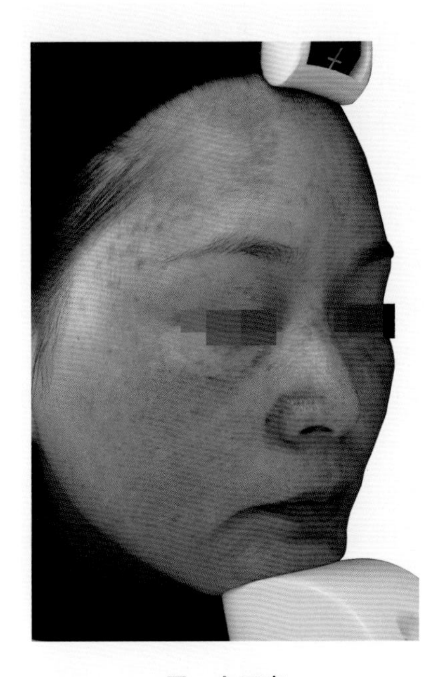

图 太田痣

注：发生于右侧前额及眼周的淡褐色斑

有必要做眼科检查，据报道，10%太田痣患者眼内压升高。组织病理检查见表皮正常，真皮乳头层和网状层上部可见树突状黑素细胞，周围包绕纤维鞘。真皮还可见嗜黑素细胞。根据组织病理学上真皮黑素细胞的位置，可分为表浅型、浅部弥散型、弥散型、深部弥散型和深在型。表浅型更多的分布在颊部，而深在型发生在口周，前额，鬓角处。根据典型皮损及部位可诊断。需与以下疾病鉴别。①鲜红斑痣：不规则型红色或紫红色斑片，压之部分或完全褪色。出生时或出生后不久出现，皮损边界清楚，不高出皮面，组织病理检查示真皮上中部毛细血管扩张。②先天性真皮黑素细胞增多症：腰骶部和臀部圆形、椭圆形或方形浅蓝色、暗蓝或褐色斑，出生时即有，几年内可自行消退。同时注意与黄褐斑、咖啡牛奶色斑、蓝痣的鉴别。治疗：化妆遮盖。激光成功率较高，副作用较小。4~8次治疗后90%~100%患者皮肤色素大幅度减少或清除，不到1%出现瘢痕。

（项蕾红）

Yīténgzhì

伊藤痣（nevus of Ito） 分布于肩及上臂，锁骨上神经及臂外侧神经所支配区域类似太田痣的色斑。又称为肩峰三角肌褐青色痣。1954年日本伊藤描述。病因不清。皮损为褐色、青灰、蓝、黑或紫色斑片。组织病理检查所见同太田痣。根据典型皮损及部位可诊断。应与蓝痣相鉴别。伊藤痣调Q开关紫翠宝石激光，多数可取得满意效果。

（项蕾红）

Bèikèzhì

贝克痣（Becker nevus） 以大片色素沉着斑后表面出现毛发，毛发较毳毛粗且黑、逐渐增多，边界清楚为特点的疾病。亦称色素性毛表皮痣。病因不清。大片色素沉着斑1~2年后表面出现毛发。好发于肩、胸部位。儿童时期发病，随年龄增长而长大、增厚。可并发其他表皮痣。组织病理检查示表皮棘层肥厚，皮突不规则延长，基底层色素增加，真皮浅层可见噬黑素细胞和黑素细胞。根据典型皮损及部位可诊断。应与以下疾病相鉴别。①鲜红斑痣：不规则形红色或紫红色斑片，压之部分或完全褪色。出生时或出生后不久出现，皮损边界清楚，不高出皮面，组织病理检查示真皮上中部毛细血管扩张。②先天性真皮黑素细胞增多症：腰骶部和臀部圆形、椭圆形或方形浅蓝色、暗蓝或褐色斑，出生时即有，几年内可自行消退。同时注意与咖啡牛奶色斑、蓝痣的鉴别。一般不需治疗，必要时可用二氧化碳激光或切除、植皮。

（项蕾红）

quèbānyàngzhì

雀斑样痣（lentigo） 皮肤或黏膜上呈褐色或黑色斑点为特征的疾病。又称黑子，多于幼年起病，且数目可逐渐增多。损害长期存在，亦可在数年之后自行消退。

病因和发病机制 是一种与遗传因素有关的神经嵴发育病。如果黑素细胞刺激激素增加，痣的颜色可明显加深，数目可显著增多。

临床表现 可为先天性或获得性，表现为棕黑色的斑点。包括以下类型。①单纯性雀斑样痣（simple lentigo）：较常见，损害为淡褐色至黑褐色的斑疹，圆形、卵圆形或不规则形，直径多小于5mm，但可相互融合，表面平滑或略隆起，损害内色素的分布非常均匀。损害单发或多发，数目有时很多，呈簇集或散在分布，无自觉症状。任何部位均可发生，包括掌跖、甲床和黏膜，分布与日晒无关。日晒后颜色不加深，冬季亦不消失。多发的雀斑样痣可群集并局限于身体的某一部位，往往呈单侧节段性分布，状如曲线或漩涡，损害为直径2~10mm的褐色斑疹，出生时或童年早期即已存在，患者的身体大多健康。此种情况有学者称之为簇集性雀斑样痣（agminated lentigines）或节段性雀斑样痣病（segmental lentiginosis）。②发疹性雀斑样痣病（eruptive lentiginosis）：于数月至数年内广泛发生数以百计的雀斑样痣。患者多为青少年，并无心脏或内部异常疾病。患者的身体大多健康，但有一部分人合并其他发育异常，如黏液瘤综合征、多发性雀斑样痣综合征、面中部雀斑样痣病、波伊茨-耶格综合征等。

辅助检查 组织病理检查为表皮突略伸长，轻度棘层肥厚，在伸长的表皮突的基层内黑素细胞增生，但不形成细胞巢。

诊断与鉴别诊断 确诊常需病理检查。此病可见于某些遗传性综合征，如多发性雀斑样痣综合征、面中部雀斑样痣病、口周雀斑样痣病，LAMB 综合征等，不能忽视对身体其他部位的检查，以免漏诊或误诊。需与以下疾病相鉴别。①*雀斑*：颜色较浅，发生于日晒部，黏膜无损害，夏季加重，表皮黑素细胞的数目不增多；而雀斑样痣的颜色往往较深，分布常更稀散，身体的任何部位包括黏膜均可被侵犯，不因日晒而加深颜色或增加数目，在延长的表皮突的基层内黑素细胞增多。②*恶性雀斑样痣*：年龄较大者，要注意与恶性雀斑样痣鉴别。后者逐渐向周围扩展，颜色不均匀地加深。病理可见黑素细胞不典型增生和退化现象。而单纯性雀斑样痣通常无上述病理改变。③斑痣：簇集性雀斑样痣与斑痣的区别是簇集性雀斑样痣的色素性斑疹出现于外观正常的皮肤，而斑痣系于褐色斑的上面有颜色更深的斑点或丘疹存在。④交界痣：组织病理检查可见痣细胞。

治疗 多应用 Q 开关高能脉冲激光局部治疗，以红宝石激光或 Q 开关的翠绿宝石激光效果较佳，一般经 1~4 次治疗获治愈。

（项蕾红）

báidiànfēng

白癜风（vitiligo）

表现为局限性或泛发性色素完全脱失的皮肤黏膜疾病。较常见，在任何年龄均可发病，多见于青壮年。

病因和发病机制 发病机制尚不明确，一般认为是具有遗传素质的个体在多种内外影响因子刺激下发生免疫功能、神经精神、内分泌及代谢功能等各方面的紊乱，导致体内色素相关酶系统受抑制，黑素生成障碍或直接破坏黑素细胞，最终使皮肤色素脱失。许多研究结果显示表皮黑素单位的氧化还原状态受损是导致非节段性白癜风免疫反应的原发性缺陷，节段性白癜风可能源于镶嵌式发育素质导致黑素细胞脱失。

遗传因素 白癜风具有家族聚集性，患者亲属患病率国外报道为 18.75%~40%，中国为 3%~12%，高于一般人群，且差异有显著性。分离分析显示它不符合常染色体遗传和性连锁遗传模式，而更接近多基因遗传模式，即几个基因同时改变而致病或增加了疾病的易感性（如与黑素细胞早熟死亡相关的基因等），但其易感基因尚未发现。

氧化还原功能受损 白癜风患者的黑素细胞对氧化性损伤敏感，致黑素细胞早期死亡，可能与酪氨酸酶相关蛋白-1（TRP-1）的合成和加工异常有关，TRP-1不仅参与黑素的生物合成，而且在防止早熟的黑素细胞死亡中有一定作用。患者黑素细胞与钙连接素有异常的蛋白间相互作用，提示新生的 TRP-1 多肽折叠和成熟异常；患者苯丙氨酸羟化酶活性下调，表皮 L-苯丙氨酸水平增高，导致表皮过氧化氢累积，使四氢生物蝶呤再循环平衡受损，同时可以激活树枝状细胞并使 T 细胞增殖。

免疫机制 组织学及免疫细胞化学研究显示白癜风表皮黑素细胞消失，活动性白斑边缘的真皮内有淋巴细胞浸润；患者血清中存在抗黑素细胞自身抗体，其效价与病变程度成正比；将活动性患者血液中提取的 IgG 加到培养基，能引起补体介导的黑素细胞破坏；将正常人皮肤移植到裸鼠，注射白癜风患者血清 IgG 可使移植的皮肤出现白斑；白癜风患者可合并其他自身免疫性疾病，部分患者血清中可测到抗甲状腺球蛋白、抗平滑肌、抗胃壁细胞等器官特异性抗体。这些发现均表明白癜风为一与自身免疫密切相关的疾病。在活动期白癜风，朗格汉斯细胞大量摄取黑素细胞抗原，导致机体产生自身抗体和特异性细胞毒 T 细胞，使皮损不断扩大。皮损边缘的黑素细胞可表达主要组织相容性复合体Ⅱ（MHC Ⅱ）抗原，细胞间黏附分子-1（ICAM-1）的表达也增加，IgG 抗黑素细胞抗体可刺激黑素细胞表达人类白细胞抗原-DR（HLA-DR）、ICAM-1 和释放 IL-8，MHC Ⅱ抗原在黑素细胞上表达可使其具有抗原呈递细胞（APC）的功能，向 $CD4^+$ 细胞呈递抗原引起免疫反应，而 ICAM-1 是白细胞和黑素细胞相互作用中的重要黏合分子，在免疫和炎症反应中起重要作用，免疫反应的结果使黑素细胞不断被破坏。

褪黑激素学说 不同浓度褪黑激素有不同作用，低浓度可抑制细胞生长，对黑素合成无作用，高浓度则抑制黑素合成，但对细胞生长无作用，这一作用是特异性的，因为相应浓度的直接前体和褪黑激素降解产物对细胞的增殖或黑素合成均无作用。褪黑激

素对细胞增殖和黑素合成的不平行作用显示其可以通过不同机制调节黑素细胞增殖和黑素合成这两个过程，如调节机制失调则可能致病。

表皮角质形成细胞分泌的细胞因子失衡 虽然黑素细胞是疾病的受损靶细胞，但角质形成细胞作为黑素细胞抗氧化分子的提供者在黑素合成中共同起作用，角质形成细胞内皮素-1（ET-1），碱性成纤维细胞生长因子（bFGF）等表达的改变可影响控制黑素细胞生长的细胞因子发生改变，影响黑素细胞生长。

临床表现 任何部位皮肤均可发生，但好发于易受光照及摩擦损伤部位，如颜面部、颈部、躯干部和四肢等，口唇、阴唇、龟头及包皮内侧黏膜亦可累及；皮损对称分布，亦可沿神经呈节段性分布。皮损为局限性色素完全脱失斑，乳白色，大小及形态不一，指甲至钱币大小，可呈圆形、椭圆形或不规则形，白斑处毛发也可变白，进展期脱色斑向正常皮肤移行，发展较快，并有同形反应，即压力、摩擦、外伤后可形成继发白癜风；少数病例白斑相互融合成大片，泛发全身如地图状，另有少数患者的皮损毛孔周围出现岛状色素区，稳定期白斑停止发展，境界清楚，边缘有色素沉着环。病程慢性迁延，可持续终身，亦有自行缓解的病例；其病程一般可分为进展期、静止期和退行期。

分型 根据皮损范围和分布分为3型。①局限型：一个或数个白斑局限于一个部位，又可分为节段型和黏膜型。节段型的白斑按皮节分布；黏膜型仅累及黏膜。②泛发型：最常见，许多白斑广泛分布于体表。可分为寻常型、面肢端型和混合型。寻常型的白斑散在分布于体表；面肢端型的白斑分布于面和肢体远端；混合型是上述几型不同组合而成，如面肢端型+节段型等（图）。③全身型：全身皮肤完全或几乎全部脱色，亦有毛发变白。

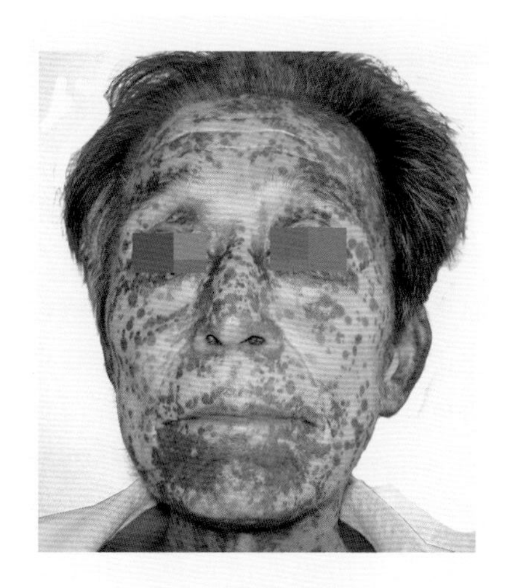

图 泛发型白癜风

注：面部泛发白斑

辅助检查 有组织病理检查和电子显微镜检查。

组织病理检查 基底层黑素细胞减少或消失，表皮黑素颗粒缺乏，多巴染色阴性；真皮浅层可见不同程度的单一核细胞浸润，而白斑边缘部表皮基底层及基底层上角质形成细胞内可出现空泡变性及基底层灶状液化变性，界面消失，真皮乳头层可出现水肿和小水疱，真皮浅层单一核细胞浸润；白斑边缘部朗格汉斯细胞密度增高，并有胞突减少或消失等形态学改变。免疫病理方面的资料较少，仅个别用直接免疫荧光法发现部分患者基底膜带（BMZ）IgG或C3沉积以及角质形成细胞内有IgG或C3沉积。

电子显微镜检查 可发现白斑处缺乏黑素细胞，白斑边缘部黑素细胞胞质中出现空泡，核固缩，粗面内质网高度扩张甚至破裂，附膜核糖体可部分脱落，扩张池中含絮状物，线粒体萎缩或肿胀，黑素小体明显减少，Ⅲ、Ⅳ级更少，可有黑素小体聚集，内部呈细颗粒状，而且黑素沉积不均匀，溶酶体内可见残留黑素颗粒。角质形成细胞：白斑处细胞可有粗面内质网轻度扩张，线粒体结构不清，细胞内水肿；白斑边缘处细胞排列紊乱，细胞内外水肿，张力微丝紊乱，桥粒断裂、减少甚至消失。朗格汉斯细胞：白斑处细胞有明显退化改变，核切迹加深，细胞核巨大，核周隙不均匀扩大，粗面内质网增多、扩张，线粒体肿胀，胞内空泡增多，特征性伯贝克颗粒显著减少，胞体变圆，胞突大多消失，白斑边缘部细胞变化较轻。

诊断与鉴别诊断 诊断依据包括色素脱失性白斑，大小、形态不一，与正常皮肤之间的边界清楚，周围常有着色深的边缘；可发生于任何部位，好发于暴露和皱褶部位；白斑上的毛发可变白或无变化；可发生于任何年龄。无明显自觉症状；组织病理检查示表皮黑素细胞及黑素颗粒明显减少，基底层几乎完全缺乏多巴染色阳性的黑素细胞。需要与下列疾病相鉴别。①*贫血痣*：先天性淡色斑，多在出生时即有，由于淡色斑处毛细血管较正常少，摩擦患部时周围皮肤充血而白斑处不能明显发红，由此可与白癜风区别。②*无色素痣*：出生时或出生后不久发病，损害往往沿神经节段分布，表现为局限性或泛发性淡色斑，境界模糊，边缘多呈锯齿状，周围无色素增加晕，感觉正常，持续终生不变。③*花斑癣*：多发于胸背的色素减退性白斑，其上可见细薄鳞屑，真菌镜检可见短粗的菌丝和孢子。

④外阴白色病变：外阴局部皮肤、黏膜粗糙增厚，或萎缩性白斑，周围无着色深的边缘。⑤单纯糠疹：通常发生在儿童或青少年面部的鳞屑性浅色斑，任何季节均可发病，但皮损以冬、春季较为明显。⑥硬化萎缩性苔藓：病因未明的少见病，表现为多数境界清楚的白色萎缩性丘疹，晚期真皮上层胶原硬化，皮损因之发硬，可伴有女阴及肛周皮肤萎缩。⑦无色素性色素失禁症：从躯干到四肢泼水样色素减退斑，单侧性分布，患处发汗功能减退，毛细血管张力减退，往往继发水疱性皮损，病变部可凹陷性萎缩或隆起。

治疗 由于病因不明，治疗均为对症。主要采用各种方法控制病情进展，然后使皮损区色素恢复，达到形态和功能上的修复。传统方法有饮食疗法、心理治疗、局部糖皮质激素、补骨脂素联合长波紫外线照射治疗（PUVA）、中草药、外科表皮移植或用遮盖剂、脱色等，较新的治疗方法有308nm准分子激光、308nm单频准分子光（MEL）、窄波中波紫外线（311nm）疗法，局部糖皮质激素霜或钙调神经磷酸酶抑制剂与长波紫外线联合治疗、自体黑素细胞移植等方法。

（项蕾红）

báihuàbìng

白化病（albinism）

皮肤、毛发及眼睛色素缺乏的先天性皮肤病。属常染色体隐性遗传或性连锁隐性遗传。

病因和发病机制 白化病是最早引起注意的遗传性疾病之一，但其分子机制尚未完全清楚。患者黑素细胞数目与形态正常，且多巴反应多为阳性；先天性酶缺陷（酪氨酸生成不足或酶活性降低或缺乏）致使黑素细胞内黑素前体不能转变成黑素体或黑素体不能黑化而出现白化病。研究显示，至少有7种基因突变可引起色素合成减少，产生各种与白化病相关的临床症状，包括皮肤、毛发和眼色素减退。基因包括酪氨酸酶（TYR）基因、p基因、酪氨酸酶相关蛋白-1（TYRP-1）基因、TYRP-2基因、Pmel-17基因等。

临床表现 患者全身皮肤色素缺乏，致使皮肤毛细血管显露而呈现红色，对紫外线的敏感性比正常人高6~12倍；毛发呈纯白色、银白色、淡白色、黄白色等，有丝绢样光泽，外形纤细如丝；眼睛表现具有特征性，眉毛和睫毛呈白色或淡黄色，由于缺乏色素，儿童期虹膜为透明淡灰色，瞳孔为红色，成人期呈青灰色、淡褐色，有昼盲状态。并发症包括畏光，中重度视力下降，眼球震颤。分为以下类型。

泛发型白化病 即眼皮肤白化病。大多数患者皮肤、头发和眼睛完全无色素，皮肤呈白色或粉红色，毛发为白色或淡黄色；虹膜透明，脉络膜也失去色素，瞳孔发红、畏光，皮肤不能晒黑，对光高度敏感，日晒后极易发生皮炎；而部分患者可被晒黑，皮肤、头发可有中等程度的色素是因为酪氨酸酶仍有部分功能。

部分白化病 患者皮肤、头发和眼睛残留少至中等程度的色素，可有雀斑、痣等，是最常见类型；出生时额上方即有一撮白发，其下皮肤呈白色；额、鼻、颏、胸及腹部也有不规则排列、大小、多少不等的色素脱失斑，一般不对称，终身不消退；有的患者可有单侧虹膜色素缺乏，眼底白化，黄斑发育不良，斜眼及弱视；也可伴发共济失调，耳聋及智力障碍者。

眼白化病 曾称鲍恩白化病，患者出生时皮肤、头发和眼睛残留少量色素，以后色素会逐渐增多，仅眼呈白化病表现，虹膜和眼底色素缺乏，虹膜半透明，患者还可表现先天性运动性眼球震颤，可能会伴发视力下降，折射误差，眼底色素减退，中央凹反射缺失，斜视。而皮肤不发生脱色素。

白化病相关综合征 主要有：①白细胞异常色素减退综合征（Chediak-Higashi syndrome）：又称伴局部白化病的免疫缺陷症。表现为部分至全部皮肤，毛发，眼睛色素脱失。毛发色素脱失后呈现银色金属样光泽。此型患者出生后不久可反复发生呼吸道感染。进入加速期后表现为发热，贫血，中性粒细胞减少症，偶有血小板减少症，肝脾淋巴结肿大和黄疸。神经系统病变程度不等，包括周围神经和脑神经病变，自主神经功能紊乱，衰弱，感觉障碍，深腱反射丧失，步态迟钝，抽搐，运动神经传导速度降低。儿童患者表现为擦伤，黏膜出血，鼻出血和淤斑，反复呼吸道感染和中性粒细胞减少症。②赫曼斯基-普德拉克综合征（Hermansky-Pudlak syndrome）：表现为程度不等的皮肤、毛发和眼部色素脱失；血小板储存不足而出血。远期并发症包括肺纤维化，肉芽肿性结肠炎，齿龈炎和肾衰竭。③格里塞利综合征（Griscelli's syndrome）：轻度白化病表现，特征性表现为出生时银灰色头发，严重的免疫缺陷而发生慢性感染。

辅助检查 白化病的检查不是常规的临床检查。毛球部酪氨酸酶分析被用于鉴别泛发型白化病和其他白化病类型。泛发型白化病毛球保持白色。白细胞异常色素减退综合征，常分析血涂片和含有巨大胞质颗粒的中性粒细胞，脑电图和肌电图可能也存在异常。赫曼斯基-普德拉克综合征，血小板电子显微镜检查会发现缺乏致密小体，出血时间也会延长。格里塞利综合征，包括神经系统CT和磁共振（MRI）检查和免疫功能检查。组织病理检查见表皮基底层有透明细胞，但银染色缺乏黑素。多巴染色分两型，在体外黑素细胞多巴染色阳性者为酪氨酸酶阳性型；多巴染色阴性者为酪氨酸酶阴性型。前一型患者体内稍有形成黑素之能力，后一型患者体内不能形成黑素。

诊断与鉴别诊断 此病与白癜风、斑驳病不同，除皮肤缺少色素外、对日光刺激的敏感性增加，眼睛也受累，视力下降。

治疗 由于皮肤缺乏黑色素保护，日晒后易发生光线性唇炎、皮炎，可能并发基底细胞癌和上皮细胞癌，应避免日晒，使用广谱遮光剂，穿戴合适的衣物保护皮肤，预防紫外线导致的皮肤伤害。局部可涂用5%对氨苯甲酸（PABA）酒精溶液。尚无好的治疗方法，视力障碍可佩戴矫正眼镜。骨髓移植可分别纠正和改善白细胞异常色素减退综合征和格里塞利综合征的血液系统和免疫系统缺陷。赫曼斯基-普德拉克综合征无有效的治疗。如果出血严重，考虑输血小板和血液。如果肉芽肿性结肠炎或肺纤维化严重，大剂量糖皮质激素也可考虑。

（项蕾红）

bānbóbìng

斑驳病（piebaldism） 以色素减少为特征的先天性染色体显性遗传性皮肤病。又称图案状白皮病，此病较少见，源于黑色素细胞发育不良。

病因和发病机制 此病是先天性疾病，为常染色体显性遗传性皮肤病，呈完全外显性。因病变累及黑素母细胞，使其在胚胎期不能迁移至皮肤，或不能分化为黑素细胞所致。

临床表现 特征性的表现是发生在额部中央或稍偏部位的三角形或菱形白斑（图），并伴横跨发际的局限性白发，呈网眼状。偶尔仅见网眼状的毛发改变。眉毛、睫毛亦可变白，有时额部白发是唯一表现。白斑可发生于任何部位，最常见于上胸、腹和上肢，偶见于枕、项、背及手足。白斑多双侧但不对称分布，白斑中央可见岛屿状色素沉着过度区，境界清楚。白斑的大小和形状一般不会随年龄的增长而发生变化。此病亦可伴发其他畸形，如虹膜异常、聋哑、精神发育异常、唇裂，耳、齿畸形等。

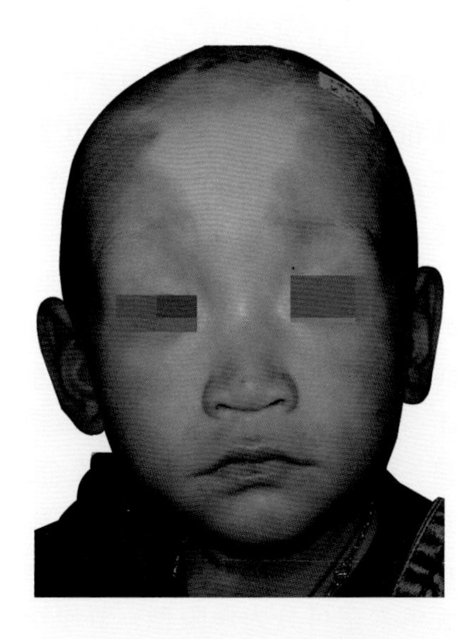

a

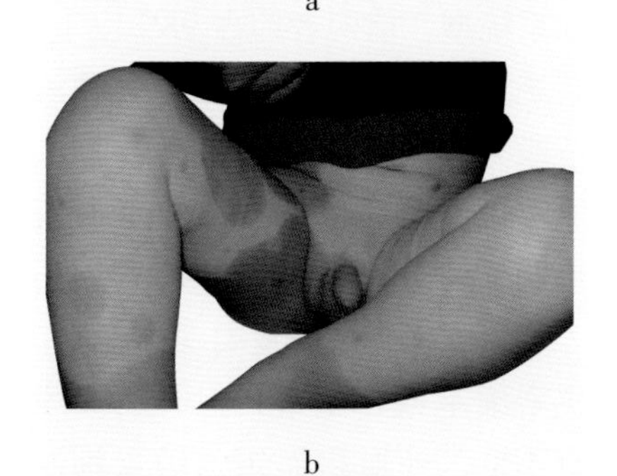

b

图 斑驳病

注：a. 额部三角形白斑；b. 躯干下肢泛发白斑

辅助检查 组织病理检查可见病变处皮肤无黑素，或有少数黑素细胞，其形态变异。电子显微镜下可见黑素细胞内含有色素前体及异常的色素前体。白斑区皮肤多巴反应和MEL-5抗黑素细胞抗体染色阴性，电子显微镜检查未能发现含黑素颗粒的黑素细胞，色素沉着区皮肤黑素细胞数量正常。

诊断与鉴别诊断 根据发生的白斑分布特点，即额部三角形白发及皮肤上典型白斑，白斑中央可见岛屿状色素沉着过度区，边界清楚；结合病理检查病变处皮肤无黑素，或有少数黑素细胞，其形态变异，诊断不难。需与下列疾病相鉴别。①白癜风：为后天性疾病，发病较晚，损害不如此病广泛，且白斑边缘色素沉着较明显。手足及生殖器等处也是白斑的好发部位，头皮白斑上毛发虽然亦可变白，但极少呈三角形形态，而斑驳病出生时即有色素脱失的斑片，常见于面部中央、前胸、腹部等身体前侧，最具特征的是发生在额部中央或稍偏部位的三角形或菱形白斑，另一特征性表现是无色素区域甚或正常皮肤上有色素过度沉着的岛状斑，白斑一般不随年龄增长而发展。②无色素痣：斑驳病很难与双侧性、系统性分布的无色素痣鉴别。无色素痣无遗传性，且病理黑素细胞数目多正常，但其树突发育不良，黑素化的黑素体数目减少，转移异常。③白化病：泛发性皮肤色素脱失，加上眼部色素脱失、毛发变白，眼球震颤时易诊断。电子显微镜观察，斑驳病其色素脱失区皮肤中无黑素细胞，但有朗格汉斯细胞，而白化病皮肤中的色素细胞及朗格汉斯细胞外观均正常，只有其黑素小体内无黑素。

治疗 无特殊的治疗方法，可以试用补骨脂素联合长波紫外线照射治疗（PUVA）、黑素细胞移植术及自体正常色素小片皮肤移植术。

（项蕾红）

pínxuèzhì

贫血痣（nevus anaemicus）

先天性局限性血管发育缺陷性色素减退斑。1906 年福纳（Vorner）首次描述。皮损部位苍白是对儿茶酚胺高度敏感导致血管收缩。

此病是先天皮肤血管异常，导致对儿茶酚胺敏感性升高，引起局限血管收缩。为局限的，圆形或卵圆形或线状苍白斑片，边缘不规则，周围可有卫星灶。皮损单个或多个，分布在身体任何部位，但多数分布在上胸部。玻片压皮损周围正常皮肤时皮损消失。贫血痣组织病理正常，黑素细胞数目和位置正常，血管结构也正常。

诊断标准：单个或多个圆形、卵圆形或线状边界清楚的淡白色斑，可有卫星灶。胸背部多见，亦可累及其他部位。常在出生或儿童期发病，一般终生不退。摩擦皮损处或冷、热刺激皮损处不发生红斑反应。分别搔抓皮损和正常皮肤，正常皮肤出现红斑，而皮损不会出现类似现象（图）。病理组织学检查血管结构正常。皮损内注射乙酰胆碱、毛果芸香碱、组胺、5-羟色胺或前列腺素E，局部不产生红斑反应。需与无色素痣、白癜风相鉴别。

一般不需治疗。如皮损影响美观，可行美容遮盖。有报道黑素细胞表皮移植有一定疗效，也可采用 308nm 准分子激光治疗。

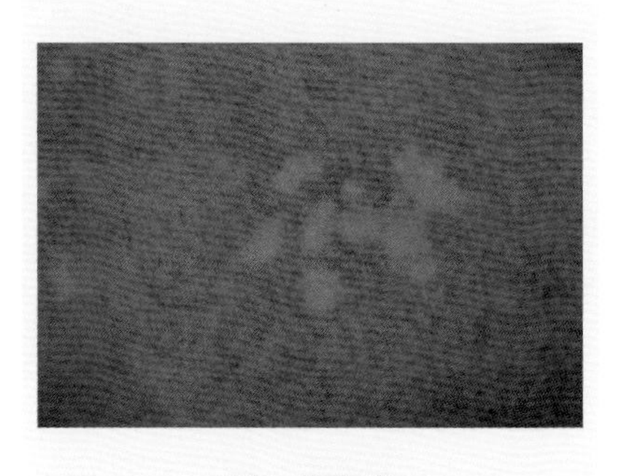

图 贫血痣

注：皮损周围皮肤摩擦后变红，皮损摩擦后不红

（项蕾红）

wúsèsùzhì

无色素痣（amelanotic nevus）

先天性、非遗传性、大小及分布稳定的色素减退斑。多数为局限性，亦可呈系统性。病因未明，多认为与发生学畸形或黑素体聚集和输送障碍有关。通常出生时即有或出生后不久发生，92.5%患者在 3 岁前发病，7.5%患者在儿童期发病，皮损持续终身不变。好发于背和臀，其次可见于胸、腹、面、颈和手臂。表现为大小不一、苍白色、局限性色素减退斑，而且为一致性不完全脱色，边界模糊而规则，有时边缘呈锯齿状，周围几乎无色素增殖晕。无色素痣可分为局限型、节段型和系统型，前两者约占 98%以上，系统型少见；节段型往往沿神经节段分布，四肢多呈条状或带状，躯干可呈方形。10%患者可出现皮肤外异常如脑发育迟缓和癫痫。

组织病理示表皮钉突多变平，黑素细胞数目正常，但其树突发育不良，外形粗而短，黑素细胞萎缩成类圆形，多巴反应减弱或阴性。超微结构显示黑素化黑素小体大小正常，但数目减少，部分消失；黑素细胞内黑素体自噬、聚集成簇或转移异常，角质形成细胞中黑素体数目减少，真皮上部的嗜色素细胞未见增多。用抗c-kit蛋白单克隆抗体（YB5. B8）以及抗黑素小体单克隆抗体（TA99）对患者的冷冻切片进行免疫组化染色，表皮黑素细胞c-kit蛋白表达强阳性，TA99 的免疫活性很弱，与白癜风患者表皮黑素细胞的表面标志均丢失有所不同。

诊断标准：限局性色素减退斑，单侧性或列序性分布，皮损常位于躯干上部或上肢，出生时即有，终生不退。组织病理检查示多巴阳性黑素细胞减少。应与下列疾病相鉴别。①贫血痣：先天性淡色斑，多在出生时即有，由于淡色斑处毛细血管较正常少，摩擦患部时周围皮肤充血而白斑处依然如故，由此可与无色素痣区别。②白癜风：后天性疾病，限局性或泛发性色素脱失性白斑，周围常有着色深的边缘。治疗效果不佳，必要时可试用自体表皮移植。

（项蕾红）

tèfāxìngdīzhuàng sèsùjiǎnshǎozhèng

特发性滴状色素减少症（idiopathic guttate hypomelanosis）

原因不明的皮肤点滴状色素减少性疾病。皮肤科常见。光线可能是一种激发因素。常见于下肢、腹部、上肢及面部。多角形或不规则形瓷白色斑，直径 2～6mm，与周围正常皮肤界限清晰。表皮基底层多巴阳性细胞反应强度减弱。根据典型临床表现结合病理可诊断。应与下列疾病相鉴别，①花斑癣：色素减退性白斑，其上可见细薄鳞屑，真菌镜检可见短粗的菌丝和孢子。②结节性硬化症：躯干柳叶状色素减退性白斑，边界不清，有面部皮脂腺腺瘤。无有效治疗方法。

（项蕾红）

yíchuánxìng pífūbìng

遗传性皮肤病（hereditary cutaneous diseases） 由遗传物质发生改变所致的皮肤黏膜疾病。可由一个（孟德尔式遗传或单基因遗传）或多个基因（多基因遗传）的缺陷引起，或染色体数目异常或结构畸变导致，也可能是环境和遗传因素交互作用的结果，常具有上下代之间呈垂直传递或家族聚集性以及终身性的特征。包括表型各异疾病，是皮肤科研究领域的难点和热点。随着分子生物学技术及人类基因组计划的进展，此领域产生许多重大突破，麦库西克人类孟德尔遗传学数据库已在互联网上广泛应用，不断更新，提供现今人类基因和遗传病信息的快速通道。

据其表型分类，可分成以下几类。①遗传性色素性皮肤病：如色素失禁症、伊藤黑素减少症等。②遗传性大疱性皮肤病：如大疱性表皮松解症、家族性良性慢性天疱疮等。③遗传性角化性皮肤病：如鱼鳞病、表皮松解性角化过度症（亦称先天性大疱性鱼鳞病样红皮病）、遗传性掌跖角皮病、毛囊角化病、可变性红斑角化病等。④先天性外胚叶缺损：如外胚叶发育不良等。⑤先天性发育异常：如儿童早老症、骨膜增生厚皮症。⑥肿瘤相关性皮肤病：如着色性干皮病、戈兰（Gorlin）综合征等。

随着分子遗传学的进展，已知有下列分类较明确的遗传性皮肤病。①角蛋白缺陷：如单纯性大疱性表皮松解症、表皮松解性角化过度症、先天性厚甲等。②细胞间连接缺陷：包括桥粒缺陷、连接蛋白缺陷，前者可引起角化受损、皮肤脆性增加和心肌病等；后者可引起感音神经性耳聋、角膜炎和皮肤异常。③角质形成细胞-细胞外基质黏合缺陷：包括半桥粒、黏着斑缺陷，前者可引起不同类型的大疱性表皮松解症；后者可见于金德勒（Kindler）综合征。④跨膜转运蛋白缺陷：如钙泵缺陷相关的毛囊角化病和家族性良性慢性天疱疮。⑤脱氧核糖核酸（DNA）修复基因缺陷。如着色性干皮病、维尔纳综合征等。

对于一些已知致病分子学基础的遗传病并已确定家族成员的遗传缺陷前提下，对这些家庭采取绒毛膜取样（10~12周孕龄）或羊膜腔穿刺（14~16周孕龄）并分析胎儿DNA进行产前诊断和遗传咨询，进而降低遗传病患者的发生率，这对于患有遗传性皮肤病的家族有很大价值。

大多无特效治疗方法，一般采取对症治疗。关于致病基因的研究、基因传递方法及基因治疗的动物模型方面取得很多进展，但传递基因的效率及其载体的安全性等问题仍使基因治疗的应用较为受限。

（肖生祥　刘宇甄　林　彤）

sèsù shījìnzhèng

色素失禁症（incontinentia pigmenti） 以水疱、红斑、丘疹及疣状增生最后呈条带状、旋涡状色素沉着为主要表现的X连锁显性遗传病。又名布洛克-苏兹贝格综合征。主要累及女性，伴眼、牙、骨骼和神经系统异常。

病因和发病机制 X连锁显性遗传，半合子男性胎儿常为致死性，多死于宫内。大多患者的缺陷基因*NEMO*（核因子κB必要调节基因）位于Xq28。该基因有10个外显子，80%多患者因外显子4~10缺失所致。因为Ⅰ期*NEMO*缺乏细胞不能进行信号传导，诱发大量细胞凋亡，产生红斑、水疱；随着表达*NEMO*细胞的代偿增生，表现为丘疹或疣状增生；Ⅲ期系表皮色素掉落至真皮形成色素失禁。

临床表现 出生后1周出皮肤损害，罕有出生后2个月发病。病程可分为4期。Ⅰ期：又称水疱大疱期，水疱成群或线状排列，以臀部和躯干两侧为重，可伴有光滑的红色结节或斑块，持续2~6周，外周血嗜酸性粒细胞高达50%。Ⅱ期：又称疣状增生期，若水疱期发生在宫内，患儿在出生时即有此病损害，在水疱损害处发生线状疣样或乳头瘤样增生（图1），持续约2个月。Ⅲ期：又称色素沉着期，患儿在3~6个月出现色素沉着，呈涡轮状和螺旋状，主要位于躯干（图2）。色素沉着系基底细胞内黑素散落入真皮内所致，而非黑素细胞功能增加。因此，称色素失禁。Ⅳ期：色素沉着在16周龄后逐渐减退，呈色素减退或缺失的萎缩性条带并可伴毛囊萎缩。其他表现可出现假性斑秃、甲营养发育不良、甲缺损、甲畸形，眼部损害约占30%，表现白内障、斜视、视神经萎缩，蓝色巩膜、渗出性脉络膜炎等；骨骼异常少见，如并指（趾）、多肋、骨瘤、偏身萎缩及牙齿缺陷；出牙延迟或部分无牙。中枢神经系统也可受累，表现智力发育迟缓、小头畸形、癫痫、痉挛性四肢麻痹，短臂、短腿等。

辅助检查 主要靠组织病理检查。组织病理变化因皮损不同而异。水疱位于角质层下或有嗜酸性粒细胞性海绵形成的表皮，疱内主要为嗜酸性粒细胞积聚；

苔藓样丘疹皮损见角化过度，棘层肥厚，基底细胞水肿，真皮上层色素失禁；疣状皮损示角化过度显著，呈假上皮瘤样增生和表皮内散在的角化不良细胞；色素性皮损见表皮基底层色素减少或缺失，而真皮浅层大量噬黑素细胞积聚。

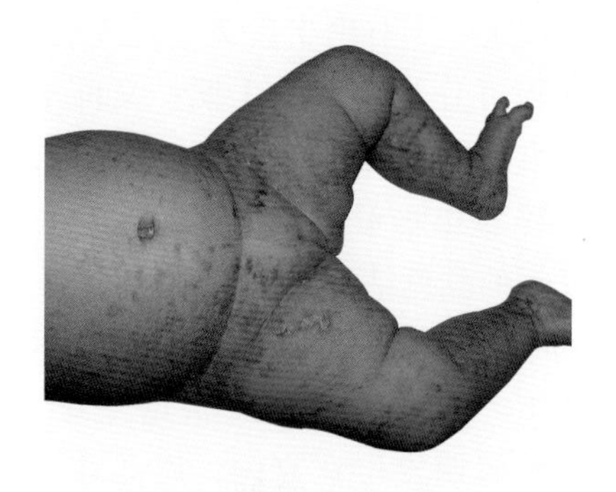

图1 色素失禁（Ⅱ期）

注：患儿皮损表现为水疱损害处发生线状疣样或乳头瘤样增生

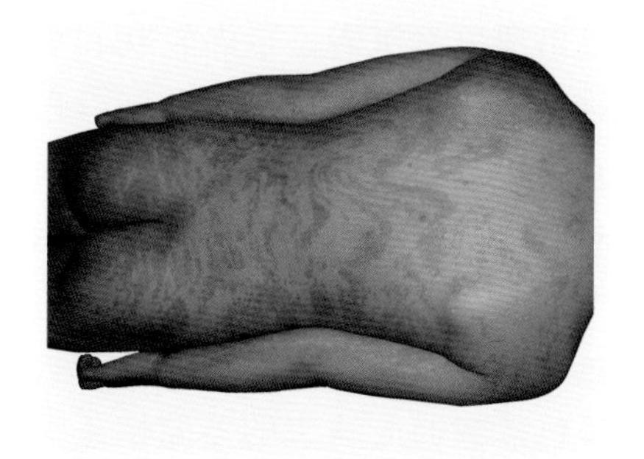

图2 色素失禁（Ⅲ期）

注：躯干处色素沉着呈涡轮状和螺旋状

诊断与鉴别诊断 根据新生女婴出现线状或成群水疱、大疱，以及随后出现的疣状增生及涡轮状色素沉着等症状即可诊断。需与疱疹样皮炎、类天疱疮、遗传性大疱表皮松解症、脓疱病、皮肤肥大细胞增生症、朗格汉斯细胞组织细胞增生症、胎传梅毒（见梅毒）鉴别。

治疗 无特殊疗法，水疱炎症期注意预防继发性感染，病情重者可试用糖皮质激素。注意伴发眼、牙、骨骼和神经系统疾病治疗。

（肖生祥　冯义国）

shénjīngxiānwéiliúbìng

神经纤维瘤病（neurofibromatosis，NF）

源发于神经轴索鞘由施万细胞及神经束膜细胞等构成的良性肿瘤。是以神经系统、骨骼和皮肤改变为突出表现的常染色体显性遗传性疾病。是较常见的良性神经鞘肿瘤。

病因和发病机制 NF1 和 NF2 为常染色体显性遗传疾病。*NF1* 基因位于染色体 17q11.2 区，涵跨基因组 DNA 的 350kb 长度，有 59 个外显子编码 2800 多个氨基酸。该基因是最易突变的基因，其编码的神经纤维瘤素（neurofibromin）通过剪切有多个异构体，参与多个信号传导通路，具有下调 ras 信号传导的功能，属肿瘤抑制基因。*NF2* 基因位于染色体 22q12.2 区，其基因编码的神经鞘瘤素（merlin）的肿瘤抑制机制尚不清楚。3 型 NF 可能为后合子体细胞突变。

临床表现 此病较常见，约 3000 个活婴中有 1 例。特征性损害主要为神经纤维瘤，其他依次为咖啡牛奶色斑、腋部雀斑、巨大色素性毛痣（神经痣）、骶部多毛症、颅回状皮肤和巨舌。

皮肤损害　①皮肤神经纤维瘤：发生在皮肤的肿瘤，表面平坦或突起，半球状或有蒂，颜色呈粉红色、肉色、果红色不等，触之柔软如疝状（图 1）。用手指轻压可将柔软性肿瘤推向脂肪层，松开手指则弹回，可与脂肪瘤鉴别。皮下或内脏的肿瘤较硬。②丛状神经纤维瘤：沿周围大神经缓慢长出的结节或肿块，界限不清（图 2）。肿瘤可高度增生，发生皱褶，臃肿下垂。触摸时犹如一袋蠕虫。其上皮肤可有色素加深和多毛。发生于内脏者，可发生恶变即恶性外周神经鞘瘤，但一般无症状，直到发生远处转移才发现。③咖啡牛奶色斑：常为 NF1 的首发表现。通常呈色素均匀一致的淡褐色斑，不规则圆形或卵圆形，大小不等，出生时即有，逐渐增多。出现 6 个以上，直径至少 1.5cm（儿童最小直径为 0.5cm）的咖啡牛奶色斑，对此病有诊断价值，通常提示为 1 型 NF。④间擦部位雀斑：直径小于 5mm，见于腋窝、腹股沟和乳房皱褶，为 NF1 特征性改变，即克劳征（Crowe sign）。可伴剧烈瘙痒。亦有伴发黄色肉芽肿者。

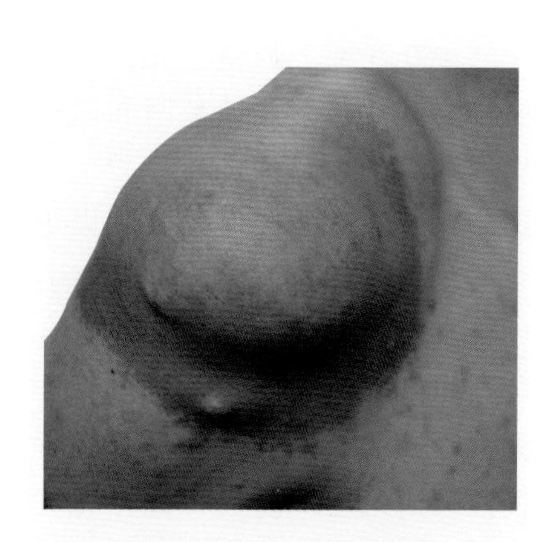

图1 皮肤神经纤维瘤

注：表面平坦或突起，半球状或有蒂，颜色呈粉红色、肉色、果红色不等，触之柔软如疝状

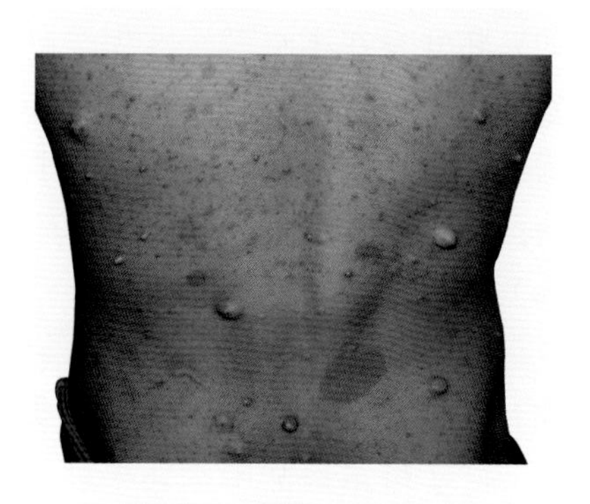

图2 丛状神经纤维瘤

注：沿周围大神经缓慢长出结节或肿块，界限不清

皮外表现 ①视觉通路肿瘤：15%患儿可以发生视觉通路肿瘤，而且只有一半会产生症状如视力下降或失明。②虹膜列希结节(Lisch nodules)：系稍微高起、界限清楚的黑素细胞错构瘤，几见于所有成年患者。③骨损害：脊柱侧凸最常见于NF1。通常为侵袭性，还可有假性关节病、脊柱裂、脱位和非外伤性骨折。④恶性肿瘤：恶性神经鞘瘤几乎只发生于已有的丛状神经纤维瘤而且治疗效果很差，因此应注意恶变早期症状如突然增长迅速、不能解释的疼痛或不适。偶可发展为神经纤维肉瘤。并有报道伴发嗜铬细胞瘤、维尔姆斯（Wilms）肿瘤、横纹肌肉瘤及骨髓性白血病者。⑤血管病：可累及任何动脉，表现为肾动脉性高血压、脑梗死、动脉瘤出血和间歇性跛行。然而NF1最常见的是肾性高血压，且很难用降压药物控制。⑤内分泌损害：可见肢端肥大症、克汀病、黏液水肿、甲状腺功能亢进、嗜铬细胞瘤、性早熟等。⑥肺损害：少数患者可发生弥漫性间质性肺炎。⑦神经系统损害：可发生智力发育迟缓，痴呆、癫痫和多种神经相关肿瘤。

此病临床上可分为5型。1型NF：为经典型神经纤维瘤，占所有NF患者的85%以上。患者出现多数神经纤维瘤，大小数毫米至数厘米不等，并出现多数广泛分布的咖啡牛奶斑，很少或无神经系统损害。约1/4的6岁以下的患儿和几乎所有老年患者出现虹膜列希结节。2型NF：又称听神经瘤，与1型的区别为出现双侧听神经瘤且无克罗征。3型节段性或嵌合型NF：类似1型NF，但局限于身体某个部位。4型家族性咖啡牛奶斑：只有确认无神经纤维瘤时才可诊断，大多无克罗征。5型施万细胞瘤病：通常20~30岁发病，表现为多发施万细胞瘤，疼痛明显。但需排除NF2，即无NF2的前庭神经施万细胞瘤。

辅助检查 主要依靠组织病理。

组织病理 不同类型病理表现不同。①皮肤神经纤维瘤：肿瘤无包膜，由神经周细胞和神经鞘细胞构成，神经周细胞为未成熟的胶原纤维束，束内原纤维较细，有些纤维间有黏液。神经鞘细胞呈细长梭形或略弯曲呈波形（图3），细胞边界不清，胞质呈淡嗜伊红性，两端有明显的长短不一的丝状突；胞核常深染，大都与胶原纤维束疏松平行排列呈波形或涡纹状。②丛状神经纤维瘤：侵犯周围大神经，并见不规则神经束。增生的神经鞘细胞和胶原纤维组成弯曲的条索，周围为黏液样无定形间质。

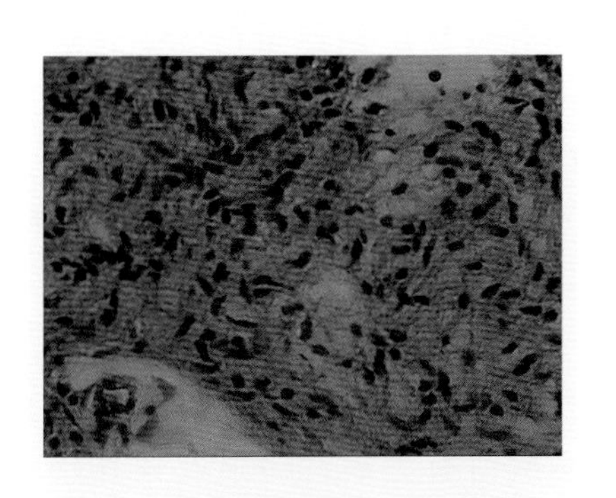

图3 神经鞘细胞呈细长梭形或略弯曲呈波形

免疫组化 神经纤维瘤根据其主要细胞类型而有不同的抗原表达。S-100蛋白及4型胶原对神经鞘细胞呈阳性表达，表皮膜抗原对神经周细胞呈阳性表达，波形蛋白对成纤维细胞和神经鞘细胞呈阳性表达，神经丝和髓磷脂碱性蛋白对轴突和髓磷脂鞘呈阳性表达。

MRI检查 NF1儿童60%在T2加强图像可见不明亮点，位于内囊、基底节、皮质、视束或脑干，不挤压周围组织，而有别于肿瘤组织。随着年龄增长而消失。

诊断与鉴别诊断 满足下列2项或多项标准即可诊断1型NF：①6个或6个以上的咖啡牛奶斑，其大小为青春期前最大直径为5mm，成人则最大直径为15mm。②2个或多个任何类型的神经纤维瘤或1个丛状神经纤维瘤。③腋窝或腹股沟雀斑。④视神经胶质瘤。⑤2个或多个列希结节。⑥明显的骨损害如伴发或不伴发假性骨关节病的蝶骨发育不良和长骨皮质变薄。⑦一级亲属（父母、兄弟姊妹、子女）患此病。2型NF的诊断需具备以下标准中的任一条。①CT或MRI证实有双侧听神经肿瘤。②一级亲属中患2型神经纤维瘤或以下肿瘤，如单侧听神经瘤或以下肿瘤（神经纤维瘤、脑膜瘤、神经胶质瘤、神经鞘瘤或幼年性后囊晶状体混浊）中的2个。鉴别诊断包括豹斑(leopard)综合征、奥尔布赖特综合征、结节性硬化症、范康尼(Fanconi)贫血、多发内分泌肿瘤2B型、布卢姆（Bloom）综合征和毛细血管扩张-共济失调综合征。

治疗 NF1患者的一级亲属必须接受检查以确定是否患病。每年随访1次，以早期发现并发症，特别是10岁以下患儿的眼、骨骼检查及血压测量。单发神经纤维瘤手术切除即可。内脏或关键部位的神经纤维瘤产生严重症状者需手术切除。瘙痒严重者可予抗组胺药物或肥大细胞稳定剂。视觉通路肿瘤需眼科治疗。可进行化疗，但尚处于试验阶段。

（肖生祥 冯义国）

dàpàoxìng biǎopísōngjiězhèng

大疱性表皮松解症（epidermolysis bullosa，EB） 以皮肤黏膜自发或轻度外伤后，成大疱为特征的遗传性皮肤病。多呈常染色体显性或隐性遗传。较少见，按照透射电镜下水疱发生的位置，将其分为3型：单纯型大疱性表皮松解症，水疱或裂隙发生于表皮基底细胞下部；交界型大疱性表皮松解症，水疱位于基底膜带的透明板内；营养不良型大疱性表皮松解症，水疱或裂隙位于基底膜带下即真皮。有学者提出第4型即半桥粒型，裂隙紧贴基底细胞质之上即半桥粒位置。

病因和发病机制 各型发病机制各异。

单纯型大疱性表皮松解症（epidermolysis bullosa simplex，EBS） 以表皮内水疱为特征，主要是角蛋白突变所致一组遗传性皮肤病，侵袭1/40 000人群。常染色体显性遗传。染色体12q11～q13或17q12～q21的角蛋白K5和K14突变导致。已报道的大多数患者存在这两种角蛋白基因编码区的点突变。角蛋白多肽的突变位点与单纯型大疱性表皮松解症的严重性之间有密切关系。D-M型角蛋白突变位于多肽中央螺旋杆区的氨基（1A）或羟基（2B）端，K型突变的位置较倾向于杆区的中央部分，W-C型突变位置经常位于杆区的非螺旋连接（L12）区，或位于K5的前端。

半桥粒型大疱性表皮松解症（hemidesmosomal epidermolysis bullosa，HEB） 此亚型的裂隙位于单纯型和交界型之间，即半桥粒水平。包括单纯型大疱性表皮松解症伴神经肌肉病变和单纯型大疱性表皮松解症伴幽门闭锁。单纯型大疱性表皮松解症伴肌营养不良极罕见，是常染色体隐性遗传，角蛋白丝相关蛋白突变相关，突变产生提早终止密码，使该蛋白缺乏而引起临床相关表现。单纯型大疱性表皮松解症伴幽门闭锁是整合素α6β4基因突变所致，电子显微镜下半桥粒缺无或有最初级的形式。

交界型大疱性表皮松解症（junctional epidermolysis bullosa，JBS） 属常染色体隐性遗传，水疱裂隙位于基底膜带的透明层。水疱发生在真皮表皮交界的基底膜内，即透明带或重叠的半桥粒水平。编码层粘连蛋白332由3个组成多肽α3、β3和γ2的3个基因发生突变引起该病。发现大多数突变发生于*LAMB3*基因，存在着导致突变的两个热点区，即R42X和R635X。非交界型大疱性表皮松解症大多为编码180kD的大疱性类天疱疮抗原2（BPAG2，亦称为XⅦ型胶原）基因突变所致；也有层粘连蛋白332基因突变引起，但属错义或缺失突变，尚有少量层粘连蛋白332表达，因此该型病情较轻。局限型由*COL17A1*突变所致。

营养不良型大疱性表皮松解症（dystrophic epidermolysis bullosa，DEB） 分显性及隐性两型，水疱、糜烂泛发，有的则局限，愈后留有萎缩性瘢痕及粟丘疹，常伴甲营养不良，重者出现贫血、内脏损害及发育障碍。DEB不论是显性还是隐性遗传都是编码Ⅶ型胶原的一个基因，*COL7A1*突变造成的。*COL7A1*基因非常复杂，有118个外显子。显性遗传性营养不良型大疱性表皮松解症基因主要是点突变，最常见的是*G2043R*。隐性遗传性营养不良型大疱性表皮松解症更严重，多为碱基插入或缺失引出提前终止密码，使Ⅶ型胶原肽链合成提前终止，合成不完整的短缩的蛋白质，影响基底膜致密板下带中锚丝的形成，致基底膜松解。

临床表现 一般在出生后2年内发病，皮损好发于手、足、肘、膝、臀部等摩擦部位，也可泛发全身，有的伴瘢痕、萎缩、甲营养不良或皮肤外表现，重者可致残或致死。各型的临床表现不同。

EBS 家族的外显率高，且较严重，疾病在出生时就表现明显。水疱通常在出生后第1年发生，偶有迟至青春期或成人期。损害常在受压或机械损伤后发生，在大疱出现前几个小时，受累皮肤可出现暗淡红斑和伴轻度瘙痒或烧灼，以后发生清澈紧张的大疱，在皮肤薄嫩处及婴儿偶见血疱（图1）。大疱可破裂、形成糜烂，但迅速痊愈。若无感染不留瘢痕，亦无粟丘疹，仅可留下暂时性的色素沉着。暴露部位、关节面等为好发部位，尤以手足最多。掌跖大疱持久存在可以形成色素沉着性鳞屑斑。约2%的患者口腔、生殖器、肛周黏膜可轻度受累。患者一般身体发育情况如毛发、牙齿、甲均可正常。病程呈慢性，通常终身存在。温暖、摩擦常使发病增多。妇女在月经前加剧，

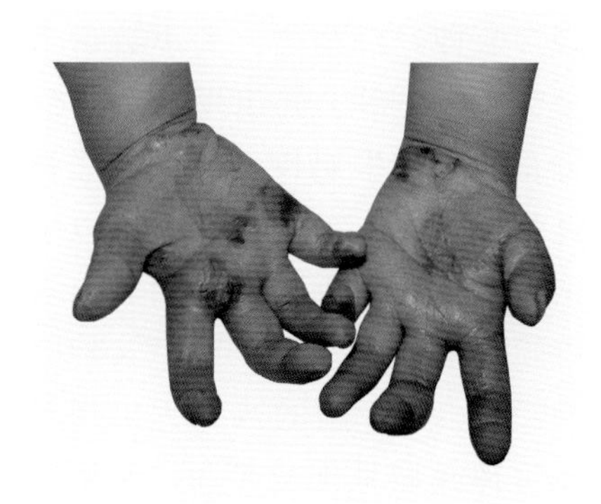

图1 单纯型大疱性表皮松解症

注：清澈紧张的大疱，在皮肤薄嫩处及婴儿偶见血疱

妊娠时，损害数量减少。可伴掌跖多汗及划痕现象。

EBS存在多个亚型及变异型。根据临床严重性分为若干亚型。常见的有3种。①局限性单纯型大疱性表皮松解症：即韦伯-科凯恩亚型（Weber-Cockayne epidermolysis bullosa simplex，WC-EBS）为EBS中的局限型，是最轻和最常见的亚型。常于婴儿或儿童期发病，亦有成人早期发病者。患者常因握持工具、行走甚至穿戴紧身鞋袜、手套致反复起水疱而就诊。据估计，这一亚型有一部分患者因症状轻微而未引起注意。水疱壁厚，好发于手足，尤其是掌跖部位，病情在夏季明显，大疱多在数天内自行吸收或破裂后结痂，愈后不留瘢痕、萎缩和粟丘疹，不伴甲、黏膜及牙齿损害。②泛发性单纯型大疱性表皮松解症：即克布纳亚型（Koebner epidermolysis bullosa simplex，K-EBS）：常染色体显性遗传，出生时或2岁以前发病，常因轻微外伤或自发出现水疱、大疱和糜烂，可泛发全身，但以四肢为甚，愈后不留瘢痕、萎缩和粟丘疹。极个别患者可因婴幼儿期反复全身泛发水疱、糜烂而影响生长发育。③疱疹样大疱性表皮松解症：即道林-米拉亚型（Dowling-Meara，epidermolysis bullosa simplex，D-MEBS）较严重，因自发出现群集水疱呈“疱疹样”得名。多在出生时即发病，水疱往往自发于躯干和四肢，并呈簇集状或环状排列。水疱尼氏征可呈阳性。愈后留有粟丘疹，但一般不留瘢痕、萎缩。偶有甲脱落及甲营养不良改变。很早出现掌跖角化并可融合产生疼痛感。夏季温热环境对皮损影响不大。常伴口腔及食管黏膜糜烂，有时致死。2个月后皮损仍可泛发，但罕见有生命危险，一般在6~7岁以后病情明显缓解。①~③为最常见亚型。④Ogna变异型大疱性表皮松解症（Ogna EBS）：一般在婴儿期发病，夏季明显。水疱以四肢多见，亦可全身泛发，血疱较常见。但愈后不留瘢痕及粟丘疹，皮下血肿为特征性表现。已报道的病例均来自挪威。⑤表浅型大疱性表皮松解症（EBS superficialis）：裂隙非常表浅，位于角质层下，表现为糜烂和痂皮，而无水疱。愈后留有色素改变或粟丘疹。可见口腔溃疡及甲改变。⑥大疱性表皮松解症伴花斑状色素沉着（EBS with mottled pigmentation）：特征就是躯干及四肢近端的花斑状色素沉着。水疱在出生时或婴儿期出现，全身分布，随着年龄增长逐渐改善，但出现的色素改变往往是家长看病的原因。肢端小的疣状斑块较有特征性。

HEB 分为两型：①单纯型大疱性表皮松解症伴肌营养不良。出生时或出生后数月内发病，躯干、四肢均泛发水疱、大疱和糜烂面，尼氏征阳性。愈后形成瘢痕及萎缩，有严重的口腔损害，伴特征性的进行性肌营养不良及贫血、发育延迟。病情严重，大多在2岁以内死亡。②单纯型大疱性表皮松解症伴幽门闭锁。皮肤和黏膜极度脆弱，并伴肾脏症状如肾积水和肾炎。有幽门闭锁，但常见的幽门狭窄阻塞。罕有非致死性报道。

JBS 分型包括：①赫利茨（Herlitz）型。又称致死型，常不能存活过婴儿期，40%多在出生后1年内夭折。大多活不过5岁，是所有大疱性表皮松解症中最严重的一型，也是较常见的交界型大疱性表皮松解症。出生时可见泛发性水疱，伴严重口腔周围肉芽组织。头皮常可见长期不愈合的糜烂及增殖性肉芽组织。甲常在早期脱失，再生时表现为甲营养不良。齿因釉质缺失而营养不良。多数黏膜表面有慢性糜烂。系统损害包括呼吸、胃肠道和生殖泌尿系统的累及。常合并有气管水疱、狭窄或阻塞，婴儿早期声音嘶哑是预后不好的征兆。显著生长迟缓和顽固性混合性贫血使治疗更加困难。患儿常死于败血症、多器官衰竭和营养不良。②轻型。又称非致死型，有时患儿在出生时表现赫利兹样损害，但可存活过婴儿期，并随年龄增长而缓解。声音嘶哑多较轻或无，是预后较好的指征。头皮与甲损害较明显，口周不愈合的损害多见于4~10岁患儿。罕见表现包括四肢或皱褶部位出现交界性水疱。③泛发性良性萎缩型。为非致死型的亚型，出生时出现全身皮肤累及。主要在四肢出现大小不一的水疱，呈浆液性或血性水疱和慢性损害。躯干、头皮和面部也可累及。可持续至成人，温度升高时水疱增多增大。水疱萎缩性愈合是此型的特有表现。甲可出现严重的营养不良。此型一个常见的特征是有或无瘢痕性脱发。可有轻度口腔黏膜累及和因釉质缺失而致齿营养不良。水疱随年龄增长而改善，但牙齿异常和萎缩瘢痕损害可持续至成人。生长正常，贫血罕见。④局限型。非常罕见，常局限于手足和胫前。甲可脱落或呈营养不良改变。不累及内脏，预后良好。

DEB 分显性及隐性两型，水疱、糜烂泛发，有的则局限，愈后留有萎缩性瘢痕及粟丘疹，常伴甲营养不良，重者出现贫血、内脏损害及发育障碍。在水疱形成后愈合常伴瘢痕和粟粒疹形成。主要包括4种亚型。即科凯恩-图雷纳（Cockayne-Touraine）显性遗传型、帕西尼（Pasini）白色丘疹样显性遗传型、局限型隐性遗传型和泛发性隐性遗传型。此外，还有一些罕见亚型。如巴特（Bart）综合征，新生儿暂时性大疱性表皮松解症和痒疹样型营养不良型大疱性表皮松解症等。

显性遗传性营养不良型大疱性表皮松解症　婴儿早期或儿童期发病。损害常为血疱，缓慢痊愈，愈后留有萎缩性或增殖性瘢痕，好发于四肢。表皮囊肿和粟丘疹常见，可伴有鱼鳞病、毛周角化、多汗症、厚甲和营养不良甲（爪样甲）、掌跖多汗，偶有掌跖角化。少数患者黏膜累及，以口腔、喉、生殖器、肛周多见，食管、结膜较少累及。①白色丘疹样营养不良型大疱性表皮松解症。即Pasini变异型，出生时发病，表现为泛发和严重的水疱，愈后留有斑和粟丘疹。特征性皮损为自发出现的白色瘢痕样丘疹，损害为象牙色到淡红色，直径2~15mm的坚实丘疹，表面粗糙，散在分布或融合成轻度苔藓样。以躯干为主，四肢也可累及，常发生在较大儿童或成人期。②巴特综合征。以先天性局限性皮肤缺损、机械性水疱和甲畸形为特征的疾病，预后较好。③新生儿暂时性大疱性表皮松解症。罕见，1985年由桥本（Hashimoto）提出并命名。出生时患儿往往泛发水疱、大疱和糜烂，尤其四肢明显，尼科利斯基征阴性。愈后留下轻度萎缩性瘢痕或粟丘疹，症状大多在1岁以内消失不再复发。

隐性遗传性营养不良型大疱性表皮松解症　发病率约1/30万。出生时出现泛发性水疱、大疱和糜烂，有的为血疱，尼氏征阳性。部分患者以褶皱处或四肢屈侧明显。皮损缓慢愈合后留下萎缩性瘢痕及粟丘疹，指（趾）甲常在1岁以内脱落。严重的瘢痕常造成棒状手及膝、肘、腕、踝关节屈曲挛缩，致功能障碍（图2）。口咽、喉、食管及肛门外生殖器黏膜均可受累，以食管复发性大疱最为常见、严重。食管病变发生在幼儿期，但在成人期表现明显，吞咽困难是主要症状，常导致吸入性肺炎。采用嚼碎食物的方法可避免这些症状的发生，且能保持体重。钡餐检查可见食管狭窄，食管镜检可见食管黏膜呈刺状损害。50%~80%患者在慢性糜烂区域发生鳞癌，是最严重的并发症，往往容易侵袭和转移。因泛发糜烂造成患者体液及蛋白质丢失，多在儿童期或青春期因继发感染、败血症、肺炎或营养不良而死亡。

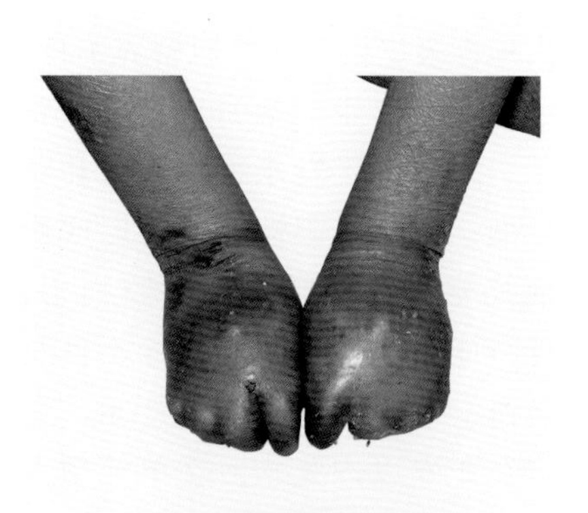

图2　隐性遗传性营养不良型大疱性表皮松解症

注：严重的瘢痕造成棒状手，致功能障碍

痒疹样型营养不良型大疱性表皮松解症　出生时或儿童期可有轻度肢端水疱、糜烂。成人主要表现为胫前紫红色丘疹或结节（图3），呈苔藓样斑块，瘙痒明显。组织病理检查示表真皮交界的裂隙，而无水疱，伴瘢痕及粟丘疹改变。

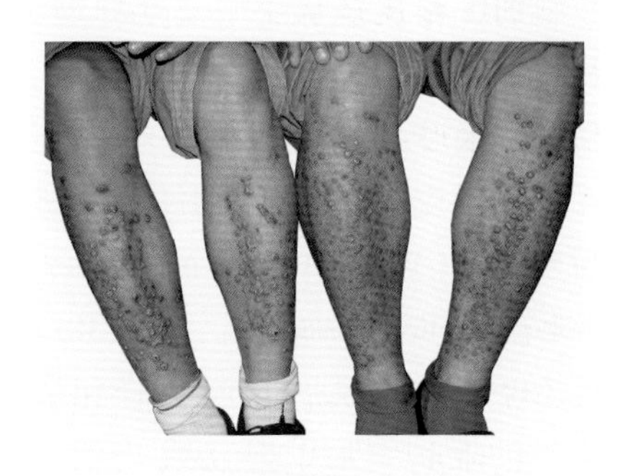

图3　痒疹样型营养不良型大疱性表皮松解症

注：胫前的紫红色丘疹或结节

辅助检查　显微镜下组织病理检查可见基底细胞水肿、液化变性，表皮下疱，疱内及真皮浅层偶有炎症细胞浸润，包括中性粒细胞、嗜酸性粒细胞和淋巴细胞。营养不良型常可见粟丘疹。透射电子显微镜可进一步确定水疱的精确位置。

诊断与鉴别诊断　根据轻微外伤后起水疱，摩擦部位为主，结合家族史和组织病理检查结果，诊断不难。亚型及变异型的确诊则需仔细分析临床表现、透射电子显微镜结果，甚至分子生物学结果。DNA产前诊断，其最早可在妊娠10周时通过绒毛膜取样检查，或者在12~15周时经腹壁羊膜穿刺术检查。应与各种自身免疫性、感染性大疱病及药物引起的大疱病鉴别。

治疗　尽管遗传学基础已被阐明，但仍无有效的治疗办法。最有效的方法是咨询和预防。治疗主要针对其继发感染，原则为精心护理，保护局部，避免外伤、摩擦、受热，防止继发感染。水疱、糜烂发生后可用生理盐水湿敷，并外用激素软膏以减轻症状；局部使用抗生素软膏可防止继发感染。给予重症患者支持疗法，补充足够的蛋白质、铁和维生素等。维生素 E、苯妥英钠、维 A 酸制剂、糖皮质激素可试用。有基因治疗、细胞注射及骨髓移植治疗的报道。

（肖生祥　冯义国）

yúlínbìng

鱼鳞病（icthyosis）　皮肤干燥、粗糙伴鱼鳞状脱屑的角化异常疾病。包括先天性或遗传性鱼鳞病、鱼鳞病样综合征和获得性鱼鳞病。

病因和发病机制　任何导致表皮分化异常的因素都可引起角质层增厚和鳞屑产生。遗传是一个重要因素，结构蛋白、脂质代谢、细胞间信号传递、蛋白代谢及钙稳态的异常均可致使细胞的增殖增加和（或）细胞的脱屑减少而产生表皮角化过度。

显性遗传寻常性鱼鳞病　又称干皮病、单纯性鱼鳞病，最常见，曾被认为是常染色体显性遗传，研究表明是常染色体半显性遗传，系前丝聚蛋白基因（*FLG*）突变所致。

X 连锁隐性遗传鱼鳞病（X-linked recessive ichthyosis）　又称黑鱼鳞病（ichthyosis nigricans）、类固醇硫酸酯酶缺乏症（steroid sulphatase deficiency），90% 系 X 染色体断臂远端的类固醇硫酸酯酶基因（*STS*）缺失突变，表皮内硫酸胆固醇水平高，致使鳞屑不易脱落所致。患者许多组织如表皮、角质层、白细胞及培养的成纤维细胞内类固醇酯酶和芳香基硫酸酯酶 C 活性降低，导致鳞屑、红细胞和血清内硫酸胆固醇增加。仅发生于男性，但一些携有杂合子的女性可在胫前有轻度鱼鳞病表现。

先天性常染色体隐性遗传鱼鳞病（autosomal recessive congenital ichthyosis）　是一组非常复杂且以常染色体隐性遗传的鱼鳞病，包括综合征相关的和非综合征相关的鱼鳞病，也称先天性非大疱性鱼鳞病样红皮病（板层状鱼鳞病）。常见的致病基因有转谷氨酰胺酶 1（*TGM1*）、兜甲蛋白（loricrin）基因。

先天性常染色体显性遗传鱼鳞病样红皮病（dominant congenital ichthyosiform erythrodermia）　又名大疱性先天性鱼鳞病样红皮病（bullous congenital ichthyosiform erythrodermia）、表皮松解性角化过度症（epidermolytic keratosis），1902 年 Brocq 首先报道。角蛋白 1 或 10 基因（*KRT1* 或 *KRT10*）突变所致此病。虽然为显性遗传，多达半数患者可无家族史。

临床表现　有以下几种类型。

显性遗传寻常性鱼鳞病　出生后 3 个月到 4 岁出现皮损，约 40% 在 3 岁以前发病。损害轻重不一，表现为皮肤粗糙、干燥，上覆白色半透明的纤细鳞屑，有时鳞屑间显白色裂纹，呈网状（图 1）。一般无自觉症状，但与季节关系密切，表现为冬重夏轻，冬天易出现手足皲裂，好发于四肢伸侧。屈侧及褶皱部位不受累及是此型的特点。可伴发臀及四肢伸面的毛周围角化，肘、膝、胫前、踝部的局限性角化过度以及掌跖角化，异位性皮炎。严重者罕见。严重的男性患者很难与 X 连锁隐性遗传鱼鳞病鉴别。

X 连锁隐性遗传鱼鳞病　婴儿早期发病，基本损害为散在的、大的、棕黑色的鳞屑，给人以肮脏的感觉（图 2）。以伸侧为主，屈侧受累而掌跖正常是不同于寻常性鱼鳞病的表现。以面、颈、头皮受累最重，躯干及腹侧比背部严重，幼儿期可累及肘、腋窝。少数患者合并嗅觉丧失，生殖器发育不全，隐睾和（或）睾丸恶性肿瘤，极少数患者合并有智力发育不全。

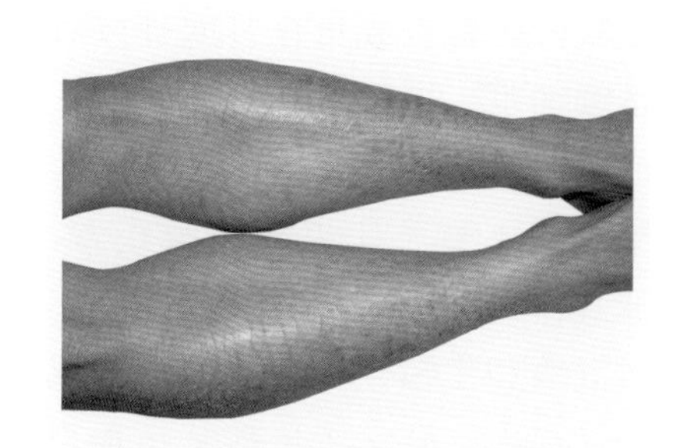

图 1　显性遗传寻常性鱼鳞病

注：皮肤粗糙、干燥，上覆鳞屑，鳞屑间显白色裂纹，呈网状

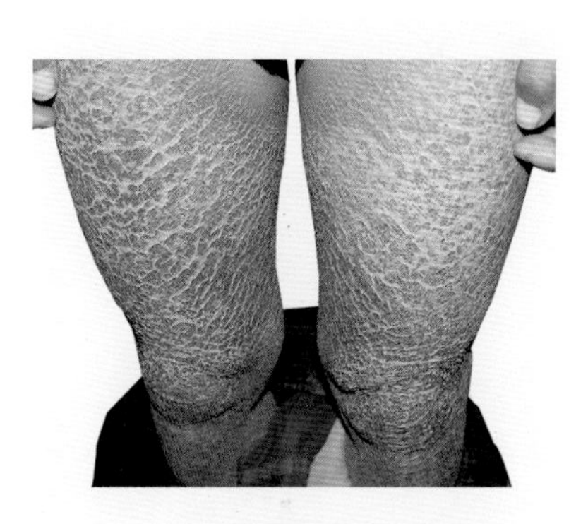

图 2　X 连锁隐性遗传鱼鳞病

注：大的、棕黑色的鳞屑

先天性常染色体隐性遗传鱼鳞病　大片状、灰棕色、四边形、中央黏着、边缘游离的鳞屑，外形似胶样膜。出生时可有弥漫性红斑，3~10 周皮肤转为正常，成人几乎没有红皮病表现。严重病例伴睑外翻和唇外翻（图 3）。头皮外周可见明显的瘢痕性脱发。而先天性鱼鳞病样红皮病没有睑外翻、唇外翻和脱发，表现为弥漫性红斑，覆有细小白色鳞屑（图 4）。

先天性常染色体显性遗传鱼鳞病样红皮病　患儿在出生后 1 周内，甚至数小时之后皮肤即出现潮红或角化过度，上有松弛性水疱，可自发形成或因机械损伤而引起。水疱愈后皮肤角化过度，皮损以四肢侧面为甚，亦可泛发全身。继发混合感染时可有异味。80%患者随着年龄增长不再出现水疱，可伴或不伴红皮病。掌跖皮肤可正常，或角化过度且以后继续加重。少数患者大疱间断形成，尤以夏天为重。偶见脱发，甲营养不良。牙齿和黏膜正常。随着年龄增大，症状逐渐减轻，对健康和生命无影响。由于表现差异很大，有学者依据掌跖是否受累分为 NPS 和 PS 型，然后根据有无红皮病、鳞屑的性状、皮损范围、有无指趾挛缩和步态异常进一步分成6个亚型。

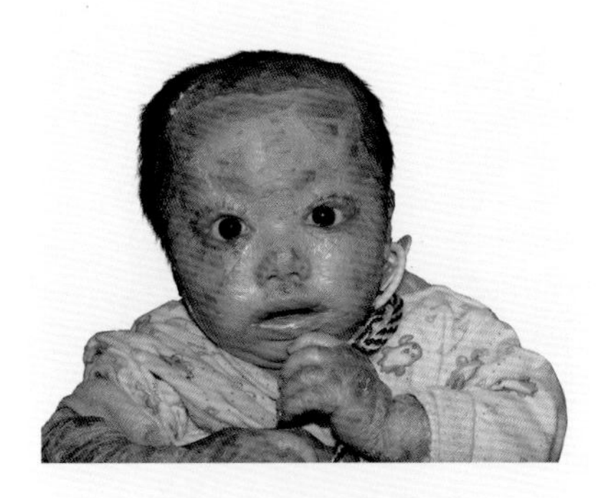

图3 板层状鱼鳞病

注：大片状、灰棕色、四边形、中央黏着、边缘游离的鳞屑，伴睑、唇外翻

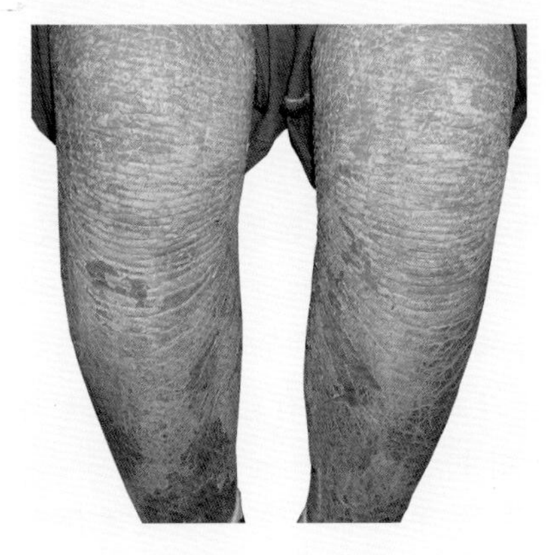

图4 先天性鱼鳞病样红皮病

注：弥漫性红斑，覆有白色鳞屑

西蒙斯大疱鱼鳞病（ichthyosis bullosa of Siemens） 常染色体显性遗传疾病，系角蛋白2基因（*KRT2*）突变引起。临床表现与上述的表皮松解性角化过度类似，但无角蛋白1或10基因（*KRT1*或*KRT10*）突变。皮损常累及屈侧，可有苔藓样改变。表皮松解水平更表浅，形成领圈状凹陷。

火棉胶婴儿（collodion baby） 一种婴儿出生时即有的皮肤临床表现。除常见于常染色体隐性遗传鱼鳞病外，还可见于其他类型鱼鳞病，表现为新生儿皮肤光亮紧张，如同上过釉，整个皮肤似一层干燥的火棉胶薄膜，闪闪发光，呈棕黄色。四肢似戴胶套。火棉胶薄膜在生后便开始脱落，膜下为潮湿、高低不平，呈红斑样的深层表皮。薄片状脱屑由皲裂部位开始，于15~30天内累及全身，头颅和肢端脱屑最晚。鳞屑和红斑累及全身，皱褶处也不例外，但黏膜不受累。严重者出现睑外翻和耳、鼻软组织发育不全。

丑胎（Harlequin ichthyosis） 一种严重、常导致死亡的鱼鳞病，系编码腺苷三磷酸结合框转运蛋白基因（*ABCA12*）突变所致。患儿常为早产儿，被覆巨大、坚硬发亮的角层板，板块之间为红色的裂沟，外观像地图样板块。睑、唇显著外翻，“O”形嘴，面容似丑角。因皮肤屏障功能严重受损，水分丢失严重，不能保持体温平衡，易继发感染。皮肤紧绷使呼吸受限。

内瑟顿综合征（Netherton syndrome） 常染色体隐性遗传罕见疾病，表现为鱼鳞病、毛干异常和特应性皮炎三联征。系由编码淋巴-上皮 *Kazal* 型相关抑制剂（一种丝氨酸蛋白酶抑制剂）基因（*SPINK5*）突变所致。皮肤最常表现为局限性线状鱼鳞病，在出生时或生后不久即开始发病。在面部及头部，皮损呈轻度弥漫性红斑及脱屑，有如脂溢性皮炎。躯干及四肢为广泛的多形匐行性损害，常改变位置，有特异性的游走性环状或多环状红斑及鳞屑，其周边有明显的“双边”鳞屑。皮损1周左右发展至最大直径并开始消退，不留萎缩、瘢痕或色素沉着。夏季皮损几乎全部消退。可有毛发异常即鞘状脆发，显微镜下见毛发远端插入近端呈特征性球-插座式改变，最常累及眉毛、睫毛；只累及20%~50%头发，故应多取头发检查。此病还伴遗传过敏性皮炎表现，牙齿及指甲均正常。血清 IgE 可显著升高。组织病理呈非特异性改变，有银屑病，包括棘层增厚、钉突延长，损害边缘有角化不全，中央则呈角化过度，有完整的颗粒层。真皮中可见中度血管扩张及细胞浸润。

角膜炎-鱼鳞病-耳聋综合征（keratitis-ichthyosis-deafness syndrome，KID syndrome） 大多符合常染色体显性遗传，编码连接素26的基因（*GJB2*）突变，细胞间信号传递障碍导致疾病。累及多种外胚叶组织，实际为外胚叶发育不良。皮损为散在的红色角化性斑块，边界清楚，可呈疣状，上有痂皮。亦可呈地图状。对称分布于面部。口周可有沟纹。掌跖角化过度呈皮革样。伴有甲的异常如缺失、沟纹或角化过度。听力诱发电位检查可发现婴儿的听力丧失。易发生多种病原体感染。不宜用维A酸类药物治疗。

辅助检查 不同类型的鱼鳞病在组织病理特点不同。

显性遗传寻常性鱼鳞病 组织病理检查显示角化过度、颗粒层减少或消失；电子显微镜下颗粒层内透明角质颗粒形成不良且小，前聚丝蛋白和聚丝蛋白减少。

X连锁隐性遗传鱼鳞病　组织病理检查示正性角化过度、棘层肥厚、乳头瘤样增生和颗粒层增厚。另外，血清电泳可有β低密度脂蛋白比正常快。产前诊断可做羊膜穿刺检查，做类固醇硫酸酯酶的分析，DNA分析及母亲血液和尿液中的雌激素水平检测。

先天性常染色体隐性遗传鱼鳞病　组织病理检查为非特异性改变，中度角化过度，部分有灶性角化不全，颗粒层仍然存在，部分区域还可见增厚，棘层中度肥厚，真皮上部有慢性炎症浸润。

先天性常染色体显性遗传鱼鳞病样红皮病　组织病理检查为表皮松解性角化过度，棘层上皮细胞空泡变性，伴有成堆的透明角质颗粒。

诊断　首先要区分是遗传相关的还是获得性鱼鳞病。下列几点有助于遗传相关的鱼鳞病的诊断：发病年龄、出生时有无胶样膜、鳞屑的特征、有无红皮病、有无其他皮肤（如掌跖）及附属器（如毛发）异常、有无其他器官累及、有无家族史、是否近亲婚配、组织病理有无特异性改变（如表皮松解性角化过度）和基因分析；但缺乏家族史并不能排除遗传性鱼鳞病的诊断，因为表皮松解性角化过度的散发病例很多。成年发病者多提示获得性鱼鳞病。

治疗　重症患儿应加强支持疗法。局部治疗原则为保湿，促进角质细胞脱落，润泽皮肤。轻者可选用15%～20%尿素冷霜，3%～15%乳酸软膏、维A酸霜或维生素D衍生物制剂。因皮肤屏障功受损，需注意外用药物吸收所致的系统毒性反应。重者可口服维A酸制剂如维胺酯、异维A酸等。

（肖生祥　冯义国）

wàipēiyèfāyùbùliáng

外胚叶发育不良（ectodermal dysplasia）　基因突变所致外胚叶来源的两种或多种组织结构或功能异常的遗传性疾病。

病因和发病机制　包括：①少汗型外胚叶发育不良。多为X连锁隐性遗传，少数为常染色体显性或隐性遗传，其中X连锁隐性遗传由外胚叶发育不良素A（*EDA*）基因突变引起，后者由EDA受体（*EDAR*）或EDA相关死亡结构域（*EDARADD*）基因突变引起，此病发病机制是上述基因突变导致外胚叶发育不良素A信号传导通路中的蛋白缺陷，引起牙齿、毛囊、小汗腺不发育、发育不全或发育不良。②有汗型外胚叶发育不良。常染色体显性遗传，与缝隙连接蛋白beta-6（*GJB6*）基因错义突变有关，该基因突变导致连接蛋白30异常，导致疾病发生。

临床表现　少汗型外胚叶发育不良：又称无汗型外胚叶发育不良、克赖斯特-西蒙斯（Christ-Siemens）综合征，典型表现为三联征，包括毛发稀少、无牙、少汗或无汗。患者多为男性，出生时可为胶样婴儿或明显脱屑，婴儿期可出现高热惊厥，出牙延迟，乳牙和恒牙发育不全或缺乏，中切牙变小，呈钉状。患者体毛稀疏或缺少，对热耐受性极差，可有不明原因发热，或劳动、运动后发热。患者面容特殊，表现为额部隆起、颧骨高且宽，鞍状鼻，唇外翻（图），眼周皱纹和色素沉着很常见，多数患者有湿疹，常出现呼吸道感染。女性患者可无临床表现，或出现部分或全部表现，取决于X染色体随机失活的过程。组织病理：表皮变平，小汗腺减少或缺如，皮肤其他附属器可发育不全、缺如或正常。

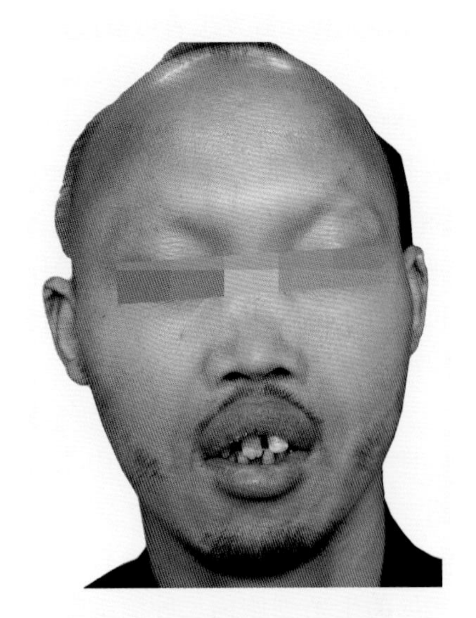

图　少汗型外胚叶发育不良

注：头发稀疏、变细、干燥伴秃发；面容特殊，表现为额部隆起，颧骨高且宽，马鞍鼻，唇外翻

有汗型外胚叶发育不良：又称克劳斯顿（Clouston）综合征，典型表现为甲改变、脱发和掌跖角化。甲改变表现为变短、增厚、松脆或脱落，甲板出现条纹或变色，常有甲沟炎；脱发为头发细弱或缺如，毳毛、眉毛、阴毛、腋毛稀少或缺乏；掌跖弥漫性角化可延伸至掌跖侧面和背面。患者出汗和牙齿正常。组织病理：可见大汗腺缺如，毛囊、皮脂腺稀少，小汗腺正常。

诊断与鉴别诊断　根据家族史、不明原因的发热、毛发稀疏、牙齿缺陷和特殊面容可诊断少汗型外胚叶发育不良；根据脱发、掌跖角化及甲改变容易诊断有汗型外胚叶发育不良。少汗型外胚叶发育不良需与其他外胚叶发育不良的疾病鉴别，有汗型外胚叶发育不良需与先天性厚甲症、拉普-霍奇金（Rapp-Hodgkin）综合征等鉴别。

治疗 对症治疗，包括限制活动，选择合适职业和避免高温环境，根据患者不同并发症选择相应治疗，如牙齿修复可带义齿或种植牙齿，脱发患者可戴假发。

（肖生祥 冯义国）

jiéjiéxìng yìnghuàzhèng

结节性硬化症

（tuberous sclerosis；Bourneille disease） 典型表现为面部血管纤维瘤、癫痫发作和智能减退的常染色体显性遗传性神经皮肤综合征。

病因和发病机制 常染色体显性遗传，每6000活婴中有1例。1/3患者有家族史，其余患者为新发突变或基因突变仅限于父母的生殖细胞内。肿瘤抑制基因*TSC1*和*TSC2*突变引起此病。*TSC1*基因位于9q34、*TSC2*位于16p13.3，分别编码hamartin和tuberin蛋白。3/4患者因*TSC2*突变所致，且病情重。

临床表现 一般出生时即可发病，多数在5岁以前出现各种症状。

皮肤损害 绝大多数患者具有特征性皮肤损害，50%以上患者具有多种不同的皮肤损害。

色素减退斑：90%患儿出生时即有，表现为5~30mm椭圆形或条形白斑，形似桉树叶样，分布于躯干和四肢，一般为4处或更多。正常人群约5%可见到类似斑，但数目不超过3块。随着年龄增长，白斑可减退甚至消失。

多发性面部血管纤维瘤：曾称普林格尔（Pringle）皮脂腺瘤。最常见于正常皮肤皮脂腺丰富的部位，其发生率75%~90%。一般2~5岁开始出现，为多发淡红色到鲜红色表面光滑的毛细血管扩张性小丘疹，集中在鼻唇沟、面颊、颏部甚至前额和头皮，直径1~10mm，偶有表现为大的菜花状肿块。组织病理检查示血管纤维瘤并非皮脂腺肿瘤。

甲周纤维瘤：又称克嫩（Koenen）瘤。为鲜红色甲周或甲下的赘生物（图1），往往破坏甲床和甲板，见于约80%患者，10岁以后出现，有诊断意义。

鲨革样斑：皮肤呈未鞣皮革外观样，表现为扁平略隆起的柔软的皮色到淡黄色斑块，边缘不规则，直径1~10cm，数目不等（图2）。见于约50%的患者，常在青春期后出现，腰骶部最多见，腹部或胸部罕见。单独出现无诊断价值。

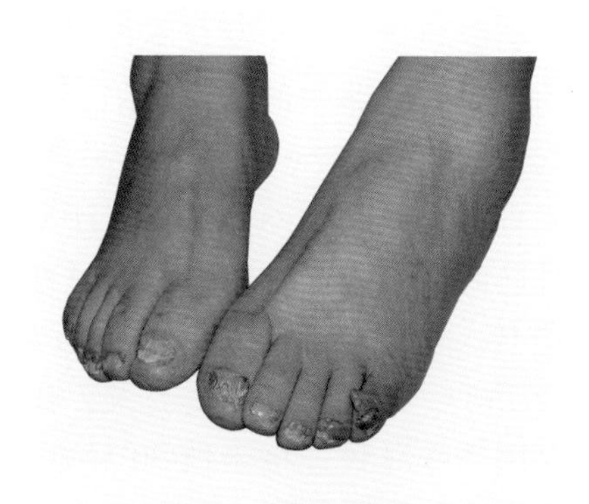

图1 甲周纤维瘤

注：为鲜红色甲周或甲下的赘生物

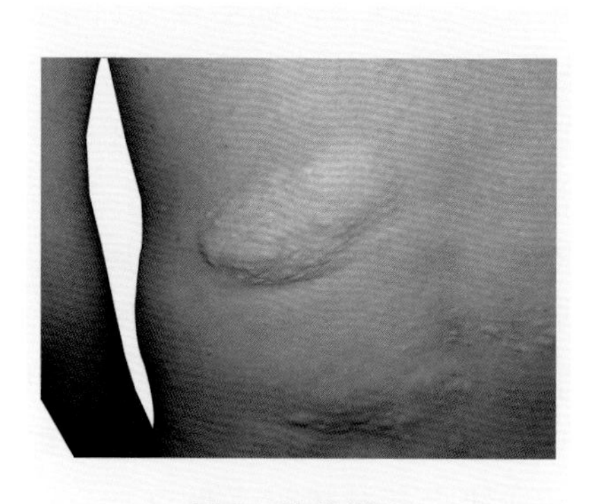

图2 鲨革样斑

注：皮肤呈未鞣皮革外观样，为扁平略隆起的柔软的皮色到淡黄色斑块

纤维性斑块：见于20%~40%患者，表现为表面光滑、隆起、硬如橡皮样的斑块，呈皮肤色或黄褐色，见于额和头皮处，常在2~3岁出现，但可在出生时即有，此后极为缓慢地增大。

其他皮肤损害：如皮赘或软纤维瘤、咖啡牛奶斑和毛发上皮瘤等，无诊断意义。

中枢神经系统症状 癫痫和智力障碍的发生率分别为80%~90%和60%~70%。大部分患者在2岁以内即出现不同程度的癫痫，尤以婴儿阵挛和小发作多见，随着年龄增长可能出现其他类型的癫痫发作，伴明显的脑电图异常波形，但一般不造成发育障碍。智力低下一般在儿童期即出现，很少恶化，不影响发育。有些患者虽然智力正常，但可有明显的行为异常。大脑皮质结节、室管膜下结节和巨细胞星状细胞瘤是此病的3种特征性肿瘤。

眼部表现 44%~87%患者在视网膜黄斑附近可见到单一或多发的灰黄色圆形斑块即视网膜星状细胞错构瘤。具有诊断意义，一般不引起症状。

肾脏表现 血管肌脂肪瘤是常见的肾损害，见于约75%成人患者。系脂肪、平滑肌和结缔组织构成的良性错构瘤，一般不出现症状，多发性者有诊断意义。肾囊肿较常见于儿童，除非数目众多或体积巨大，否则很少引起症状。

其他表现 约半数患者心脏可有良性横纹肌瘤。肺部可发生淋巴管肌瘤病，是女性患者罕见的并发症。肝、甲状腺、睾丸和消化道亦可见到良性肿瘤。骨骼囊性变和硬化症亦可出现。一般而言，患者的寿命比正常人群较短，早死的原因是肾、心、肺功能不全和顽固的癫痫发作。婴儿多死于心脑肿瘤，成人多死于肾肺肿瘤。

辅助检查 血管纤维瘤组织

病理检查显示皮损真皮内成纤维细胞增生，大量胶原纤维和增生血管交织（图3）。色素减退斑组织病理显示黑素体数目减少、变小及黑素化减弱，但黑素细胞数目正常，而同于白癜风。鲨革样斑块示胶原纤维硬化增生，弹性纤维减少或缺失。超声心动图检查可发现心脏横纹肌瘤，所有婴儿均需做此检查，但对成人无诊断价值。有癫痫的患者脑电图检查可发现异常放电。头部CT示89%患者有异常，对室管膜下钙化结节定位准确。胸部CT对女性患者肺淋巴管平滑肌增生症诊断有助。MRI检查对大脑皮质结节诊断率高，可发现数毫米到几厘米大小的病变。肾B超发现囊肿等改变。建议1~3年复查1次头颅CT或MRI和肾脏B超，以便早期发现病变。

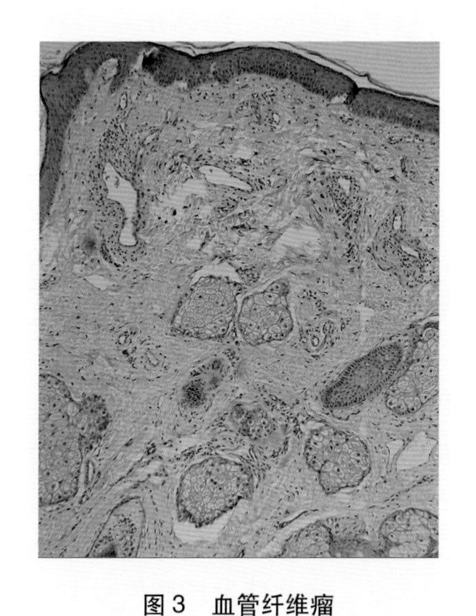

图3　血管纤维瘤

注：真皮内成纤维细胞增生，大量的胶原纤维和增生血管交织

诊断与鉴别诊断　主要表现：面部血管纤维瘤或前额斑块；非外伤性甲周纤维瘤；3个或以上色素减退斑；鲨革样斑；多发视网膜结节性错构瘤；脑皮质结节；室管膜下结节；室管膜下巨细胞星状细胞瘤；单发或多发心横纹肌瘤；淋巴管肌瘤病；肾血管肌瘤病。次要表现：牙釉质多发散乱分布坑点；直肠错构瘤样息肉；骨囊肿；脑白质移行线；龈纤维瘤；肾外错构瘤；视网膜无色素斑；Confetti皮损；多发肾囊肿。满足以上2条主要表现或1条主要表现和2条次要表现可确诊。满足1项主要和1项次要表现，则高度怀疑此病。出现1个主要表现或2个及以上次要表现为疑似病例。面部血管纤维瘤应和纤维性丘疹、汗管瘤、酒渣鼻、毛发上皮瘤、痤疮鉴别。色素减退斑应和白癜风、无色素痣鉴别。伴癫痫的患者应和其他原因引起的癫痫进行区分，此病除癫痫外，常具有特征性皮损，很容易鉴别。

治疗　定期脑CT或MRI检查、早期发现肿瘤、及时手术可降低脑肿瘤患者的死亡率。尽可能控制癫痫发作。定期做胸部X片、肾功能检查。对影响美观的小皮损，如面部血管纤维瘤可采用电凝、二氧化碳激光或手术治疗。甲周纤维瘤出现疼痛或毁形可行手术或二氧化碳激光治疗。鲨革样斑一般无需治疗，必要时可予以切除或激光治疗。

（肖生祥　冯义国）

zhuósèxìng gānpíbìng

着色性干皮病（eroderma pigmentosum，XP）　脱氧核糖核酸修复基因缺陷引起的以皮肤光敏和早发性肉瘤为主要表现的遗传性皮肤病。

病因和发病机制　7个不同序号染色体上有关DNA修复的基因突变，使其编码的酶丧失DNA修复功能或功能减弱，使患者表现为对光损伤的高度敏感，产生临床表现。患者的成纤维细胞体外培养后给予紫外线照射，出现生长明显缓慢，染色体断裂和交联互换，DNA修复障碍，这些缺陷是产生临床表现的基础。通过融合成纤维细胞补配试验将着色性干皮病分为7型，分别是XPA（9q34.1）、XPB（2q21）、XPC（3p25.1）、XPD（19q13.2）、XPE（11q12~13，11p11~12）、XPF（16p13.3）和XPG（13q 32~33）。还有一个变异型XPV（6p21）。此外患者对损伤DNA的化学物质或药物也很敏感，如沙林、氯丙嗪、顺铂、卡莫司汀等。

临床表现　特征是畏光、早发雀斑和曝光部位的皮肤肿瘤。①皮肤病变：约半数患儿对日光表现为异常急性反应，常为此病最早期表现，即最小剂量的紫外线暴露就产生晒斑反应。发病年龄为1~2岁，曝光部位见无数密集雀斑样色素沉着（图）。另一早期表现为干燥。重者可累及非曝光部位包括口腔及眼结膜。可早期出现光线性角化，皮肤好似常年户外工作者。②眼病变：畏光可能是最早期症状，眼干燥、睑痉挛和光感性结膜炎常见，此外还可见睑球粘连、角膜炎、角膜混浊、黄斑色素沉着等，睫毛可脱落。③神经病变：约30%患者有神经系统症状，发病可早至婴儿期，晚至10岁以后，病情可轻可重。表现为进行性的智力障碍、

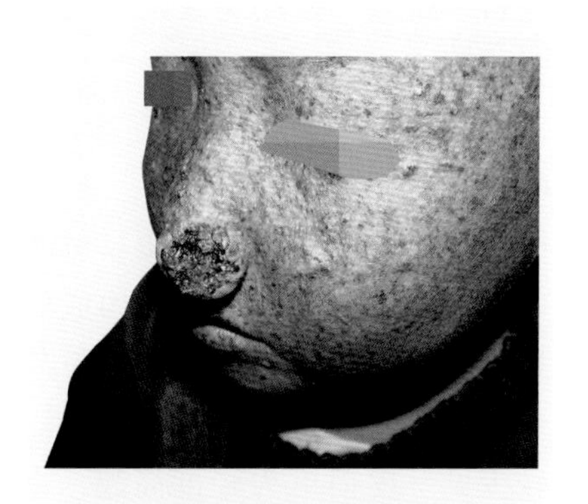

图　着色性干皮病

注：密集雀斑样色素沉着发生鳞癌

感觉神经性耳聋、抽搐或癫痫。临床上常用深部跟腱反射及常规听力检测来发现早期神经系统异常。若有异常，建议作磁共振，可见脑室扩大。④恶性肿瘤：20岁以下患者发生基底细胞癌、鳞癌（图）和黑素瘤的风险较正常人高1000倍。发生非黑素瘤肿瘤的平均年龄为8岁，肿瘤常为多发。此外，口腔（鳞癌）、脑（肉瘤和髓母瘤）、中枢神经系统（脊髓星状细胞瘤）、肺、乳房、子宫、胃肠、肾、睾丸和血液系统都可发生恶性疾病。内脏恶性肿瘤的危险性比正常人群高10～20倍。

辅助检查 主要依靠组织病理检查。皮肤呈皮肤异色和日光损伤的病理改变，伴各型皮肤肿瘤的病理变化。

诊断与鉴别诊断 诊断主要根据临床表现。在临床诊断的基础上可进行如下检查。①长波紫外线敏感性确定。②DNA基因突变分析。产前羊水细胞进行DNA修复缺陷的测定。应注意与红细胞生成性原卟啉病（见卟啉病）、先天性卟啉症、布卢姆（Bloom）综合征及哈特纳普（Hartnup）病等鉴别。

治疗 早期诊断，终身避光，早期发现和切除肿瘤。肿瘤治疗还可口服维A酸类药物、皮损内注射干扰素、外用免疫调节剂咪喹莫特。

（肖生祥 冯义国）

jiédìzǔzhīzhì

结缔组织痣（connective tissue nevius）

主要由胶原纤维构成的错构瘤。可单独存在，也可与其他疾病伴发，呈获得性或先天性。较少见。皮损可为轻度高起，直径1～15cm的斑块，颜色淡黄到橘色，表面类似鲛鱼皮革。好发于躯干，最多见于腰骶部（图）。皮损单发，但常多发，后者可呈带状或不规则分布。普鲁特斯（Proteus）综合征的结缔组织痣多见于跖部，表面呈脑回状的肿块。遗传型结缔组织痣见于家族性皮肤胶原瘤和结节性硬化症的胶鱼皮斑。家族性皮肤胶原瘤在背部出现多数对称性无症状的结节。通常在青少年时发病。组织病理检查示表皮正常，真皮下层胶原纤维致密增多。无特效疗法，一般不需治疗。

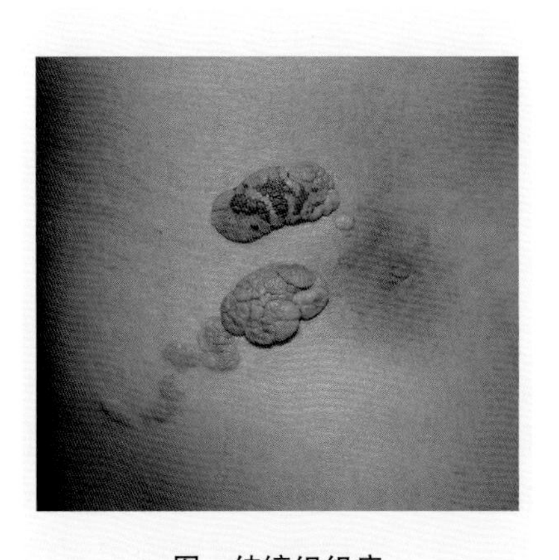

图 结缔组织痣

注：皮损可为隆起斑块，颜色淡黄到橘色

（肖生祥 冯义国）

nǎohuízhuàng lúpí

脑回状颅皮（cutis verticis gyrata）

颅皮过度生长形成多数回状皱褶的皮肤疾病。分为原发性与继发性。原发性多为先天发育缺陷与遗传有关，如伴发肢端肥大症、角膜白斑、精神障碍、色素性视网膜炎耳聋等。继发性往往与局部炎症疾患、神经纤维瘤病、痣、外伤或者其他增生性疾病，白血病、小头性白痴、黏液性水肿、呆小病等病伴发。男性多见，通常青春期后30岁前发病。好发于头顶，但头发正常。颅皮见数条皱褶，状如脑回，每个皱褶约宽1cm。无特效疗法，可治疗原发疾病；严重者可做整形手术。

（肖生祥 冯义国）

zhǎngzhí xiānwéiliúbìng

掌跖纤维瘤病（palmar and plantar fibromatosis）

掌跖部腱膜纤维过度性增生所致的疾病。包括掌部纤维瘤病和跖部纤维瘤病。掌跖纤维瘤病可单独出现或同时伴发。常染色体显性遗传，酗酒及糖尿病患者的发病率较高。掌部纤维瘤病（palmar fibromatosis）又称掌腱膜挛缩，为手掌腱膜的纤维瘤病，常见于30～50岁中年男性；最早是一侧掌部腱膜上出现一个孤立的结节，随后掌部出现多发性坚实性结节，通常为3～5个，直径1cm，发生于第4指的近端。纤维化进一步发展后则明显限制指伸直，以后产生屈曲挛缩致功能受损。也可与阴茎纤维性海绵体炎和指节垫伴发。跖部纤维瘤病（plantar fibromatosis）又称莱德豪斯（Ledderhose）病，为掌部纤维瘤病的跖部类似疾病。跖部出现缓慢增大的结节，致行走甚至持重困难。显微镜下组织病理检查示见许多纤维组织及成纤维细胞结节。影响功能时手术治疗。

（肖生祥 冯义国）

hòupíxìng gǔmóbìng

厚皮性骨膜病（pachydermoperiostosis）

以受累皮肤和四肢骨关节的肥厚性变化为特征的临床综合征。又称特发性肥大性骨关节病。罕见。

病因和发病机制 分为两型。①原发性厚皮性骨膜病：主要见于男性，是一种常染色体遗传病，由15-羟基前列腺素脱氢酶基因（*HPGD*）突变所致。②继发性厚皮性骨膜病：常由严重的肝病、肺部疾病、肾上腺癌、支气管鳞癌、胃癌、食管癌或胸腺癌所继发。

临床表现 原发性厚皮性骨膜病者常起病于青春期，皮损表现为皮肤显著粗厚而折叠，前额和颊部出现明显沟纹，眼睑增厚沉重，患者的面容呈现一种疲倦和绝望的表情（图1）。而头皮的折叠则产生回状头皮。手足皮肤增厚但无折叠，呈现手足粗大-杵状指（趾）（图2）及关节病，手足多汗使患者极感不适。上述皮肤和关节病变进行性加重，持续达5~10年后才趋于稳定，维持终身，偶有继续发展者。皮脂腺过度增生，头皮及面部皮脂腺活动大为增加。头发和阴毛稀疏，男性可出现乳房发育。许多患者发生智力迟钝，其中严重者可致劳动力丧失，寿命缩短。继发性厚皮性骨膜病多见于30~70岁男性，皮肤变化不明显，以骨的变化为最显著，发展较迅速，且常关节疼痛。若对原发性疾病如肝病、癌症等进行有效的治疗，可以减轻其骨和皮肤的病变。

辅助检查 ①组织病理检查：皮肤表现为真皮增厚，皮脂腺及小汗腺增生，在皱褶处纤维细胞聚集伴胶原形成增多，以及整个表皮酸性黏多糖增多。②X线检查：见长骨尤其是胫骨、腓骨、桡骨及尺骨的骨干有增生性骨膜炎，导致弥漫性不规则骨膜增生，受累的骨周围线增粗，但长度不增加。

诊断与鉴别诊断 根据皮肤及骨骼的典型改变可诊断，X线检查见胫骨、腓骨、桡骨、尺骨等有增生性骨膜炎，有弥漫性骨膜增厚。需与肢端肥大症及甲状腺性肢端肥大症相鉴别。

治疗 对症治疗。着重进行整形外科修复术，以改善患者的容貌。

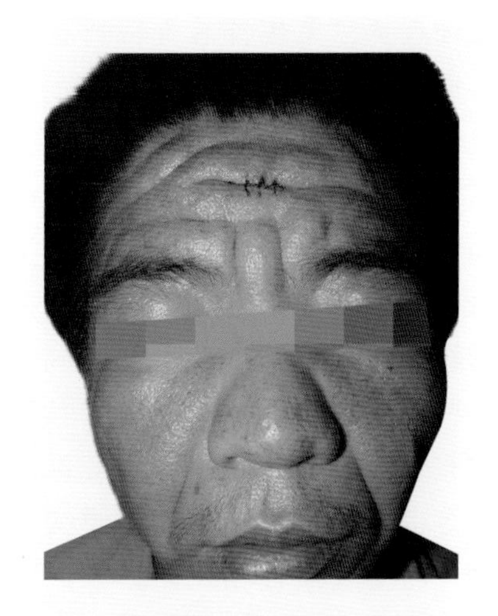

图1 骨膜增生厚皮症（面部）

注：前额和颊部出现明显沟纹，眼睑增厚沉重

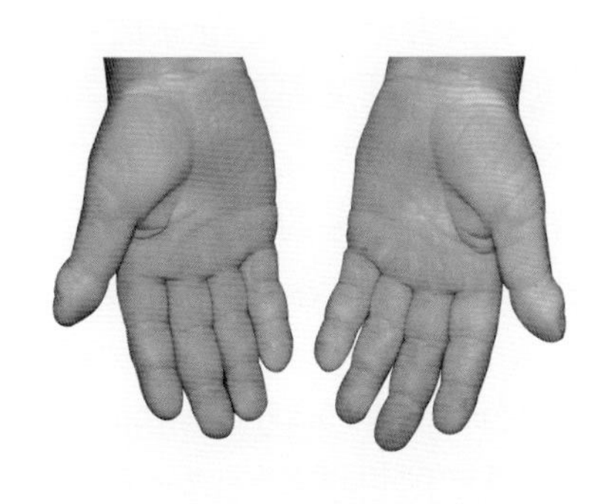

图2 骨膜增生厚皮症（手部）

注：手足皮肤增厚但无折叠，呈现手足粗大-杵状指

（肖生祥 冯义国）

wéi'ěrnàzōnghézhēng

维尔纳综合征（Werner syndrome）

以早老改变和患癌风险增高为特征的遗传性疾病。又称成人早老症，是罕见的常染色体隐性遗传病。编码DNA拓扑异构酶RecQL2的基因（*WRN*）突变导致酶分子截断功能障碍所致。*WRN*参与多个DNA代谢过程，因此可引起多个环节缺陷。培养患者的细胞发现复制周期缩短，端粒长度和结构改变。已有800多例报道，大多为日本人。一般幼年时身体和智力发育正常，但青春期不会出现常见的身高快速生长，反而开始出现衰老表现如头发变白变细、皮下脂肪萎缩、出现皱纹、2型糖尿病、骨质疏松和动脉粥样硬化性心脏病。白内障很早出现，一般在眼科首先发现。其他表现如硬皮病样改变伴皮下脂肪萎缩，下肢溃疡，软组织钙化和鸟样面容。易伴发恶性肿瘤如纤维肉瘤、子宫肌肉瘤、乳腺癌、原发性肝癌、黑素瘤、甲状腺癌等。寿命一般不超过50岁，常见的死因为心肌梗死、脑血管意外和恶性肿瘤。组织病理检查有类似老年人皮肤或硬皮病的改变。

根据早老症状、硬皮病样改变、白内障等临床表现可诊断。需与先天性皮肤异色病（罗-汤综合征）鉴别。罗-汤综合征的红斑发生较早，虽有皮肤异色症样改变，但无硬化表现。系统性硬皮病（见硬皮病）无早老表现，必要时可借助活检鉴别。治疗主要是对症处理。白内障可手术治疗。避免外伤，及时治疗皮肤溃疡。定期检查以便早期发现和治疗恶性肿瘤。

（肖生祥 冯义国）

értóng zǎolǎozhèng

儿童早老症（progeria）

儿童呈现老人面貌为特征的疾病。又称早老症，哈钦森-吉尔福德（Hutchison-Gilford）综合征。编码一种内膜蛋白的基因（*LMNA*）突变导致细胞增殖减慢，对DNA损伤的反应异常引起此病。生长发育在第1年受阻不明显，从第2年起明显迟缓，直至10岁便停止生长发育。典型身材矮小，体重低于身高。颅面比例失调（大头、小脸、钩鼻）形成鸟形貌。因软组织萎缩和脱发，头皮静脉显露。由于小眼眶致眼球突出，均有下颌小和出牙较晚。其他常见表现有毛发稀少，前囟未闭，面中部发绀、薄唇、大耳无耳垂，智力正常，性发育不良。皮肤从紧张、光滑到松弛、多皱，皮下脂肪减少。胸呈梨形，锁骨短小且发育不良。四肢瘦小、关节大而僵硬。其他常见骨骼畸形有髋外翻、骨质疏松及骨质溶解等。平均死亡年龄为13岁，最长活到45岁。往往发生严重的全身动脉粥样硬化，进行性心血管并发症是主要死因。

实验室检查尿透明质酸升高。X线检查示面骨发育不全，颅缝与囟门闭合迟缓，长骨纤细，稀疏、脱钙，髋外翻，婴儿型椎体，骨质疏松及病理性骨折。组织病理检查见表皮真皮均明显萎缩，真皮胶原进行性均质化，皮下脂肪减少或缺如。心血管系统显示动脉粥样硬化等变化。根据早老外貌、脱发、身材矮小及特殊面容即可诊断。有时需与维尔纳综合征鉴别，后者亦具有早期衰老的表现，但发病年龄常在20岁左右，完全脱发不常见，下颌骨发育正常，常合并糖尿病及恶性肿瘤。无特殊治疗方法。

（肖生祥　冯义国）

niánmóbìng

黏膜病（mucosal disease）　黏膜结构与功能发生改变的疾病。人体的黏膜分布在与外界相通的体内腔道表面，如消化道、呼吸道和泌尿道，主要由柱状单层上皮细胞和少量黏液细胞等组成，黏液成为其重要的保护层和功能层。黏膜移行到腔口附近，逐渐由单层变为双层，再变为多层，成为复层鳞状上皮，但没有角质层，易受损伤和侵害。口腔黏膜接触的外界物质众多，且不同于皮肤，受到的理化、生物等因素刺激更多，因此有与皮肤相似或不同的疾病。相似的如变应性接触性唇炎、光线性唇炎、剥脱性唇炎，也有黏膜特点的腺性唇炎、浆细胞性唇炎、肉芽肿性唇炎；其他部位的皮肤黏膜交界处疾病相对较少。有一些黏膜病变是全身皮肤病变的一部分，如重症多形红斑、扁平苔藓、大疱性疾病。一些发疹性病毒感染在口腔黏膜也有表现，湿疹、梅毒、尖锐湿疣等也可以发生在皮肤黏膜交界处。与皮肤损害相比，黏膜损害更难诊断，源于不易暴露、光线不足、观察困难，黏膜的原发损害不像皮肤原发损害那样具有特征性。皮损颜色分明，黏膜病很多原发损害较类似，分布的特征性也较差，以及潮湿、浸渍和摩擦等因素容易变化。确诊常需观察相关皮肤损害的特征或随后的病情发展，并注意他们的相关性。

（刘全忠）

biànyìngxìng jiēchùxìng chúnyán

变应性接触性唇炎（allergic contact cheilitis）　发生在口唇由变应原引起的接触性变态反应性炎症。虽然口腔接触的物质很多，但唇缘比口腔黏膜更易出现变应性接触过敏反应。使用外用药、洁牙剂、其他牙用制剂、抗皲裂剂、唇膏和遮光型唇膏；接触化妆品、指甲油、吸烟、橡胶和金属；或食用橘子、柠檬和芒果等水果均可致病。外源性职业性因素也可致病，如单簧管和萨克斯吹奏者对乐器成分的变态反应。有资料显示变应性接触性唇炎的患者90%是女性，其中一半以上是唇膏引起。

病变部位与接触面积大体一致，在应用刺激物质或过敏物数小时或数日内发疹，停用后症状减轻，再用时症状又加重，反复刺激使唇部皮疹呈慢性改变。此病急性期唇黏膜肿胀、水疱甚至糜烂结痂。轻者仅有局部脱屑。长期不愈的慢性患者可有口唇干燥、肿胀、浸润、肥厚。可合并口角唇炎。

组织病理检查与一般接触性皮炎相同。有明确接触史，局部呈急性湿疹样改变，诊断一般不难。可做斑贴试验，但阳性率仅有20%～30%。慢性变应性接触性唇炎应与剥脱性唇炎和光线性唇炎鉴别。治疗应去除病因，避免接触致敏物，局部涂糖皮质激素制剂、他克莫司或匹美莫司膏。

（刘全忠）

guāngxiànxìng chúnyán

光线性唇炎（actinic cheilitis）常年过度日晒及对光线过敏所致的唇黏膜湿疹样炎症性疾病。每因光线照射而诱发或加重。又称日光性唇炎（solar cheilitis）、夏季唇炎（summer cheilitis）、光化性剥脱性唇炎（actinic exfoliative cheilitis）。

病因和发病机制　此病与日光照射有密切关系，症状轻重与日光照射时间长短成正比，主要发生于户外工作者和运动员。内服或外用含有光感性物质可增加日光照射致敏而发病。有的是卟啉病的一种表现，可于血中、尿中或粪便中查出卟啉类物质。此病也有家族性发生病例。

临床表现　损害常仅累及下唇，表现为鳞屑、皲裂，有时为糜烂和肿胀；也可出现黏膜白斑，甚至可演变为鳞状细胞癌。患处出现疼痛性糜烂。除非已发生癌变，真正的溃疡很少见。这种类型的唇炎可由慢性日光照射引起，遗传性多形性日光疹与慢性光线性皮炎相似，但它没有恶变倾向。根据其临床表现和经过分为两型。

急性光线性唇炎（acute actinic cheilitis）　较少见，发作前有强烈日光照射史，或使用光敏物质史，呈急性经过，以下唇为主。局部急性肿胀、充血，继而糜烂，表面覆以黄棕色血痂，痂下有分泌物。继发感染后有脓性分泌物，并形成浅表溃疡。轻者仅于进食或说话时有不适感，重者灼热和刺痛，妨碍进食和说话。一般全身症状较轻，反复不愈者可转变成慢性患者。

慢性光线性唇炎（chronic actinic cheilitis） 即艾尔斯（Ayres）型，不知不觉发病或由急性患者演变而成。一般无全身症状。早期以脱屑为主，厚薄不等，鳞屑易撕去，不留溃疡面，也无分泌物。鳞屑脱落后不久又形成新的鳞屑，如此迁延日久，致使唇部组织增厚、变硬，失去正常弹性，口唇表面出现褶皱和皲裂。自觉口唇干燥、发紧。长期不愈的患者，下唇黏膜失去正常的红色，呈半透明象牙色，表面有光泽。进一步发展时表面粗糙，角化过度，并出现数处大小不等、形态不一的浸润性乳白色斑块，组织学上若表皮细胞有异型性改变，则考虑为光线性白斑病，或光线性唇炎的白斑病型，最终可发展成疣状结节。有学者认为，唇黏膜的白斑是各种不同因子（吸烟、感染、物理因素等）长期作用于口唇黏膜引起的一种癌前期病变，部分黏膜白斑病可进一步发展成鳞状上皮细胞癌。

辅助检查 组织病理检查见表皮角化过度，角化不全，棘层肥厚，真皮结缔组织嗜碱性变性，炎细胞浸润以淋巴细胞和组织细胞为主，还有少量浆细胞和多核巨细胞。真皮血管明显扩张。白斑损害的病理除上述改变外，棘细胞增生更为明显，并可见到细胞异型性和假性上皮瘤样增生。

诊断与鉴别诊断 根据典型临床表现诊断一般不难。光线性唇炎需与下列疾病鉴别。①慢性盘状红斑狼疮：局限性病变，边界清楚，边缘浸润中央萎缩有鳞屑附着，毛细血管扩张；皮疹除见于唇部外，鼻背、颊部、耳郭也常见到典型皮疹而可以区别。②扁平苔藓：以颊黏膜为主，为多角形扁平丘疹，可相互融合成斑块。有寻常型天疱疮误诊为光线性唇炎的。

治疗 在多数情况下，单纯避免日晒就能防止进一步损害，使用防晒唇膏也有好处。局部应用奎宁软膏或糖皮质激素软膏或霜剂。内服氯喹、复合维生素B等。对任何可疑的持久性肥厚区域，都应进行活检；为避免瘢痕，片切除术更可取，术后可用电烙术等进行止血修复。冷冻外科治疗可能有效，特别适用于局限性损害。演变为黏膜白斑的严重患者，局部使用氟尿嘧啶、咪喹莫特。严重病例用二氧化碳激光治疗效果很好。一旦这种治疗失败，可能需要做下唇唇红缘切除术。切除病变的唇黏膜并将侧唇黏膜转移皮瓣也有效，但自从出现了激光治疗之后，此疗法已较少使用。氨基酮戊酸光动力学疗法也已显示出应用前景。

（刘全忠）

bōtuōxìng chúnyán

剥脱性唇炎（exfoliative cheilitis）

以唇黏膜反复持续性脱屑为主的慢性浅表性唇炎。通常原因不明，有些其他疾病也可引起类似的临床表现。与慢性光线性唇炎和慢性接触性唇炎有时难以区别，有学者认为是同一疾病。

病因 可继发于脂溢性皮炎、特应性皮炎、银屑病、维A酸类药物治疗的副作用、经常性日光暴露和习惯性舐唇。可能伴情绪变化。特应性皮炎最初或唯一的表现可以是剥脱性唇炎，但这并不常见。唇膏、牙膏和漱口液中的刺激性物质可引起唇炎。唇膏中的染料可致光敏反应。念珠菌也是致病因素之一。唇炎可能是普卢默-文森（Plummer-Vinson）综合征的表现之一。指甲油、刮脸膏、唇膏及其他多种不同物质引起的变态反应也可成为病因。在艾滋病患者中唇炎并不少见。但更多病例难以找到病因。

临床表现 大部分患者属于原发性，常表现为持久、反复复发性损害，可出现鳞屑，有时结痂，最常累及上唇，反复发生的表皮脱落可形成暂时性红斑和表面触痛。而继发性唇炎下唇常被累及，炎症常局限于唇红缘处。唇部常呈慢性炎症，红肿的唇部覆有痂，痂不断脱落并形成光滑表面，又形成新痂。也可出现裂隙并有烧灼感、触痛和疼痛。多见于女童和青年妇女，皮疹常开始于下唇中部，逐渐扩展到整个下唇或上、下唇，病情持续数月至数年不等。

诊断与鉴别诊断 需与下列疾病鉴别。①变应性接触性唇炎：有明确接触史，症状轻重与接触物的性质、浓度和频率有关，斑贴试验一般阳性。②光线性唇炎：与日光有直接关系，以下唇为主，夏季和户外工作者多见。③腺性唇炎：可看到肥大的腺体和扩张的腺管开口部，有时可摸到囊肿形成的结节，病理上黏液腺增生肥大，导管扩张，伴炎症性改变。慢性剥脱性唇炎有时伴有念珠菌感染，少数患者可伴有上皮瘤样增生。此外还应和盘状红斑狼疮（见红斑狼疮）、扁平苔藓等病鉴别。

治疗 积极寻找并去除可能的致病因素是唯一普遍有效的方法。局部使用糖皮质激素霜剂通常有效。出现裂隙可以使用脂性软膏。伴上皮瘤样增生者可手术、激光或冷冻治疗。可试用浅层X线治疗。外用他克莫司治疗有成功的报道，抗抑郁治疗有一定效果。

（刘全忠）

xiànxìng chúnyán

腺性唇炎（cheilitis glandularis）

以下唇增厚、外翻，伴唇部黏液腺增生、导管口扩张和整个唇部肿大为特征的疾病。又称唇部明黏液腺炎、脓肿性腺性唇炎。1870年弗尔克曼（Valkmann）第一次描述此病。

病因和发病机制 病因不明。有报道家族发病者，故认为此病有先天因素。也有学者认为腺性唇炎是一种慢性炎症反应，是慢性刺激导致特应性、人工性或光化性损害的强烈反应，故吸烟、日光损伤、感染、口腔卫生不良和情绪对此病患者可能产生不良影响。

临床表现 好发于下唇、上唇及颊部黏膜，但下唇更好发。可同时伴肥厚黏液腺。表现为唇部肿胀，上覆一层黏液薄膜，每当晨起时上唇和下唇常粘到一起。在下唇唇红缘及齿面部有多数界限清楚的黏液腺管口，像筛孔散布在黏膜表面。用拇指和示指触摸唇部时，这些肿大的黏液腺有沙粒感。根据临床表现可以分为3型。

单纯型腺性唇炎（cheilitis glandularis simplex） 即普恩特（Puente）型，最常见，特征性病变为唇部有数个到数十个2~4mm的黄色小结节，中央下凹，管口扩张，从两侧挤压唇部时，有黏液样物质从管口排出。黏膜潮湿，结痂，浸润肥厚。增大的唇部可达正常人的2~3倍。以唇黏液腺增生为主，若伴继发感染，可发展成化脓性病变。

浅表化脓型腺性唇炎（cheilitis glandularis suppurative superficialis） 即鲍尔茨-翁纳（Balz-Unna）型，又称鲍尔茨（Balz）病。特点为唇部肿胀疼痛，质较硬，伴有浅表性溃疡，表面结痂，痂下有脓性分泌物聚积，除去痂皮后，露出红色潮湿基底部。挤压时可从腺的开口处排出微混或脓性液体。进入慢性阶段后，黏膜表面有时可呈白斑病样改变。

深部化脓型腺性唇炎（cheilitis glandularis suppurative profunda） 即弗尔克曼（Valkmann）型，为唇部深在感染伴有脓肿和瘘管形成。脓肿反复发作，与瘢痕交互存在，经过缓慢。挤压唇部可排出脓性液体。黏膜表面溃疡、结痂、唇部增大。患者有不同程度的疼痛和不适感。全身症状不明显或伴轻度全身症状。曾有报道称腺性唇炎可形成鳞状细胞癌，但这些病例可能归因于腺性唇炎之前的慢性日晒所致。

辅助检查 组织病理检查可明确诊断。组织病理检查见棘层肥厚，表皮不规则增生，伴有海绵形成。黏膜下腺体增生，腺管扩张，分泌型上皮细胞出现颗粒状变性，扩张的腺组织有时形成囊肿，并有慢性炎细胞浸润，主要为淋巴细胞和浆细胞，或呈肉芽肿改变，有的部位大量中性粒细胞浸润。此病主要改变为炎症和腺组织增生，一般认为早期为腺组织增生，腺口扩张，炎症是一个继发过程。有些学者认为它是一种导管扩张性疾病。

治疗 对单纯型腺性唇炎可局部使用糖皮质激素软膏与内服碘化钾1~2个月，或可见效。对炎症性、化脓性唇炎应局部或系统应用抗生素。有脓肿和瘘管时，应切开引流。有报道外科手术切除效果较为满意者。损害内注射曲安西龙对部分患者有效。

（刘全忠）

ròuyázhǒngxìng chúnyán

肉芽肿性唇炎（cheilitis granulomatosa）

唇部反复或慢性肿胀肥厚并最终发展成巨唇的炎症性疾病。又称肉芽肿性巨型唇炎。治疗较困难。1945年米舍尔（Miescher）又报道6例进行性唇部肿胀并形成持久性巨唇的病例，其组织学与梅-罗综合征（Melkersson-Rosenthal syndrome）相同，伴面部麻痹和舌部褶皱，则可能是梅-罗综合征的表现之一；病变仅限于唇部可能是梅-罗综合征的不完全型，称原发性肉芽肿性唇炎，亦称米舍尔肉芽肿唇炎。

病因和发病机制 原因不明。病理上为肉芽肿改变。莱蒙（Laymon）认为肉芽肿性唇炎不属于结节病范畴，也不是对异物或感染因子的一种反应。组织学特征是炎症反应和结核样肉芽肿；显著的表现是存在由上皮样细胞和朗格汉斯细胞组成的结核样肉芽肿，其中有淋巴细胞、组织细胞和浆细胞浸润。患者的其他部位也无结节病证据。因此，多数认为此病为一独立疾病；也有学者认为是一种迟发型超敏反应，而其致病因子不清楚。

临床表现 大多在青年或中年发病。一般无创伤及局部感染病史。先为一唇发疹而后累及另一唇，间隔时间不等，有时两唇同时发病，也有仅一唇受累者。早期表现为唇部突发性弥漫性水肿（图），类似血管性水肿，可累及颊甚至额、头。有时可伴发热和轻度全身症状。开始阶段肿胀可完全消退。以后反复发作，或发作与缓解交替，缓解期肿胀不完全消退。正常肤色或稍红、紫色，柔软有弹性，如捏橡皮感。有时口唇粗糙、脱皮、干燥、裂口，又是潮湿、渗液、结痂。局部多数有不适、刺麻、疼痛感。牙、舌、龈、颊黏膜大致正常。局部淋巴结可肿大。实验室检查一般在正常范围。

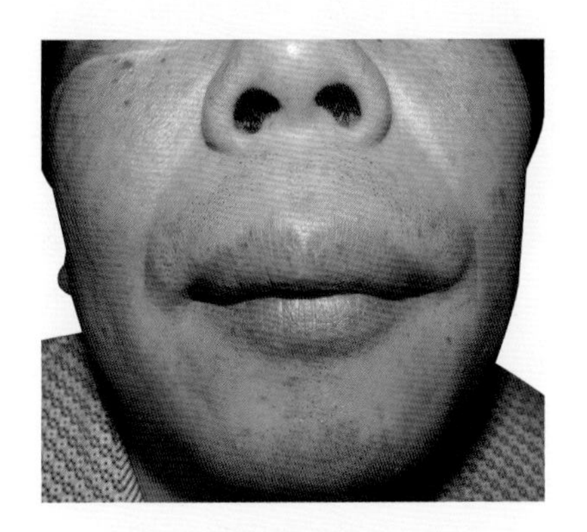

图　肉芽肿性唇炎上唇弥漫性肿胀

辅助检查　组织病理检查主要改变是慢性肉芽肿性炎细胞浸润，真皮上部最明显，向下可扩展到真皮深部甚至肌层。浸润细胞通常为淋巴细胞、浆细胞、上皮样细胞，有时为嗜酸性粒细胞和多核巨细胞。

诊断与鉴别诊断　根据唇部突发性弥漫性实质性肿胀，缓解期不完全消退诊断不难。鉴别诊断必须考虑黏液性水肿、血管性水肿、腺性唇炎、结节病、口腔克罗恩病、浆细胞性唇炎、感染性肉芽肿或结节病的前兆。

治疗　病情稳定者应考虑通过黏膜整形术进行受累唇部修复。在一些患者中，手术修复辅以皮损内注射糖皮质激素有很好效果。病损内注射曲安西龙治疗可能有效。氯法齐明对多数患者都有效。维生素及氯喹无效。泼尼松暂时有效，停药后常常复发。手术治疗有时效果好。

预后　发病几年后一些患者的症状可以缓慢消退。

（刘全忠）

jiāngxìbāoxìng chúnyán

浆细胞性唇炎（plasma cell cheilitis）

以发生于下唇的界限清楚、暗红色、油漆样光泽的浸润性斑块为特征的疾病。又称浆细胞性腔口黏膜炎，若牙龈受累，称为浆细胞性牙龈炎。

病因和发病机制　卢格（Luger）描述了这种唇部损害，并认为其在组织学上与佐恩（Zoon）浆细胞性龟头炎是同一种病。现已认为浆细胞性唇炎不是对某一种刺激的特殊反应，而是对多种不同刺激所发生的共同反应，是一种非特异性炎症反应，这种反应为某些病理性刺激后引起的免疫反应。局部的机械性刺激或长期光线作用也可以引起同样结果。

临床表现　以下唇为主，上唇亦可受侵犯。开始唇黏膜出现疼痛性或无痛性溃烂面或水肿性斑块，黏膜肥厚浸润，表面结痂脱屑，后期可能有萎缩性改变，或肥厚及萎缩性病变可在不同部位同时存在。慢性经过，病期较长。浆细胞性棘皮瘤可同时伴发于浆细胞性唇炎，并且认为它们是同一病谱疾病。浆细胞性棘皮瘤是一种疣状肿瘤，伴口腔黏膜特别是沿着口角的浆细胞浸润。有学者在其组织内发现了白念珠菌，提示可能是此病的病因。

辅助检查　组织病理检查见黏膜上皮轻度增生，上皮嵴狭长，上皮有不同程度的海绵形成。真皮内水肿，并有慢性炎细胞浸润，细胞成分几乎全为成熟的浆细胞，弥漫分布。真皮深部血管周围有较多的浆细胞浸润，血管本身无炎症。

诊断与鉴别诊断　鉴别诊断应考虑：变应性接触性唇炎、念珠菌病、梅毒、凯腊（Queryat）增殖性红斑、肉芽肿性唇炎、浆细胞瘤、鳞状细胞癌、剥脱性唇炎、人工性唇炎等。浆细胞瘤较少见，口、咽为常见部位，浸润的浆细胞异型性较为明显。唇黏膜的恶性或恶性前期病变如唇部鳞癌或黏膜白斑病等，也可伴有真皮广泛性浆细胞浸润，但组织学上可看到上皮有比较明确的间变或癌变，即可加以证实。唇黏膜部位的某些良性疾病如扁平苔藓、寻常型天疱疮（见天疱疮）等，也可合并有广泛的浆细胞浸润，但扁平苔藓常于颊黏膜或四肢见到典型线状排列的多角形紫红色扁平丘疹，组织学上常以淋巴细胞占优势。寻常型天疱疮除唇部外，其他部位可见典型棘层松解性水疱和糜烂面，一般不难区别。

治疗　有效治疗包括使用丙酸氯倍他索软膏和他克莫司软膏，服用灰黄霉素，或局部皮内注射糖皮质激素。

（刘全忠）

fùfāxìng āfútā kǒuyán

复发性阿弗他口炎（recurrent aphthous stomatitis）

以口腔黏膜疼痛性、复发性、呈圆形或椭圆形单发或多发性浅表溃疡为特征的疾病。又称复发性口疮，一般1~4周可愈。偶尔也可发生于生殖器部位的黏膜。

病因和发病机制　病因不清楚。部分患者发病前有口腔创伤、化学物质刺激、女性内分泌改变、精神紧张及情绪改变。有些患者发病可能与感染性有关，如单纯疱疹病毒、链球菌等。此病具有明显的遗传倾向，遗传方式为多基因遗传，华人复发性口腔溃疡与人类白细胞抗原（HLA）-DRw9抗原相关。与贝赫切特综合征、复发性坏死性黏膜腺周围炎属同一疾病的不同表现，可能属于自身免疫性疾病范畴。

临床表现 以口腔黏膜反复发生溃疡为特征，其自然病程可分为4个阶段。①前兆期：即损害发生之前1~2天，局部先有刺痛、紧张、烧灼或感觉过敏。有些患者无此先兆即进入疱疹期。②疱疹期：初起时口腔黏膜为2~10mm的圆形或椭圆形，边界清晰的红斑或淡黄色丘疱疹，单个或多个，约经过12小时其表面变灰白色，起皱如锡箔样，继续增大变成水疱，持续2~3天，伴程度不同的疼痛。③溃疡期：水疱破裂，形成表面微凹的浅溃疡，溃疡周边红晕明显，边缘整齐，基底柔软，无硬结，表面清洁，覆盖一层疏松的淡黄色纤维膜，常伴比较剧烈的烧灼痛。4~5天疼痛骤减，进入愈合期。④愈合期：此时溃疡表面的膜消失，显露出纤维组织的愈合面，损害通常在2~3周内愈合，不留瘢痕。好发于唇内侧、颊黏膜、舌尖、舌缘、舌腹、软腭、腭弓等部位，角化良好的龈和硬腭则较少发生。此病易反复发作。轻者间歇发生，常数月1次。重者可连绵不断，持续较长时期。有些患者病程达数年至数十年。严重患者可伴轻重不等的全身症状，如疲劳，乏力，低热，食欲减退，颌下淋巴结肿大，并有压痛，粒细胞增多，血红蛋白轻度减少等。

辅助检查 组织病理检查为坏死性炎症变化。早期以急性炎症改变为主，表面坏死，溃疡形成，黏膜表面破坏，覆以纤维素性和脓性坏死组织，溃疡底部为大量中性粒细胞浸润。病灶边缘部分，除中性粒细胞外还有不同数量的淋巴细胞和单核细胞浸润，溃疡后期以慢性炎症细胞浸润为主。愈合过程中炎症浸润逐渐减轻，伴上皮恢复和血管、纤维组织增生。

诊断与鉴别诊断 诊断一般无困难，但需和下列疾病相鉴别。①单纯疱疹：发生于口腔的单纯疱疹常被误诊为复发性阿弗他口炎，复发性阿弗他口炎为孤立散在分布的小溃疡，而单纯疱疹为小而浅的口腔溃疡性病变，常成簇分布，常只有一片。若能做病毒分离，能区别两者。②贝赫切特综合征：鉴别较困难，特别是不全型。当发生眼部病变，皮肤毛囊性丘疹，结节性红斑样损害和针刺同形反应阳性时，鉴别无困难。③口腔外伤性溃疡：外伤性溃疡外形不规则，单发性，多为局部牙齿所致的创伤，很少反复发作。

治疗 ①全身治疗：沙利度胺可用于严重患者，效果较好。口服呋喃唑酮合并维生素B_1，有不同程度效果。此外，口服四环素，维生素B_2，肌注γ球蛋白，可减轻症状延长发作时间。局部疼痛严重者，给予镇痛药。发作期间注意休息，避免过度紧张。以维生素E、香草香精、乳糖制成口疮散，症状明显减轻，最后愈合。②局部治疗：局部外用四环素混悬液、糖皮质激素制剂。大的疼痛性溃疡可用曲安西龙或氢化可的松，做病变基底部浸润注射。③物理治疗：采用液氮冷冻治疗，多数冷冻一次即可见效，少数需冷冻两次，3~7天后，口疮逐渐愈合。

（刘全忠）

jíxìng huàisǐ-kuìyángxìng yínyán

急性坏死溃疡性龈炎

急性坏死溃疡性龈炎（acute necrotizing ulcerative gingivitis） 发生于齿间牙龈乳头以出血、坏死伴疼痛为特征的疾病。又称溃疡性膜性口炎、急性溃疡性龈炎、梭形螺旋体龈炎、樊尚龈炎（ANUG；Vincent gingivitis）、战壕口。病因主要是厌氧梭形杆菌和螺旋体感染。若宿主抵抗力降低、患消耗性疾病（如肿瘤、艾滋病）、吸烟、口腔卫生不良等，存在于口腔的细菌增多并侵入牙龈，导致牙龈出现炎症和坏死。

男女均可发病，多见于青中年，典型表现是齿间牙龈乳头溃疡，呈火山口状，边缘不齐，表面覆盖灰绿色假膜，周围牙龈红肿、充血伴疼痛，唾液黏稠带血，常有口腔恶臭，还可出现发热、淋巴结肿大等症状。多为急性过程，病情严重者出现高热、白细胞增多、食欲缺乏等，个别患者并发脑膜炎、肺炎等

诊断主要根据临床表现，组织病理和细菌培养无特异性。应与念珠菌口炎、白喉、化脓性扁桃体炎等疾病鉴别。局部治疗以氧化剂（如双氧水）彻底冲洗溃疡并行清创术，联合系统应用广谱抗生素。一般预后良好。治疗不彻底易复发并可转为慢性。

（刘全忠）

kǒuqiāngniánmó báibān

口腔黏膜白斑

口腔黏膜白斑（oral leukoplakia） 口唇和口腔黏膜出现白色斑块的疾病。病因包括：①局部慢性刺激。包括吸烟、不良口腔卫生习惯、牙位不正、过冷过热饮食刺激。②全身因素。包括念珠菌感染、糖尿病、缺铁性贫血、

维生素缺乏、射线等。发病机制不详，有学者认为是机体对慢性刺激的一种防御性反应，引起黏膜角质层增厚并致密，保护其下方组织免受损伤。好发于中老年男性，多发于口底、舌侧面和腹侧面、软腭，典型损害为白色斑块，边界不清，形状不规则，边缘稍隆起，表面粗糙，可出现浅裂口和小溃疡，常无自觉症状。

可见角化过度或角化不全，伴棘层不规则增厚，上皮嵴不规则下伸，基底细胞排列紊乱，个别细胞角化不良，胞核深染，偶见核分裂象，重者有不典型细胞增生。根据临床表现可诊断。对长期不愈者应做病理检查以排除癌变。需与口腔念珠菌感染、口腔扁平苔藓、白色海绵痣等鉴别。治疗包括除去局部刺激因素，治疗伴发的全身性疾病及对症治疗，如果证实癌变按恶性肿瘤治疗原则处理。

（刘全忠）

kǒuqiāng máozhuàng niánmó báibān

口腔毛状黏膜白斑（oral hairy leukoplakia）

发生在舌侧缘呈毛状的白色斑块性疾病。又称口腔病毒性白斑、口腔舌侧湿疣。是艾滋病（见获得性免疫缺陷综合征）患者常见的口腔黏膜病变。多见于同性恋、异性恋、吸毒、血友病、接受输血和使用血液制品者及人类免疫缺陷病毒（HIV）感染的性伴侣等人群。高发年龄20~50岁。

病因和发病机制 好发于人T细胞嗜淋巴病毒Ⅲ（HTLV-Ⅲ）型易感人群。近年有人认为HTLV-Ⅲ不是引起毛状白斑的直接病因，仅在同时伴有EB病毒感染（EBV）、人乳头瘤病毒感染（HPV）、EBV与HPV混合感染，或HPV合并疱疹类病毒感染，才会形成毛状白斑。发病机制尚不十分清楚，据推测，患者早期感染HTLV-Ⅲ后，由于$CD4^+$细胞功能下降，数量减少，导致淋巴因子生成减少，在此基础上又受EBV、HPV、EBV与HPV，以及HPV与疱疹病毒感染而发生黏膜白斑。舌侧缘区域的朗格汉斯细胞存在生理性缺陷，导致这一部位抗原呈递的能力降低，易被上述病毒侵袭。$CD4^+$细胞功能低下又使病毒易于增殖、扩散，致上皮过度增生，故临床可见舌部的角质突起和毛样白斑。

临床表现 20%艾滋病患者可伴毛状白斑，是艾滋病特异性相当高的早期临床症状。常见于舌侧缘（约占72%），其次为舌腹、舌背、口底、颊、腭等部位。病损呈片状，每侧数目不超过4片，以1片损害为多。损害约为数毫米的脱色性白斑，微隆起，界限不清楚，表面起皱，呈毛状或纤维状，有时可见粗大的斑块黏附于舌侧，不能被擦去。可伴发游走性舌炎。无自觉症状，或伴轻度烧灼疼痛感。患者血清HIV抗体阳性；外周$CD4^+$细胞绝对计数明显减少，$CD4^+/CD8^+$细胞比值低下；病损部位取材涂片过碘酸希夫染色或培养，白念珠菌常阳性。

辅助检查 组织病理检查发现表皮角质层有毛状突起，角化过度及角化不全，棘细胞层肥厚并有气球样变性，细胞体积增大，核固缩，胞质淡染，甚至形成空泡细胞。表皮下有炎细胞浸润，主要为淋巴细胞、少量中性粒细胞及浆细胞。免疫组织化学及电子显微镜检查证实有病毒存在。

诊断与鉴别诊断 根据病损在舌侧缘，为白色斑块，呈毛状外表，斑块不易被擦去，抗真菌治疗无效，结合此病的组织学特征，一般可以作出诊断。有时需与下列疾病相鉴别。①念珠菌病：以高龄体弱、长期使用广谱抗生素、接受免疫抑制药者常见，口内损害均匀分布，以颊黏膜部位最常见，白色膜状物易被擦去，抗真菌治疗效果好。②黏膜白斑病：多发生在中老年患者，以颊黏膜多见，损害早期为乳白色斑点或斑片，边界清楚，表面较光滑，晚期可变厚而粗糙不平。③黑毛舌：丝状乳头过度增生所致。通常发生在舌背丝状乳头稠密区人字沟前方，有时舌两侧亦可发生。毛舌常着棕色或棕黑色，根据损害部位及形态可与此病鉴别。④白色海绵状痣：出生时或稍后几年发病，损害多见于颊部、唇、舌缘、腭等部位。呈珍珠样白色，质软如海绵状，表面有褶皱，易于鉴别。

治疗 注意营养，劳逸结合，保持足够睡眠和良好情绪等有助于调节患者的免疫功能，减缓或防止病情进展。合并念珠菌感染者可局部或系统应用抗念珠菌的药物。0.1%维A酸溶液局部应用可暂时消除病变，但不能防止复发。HIV抗体阳性者，应按艾滋病治疗原则处理。

（刘全忠）

yìwèi pízhīxiàn

异位皮脂腺（Fordyce disease）

发生在唇部、口腔黏膜及外生殖器部位的皮脂腺生理变异。福代斯（Fordyce）在1896年最先描述，又称福代斯病。多在青春期后发生，中年人较多见，男性多于女性。病因不明，认为与内分泌因素、局部刺激或创伤有关。表现为针头大小、孤立的、高出皮面的黄白色小丘疹，散在或群集，一般无自觉症状，少数可能有局部刺激症状或者灼热感。好发于上唇和颊黏膜。除口腔外，也可发生在外生殖器、乳晕等部位。部分可融合成黄白色斑块，表面光滑，当绷紧皮肤时更能清楚见到，触之有细小泥沙样感。组织病理检查可见一组小而成熟的皮脂腺小叶，包绕着皮脂腺导管。皮脂腺导管较小，常需做连续切片才能发现。根据发病部位及典型的临床表现可以诊断。对不典型者，需要行病理检查。需要与粟丘疹、尖锐湿疣、珍珠样阴茎丘疹等相鉴别。一般无需治疗，如患者局部感觉不适可考虑液氮冷冻治疗。

（王洪生　张晓东）

shéyán

舌炎（glossitis）　舌部的慢性、非特异性炎症。表现为舌面成片发红及光滑，并有流涎、进食或咀嚼困难、口内恶臭、吞咽异常，舌黏膜红肿、疼痛，有时形成溃疡或舌麻痹。舌炎是一些系统性疾病的口腔并发症，多见于贫血（包括恶性贫血和缺铁性贫血）、核黄素缺乏症、吸收不良综合征、心力衰竭患者，以及女性更年期综合征。

好发于舌前部，特别是舌尖及舌缘。表现为光面舌、皱襞舌、地图舌、黑毛舌、强直舌、巨舌、舌痛症、舌头溃疡等。舌炎初起时，舌面有数片红色光滑小斑点，或是舌面大部分呈现紫红色、平滑改变。常伴发浅表性溃疡或复发性滤泡性口炎。自觉麻木感、灼热痛、进食时刺痛等。有时伴唾液减少而出现口干症状等。病程迁延，缓解与加重交替出现。①光面舌（图1）：又称舌乳头萎缩，丝状乳头萎缩使舌表面色红而光滑，伴萎缩性舌炎常是危重疾病的一个显著症状。②皱襞舌（图2）：又称阴囊舌、裂纹舌，表现为舌背有许多放射状或不规则沟回，使舌面状如阴囊皱襞。多属先天发育缺陷，多见于婴儿，与遗传有关。B族维生素缺乏或黏液性水肿患者亦可出现典型皱襞舌。③游走性舌炎：（图3）：又称地图舌。多见于男性儿童，为原因不明的良性炎症性疾病。表现为舌面部分丝状乳头减少，形成不规则状或地图状。一般无自觉症状，大多能自然缓解。④黑毛舌：丝状乳头增生和角化过度，加上产生色素的细菌或真菌作用，局部色素增加，使舌质表面呈黑色或棕灰色，一般无症状。⑤强直舌：又称结舌症，主要是舌系带短小使舌的活动范围受限而影响说话，为发育缺陷所致。⑥巨舌：即舌的体积增大。可因先天发育异常、血管瘤、淋巴管瘤、神经纤维瘤、甲状腺功能低下或淀粉样变等原因引起。⑦舌痛症：常见于中年或老年妇女，表现为舌部的疼痛或烧灼感，以舌尖部最敏感。多与精神因素有关，也可能伴恶性贫血、烟酸缺乏等全身性疾病。⑧舌溃疡：表现为舌体出现溃疡面，伴疼痛，多继发于贫血、银屑病、消化系统溃疡及维生素缺乏等。若舌炎同时出现口角糜烂、皲裂或唇红干燥脱屑以及阴囊炎，提示核黄素缺乏症。

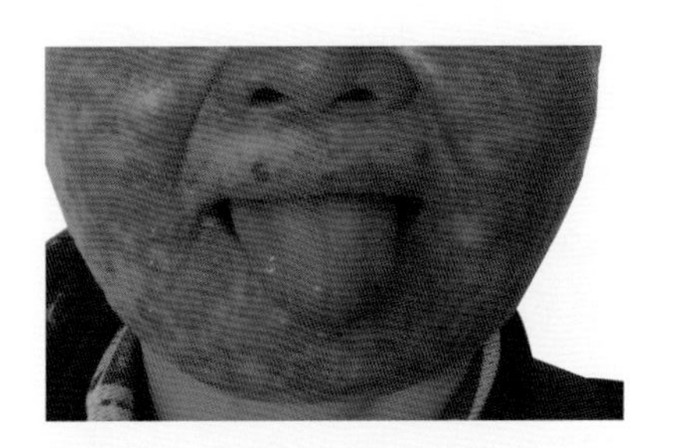

图1　光面舌

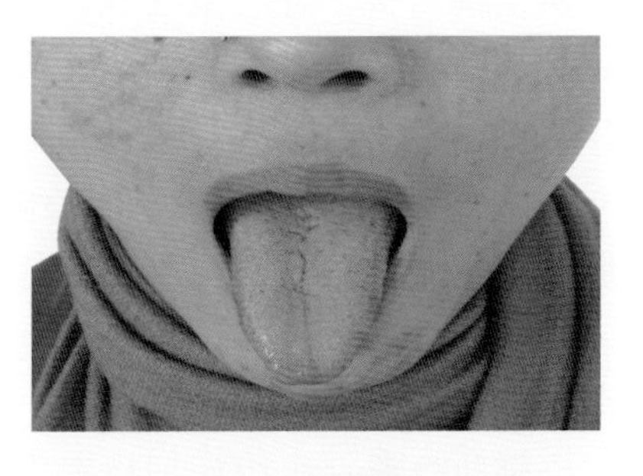

图2　皱襞舌

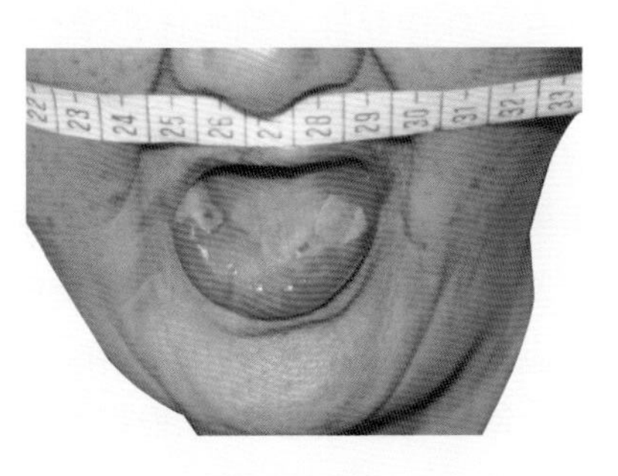

图3　地图舌

诊断主要以临床表现为依据。尽可能查找和排除病因。积极治疗原发的系统性疾病是关键。对症处理，注意保持口腔清洁，炎症期间，可用抗炎防腐含漱剂，防止继发感染。继发感染时口服抗生素，局部涂抹鱼肝油乳剂。口服消炎止痛类药物。预后良好。预防应以保持口腔卫生为主。

（杨蓉娅　田艳丽）

jíxìng nǚyīn kuìyáng

急性女阴溃疡（ulcer vulvae acutum）　好发于青少年女性及幼女的非性接触传染的阴部良性溃疡。又称利普许茨溃疡（Lipschutz ulcer），可有全身症状，经过剧烈。

病因和发病机制　尚不明确，可能与病毒感染有关。利普许茨（Lipschutz）认为此病是独立性疾病。病变局部分泌物中含有革兰阳性粗大杆菌，和乳酸杆菌很相似，但不是同一细菌，认为是此病的致病菌。有学者对此观点提出异议，认为溃疡本身缺乏足够的特征来证实是一种独立疾病，粗大杆菌和乳酸杆菌很相似，可能同属乳酸杆菌属，对人无致病性，存在于大多数妇女的外阴部，全身或局部抵抗力降低，如贫血、营养不良、内分泌障碍等对此病的发生和发展具有一定的作用。一些急性传染性疾病如伤寒、麻疹、水痘、流感等也可激发此病。

临床表现 主要发生在青年女性，发病前有轻重不等的前驱症状，患者感觉全身不适、疲乏、体温升高、白带增多、阴部灼热、瘙痒、迅速形成溃疡。根据溃疡的临床特点可分为3型。①坏疽型：常侵犯小阴唇内侧多为对称性溃疡数目少，大而深，红肿明显，边缘不整，表面附有多量脓液或污黄青黑色痂皮，除去后可见基底柔软不平，此型症状较重，常有高热，发展迅速常造成组织巨大缺损。自觉剧痛。②下疳型（性病型）：好发于大小阴唇内面，也可见于会阴及肛门附近，外表极似软下疳，病程较缓，溃疡为扁豆至指甲大小，圆形或椭圆形，深浅不一，边缘不整，有穿凿现象。质地柔软，边缘炎性浸润明显，表面附有灰白色脓性分泌物。自觉疼痛剧烈。③粟粒型：溃疡小，数目多，针头至米粒大，少有融合，溃疡中心凹陷较深，周围有炎性红晕，表面有少量脓液，基底有黄色脓苔。自觉症状轻微。

辅助检查 溃疡处分泌物涂片革兰染色易见粗大杆菌，部分患者细胞免疫功能低下。各型组织病理改变基本相同，溃疡处有组织缺损，深达真皮或皮下，缺损组织高度坏死并有大量中性粒细胞及少量浆细胞和淋巴细胞浸润。溃疡周围的胶原纤维排列紊乱。革兰染色可在坏死组织间见到革兰染色阳性粗大杆菌。

诊断与鉴别诊断 根据好发于青年女性，非传染性及临床表现特征等易于诊断。需与贝赫切特综合征、生殖器疱疹，以及梅毒、结核、真菌感染引起的溃疡进行鉴别。

治疗 无特效疗法，有的患者病程有自限性。局部给予糖皮质激素和抗生素软膏或霜剂。坏疽型患者需全身使用糖皮质激素和抗生素。必要时给予γ球蛋白肌内注射，并加强全身支持疗法。

预后 愈合后均遗留萎缩性瘢痕，且易复发。

（王洪生　高　薇）

nǚyīn wěisuō

女阴萎缩（atrophy of the vulva）

与卵巢功能活动减低有关的外阴退行性病变。因局部皮肤黏膜屏障功能减退，容易伴发女阴萎缩性皮炎。

病因和发病机制 其发生既受卵巢功能减退影响，也与局部炎症有密切的关系。炎症可引起萎缩。卵巢功能活动减低，雌激素水平降低，多见于绝经后的妇女，属于正常的生理过程。单纯萎缩较少见，常因创伤、炎症、过敏、感染等造成。许多外阴部位病变的晚期，都常出现外阴皮肤萎缩，如外阴白色病变的硬化苔藓型、扁平苔藓、外阴白斑。

临床表现 通常有3个阶段。早期炎症性阶段，外阴红、肿、疼痛，易导致浅表性糜烂和淤斑，自觉烧灼、瘙痒；中期增生性阶段，外阴黏膜增厚，弹性和柔软感丧失，色泽淡红或灰白。伴不同程度的瘙痒；后期萎缩性阶段，外阴皮肤和黏膜萎缩，呈光滑、半透明，似羊皮纸样，易发生裂口和出血。随着病情的进一步发展，阴道口缩窄，大小阴唇均呈萎缩性改变。外阴萎缩可分为3种类型。

老年性女阴萎缩（senile atrophy of the vulva） 多见于绝经期的妇女或曾做过卵巢切除者。属于生理性改变，病情较轻，一般无症状。表现为小阴唇、阴蒂及大阴唇的内侧面黏膜干燥、变薄、萎缩、体积缩小，可伴有轻到中度炎症病变，组织的弹性正常或轻度减退，瘙痒症状一般不明显。

原发性女阴萎缩（primary vulva atrophy） 为外阴部进行性萎缩性病变。程度较重的老年性女阴萎缩，可导致小阴唇和阴蒂消失，大阴唇变平。表现为萎缩最早发生在小阴唇，而后波及前庭、阴道口和阴蒂，大阴唇也逐渐变平，组织松弛。阴道狭窄一般不明显。病变早期呈淡红色，萎缩阶段常呈蜡黄色或苍白色。病程不一定，呈缓慢进行性，发生到一定程度后可以相对静止。有时并发阴道炎、接触性皮炎等。部分患者可发展为外阴白斑病。

女阴萎缩硬化性苔藓 以外阴、肛周皮肤萎缩变薄为主的皮肤疾病，病因不清。

辅助检查 组织病理检查老年性女阴萎缩表现为表皮变薄，棘细胞层减少，乳头变平；真皮厚度变薄，胶原纤维和弹性纤维数量减少，并有轻度退行性变；真皮血管减少，轻度炎细胞浸润。原发性女阴萎缩主要为表皮萎缩和真皮浅层炎症；表皮变薄，角质层减少，表皮突变平；真皮浅层局限性或带状分布的炎性细胞浸润。女阴萎缩硬化性苔藓表现为表皮萎缩，角化过度，常可见到毛囊角栓，棘层变薄，基底层细胞液化变性，表皮突变平或消失，病变早期真皮浅层水肿，晚期胶原纤维玻璃样变，形成均质化带，其下方淋巴细胞及浆细胞浸润。

诊断与鉴别诊断 根据临床表现和组织病理检查予以确诊。但需与其他外阴部萎缩性疾病相鉴别。

治疗 保持外阴部卫生，避免局部创伤与刺激，预防感染，积极治疗全身相关性疾病。老年性女阴萎缩一般不需要治疗。症状明显者可内服雌激素或维生素B。伴外阴瘙痒和外阴炎者，给予止痒、抗生素软膏和雌激素软膏外涂等对症处理。原发性女阴萎缩和女阴萎缩硬化性苔藓可选择雌激素局部或全身应用。并发外阴感染者给予抗感染治疗。瘙痒明显者可外涂止痒剂。疑有外阴白斑病或癌变者，应及早做组织病理活检以明确诊断并定期随访。

（杨蓉娅 田艳丽）

nǚyīn gānkūbìng

女阴干枯病（kraurosis vulva）

以女阴萎缩、干燥为主要特征的疾病。又称女阴硬化性苔藓，多见于70~80岁的妇女，或见于壮年。女阴部软组织萎缩、干燥、阴道口增大、容易发生继发性感染。好发于闭经的老年妇女，或是不能生育或卵巢被切除的年轻妇女。病因不明，有学者认为与卵巢功能低下有关，或是局部慢性炎症刺激所致，或与维生素A缺乏有关，或继发于其他皮肤病之后的一种萎缩性皮病，亦有认为是发生于外阴部的硬化萎缩性苔藓。

病变初期，女阴部轻度红肿伴痒及灼热感。随后女阴部皮肤及黏膜逐渐萎缩，皮肤弹性降低，表面变得光滑、发亮而干燥。随着病情的发展，阴蒂及小阴唇消失，大阴唇变平，阴道口狭窄。病变处呈白色或蜡黄色，或间杂着红色斑点。可继发黏膜白斑病，甚至发展成鳞癌。常伴剧痒，由于剧烈搔抓，大阴唇外侧、股内侧或肛门周围发生苔藓样变。

可行组织病理检查协助诊断，组织病理表现类似硬化性苔藓，早期变化为界面性皮炎。约1/3患者在表皮萎缩邻近部位可见鳞状细胞增生区，显示不同程度的“发育不良”，表现为细胞排列紊乱，核增大及深染。可根据临床表现及组织病理表现进行诊断。应与硬化萎缩性苔藓及外阴白色病变鉴别。外阴白色病变是边界清楚的淡白色或灰白色肥厚性斑块，必要时进行组织病理检查以助鉴别。

局部外用糖皮质激素软膏、维A酸软膏、己烯雌酚软膏。也可酌情内服维生素A及己烯雌酚。病程缓慢，常持续多年，成年人的损害多呈进行性。

（王洪生 高 薇）

wàiyīn báisè bìngbiàn

外阴白色病变（white lesion of the vulva）

外阴部位皮肤、黏膜局部神经与血管营养障碍引起的组织变性与色素改变的疾病。又称慢性女阴营养不良（chronic vulvar dystrophy）、外阴白斑（leukoplakia vulvae），绝大多数为非癌前期病变，仅3%~5%可能发展成癌。

病因和发病机制 病因尚未完全清楚，除全身性因素外，外阴局部的潮湿、热刺激等，也可导致外阴白色病变。有研究表明抑素在发病中起一定作用，它能影响表皮细胞分裂与生长，使局部结缔组织增生，导致组织的代谢紊乱和营养不良性改变。

临床表现 主要症状为外阴瘙痒，瘙痒的剧烈程度不分季节与昼夜，若伴滴虫性阴道炎、真菌性阴道炎，可出现局部烧灼感、刺痛、分泌物增多。局部皮肤黏膜色素减退、水肿、皲裂及浅表溃疡。瘙痒症状可持续数月至数十年。分型临床表现：①增生型：发生于30~60岁的妇女，主要症状为外阴奇痒。病变波及大阴唇、阴唇间沟、阴蒂和后联合等处，对称分布，病变皮肤可呈湿疹样改变，多无萎缩、粘连（图）。②硬化苔藓型：可见于任何年龄，以中年女性多见。早期无症状或仅轻度瘙痒，晚期可有性交痛。累及外阴皮肤、黏膜和肛周皮肤。皮肤和黏膜变白、变薄、干燥易皲裂、失去弹性。阴蒂多萎缩，小阴唇平坦消失。晚期皮肤菲薄皱缩，阴道口挛缩狭窄。幼女患此病常于小便或大便后感外阴及肛周不适，外阴皮肤黏膜可见白色斑块状皮损，一般至青春期时可自行消失。③混合型：主要表现为外阴皮肤黏膜菲薄、发白，在其范围内或邻近部位伴有局灶性皮肤增厚或隆起。

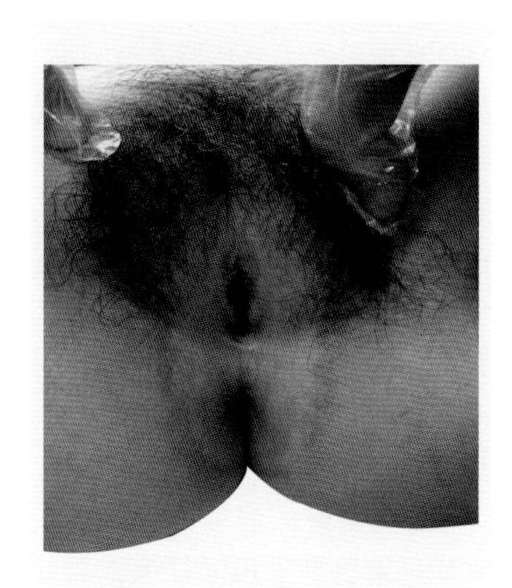

图 增生型外阴白色病变

辅助检查 组织病理检查增生型表现为表皮角化过度，棘层肥厚，表皮突下延；真皮浅层有不同程度的淋巴细胞和少数中性粒细胞浸润。硬化苔藓型表现为角化过度伴有角栓，表皮萎缩变薄，基底细胞液化变性，黑素细胞减少，表皮突变平或消失；真皮浅层胶原纤维均质化，真皮中层有淋巴细胞浸润。混合型组织病理上可同时出现上述两种类型的病变。可出现棘细胞排列不规则，细胞形态大小不一，核丝分裂象增多等改变。

诊断与鉴别诊断 主要靠组织病理检查诊断。但需与真菌性阴道炎、白癜风、炎症后继发性色素减退斑、扁平苔藓等相鉴别。

治疗 消除诱因，对伴糖尿病、滴虫性或霉菌性阴道炎者，针对病因进行治疗。少食辛辣食物，保持外阴清洁，避免肥皂擦洗，搔抓及使用有刺激性药物。局部用药以止痒，抗炎，润肤和改善局部皮肤营养为目的。外用制剂可选择糖皮质激素软膏、低浓度维A酸软膏、鱼肝油软膏等。长期不愈者，应做组织病理检查，有恶变者，应尽早手术切除。

预后和预防 多数为良性经过，少数长期不愈者有恶变可能。注意经期卫生，经常保持外阴皮肤清洁干燥，忌用肥皂或其他刺激性药物擦洗，避免抓伤。内裤须宽松，透气，并以棉制品为宜。

（杨蓉娅　田艳丽）

huàijūxìng guītóuyán

坏疽性龟头炎（gangrenous balanitis） 发生在龟头和阴茎的急性或慢性破坏性溃疡性病变性疾病。又称崩溃性龟头炎。各种原因引起的局部血液供应不足，包括动脉栓塞、糖尿病、免疫缺陷病等引起的继发感染。偶为硬下疳、软下疳的并发症。病变开始在龟头和包皮，逐渐向阴茎体扩散，有时可达下腹部。溃疡质稍硬，边缘高起，基底为肉芽组织，容易出血，表面积聚较厚的脓性分泌物，可形成脓痂，四周皮肤暗红色，伴水肿，附近淋巴结肿大。严重者引起阴茎残毁或脱落。此病病情严重，应及时采用强有力的治疗措施。此病消耗能量较大，加强营养，高蛋白饮食，补充维生素。尽早使用足量敏感抗生素。局部应保持溃烂面清洁和引流通畅，常用高锰酸钾或醋酸铝稀释液湿敷，然后用抗菌软膏敷包。严重者可做根治性切除。

（王洪生　张晓东）

bìsèxìng gānzàoxìng guītóuyán

闭塞性干燥性龟头炎（balanitis xerotica obliterans） 以龟头和包皮渐进性硬化萎缩为特征的疾病。又称成年男性龟头和包皮硬化性苔藓，是硬化萎缩性苔藓的一种表现。常见于15~50岁的包茎和龟头炎而未进行包皮环切术者，也可以发生在包皮环切术后。有学者认为各种原因引起的长期慢性龟头炎可以发展成此病。损害常位于包皮内侧、冠状沟和龟头。病变早期为慢性龟头炎，皮肤浸润肥厚，表面脱屑，后龟头部或尿道口发生象牙白白斑，逐渐萎缩、纤维化，失去海绵样感觉，并引起尿道口狭窄、包皮萎缩和粘连，引起排尿困难或者尿流不畅。严重者包皮硬化，末端形成环状硬化带。组织病理检查示棘层萎缩伴基底细胞水肿、液化变性，表皮突通常完全消失，真皮浅层胶原纤维水肿和纯一化变性或均质化，无毛囊角栓。治疗予糖皮质激素软膏外涂或病变处注射，有外用他克莫司治疗有效的报道。包皮缩窄者可做包皮松解术，尿道狭窄者做尿道扩张术。

（王洪生　刘伟军）

bāopí guītóuyán

包皮龟头炎（balanoposthitis） 龟头和包皮黏膜的炎症性疾病。

病因和发病机制 包皮过长、包皮上皮细胞脱落、腺体分泌物堆积、局部物理因素刺激、各种感染因素等所致。

临床表现 包括以下6种。

急性浅表性包皮龟头炎（acute superficial balanoposthitis） 常为局部物理因素如包皮过长或翻转不良、创伤、摩擦、避孕套、肥皂和清洗剂对局部的刺激引起。表现为局部水肿性红斑、糜烂、渗液和出血，严重者可出血水疱。继发细菌感染后形成溃疡面，并有脓性分泌物。自觉症状为局部疼痛，摩擦后更为明显。局部炎症显著者，可伴有轻度全身症状，如疲劳、乏力、低热、腹股沟淋巴结肿大。

环状溃烂性包皮龟头炎（circinate erosive balanoposthitis） 可独立存在，也可为莱特尔综合征的黏膜症状。表现为龟头及包皮红斑，逐渐扩大，呈环状或多环状，以后形成浅表溃疡面。包皮翻转不良者由于分泌物在局部积聚，常继发感染而使症状加重，这时可失去其环状特征。

细菌性包皮龟头炎（bactericidal balanoposthitis） 阴茎头瘙痒、烧灼或疼痛，局部充血水肿，重者表面糜烂，渗液或出血，甚至浅表溃疡。脓液显微镜检查和培养可见致病菌。

念珠菌性包皮龟头炎（candidal balanoposthitis） 可原发或继发。继发性包皮龟头炎常继发于糖尿病、老年消耗性疾病，以及抗生素和激素治疗之后，或配偶有念珠菌性阴道炎。表现为红斑、丘疱疹和小脓疱，境界一般清楚。急性发作期，黏膜红肿、境界不清，可出现糜烂、渗液。直接显微镜检查和培养可找到念珠菌。若念珠菌感染导致过敏性炎症者，病原体检查常为阴性。

病情反复发作可引起包皮干裂。

阿米巴性包皮龟头炎（amebic balanoposthitis） 少见。患者原有包皮龟头炎病变，致使皮肤正常屏障功能缺失，在此基础上肠道阿米巴病传染后引起阿米巴性包皮龟头炎。表现为浸润、糜烂、溃疡，组织坏死较为明显。分泌物直接涂片找到阿米巴原虫即可确诊。

滴虫性包皮龟头炎（trichomonal balanoposthitis） 为轻度暂时性糜烂性包皮龟头炎，可伴有或不伴有尿道炎。龟头部出现丘疹和红斑，其上可见针头至粟粒大小的水疱。水疱可扩大、融合，形成轻度糜烂面。在分泌物中可找到滴虫。

诊断与鉴别诊断 根据临床表现、发病部位和病原学检查予以诊断。急性浅表性包皮龟头炎需与固定性药疹（见药疹）相鉴别。各型间可以通过病原体的镜检鉴别。

治疗 遵循消炎抗菌，内外兼治原则。局部保持清洁，避免刺激。局部对症治疗，干燥脱屑为主者涂糖皮质激素油膏。糜烂渗出为主者用高锰酸钾或依沙吖啶-间苯二酚溶液湿敷。溃疡面每日换药，并做物理治疗。急性浅表性包皮龟头炎和环状溃烂性包皮龟头炎首选针对革兰阳性球菌的抗生素。滴虫性包皮龟头炎首选甲硝唑或替硝唑。念珠菌引起的包皮龟头炎需抗真菌治疗。阿米巴性包皮龟头炎注射依米丁。感染明显伴有发热和淋巴结肿大的患者可全身用抗生素。包皮过长者待急性炎症控制后进行包皮环切术。

预防 注意局部卫生，保持清洁和干燥；对包皮过长者可行必要的包皮环切术。患性传播疾病、滴虫或念珠菌感染的配偶，应及时治疗，暂停性生活。

（杨蓉娅　田艳丽）

yīnjīng xiānwéixìng hǎimiántǐyán

阴茎纤维性海绵体炎（fibrous cavernositis of penis） 阴茎海绵间隔的慢性纤维组织增生所致硬结和斑块为特征的疾病。又称佩罗尼病（Peyronie disease），是独立的疾病或多发性纤维瘤病的组成部分。40～60岁最多见，20岁以下极少发生。此病的发生可能与先天因素有关，遗传方式尚不清楚；也有学者认为是炎症性疾病的后果。早期症状为阴茎勃起时疼痛，或勃起的阴茎呈弯曲形。一般在阴茎远端1/3的背侧，可见1个或多发皮下硬块或结节，质硬或有弹性，直径0.6～6cm，可呈串珠样。慢性经过。自然消退者也有的造成阴茎畸形。组织病理检查可见纤维细胞增生并绕以密集的胶原纤维，部分可见钙化或骨化性改变。根据好发部位及临床表现，结合组织病理可诊断。需与阴茎血管栓塞等鉴别。治疗可试用糖皮质激素注射，维生素E内服，局部超声治疗或浅层X线照射等。

（王洪生　张晓东）

zhēnzhūyàng yīnjīng qiūzhěn

珍珠样阴茎丘疹（pearly penile papules） 发生在阴茎冠状沟的丘疹样皮肤病。又名冠状沟珍珠疹，大多学者认为这是一种正常的生理变异，不会对健康造成影响。此病的发生可能与生理上的变异或局部刺激等因素有关。也有学者认为与包皮过长有关。发生于青春期后，以20～40岁为主。无自觉症状。表现为环绕阴茎冠状沟处的珍珠状、皮色或淡红色的半透明丘疹，0.5～1mm大小，沿冠状沟排列成行（图）。丘疹互不融合，有时包绕整个冠状沟，偶尔也分布于龟头及阴茎系带上。损害质较硬，无压痛，也不破溃。

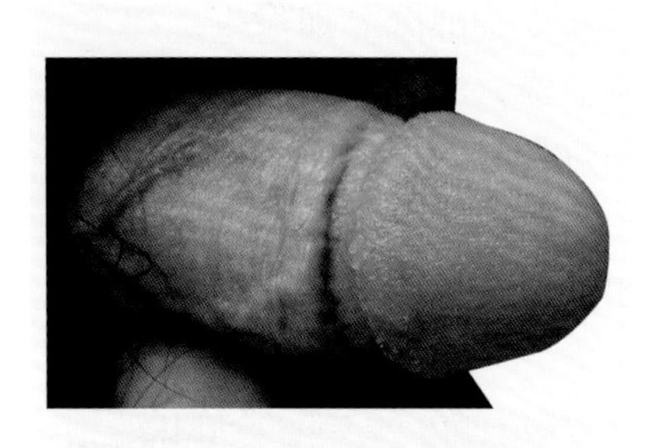

图　珍珠样阴茎丘疹

注：冠状沟可见透明的珍珠状丘疹

组织病理检查见表皮正常，角质层稍薄。病变部位含有丰富的毛细血管网和成纤维细胞，四周绕以密集的结缔组织，并有数量不等的淋巴细胞浸润。

根据冠状沟部位的珍珠状丘疹及组织病理改变，诊断一般不困难，需与异位皮脂腺、尖锐湿疣相鉴别。此病一般无需特殊治疗。如患者要求，可脉冲二氧化碳激光去除。

（杨蓉娅　田艳丽）

zhīmóyán

脂膜炎（panniculitis） 皮下脂肪的炎症性疾病。包括一组临床表现为皮下结节或斑块的疾病。根据炎症发生部位分为以下各型。①炎症发生于皮下脂肪间隔者称间隔性脂膜炎（septical panniculitis）：包括结节性红斑、亚急性结节性游走性脂膜炎、嗜酸性脂膜炎。②炎症发生于脂肪小叶者称小叶脂膜炎（lobular panniculitis）：复发性发热性结节性脂膜炎、特发性结节性脂膜炎、脂肪萎缩性脂膜炎、结晶沉积相关的脂膜炎、酶性脂膜炎、脂膜性脂膜炎、淋巴瘤性脂膜炎和组织细胞吞噬性脂膜炎等。③同时具有间隔性脂膜炎和小叶性脂膜炎的称混合型脂膜炎：深在性红斑狼疮、嗜酸性筋膜炎、类脂质渐进性坏死、感染性脂膜炎等。④如果存在血管炎称伴血管炎脂膜炎：包括小血管炎，如白细胞碎裂性血管炎，中大血管炎，如结节性多动脉炎、血栓性静脉炎和结节性血管炎等，嗜中性脂膜炎和水肿型瘢痕形成性血管炎性脂膜炎。

（姚 煦）

jiéjiéxìng fārèxìng fēihuànóngxìng zhīmóyán

结节性发热性非化脓性脂膜炎

（nodular febrile nonsuppurative panniculitis） 原发于脂肪组织以多发性对称性成群的皮下脂肪层炎性硬结或斑块伴反复发热为特征的急性或亚急性炎症性疾病。又称韦伯-克里斯琴综合征。此病少见。

病因和发病机制 病因不明，可能是多种因素所致血管炎脂肪炎症。1928年首先由克里斯琴（Christian）描述。随着对此病认识的深入，这种疾病表现可见于结节性红斑、人工性脂膜炎、狼疮性脂膜炎、胰腺性脂肪坏死相关性脂膜炎、α_1-抗胰蛋白酶缺陷相关性脂膜炎、结缔组织病、组织细胞吞噬性脂膜炎、皮下脂膜炎性T细胞淋巴瘤等。因此此病不是一种独立疾病，需进一步查找病因并明确诊断。

临床表现 皮下结节是此病的主要症状，数目不定，触之柔软，境界清楚。结节始于皮下，向上发展可轻度隆起于皮面，表面皮肤潮红、略水肿，常成批发作，对称分布。结节位于皮下深部时可轻度移动，位于表浅时可与皮肤粘连，有明显触痛与自觉痛。结节好发于股和小腿，亦可累及上臂，偶见于躯干和面部。皮损经数周后水肿和红斑逐渐消退，留下色素沉着。若结节吸收好转，由于脂肪萎缩和纤维化，表面皮肤向下凹陷。发热常与皮疹出现平行，多为弛张热型。发热时伴乏力、食欲减退、全身不适和关节酸痛等症状。10%～15%患者无发热，仅出现皮肤结节。也可罕见侵犯内脏脂肪组织，预后较差。

辅助检查 ①实验室检查：白细胞总数增加或减少，中性粒细胞数增多，后期贫血；血沉增快；韦尔特曼（Weltman）试验可阳性。肝、肾受损时有肝、肾功能异常出现蛋白尿、血尿。免疫球蛋白可增多，血清清蛋白与球蛋白比例降低或倒置；淋巴细胞转化率降低。如有骨和关节病变，X线检查可发现骨质变薄等。②组织病理：分3期。第一期为急性炎症期：脂肪细胞退化变性，完全或不完全坏死，伴有中性粒细胞、淋巴细胞、少量嗜酸性粒细胞和组织细胞浸润，主要为前两者，不形成脓肿。第二期为巨噬期：在脂肪小叶病变区内见组织细胞大量浸润，伴少量淋巴细胞和浆细胞。组织细胞因吞噬大量脂质与退化变性的脂肪细胞形成泡沫细胞。此期病理变化具诊断价值。第三期为纤维化期：胶原纤维大量增生，修补和代替变性、萎缩的脂肪细胞，最后形成纤维化。此外，偶尔也会出现血管炎的病理表现。

诊断与鉴别诊断 诊断主要依靠临床表现、皮损的组织病理学改变和实验室检查。需要与下列疾病鉴别。①亚急性游走性结节性脂膜炎：表现为小腿伸侧1～3cm的散在淡粉红色结节，可逐渐向外离心性扩展然后慢慢消失，留下色素沉着，皮损可反复发作，组织病理示亚急性或慢性间隔性脂膜炎改变。②寒冷性脂膜炎：与寒冷有关，在暴露部位如面部和股臀部出现红斑样皮下结节或斑块。组织病理示急性脂肪坏死表现。③结节性红斑：好发于春秋季，结节对称分布于小腿伸侧面，不破溃，经3～4周后消退，局部皮肤不发生凹陷。④吞噬性脂膜炎：系一种组织细胞增生性疾病，特征为全身多发性触痛性皮下结节，可发生坏死和溃疡，多见于下肢和臀部，可伴有高热、全身乏力、肝脾肿大等表现，实验室检查可示全血细胞减少、出血和凝血异常，组织病理示小叶性脂膜炎和脂肪坏死，组织细胞吞噬血液成分形成“豆袋状”细胞。⑤皮下脂膜炎样T细胞淋巴瘤：一般以皮肤溃疡为首发症状，溃疡为进展型，病程中常出现嗜血细胞综合征，组织病理学特征为皮肤和皮下脂肪有原发的小、中或大的多形性T细胞和巨噬细胞浸润，部分病例可以出现凝固性坏死。

治疗 尚无满意疗法。如发现有感染病灶或变应原存在，应及时控制与去除。糖皮质激素口服对此病有明显疗效，能迅速控制急性期症状，使体温下降、结节消退。开始应用时剂量较大，控制症状后缓慢减量；非甾体抗炎药可使发热、关节痛和全身不适症状减轻；可根据患者病情酌情选用抗生素、细胞毒性或免疫抑制剂等药物。部分病例减量或停药后症状可再发。

（连 石 赖迪辉）

jiéjiéxìng hóngbān

结节性红斑（erythema nodosum）

发生于皮下脂肪，基本损害为红色结节和斑块的炎症性疾病。早期免疫荧光检查可见免疫复合物沉积，免疫复合物分子较小能通过血管壁弥散并引起血管壁急性损伤，导致青肿。

病因和发病机制 结节性红斑是对各种激发因素的一种独特反应，免疫复合物形成并沉积于真皮深层小静脉及脂肪组织中毛细血管周围。这些毛细血管血流缓慢，但通透性高，许多大分子物质弥散入脂肪组织和真皮深层的间隙。胫前易受累，可能因为此处动脉血供相对较少，静脉系统易受重力和寒冷的影响，且淋巴系统不丰富，不能满足体液回流需要。常见的病因有感染、药物等。最早报道及最常见的为链球菌感染。结核菌、病毒、衣原体、耶尔森菌、芽生菌或球孢子菌等感染也有不少报道。溴、碘、磺胺和避孕药等也可引起结节性红斑。其他病因还有自身免疫病或其他原因不明的疾病，如结节病、溃疡性结肠炎、局限性肠炎、贝赫切特综合征等。有些恶性肿瘤如白血病、淋巴瘤，以及妊娠、麻风等可发生结节性红斑样变。

临床表现 主要累及小腿伸侧，其次累及股和前臂，不发生溃疡，经 3～6 周消退，留下青肿，不留瘢痕和萎缩。根据表现及病程特点，一般分为两种类型。①急性结节性红斑（acute erythema nodosum）：好发于20～30 岁的青年女性，男女比为 1∶3。春秋季节常见。急性发作，初期可有发热、头痛、肌肉痛和关节痛等前驱症状。典型皮损为红色深在性疼痛性结节，直径为 1～5cm，略隆起于皮面，边界不清，表面光滑发亮，皮温升高，压痛明显；数个至数十个，对称散在分布于小腿伸侧，不融合，少数也可波及股、上臂、颈部等，面部罕见。数天后结节软化变平，呈紫红色，最后吸收消失，不破溃，愈后不留瘢痕。病程 3～6 周，皮损可自行消退，但易反复发作。②慢性结节性红斑（chronic erythema nodosum）：少数老年女性患者病情反复发作或持久不愈，持续数月至数年。此型结节可单侧或双侧发生，分布可不对称，炎症及疼痛较轻，呈离心性发展，无潜在疾病。

辅助检查 组织病理特征为间隔性脂膜炎。疾病早期在脂肪小叶间隔中、小静脉周围可见中性粒细胞、淋巴细胞和组织细胞呈放射状浸润，管腔扩张、充血、内皮细胞肿胀，管壁水肿，可见红细胞外溢。免疫荧光检查可见血管壁免疫球蛋白和补体成分沉积。晚期陈旧性皮损以淋巴细胞和组织细胞浸润为主，还可见由噬脂细胞和异物巨细胞构成的肉芽肿。间隔内大血管不受侵犯。慢性者与上述陈旧性皮损相似。

诊断与鉴别诊断 诊断主要根据易发人群、发病前有感染史或药物服用史、发病规律、典型临床表现，必要时可结合组织病理学检查。应与结节性血管炎鉴别。

治疗 积极去除病因，控制感染。急性期应卧床休息，抬高患肢。碘化钾口服治疗安全、有效。治疗期间注意观察甲状腺功能。疼痛明显者可应用非甾体抗炎类药物。对严重患者可选用糖皮质激素。根据病情需要，可酌情选用秋水仙碱、沙利度胺、羟氯喹等。

（连　石　赖迪辉）

zǔzhīxìbāo tūnshìxìng zhīmóyán

组织细胞吞噬性脂膜炎（histiocytic cytophagic panniculitis，HCP）

全身触痛性皮下结节伴系统症状，皮下脂肪组织细胞浸润及细胞吞噬的组织细胞增生性疾病。是脂膜炎的少见类型。根据病情进展可分类：进展较缓慢为相对良性型；进展迅速，常迅速致死为恶性型。恶性型被认为是皮肤 T 细胞淋巴瘤的一种少见类型，称为皮下脂膜炎样 T 细胞淋巴瘤。临床表现：反复发热、皮肤结节、触痛、淡红色或鲜红色，大小不等，皮肤结节可累及全身各个部位，后期出现红色斑块及淤斑。侵犯口腔、阴道等处黏膜，则形成溃疡。除皮肤、黏膜外，可侵犯肝、脾、淋巴结，出现进行性肝功能衰竭、黄疸，也可发生凝血机制障碍、全血细胞减少、低蛋白血症。患者可死于肝、肾衰竭、肺炎和胃肠、泌尿道、呼吸道的出血。

需进行实验室检查和组织病理检查。①实验室检查：血液学检查可见进行性加重的外周血白细胞、血小板减少与贫血，血浆清蛋白减少，γ 球蛋白升高及低血钙。类风湿因子阳性，谷草转氨酶、γ-谷氨酰转肽酶、碱性磷酸酶、淀粉酶值均升高，纤维蛋白原减少，纤维蛋白分解产物增加以及凝血机制异常。②组织病理检查：皮下脂肪小叶性脂膜炎和灶性脂肪坏死，伴大量的组织细胞浸润，呈合胞现象，伴少量淋巴细胞和浆细胞，有红细胞外溢。炎症边缘区可见组织细胞吞噬性红细胞、白细胞、血小板及核碎块，称为“豆袋状细胞”。

诊断要点为反复发热，全身触痛性多发性皮下结节，可有肝、肾功能损害，浆膜炎和出血倾向等；病理检查可见小叶性脂膜炎伴有大量的组织细胞浸润和多个“豆袋状细胞”。注意与以下疾病鉴别。①结节性红斑：结节多数分布于小腿伸侧，对称，不破溃，可伴有发热、关节痛和全身乏力，无内脏损害，全身症状轻微。组织病理示脂肪小叶间隔脂膜炎。②结节性发热性非化脓性脂膜炎：组织细胞吞噬脂质形成泡沫细胞。③恶性组织细胞增生症：增生的组织细胞有异形性，症状更严重，病程短，一般3~6个月死亡。

治疗的选择与预后密切相关。在1989年之前，治疗方案为单独应用糖皮质激素或与环磷酰胺合用；1990年之后，CHOP方案（环磷酰胺、柔红霉素、长春新碱、泼尼松龙），或包括环孢素的联合化疗方案逐步成为组织细胞吞噬性脂膜炎的治疗首选。有报道化疗联合自体外周血干细胞移植是治疗组织细胞吞噬性脂膜炎有效的方法。

（连 石 张 升）

lèigùchún hòu zhīmóyán

类固醇后脂膜炎（post-steroid panniculitis） 长期应用激素的患者，激素减量或停用出现的结节性皮下脂膜炎。此病是在患风湿热、白血病和肾炎儿童用泼尼松治疗停药后发现的。有报道过敏性紫癜性肾炎男童，在泼尼松治疗过程中发生脂膜炎。此病可看作是应用皮质激素的并发症。停用激素失去了脂肪蓄积的因素，促使脂肪动员，引起脂肪细胞代谢障碍。脂肪细胞内酯酶的一过性障碍所引起脂肪细胞变性和结晶化。

皮质激素长期大剂量应用过程中骤然停用或减量，通常停用后1~13天或更长时间出现皮肤结节。结节大小不等，直径0.4~4cm，孤立散在或互相融合。结节边界清楚，有活动性和触痛，表面皮肤潮红或正常皮色，好发于颊部、下颌、上臂、躯干和臀部等处，无全身症状。激素加量或再用激素后结节可消退。此病经数周或数月后亦自然消退。个别严重患者同时有胃肠道脂肪坏死而出现胃肠症状。

组织病理检查为早期皮下脂肪小叶间有中性粒细胞和单核细胞浸润，以后有组织细胞、泡沫细胞、淋巴细胞变性，细胞内见针状结晶，类似新生儿皮下脂肪坏死症所见脂肪结晶。此病多见于儿童，在长期大剂量应用皮质激素后骤然减量或停药后发生。结节好发于脂肪异常沉着部位，再用激素或激素加量后，结节很快消退。避免长期大剂量应用皮质激素，停用时要逐渐减量。此病2~3个月后结节可自然消退，不需特殊治疗。

（连 石 张 升）

hánlěngxìng zhīmóyán

寒冷性脂膜炎（cold panniculitis） 寒冷损伤所致局部皮下脂肪组织局限性炎症性疾病。多见于冬季，好发于婴幼儿及儿童，尤其末梢循环功能不良者。病因尚不十分明确，可能与迟发型变态反应有关，与血小板质的异常过多冷凝纤维蛋白原有关。实验发现，在皮肤上放置冰块后，所有新生儿都可发生相似损害，因其脂肪中饱和脂肪酸含量较高，在寒冷环境下较快凝固，形成硬块。

常在受冷后2~3天，在受冷部位出现痛性或无痛性红色或紫红色斑块或皮下结节。多见于股、臀部、面颊和下腹部。数周后皮损逐渐变软消退，可留暂时性色素沉着，但不留瘢痕。冬季骑马、滑雪或骑摩托车者，可因衣着不保暖而发生此脂膜炎。好食冷冻食物的儿童易发生面部寒冷性脂膜炎。

组织病理检查初期表现为真皮和皮下交界处血管丛周围淋巴细胞和组织细胞浸润，之后皮下组织中脂肪细胞破裂融合成囊样结构，周围伴少数中性粒细胞、嗜酸性粒细胞和泡沫细胞浸润，形成小叶性脂膜炎改变。根据寒冷暴露史、发生部位和临床症状可与其他类型脂膜炎（尤其是硬红斑）相鉴别。

预防是关键，避免受冷，加强保暖，避免长期暴露于寒冷环境，给予足够的热量和丰富的维生素饮食。婴幼儿外出时尤其应注意面部保暖。

（连 石 孙 冉）

yìnghuàxìng zhīmóyán

硬化性脂膜炎（sclerosing panniculitis） 以下肢皮肤结节或持续性硬斑块，表面呈暗红色为特征的疾病。1991年由裘里佐（Jorizzo）等命名，好发于40岁以上女性小腿中下1/3处。急性期表现为下肢境界清楚的红斑，肿胀，和触痛，并可有皮温升高。

病因和发病机制 尚不完全清楚，但患者都存在静脉供血不足。患者可能有静脉曲张，浅部血栓性静脉炎，深静脉血栓形成或兼而有之。静脉供血不足导致脂肪小叶中心缺氧，脂肪坏死和炎症，最终导致纤维化。

临床表现 急性期常表现内踝以上小腿疼痛，边界不清的红斑块，有触痛，肿胀，局部皮温高，伴轻度硬化。后期皮损颜色转暗，常可持续数月。病变常为双侧，但左腿更常见且更严重。患者可能没有静脉疾病的临床证据，但仔细检查几乎都能发现静脉供血不足。慢性期以边界清楚的硬化和皮肤凹陷为特征，常伴色素沉着或白色萎缩症，可伴局部凹陷性水肿。典型者硬化性损害沿小腿皮肤呈“袜状”分布，类似倒置酒瓶。

辅助检查 组织病理变化因

皮损的演化而异，均可见真皮浅层淤滞性皮炎改变，如真皮乳头部毛细血管和小静脉增生，纤维化，大量含铁血黄素沉积。早期皮损间隔的胶原束之间见稀疏淋巴细胞浸润，小叶中央缺血性坏死，表现为苍白、小而无核的脂肪细胞，脂肪坏死区见大量红细胞外渗，含铁血黄素沉积、内皮细胞坏死。稍晚期皮损间隔增厚，纤维化，导致皮下脂肪明显萎缩。炎症细胞主要是淋巴细胞、泡沫组织细胞。小叶边缘常见噬脂性肉芽肿，伴散在淋巴细胞、浆细胞浸润。晚期损害主要是间隔硬化，脂肪小叶变小，噬脂性脂肪坏死，可伴灶性脂囊样变的脂肪微囊肿，表现为无定形嗜酸或双染性的物质，有时呈皱纹样，内衬囊腔。脂膜样或脂囊样脂肪坏死是晚期损害的常见表现。

诊断与鉴别诊断 诊断主要依靠临床表现、皮损的组织病理学改变。硬化性脂膜炎需与硬斑病、硬红斑、结节性红斑和其他脂膜炎相鉴别，病变从踝部近端逐渐发展是硬化性脂膜炎的特征，其他类型的小叶性脂膜炎不具该特征。根据其典型临床表现与组织病理改变与上述疾病鉴别不难。

治疗 治疗困难。慢性期纤维变性区为不可逆损害。弹力长筒袜和抬高患肢可减轻症状，防止溃疡形成和促进溃疡愈合，联合应用司坦唑醇效果更佳。外用加压包裹物也可短期显效。但由于损害部位疼痛，有些患者不能忍受挤压治疗。对单用挤压和抬高患肢无效，或开始时就不能忍受挤压包裹者，可口服己酮可可碱、司坦唑醇、氧雄龙。由于司坦唑醇和氧雄龙可能使女性男性化，育龄期妇女应尽量避免使用。

（连　石　任荣鑫　张海萍）

shìsuānxìng zhīmóyán

嗜酸性脂膜炎（eosinophilic panniculitis） 以大量嗜酸性粒细胞浸润为特征的脂膜炎。属于嗜酸性粒细胞增多性疾病。病因不明。伯克特（Burket）等认为与链球菌感染有关，亦有学者认为患者多数有原发疾病，如过敏性疾病、特应性皮炎、血管炎等。炎症反应时中性粒细胞、淋巴细胞、肥大细胞所产生的趋化因子使嗜酸性粒细胞浸润于皮下组织的病变区。皮损呈多形性，多见于双下肢，可表现为结节、斑块、紫癜、风团样丘疹、脓疱，以皮下结节最为常见。病程缓慢，易复发，但此病有自限性。

组织病理检查提示：皮下脂肪组织内有大量嗜酸性粒细胞浸润，有时可见破碎的嗜酸性粒细胞碎屑黏附在坏死的胶原纤维周围，呈“火焰状图像”，外周可有组织细胞与异物巨细胞环绕成栅栏状。真皮及筋膜中也有嗜酸性粒细胞散在分布。血管变化不明显。

仅靠临床表现很难明确诊断，主要依靠组织病理见皮下脂肪组织中大量嗜酸性粒细胞浸润而确诊。此病需要与下列疾病鉴别。①嗜酸性粒细胞增多综合征：病理特征是真皮血管周围有显著的嗜酸性粒细胞和单核细胞浸润，血管壁可见内皮细胞增生，管腔闭塞，而皮下脂肪组织变化不显著。②嗜酸性筋膜炎：病变主要发生在深筋膜，表现为深筋膜的炎症、水肿，伴淋巴细胞、浆细胞和组织细胞浸润，嗜酸性粒细胞呈散在或簇集在血管周围浸润，以后筋膜呈弥漫性增厚和纤维化硬化，不同于嗜酸性脂膜炎的病理改变。③嗜酸性蜂窝织炎：皮损表现为疼痛性红斑，典型组织病理象为真皮内以嗜酸性粒细胞为主的弥漫浸润，还能见到大而淡染的组织细胞及异形巨细胞围绕嗜酸性不定形物呈栅栏状排列的“火焰状图像”。

尚无特效疗法。积极治疗原发病。糖皮质激素治疗有效，但停药后易复发。部分病例可合并使用抗生素治疗。

（连　石　林逸群）

shēnzàixìng hóngbānlángchuāng

深在性红斑狼疮（lupus erythematosus profundus） 介于盘状红斑狼疮和系统性红斑狼疮病谱之间的亚急性炎症性疾病。主要侵犯皮下脂肪组织，又称为狼疮性脂膜炎。慢性过程，属于一种不稳定型的状态，可以与系统性红斑狼疮或盘状红斑狼疮同时发生，也可以在红斑狼疮发病的前后发生。其发病率约为红斑狼疮的2%。男女均可发生，但是以女性为多，有时儿童也可发病。

病因和发病机制 病因不明，有学者认为与外伤及肌内注射有关，具体机制尚无报道。

临床表现 此病是红斑狼疮的罕见变型，其浸润发生在真皮深层，基本损害为深在的结节和斑块，大小不等，质地坚实，有橡皮样硬度，边界清楚，不能移动。表面皮肤呈暗红色或正常皮肤色泽，皮损消退后局部遗留皮下脂肪萎缩，组织塌陷。皮损可出现于身体的任何部位，但以面颊、臀、臂多见，其次为小腿和胸部。还可累及眶周组织，引起局部严重水肿。有时还可引起疣状肥厚性皮损，这类患者多有血清学异常，如抗核抗体阳性等。有时可作为一个单独的疾病而存在，或者转变为盘状红斑狼疮或系统性红斑狼疮。

辅助检查 实验室检查可有

贫血、白细胞减少、血小板减少和血沉增快。30%患者抗核抗体阳性，可检出抗双链脱氧核糖核酸抗体。类风湿因子阳性，免疫球蛋白增多。组织病理检查具有特征性，表现为表皮萎缩、基底层液化变性、毛囊口角栓形成及真皮胶原坏死，在真皮中层的皮肤附属器及血管周围有淋巴细胞浸润，真皮深层则有渐进性坏死改变并伴有血管炎、胶原纤维肿胀变性，某些区域则被无定形嗜酸性物质所替代。70%患者皮损的表皮真皮交界部狼疮带试验阳性。此外，在真皮小血管周围可有免疫复合物沉积。

诊断与鉴别诊断 主要依靠临床表现、自身抗体等实验室检查、皮损的组织病理检查。需要与下列疾病鉴别。①结节性脂膜炎：结节常对称分布，成批发作。多数发作时有发热，多为弛张热，还可有乏力、食欲减退、肌肉和关节酸痛等。有10%~15%的患者无热，仅出现皮肤结节。有的结节会液化变性，其上皮肤也被累及而发生坏死溃疡，有黄棕色油状液体流出，此时称为液化性脂膜炎（liquefying panniculitis），被认为是结节性脂膜炎的一种变异型，其损害主要发生于股部和下腹部，小腿伸侧少见。②结节性红斑：在春秋季好发，结节多数分布于小腿伸侧，对称性，不破溃，3~4周后自行消退，消退处局部无凹陷萎缩。无内脏损害，全身症状轻微，组织病理示脂肪小叶间隔的炎症。

治疗 局部治疗：皮损内注射糖皮质激素，范围小或顽固性皮损可用液氮或二氧化碳霜冷冻。系统治疗：服用氯喹或羟氯喹、沙利度胺、氨苯砜、糖皮质激素、免疫调节剂。对顽固的严重患者应联合使用糖皮质激素和免疫抑制剂。

（连石 陈新）

zhēnpí tánxìngxiānwéibìng

真皮弹性纤维病（dermal elastosis） 真皮中弹性纤维的量和质异常所致疾病。可局限于皮肤，也可以有系统损害。真皮结缔组织由胶原纤维、弹性纤维、网状纤维、基质以及细胞成分组成。纤维和基质都是成纤维细胞形成的。弹性纤维是真皮的组成成分之一，具有高度的分支状结构，因此，在皮肤受到外界压力变形后，可以回复到原来的形态。静止状态下的弹性纤维呈收缩状，并能被可逆性拉长，其长度可以达静止状态下纤维长度的两倍。瘢痕组织（如瘢痕、瘢痕疙瘩、皮肤纤维瘤等）缺乏弹性纤维，表现质地坚硬缺乏弹性。弹性纤维减少或缺如，使皮肤变得松弛甚至膨出。弹性纤维不仅存在于皮肤中，也存在于其他结缔组织（如肌肉、肌腱、血管等）中，多数弹性纤维疾病为全身结缔组织病变，不仅表现在皮肤上，其他组织器官（主要是中胚叶组织）亦受到不同程度的影响。弹性纤维性疾病的共同病理生理基础为弹性纤维的量（数量增加或减少）和质（退行变，如肿胀、断裂、颗粒化等）的变化。真皮弹性纤维病虽然主要是弹性纤维变性，但常常同时有胶原纤维病变，有时网状纤维和基质也受到不同程度的影响。真皮弹性纤维疾病尚无一个完整的分类。

（方方）

chuāntōngxìng jíbìng

穿通性疾病（perforating dermatosis） 以表皮贯通、真皮内成分经表皮排出为特征皮肤损害的疾病。经典的有4种：匐行性穿通性弹性纤维病（elastosis perforans serpiginosa），反应性穿通性胶原病（reactive perforating collagenosis，RPC），穿通性毛囊炎（perforating folliculitis），毛囊和毛囊旁角化过度病（hyperkeratosis follicularis et parafollicularis，Kyrle）。

病因和发病机制 穿通现象的发生机制比较复杂，一般认为在真皮上部的许多物质，首先刺激表皮增生，并逐渐被增生的表皮包围，随着角质形成细胞的分化成熟向表皮外移动，最终真皮内的物质被排出表皮。这种解释并不适用于所有的穿通性疾病。

临床表现 穿通性疾病的临床表现多样，组织学特点各不相同，准确诊断有时比较困难，必须综合考虑。

反应性穿通性胶原病 12岁以下儿童为主，无明显性别差异，与遗传因素有关。主要发生在面部、四肢、躯干的伸侧面，病程持久反复发作，较多孤立性丘疹，大小约6mm，中央有脐凹，内含棕黑色角质拴，一般6~8周消失。排出成分为渐进性坏死的嗜碱性胶原纤维，排入至杯状表皮凹陷内。

穿通性毛囊炎 发生于任何年龄，较常见，男女比率1∶2，与遗传因素无关。主要发生在四肢的伸侧，皮疹较多呈孤立性斑丘疹，以毛囊为中心，大小2~8mm，中心见白色角质栓，栓内有白色卷曲毛发。时好时发，但可以自然消退。排出物主要为卷曲的毛发，变性的毛囊内容物。

毛囊和毛囊旁角化过度病 又名克尔里病（Kyrle disease），1916年克尔里（Kyrle）首先描述。病因不明，可能与以下方面相关：遗传、代谢和内分泌等因素。发病年龄主要在20~60岁，平均30岁，男女发病没有差异，与遗传无关。皮损逐渐增多呈棕红色丘疹，大小1~8mm，丘疹中心有圆锥形角质栓，此种病变也可发生于毛囊和毛囊旁，损害局限于颈、躯干、乳房、下肢，有时弥漫性对称分布。慢性病程，常伴有糖代谢紊乱，可与肝脏或其他系统病变同时存在。排出成分肉芽肿物质排入陷下的表皮内，为嗜碱性碎片。

匐行性穿通性弹性纤维病　病因不明。可能与真皮弹性硬蛋白异常引起细胞反应有关。多数发生在30岁以下，男性多发，男女比例4∶1，与遗传无关，病程持久，可消退或复发。皮损呈红色或正常色角化性丘疹，大小2~5mm，中心脱屑或萎缩，丘疹呈匐行形、环形。主要分布于颈、面、四肢，数量较少。其1/4患者伴唐氏综合征、埃勒斯-当洛综合征、成骨不全等。排出物为变性的弹性纤维。

辅助检查　主要行组织病理检查。①反应性穿通性胶原病：早期表皮增生肥厚。真皮乳头变宽并含有蓝色变性的胶原纤维；后期可见杯形表皮下凹，凹内含有大的圆柱形角栓，有角化不全的角质、细胞碎片、蓝色退变的胶原纤维组成。②穿通性毛囊炎：毛囊口扩张，内填角化不全性角栓，并含有嗜苏木紫碎片和卷曲的毛发。③毛囊和毛囊旁角化过度病：角化不全性角栓填入凹下部分，含有嗜苏木紫碎片而无弹性纤维组织，穿通的基底部有肉芽肿性炎症反应。④匐行性穿通性弹性纤维病：可见狭长的穿通表皮或毛囊角栓，有角化不全性角质、嗜苏木紫碎片和弹性纤维碎片组成。

治疗　大多治疗欠满意。紫外线、冷冻、口服或外用维A酸均有效果，个别患者皮损可手术去除。

（方　方）

tánxìngxiānwéi jiǎhuángliú

弹性纤维假黄瘤

弹性纤维假黄瘤（pseudoxanthoma elasticum）　弹性纤维和胶原纤维先天性缺陷所致皮肤、眼和心血管等类似黄瘤的退行性改变疾病。1881年里加尔（Rigal）最早描述此病时称弥漫性黄斑。以后不同的学者又分别给以了不同的命名。是一种先天性疾病，可侵犯人体许多器官和系统而产生各种不同的临床表现。

此病为弹性纤维先天性缺陷。根据其遗传学特点，归纳成两型4组。两型即常染色体显性遗传和常染色体隐性遗传，每型又各分成两组。以常染色体隐性Ⅰ组及常染色体显性Ⅰ、Ⅱ组为常见，常染色体隐性Ⅱ组罕见。显性Ⅰ组有典型皮疹，眼脉络膜视网膜炎和心血管并发症较普遍。显性Ⅱ组皮疹不典型或症状轻，没有心血管并发症，脉络膜视网膜炎少见。隐性Ⅰ组的临床症状表现介于显性Ⅰ组和Ⅱ组之间。

主要改变是弹性纤维的钙化。主要发生于皮肤、眼和心血管系统。皮疹发生较早，一般出现于儿童或青春期，有的生后即有皮疹。表现为颈、腋下等部位的皮肤细纹变粗，色泽略呈黄色，随着病期发展而产生典型的黄色斑或沿皮纹出现菱形黄色斑块，有的外观呈绉绸样、皮革样或鹅卵石样（图1、图2）。后期由于真皮弹性纤维变性，皮肤出现松弛性皱褶，皮疹边界不清，外观模糊。皮疹一般不引起任何自觉症状，出现明显的皮疹影响美容时才去就医。除皮肤外，口唇内侧、硬腭、颊黏膜和阴道黏膜亦可见到黄色浸润性斑片。眼部特征性改变为眼底乳头四周出现放射状血管样纹（图3）。眼部病变常两侧对称，多见于20~40岁的患者。眼病变与皮损可分别出现。少数患者伴眼底出血，视力不同程度受影响，严重者视力丧失。心血管病变主要侵犯中动脉，动脉中膜的结缔组织发生退行性变和钙

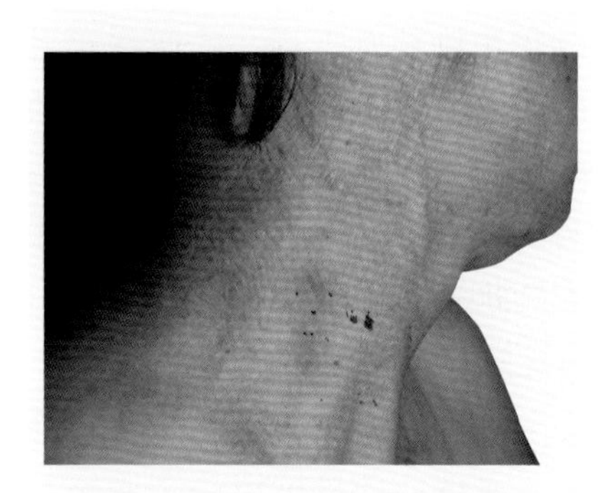

图1　颈部弹性纤维性假黄瘤

注：颈部的皮肤细纹变粗，色泽略呈黄色

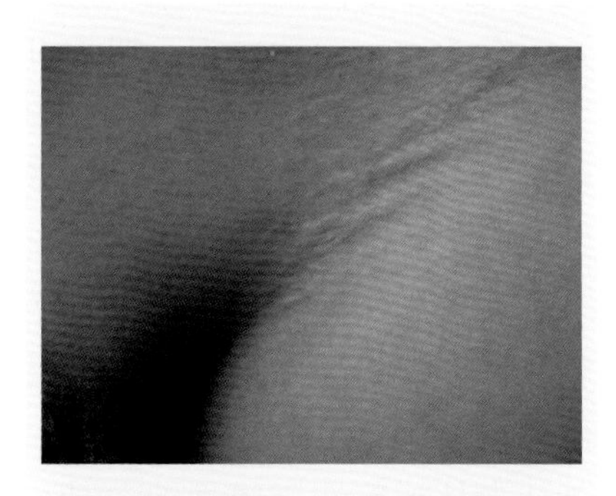

图2　腹股沟区弹性纤维性假黄瘤

注：皮肤细纹变粗呈鹅卵石样

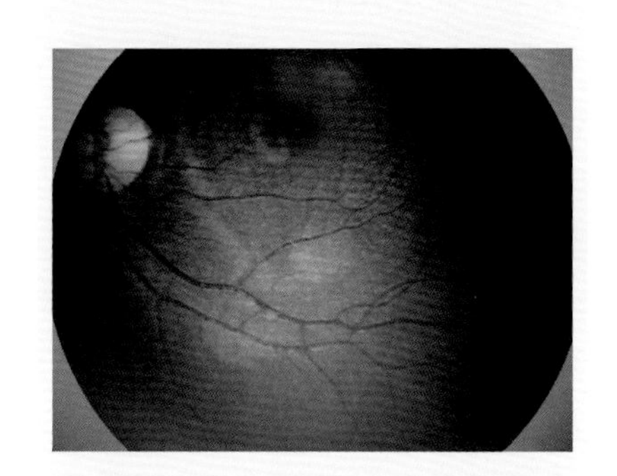

图3　弹性纤维性假黄瘤（眼底改变）

化，可引起脉搏减弱，甚至缺如，下肢间歇性跛行。最容易侵犯的血管为尺动脉，胫后动脉、股动脉等。心脏和瓣膜的弹性纤维亦可见病理改变，少数患者可以出现心绞痛和高血压。皮疹典型者临床一般容易诊断。如伴皮肤松弛现象应与皮肤松弛症鉴别。

尚无特殊治疗方法，广泛性皮肤松弛者可以采取手术治疗。眼底视网膜病变者内服维生素 E 可能有益。

（方　方）

tánxìngxiānwéi jiǎhuángliúyàng zhēnpírǔtóucéng tánxìngxiānwéibìng

弹性纤维假黄瘤样真皮乳头层弹性纤维病（pseudoxanthoma elasticum-like papillary dermal elastosis）　以真皮乳头层弹性纤维网完全消失为特征的疾病。1992 年龙焦莱蒂（Rongioletti）和里博拉（Rebora）首先报道 2 例。病因尚不清楚，可能与年龄有关，因为报道的 2 例均为 60 岁以上的老年人。另外，紫外线照射也可能有关。临床表现与弹性纤维假黄瘤很相似。皮损为小的黄色非囊性的丘疹，可融合成斑块，此黄色融合性丘疹外观呈卵石样，或鸡皮样，对称分布于颈部、锁骨上方等处。病程慢性，但呈进行性发展，无任何自觉症状。病变局部既往无炎症及外伤史。胸部、心脏及眼部均正常。

组织病理通常常无异常改变，以地衣红-韦杰尔特染色可见真皮乳头层和毛囊周围弹性纤维完全消失，与耐酸纤维和弹性单纤维分布一致。真皮网状层内弹性组织轻度减少。冯·科萨（von Kossa）染色未见钙化。主要根据病史、临床表现，结合病理检查作出诊断。主要与以下疾病相鉴别。①弹性纤维假黄瘤：皮损发生早，常在儿童期至青年时期发病；除皮疹外，尚有眼、心血管病变；病理可见皮肤弹性纤维断裂，有大片的钙化组织。②真皮中层弹性组织溶解症：皮疹为皱纹性斑片或毛囊性软丘疹，用弹性纤维染色，显示真皮中层弹性纤维组织全部消失。③日光性弹性纤维变性：病理上表现为真皮乳头层内弹性纤维粗大，并互相缠绕成团块。此病尚无特殊有效的治疗方法。

（方　方）

zhēnpí zhōngcéng tánxìngzǔzhī róngjiězhèng

真皮中层弹性组织溶解症（middermal elastolysis disease）　以真皮中层内弹性纤维消失，不伴任何炎症性浸润为病理特征的疾病。是一种少见、后天发生的特发性非炎症性皮肤病。1977 年谢利（Shelley）和伍德（Wood）首先描述了此病。病因不明，因为有些皮损见于曝光部位，有学者认为弹性纤维组织的消失与日光有关，但组织病理未见日光性弹性纤维变性。也有学者认为与免疫相关，是对与弹性纤维组织结合的黄体酮过敏。另有学者认为系亚临床的炎症反应而导致弹性纤维组织的溶解消失。

多见于女性，文献报告的 32 例中男女之比 1∶9.7。发病没有明显的季节性，半数有日晒史或长波紫外线照射史。分为两种类型：Ⅰ型皮损表现为边界清楚的细皱纹性斑块；Ⅱ型为毛囊周围突起的软丘疹。两型皮损也可同时存在。典型的皮损为边界清楚的细皱纹性斑片，其走向与皮纹一致。另一型为毛囊周围突起性软丘疹，损害处皮肤颜色正常，呈老年的皮肤外观。无自觉症状。损害一旦出现呈稳定持续状，不扩展也不消退。好发部位为躯干、上肢、颈、肩和股等部位。

组织病理检查可明确诊断，表现为表皮正常或轻度变薄，基底细胞排列整齐，病变主要在真皮中部。弹性纤维组织维尔赫夫或地衣红染色，显示真皮中层内弹性组织全部消失，毛囊周围弹性纤维尚存在，血管周围可见少量弹性纤维。真皮乳头层弹性纤维正常，真皮中其他成分如胶原纤维、血管、成纤维细胞等均正常。根据临床表现和组织病理可作出诊断。需与以下疾病鉴别。①皮肤松弛症：有广泛性皱纹和松弛的下垂皮肤，并常有内脏受累。组织病理为真皮硬蛋白丧失。②毛囊周弹性纤维溶解症：是皮肤松弛的一型，在毛囊周围弹性硬蛋白消失，在毛囊处可培养出产生弹性硬蛋白酶的葡萄球菌。③炎症后弹性纤维溶解症：在发生皱纹前有明显炎症发硬的损害。④斑状萎缩：皮损为圆形及卵圆形萎缩松弛的疝样斑，愈合后留萎缩性柔软瘢痕，无大片皱纹，弹性纤维缺失多发生在真皮的上部。⑤光线性弹性纤维病：多发生于老人，真皮内弹性纤维增生异常，乳头胶原纤维嗜碱性变。

没有特效疗法。避免光照或外用遮光剂可能减少发病。药物治疗均是经验性的，可应用秋水仙碱、维生素 E、羟氯喹。局部外用维 A 酸及糖皮质激素，但疗效不明显。若有免疫因素，可用免疫抑制剂，

（方　方）

pífū sōngchízhèng

皮肤松弛症（cutis laxa）　不同原因所致皮肤松弛、起褶皱或皮肤过度松弛形成有蒂的悬吊等症状。又称泛发性弹性组织离解（generalized elastolysis）。分为原

发性和继发性。原发性有全身性皮肤松弛症（图1）、局部性皮肤松弛症［局限性皮肤松弛、睑皮肤松弛（图2）、斑状皮肤萎缩］、弹性纤维性假黄瘤。继发性皮肤松弛症是肥胖（图3）、水肿、炎症、神经纤维瘤病（图4）等因素所致。广义皮肤松弛症是一种不同的原因所引起症状。狭义的皮肤松弛症特指皮肤弹性先天发育缺陷引起的一种原发性皮肤病，又称全身皮肤松弛症，不包括继发于其他病变引起的皮肤松弛。而且可侵犯人体的其他结缔组织，如血管、心脏、肺、泌尿道等。

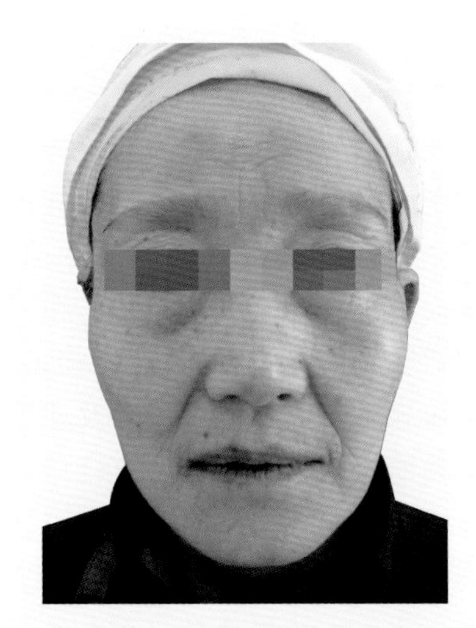

图1　全身性皮肤松弛的面部表现

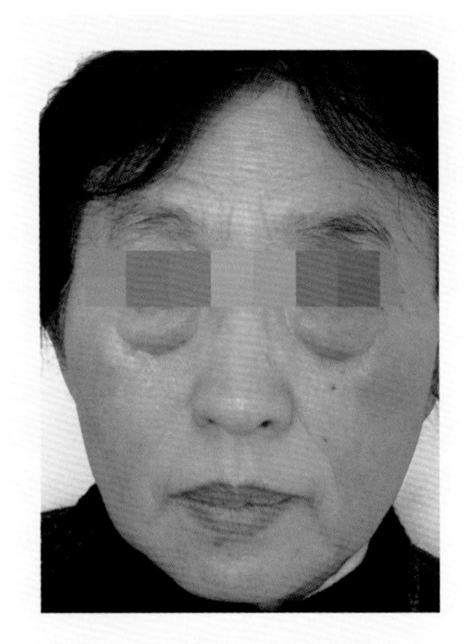

图2　眼睑皮肤松弛

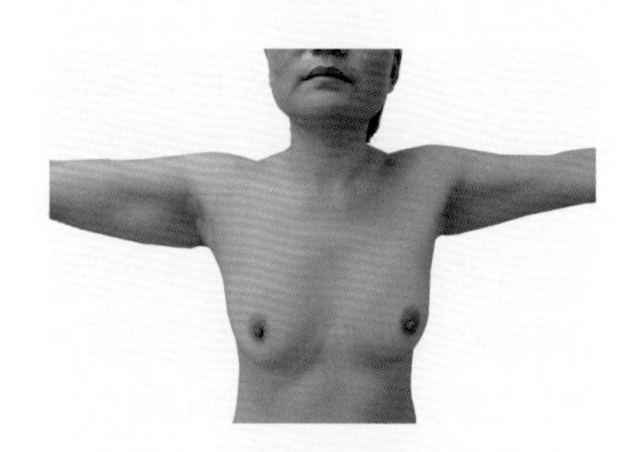

图3　上臂肥胖性皮肤松弛

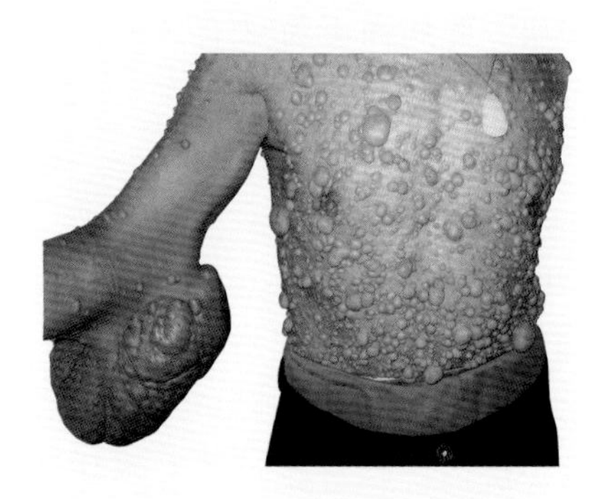

图4　神经纤维瘤继发性皮肤松弛

病因和发病机制　不是十分清楚，多与遗传有关。此病患者血清铜离子低，故被认为此病的主要是铜离子的代谢异常所致。

临床表现　一般将皮肤松弛症分为先天、获得性和局限性3种，以先天多见。①先天性：常见症状为皮肤松弛、多发性疝、憩室及肺气肿等。出生时或生后不久即可见皮肤症状。起初为水肿性改变，以后皮肤逐渐松弛、下垂、多皱褶。症状逐渐加重，全身皮肤均可受影响。肺气肿为皮肤松弛的常见表现。严重者为致死的主要原因。肺气肿的严重程度与皮肤病变一致。结缔组织发育缺陷形成的多发性疝和憩室为另一常见的临床表现。有时也可有心界的扩大，左右心室的肥厚，主动脉和其他大血管扩张或伴有先天性卵圆孔未闭。此外，还可见到体毛稀少，牙齿松动，舌面龟裂，声音嘶哑，外生殖器呈婴儿型，成年后男性往往会有阳痿症状。②获得性：表现如皮肤松弛、肺气肿、憩室及心血管改变与先天性皮肤松弛症基本相似，但其特殊性改变为发病年龄晚。③局限性：一般为皮肤肉芽肿性疾病，如结节病、梅毒等引起的继发性改变，常在出生后即有，病变部位一般在胸、腹部。

辅助检查　行组织病理检查可明确诊断，地衣红染色为最理想，皮肤松弛症患者弹性纤维明显减少甚至缺乏，尤以真皮中部为明显。弹性纤维形态也不正常，变短、增粗，高倍显微镜下见颗粒状变性和断裂。根据此病典型的临床表现，诊断一般不困难。

治疗　无特殊治疗方法。严重者影响容貌时，可做整形及疝等症状的对应治疗。

（方　方）

pífū tánxìng guòdù

皮肤弹性过度（cutis hyperelastica）

先天性结缔组织发育异常所致皮肤弹性过强的遗传性疾病。皮肤及血管脆弱；皮肤弹性过强，可牵引出很长的皮襞，皮肤变薄；关节活动度过大，可做自动、被动的关节过度伸屈。又称埃勒斯-当洛综合征、先天性结缔组织发育不全综合征。常继发感染，有时可合并先天性心脏病。发病原因是胶原纤维异常造成皮肤、骨骼、肌腱、关节、血管等结构和功能异常。根据临床表现以及遗传学特点，分为7种类型：重症型、轻症型、良性过动型、出血型、伴性型、眼症状型、先天性多发性关节弛缓症。

（方　方）

guāngxiànxìng tánxìngxiānwéibìng

光线性弹性纤维病（actinic elastosis）

长期暴露于日光所致皮肤退行性疾病。为一组疾病。又称日光性弹性组织变性综合征。属于同一性质疾病的不同症状，包括颈部菱形皮肤、播散性弹性纤维瘤，结节性弹性纤维病，柠檬色皮肤，手足胶原斑和耳弹性纤维性结节。

病因和发病机制 此病多发生在光照时间较长的地区，老人多发，浅肤色尤其是白人多见。皮损好发于暴露部位，损伤发生后，如果及时采取避光措施，一定程度上光线性损伤是可逆性改变。与辐射的累积剂量有关，但个体差异较大，严重者可发生在对光敏感的皮肤（如迟发性皮肤卟啉症）上。

临床表现 同一性质疾病的不同表现，分为6种。

颈部菱形皮肤 亦称农民颈（peasant's neck），常见症状为颈项皮肤粗糙肥厚，嵴沟明显，纵横纹交叉，构成菱形皮野，亦可扩展累及额、颊、上胸及肩部，或前臂伸侧，手足亦可受累，无自觉症状，慢性经过。通常老年男性多发。组织病理示表皮萎缩，基底细胞层色素增多，胶原纤维增生，呈嗜碱性变性，汗腺、皮脂腺和毛囊均有萎缩。

结节性类弹性纤维病 又称日光性粉刺、法-拉综合征（Favre-Racouchot syndrome）。主要表现为面颊、眶周、额、颈两侧皮肤呈淡黄色增厚，弹性减低，多皱，呈橘皮样外观，可并发多数簇集黑头粉刺和毛囊性囊肿，炎症反应明显，可伴老年疣或其他退行性改变（图）。

播散性弹性纤维瘤 常于面颊、颈部皮肤出现淡黄或橘黄色斑块，境界清楚，可单发或多发，易与弹性纤维性假黄瘤相混淆，但此症多发于暴露日晒区域，不伴心血管和眼底改变可资区别。

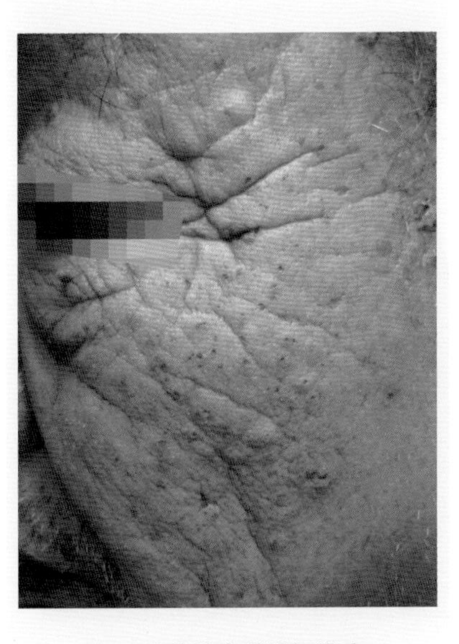

图 结节性类弹性纤维病
注：面部多皱，伴簇集性黑头粉刺

柠檬色皮肤 常见于暴露日晒区域，皮肤黄色增厚且多皱纹。

手足胶原斑 又称肢端角化性类弹性纤维瘤（acrokerato-elastoidosis）。好发于掌跖和背面结合部，从拇指尖、绕指根到示指的桡侧皮肤为黄色或肉色的增生性丘疹或斑块，皮肤干燥，可伴有毛细血管扩张。有时可在妇女足背见有沿肌腱呈线状排列的角化结节。

耳部弹性纤维结节 多见于有长期日晒史的老人。损害于单侧或双侧耳轮出现白色或深红色、半透明的小结节或丘疹、互相聚集，呈橘皮样外观。无自觉症状。可伴发其他光线角化病。

辅助检查 组织病理检查明确诊断。表皮轻度萎缩，表皮下有一正常胶原纤维狭窄带，真皮上1/3处有破碎的粗大嗜碱性纤维或伴均质化的无定形嗜碱性物质。弹性纤维染色呈阳性，胶原纤维可见少数破碎变性，基层黑素分布不均匀，增多区与减少区交替存在，伊红染色偏淡染，胶原束结构不清，水平排列或无定形物，含大量密集弹性纤维。

诊断 根据临床表现，皮损特点，组织病理特征性即可诊断。

治疗 常无特效治疗方法，避免日光继续照射，早期病变可部分恢复。局部外用维A酸制剂、维生素E霜、果酸制剂、鱼肝油软膏有一定疗效。全身系统治疗可用烟酰胺及β胡萝卜素、维生素B_6、维生素C等。已经形成的病变以对症治疗为主，严重而广泛的皮损可以采用皮肤磨削术。

（方 方）

wěisuōxìng pífūbìng

萎缩性皮肤病（atrophic dermatosis）

营养障碍所致全部或部分皮肤组织减少或缩小及功能障碍的疾病。皮肤萎缩原因很多，但都源于皮肤营养障碍，机械性长期压迫，牵引或物理性因素如放射性损伤或化学性刺激，衰老、内分泌障碍、营养不良、慢性感染、中毒，先天性异常或神经营养功能障碍。先天性皮肤萎缩和神经性皮肤萎缩的病因仍不明。

表现为皮肤变薄、干燥、表面平滑、发皱、有光泽，局部毛发稀而细、色素异常，毛细血管扩张与细薄鳞屑。松弛性萎缩皮肤通常可以被推移，紧张性萎缩常因真皮发生结缔组织增生反应，皮肤发硬（图）。此外，萎缩局部出现皮肤生理功能障碍，如附属器（汗腺、皮脂腺等）分泌功能减退。

组织病理检查可明确诊断。一般显示表皮变薄，棘细胞层萎缩，表皮突变平；真皮变薄，胶原纤维呈均质化变性，弹性纤维碎裂、稀少；血管壁增厚、管腔扩张或缩小，血管周围淋巴细胞轻度浸润；皮肤附属器如毛囊、汗腺和皮脂腺也萎缩。

最好是病因治疗，但对此类

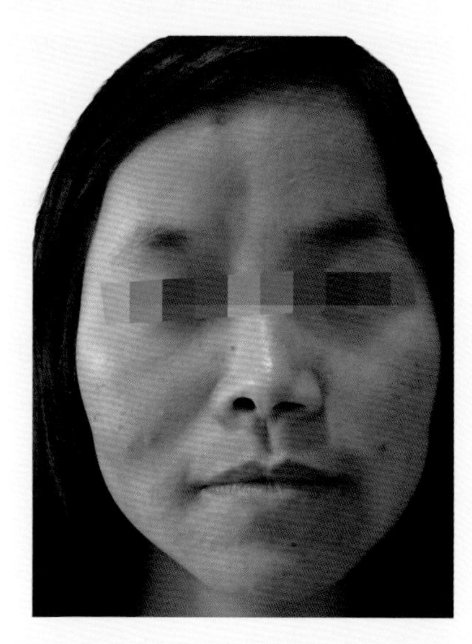

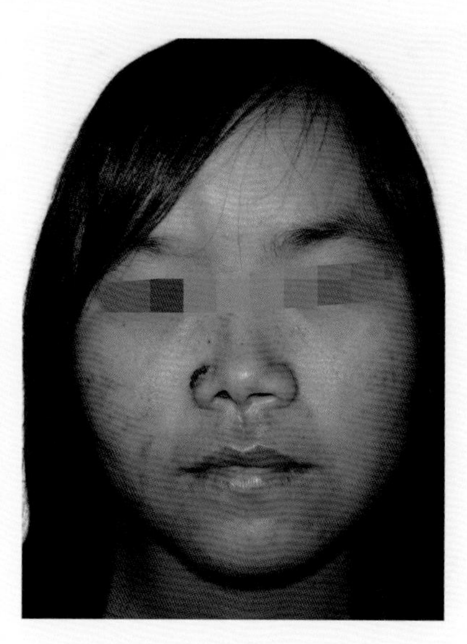

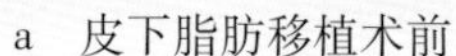

a 皮下脂肪移植术前　　b 皮下脂肪移植术后

图 紧张性萎缩皮肤组织减少

疾病的病因认识不足，仍没有统一的治疗方法。用药原则是争取病因治疗，可局部外用润肤保护药，对某些萎缩性皮肤可服用维生素 A 和维生素 E，对光敏感者可用氯喹，有神经障碍者可用理疗、针灸，有内分泌障碍者则给予内分泌激素矫正，维 A 酸和维生素 D_3类似物外用对改善皮肤萎缩可能也有作用。原发病稳定的严重畸形可选择整形手术。

（方　方）

wěisuōwén

萎缩纹（striae atrophicae）　真皮弹性纤维断裂变性，皮肤过伸而出现的萎缩变化的疾病。又称膨胀纹（striae distensae）、白线（lineae albicantes），发生于妊娠期称妊娠纹（striae gravidarum）。

皮肤的弹性纤维变性而脆弱，再受到过度伸张断裂。期间皮肤受牵伸或外伤仅是影响皮损分布的诱因。此病的发生与糖皮质激素过多有密切关系，糖皮质激素可抑制成纤维细胞的功能，并增加弹性纤维蛋白分解，使胶原纤维、弹性纤维变性，皮肤弹性增高而致皮肤过伸，真皮弹性纤维断裂而引起此病。另外，有人认为特异感染（如结核）或肿瘤亦可发生萎缩纹。弹性纤维断裂的原因有：青春期快速发育，弹性纤维的生成慢于机体的发育速度，弹性纤维被撕断；过度肥胖，弹性纤维被撕断；某些内分泌疾病，糖皮质激素分泌过多，弹性纤维分解而断裂（糖皮质激素可以促使蛋白质纤维分解）；口服某些糖皮质激素类药物，弹性纤维分解而断裂；长期外用激素类药物，弹性纤维分解而断裂；其他各种因素导致的弹性纤维断裂分解。

好发于股内侧、腰腹部，表现为红色、淡白色交替分布的西瓜纹样条索状皮纹，一般出现有多条，不痛不痒。青春期萎缩纹出现的时间一般在阴毛长出以后，而且大都与“青春痘”同时出现。男性大多出现在股内外侧及腰部，女性则主要发生在下腹、股、臀、乳房等处。初起时略高于皮面，以后逐渐变为平行排列的不规则的条纹状或带子状皮肤凹陷，凹陷处皮肤变薄，表面发亮，长达数厘米，宽约 1cm，颜色多为淡红色或紫色。半年至两年后大部分变为色泽与肤色接近的浅色痕迹，可能长时间不消退，也有的过了青春期可逐渐淡化、消失。萎缩纹不痛不痒，也无其他任何不适，对健康无影响。

组织病理检查可明确诊断，表现为表皮萎缩，真皮变薄、胶原纤维变性并分离，网状层弹性纤维稀少，卷曲或呈块状；早期可有明显炎症表现；在较陈旧的皮损，作为再生的结果在真皮浅层可见许多与皮肤表面平行排列的胶原束，杂有许多直而细的弹性纤维，而在此区域下方则无弹性纤维残留。根据青春期发病、发病部位、临床表现，易诊断。

没有特效治疗方法，应尽可能找出病因，力争病因治疗，维 A 酸外用或可使早期皮疹减轻，但不能明显改善成熟的妊娠纹。新的射频技术联合应用 585nm 脉冲染料激光治疗妊娠纹有效。据报道除皱激光技术可刺激真皮胶原再生，可能有帮助，也可试用含骨胶原的紧肤霜。

（方　方）

lǎoniánxìng pífū wěisuō

老年性皮肤萎缩（atrophia cutis senilis）　老人皮肤萎缩和变性。又称老年萎缩，属老年时期皮肤生理性变化。常伴其他老年性变化，如老年性雀斑，老年性血管瘤，弹性降低、色素改变、毛细血管扩张、脂溢性角化等。发病受内外环境影响，如器官功能或内分泌代谢障碍，风、日光作用，遗传因素影响，均可促成皮肤较早老化，出现皮肤萎缩症。

一般发生于老人，但极少数人 30 岁左右即可出现，表现为皮肤变薄，由于汗腺和皮脂腺萎缩，皮肤菲薄、干燥有轻微鳞屑。此外，脂肪组织减少，结缔组织变性可致皮肤松弛、皱缩而失去弹性（图）。对外界机械性、理化性损伤的防御能力和愈合能力显著降低。曝光部位可出现色素沉着和色素减退性斑点，毛细血管扩张等。面部皮肤松弛和骨性线条突出而使外形改变。眼睑，颈褶松弛，口唇颜色变紫，颊唇连接处的皮肤悬挂下垂，易患口角炎。头发躯体毳毛逐渐减色，脱落稀少，但眉、颊、鼻、耳毳毛变粗、变硬，称为刚毛。

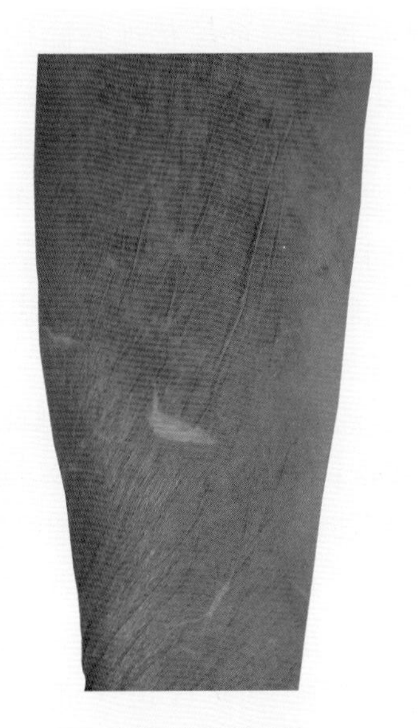

图　老年性皮肤萎缩

注：皮肤变薄，弹性减退

组织病理检查可明确诊断。表现为表皮萎缩、钉突消失，表皮与真皮间界限变平，真皮变薄，胶原纤维嗜碱性变性，弹性纤维和网状纤维断裂、肿胀、变性、数量减少，血管壁变厚，毛囊汗腺和皮脂腺萎缩，皮下脂肪减少。免疫组织化学显示真皮中黏多糖含量减少。根据临床表现，皮损特点，组织病理特征即可诊断。

一般无需治疗。可口服增强皮肤营养，延缓皮肤衰老的药物，如多种维生素片、复方丹参等，外用维生素 E 乳膏或者含有维 A 酸，尿囊素及硅油的乳膏对延缓皮肤衰老有一定作用。雄激素或雌激素可能使部分皮肤结构恢复，但不能完全改善。尽可能防止机体内外环境的影响，避免长期日晒、风吹等物理因素影响。经常按摩皮肤、改善血液循环，延缓皮肤过早老化变性。

（方　方）

jìnxíngxìng dāncèmiàn wěisuōzhèng

进行性单侧面萎缩症（progressive facial hemiatrophy；Romberg disease）　表现为单侧面部包括皮肤、皮下组织、肌肉、骨骼进行性萎缩的疾病。又称面部偏瘫萎缩。是一种原因不明的少见病。有学者认为属于自身免疫胶原血管性疾病。少数患者有家族史或伴某种中枢神经系统疾病。也有学者认为此病临床及组织等特征与萎缩性慢性肢端皮炎较接近，而后者与疏螺旋体感染有关，故认为此病系疏螺旋体感染所致。面、颅脑与颈外伤，感染，三叉神经病变，胎儿期损伤或内分泌功能失调可能也与此病有关。

多发于青年，性别差异不明显。颜面一侧颊、额、下颌开始出现不规则的色素增多或减退斑，或偶尔见局部毛发变白，肌痉挛或神经痛，以后出现萎缩，进行性发展。一般发病 2 年内进展迅速，以后较缓慢甚至静止。局部皮肤、皮下组织、肌肉、舌甚至骨骼相继发生萎缩，皮肤出现色素沉着、毳毛或皮脂腺、汗液减少或消失。严重者颜面偏斜呈畸形，消瘦下陷，皮肤菲薄，可透见毛细血管。常限于三叉神经的某一支分布区，逐渐累及整个颜面一侧（图）。以颜面中线处与健侧形成明显对比，可清楚划界。有时同侧躯体发生偏侧萎缩，偶有对侧躯体交叉萎缩。局部神经功能或血运障碍，可出现皮温低，苍白、麻辣感等表现。常有霍纳综合征表现，部分可有眼部病变如角膜炎、虹膜炎、虹膜异色症、葡萄膜炎等，也可出现神经系统异常如脑炎、同侧偏头痛、三叉神经痛、脑内灶性钙化等。

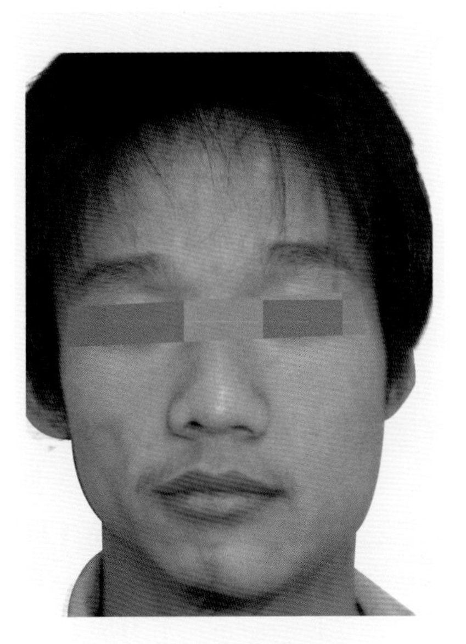

图　右侧面部偏瘫萎缩

组织病理检查可明确诊断。与硬皮病相似，真皮增厚，胶原束硬化，附属器消失，皮下组织为纤维组织所代替，肌肉萎缩、水肿、空泡形成，有灶状炎症，肌横纹消失。若皮肤变化出现早而显著，诊断一般不难。此病最主要应与额部带状硬皮病鉴别，后者可合并颜面偏侧萎缩，但皮损呈纵行、带状，病变相对地比较表浅、和下方组织粘连明显，脱发和色素变化较显著。

无有效治疗方法，去除可疑病因，对症治疗，严重毁容者可行矫形手术。

（方　方）

bānzhuàng wěisuō

斑状萎缩（atrophia maculosa）　以局限性圆形或椭圆形萎缩松弛疝样斑为特点萎缩性皮肤病。又称斑状皮肤松垂、局限性皮肤松垂、斑状萎缩性皮炎、斑状特发性皮肤萎缩。真皮正常的弹性纤维丧失导致此病，但皮肤没有任何其他明显改变。

病因和发病机制 病因尚不清楚，弹性纤维的破坏可能是真皮对炎症，感染及外伤反应的结果，有学者认为与细胞和体液免疫有关。继发性斑状萎缩主要是炎症细胞浸润，破坏弹性纤维所致。

临床表现 常于30岁左右发病，青少年或老年少见。男女性别比1∶3。临床特点为好发于腰、背及四肢皮肤的淡红斑及萎缩，由于失去弹性而松弛，有时可呈柔软的轻度隆起，指按时有疝囊样感。可分为原发性和继发性。

原发性斑状萎缩 包括3种类型。①红斑性皮肤松弛症（Jadassohn-Pellizari型皮肤萎缩）：由雅达松（Jadassohn）于1891年首先描述，芬格（Finger）等称其为斑状萎缩性皮炎。雅达松（Jadassohn）型较常见，初起表现为边界清楚的圆形、椭圆形或不规则铅红色至紫红色斑，0.2~0.3cm，1~2周可扩展至2~3cm，此时皮损中间颜色逐渐变淡。数周至数月后，皮损变薄，表面光亮，起皱，微凹或隆起，指压有疝样感，呈淡白色或珍珠母色（图1）。皮损好发于肩、躯干、上臂，偶见面颈部。一般无自觉症状，慢性病程，皮损发展至一定程度后终生不退。另有佩利扎里（Pellizari）型皮肤萎缩，较为少见。初起为风团，反复发作数周或数月后发生特征性的萎缩和松弛。好发于四肢的近端和颈部。②无红斑性皮肤松弛症（Schweninger-Buzzi型皮肤萎缩）：又称皮肤多发性良性肿瘤样新生物。临床和组织病理均不出现炎症反应。初起为肤色的圆形或椭圆形丘疹，渐增大至直径1~2cm，呈淡白色或淡褐色，隆起为柔软的疝样增生物，皮损表面可有毛细血管扩张。病程进展缓慢，部分可消退而遗留凹陷的柔软瘢痕，但可有新疹不断发生。常对称分布于躯干和四肢，而以背、肩胛、上臂伸侧为多。③皮肤痘疮样斑状萎缩：常有家族史（显性遗传），也有病例可能继发于水痘。症状始于儿童，在面部、胸部及腹部正常皮肤上出现圆形或卵圆形的凹点状皮肤萎缩，孤立状存在，常为肤色，少数呈淡褐色。皮疹可随年龄变化而增多增大。

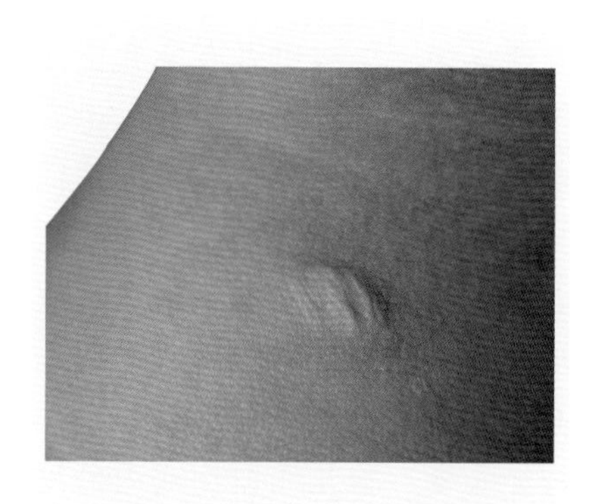

图 原发性皮肤斑状萎缩

继发性斑状萎缩 某些疾病引起弹性纤维破坏所致，皮损同原发性斑状萎缩，好发于躯干部。常继发于梅毒、麻风、红斑狼疮、扁平苔藓、结节病、麻疹、结节性黄色瘤、水痘、伤寒、结核、淋病、黑热病、萎缩性慢性肢端皮炎等。也可继发于放射治疗及糖皮质激素外用治疗部位。

辅助检查 组织病理检查见表皮萎缩，基底细胞层色素减少。早期为真皮水肿，血管和附属器周围淋巴细胞浸润。后期炎症减退，表现为弹性纤维断裂，消失，形成无弹性纤维区域。施-布型主要是真皮正常的弹性纤维消失。

诊断与鉴别诊断 根据卵圆形青白色斑、皮肤菲薄、光亮、起皱，指压有凹陷感可诊断。红斑性皮肤松弛症，无红斑性皮肤松弛症应与白点病、神经纤维瘤病等鉴别，皮肤痘疮样斑状萎缩应与虫蚀状皮肤萎缩鉴别。

治疗 早期炎症阶段可试用青霉素治疗。继发性斑状萎缩应治疗原发病。后期萎缩无特效疗法，严重畸形可整形手术改善。

（方 方）

wěisuōxìng máofà jiǎohuàbìng

萎缩性毛发角化病

萎缩性毛发角化病（keratosis pilaris atrophicans） 毛周角化继以萎缩性改变的遗传性缺陷病。是一组疾病，包括3种类型：面部萎缩性毛周角化病、虫蚀状皮肤萎缩和脱发性毛周角化病。也可3型间重叠。

临床表现 类型不同临床表现各异。

面部萎缩性毛周角化病（keratosis pilaris atrophicans faciei） 包括眉部瘢痕性红斑和萎缩性红色毛周角化病，多见于青年男性，一般不出现头皮的瘢痕性脱发。①眉部瘢痕性红斑（ulerythema ophryogenes）：损害为持续性网状红斑及毛囊角化性丘疹，丘疹中央有纤细而易于折断的眉毛穿过，消退后留有点状凹陷性萎缩性瘢痕及永久性脱眉或斑秃（图）。典型损害只累及眉弓的外1/3，也可累及颊、额及头皮。②萎缩性红色毛周角化病（keratosis pilaris rubra atrophicans）：红斑和毛囊性小丘疹对称分布于颊部，有时蔓延至额部，愈后遗留色素沉着、网状萎缩和瘢痕。

虫蚀状皮肤萎缩（atrophoderma vermiculata） 一般在5~12岁发病，女性稍多。双侧颊部和耳前区发生红斑和针头大小的毛囊性角栓，角栓脱落后形成1~

3mm圆形或不规则形微凹的皮色萎缩斑点；病变可局限或扩展至额、颊和耳前。头皮一般不受累。典型损害为无数密集的虫蚀状萎缩性小凹，直径约2mm，深约1mm，形状不规则，对称分布。小凹之间有狭窄的正常的皮肤相隔，使局部呈蜂窝状和筛孔状外观；萎缩处皮肤稍硬，有蜡样光泽，局部颜色不均匀，可有毛细血管扩张性红斑。在其间正常皮肤可见稀少的黑头粉刺及粟丘疹样损害。

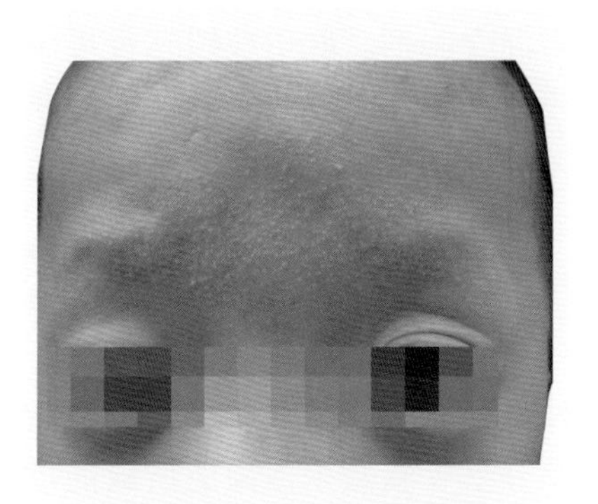

图　面部萎缩性毛周角化病

脱发性毛周角化病（keratosis pilaris decalvans）　于婴儿或儿童期发病。初发于鼻、颊部，为丝状毛囊型角质栓，可伴发粟丘疹。角质栓脱落后留以萎缩性瘢痕。皮损可累及头皮、四肢和躯干，头发和眉毛的瘢痕性脱落是此病的特征。可有掌跖角化过度。可伴发异位性素质、畏光、角膜异常、耳聋、躯体和精神发育迟滞，反复感染、甲异常和氨基酸尿。

辅助检查　组织病理示表皮萎缩，表皮突变平，毛囊扩大伴角栓充填，真皮内有许多上皮囊肿，有些和毛囊相连，有些则不相连，皮脂腺稀少、萎缩，血管与毛囊周围有淋巴细胞浸润，早期真皮水肿，胶原纤维可有嗜碱性变性，后期胶原组织萎缩。

治疗　根据病情选择治疗方法。可口服或注射大剂量维生素A及维生素E，但应注意长期应用可出现脱发和骨质脱钙。局部外用角质松解剂，如3%～5%水杨酸或间苯二酚软膏、10%～30%尿素霜、10%硫黄软膏、30%鱼肝油软膏、0.1%维A酸软膏或0.1%己烯雌酚软膏等。轻症者外用润肤水涂布效果良好；虫蚀状皮肤萎缩可试用植皮及皮肤磨削术等方法治疗；皮肤磨削术或胶原植入可能对面部凹点时有用；外用糖皮质激素可减轻红斑、渗出及炎症症状。

预防　普及遗传学知识；对患者或其家族成员进行遗传学指导；防止皮肤过于干燥，禁用碱性强肥皂及刺激性药物；日常饮食宜摄入富含维生素A、维生素E及辅酶食品。

（方　方）

jìnxíngxìng tèfāxìng pífū wěisuō

进行性特发性皮肤萎缩（progressive idiopathic atrophoderma）

皮肤局部灰棕色萎缩，其下方浅表血管显露进行性发展的疾病。又称帕西尼－皮耶里尼（Pasini-Pierini）萎缩性皮病，此病是否为独立性疾病尚有争议，有学者认为是硬皮病的特殊类型。病因不清楚，感染、外伤、手术、失血等都可能成为诱因。

多见于青年女性，婴儿或老人少见。初起为轻微水肿性红斑，呈圆形、卵圆形或不规则形，单发或多发，直径1～2cm或达10cm以上，常分布于躯干部，尤其是背部。起病较为隐匿，常不被发现，1～2周后发展为灰色或棕褐色，轻微凹陷，表面光滑，浅表血管隐约可见，毳毛脱落（图）。皮损通常缺乏硬化，部分病例在后期皮肤萎缩斑中央可出现小区域的硬化，如硬斑病表现。病程中，患者常无自觉症状。

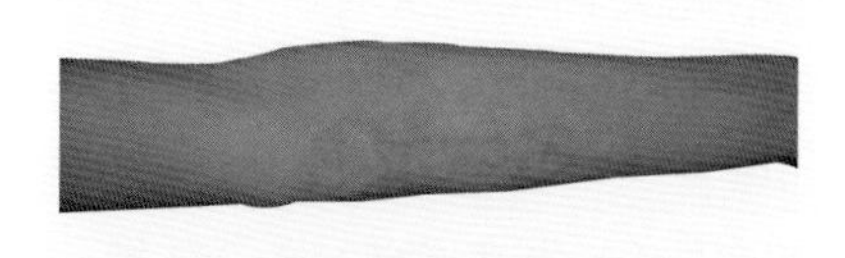

图　青年女性左前臂特发性皮肤萎缩

组织病理检查可明确诊断。早期变化轻微且无特异性，表皮和真皮结缔组织层厚度轻度减少，轻度血管周围炎症细胞浸润，胶原束略水肿、增粗；后期胶原束水肿消退，真皮变薄，硬化的区域还可见胶原束均质化及玻璃样变。

诊断要点：青年女性好发，躯干部尤其是背部的灰棕色斑片，略微凹陷，表面光滑，浅表血管隐约可见，皮损缺乏硬化；组织病理检查示表皮和真皮变薄，轻度血管周围炎症。应与下列疾病相鉴别。①硬斑病：多见于四肢尤其是下肢，损害中央呈象牙白色的硬化斑，周围绕以水肿、紫色的环，组织病理检查见硬化而没有萎缩。②斑状萎缩：青白色萎缩斑，表明光亮，指压有凹陷感。组织病理检查显示有中度的血管周围炎和细胞浸润，胶原纤维无改变。③皮下脂肪萎缩：皮下脂肪减少或缺乏为特点，皮肤色泽正常，表皮虽有凹陷但厚度正常。

此病良性经过，部分症状可以自然缓解，但某些皮损可以长期存在。尚没有特效的治疗方法，一些物理性康复治疗可以尝试。严重影响美容的稳定性损害可进行旨在美容的去除或填充。

（方　方）

pífū fùshǔqìbìng

皮肤附属器病（disease of the cutaneous appendage）

原发于皮肤附属器的疾病。皮肤附属器

包括毛、皮脂腺、汗腺和甲，是皮肤特有的结构。毛相关皮肤病包括先天性和后天性，主要包括两大类。①毛囊和毛囊周围炎：如痤疮、酒渣鼻（毛囊感染性炎症除外）；②各种脱发：包括斑秃、扁平苔藓性脱发、红斑狼疮性脱发、毛囊黏蛋白病性脱发等等。皮脂腺相关疾病包括皮脂分泌减少或皮脂分泌增加导致的疾病或不适，皮脂腺发生或分布的异常通常归于皮脂腺良性肿瘤。甲病有特发的，但多数是其他皮肤病的伴随症，可能累及甲的大小、形状、颜色、结构及与甲周的关系，多数表现为外观的诉求，但有时也引起疼痛、不适。

（渠 涛）

zhīyìxìng píyán

脂溢性皮炎（seborrheic dermatitis） 发生于皮脂溢出部位的慢性皮肤炎症。常常反复发生，时轻时重，病情严重者可发展为红皮病。高峰发病年龄段 18～40 岁，12 岁前很少发病。

病因和发病机制 病因尚不明确。不少实验证实糠秕马拉色菌可导致皮肤产生脂溢性皮炎，制霉菌素可抑制糠秕马拉色菌生长，明显减少头皮屑的发生。人类免疫缺陷病毒（HIV）感染的患者由于获得性免疫缺陷，糠秕马拉色菌的易感性增加，受感染患者往往发生严重的脂溢性皮炎。雄激素水平升高是脂溢性皮炎的另一个发病因素，婴儿可发生脂溢性皮炎，常常在出生后一个月内，多源于婴儿体内仍残存来自母体的雄激素。

临床表现 主要分布于富含皮脂腺的区域，包括头皮、眉毛、眼睑、鼻唇沟、耳、胸背部、腋下、乳房皱褶处、脐窝、腹股沟和外生殖器区。典型皮损表现为覆盖油腻性鳞屑的红斑和丘疹。头皮屑和干性糠疹常常是脂溢性皮炎早期的表现。充分发展的皮损表现为散在或融合性红斑片，上覆皮屑，严重者累及整个头皮，皮屑黏着并融合成厚痂，常伴异味。病程长者可出现部分脱发。面部皮疹主要发生在眉毛、眉间和鼻唇沟处，睑缘和胡须区也容易发病（图）。

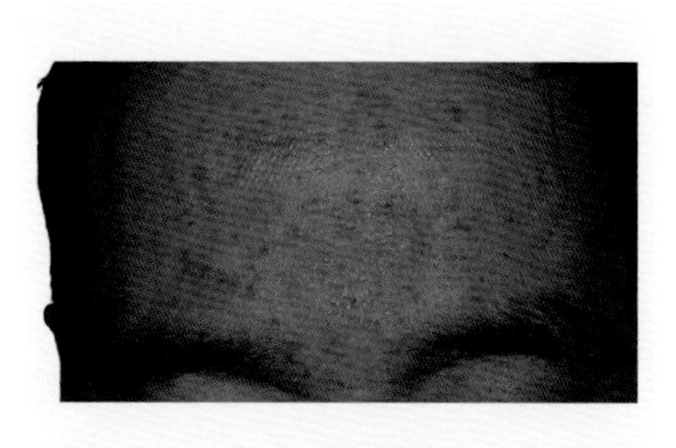

图 脂溢性皮炎

注：前额及眉间红斑及丘疹，少许脱屑

有时红斑发生在耳后皱褶处，覆盖油腻性黏着性痂屑，可出现皲裂和渗出，外耳道内容易堆积较多的油脂性皮屑。病情常因日晒、生活紧张或劳累而加重。躯干皮疹主要分布于前胸和背部肩胛间区，初始皮疹为红褐色丘疹，可融合成斑片，上覆油腻性鳞屑。位于腋下、腹股沟、肛门生殖器及乳房下，由于摩擦和潮湿皮疹类似于间擦疹，红斑界限清楚，可见油腻性痂屑及皲裂。一些内科疾病可以合并或者加重脂溢性皮炎，如 HIV 感染者发生严重脂溢性皮炎的机会增加，糖尿病、肠道吸收不良、癫痫或者应用氟哌啶醇及金制剂也可以发生脂溢性皮炎样皮疹。

诊断与鉴别诊断 根据典型皮疹和分布部位，诊断脂溢性皮炎较为容易。发生在特殊部位的皮疹，需要鉴别诊断才能确诊，包括头皮部位的银屑病，外耳道真菌病，腋下和腹股沟处的良性家族性天疱疮、反常性银屑病、股癣及念珠菌病，以及躯干部位的玫瑰糠疹。

治疗 病情经治疗后可得到控制，但是均难以保持持久的治愈状态。一般用二硫化硒、酮康唑或者煤焦油制剂治疗头皮屑。面部及躯干皮疹可用硫黄或者酮康唑制剂治疗，严重者可短期应用氢化可的松软膏或钙调磷酸酶抑制剂，酮康唑软膏常常可以延长复发时间。皱褶部位的脂溢性皮炎选用弱效糖皮质激素和抗生素混合制剂。琥珀酸锂软膏可用于面部皮疹。婴儿患者可外用联苯苄唑洗发剂，同时应用一些无刺激性护肤品。

（渠 涛）

pízhī quēfázhèng

皮脂缺乏症（asteatosis） 皮脂腺分泌皮脂减少或缺乏所致的皮肤干燥症。又称皮肤干燥症。是诸多内外因素综合作用所致。内在因素包括老人、异位性体质、营养不良及其他内脏慢性疾病，导致皮肤油脂溢出减少、经皮水分丢失增加及表皮修复能力减弱；外在因素包括寒冷干燥的气候、过度洗浴及应用碱性洗涤剂等。表现为皮肤干燥、粗糙、鳞屑增多以及出现细小裂纹（图），可自觉瘙痒甚至触痛，晚间症状最为明显，主要发生在小腿伸侧，严重者可以累及四肢和躯干，面颈部较少受累。皮脂缺乏症可以发展为乏脂性湿疹（asteatotic eczema）。预防和治疗：需减少皮肤接触水的时间和尽量少用香皂或沐浴液类碱性物质。选用无香料和低致敏类保湿剂保护皮肤。病情轻者可用药妆性保湿剂，病情严重者应用含有矿物油或凡士林的医用保湿剂。

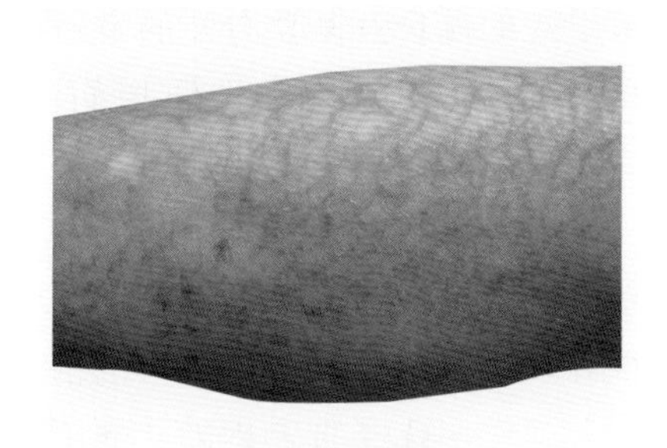

图 皮脂缺乏

（梁 涛）

shímiánzhuàng kāngzhěn

石棉状糠疹（pityriasis amiantacea） 细菌感染或外伤所致头皮产生厚积的类似石棉状的鳞屑性疾病。病因不明。多认为属头皮反应性皮疹。女性多见，奈特（Knight）等统计平均好发年龄为25岁。表现为大量黏着性、银白色鳞屑，如瓦状覆盖于整个头皮，也可见鳞屑环绕于毛干周围，基底潮红和湿润，严重可引起继发感染以及脱发（图）。一种相对常见的类型发生于年轻女性，开始表现为耳后慢性皲裂和脱屑，皮疹可逐渐波及到周围头皮上。另外一种类型表现为颈部慢性单纯性苔藓样斑片，向上扩展至头皮内。这些类型的皮疹常表现为小斑片状。表现为头皮散在皮疹的儿童患者需要随诊，可能发展为典型银屑病。此病经过缓慢，常持续多年，除感染所致的瘢痕性脱发外，一般毛发不受影响。组织病理检查显示毛囊口角化过度及角化不全，毛干周围大量角质物，毛囊间表皮内细胞间水肿，棘细胞层增厚，淋巴细胞移入表皮。鳞屑既附着于头皮又附着于头发上是石棉状糠疹特征性表现。需与银屑病和脂溢性皮炎鉴别，有时难以立即诊断，因为此病可继发于银屑病、脂溢性皮炎或链球菌感染的患者。治疗上需外用煤焦油或水杨酸软膏去除鳞屑。继发感染者系统应用敏感的抗生素。合并其他皮肤病者，必须同时治疗。

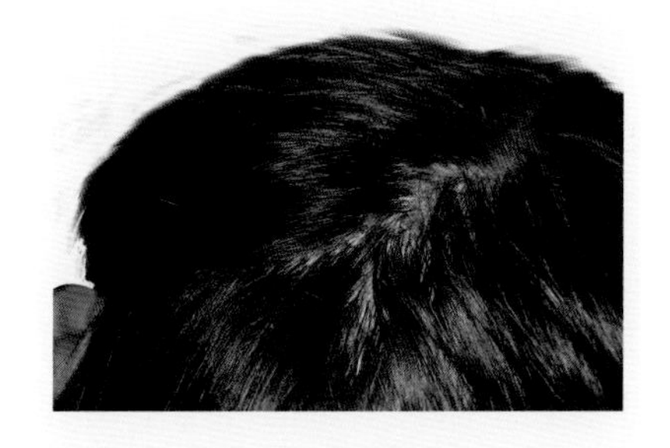

图 石棉状糠疹

注：头皮弥漫性厚痂，与皮肤和头发黏着

（梁 涛）

cuóchuāng

痤疮（acne） 累及皮肤毛囊皮脂腺发生多形态皮疹的慢性炎性皮肤病。绝大多数为青春期后发病，包括白头粉刺、黑头粉刺、炎性丘疹、脓肿、结节和囊肿，主要发生于皮脂溢出部位。

病因和发病机制 病因不清，多种因素参与发病。一般认为与遗传、毛囊口细胞异常角化、痤疮棒状杆菌感染及体内雄激素水平升高有关。常家族聚集性发病，提示遗传因素决定了痤疮发病的基础背景。组织病理显示毛囊开口处形成角质栓，使皮脂外溢受阻，毛囊皮脂腺单位扩展形成粉刺。毛囊内常驻的痤疮棒状杆菌大量繁殖，分泌脂肪酶分解皮脂，产生多种代谢产物，毛囊皮脂腺单位破坏时，分解的游离脂肪酸进入真皮组织引起显著炎症反应，形成脓疱和炎性丘疹。雄激素促使皮脂腺肥大和皮脂溢出增加，寻常痤疮一般青春期发病，与体内激素水平有明显关系。

临床表现 包括以下类型。

寻常痤疮（acne vulgaris） 疾病初期常常表现为非炎性的白头或黑头粉刺（图1），毛囊性半圆形丘疹，中央可见凹陷或黑色角质栓，特别是白头粉刺易进展为炎性丘疹或脓肿（图2），严重者（图3）会形成深在囊肿或结节，局部可以遗留小坑状萎缩性瘢痕，有些患者出现增生性瘢痕，引起患者心理和社会交往障碍。痤疮常常发生在面、胸和背等皮

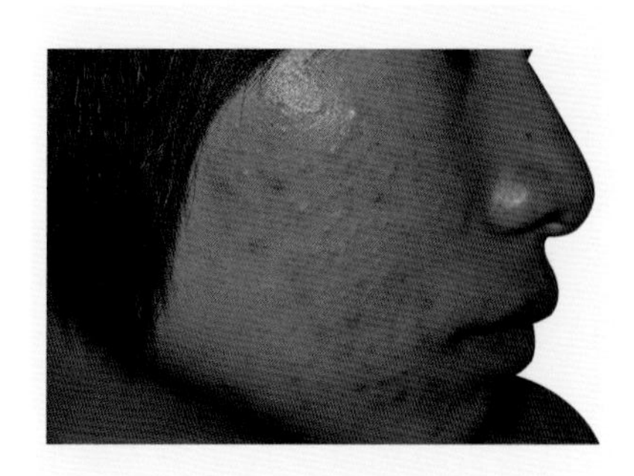

图1 粉刺

注：面颊散在毛囊性白色坚实丘疹

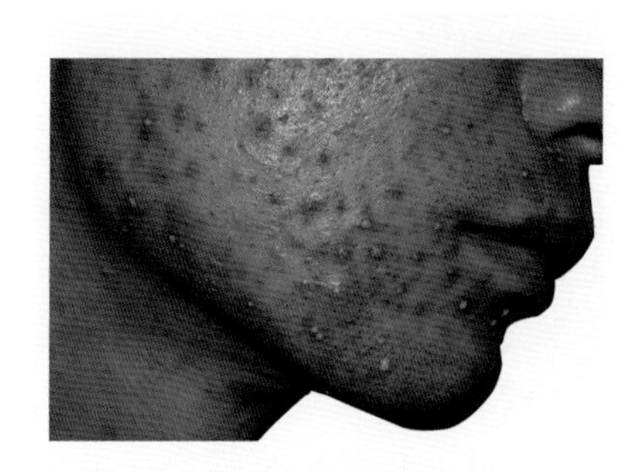

图2 炎性脓疱

注：面颊散在炎性丘疹和脓疱

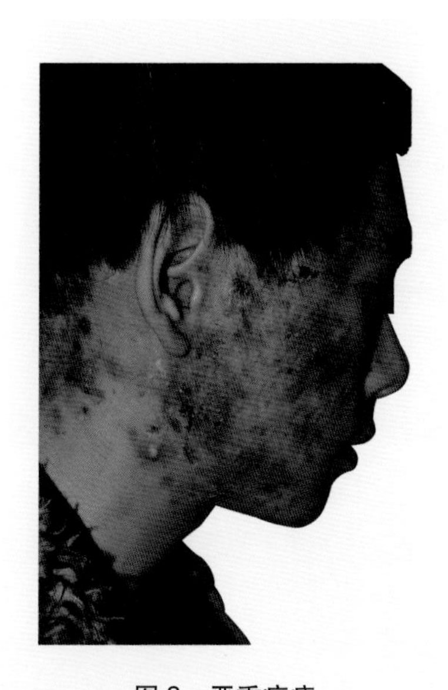

图3 严重痤疮

注：面部及项部融合炎性斑块，脓血性渗出明显

脂溢出部位。

暴发型痤疮（acne fulminans） 1975 年由 Plewing 命名，其发病机制与寻常痤疮不同，推测是机体对表皮菌群的Ⅲ型或Ⅳ型变态反应，导致发热、关节痛等全身症状。患者临床表现为发病突然，以面部及胸背部为主的炎性丘疹和脓疱，聚集成片，伴发热、多关节痛和肌肉酸痛等全身症状。治疗以系统应用糖皮质激素为主，辅助抗生素治疗。

聚合性痤疮（acne conglobata） 是痤疮中最严重的一型，多数患者有家族聚集性，包括皮疹以黑头粉刺及炎性结节、囊肿和窦道为主；分布广泛，除头面部和胸背部外，四肢近端、臀部甚至皱褶部位均可受累；病程长，多数患者青春期发病，更年期后才逐渐减轻。将聚合性痤疮和化脓性汗腺炎（图 4）和头部脓肿性穿掘性毛囊周围炎统称为反常性痤疮，曾称毛囊闭锁三联征。无特效治疗，以口服维 A 酸、抗生素为主，也可行皮损内注射糖皮质激素，严重者行手术清创、切开和切除病变组织。

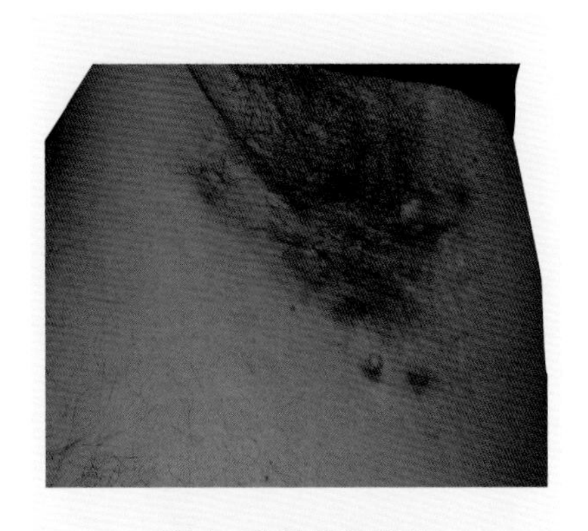

图 4 化脓性汗腺炎

注：腋下炎性结节和窦道，瘢痕形成

新生儿痤疮（neonatal acne） 痤疮样皮疹可发生于新生儿和婴儿时期，发生于出生数天后，表现为红丘疹和针尖大小脓疱，主要分布于鼻部和两侧面颊部。皮疹多是来自母体的雄激素所致，常可以自行消退，不需处理。

热带痤疮（tropical acne） 发生于潮热的热带环境中，表现为寻常痤疮复发加重，皮损以脓疱和深在炎性结节为主，分布于躯干和臀部。系统应用抗生素和患者处于凉爽干燥的环境中均有利于皮损好转。

药物性痤疮（drug induced acne） 口服和外用糖皮质激素可引起毛囊炎，表现为单一形态的炎性丘疹，很少有黑头粉刺、囊肿和瘢痕，主要分布于肩背部和上臂。服用含卤素族类的药物、抗癫痫药物、锂制剂和雄性激素类药物也可引起痤疮样发疹。

治疗 治疗原则包括使用角质溶解剂使毛囊口通畅；减少痤疮棒状杆菌的数量；减少油脂分泌；减轻炎症反应。

外用药物治疗 ①壬二酸：具有抗微生物和角质溶解的功能，并且可以减轻色素沉着，皮肤的耐受性好，常常用于痤疮皮损炎症后色素沉着。②维A 酸类：治疗粉刺型痤疮的主要外用药物，是有效的角质溶解剂，可以做成凝胶、霜剂或洗剂，其中霜剂刺激性小。维 A 酸对皮肤有一定刺激性，应避免日光直射，否则增加皮肤对日光的敏感性。③过氧苯甲酰凝胶：强效抗细菌药物，外用可以显著抑制局部痤疮棒状杆菌的数量，因此，这种药物常常被用于炎性丘疹，细菌对它不产生耐药性。其不良反应是对皮肤有一定的刺激性。④硫黄制剂。⑤外用抗生素：包括红霉素和克林霉素，常做成外用制剂治疗炎性痤疮，其治疗效果一般认为不如过氧苯甲酰好，抗生素和过氧苯甲酰的混合制剂治疗效果优于单一制剂，并可减少细菌对抗生素的耐药发生率。

系统治疗 ①抗生素：广谱抗生素常常用于治疗炎性痤疮，四环素类是治疗痤疮的一线抗生素，其作用除了抑制痤疮丙酸杆菌外，还有抗炎及减少游离脂肪酸浓度的作用。注意监测肝功能，皮肤色素沉着、头痛、光敏感及引起自身免疫性肝炎等不良反应。大环内酯类抗生素包括红霉素和阿奇霉素也可治疗炎性痤疮，注意痤疮丙酸杆菌对药物的耐药性。②维A 酸类：结节囊肿型痤疮的首选药物常是异维 A 酸，异维 A 酸可能通过抑制皮脂腺分泌发挥治疗作用。不良反应包括皮肤黏膜干燥、脱屑，良性颅内压增高，三酰甘油升高，转氨酶升高和肌痛等，警惕其致畸性，孕妇或者准备妊娠的女性禁用。③口服避孕药：醋酸环丙孕酮和炔雌醇联合应用可以调节女性内分泌环境，降低雄激素的外周作用和减少皮肤油脂分泌。对于高雄激素性痤疮的成年女性适用。有心脑血管血栓形成或栓塞病史者，严重肝肾功能异常者、妊娠和哺乳期女性以及男性、儿童禁用。④螺内酯：一种雄激素受体阻断剂，可减少油脂分泌，减轻痤疮症状。不良反应包括潜在血钾升高的风险、头痛、月经不调及乳房胀痛。

（渠 涛）

jiǔzhābí

酒渣鼻（rosacea） 发生于颜面中部，皮肤弥漫性潮红伴毛细血管扩张及丘疹、脓疱的慢性复发性炎性皮肤病。曾称玫瑰痤疮。较为常见。常发生于 20~50 岁的人群，女性比男性多见，但男性的病情往往较重。病因不清。支配面部血管运动的自主神经不稳定与发病有明显的关系，早期面部潮红主要是面部血管扩张所致，过热的饮食和饮酒通常是发病诱因。部分患者的发病与面部外用糖皮质激素有关。毛囊螨虫的致病性仍有一定争议，一般认为螨虫引起的毛囊炎可能误诊为酒渣鼻，这种毛囊炎并不常见。

患者面部极其敏感和极易受到激惹，常在饮酒、情绪波动或周围环境变化等诱因下，在面中部出现阵发性潮红，烧灼感，可伴痤疮样炎性丘疹和脓疱（图）。慢性病程，反复发作，病情可间歇性加重，面部逐渐出现毛细血管扩张，红斑不能完全消退，严重者引起囊肿性或肉芽肿性结节，称为痤疮样酒渣鼻。个别患者鼻部皮脂腺和纤维增生，引起鼻背下端、鼻尖和两侧鼻翼肥厚、充血和毛细血管扩张，形成赘生物，称为鼻赘，造成严重的美容问题。

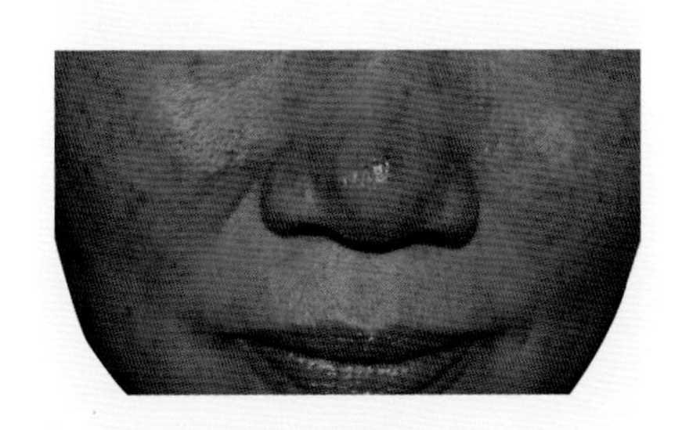

图 酒渣鼻

注：鼻部及两侧面颊潮红，散在炎性丘疹

早期红斑性皮疹需要同脂溢性皮炎和面部刺激性皮炎鉴别，如果面部形成蝶样红斑，应排除红斑狼疮。以丘疹和脓疱疹为主的阶段需要与寻常痤疮区别，肉芽肿性结节的皮疹与结节病或慢性分枝杆菌皮肤感染相似，应予鉴别。

局部外用含有硫黄制剂的药膏对部分患者有效。外用甲硝唑霜治疗痤疮样皮疹。试用治疗寻常痤疮的外用药物，如过氧苯甲酰凝胶和抗生素，建议降低这些药物的浓度，因酒渣鼻更易出现药物的刺激反应。不建议使用糖皮质激素药膏治疗。口服红霉素类或四环素类对以痤疮样皮疹为主的患者有效。亦可口服异维A酸，长时间应用注意药物的不良反应。外科磨削术或切割术可以去除鼻赘，达到美容效果。毛细血管扩张可选择585nm脉冲染料激光治疗。

（渠 涛）

duōhànzhèng

多汗症（hyperhidrosis） 全身性或局部性汗液异常增多的疾病。病因并不明确。分为两种。①局限性多汗症：情绪紧张、受热、辛辣饮食均可引起多汗症，其中腋窝和掌跖是最常见的受累部位。常染色体显性遗传。腋窝和足跖部多汗症常常并发异味，特别是足部易于并发足癣和窝状角质松解症。味觉性多汗主要是耳颞综合征（又称出汗潮红综合征）引起，腮腺区受伤后外周节后交感神经和副交感神经纤维相互错连，使支配腮腺和汗腺的神经交叉相连，食物刺激腮腺继发性引起面部局限性多汗。脊髓性多汗由于脊髓结核或者脊髓空洞症与下丘脑或大脑皮层分离，脱离中枢神经支配的皮肤可以出现不同程度的多汗表现。②全身性多汗症：主要是药物和系统性疾病引起的广泛性多汗。口服解热镇痛药物和发热性疾病均可引发。引起夜间多汗的疾病包括结核、布鲁斯病和淋巴瘤。内分泌疾病和营养代谢疾病包括甲状腺功能亢进、糖尿病、卟啉症和佝偻病也可引起多汗症。嗜铬细胞瘤、帕金森病及脑炎恢复期也可通过下丘脑引起多汗。淀粉-碘实验可以检测皮肤出汗的反应。

治疗方法：①局部治疗。局限性多汗适用外用药物，常用的药物为20%的氯化铝溶液，注意过多应用会引起局部皮肤干燥和皲裂。甲醛和戊二醛对皮肤有一定刺激性，不是常规性用药。外用治疗无效的患者，可用电离子渗透疗法，起效后间断维持治疗。②系统治疗。全身性多汗时先治疗引起多汗的基础疾病，必要时可选择系统用药减少出汗程度。大剂量的抗胆碱能药物才能抑制汗液分泌，但其不良反应常常使患者无法耐受，因此，应用的较少。对于精神因素引起的多汗，可选用镇静剂或者抗焦虑药物。③手术治疗。对于仅仅腋窝多汗症患者，切除部分汗腺组织可以减少局部出汗量。另外，选择性切除支配上肢的交感神经节，可完全使手掌无汗，但还可能引起其他部位代偿性多汗，这种治疗方案宜慎重选择。④肉毒杆菌A毒素局部注射。这种方法适用于局限性多汗症，在掌、跖或腋窝选择约$4cm^2$大小的多汗区，分点皮内注射，可减少出汗的程度，效果一般可维持5个月。不良反应较少。

（渠 涛）

wúhànzhèng

无汗症（anhidrosis） 全身性或局限性无汗液分泌的疾病。是指皮肤经合适刺激后没有汗液分泌到皮肤表面。病因为先天性因素和继发于其他疾病。先天性因素主要为汗腺本身发育异常所致，如先天性外胚层发育不良；继发因素有中枢或周围神经病变引起出汗反应异常，如糖尿病、麻风或者酒精性神经炎；皮肤病引起出汗减少，如鱼鳞病、银屑病、特应性皮炎或粟丘疹等；系统性疾病，如甲状腺功能低下、脱水；药物引起，如抗胆碱能药物、神经节阻断药或奎宁等。中枢神经系统病变和汗腺发育不良常常引起全身性无汗症，患者对热环境或运动不耐受，引起过度高热，甚至热晕厥或热休克。局限性无汗症常常不会引起全身症状，对于诊断神经系统疾病或麻风有一定帮助。无汗症本身血液或尿液内无特殊性标记。潜在疾病或者出现热耗竭状态时血液检测可表现为相应异常。通过提高环境温度或者多点皮内注射毛果芸香碱可检测出汗反应，对怀疑有全身性无汗症患者检测时，应谨防热耗竭。告诫无汗症患者避免过度活动和处于热环境。注意治疗潜在其他疾病。

（渠　涛）

chòuhànzhèng

臭汗症（bromhidrosis）　汗液成分或角质层被汗液浸渍而被细菌分解散发出让人不悦气味的病症。以腋窝、足部和会阴区多见。腋窝和会阴处为顶泌汗腺分布部位，这些部位的细菌可分解汗腺分泌物内的成分生成不饱和脂肪酸，产生特殊臭味。与遗传有关。外泌汗腺引起的臭汗症主要是皮肤表面的细菌分解被汗液浸渍的角质层所致。常常与多汗症伴发。以跖和趾间较为常见。发生臭汗症部位的皮肤外观是正常的，可闻及刺鼻的气味，卫生条件差和夏季加重，有时由于局部多汗和皮肤浸渍可伴发间擦疹、红癣、念珠菌感染等。臭汗症是一个具有一定主观性的临床诊断。不同种族、不同文化背景甚至不同个体，对臭汗症的认识不尽相同。因此，首先排除患者有无疑病症、恐惧症及幻觉等神经系统疾病，还要排除患者鼻腔有无异物或者慢性真菌感染而产生的异味。鉴别诊断还包括鱼腥味综合征（fish odor syndrome），这是一种常染色体显性遗传病，三甲胺代谢障碍所致，散发出坏鱼的腐臭。病情轻者可以保持局部的清洁干燥，用香皂洗浴，外用除臭剂、敛汗剂及抗生素均有效。腋臭严重者可选择手术治疗。

（渠　涛）

xióngjīsù yuánxìng tuōfà

雄激素源性脱发（androgenetic alopecia）　依赖于雄激素作用的遗传因素所致泛发性非瘢痕性脱发。男性和女性均可发病，检测体内激素水平无异常。

病因不清，公认是多因素参与发病，遗传和雄激素对毛囊的作用是主要的致病因素。具有明显的家族聚集性，提示这些家族内拥有罹患疾病的敏感性基因。青春期时遭受阉割的男性不会发生脱发，一旦给予外源性雄激素，脱发逐渐出现。睾酮在5α-还原酶的作用下转变为二氢睾酮，二氢睾酮结合雄激素受体的活性比睾酮高。研究发现，雄激素源性脱发区Ⅱ型5α-还原酶表达量增高，并且先天性5α-还原酶缺乏的人不发生脱发。另外，发生雄激素源性脱发的女性常常有高雄激素水平的临床表现，如多毛症、月经不规律或者痤疮。

发生在男性的雄激素源性脱发又称为男性型脱发（male-pattern alopecia），多为20～30岁，隐匿性发病，患者仅自感头皮顶部和额颧部的头发变薄、变少，或者前发际后移，使前额变高，很少注意显著脱发（图1），最后头顶至前额头发可完全脱失，受累头皮光滑，无萎缩，仍可见明显的毳毛。一般两侧颞部和枕部可残留头发。女性雄激素源性脱发和男性不同，患者头皮中央区隐匿性脱发，由头顶部至前发际头发密度降低，但前发际维持基本不变（图2）。

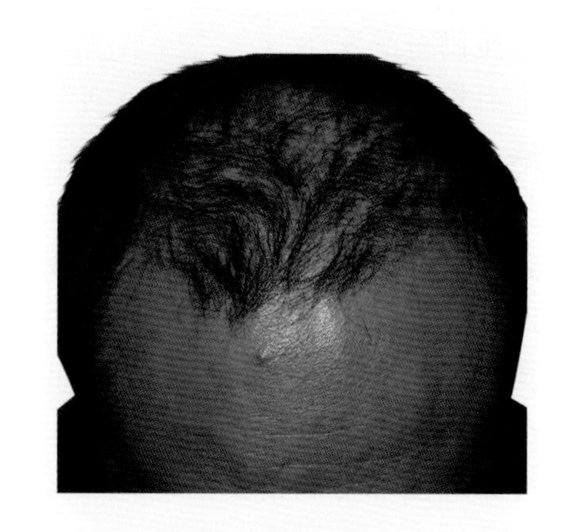

图1　男性型脱发

注：前发际后移，头顶部毛发数量明显减少

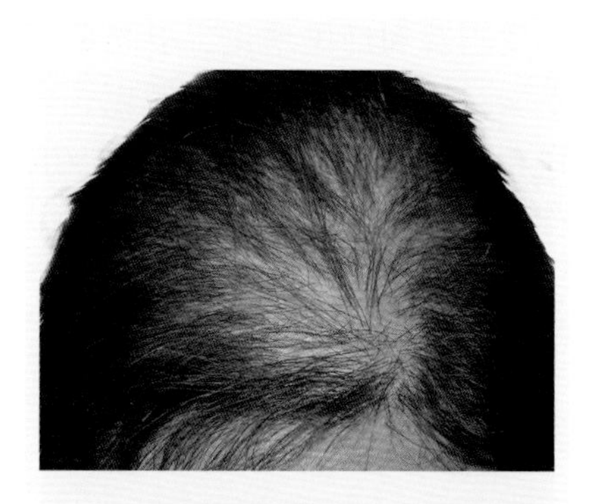

图2　脂溢性脱发（女性）

注：头顶部毛发密度减少，前发际无明显后移

米诺地尔是一种非特异性的促毛发生长药物，其外用制剂是美国食品药品管理局批准的唯一治疗雄激素源性脱发的外用药物，男性和女性均可以应用，不良反应主要包括局部刺激反应、接触性过敏反应和多毛。系统服用非那雄胺，可抑制Ⅱ型5α-还原酶，降低血液和头皮内二氢睾酮的水平，减少二氢睾酮对毛囊的抑制作用。药物起效在治疗6个月后。不良反应较少，主要是性欲减退，但停药后可以恢复。毛发移植和

佩戴假发也是改善外观的方法。

（渠 涛）

bāntū

斑秃（alopecia areata） 突发性局限性斑片状头发脱落。是常见的非瘢痕性脱发，有时毛发脱落的范围呈泛发性。

病因 是一种自身免疫性疾病，可合并其他自身免疫性疾病，如甲状腺功能亢进或甲状腺功能低下、白癜风等，患者血清中各种自身抗体的检出率较高。某些家族内呈现常染色体显性遗传，显示其发病与基因密切相关。另外，周围环境和精神因素也有促发作用。

临床表现 发病无性别差异，任何年龄都可发生，30~40岁多见。根据脱发的范围，可分为3种类型。①局限型：患者常常不知头发脱落的准确时间，单个或多个脱发斑，中央头发完全脱落，边缘头发松动，可出现拉发试验阳性，脱落的头发呈现上粗下细的“惊叹号”样。②全秃型：头皮所有的头发脱落，但是体毛仍然存在。③普秃型：全身所有体毛均脱落，包括眉毛、睫毛、腋毛和阴毛。患者可出现指甲改变，包括小坑、纵嵴或远端分离。

治疗 大部分斑秃可以自行恢复，无需特殊治疗。少部分患者对治疗抵抗，治疗效果差，这些患者包括青春期前发病者、合并特应性皮炎者、全秃或普秃者、匐行性脱发、脱发病程超过5年者以及合并甲改变者。

局部治疗：①局部外用强效激素，避免长期应用引起的不良反应。②局部多点注射糖皮质激素，注意长期应用引起的局部萎缩和全身不良反应。③局部应用接触致敏物来治疗顽固性患者，可能通过变态反应使毛囊周围反应性T细胞亚群改变，抑制引起斑秃的效应T细胞。常用致敏物有二硝基氯苯和二苯环丙烯酮等，常引起湿疹样皮炎、荨麻疹和炎症后色素沉着等不良反应，因此，应用之前应权衡利弊。④刺激局部皮肤，改善血液循环，常用的有10%的辣椒酊、30%的补骨脂酊以及0.5%蒽林霜，注意这些药物刺激反应。⑤外用5%的米诺地尔溶液，可以与以上治疗合用，也可以单独使用，注意其局部刺激反应和多毛症。

系统治疗：对于迅速和广泛的脱发可选择口服糖皮质激素，通常在2个月内逐渐减量停用，长期应用注意不良反应，部分患者停药后仍有复发。

物理治疗：补骨脂素联合长波紫外线（PUVA）主要用于顽固性和广泛性脱发。常常在治疗40次以上才起效，注意保护眼睛，警惕光老化以及皮肤肿瘤方面的不良反应。

心理治疗：教育患者正确认识疾病，缓解患者心理压力，可佩戴假发或描眉等改善外观，减少社会交往中的不便。

（渠 涛）

jiǎxìng bāntū

假性斑秃（pseudopelade） 无明显致病原因的慢性进行性瘢痕性秃发。病因不清，与盘状红斑狼疮、毛囊性扁平苔藓及其他明确原因引起的脱发完全不同，被视为一种独立的疾病。女性多于男性，常隐匿发病，进展慢，病程长，表现为头皮单发或多发脱发性斑片，表面萎缩发亮，呈白色或肉色，毛囊口消失，可见残存少量毛发，脱发边缘拉发试验阴性。常在多年后不再发展加重，脱发区头发再生困难（图）。组织病理表现为表皮正常或萎缩，真皮内无炎细胞反应，毛囊皮脂腺结构减少或缺如，由纤维性条索代替。直接免疫荧光常阴性。

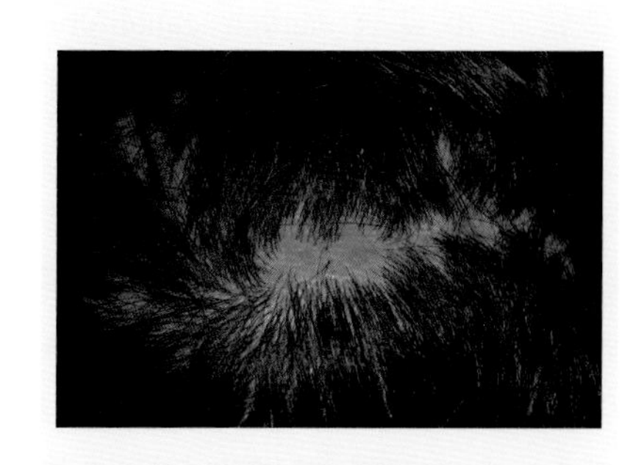

图 假性斑秃

注：头皮散在脱发斑，皮肤轻度萎缩

临床表现为境界清楚的秃发斑，炎症轻微，慢性进展，头发不能再生。必要时进行病原学检查、组织病理和直接免疫荧光检测，排除其他疾病，包括斑秃、盘状红斑狼疮（见红斑狼疮）、局限性硬皮病（见硬皮病）、毛囊性扁平苔藓以及秃发性毛囊炎和黄癣等。无特殊治疗方法。

（渠 涛）

jiǎbìng

甲病（nail disease） 甲的表面、形状、颜色及甲板异常的疾病。多种因素可致甲的改变，包括原发性甲疾病、皮肤病伴甲损害以及系统性疾病引起甲改变。

甲表面改变 ①博氏线（Beau's lines）：横贯甲面的线状凹陷，是甲母质在一定时间内暂时性生成甲板障碍所致，多个甲出现博氏线常常由于全身性疾病，如严重的高热、营养不良、系统应用细胞毒性药物等，一个或几个甲出现博氏线则可能与局部外伤、受压或者甲周炎症有关。②甲纵嵴（longitudinal ridging）：由甲母质至甲游离缘纵行的细小隆起，多个甲纵嵴之间的甲面可以是正常的，甲纵嵴有时由串珠状小突起组成。严重者常常由于甲营养不良，少数见于扁平苔藓、斑秃或者甲状腺功能低下等疾病。轻度甲纵嵴属生理状态。③沟状甲中线营养不良（median canaliform dystrophy）：表现为位于甲中线处的纵裂，纵裂两侧呈锐角向近心端伸出较短的线状隆嵴，如"杉树"状，拇指甲是最常见的受累部位。病因不清，有些病例表现为家族性发病。④甲凹点（nail pitting）：表现为甲板表面小坑状凹陷，是甲母质形成甲板障碍所致，组织病理显示角化不全灶。较常见于银屑病，斑秃、扁平苔藓。手部湿疹也可以出现甲凹点。⑤粗糙脆裂甲（trachyonychia）：表现为甲板粗糙，无光泽，如砂纸状。所有甲受累时称之为20甲营养不良，可以呈现常染色体显性遗传，也可以是其他皮肤病的伴随表现，如扁平苔藓、银屑病、斑秃和寻常型鱼鳞病等。单个或数个指甲受累时，往往由于外界化学因素刺激。⑥甲层裂（lamellar dystrophy of nail）：表现为甲板远端及游离缘出现层状分裂，甲缘呈锯齿状，病变处颜色变白，甲板容易碎裂。常见于妇女和儿童，推测与反复接触水有关。⑦脆甲（brittle nails）：表现为甲板变薄，容易脆裂，可以与甲层裂合并发生。是一种甲母质的慢性病变，与经常接触水和碱性溶剂有关。其他疾病包括缺铁性贫血、外周循环障碍以及慢性皮肤病也可以出现脆甲。治疗主要是防止甲水分丢失和治疗原发病。

甲形状改变 ①反甲（koilonychia）：俗称匙状甲，甲板两侧的生长超过中间部分，使甲板中央凹陷，周边高起形成汤匙状。90%以上的原因是内科疾病，包括缺铁性贫血、长期的糖尿病和摄入含硫的氨基酸不足。②杵状甲（hippcratic nail）：表现为指甲横向和纵向弧度增加，同时伴有指端软组织肥厚。常常合并有慢性心肺疾病、雷诺病及肺源性肥大性骨关节病等。也有一部分病例无合并症。③壳甲综合征（shell-nail syndrome）：是杵状甲的一个亚型，指甲改变与杵状甲相似，甲床组织萎缩，合并支气管扩张。④球拍状甲（racket nail）：表现为甲板的宽度大于甲板的长度，形状如网球拍状，多累及拇指，常常表现为常染色体显性遗传。⑤无甲（anonychia）：指数个指甲缺失或全部指（趾）甲板缺如。临床上分为先天性无甲和获得性无甲。先天性无甲出生时甲缺如，可伴有缺指畸形，遗传方式不确定。获得性无甲是由于甲母质产生甲板的功能受到损伤，如外伤、扁平苔藓或者营养不良性大疱性表皮松解症等均可破坏甲母质，严重者可演变成永久性无甲。⑥钳甲（pincer nail）：表现为甲板过度弯曲，使甲板两侧边缘蜷曲并嵌入周围软组织，常常引起疼痛感和甲沟炎。可以有遗传性，老年人发病常为内科疾病所致，如糖尿病、肝病或者口服药物等。治疗包括非手术性矫正甲的生长形状和手术拔除病甲。⑦嵌甲（onychocryptosis）：表现为甲板侧缘长入周围软组织内，引起软组织疼痛和继发细菌感染，慢性者出现局部肥厚，炎症迁延不愈，严重影响患者生活质量和能力。多数累及踇趾甲，这与穿鞋不合适有关。修甲不当、趾甲增厚、踇趾外翻、肥胖以及药物也可以造成嵌甲。治疗包括选择合适鞋、正确修剪趾甲、尽量去除诱因、感染时选择合适的抗生素，严重和复发者需要手术治疗。

甲板附着异常 ①甲脱落（nail shedding）：表现为甲板从甲床上完全脱落，常见原因是外伤，运动员外伤所致甲脱落主要累及踇趾甲，往往伴有甲下出血。甲沟炎、扁平苔藓、中毒性表皮坏死松解症等也可以引起甲脱落。甲母质未受破坏时，甲板可再生恢复。②甲分离（onycholysis）：指甲板的游离缘和（或）其两侧缘与甲床分离。分离的甲板成白色或淡黄色，与下面甲床之间常常充填角质碎屑。根据甲分离的原因，可分为特发性甲分离和继发性甲分离两种。特发性甲分离：病因不清，过度修剪、长期浸水、接触化妆品溶剂以及指甲过长均可能是诱发因素。女性多见，甲板开始于甲游离缘分离，逐渐向甲近心端发展，一般无明显自觉症状。指甲的生长速度不受影响，常常数月后分离的甲板可重新与甲床自行结合。治疗原则包括防止甲下感染以及暴露的甲床出现角质化，常常发生在甲床过长时间暴露在空气中，这种情况能阻止甲板和甲床重新结合。另外，尽量修剪掉已经分离的甲板有助于疾病痊愈。继发性甲分离：多数是其他疾病伴随或所致的甲改变。这些疾病大致分为五类：皮肤病包括银屑病、甲真菌病和皮炎等；全身性疾病包括甲状腺功能低下、甲状腺功能亢进、黄甲综合征和外周血液循环障碍等；外伤，轻微的指端外伤、长期接触水和碱性溶剂以及应用美甲产品均可引起甲分离；遗传性疾病包括外胚层发育不全以及遗传性部分甲分离；药物所致主要是光敏性药物，包括补骨脂素、米诺环素和多西环素。③甲胬肉（pterygium）：指从近端甲皱襞或两侧甲皱襞向甲床生长的纤维性条带，较大的甲胬肉可破坏甲母质，使甲板不可逆性脱落。常见的原因包括外伤、扁平苔藓、麻风外周神经损害引起甲改变以及移植物抗宿主病。治疗主要是控制原发病。④甲反向胬肉（pterygium inversum unguis）：表现为甲床上皮向前延伸，导致甲板游离缘未与其下的甲床分离，甲下皮消失。一般甲板是正常的，但是剪甲时可引起疼痛。引起甲胬肉的疾病包括系统性硬化症、系统性红斑狼疮、雷诺病等末梢循环异常的结缔组织病。此病也有家族性发病的报道。

甲颜色改变 ①白甲（true leukonychia）：表现为甲板部分或全部变白，分为 5 种类型。全白甲：常常家族性发病，呈现常染色体显性遗传，罕见；部分白甲：近甲小皮侧的指甲为白色，甲游离端呈正常粉红色；横贯线状白甲：甲板上可见 1~2mm 宽的横贯走形的白色条带，常常由于系统性疾病或者药物影响甲母质分化有关；点状白甲：甲板上白点常常由于轻微外伤所致；纵行线状白甲：常常是毛囊角化症的指甲改变。②米斯线（Mees's lines）：表现为横贯指甲并与半月平行的白带，带宽 1~3mm。随指甲生长向游离缘推移，最终可被剪除。主要由于化学中毒和化疗所致。③表观性白甲（apparent nail）：白甲实际上是甲床颜色的改变所致，并非甲板本身颜色变白，甲床多由于贫血、指端血管损伤等因素而出现颜色改变。④特里甲（Terry's nail）：白甲在距甲游离缘 0.5~3mm 处终止，近游离缘处的甲板呈现正常颜色。所有甲受累时常常与肝硬化、慢性充血性心力衰竭有关。⑤对半甲（half-and-half nail）：表现为近端甲发白，远端甲呈淡褐色，颜色变化界限清楚。近一半的病例是慢性肾衰竭和化疗所致。⑥马克尔线（Muchrcke's lines）：表现为与甲半月平行并横贯指甲的白线，白线之间呈正常甲的颜色，白线不随甲生长而移动。主要是血红蛋白严重减少所致。⑦黄甲综合征（yellow-nail syndrome）：一种罕见的临床综合征，病因不清，主要累及甲、淋巴管和肺部，常常于成年人发病，少数可以儿童期发病。几乎所有指（趾）甲受累，甲呈淡黄色，甲板增厚，甲面可见横贯和纵行的隆嵴，甲小皮消失，常常有程度不同的甲分离，甲的生长速度明显低于正常甲。该病可以同时出现淋巴水肿、胸腔积液、反复支气管肺炎和支气管扩张等表现。治疗可口服维生素 E 或锌制剂，同时淋巴管水肿或者肺部疾病应给予相应治疗。⑧裂片形出血（splinter hemorrhage）：表现为甲床纵行出血线或出血带，多呈棕褐色，多种病因均可引起，常见的是甲外伤，皮肤病包括银屑病、甲真菌病也可出现，另外，一些内科疾病如细菌性心内膜炎、抗磷脂综合征、高血压和恶性肿瘤也可引起。一般不需治疗，出血线可以随甲生长推移消失。⑨黑甲（melanonychia）：甲板上常常表现为纵行分布的褐色或黑色条带。可以累及一个或者多个甲板（图）。当多个甲受累或者出现多个条带时，常常提示是非肿瘤性原因引起，见于波伊茨-耶格（Peutz-Jeghers）综合征、洛吉耶-亨齐克（Laugier-Hunziker）综合征、细菌和真菌感染、艾迪生病、甲状腺功能亢进、卟啉病和某些药物引起。当出现单个黑色条带时，常常需要警惕交界痣、不典型黑素细胞增生和恶性黑色素瘤，甲母质的组织病理对确定诊断十分必要。

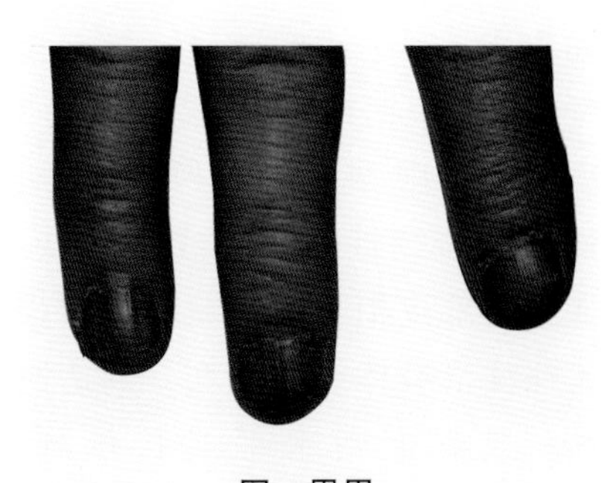

图 黑甲

注：甲板呈灰黑色改变

（渠 涛）

liángxìng pífū zhǒngliú

良性皮肤肿瘤（benign skin tumour）

起源于皮肤的良性肿瘤。包括源于鳞状上皮、毛/皮脂腺/汗腺、真皮结缔组织、血管/神经以及皮下脂肪组织的各种良性肿瘤。一些先天发育异常或错构瘤往往也归于良性皮肤肿瘤中。毛、皮脂腺和汗腺是皮肤特有的附属器结构，相应的良性肿瘤具有皮肤专科的特性。良性肿瘤通常生长缓慢，境界清楚，组织学结构对称，细胞学分化好，无异型性。明确诊断需要进行组织活检，通过组织病理明确。预后好，一般不需处理。部分可手术切除治疗。

（孙建方 姜祎群）

biǎopízhì

表皮痣（epidermal nevus）

表皮细胞发育过度所致表皮局限性发育异常。又称单侧痣、线状表皮痣、疣状痣、疣状线状痣等。1863 年由冯·贝伦斯普龙（von Baerensprung）首先描述，罕见有家族史，常为染色体显性遗传。通常在初生时或幼儿期发生，偶尔也有 10~20 岁才出现。男女均可发生。常表现为淡黄色至棕黑色疣状丘疹，表面角化，触之粗糙坚硬，逐渐扩大，呈线状延伸，发展缓慢，至一定阶段时即静止不变。病变可位于身体任何部位，如头部、躯干或四肢，一般无自觉症状。根据其临床形态可分为3型。①局限型：常排列为单侧、连续或断续性、带状或斑片状。通常头部皮损呈斑片状；四肢损害往往沿肢体线状分布，到达肢端；在躯干则水平线状排列。②双侧型或泛发型：双侧对称分布（图），甚至广泛分布于全身，沿布拉斯科（Blaschko）线呈涡纹状或弧线形条纹，称为泛发型或系统型，其严重者又称豪猪状鱼鳞病。③炎症型：常自觉瘙痒，见于下肢，单侧性，皮损发红，因搔抓表面常有脱屑和结痂。可侵犯黏膜。少数患者可并发角化棘皮瘤、透明细胞棘皮瘤、基底细胞癌或鳞状细胞癌。

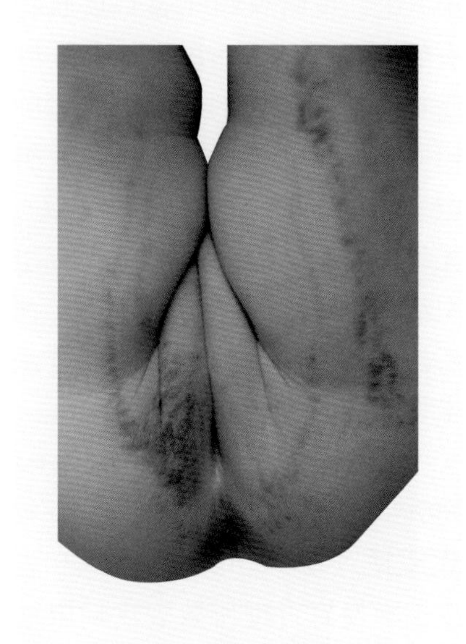

图　线状表皮痣

注：患者双侧股部、下肢见褐色、线状排列的疣状丘疹

必要时可行组织病理检查。组织病理检查见表皮角化过度，可伴角化不全，颗粒层增厚，棘层肥厚，乳头瘤样增生，并可见基底层黑素增多。炎症型可见宽柱状角化不全和角化过度相交替，以及轻度棘层水肿，真皮内轻度慢性炎症细胞浸润。部分泛发型者，偶或局限型患者可显示表皮松解性角化过度。

根据发病年龄早，临床上多为疣状隆起性皮损，单侧线状分布，结合组织病理改变可以确诊。需与线状苔藓、线状扁平苔藓、单侧线状型汗孔角化症及线状银屑病等鉴别。此病持续存在，同时病理上有疣状及乳头瘤样增生，而线状苔藓可自行消退，组织学以真皮浅层苔藓样浸润为特征，故两者可区别。线状排列的扁平苔藓、汗孔角化病与银屑病在病理上有一定的特征，结合临床可以与此病区别。尚无理想的疗法，小面积者可试用冷冻疗法或手术切除。

（孙建方　张　韡　姜祎群）

hēitóu-fěncìyàngzhì

黑头粉刺样痣（nevus comedonicus）

出生时即有，单个损害类似黑头粉刺的痣样病变。毛囊皮脂腺发育异常所致。此病少见。常于出生时或晚至20岁之前出现黑头粉刺样丘疹，丘疹中央有黑色、坚硬而大的角栓，剥去后留有火山口样凹陷。损害可局部发生或呈线状排列，常沿布拉斯科（Blaschko）线分布。可发生于任何部位，好发于面、颈、躯干上部。常为单侧分布，偶或双侧或散在分布，极罕见的情况下可泛发全身。患者一般情况良好，有时轻度瘙痒。偶可继发感染，化脓后窦道、瘘管及瘢痕形成。曾报道有并发骨骼、中枢神经系统、眼和其他皮肤异常者。

组织病理检查见表皮角化过度，棘层不规则增厚，或表皮萎缩变薄；真皮内见多个扩张的毛囊开口，凹陷中央充满角质物；皮脂腺一般无明显改变，偶尔出现数目减少或体积变小。囊内容物的感染或漏出可导致局部急性或肉芽肿性炎症反应。

此病有鲜明特点，根据发病年龄早，皮损常为单侧线状排列的黑头粉刺样丘疹，结合组织病理可以确诊。有时需与外源性痤疮及婴儿痤疮鉴别。一般不需要治疗。有继发感染时适当选用抗生素。有些患者进行手术切除后即可痊愈，但也有复发者，小范围者可行冷冻或激光治疗。

（孙建方　张　韡　姜祎群）

zhǐyìxìng jiǎohuàbìng

脂溢性角化病（seborrheic keratosis）

好发于中老年人的表皮良性肿瘤。又称老年疣。已被证实是单克隆性质，是一种肿瘤而不是表皮的增生，但确切病因尚不清楚。有些报道强调家族遗传。突发数量多的脂溢性角化病和内脏恶性肿瘤，又称莱泽-特雷拉综合征（Leser-Trelat syndrome）。

皮损初发最常见于面、头皮、胸背部，但也可发生于体表其他部位，不累及掌、跖。早期损害为小而扁平、边界清楚的淡褐色斑片，渐渐增大凸起，形成圆形、椭圆形或不规则形，边界清楚的皮色至棕黑色疣状斑块（图）。表面粗糙、质地油腻，偶有蒂。可单发，但通常多发，个别可达百个以上。通常无自觉症状，偶有痒感。若发生于油脂溢出部位或摩擦外伤部位，皮疹可被刺激而发生炎症及上皮组织不规则增生，又称刺激性脂溢性角化病。损害发生于头皮者并不影响头发生长。病程通常缓慢，无自愈倾向。虽有报道可并发基底细胞瘤，但甚少见，故一般不认为是癌前病变。

必要时可行组织病理检查。

其主要特点是基底样细胞增生，伴不同程度的鳞状细胞分化。从病理上可分为6型，即角化型、棘层肥厚型、巢状型、腺样型、刺激型与黑棘皮瘤型。但常混合存在。所有类型均有角化过度、棘层肥厚和乳头瘤样增生，常伴色素增加，肿瘤病变的基底位于同一水平面上，两端与正常表皮平齐。刺激性脂溢性角化病细胞增生明显，底部不平齐，可见多数鳞状涡和角囊肿结构，伴致密炎症细胞浸润。有时尚可见到棘层松解现象。

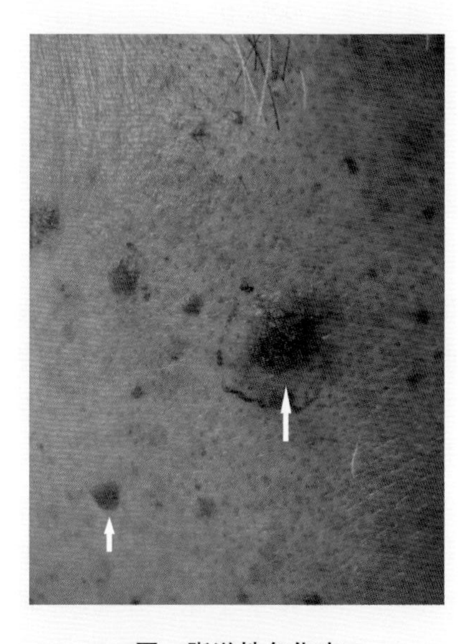

图 脂溢性角化病

注：患者面部见多发、褐色、略微隆起的损害，表面疣状

根据典型临床表现，结合组织病理改变可以确诊。有些早期损害似扁平疣，两者依据组织病理检查可以鉴别，扁平疣组织病理检查为增生的表皮浅层见特征性的空泡化细胞；老年人曝光部位的角化性损害易与光线性角化病相混淆，光线性角化病系癌前期病变，组织病理检查可以见到表皮下半部芽蕾状增生，细胞排列紊乱，轻度异形，伴特征性的角化；色素很深的损害有时难与色素痣、基底细胞癌甚至恶性黑素瘤区别，鉴别诊断需根据各自特征性的病理改变。一般不需要治疗。如有瘙痒或发生炎症，尤其是需与恶性皮肤肿瘤相鉴别时，需要手术切除并行活检。此外，可用激光、冷冻治疗。

（孙建方　张　韡　姜祎群）

píjiǎo

皮角（cutaneous horn）

病损处角质物异常增多而形成突起状角化性疾病。多在其他皮肤病的基础上发生。常见的基础病包括寻常疣、脂溢性角化病、光线性角化病或早期的鳞状细胞癌、角化棘皮瘤、汗孔角化病等。多发于40岁以上，男性多于女性，经常日晒的老年人多见，最常见于面部、头皮、颈、前臂和手背等曝光处，也见于眼睑、躯干、龟头等处。表现为一种可高达2mm甚至25mm的锥形角质增生性损害（图）。基底较宽且硬，呈肤色、淡黄或褐色。病程缓慢，无自觉症状。

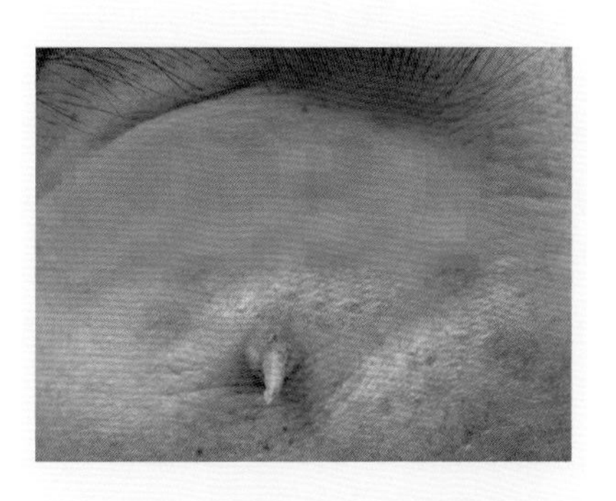

图 皮角锥形角质增生型损害

注：患者右眼下方可见突起的皮角，基底为一宽的肤色肿物

每个皮角均应切除后做病理检查。组织病理：高度角化过度，间有角化不全，基底部的组织象视原发病变而定。可为病毒疣、脂溢性角化病、光线性角化病或早期鳞状细胞癌、角化棘皮瘤、汗孔角化病等。临床上根据皮损形态可以诊断，但需要切除后行组织病理检查，以确定基底原发的疾病的性质。局部手术切除。

（孙建方　张　韡　姜祎群）

huīní jiǎohuàbìng

灰泥角化病（stucco keratosis）

老人下肢特别是跟腱附近的疣状损害皮肤病。此病损害类似脂溢性角化病，但较小，呈丘疹状。发生于四肢末端，好发于下肢，尤其是足跟腱、足背、踝部和腓肠肌附近，似干燥灰泥疏松粘着在皮肤表面，附着不牢固，容易剥离，其下表皮完整，伴衣领状脱屑。男性多见，一般无自觉症状。组织病理检查见表皮角化过度，颗粒层略增厚，棘层肥厚，乳头瘤样增生，形成山峰状或塔尖状；缺少脂溢性角化病中常见的基底样细胞增生和角囊肿形成，常无明显炎症细胞浸润。根据典型临床表现，结合病理改变可以确诊。需与脂溢性角化病鉴别。一般用润滑剂软化皮肤，使角化鳞屑脱落即可。必要时可用激光或电灼治疗。

（孙建方　张　韡　姜祎群）

tòumíngxìbāo jípíliú

透明细胞棘皮瘤（clear cell acanthoma）

表皮角质形成细胞糖原储存异常所致的肿瘤。发生于中老年人的少见肿瘤。病因和发病机制尚不清楚，大多数学者认为是一种良性肿瘤，但其来源仍有争论，推测来源于表皮、皮脂腺和汗腺上皮，免疫组织化学研究支持此病来源表皮，并且认为此病可能是一种炎症性皮肤病而不是真正的肿瘤。表现为单发的结节或斑块，偶有多发皮损的报道。皮损隆起皮面，边界清楚，表面有少许痂屑，颜色粉红或暗红，直径可达1~2cm。常发生在下肢，但也可累及身体其他部位。必须行组织病理检查以明确诊断。组织病理检查见病变处表皮角化不全，颗粒层减少，棘层肥厚，表皮突增宽，并轻度下延，且与两侧上皮分界清楚。除基底细胞外，表皮内单个细胞体积增大，胞质丰富透明，未经淀粉酶消化的过碘酸希夫染色可显示细胞内含有大量糖原。表皮内可见中性粒细胞散在浸润及核尘，这是此病特征性改变，附属器上皮常不受累。真皮浅层血管扩张，血管周围可见不同程度的炎症细胞浸润，主要是淋巴细胞和中性粒细胞。组织病理改变可明确诊断，需要和其他类型棘皮瘤、脂溢性角化病、鲍恩病等鉴别。一般行局部切除治疗。

（孙建方　陈　浩）

biǎopí sōngjiěxìng jípíliú

表皮松解性棘皮瘤（epidermolytic acanthoma）　以表皮松解性角化过度和乳头瘤样增生为组织病理特征的皮肤良性肿瘤。罕见的良性表皮肿瘤。病因和发病机制尚不清楚，有学者认为和外伤有关，有的认为是表皮痣的一种亚型。表现为单发和多发皮损两型，多发皮损型皮损为边界清楚的、孤立性、扁平、棕褐色丘疹，彼此不融合，好发于躯干。必须行组织病理检查以明确诊断。组织病理检查主要特点是肿瘤的颗粒层区域可见到限局性表皮松解性角化过度，表现为棘层上部和颗粒层细胞核周空泡变性，并伴角化不良细胞，透明角质颗粒大小不一，分布不均；角化过度及棘层肥厚，真皮浅层血管周围少许淋巴细胞浸润。结合组织病理表现和临床特点可明确诊断。需与其他表现表皮松解性角化过度的疾病鉴别，包括先天性大疱性鱼鳞病样红皮病和泛发型表皮痣，临床资料可供鉴别。一般行局部切除治疗。

（孙建方　陈　浩）

jícéng sōngjiěxìng jípíliú

棘层松解性棘皮瘤（acantholytic acanthoma）　以表皮内出现局限性棘层松解为组织病理特征的皮肿良性肿瘤。多见于老年人的罕见良性表皮肿瘤。病因和发病机制尚不清楚，有学者认为是疣状角化不良瘤的一种亚型。此病有单发或多发两型，皮疹表现为丘疹和结节，多发型好发于生殖器部位。必须行组织病理检查以确诊。组织病理特点是增生的表皮内出现局限性棘层松解，类似天疱疮改变；伴灶状角化不良的细胞，可见圆体和谷粒细胞，类似毛囊角化病。结合组织病理表现和临床特点诊断不难。需要和脂溢性角化病、光线性角化病鉴别。组织学需要和其他表现棘层松解的疾病鉴别，包括毛囊角化病、疣状角化不良瘤、暂时性棘层松解性皮肤病等，临床资料可供鉴别。一般行局部切除治疗。

（孙建方　陈　浩）

yóuzhuàng jiǎohuàbùliángliú

疣状角化不良瘤（warty dyskeratoma）　表现为头颈部单发、皮色、带脐凹丘疹的皮肤良性肿瘤。病理上表现为表皮杯状凹陷，角质填充，伴有棘松解和角化不良。病因和发病机制不明。尽管具有疣状外观，但未能发现人乳头瘤病毒 DNA。在一个回顾性研究中，60%的皮疹具有毛囊分化特征。

中年好发，男女均可发生。多见于头颈部位，单发，为皮色、带有脐凹的丘疹，直径 3～20mm，部分丘疹可有角质排出。不能自行消退。亦有个别报道损害发生于口腔。组织病理检查见表皮呈杯状凹陷，其内角质栓塞。可见圆体和谷粒。表皮基底层上棘层松解，真皮乳头层呈绒毛状，上覆基底细胞。

根据头颈部单发、皮色、带有脐凹的丘疹的临床特点，表皮杯状凹陷，角质填充，伴棘松解和角化不良的组织病理学特点，一般不难诊断。需与以下疾病相鉴别。①光线性角化病：常多发，分布于曝光部位，表现为表面粗糙的丘疹，可有黏着性鳞屑，病理上表皮下部有异型。②角化棘皮瘤：也可表现为带有脐凹的角化性丘疹，生长快，常能自行消退，组织病理上很少出现棘松解。治疗宜手术切除。

（郑　捷　赵肖庆）

jùxìbāo jípíliú

巨细胞棘皮瘤（large cell acanthoma）　来源于表皮角质形成细胞的良性肿瘤，多见于老年人的少见良性表皮肿瘤。病因尚不清楚，有学者认为是光线性角化病或鲍恩病的异型，也有学者认为是脂溢性角化病或日光性雀斑样痣的亚型。好发于老年人暴露部位，表现为单发的、边界清楚的褐色斑丘疹，表面常轻度角化，也有皮损多发的报道，皮损直径常小于 1cm，没有自觉症状。必须行组织病理检查以明确诊断。组织病理检查见肿瘤边界清楚，病变处表皮轻度角化过度伴角化不全，棘层肥厚，棘细胞约为正常的角质形成细胞 2 倍体积大；细胞核增大，胞质丰富；细胞可有轻度非典型性和排列紊乱，但常仅见于基底层；基底层还可有色素增加，真皮内少许炎症细胞浸润。结合组织病理表现和临床特点诊断不难。需要和脂溢性角化病、光线性角化病及日光性雀斑样痣鉴别。一般行局部切除治疗。

（孙建方 陈 浩）

jiǎohuà jípíliú

角化棘皮瘤（keratoacanthoma）

组织学类似鳞状细胞癌的快速生长的皮肤良性肿瘤。通常1年内自行消退，但也有患者肿瘤持续存在，呈侵袭性生长，因此性质尚存在争议。最早此病是由哈钦森（Hutchinson）描述的，称为火山口型溃疡，1934年史密斯（Smith）报道了多发型。1950年格齐波夫斯基（Grzybowski）又发表了“发疹型”的病例。

病因和发病机制 病因有多种学说。紫外线损伤是其中之一，绝大多数角化棘皮瘤发生在日光暴露部位；在着色性干皮病和慢性免疫抑制的患者，角化棘皮瘤的发病率升高，同时合并其他紫外线相关的表皮损害，如光线性角化病、基底细胞癌等。职业性接触焦油与石油产品，以及利用煤焦油制剂治疗银屑病的患者发生角化棘皮瘤的报道提示煤焦油可能和发病相关。病毒感染也可能和此病发病相关。其他有关病因包括某些综合征、遗传素质、暴露于致癌物质等。关于此病的组织学发生，被认为起源于毛囊漏斗部，可能是毛囊角化上皮呈假上皮瘤样增生的表现。

临床表现 可分为3型。

单发型 最常见，以60~70岁多见，男性多于女性，主要发生于暴露部位，特别是面部中央、鼻、颊和眼周，其次为腕背侧与前臂伸侧，口唇也常见，其他毛发部位也可发生。常无自觉症状，偶有瘙痒和压痛。皮损表现为平滑、半球形丘疹或结节，肤色或淡红色，通常在数周内增到1~2cm或更大（图）。损害中央充满角质，除去角栓后则成火山口状，基底无浸润，与下面组织无粘连。损害达到最大限度，一般维持2~8周，以后慢慢消退。整个病程可分为生长期、静止期及自然消退期3个阶段。损害通常在半年内消退，消退时留下略有凹陷而往往有色素减退的瘢痕。另有3种罕见的类型。①巨大角化棘皮瘤。皮损生长迅速，直径大于3cm，好发于鼻部和眼睑，数月后可自行消退，常伴有大片角化性斑块的剥离。②边缘离心性角化棘皮瘤。皮损更大，有报告直径可达20cm，边缘高起且卷曲，中央萎缩。与经典的角化棘皮瘤相比，消退时间更长，有些无自行缓解趋势，并明显破坏组织。③甲下角化棘皮瘤。位于甲远端的下面，常见于拇指和示指，表现为痛性、角化性赘生物，比普通的角化棘皮瘤更具破坏性，X线检查示特征性杯状的骨质溶解。

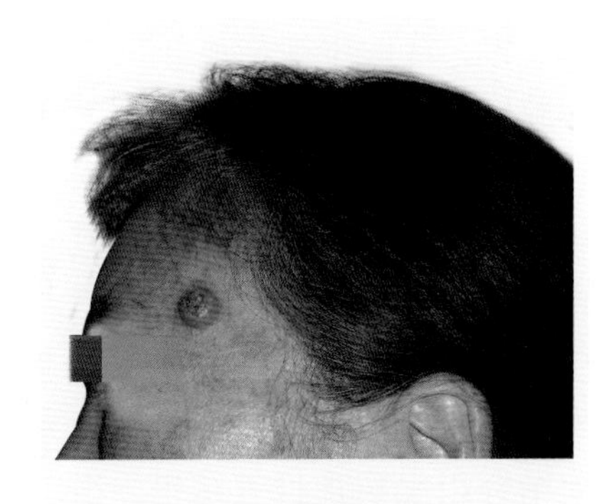

图 角化棘皮瘤

注：患者颞部单发一个半球形隆起的损害，结构对称，中央充满角质栓

多发型 不常见，发病年龄较早，通常在20~30岁，偶在儿童至婴儿期发病。男性较多见，有时有家族史，呈常染色体显性遗传。可发生于全身各处，不一定都好发于暴露部位，甚至黏膜、黏膜皮肤移行部位及掌、跖也能发生。损害与单发型者相似，但数目较多，一般为3~10个。但角栓不如单发者明显，皮损消退更慢，病期长者则很少有自然消退的倾向。

发疹型 此型罕见，皮损数目多，分布广泛，表现为1~5mm大小的红色而硬固的小丘疹，顶端有细小鳞屑。一般在2~8周内丘疹迅速增大，形成圆或卵圆形硬固隆起的半球状或圆顶状结节，中央有一角栓，有时有痒感。皮损发育成熟者直径约1~2cm。

辅助检查 必须行组织病理检查。组织病理检查见完整切除病变，观察损害的低倍显微镜下轮廓至关重要。低倍显微镜下，肿瘤位于真皮内，同时具有外生性和内生性的特点，结构对称。充分发展的损害中央为大而不规则的表皮凹陷，其中充满角质，两侧表皮则像口唇状或拱壁状伸展于凹陷两侧。肿瘤内鳞状上皮显著增生，但细胞分化良好，胞体较大，胞质淡染，胞质内富含糖原，有明显的角化趋势，可有一定程度的非典型改变、鳞状涡和有丝分裂象。增生的上皮内常见中性粒细胞性小脓肿是此病的特征之一。病变下方常常呈嗜碱性变，并伴显著慢性炎症细胞浸润。消退期，增生的上皮趋于平坦，其下慢性炎症更明显，伴纤维化形成。有时因释放的角质物可伴异物肉芽肿反应。

诊断与鉴别诊断 诊断根据临床与病理表现，病史和组织病理尤为重要。主要需要和鳞状细胞癌鉴别诊断。处理原则是有疑问的情况下，多考虑鳞状细胞癌的可能。

治疗 此病属良性，可以自然消退，但因临床表现和病理表现与鳞状细胞癌的鉴别无绝对可靠的指征，少数患者还有破坏和复发的危险。单发型可采用外科手术切除，局部化疗及放射治疗也可选用。甲下角化棘皮瘤可采用刮除术。多发型者，因所造成破坏程度不同，每个肿瘤均需个别考虑其处理方法。若肿物较大而多，全身情况允许，可以考虑系统化疗。

（孙建方 张 韡 姜祎群）

biǎopí nángzhǒng

表皮囊肿（epidermal cyst） 复层鳞状上皮包裹内容物形成的皮肤囊肿。又称毛囊漏斗部囊肿。单发的皮损多是毛皮脂腺受到损害所致，也可发生于皮肤创伤后使鳞状上皮向真皮植入。多发皮损常提示加德纳综合征的可能。好发于成年人的面、颈、躯干上部和外阴等部位，常表现为半球形隆起皮面的囊性肿物，数毫米至数厘米大小，肤色或褐青色，部分中心有黑孔，可有豆腐渣样的内容物排出（图）。部分囊肿破裂，发生炎症反应，类似疖肿样改变。

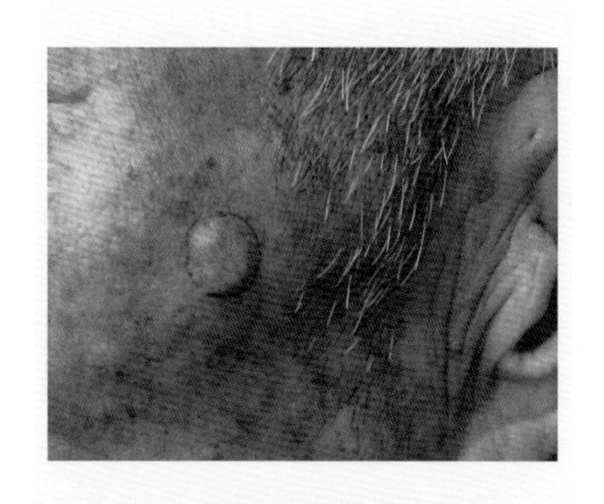

图 表皮囊肿

注：患者面部见一类圆形皮内结节，略微隆起

组织病理检查见病变位于真皮，可开口于表皮，囊壁为复层鳞状上皮，即与正常表皮类似，有颗粒细胞层；囊内容物为网栏状角质物。还常常看到囊肿破裂，使囊壁不完整，周围出现明显异物肉芽肿反应。偶尔，囊肿内衬可见表皮样和灶状外毛根鞘角化现象，这时囊肿上半部为表皮样角化，而在其下半部为毛鞘角化，即所谓混合囊肿。有时囊肿内也可见到如毛母质瘤中的影细胞。在表皮样囊肿的囊壁上偶可发生恶性肿瘤，如基底细胞癌、鳞状细胞癌等。多数情况下根据临床表现即可确立诊断，必要时结合组织病理明确。需与其他囊肿包括外毛根鞘囊肿、脂囊瘤等鉴别。外毛根鞘囊肿整个囊壁无颗粒层，内容物为致密的角质物。无需治疗或局部手术切除。

（孙建方 陈 浩）

píyàng nángzhǒng

皮样囊肿（dermoid cyst） 胚胎期遗留在周围组织中的外胚叶组织所形成的囊肿。出生时即有。病因和发病机制是胚胎闭合线上由分离的表皮细胞形成的囊肿。临床少见，常表现为出生时单个、质硬的皮下结节，常见于头、面、颈、腹、背的中线，最好发于面部腔口附近，呈半球状隆起，直径1～4cm，无自觉症状。皮损可随年龄缓慢增大，并发感染时病情常较为严重，因感染常可累及中枢神经系统。偶有此病囊壁上发生鳞状细胞癌的报告。确诊需要结合组织病理检查结果。组织病理检查见囊肿位于真皮或皮下，囊壁由复层鳞状上皮构成，囊肿内容物为稀疏排列的角质层，内含毛发。囊壁常和毛囊和皮脂腺相连，除表皮外，病变还含有成熟的毛囊、皮脂腺和汗腺结构，也可见平滑肌，但无软骨和骨组织。囊肿如破裂，也常引起异物反应。中线部位的囊肿，出生时即有，组织病理见真皮内囊肿结构，囊壁具有相应的附属器结构相连，可明确诊断。需与其他囊肿鉴别。一般行局部切除治疗。

（孙建方 陈 浩）

sùqiūzhěn

粟丘疹（milium） 起源于表皮或皮肤附属器上皮的潴留性角质囊肿。常见的浅部角化性囊肿。属于微型的表皮样囊肿，分为原发性和继发性。原发性病因未明，皮损自行发生，被认为是一种遗传性皮肤病。继发性损害通常见于皮肤创伤，如外伤及皮肤磨削术后，或伴发于大疱性皮肤疾病，如大疱性表皮松解症等疾病。其发生与毛囊或小汗腺受损有关。

原发性粟丘疹常见于女性面部和外阴，为黄白色的坚实小丘疹，1～2mm，皮损无自觉症状，挑破可有皮质样物质排出，皮损也可表现为局限性斑块状，这种损害常见于耳周（图），也可见于眼睑和锁骨上窝等处。继发性可并发于表皮下水疱病，如营养不良大疱性表皮松解症、获得性大疱性表皮松解症；也可见于亲毛囊性蕈样肉芽肿；还可见于创伤如严重烧伤、皮肤磨削等。

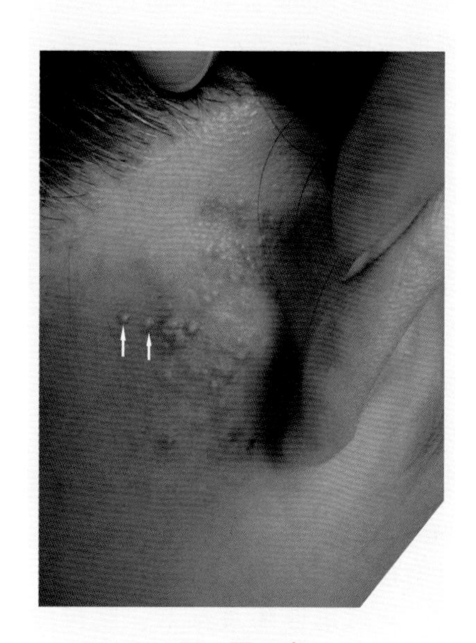

图 粟丘疹

注：患者耳后见多发黄白色坚实丘疹，孤立、散在分布

组织病理与表皮囊肿结构相同，但体积很小，位于真皮浅中层。临床可确诊，必要时结合组织病理表现诊断。一般不需治疗。可用针尖挑除囊肿。

（孙建方　陈　浩）

máogēnqiào nángzhǒng

毛根鞘囊肿（trichilemmal cyst）

在毛囊峡部的毛囊外毛根鞘形成的囊肿。少见。病因不明，多数学者认为此病是一种由外根鞘胚芽所产生的常染色体显性遗传病。90%以上发生于头皮，可单发或多发，皮损为一光滑、黄色、半球形隆起皮面的肿物，临床表现和表皮囊肿无法区别。组织病理检查见囊肿位于真皮，其周有纤维性包膜围绕，囊壁最外层为栅状排列的基底样细胞；近囊腔的细胞体积较大，有丰富淡染的胞质，无颗粒层，表现为突然角化；偶尔囊壁也可见到灶状颗粒层，囊腔内容物为均一红染、致密排列的角质物。钙化和胆固醇结晶很容易见到，囊壁破坏也可引起异物反应。组织病理检查可明确诊断。主要与表皮囊肿鉴别，后者囊壁有颗粒层细胞，囊内角化物为网篮状。无需治疗或局部切除。

（孙建方　陈　浩）

yīnjīng zhōngxiàn nángzhǒng

阴茎中线囊肿（median raphe cyst of penis）　发生在男性生殖器中线部位的囊肿。又称中缝囊肿、生殖器会阴缝囊肿。大多学者认为是尿道生殖褶和伴尿道上皮异位残体的尿道板在腹侧中线上异常融合的结果。也有学者认为是异位的尿道旁腺（黏液囊肿）或迷离的尿道芽而发生。常见于成年阴茎腹侧，龟头是最常发生部位，也可见于阴囊腹侧和会阴缝。常为数毫米到1cm大小，含清亮液体、半透明状单发囊肿，有时也表现为无症状的结节。组织病理检查见囊壁多由假复层柱状上皮构成，通常1~4层厚；有些上皮细胞具有透明胞质，有时可见产黏液的细胞和复层鳞状上皮，囊内容物为无结构的黏液样物质。诊断需要结合组织病理检查。主要需与顶泌汗腺囊腺瘤鉴别，两者均发生于外阴，但此病发生于中线部位、囊壁主要为假复层鳞状上皮、没有断头分泌现象和肌上皮层，可与后者区分。一般行局部切除治疗。

（孙建方　陈　浩）

máonángzhì

毛囊痣（nevus follicularis）　发生于婴幼儿或儿童期的痣样毳毛毛囊性增生性疾病。又称先天性毳毛错构瘤。此病罕见，表现为头、面部单发的小丘疹，常常在耳附近，偶为多发性、沿布拉斯科（Blaschko）线排列的线状损害，皮损上有细毛均匀突出于表面。组织病理检查见真皮浅层成熟的毳毛毛囊增生、集中分布，多数毛囊处于同一分化阶段，毛周纤维鞘增厚，还可见到小的皮脂腺结构。需要与附耳、毛发毛囊瘤、贝克痣鉴别。附耳系一外生性结构，除多数毳毛，下方往往有脂肪组织，中央常常见到软骨；毛发毛囊瘤病变中央为一囊性结构，周围不同发育阶段的毛结构呈放射状与囊性结构相连，仅有少数成熟的毳毛。贝克痣为逐渐扩大的色素斑，表面常发生粟粒大毛囊性丘疹及短的硬毛。一般无需治疗。

（孙建方　吴　琼　姜祎群）

máoqiào jípíliú

毛鞘棘皮瘤（pilar sheath acanthoma）　来源于毛囊的错构瘤。是发生于表皮的良性肿瘤。此病罕见。好发于上唇，为单发、皮色小丘疹，直径0.5~1.0cm，中央有毛孔样开口，充以角质物，无自觉症状。组织病理检查见肿瘤来自于表皮，毛囊漏斗部明显扩大，呈不规则分叶状厚壁囊腔样结构伸入真皮，有时可深达皮下脂肪组织。囊壁为复层鳞状上皮，呈表皮样角化，并可见颗粒层，囊壁上皮增生，细胞因富含糖原而呈空泡状，周边基底样细胞呈栅栏状排列，外周有时见过碘酸希夫染色阳性耐淀粉酶的结缔组织膜及顿挫性毛干。肿瘤间质常不明显。结合组织病理检查明确诊断。需与表皮囊肿、扩张孔鉴别。表皮囊肿位于真皮内，囊壁为复层鳞状上皮，陈旧性的囊壁可因囊腔内的角质物压迫而变得很薄。扩张孔类似于大的黑头粉刺，为一囊状扩张的毛囊，充满角质，毛囊漏斗扩张不如此病明显，形态规则，位置表浅，囊壁亦为复层鳞状上皮，囊壁上皮往往轻度增生，呈不规则条索状伸入邻近的真皮，往往限于真皮浅层。毛鞘棘皮瘤无需治疗或手术切除。

（孙建方　吴　琼　姜祎群）

máofà shàngpíliú

毛发上皮瘤（trichoepithelioma）

良性毛源性错构瘤。多发性家族性毛发上皮瘤系常染色体显性遗传，现已证实与16号染色体上的CYLD基因突变有关。

分型　分为两型。①孤立性毛发上皮瘤：未见家族史，一般为直径约0.5cm的皮色结节，发生于成人面部，偶见于其他部位，无自觉症状。②多发性毛发上皮瘤：常有家族史，可见于布鲁克-施皮格勒（Brooke-Spiegler）综合征和龙博（Rombo）综合征。常于青春期发病，表现为面部尤其是沿鼻唇沟对称分布的皮色小丘疹（图），坚实半透明状，有时可见毛细血管扩张，偶可形成斑块，极少破溃。皮损可缓慢增大，最大一般不超过 0.5cm，以后停止生长。个别病例小损害可融合成较大结节，甚至呈狮面状。皮损常无自觉症状，有时轻度灼烧感或痒感。也有线状或皮区分布的报道。除发生家族性多发性毛发上皮瘤外，同一家族成员还好发多发性圆柱瘤、螺旋腺瘤等附属器肿瘤。

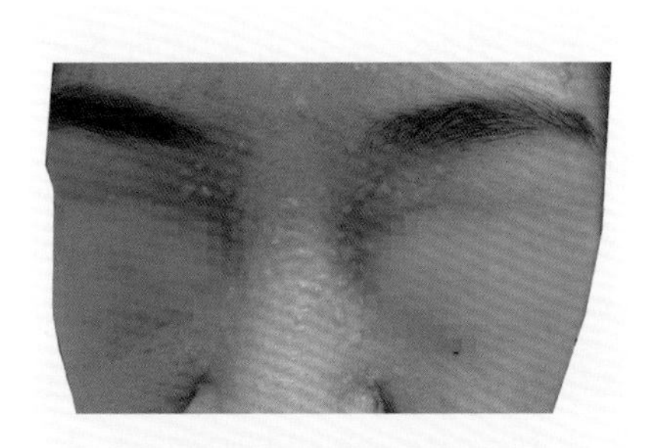

图　多发性毛发上皮瘤

注：患者鼻及两侧见多发皮色小丘疹

辅助检查　组织病理检查见肿瘤位于真皮内，可与表皮相连，边界清楚，由基底样细胞组成小叶状，周边有较显著的结缔组织鞘。常不同程度向毛发结构发育，掺杂许多角质囊肿。肿瘤细胞核嗜碱性，胞质很少，周边排列成栅栏状，和基底细胞癌的肿瘤细胞类似。肿瘤间质相对疏松，富含成纤维细胞，有时形成乳头间质体结构，或者凸入肿瘤小叶，形成毛球样结构。常见对游离角质产生的异物巨细胞反应，偶见钙化灶，有时见淀粉样物质沉积在间质内。

诊断与鉴别诊断　特征性皮损特点结合组织病理表现可确诊。需与基底细胞癌，尤其是角化型基底细胞癌鉴别。通常，基底细胞癌边界不规则，结构不对称，肿瘤组织常见坏死、甚至形成溃疡，肿瘤间质黏蛋白沉积显著，间质与肿瘤团块之间常常形成显著的收缩间隙，而乳头间质体甚至毛球的形成更提示毛发上皮瘤。此外，毛发上皮瘤间质中有 $CD34^+$ 细胞，而基底细胞癌缺乏。单发性毛发上皮瘤与基底细胞癌鉴别困难时最好按后者治疗。此病还需要和毛母细胞瘤鉴别。一般认为，毛母细胞瘤亦由类似基底细胞癌的上皮细胞团块组成，但往往缺乏向毛囊分化或角囊肿的结构，毛母细胞瘤位置相对深在，通常和表皮不相连。

治疗　单发性毛发上皮瘤可手术切除，多发性毛发上皮瘤缺乏有效的治疗手段，可试用激光治疗。

（孙建方　吴　琼　姜祎群）

máonánglíu

毛囊瘤（trichofolliculoma）　来源于毛囊组织的皮肤附属器错构瘤。损害内可见毛囊的各个发育时期。是一种错构瘤，和皮脂腺毛囊瘤、毛囊皮脂腺囊性错构瘤构成谱系，和毛囊分化周期一致。多见于青、中年男性，常发生于面部，尤其是鼻两侧，无自觉症状。皮损为单发圆顶状丘疹，直径 0.5～1.0cm，中央有孔样开口，可排出皮脂样物质，特征性表现为丘疹中央开口处穿出一根或多根白色毳毛。

组织病理检查见真皮内单个囊状的毛囊结构，囊腔内含层状角化物质，可见毛干的横断面，偶见聚集的 2～3 个囊肿结构。囊壁为复层扁平上皮，可与表皮相连，有明显颗粒层。条索状增生的上皮组织自囊肿中央向外呈放射状排列，向毛根或次级毛囊分化，大部分为高分化的毛囊下部结构，可产生毛干。肿瘤周围可有境界清楚的结缔组织包裹。结合组织病理检查明确诊断。需与毛囊皮脂腺囊性错构瘤鉴别。毛囊皮脂腺囊性错构瘤和毛囊瘤构成谱性关系，其囊性结构位于真皮内，腔内为角质物和皮脂腺分泌物，一般无毛发，很少与表皮相连，囊壁有很多皮脂腺小叶通过皮脂腺导管与囊腔相连。间质成分包括胶原、弹性纤维、脂肪和血管组织。治疗可手术切除。

（孙建方　吴　琼　姜祎群）

kuòzhāngkǒng

扩张孔（dilated pore）　皮肤浅表的囊样损害。好发于成人面、颈部，男性多见，皮损常单发，为一小的皮内结节，表面见囊性开口，中央充以角质物，类似大的黑头粉刺。需要结合组织病理检查明确诊断。组织病理检查见毛囊漏斗部扩大呈囊状，充满角质，囊壁由复层鳞状上皮构成，近开口处表皮变薄。增生的表皮嵴呈不规则条索状伸入周围间质内。手术切除、激光或光动力疗法。

（孙建方　吴　琼　姜祎群）

máonáng zhōuwéi xiānwéilíu

毛囊周围纤维瘤（perifollicular fibroma）　毛囊周围鞘的痣样损害。较少见。单发或多发，好发于面颈部，偶尔累及躯干，为皮色或红色丘疹、结节，直径 3～5mm。部分多发性毛囊周围纤维瘤好伴发腺瘤性息肉和结肠腺癌，可能系常染色体显性遗传。组织病理检查见损害由同心圆排列的纤维组织在正常毛囊周围形成“洋葱样结构”，边界清楚，和周围正常结缔组织之间有人工性裂隙。真皮乳头内血管扩张，肿瘤内和真皮浅层血管周围偶有慢性炎症细胞浸润。诊断依赖于组织病理检查。应与鼻和面部纤维性丘疹、血管纤维瘤鉴别。一般行手术切除治疗。

（孙建方　吴　琼　姜祎群）

máomǔzhìliú

毛母质瘤（pilomatricoma）　在正常毛囊的毛球水平出现毛母质分化的良性毛母质错构瘤。又称钙化上皮瘤。是最常见的毛囊肿瘤，约占毛囊相关肿瘤的20%。有研究表明约75%毛母质瘤存在β-连环素基因突变。最常发生于儿童和青年人。皮损常为单发囊性或实性结节，直径3～30mm，质硬，可分叶。好发于头、颈及上肢。肿瘤可周期性出现肉芽肿性肿胀。有时皮损表面呈沟纹状改变，也可继发于皮脂腺痣。特殊类型包括多发性毛母质瘤、大疱性毛母质瘤、巨大毛母质瘤及淋巴管扩张性毛母质瘤。组织病理检查见肿瘤位于真皮或皮下，典型表现为边界清楚的圆形至卵圆形囊性损害。外围绕以强嗜碱性基底样细胞，核圆，核仁明显，胞界不清，不排列成栅状，可见大量有丝分裂象，系未成熟的毛母质细胞。向着肿瘤中央胞质逐渐丰富呈嗜酸性，核染色质松散淡染，称过渡细胞，最后核溶解消失仅剩核轮廓，形成干瘪的影细胞，代表成熟已角化的毛发细胞。间质中有时可见多核巨细胞，偶见肉芽肿形成。陈旧性毛母质瘤无基底样细胞成分，局部大量影细胞聚集呈不规则形，可见钙化和骨化。皮下坚硬分叶状结节应怀疑该病，组织病理检查具有诊断意义。应与表皮样囊肿、外毛根鞘囊肿及基底细胞癌鉴别。良性皮损行局部切除术，疑恶变者应扩大切除。

（孙建方　黄莹雪　姜祎群）

pízhīxiànzhì

皮脂腺痣（sebaceous nevus）

好发生在头皮和面部，向毛囊皮脂腺、表皮以及其他附属器结构分化的错构瘤。又称器官样痣。常出生时即有或儿童早期发病，偶在成人期发病，曾有家族性发病的报道。

病因　有研究发现皮脂腺痣患者中存在*PTCH*基因的缺失。大多数皮脂腺痣皮损中能检测到人乳头瘤病毒DNA。

临床表现　皮损通常单发，为略高出皮面的黄色或蜡样斑块，直径1～6cm，表面光滑、疣状或颗粒状，通常表面无毛发（图）。至青春期皮损明显增大、隆起。成人期后，皮损变成疣状或乳头瘤状，质地坚实，同时损害内出现向不同方向分化的良恶性肿瘤。偶见皮损呈线状或带状疱疹样分布。线状皮脂腺痣综合征表现为头面部线状分布的皮脂腺痣、中枢神经系统异常（如癫痫、智力低下）和骨骼发育缺陷。

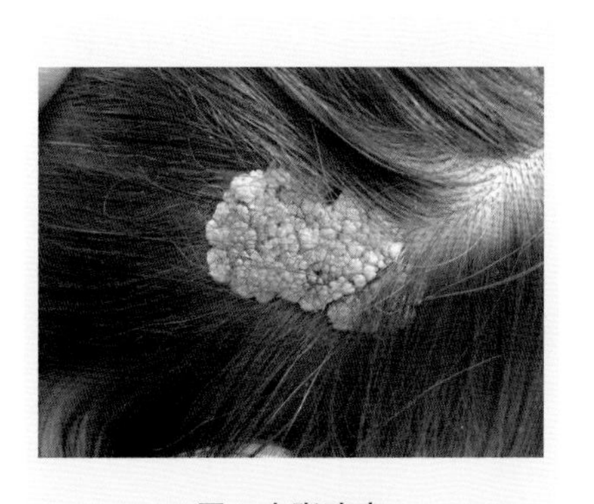

图　皮脂腺痣

注：患者头皮见肉色斑块，表面颗粒状、疣状，无发

辅助检查　组织病理改变随年龄增长而异，在婴儿期和儿童期，损害内见不成熟的、形态异常的毛囊皮脂腺单位，其数目可减少，表皮改变轻微，显示轻度的棘层增厚和乳头瘤样增生。在青春期，皮脂腺增大，数目增多，结构成熟或近于成熟，位于真皮浅层，部分病例此阶段皮脂腺也可减少或消失，损害内通常仅见毳毛结构，无终毛，表皮增厚，呈明显乳头瘤样增生，有时表皮呈脂溢性角化病样、表皮痣或黑棘皮病样改变。50%患者见异位大汗腺结构。真皮内见少量淋巴细胞和浆细胞浸润。成人期后，损害内可出现多种良恶性肿瘤，如乳头状汗管囊腺瘤、毛母质瘤、汗管瘤、毛鞘瘤、皮脂腺腺瘤、螺旋腺瘤、毛发平滑肌瘤、色素痣等，其中乳头状汗管囊腺瘤和毛母质瘤最常见，其次是毛鞘瘤和皮脂腺腺瘤。偶尔可合并恶性肿瘤，如基底细胞癌、鳞状细胞癌、皮脂腺癌和汗孔癌等。

诊断与鉴别诊断　诊断依据：出生时即有或儿童期发生的头皮部黄色的疣状斑块，表面无毛发；组织病理表现为真皮内皮脂腺增生。需与幼年黄色肉芽肿、单发性肥大细胞增生症、乳头状汗管囊腺瘤等鉴别，但其组织病理改变不同而易于鉴别。

治疗　皮脂腺痣为良性病变，必要时（美容目的）可给予手术切除，继发的良性或恶性肿瘤常见于成年期，极少发生于儿童期，所以对儿童期皮脂腺痣是否要预防性切除尚有争议。

（孙建方　徐秀莲）

lǎoniánxìng pízhīxiàn zēngshēng

老年性皮脂腺增生（senile sebaceous hyperplasia）　多发于老人正常皮脂腺增大的良性病变。是皮脂腺增生的一种类型。常见于老年男性的面部，也可发生于胸部、阴茎和外阴等处，可单发或多发，通常散在分布，表现为单个、成簇或成片丘疹，黄色、圆顶、不对称，直径1～2mm，中央有脐凹。个别患者皮损表面可伴点状角化。组织病理检查可见孤立的皮脂腺增生，表现为真皮内单个增生的皮脂腺，其结构和正常的皮脂腺一样，但位置略浅，常与表面萎缩的表皮相连，小叶数目增多，大多数小叶均已成熟，但有些在其周围仍可见一行以上未分化的生发细胞。增生的皮脂腺小叶通过中央导管以及一个或多个毛囊漏斗部和毛囊相连。融合的皮脂腺增生则累及多个皮脂腺。皮损特点和组织病理检查改变可明确诊断。有时需与其他毛来源良性肿瘤以及基底细胞癌鉴别。一般无需治疗，也可试用二氧化碳激光治疗。

（孙建方　吴　琼　姜祎群）

pízhīxiàn xiànliú

皮脂腺腺瘤（sebaceous adenoma）　位置表浅的良性皮脂腺肿瘤。少见。好发于老人，男性多见，以头皮和面部最常见，尤其是鼻部和面颊，通常表现为单发的褐色、粉红至红色或黄色丘疹或结节，约0.5cm大小，表面光滑或疣状，质硬，底部略带蒂状，偶呈息肉状外观。皮脂腺腺瘤，尤其是发生在头皮和颈部者，可能是缪尔-托雷（Muir-Torre）综合征的一个并发症，偶尔见于获得性免疫缺陷综合征患者。组织病理检查见肿瘤位于真皮内，呈分叶状，边界清楚；单个小叶类似正常的皮脂腺结构，即小叶周边为基底样细胞，中央是典型的皮脂腺细胞，不同的是皮脂腺腺瘤的基底样细胞增生，而正常的皮脂腺结构周边只有1~2层基底样细胞；部分小叶可以见到囊腔样变性。小叶周围常有红染的结缔组织假包膜包绕。间质内有慢性炎症细胞浸润。组织病理检查特征有诊断意义。需与基底细胞癌鉴别，但两者组织病理改变完全不同，组织学需要与皮脂腺增生鉴别，皮脂腺增生见一正常结构但显著增大的皮脂腺，只有1~2层基底样生发细胞。治疗手术切片。

（孙建方　吴　琼　姜祎群）

duōfāxìng pízhīxiàn nángzhǒng

多发性皮脂腺囊肿（steatocystoma multiplex）　含皮脂腺的多发性囊肿和囊壁含皮脂腺为特征的疾病。属常染色体显性遗传病，发病大多数为青春期男性，有家族史者发病早。研究发现家族性发病患者存在K17基因的突变。皮损好发于前胸中下部，少则数个，多达数百个。早期皮损小，圆顶、半透明，直径数毫米至1~2cm，通常隆起，可移动，较大皮损柔软，较小者橡皮样硬度。其顶部中央可有凹陷，从中可挤出油状皮脂样物质。表面皮肤可正常，随年龄增长渐呈黄色。通常无自觉症状，无压痛，伴感染时则疼痛，最终形成瘢痕。可并发化脓性汗腺炎、多发性毛母细胞瘤、小脑共济失调、颅内皮样囊肿等。组织病理检查见囊肿位于真皮内，有上皮围绕，囊壁为数层鳞状上皮组成，厚薄不一，壁内面有一层嗜伊红均质角化层，囊内有皮脂及少许角化细胞，可见多数毳毛，囊壁内邻近可见皮脂腺小叶。结合组织病理检查明确诊断。需与粟丘疹、表皮囊肿、皮样囊肿甚至痤疮鉴别。可考虑手术切除或激光治疗。

（孙建方　吴　琼　姜祎群）

dàhànxiànzhì

大汗腺痣（apocrine nevus）　以成熟结构顶泌汗腺过度增生为特点的疾病。又称大汗腺错构瘤、错构瘤样大汗腺增生。罕见。病因和发病机制不明，有学者认为是器官样痣向顶泌汗腺分化的错构瘤。常在出生时或成年后发病，皮损为红色或棕色结节或斑块，好发于上胸部、腋窝和腹股沟，一般无多汗，系统受累少见。组织病理检查真皮网状层见大量成熟顶泌汗腺，有时累及皮下脂肪组织。结合临床表现及组织学改变诊断相对容易，诊断要点是真皮网状层见大量成熟的顶泌汗腺结构。但需与皮脂腺痣及乳头状汗管囊腺瘤鉴别，因为后两者皮损中均可出现大量成熟的正常或稍呈囊性扩张的顶泌汗腺。此病为良性增生性疾病，必要时手术切除。

（孙建方　徐秀莲）

dàhànxiàn nángliú

大汗腺囊瘤（apocrine hidrocystoma）　顶泌汗腺良性肿瘤，少见，又称大汗腺囊肿。病因和发病机制不明。虽来源于顶泌汗腺，但极少发生在顶泌汗腺部位。男女发病相等，多见于中老年人，好发于头颈部。皮损通常单发，偶有多发报道，为蓝色、蓝黑色或紫色的囊性半透明结节，直径约1cm，单发者无明显季节变化，多发者夏季重，冬季轻。需要结合组织病理检查明确诊断。皮损位于真皮内，为单房或多房的大囊腔，常有纤维性假包膜，囊腔衬以两层上皮细胞，外层是有空泡的扁平肌上皮细胞，内层为高柱状细胞，胞质嗜酸性，可见顶浆分泌，内层细胞胞质内含过碘酸希夫染色阳性耐淀粉酶的颗粒。50%病例有乳头状突起突向管腔，偶尔部分囊壁被乳头或腺瘤性增生代替。免疫组织化学检查：肌上皮细胞表达平滑肌肌动蛋白。

诊断依据是中老年患者，头面部单发的蓝色半透明结节；组织学显示真皮内单房或多房囊腔，囊腔由两层细胞构成，可见顶浆分泌。此病临床上有时类似蓝痣或黑素瘤，但组织学改变不同。

组织学上需与下列疾病鉴别。①小汗腺囊肿：为真皮内外泌汗腺导管的急性或慢性扩张，无顶浆分泌，囊壁是两层立方形细胞。②中缝囊肿：囊壁为假复层柱状上皮，一般1~4层细胞，无顶浆分泌。此病属于良性病变，必要时手术切除。

（孙建方 徐秀莲）

rǔtóuzhuàng hànxiàn xiànliú

乳头状汗腺腺瘤（hidradenoma papilliferum） 来源于顶泌汗腺或肛门生殖器部位的乳腺样结构的变异型大汗腺腺瘤。通常见于中年以上女性，曾有报道男性也可发病。主要见于外阴、会阴及肛周等部位，偶见于面部、头皮、胸背部、眼睑等。皮损为单发无症状的丘疹或结节，坚实、柔软或囊性，可推动，直径常小于1cm。偶有疼痛、瘙痒、烧灼感、破溃或出血。

组织病理检查见肿瘤位于真皮或黏膜固有层，边界清楚，有纤维性假包膜，与表皮不连。瘤内见多数管腔状或囊状结构，腔内有多数相互交织和吻合的乳头状突起，腔壁和乳头状上皮增生，形成腺瘤。管腔壁通常有两层细胞构成，内层为高柱状细胞，细胞核大、胞质淡染、嗜酸性，有时见顶浆分泌，外层为肌上皮细胞，细胞核较小、深染、卵圆形，偶尔管腔壁仅有一层柱状细胞构成。绒毛状突起间有纤维性间质，偶见导管样结构，形成筛孔样改变，有丝分裂程度不定，偶尔活跃，并非一定预示恶变，有时见嗜酸性化生现象，真皮内稀疏炎细胞浸润。电子显微镜检查见腔细胞内含有特征性的分泌颗粒及顶浆分泌。免疫组织化学检查见腔上皮细胞表达低分子量角蛋白、癌胚抗原（CEA）、上皮膜抗原（EMA）以及巨囊性病的液状蛋白-15（GCDFP-15），肌上皮细胞表达平滑肌肌动蛋白（SMA）和S-100。

临床表现无特异性，主要依靠组织学检查诊断。需要与乳头状汗管囊腺瘤鉴别。鉴别点是：乳头状汗管囊腺瘤出生时即有或幼年时发病，好发于头皮，为灰色或棕黑色的乳头状或疣状斑块，组织病理检查与表皮广泛相连，间质内有明显的浆细胞浸润。此病属于良性病变，可行常规手术切除。

（孙建方 徐秀莲）

rǔtóuzhuàng hànguǎn nángxiànliú

乳头状汗管囊腺瘤（syringocystadenoma papilliferum） 属于良性汗腺肿瘤，绝大多数来源于顶泌汗腺。好发于头皮和面部，偶见于胸部、上肢、阴囊、股和腋窝。约1/3患者发生在皮脂腺痣基础上。皮损常出生时即有或幼年时发生，约10%患者合并基底细胞癌。皮损通常表现为灰色或棕黑色的乳头状或疣状斑块，有时结痂，表面潮湿，直径1~3cm，常单发，头皮部皮损常伴脱发。偶见多发性丘疹或结节呈线状或节段性排列。少数皮损可发生恶性病变。

组织病理检查明确诊断。低倍显微镜下，表皮内陷或外生性，病变中央见一个或数个扩张的管状结构，从上方表皮内陷入真皮内，腺腔内有许多绒毛状突起，接近上方表皮处的腔壁由层状鳞状上皮构成，其下方腔壁和绒毛状突起衬以两层细胞，内层为高柱状细胞，胞质淡染，嗜伊红性，可见顶浆分泌，外层为小立方形细胞或扁平细胞。间质明显水肿，毛细血管扩张，特征性改变是绒毛状突起处有大量浆细胞浸润，伴有少量淋巴细胞。真皮内有时见扩张的异位大汗腺结构，偶见皮脂腺分化。免疫组织化学检查：肿瘤细胞表达癌胚抗原、上皮膜抗原、巨囊性病的液状蛋白-15、细胞角蛋白7，部分表达细胞角蛋白19。

临床表现和组织病理检查改变均具有一定的特征性而易于诊断。组织病理上需要与乳头状汗腺腺瘤鉴别，后者不开口于皮面，边界清楚，有假包膜，间质内一般无浆细胞浸润。此病属于良性肿瘤，可手术切除。

（孙建方 徐秀莲）

pífū hùnhéliú

皮肤混合瘤（mixed tumor of skin） 以形成汗腺样和软骨样结构为特征的良性汗腺肿瘤。分为顶泌汗腺型和外泌汗腺型，其中绝大多数来源于顶泌汗腺。又称软骨样汗管瘤。皮损通常单发，生长缓慢，为坚实、边界清楚的皮内或皮下结节，直径0.5~3cm，好发于头颈部，尤其是鼻部、颊部，偶见于其他部位，如外阴、肩、耳和四肢。中老年人好发，男性多见。

组织病理检查见肿瘤位于真皮和（或）皮下脂肪组织内，边界清楚，瘤体由上皮成分和间质成分组成，不同肿瘤两种成分比例不同。上皮成分由立方形或多角形细胞组成，呈实体状、巢状或条索状，细胞巢或索内见导管样结构，管腔大小和形态不一，部分呈分枝囊状，衬以两层立方形细胞，管腔内见无定形的嗜伊红性物质，有时见顶浆分泌。亦见含糖原丰富的透明细胞，过碘酸希夫染色阳性、不耐淀粉酶。间质呈黏液样、软骨样、纤维化、骨化或脂肪组织样，尚见黑素细胞及浆细胞样细胞，后者胞质丰富，嗜酸性毛玻璃样，核偏向分布或聚集成团。还见多角形细胞向梭形细胞或鳞状细胞分化，偶见角囊肿和钙化灶，有时向皮脂腺和毛母质细胞分化。外泌汗腺型混合瘤表现为软骨样或黏液样基质内散在多数小管腔和上皮细胞团块或单个上皮细胞，管腔通常由一层扁平上皮细胞组成，有时呈“蝌蚪状”，类似汗管瘤。免疫组织化学检查：管腔内层细胞表达癌胚抗原、上皮膜抗原和角蛋白，外层上皮细胞表达波形蛋白和S-100，有时表达平滑肌肌动蛋白。诊断需要结合组织病理检查。需与恶性皮肤混合瘤鉴别。此病属于良性病变，不易复发，可予常规手术切除。

（孙建方　徐秀莲）

yuánzhùliú

圆柱瘤（cylindroma）　好发于头皮部位向大小汗腺方向分化或未分化的皮肤附属器肿瘤。少见的良性汗腺肿瘤。分两种。①多发性圆柱瘤：此病和Brooke-Spiegler综合征已证实与16号染色体上的*CYLD*基因突变有关。关于圆柱瘤的起源仍存在争议，最早观点认为来源于顶泌汗腺导管部。部分免疫组化结果表明其来源于外泌汗腺分泌部。多发性圆柱瘤为常染色体显性遗传，见于家族性圆柱瘤病和布鲁克-施皮格勒（Brooke-Spiegler）综合征。好发于头皮，偶见于面部，躯干和四肢罕见。肿瘤为圆顶状的结节，淡红色或红色，表面光滑，直径数毫米至数厘米不等，常在成年早期发病，缓慢增大、增多，有时覆盖整个头皮，似头巾样，又称头巾瘤。有时合并多发性毛发上皮瘤。②单发性圆柱瘤：多见，无遗传性，中老年女性好发，多见于头颈部，皮损为孤立的粉红色或红色结节，平均直径1cm，偶有疼痛。

组织病理检查见肿瘤位于真皮内，无包膜，与表皮不连。由多数形状不规则的基底样细胞岛或条索构成，呈锯齿状或镶嵌状排列，特征性改变是每个肿瘤细胞团块周边见厚的嗜酸性透明样变的基底膜，后者过碘酸希夫染色阳性耐淀粉酶，部分细胞巢内亦见嗜酸性透明样小滴。肿瘤团块由两种细胞构成，一型胞核小、深染、嗜碱性，主要位于团块周边，呈栅栏状排列；另一型胞核大、淡染、呈泡状，多位于团块中央。有时见导管样结构。肿瘤基质由疏松排列的胶原组成，含较多成纤维细胞。免疫组织化学检查导管上皮表达癌胚抗原（CEA），肿瘤细胞表达细胞角蛋白7（cytokeratin 7，CK7）、CK8、CK18、上皮膜抗原（EMA），肌上皮分化的细胞表达平滑肌肌动蛋白（SMA）和S-100。组织病理检查具有特征性而易于诊断。此肿瘤属于良性，少见恶变，但病程长的头巾瘤病例有恶变倾向。治疗首选手术切除。

（孙建方　徐秀莲）

hànguǎnliú

汗管瘤（syringoma）　来源于末端汗管或真皮内小汗腺导管的良性汗腺肿瘤。常见。主要见于女性，青春期或成人早期发病，皮损通常为多发的、皮色或淡黄色的小丘疹，直径1~2mm，无自觉症状；多数病例皮损局限于下眼睑，其他好发部位包括面颊、股、腋窝、腹部和外阴（图）。其他少见的类型包括单发型、巨大型、斑块型、粟丘疹样、发疹型和播散型等。也有家族性发病的报道。其中透明细胞型汗管瘤可能与糖尿病有关，唐氏综合征患者易患此病。

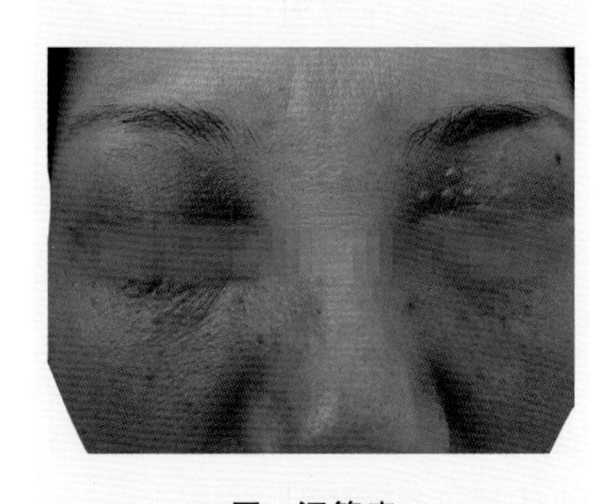

图　汗管瘤

注：患者眶周可见多数肤色、圆顶丘疹，对称分布

组织病理检查见肿瘤位于真皮上部，由嗜碱性上皮细胞团块和导管样结构构成，它们嵌于纤维性或透明样变的基质内。细胞团块呈圆形、卵圆形、蝌蚪状或逗号状。导管样结构由两层上皮细胞构成，腔内含无定形的嗜伊红性物质。近表皮处可见囊性扩张的管腔结构，腔内含角蛋白，囊壁上皮内见透明角质颗粒，类似于粟丘疹，又称粟丘疹型汗管瘤。囊肿可破裂，引起异物反应。透明细胞型汗管瘤表现为部分肿瘤含有胞体较大、胞质淡染或透明的细胞，胞质内含丰富糖原。

此肿瘤临床表现及组织病理改变均具有一定特征性而易于诊断。需要与下列疾病鉴别：①硬化性基底细胞癌。组织病理缺乏含无定形嗜伊红性物质的导管结构。②结缔组织增生性毛发上皮瘤。组织病理含有大量的角囊肿，囊内容物常见钙化，缺乏导管结构。③微囊肿附属器癌。皮损不对称，呈侵袭性生长，累及真皮深层甚至皮下脂肪组织，角囊肿明显，可见神经和血管受累。④汗管样汗腺癌。呈侵袭性生长，位于真皮中部，可向皮下、筋膜或肌肉内浸润，间质有明显结缔组织增生，易侵犯神经鞘。

此肿瘤为良性病变，通常无症状，一般无需治疗。有时为了美容目的而予相应的治疗，包括切除、皮肤磨削、冷冻、电灼术、二氧化碳激光等。有报道口服曲尼司特治疗多发性汗管瘤有效。

（孙建方　徐秀莲）

pífū xiānwēiliú

皮肤纤维瘤（dermatofibroma）　真皮内纤维组织细胞灶性增生所致的良性肿瘤。又称纤维组织细胞瘤、皮肤组织细胞瘤、结节性表皮下纤维化或硬化性血管瘤。

病因和发病机制　病因不明。部分学者认为皮肤纤维瘤是外伤后成纤维细胞的一种反应性增生性炎症，但损害大多无消退的趋势，大部分学者仍认为其本质属成纤维细胞增生相关的一种肿瘤。

临床表现　较常见，一般发生于20~50岁，女性多见。发病前可有局部轻微创伤史，尤其与昆虫叮咬有关。通常单发或2~5个，少数多发甚至群集分布。常见于四肢伸侧，上臂为主，但也可见于胸背及面部。表现为小的、隆起性丘疹或结节，通常直径小于1cm，个别损害可达3~5cm，肤色、淡褐色或黑褐色，表面角化，触诊质地硬而坚实（图）。颜色较深的皮损可与表面皮肤粘连，但与深部组织则不相连，可推动。患者一般无自觉症状，仅有时觉轻度瘙痒、不适或刺痛。皮损可长期存在，自然消退者罕见。尚未发现伴发其他系统病变。应用泼尼松或免疫抑制剂治疗的系统性红斑狼疮及人类免疫缺陷病毒（HIV）感染者可伴发多发性皮肤纤维瘤。

辅助检查　①组织病理检查：见病变位于真皮内或延伸至皮下脂肪组织浅层，表现为疏松的胶原样基质或黏液样基质内数量不等的梭形细胞增生，无包膜。梭形细胞交织排列，间有组织细胞、多核巨细胞甚至泡沫细胞和图顿巨细胞，往往伴局灶性淋巴细胞和（或）浆细胞浸润。病变内可有显著血管增生，可伴灶性出血或含铁血黄素沉积。病变上方的表皮明显增生，具有特征性，表现为棘层肥厚，甚至假上皮瘤样，基底层色素增加，在真皮内病变和表皮间尚有一境界带。除了经典的皮肤纤维瘤的组织学表现，另有下述变异的组织学类型：细胞性纤维组织细胞瘤、动脉瘤样纤维组织细胞瘤、上皮样纤维组织细胞瘤、非典型性纤维组织细胞瘤、脂质化“踝型”纤维组织细胞瘤、透明细胞纤维组织细胞瘤、栅栏状皮肤纤维组织细胞瘤、萎缩性皮肤纤维瘤。②免疫组织化学检查：梭形细胞ⅩⅢa因子阳性，平滑肌肌动蛋白（SMA）灶状阳性，CD34阴性。

诊断与鉴别诊断　结合皮损特点和组织病理改变容易诊断。需与瘢痕疙瘩、隆突性皮肤纤维肉瘤、梭形细胞黑素瘤、结节性黄色瘤、非典型纤维黄瘤及幼年黄色肉芽肿等鉴别。

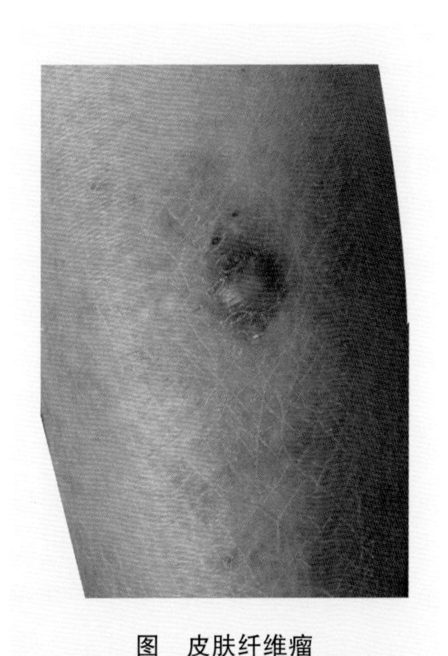

图　皮肤纤维瘤

注：胫前见一褐色、隆起的皮内结节，表面光滑、略角化

治疗　预后良好，一般不需要治疗，单个皮损者可手术切除。

（孙建方　刘　排）

ruǎnxiānwéiliú

软纤维瘤（soft fibroma）　主要由结缔组织构成的有蒂的皮肤良性肿瘤。又名纤维上皮性息肉、皮赘、软瘊、软垂疣。较常见。病因不明。腹股沟或股的较大皮损可能与糖尿病相关；在已患有胃肠疾病的患者中，此病在结肠息肉患者中更常见，但未在一般人群中证实；还可为伯特-霍格-迪贝（Birt-Hogg-Dubé）综合征的并发症之一，同时伴纤维毛囊瘤及毛盘瘤。常见于中老年，尤以围绝经期后妇女及肥胖者多见，也可见于妊娠期。69岁之前约60%的人群患有此病。通常可分为3型。①小丘疹型软纤维瘤：多发性皱纹状小丘疹，多见于颈部，质软，直径1~2mm。②丝状型软纤维瘤：单个或多发性，呈丝状增生的柔软突起，宽约2mm，长约5mm。③单发有蒂型软纤维瘤：单发带蒂，呈息肉样突起，直径约1cm或更大，可发生于面部、胸背乃至腋窝，多见于躯干下部、腹股沟等。损害通常呈肤色或色素增多，质软，表面光滑，无自觉症状。皮损蒂部若发生扭曲嵌顿时，可造成炎症、坏死而致触痛。

可行组织病理检查明确诊断。组织病理检查见肿物呈外生性，表皮正常或增生，真皮内见纤维、血管组织，间质或疏松或致密，有时可见脂肪细胞。有的皮赘系痣细胞痣退化而来，真皮内尚可见少量痣细胞。治疗用电凝固破坏基底部即可，较大者手术切除。

（孙建方　刘　排）

bānhén gēda

瘢痕疙瘩（keloid） 大量结缔组织增殖和透明变性而形成过度增长所致瘢痕组织。皮肤结缔组织对创伤的反应超过正常范围。

病因和发病机制 一般认为与某些人的特殊体质有关，或有家族倾向。发病前常有局部皮肤创伤（如撕裂、烧伤、手术）或炎症性皮肤病（如痤疮、脓肿、虫咬）的病史。皮损是皮损部位胶原的合成失控及过度沉积所致，角质形成细胞和成纤维细胞之间的相互作用也是瘢痕疙瘩形成的一个重要因素，但具体的机制仍不详。

临床表现 好发于中青年，多见于亚洲及深色肤色人群。通常发生于上胸或胸骨前区，也可发生于颈、耳、四肢或躯干，极少发生于面和掌跖。皮损可为坚实的结节或形状不规则、表面平滑的斑块，淡红或红色，边界清楚，常常呈蟹足状向外伸展，范围可超过原来创伤的区域，大小与数目不等（图）。可持续或间断生长数月至数年，逐渐变成褐色，有时会出现感觉减退，但大多情况下患处易受激惹且过度敏感，瘙痒，甚至因皮肤压迫造成疼痛。无论何种治疗，局部的复发率都很高。

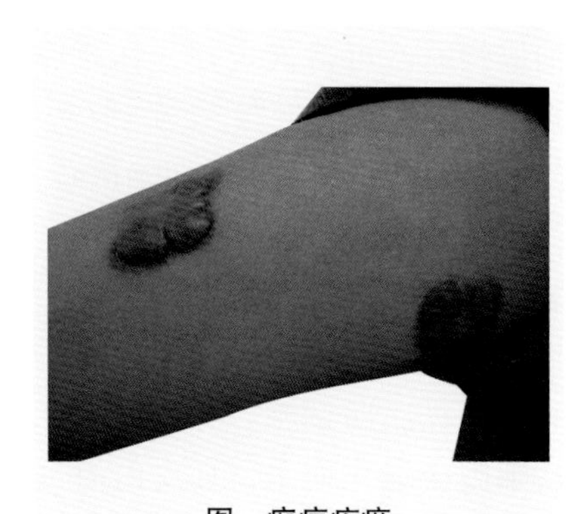

图 瘢痕疙瘩

注：患者上肢可见两个红色斑块，表面光滑，边缘不规则

辅助检查 可行组织病理检查，见病变位于真皮，无包膜，与周围组织界限不清。表现为成纤维细胞呈结节状增生，基质黏液样，伴血管增生，细胞成分较少的区域间质胶原化明显，甚至透明样变。

诊断与鉴别诊断 常根据皮损特点和临床病史即可作出诊断，必要时可结合组织病理特点。有时需与增生性瘢痕及隆突性皮肤纤维肉瘤鉴别。

治疗 皮损内注射糖皮质激素制剂如曲安西龙混悬液，其他还包括博来霉素、氟尿嘧啶、他克莫司、干扰素等。手术切除可能会导致复发甚至皮损的扩大，对于必须手术治疗者于术后行表皮移植、放射治疗、局部注射糖皮质激素制剂或干扰素或可降低瘢痕疙瘩的形成。音频电疗可部分或完全消除痒、痛，瘢痕可不同程度变平、缩小等效果，功能障碍也可有不同程度恢复。治疗不当可复发，部分可发生鳞癌。

（孙建方 刘 排）

duōzhōngxīn wǎngzhuàng zǔzhīxìbāo zēngduōzhèng

多中心网状组织细胞增多症（multicentric reticulohistiocytosis，MRH） 累及皮肤、黏膜和关节以组织细胞或多核巨细胞浸润为特征性病变的系统性疾病。又称类脂质皮肤关节炎，1954 年由戈尔茨（Goltz）和雷蒙（Laymon）命名。病因和发病机制未明。

临床表现 多见于中年女性，男女比例约 1∶3。50%患者以多发性关节炎为首发症状，25%以皮肤表现为首发症状，25%以关节炎和皮肤表现同时发生。几乎所有的患者会出现皮肤症状，典型皮损为无痛性灰白色至红棕色、表面光滑的米粒至黄豆大半球形丘疹或结节，质地较坚实，几个至百千个；皮疹好发于指关节背面及面部，在指背、唇周，眶周及耳部可呈典型的“串珠样”排列，皮疹也可出现在躯干、四肢；半数患者可出现黏膜损害，唇和舌常见，其次为颊、咽黏膜，常见红色小丘疹，其次为水疱样结节或黄瘤样皮疹；常出现关节损害，多为弥漫性、对称性多关节炎，最常见于末节指关节，其次为四肢、脊柱等大小关节，约25%患者可出现残毁性关节炎；少数患者可伴其他系统受累甚至恶性肿瘤。约25%的 MRH 与恶性肿瘤有关联，但疾病严重程度与肿瘤类型并不一致，73%患者先于相关肿瘤的出现，应予以注意。

辅助检查 ①实验室检查：半数患者有贫血和血沉轻度增快，1/3 的患者有暂时性胆固醇轻度升高，血清清蛋白和球蛋白比例减少或倒置。②X线检查：病变早期关节间隙增宽，并有少量积液，进一步发展则关节面骨质破坏，可有关节间隙变窄及关节畸形。少数患者的胸片可有结节性或弥漫性浸润性病变。类风湿因子阴性。③组织病理检查：真皮内大量淋巴细胞和组织细胞浸润，组织细胞形态较一致，单核或多核，胞质丰富，嗜酸性或双染，为均质细颗粒状，呈特征性的“毛玻璃”样改变，无病理性核分裂象。

诊断与鉴别诊断 根据皮肤单发性或多发性丘疹和结节，伴以对称性多关节炎，早期呈急性改变伴有红、肿、热、痛，以后有骨质破坏并引起畸形，结合病理检查所见，即可确诊。需与下述疾病鉴别。①类风湿关节炎：主要累及小关节，且以关节变形为主，少见广泛皮疹，类风湿因子阳性，可与之鉴别。②结节性黄瘤：表现为淡黄色的丘疹或结节，常伴血脂异常。病理改变为真皮内出现典型的泡沫样细胞，组织细胞无“毛玻璃”状改变，罕见关节的破坏。通过组织病理和免疫组织化学检查，可与朗格汉斯细胞组织细胞增生症、组织瘤样麻风、关节病性银屑病（见银屑病）、结节病及环状肉芽肿等疾病相鉴别。合并肌肉疼痛者需与皮肌炎相鉴别。

治疗 尚无有效的治疗方法，非甾体抗炎药可缓解症状。报道联合应用泼尼松、甲氨蝶呤和环磷酰胺有效。同时应全面体检除外有无恶性肿瘤。

（徐金华　陈连军　黄　琼）

wǎngzhuàng zǔzhīxìbāo ròuyázhǒng

网状组织细胞肉芽肿（reticulohistiocytic granuloma） 损害局限于皮肤，具有网状组织细胞肉芽肿病理特征的良性组织细胞增生症。又称网状组织细胞瘤，1946年艾伦（Allen）首先报道。此病与多中心网状组织细胞增多症的组织病理变化相同，但临床表现有所不同。两种疾病是属于同一病谱。病因和发病机制不清楚，可能是对各种刺激的异常组织细胞反应。临床表现仅局限于皮肤，好发于成年男性，儿童少见。皮损常为单个结节，偶见数个，也可泛发。好发于头颈部，直径小于2cm，高出皮面，呈半球形，为正常肤色、肉色、红色或红褐色，质地坚实，有时有蒂。约10%的患者有外伤史。皮损生长缓慢，表面光滑，偶有破溃及结痂，半数可自行消退。无内脏器官受累。

可行组织病理明确诊断。组织病理同多中心网状组织细胞增多症。根据临床单个丘疹或结节，组织病理改变呈典型的网状组织细胞肉芽肿改变，患者无关节炎、骨质破坏、黏膜损害及系统受累的表现，可诊断。需与幼年黄色肉芽肿、纤维组织细胞瘤和非典型性纤维黄瘤相鉴别。观察随访，必要时手术切除。约半数病例皮损能自行消失，预后良好。手术切除效果良好，部分可能复发。

（徐金华　陈连军　黄　琼）

bàn jùdà línbājiébìng de dòuzǔzhīxìbāo zēngshēngzhèng

伴巨大淋巴结病的窦组织细胞增生症（sinus histiocytosis with massive lymphadenopathy，SHML） 临床特点为颈巨大淋巴结病伴发热等症状，组织学上可见窦组织细胞增殖、浸润，但结外损害可独立存在的疾病。又称罗萨伊-多尔夫曼病（Rosai-Dorfman disease，RDD），1969年首先由罗萨伊（Rosai）和多尔夫曼（Dorfman）描述。10%SHML患者伴有皮损，3%SHML患者仅有皮损表现，仅有皮损表现的SHML称为皮肤窦组织细胞增生症或皮肤罗萨伊-多尔夫曼病（cutaneous Rosai-Dorfman disease，CRDD），属于良性自限性疾病。

病因和发病机制 病因未明。在研究中，推测可能为机体对未知感染物质的反应或与免疫调节障碍有关。RDD合并自身免疫性疾病的发病率高（10%～15%）。也有学者在RDD组织中发现人疱疹病毒6型（HHV-6），但在皮损中未发现HHV-6 DNA。有学者认为是单核巨噬细胞系统的非特异巨细胞活性增强而发病，也可能是淋巴细胞和窦组织细胞之间的相互作用所致。

临床表现 具体分两种类型。①SHML：好发儿童和青年，男女比例为1.4∶1。黑种人与白种人多见，黄种人极为少见。典型临床表现为双侧无痛性颈部巨大淋巴结病，其他如纵隔、腋窝和腹股沟等区域也可见到。常有发热、乏力、盗汗、体重减轻、关节症状及自身免疫性疾病，如自身免疫性溶血性贫血、各种风湿性疾病和肾小球肾炎。超过40%患者除淋巴结外至少一处器官受累，可有扁桃体炎、眼眶肿块、中耳炎、结膜炎、眼睑肿胀、鼻腔阻塞、骨骼受侵、睾丸肿大、腿部蜂窝织炎和皮损。约有10%病例有皮损或仅表现为皮肤损害。②CRDD：大多数患者的年龄较大（40～60岁），男女发病无差异。皮损表现多样，可为孤立或多发，好发于面、躯干和上下肢，偶有瘙痒或灼热刺痛感，无系统受累。皮损可分为3型。丘疹结节型：最多见，可单发或多发，0.2～1.0cm，散在或簇状分布，颜色鲜红、暗红或紫褐色不等，表面多数光滑圆钝；浸润斑块型：是丘疹结节型皮损随病程发展融合为斑块，直径2～5 cm，表面光滑，凹凸不平呈圆钝形结节状，触之坚实有浸润感，色泽呈黄红、淡红、鲜红、暗红等，周围常有小丘疹或结节；肿瘤样型：单个孤立突出皮面呈结节肿块状，或圆弧形及半球状肿块，多数呈鲜红色或暗红色，直径>2 cm，甚至超过6 cm。

辅助检查 ①实验室检查：可见中度贫血，少数存在红细胞抗体导致严重溶血性贫血，白细胞及中性粒细胞增多，血浆清蛋白降低，γ球蛋白增多，血沉升高及类风湿因子阳性。X线检查可有肺淋巴结肿大，也可见灶性实质变化。CRDD与SHML不同，除少数有血沉增快以外，通常无其他异常。②组织病理检查：病变淋巴结显示扩大的淋巴窦内有中性粒细胞、淋巴细胞、浆细胞和组织细胞。组织细胞胞质丰富，可见特征性的"伸入运动"，即组织细胞吞有完整的淋巴细胞、浆细胞或中性粒细胞等。低倍镜下丘疹结节型皮损浸润细胞呈结节状分布，浸润斑块型皮损以弥漫分布为主并常累及皮下脂肪，肿瘤样型皮损真皮深层及皮下脂肪受累为著，可伴纤维化及继发脂膜炎样或血管炎样改变。致密的淋巴细胞和浆细胞浸润构成深染区，其内有散在或小簇状呈星空样分布的组织细胞淡染区，组织细胞胞体较大，胞质丰富淡染，可见双核或多核，有"伸入运动"现象。③免疫组化：组织细胞 S-100 强阳性，CD68 不同程度阳性，CD1α 均阴性。④电镜检查：组织细胞不含伯贝克（Birbeck）颗粒。

诊断与鉴别诊断 根据颈巨大淋巴结病、皮疹及其他临床症状，结合淋巴结和皮损活检结果易诊断。与巨大淋巴结病鉴别的疾病：包括淋巴瘤、慢性淋巴细胞性白血病、转移癌和感染性淋巴结病等。临床上丘疹结节和斑块型皮损应与结节病、环状肉芽肿、麻风、淋巴瘤、真菌感染等疾病相鉴别，肿瘤样型皮损需与隆突性皮肤纤维肉瘤、淋巴瘤、血管瘤、良性或恶性纤维组织细胞瘤、平滑肌肉瘤、纤维肉瘤等相鉴别。组织学上应与朗格汉斯细胞组织细胞增生症、幼年黄色肉芽肿、多中心网状组织细胞增多症、黄色瘤和皮肤淋巴细胞浸润等鉴别。

治疗 大多数皮损无症状，有的可自行缓慢消退，仅需观察随访。单发或范围局限的皮损可手术切除。有报道用糖皮质激素或反应停治疗皮损有效。糖皮质激素能使体温下降，但对淋巴结病无效。放疗可使淋巴结稍缩小。各种抗生素、抗结核药物和抗肿瘤药对此病均无效。

预后 此病绝大部分有自限性，预后较好。预后不良的标志是免疫异常、播散性淋巴结、肝肾或下呼吸道受累。

（徐金华　陈连军　黄　琼）

xiāntiānxìng zìyùxìng wǎngzhuàng zǔzhīxìbāo zēngshēngzhèng

先天性自愈性网状组织细胞增生症

（congenital self-healing reticulohistiocytosis） 以出生时或围生期内发生丘疹和结节为特征，组织病理示网状组织细胞增生，病情能自行缓解愈合的疾病。又称桥本-普里齐克病（Hashimoto-Prizker disease），是罕见的新生儿疾病，属朗格汉斯细胞组织细胞增生症的一种亚型。

病因和发病机制 病因尚不明，可能是一种反应性组织细胞增生或良性组织细胞增生症。

临床表现 患者在出生时或出生后数天或数周发病。男女受累机会均等。皮疹遍布全身，但以颜面和头部多见，其余发疹部位有躯干、四肢、腹股沟、会阴、阴囊和足底。皮疹大多表现为直径 2～7mm 的丘疹，亦可为 2～3cm 结节，质地稍硬，偶见水疱或大疱，可呈红色、暗红色、红褐色、蓝褐或蓝黑色，表面光滑。有报道 25% 的结节为孤立性，常中央出现溃疡和坏死。皮疹数目一般为 10 余个，最多 30 余个。损害在数天内迅速发展，一般在 3～4 个月内消退，消退后不留痕迹，亦不复发。皮损不累及黏膜，也不侵犯骨和内脏，偶尔有报道发生视网膜损害。患儿全身和营养状态较佳，但常并发一过性新生儿黄疸，一般无浅表淋巴结和肝脾肿大。

辅助检查 可有白细胞减少、淋巴细胞增多等血液学异常。组织病理检查见真皮上中层有密集细胞浸润，可见增生的朗格汉斯细胞，细胞体积较大，核呈肾形，常可找到亲表皮现象和界面皮炎。朗格汉斯细胞表达 S-100、CD1α 和 CD207（Langerin），很少应用电子显微镜寻找伯贝克颗粒来证实。除了朗格汉斯细胞，浸润细胞中也可见到嗜酸性粒细胞、中性粒细胞、淋巴细胞和巨细胞。另可见成片胞质丰富呈"毛玻璃"状的网状组织细胞。

诊断与鉴别诊断 诊断主要依据出生时即已存在典型皮疹、损害仅累及皮肤、几个月内自愈等临床特征和组织病理所见。应与下列疾病鉴别。①幼年黄色肉芽肿：虽其结节性损害也可见于出生时，但一般在出生后 6 个月内发病，结节迅即变为黄色，可累及黏膜和眼，1 年左右或几年内自行愈合，绝不会在几个月内消退，可伴咖啡牛奶斑，组织病理改变主要是多核巨细胞和泡沫细胞。②发疹性良性头部组织细胞增生症：一般在出生 6～12 个月发病，皮疹位于头面部，为红色、黄色丘疹或结节，几年后损害变平，留有萎缩和色素沉着，组织病理见细胞浸润局限于真皮上部，细胞富含嗜酸性胞质，核仁明显，有时核有多形性，但核分裂象不明显。

治疗 仅需观察而不必治疗。

预后 自限性，预后较好。小部分患者会复发，表现为朗格汉斯细胞组织细胞增生症样的特征，包括骨骼累及和尿崩症。出现水疱-大疱性损害的患者危险性更高。

（徐金华　陈连军　黄　琼）

pífū xuèguǎnliú

皮肤血管瘤（cutaneous hemangioma） 起源于中胚层先天性毛细血管增生、扩张的良性肿瘤。一般分为鲜红斑痣、毛细血管瘤、海绵状血管瘤和混合型血管瘤。混合型是两种类型血管瘤混合存在，但以一型为主。皮肤血管瘤是起源于皮肤血管的良性肿瘤，多见于头、颈部皮肤，但黏膜、肝脏、脑和肌肉等亦可发生，常在出生时或出生后不久发现。在婴儿期增长迅速，到成年停止发展，有时可自行消退。此病是软组织肿瘤中最常见的一种。

临床表现 可分为3种类型。

鲜红斑痣 又称葡萄酒样痣或毛细血管扩张痣，常在出生时或出生后不久出现，好发于面、颈部和头皮，大多为单侧。损害初起为大小不一的一个或数个淡红、暗红或紫红色斑片，呈不规则形，边界清楚，不高出皮面，可见毛细血管扩张，压之部分或完全褪色，表面光滑，偶呈疣状或结节状。发生于前额、鼻背或枕部的往往自行消退，较大或广泛的常终身持续存在。骨肥大性鲜红斑痣伴软组织和骨肥大，常见静脉曲张和动静脉瘘。

草莓状血管瘤 又称为毛细血管瘤或单纯性血管瘤，一般在出生后3～5周出现，好发于面、颈和头皮，随婴儿成长而增大，数月内增长迅速，直径可达数厘米，在1年内长到最大限度，以后数年内可逐渐自行消退。损害为一个或数个，高出皮面，表面呈草莓状分叶，直径为2～4cm，边界清楚，质软，呈鲜红或紫色，压之可褪色。广泛损害的深部常并发海绵状血管瘤。

海绵状血管瘤 出生时或出生后不久发生，好发于头皮和面部，可累及口腔或咽部黏膜。损害一般较大，自行发生，在原有毛细血管瘤处发生或位于皮下，呈圆形或不规则形，可高出皮面，呈结节状或分叶状，边界不清，质软而有弹性，多呈淡紫或紫蓝色，挤压后可缩小。表面皮肤正常或与肿瘤粘连而萎缩。肿瘤较大时伴沉重感或隐痛，继发形成血栓时可引起疼痛，若累及骨骼、横纹肌或肠道等，可引起相应症状。发生在内脏者，一般无自觉症状，常于尸检或手术时被发现，也可引起压迫症状或出血。

辅助检查 可行组织病理检查明确诊断。鲜红斑痣示真皮上、中部毛细血管扩张，随年龄增长，毛细血管扩张也增加，可延及真皮深层和皮下组织，但内皮细胞不增生；草莓状血管瘤内毛细血管增生，内皮细胞也增生，胞体较大，呈不规则圆形或椭圆形，胞质染淡伊红色，胞核呈不规则椭圆形。增生内皮细胞排列不止一层，呈实性条索状或团块状，有的仅见少数很小而不清楚的管腔，以后发生纤维化；海绵状血管瘤示真皮下部和皮下组织内有很多大小不等的血窦。血窦的形状不一，衬以单层内皮细胞，外围则由分布不均、排列紊乱的疏松胶原纤维和少量平滑肌细胞组成的厚壁包绕。血窦之间的距离长短不一，在小的血窦内可见血栓形成钙化。

诊断与鉴别诊断 根据病史和临床表现，一般不难诊断，组织病理检查可明确诊断。应注意有无并发其他深部组织或内脏血管瘤。组织病理上需与以下疾病鉴别。①血管平滑肌瘤：成年女性多见，好发于下肢，常为单发，为皮下或真皮深部良性肿瘤，常有疼痛，肿瘤为界限清楚的实体性肿瘤，由血管和平滑肌组成，平滑肌呈不规则束状排列，核长，两端钝圆，胞质内有空泡，细胞无异型性（见*平滑肌瘤*）。②血管纤维瘤：传统上指结节性硬化，与其相同的组织病理又见于鼻纤维性丘疹、阴茎珍珠样丘疹、指（趾）甲下及旁纤维瘤，组织病理由扩张的微血管、纤维化基质及被包围而萎缩的毛囊及皮脂腺结构三部分所组成。免疫组化染色因子Ⅷa呈阳性。③*血管脂肪瘤*：青春期易发生的边界清楚的小肿瘤，常伴有剧痛，呈特征性地多发，肿瘤有包膜，由成熟的脂肪组织和增生的毛细血管组成，血管在外周更密集，可见到纤维蛋白性血栓。

治疗 婴儿患者特别是草莓状痣或海绵状血管瘤在早期可不予治疗。观察数年，如不消退，或影响功能，或影响美容时可选择适当的治疗。具体方法根据血管瘤的型别、部位等具体情况而定。①手术切除：适用于较大的血管瘤或内脏血管瘤。②激光治疗：曾用氩离子激光、染料激光、铜蒸气激光，近年来用脉冲激光对鲜红斑痣和毛细血管瘤有较好效果。③放射治疗：浅层X线对毛细血管瘤治疗有效果，海绵状血管瘤也有较好效果。④冷冻治疗：液氮冷冻，可根据皮损大小和形状，选择适当的治疗方法，多用于毛细血管瘤，但此法易留瘢痕。⑤硬化剂：适用于小的毛细血管瘤、海绵状血管瘤，常用硬化剂为5%鱼肝油酸钠溶液或1%～10%柳酸盐溶液。数次后见效。⑥药物治疗：小儿血管瘤如生长较快者可用糖皮质激素或普萘洛尔治疗。

（徐金华　马　英）

xuèguǎn jiǎohuàliú

血管角化瘤（angiokeratoma）

以真皮上部毛细血管扩张和表皮角化过度为特征的皮肤肿瘤。又称血管角皮瘤。

病因和发病机制 具体病因不详，弥漫性躯体血管角化瘤可能为缺乏α-半乳糖苷酶，呈伴性隐性遗传。

临床表现 分为5型。

肢端血管角化瘤 又称米贝利血管角化瘤（angiokeratoma of Mibelli），呈常染色体显性遗传，有冻疮史，好发于青春期。皮损为1~5mm大小、暗红色或紫红色、圆形丘疹，表面呈疣状，常见于指（趾）背面和肘膝部，患者手足常发冷发绀。

阴囊血管角化瘤 又称福代斯（Fordyce）血管角化瘤，多见于40岁以上男性，皮损一个或多个（可超过100个），早期为红色少量鳞屑的丘疹，晚期呈蓝色或黑色柔软性的丘疹（图），覆盖鳞屑。皮损好发于阴囊，也可见于阴茎、大阴唇、股内侧和下腹部。通常无症状，往往搔抓后出血才被注意。

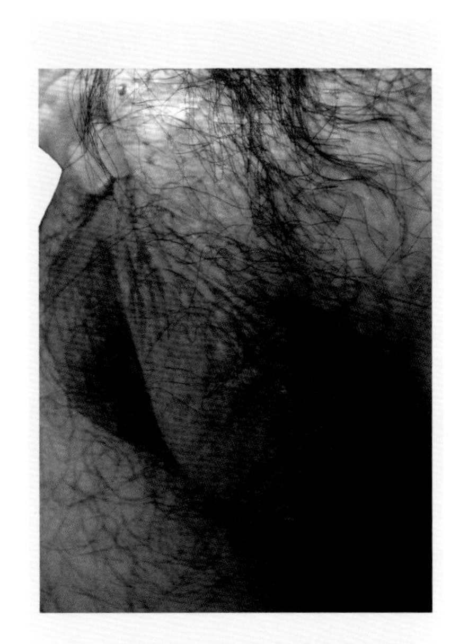

图 阴囊部蓝黑色柔软性的丘疹

丘疹性血管角化瘤 又称孤立性血管角化瘤，好发于青年人，早期皮损呈鲜红色柔软丘疹，以后变为蓝黑色的坚实的角化过度性丘疹，2~10mm。皮损为单个，偶有数个，多见于下肢。

局限性血管角化瘤 又称限界性角化血管瘤、单侧疣状血管瘤、痣样限界性血管角皮瘤、疣状血管畸形和角化性血管瘤。一种罕见的痣（血管畸形），是真皮和皮下毛细血管及静脉的畸形与增生。常出生时即有或儿童早期发病，但可以发生在童年期后期或成年。皮损为分散或融合的疣状丘疹或结节，可融合成大斑块，表面有鳞屑，呈深红至蓝黑色，常随着年龄增长而增大。好发于小腿和躯干，呈线状单侧分布，常局限于一处，广泛分布者罕见。可并发先天性静脉畸形骨肥大综合征（克-特综合征，Klippel-Trenaunay syndrome）、科布综合征（Cobb syndrome）及鲜红斑痣。

弥漫性躯体性血管角化瘤 又称为法布里病（Fabry disease）、纤维细胞性异常黏多糖病、脂肪肉芽肿病，与脑苷脂贮积病、神经鞘磷脂贮积病同称为糖鞘脂类贮积病。为X连锁隐性遗传性代谢异常性疾病，常发生于男性儿童。此病主要是Ⅱ-半乳糖苷酶A缺乏，产生的神经酰胺已糖三酯主要积聚于血管内皮细胞及血管周皮细胞形成。此外神经节细胞、角膜上皮细胞、平滑肌细胞亦可受累。皮损为广泛对称性或成簇分布的点状毛细血管扩张性丘疹，压之不褪色，好发于躯干下部、四肢近端、阴囊等。心脏、肾脏和自主神经系统沉积糖脂，通常在50岁时可因心肌病和肾功能不全而致死亡。

辅助检查 弥漫性躯体性血管角化瘤可见结膜和眼底血管异常，50%患者在后囊发生特征性车轮样白内障。白细胞、血清、泪液、皮肤成纤维细胞内α半乳糖苷酶减少。组织病理检查见局限性血管角化瘤为真性血管瘤，真皮乳头瘤样增殖和棘层不规则肥厚明显。有时真皮深层和皮下组织内见毛细血管瘤或海绵状血管瘤。肢端血管角化瘤、阴囊血管角化瘤及丘疹性血管角化瘤不是真性血管瘤，它们的组织病理基本相同，真皮乳头层内毛细血管扩张，部分扩张毛细血管由向下伸长的表皮突包绕，晚期扩张毛细血管的管壁贴紧表皮突，颇似表皮内血囊肿。血管周围有时可有轻度炎症细胞浸润，弹性纤维断裂。表皮棘层不规则肥厚、角化过度。弥漫性躯体性血管角化瘤见表皮角化过度及不同程度的增厚，真皮深部血管中度扩张，管腔中可见纤维素性血栓。电镜下内皮细胞周细胞和成纤维细胞内见有特征性的电子致密小体。

诊断与鉴别诊断 根据临床分类和典型临床表现，结合组织病理不难诊断。弥漫性躯体性血管角化瘤通过检测白细胞、血清、泪液、皮肤成纤维细胞内α-半乳糖苷酶可以确诊。丘疹性血管角化瘤应与脂溢性角化病、黑素瘤、色素性基底细胞癌和其他血管瘤鉴别；阴囊血管角化瘤应与尖锐湿疣、鲍恩样丘疹病鉴别；肢端血管角化瘤应与冻疮、紫癜、病毒性疣鉴别；局限性血管角化瘤应与疣状表皮痣鉴别；弥漫性躯体性血管角化瘤应与紫癜鉴别。

治疗 采用电灼法、二氧化碳激光、氩激光或冷冻疗法。弥漫性躯体性血管角化瘤时，苯妥英钠可减轻疼痛，亦可试用血浆透析疗法。国外使用酶替代疗法或基因疗法治疗法布里病，取得较好的疗效。

（徐金华 黄 琼）

huànóngxìng ròuyázhǒng

化脓性肉芽肿（granuloma pyogenicum） 轻微损伤引起的皮肤黏膜毛细血管和小静脉分叶状增生而形成的息肉状损害。又称发疹性血管瘤、颗粒状血管瘤、毛细血管扩张性肉芽肿、分叶状毛细血管瘤、妊娠肉芽肿、妊娠肿瘤。部分病变发生在妊娠期或外伤后，常伴溃疡及肉芽组织形成并有自愈倾向，因此多数学者认为此病是局部组织对损伤或其他刺激，以血管增生为主要表现的反应，是一种非特异性的肉芽组织病变，而非真正的肉芽肿。

可发于任何年龄，好发于青少年，女性比男性多。可发于任何部位，但多见于指、面部。早期损害为鲜红色或暗红色小丘疹，缓慢或迅速增大，形成有蒂或无蒂结节，直径0.5～1cm，表面光滑或呈小分叶状。质软、易出血，轻微创伤即可引起，可出现坏死、溃疡和结痂（图）。一般无自觉症状，无压痛。但继发感染时可出现皮损及其基底红肿，伴疼痛、触痛。多发性肉芽肿很少见，临床上可分为3种：①发生于原发损害治疗后愈合的瘢痕上或周围的卫星样损害；②发疹性播散性，表现为突发的广泛性损害，可多达数百个，常并发恶性疾病、低丙种球蛋白血症及酒精性肝硬化；③发生于广泛外伤或继发于阿维A酯治疗的患者。

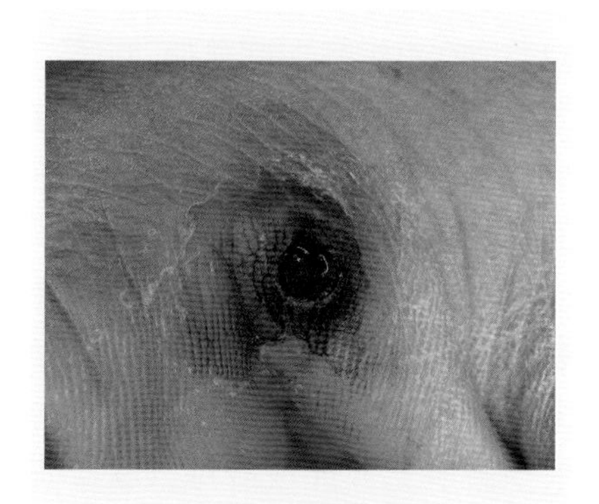

图 化脓性肉芽肿

注：手掌近指缝处单发无蒂结节，表面光滑，质软

组织病理检查可见增生的毛细血管形成的球状肿块，嵌于表皮下的基质内。内皮细胞组成单层管壁，外围有成纤维细胞和少许中性粒细胞。周围的表皮细胞伸入损害基质底部形成角化环，使损害呈蒂状。根据外伤史、典型的临床表现及组织病理特征可诊断。需与炎性肉芽组织、卡波西肉瘤、上皮样血管瘤、簇状血管瘤和分化良好血管肉瘤及黑素瘤鉴别。治疗有手术切除、刮除、烧灼、冷冻和激光等，手术效果最好，可降低复发率。

（徐金华 黄 琼）

xuèguǎnqiúliú

血管球瘤（glomus tumor） 血管球发生在动静脉吻合处的良性血管性错构瘤。

病因和发病机制 具体病因尚未明确，不过发现某些诱因与血管球瘤的发病有一定关系，如外伤、血管球肥大、遗传因素等。其中播散性多发性血管球瘤多呈常染色体显性遗传，其易感基因定位于1p21～22，相关突变基因命名为glomulin。

临床表现 分为单发性和多发性，而后者罕见，在血管球瘤所占比例少于10%。又可分为局限性、播散性和先天性斑块样型。①单发性：中年女性多发，以甲下型较多。典型的血管球瘤的瘤体直径在5 mm左右，不会超过1 cm，部分患者局部可见皮下有粉红色或紫色的小斑点。指血管球瘤最主要的临床表现是疼痛“三联征”：难以忍受的阵发性剧痛（有时向上肢及肩部放射）、局限性的压痛和冷刺激痛。②局限性多发性：常局限于身体的某一部位，尤其是四肢，一般不累及面部和躯干，可呈节段性分布。③播散性多发性：常有家族史，但也有少数患者为散发。多于儿童期发病，皮损比单发性血管球瘤出现要早，可累及身体的任何部位。为散在的蓝色或紫色丘疹或结节，直径可达数厘米，多无自觉症状，但少数可有触痛，甚至阵发性剧痛，约8%的患者可有瘙痒感。④先天性斑块样型：皮损出生时就存在，表现为紫色斑块，随着生长发育而逐渐长大。常多形性，青春期或成人期可能出现卫星病灶。系常染色体显性遗传。

辅助检查 ①临床试验：有3种试验用于确诊血管球瘤，大头针试验、希尔德雷恩（Hildreth）试验和冷刺激试验。②影像学检查：主要有X线检查、磁共振检查、超声检查和血管造影等。X线检查用于检查血管球瘤是否已经压迫指骨，形成指骨压迹，并且可以观察血管球瘤有无硬化的囊肿样改变。③组织病理检查：单发性血管球瘤位于真皮或皮下组织内，周围有纤维组织包膜。瘤内有多少不等的小血管，内膜正常。周围绕以多层排列整齐的血管球细胞，大小、形态一致，呈立方形或多角形，胞膜清楚，胞质染伊红色，胞核稍大，呈圆形，较深染，位于细胞中央。肿瘤内尚有少量结缔组织间质和丰富的无髓鞘神经纤维。血管球细胞由网状纤维包绕。多发性血管球瘤：局限性大多同单发性血管球瘤；播散性位于真皮深层或皮下组织，无结缔组织包膜，颇似海绵状血管瘤。血管壁的血管球细胞层较单发性血管球瘤少，无髓鞘神经纤维极少或缺如。④免疫组织化学检查：波形蛋白、平滑肌肌动蛋白、肌球蛋白常阳性，CD34 也可阳性，偶尔结蛋白可呈局灶性阳性；而FⅧ因子相关抗原和 S-100 蛋白阴性。

诊断与鉴别诊断 根据临床分类和典型临床表现、辅助检查及结合组织病理不难诊断。单发性血管球瘤应与血管瘤、恶性血管内皮细胞瘤鉴别；多发性血管球瘤主要需与蓝色橡皮-大疱性痣综合征、马富奇（Maffuci）综合征相鉴别。

治疗 单纯手术切除、电解、局部注射硬化剂、电子束照射、二氧化碳激光和脉冲红宝石激光等。手术切除是最有效的治愈方法。对皮损疼痛明显者，有文献报道用脉冲染料激光治疗可减轻疼痛。但对无疼痛皮损无需采用特殊处理。

（徐金华　黄　琼）

línbāguǎnliú

淋巴管瘤（lymphangioma）

扩张的及内皮细胞增生的淋巴管和结缔组织共同构成的先天性良性肿瘤。根据临床和病理可分为单纯性淋巴管瘤、海绵状淋巴管瘤和囊状淋巴管瘤。

病因和发病机制 病因不明，可能与基因易感性、地理环境因素及内分泌因素等有关，病毒感染和自身免疫功能缺陷也可能与发病有关。

临床表现 大多数在出生时或1岁以内发病，但也有迟发或老年发病的患者。临床上可分为单纯性、海绵状和囊性淋巴管瘤三型，但常混合存在。

单纯性淋巴管瘤 以皮肤多发，口腔黏膜发病也多见，好发于颈、上胸、肢体近端等处。表现为群集分布的深在、张力性水疱，单个水疱大小在1~3mm，一般不超过10mm，内容似黏液。有时为血性水疱，呈淡红或紫红色，水疱破后流出血性液体。水疱下方的皮下组织有轻度的弥散性水肿，偶见整个肢体肿胀。有些水疱间甚至顶部皮肤可呈疣状外观（图）。

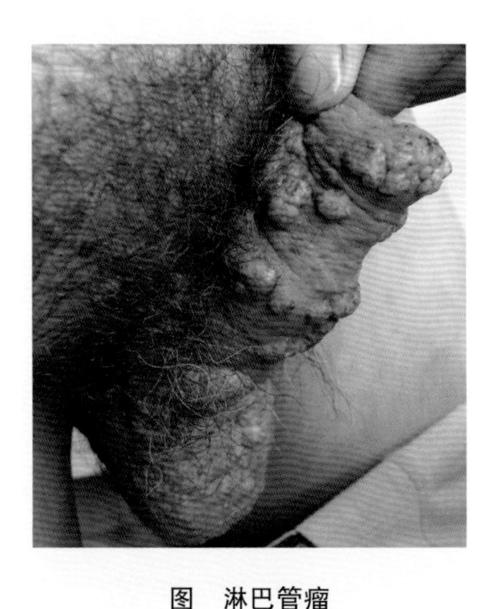

图　淋巴管瘤

注：阴茎和阴囊部位群集深在水疱，部分水疱表面疣状外观

海绵状淋巴管瘤 淋巴管瘤中最常见的一种，发生在皮肤、皮下组织及肌间结缔组织间隙中。表现为边界不清、海绵状皮下组织肿块或弥漫性肿胀，质软，硬度如脂肪瘤，多数皮损表面无颜色变化。皮损范围大小不一，严重者可侵及整个肢体。发病部位以头颈最多，其次为下肢、臂、腋及躯干，唇舌发病的可形成巨唇（舌）症。发生在颊部及舌部者多为单纯性合并海绵状淋巴管瘤，而颈、腋、口腔底部及纵隔者以合并囊性者为多见。

囊性淋巴管瘤 又名水瘤，是一种充满淋巴液的先天囊肿，其囊腔与周围正常淋巴管不相连，主要来源于胚胎的迷走淋巴组织。皮损好发于颈部后三角区，但可延伸至锁骨后、腋下及纵隔等多部位，向上可延及颌下、口底等，腹股沟及腘窝也可发生。表现为多房性、张力性皮下组织肿块，由于与皮肤无粘连，肿物表面皮肤无变化。多数患者皮损缓慢生长、膨胀性扩大，但也有极少数病例可自然消退。无肿大压迫时通常没有临床自觉症状，体积过大时视囊性淋巴瘤生长部位而产生相关的症状。

辅助检查 海绵状或囊性淋巴管瘤可进行B超或磁共振检查以确定肿瘤大小、范围、性质及与周围组织关系。组织病理检查表现为内皮细胞排列而成的腔隙，其中含有淋巴液。单纯性淋巴管瘤，腔隙位于真皮上部，表皮可萎缩或增生，有些腔隙可在表皮内，类似血管角皮瘤，角化过度可有可无。海绵状淋巴管瘤，皮下组织中可见大而薄壁的淋巴管，管腔不规则并伴有丰富的结缔组织间质。囊性淋巴管瘤则为大的厚壁囊腔，囊壁内含胶原，有时还有平滑肌成分，往往位于真皮深部，并可延伸至下方的肌组织或其他结构。以上各型均可合并有血管瘤成分。

诊断与鉴别诊断 单纯性淋巴管瘤，临床上根据其发病部位及特征性皮损可诊断，其他两型则需结合组织病理检查帮助确诊。海绵状和囊性淋巴管瘤需与脂肪瘤、血管瘤等皮肤间叶组织来源的良性肿瘤等鉴别。

治疗 对较小局限的淋巴管瘤，不影响功能又无碍美观者可不治疗，观察随诊1~2年，无消退反而增大者再行治疗。单纯性淋巴管瘤可用电干燥、冷冻或激光治疗。囊性及海绵状淋巴管瘤对放射线不敏感，可予注射疗法或手术切除，海绵状者常易复发，需要根治性手术。

（徐金华　窦　侠）

qiǎnbiǎoxìng pífū zhīfángliúzhì

浅表性皮肤脂肪瘤痣（nevus lipomatosus cutaneous superficialis）　异位脂肪细胞聚集于真皮内所致良性肿瘤。病因不明，一般认为是来源于血管周围间质组织的脂肪细胞在胚胎发育过程中异位到真皮所致。常在出生时即有，或在儿童期发生，好发于臀部，可扩展至背或股部。表现为正常肤色或淡黄色丘疹或结节，质软，簇集成片，边界清楚，表面光滑或有褶皱。通常无自觉症状。组织病理检查表现为真皮内胶原束间有成熟或不完全脂化的脂肪细胞，成群成束分布，常常位于浅表部位，甚至可高达真皮乳头下层。在真皮较深部位，脂肪细胞围绕较大血管，往往与皮下脂肪组织相连。诊断主要靠病理检查。需与灶性真皮发育不良鉴别，灶性真皮发育不良脂肪细胞也见于真皮，甚至接近表皮，但与脂肪瘤样痣不同，其真皮胶原纤维极少，故可以鉴别。另外需要与合并皮内痣细胞痣的浅表脂肪瘤样痣鉴别，组织病理上除真皮内异位脂肪细胞外，还可见痣细胞巢。一般不需治疗。

（徐金华　窦　侠）

zhīfángliú

脂肪瘤（lipoma）　增生的成熟脂肪组织及结缔组织包膜构成的肿瘤。是起源于脂肪组织的良性肿瘤。病因不明。多见于40～50岁成年人，女性多见。可单发或多发，通常质地柔软，呈圆形或分叶状，位于皮下，可推动。瘤体大小不一，表面皮肤正常。脂肪瘤可发生于体表任何部位，以肩、背、腹多见。多无自觉症状。血管脂肪瘤为此病的特殊类型，以青年多见，好发于下肢，可自觉疼痛，触之亦有压痛。通常生长缓慢，逐渐增大，极少数患者可恶变，瘤体在短时间内突然长大；也有少数患者可出现钙化、坏死或液化。组织病理检查表现为成熟的脂肪细胞群集成小叶状，周围有多少不等的结缔组织间质及毛细血管包裹。多发性脂肪瘤可能混有多少不等的间质成分或其他成分如血管成分、结缔组织等。根据此病为发生于皮下组织的肿块、生长缓慢、可以移动、质地柔软等临床特征可以诊断。组织病理检查有助于与其他来源于间叶组织的肿瘤、表皮样囊肿以及脂肪肉瘤等鉴别。单发者可行手术切除。

（徐金华　窦　侠）

xuèguǎn zhīfángliú

血管脂肪瘤（angiolipoma）　成熟的脂肪组织与异常增生活跃的血管组织混合形成的特殊类型的肿瘤。疼痛性稍微高出皮面的皮下结节，有典型脂肪瘤的所有其他特征。多发性皮下血管脂肪瘤没有侵袭性或转移潜力。病因和发病机制与脂肪瘤基本相同，因血栓形成，致瘤组织淤血，原先存在的毛细血管明显，同时内皮细胞增生。

起病年龄大多为20～40岁，损害初发于前臂，其次为腰和腹，少数在臀和躯干。最初为一至数个，常对称分布，以后渐增多，甚至多达300个以上。主要有以下类型。①结节状血管脂肪瘤：最多见，直径0.5～3.5cm，呈圆球形或分叶状，边界较清楚，有一定活动性，表面呈正常肤色，质地较软，柔韧而有弹性，触之有囊样感，少数有轻度压痛（图）。②梭形条索状血管脂肪瘤：少见，多发生于四肢或胸、腹部。③斑块状血管脂肪瘤：多位于腰部，呈扁平分叶状，边界不十分清楚，与皮肤粘连较紧，不易移动，质地较坚实，表面常凹凸不平。④弥漫浸润状血管脂肪瘤：少见，主要发生于臀和股，触之皮下有一片浸润性斑块，边界不清，与皮肤粘连较紧，质地坚实，表面高低不平。一般生长缓慢，增大到一定程度时，即停止发展，不破溃，亦不转移。约1/3的患者有不同程度的疲倦、乏力和较明显的腰酸感。局部可无自觉症状，但多有不同程度的阵发性刺痛、隐痛或紧缩感。

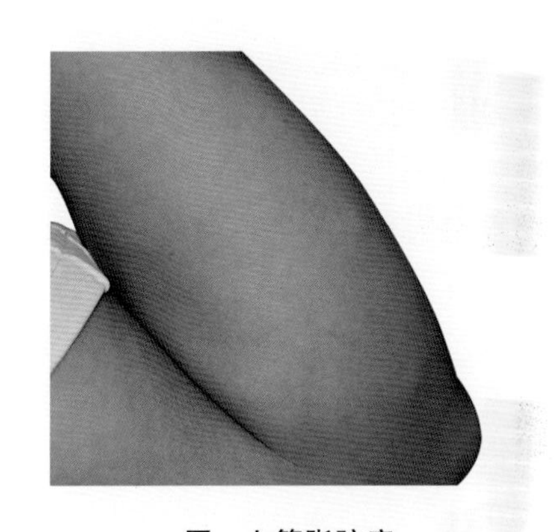

图　血管脂肪瘤

注：左手前臂伸侧多发肤色皮下结节

组织病理检查有明显包膜，常呈分叶状。瘤内除脂肪组织外，有不同程度的血管增生，以毛细血管为主，常自包膜处沿间隔结缔组织向中央生长，内皮细胞增生，管腔狭窄，有的甚至只容纳1～2个红细胞或完全闭塞，腔内常有透明血栓形成。间质内胶原纤维常呈均匀化。无明显炎症反应。

通常对青壮年男性患者前臂或腰部出现大致对称分布的皮下斑块，伴疲倦、乏力和腰部酸痛感应考虑此病，组织病理检查可明确诊断。有时需与脂肪瘤或皮肤猪囊尾蚴病鉴别。一般无需治疗。若个别患者肿瘤疼痛剧烈可局部手术切除。

（徐金华　马　英）

pínghuájīliú

平滑肌瘤（leiomyoma）　立毛肌、肉膜或血管壁平滑肌来源的良性肿瘤。

病因和发病机制　立毛肌来源的平滑肌瘤往往多发，有家族史者可能和染色体1q42.3~q43上的基因突变有关，合并子宫的平滑肌瘤。来源于生殖器肉膜的平滑肌瘤和来源于血管壁平滑肌的平滑肌瘤往往单发。

临床表现　分为3种类型。①单发性血管平滑肌瘤：起源于血管壁平滑肌。女多于男，大多为青壮年，好发于下肢，尤其是小腿屈面，也见于前臂和手指。损害常为单个的皮下结节，呈球形，可推动，表面肤色正常，常有阵发性刺痛或烧灼感，可持续2~3分钟，亦可因寒冷、运动、压迫、情绪激动或疲劳而诱发，偶在月经来潮或妊娠时发生疼痛。发作次数和程度与病期常成正比，病程缓慢，不自行消退。②单发性肉膜性平滑肌瘤：好发于阴囊、大阴唇或乳头，为起源于皮下肉膜的平滑肌瘤。损害常为单个，表现为针头至豌豆大皮下结节，质地坚实，可推动，表面正常皮肤色或红或青，直径可达数厘米。早期无自觉症状，日久可有阵发性疼痛。③多发性皮肤平滑肌瘤：起源于立毛肌。男性较多见，好发于背、面和四肢伸侧，常不对称，表现为多发、针头至豌豆大、高出皮面的结节，质地坚实，呈褐色或淡蓝色（图）。常成簇出现，可融合成片，晚期在寒冷或压迫后有自发的阵发性疼痛。痛时肿瘤更隆起，有特征性。

辅助检查　组织病理检查见肿瘤由平滑肌纤维组成，肌纤维大多呈直线形或略带波状，平行排列，胞核居中，呈长梭形，两端钝圆。肌纤维间常杂有胶原纤维束。单发性血管平滑肌瘤位于皮下，常有完整包膜，切面呈灰红色，有漩涡状或同心圆结构，显微镜下示血管丰富，管腔狭窄，或压缩成星状，管壁增厚，无内弹性膜和外膜，平滑肌纤维与周围瘤组织无明显分界。多发性平滑肌瘤位于真皮内，主要由立毛肌组成。

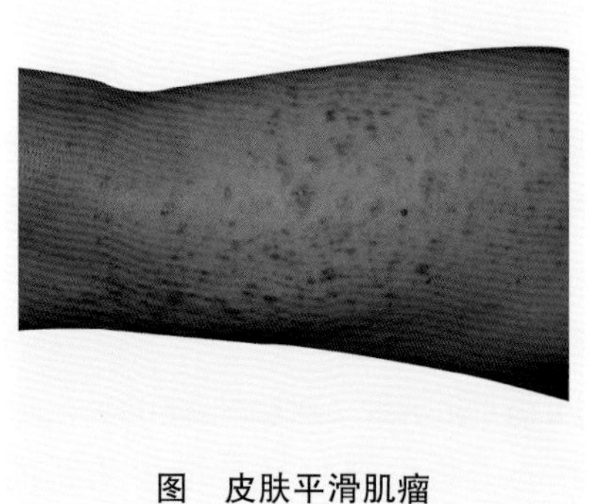

图　皮肤平滑肌瘤

注：右手上臂多发绿豆大结节，坚实高出皮面

诊断与鉴别诊断　单发性肉膜性平滑肌瘤、神经鞘瘤、血管球瘤和小汗腺螺旋腺瘤均可引起疼痛。但神经鞘瘤发生于神经干，多位于四肢屈侧，可左右推动而上下不能移动。血管球瘤好发于指（趾）端甲床下。单发性血管平滑肌瘤多见于女性小腿屈侧。小汗腺螺旋腺瘤也多见于小腿，但组织学检查不同。单发性肉膜性平滑肌瘤好发于阴囊、大阴唇和乳头。多发性皮肤平滑肌瘤需与大汗腺囊肿鉴别，大汗腺囊肿主要发生于躯干，分布对称，结节柔软，不引起疼痛，组织学检查也不同。组织学上平滑肌瘤有时不易与组织细胞瘤和纤维瘤区分，但平滑肌瘤的平滑肌纤维大多呈直线形，肌纤维束常相互交织而不呈漩涡状，范吉逊染色可协助区别。

治疗　单个肿瘤适合手术切除，极少复发。多发性肿瘤必要时用手术切除后植皮或可试用冷冻疗法。

（徐金华　马　英）

pífū jiǎxìng línbāliú

皮肤假性淋巴瘤（cutaneous pseudolymphoma）　临床表现或组织病理类似皮肤淋巴瘤但具良性生物学行为的淋巴细胞增生性疾病。部分患者有演变成淋巴瘤的潜在趋势。包括一组组织病理改变表现为淋巴细胞局限性增生、聚集的疾病：淋巴细胞浸润症；节肢动物叮咬和持久性疥疮结节；疏螺旋体性淋巴细胞瘤；苯妥英钠药疹；血管免疫母细胞淋巴结病；淋巴瘤样丘疹病；光线性类网织细胞增生症；淋巴瘤样接触性皮炎等。但应注意上述疾病为良性，但经过一段时间，部分可发展成皮肤恶性淋巴瘤，部分可与皮肤恶性淋巴瘤同时存在或发生在其后。

女性多见，可以分为两型。①局限型：较少见。皮损好发于面部和头皮，尤其是颊、鼻和眼睑。皮损为单个或多个成簇分布的紫色或黄棕色结节，高出皮面，质硬，或表现为斑块状，表面光滑或带有少量鳞屑，似盘状红斑狼疮，常无自觉症状。②播散型：常局限于面部，有时散在分布于躯干和肢体。损害为粟米大丘疹或小结节，青红色，可反复发作，常自行消退，消退后不留痕迹。常伴瘙痒。部分患者对光敏感、夏季明显，或对药物敏感或对节肢动物叮咬反应。

组织病理检查区别于真性淋巴瘤的病理特点是不侵犯表皮，真皮浅层有“无浸润带”，真皮浅、中层炎细胞呈楔形浸润，边界清楚，主要由淋巴细胞、组织细胞浸润，无异形性，亦无破坏附属器，淋巴细胞周围无空晕，部分切片中可见淋巴滤泡样结构。免疫组化表现为成熟的淋巴细胞和组织细胞。主要靠组织病理检查确诊，需与组织细胞瘤、结节病、红斑狼疮、多形日光疹和皮肤边缘区B细胞淋巴瘤等鉴别。

局限型对放疗效果满意，但可以复发。播散型可注射普鲁卡因青霉素，局部外用或注射类固醇皮质激素制剂有效。

（徐金华　马　英）

èxìng pífū zhǒngliú

恶性皮肤肿瘤（malignant skin tumors）　发生于皮肤的恶性肿瘤。包括鳞状上皮起源、基底细胞起源、毛/皮脂腺/汗腺等附属器起源、黑素细胞起源、真皮结缔组织起源、神经起源、血管起源、皮下脂肪组织起源的各种恶性肿瘤，还有原发皮肤的各种淋巴瘤、造血系统肿瘤。恶性皮肤肿瘤是人类最常见的肿瘤类型，发生率正逐年增高，可能和紫外线照射、环境污染等因素有关。以基底细胞癌最常见，其次是鳞状细胞癌，病变时间较长。如基底细胞癌，病史长达10年以上者不在少数，往往单灶性、浸润性生长，但很少发生转移。也有恶性程度高者，如恶性黑素瘤，往往早期即可发生转移。临床上，恶性肿瘤生长迅速，容易坏死、溃破。组织学上，肿瘤呈浸润性生长，边界不清，结构不对称，细胞分化不佳，可见明显异型性。肿瘤细胞往往表现核大、深染，形态不一，核质比例增大，分裂象常见，并见病理性核分裂象。可发生局部浸润、蔓延，亦可通过淋巴管或血管发生远处转移，通常需要早期手术切除治疗，部分恶性肿瘤对放射线敏感，少数肿瘤要考虑联合化学药物治疗。预后差别很大，视不同肿瘤而定。

（高天文　姜祎群）

Bào'ēnbìng

鲍恩病（Bowen disease）　皮肤表层基底层细胞的原位癌。又称原位鳞状细胞癌。

病因和发病机制　病因不清，可能与紫外线照射、化学制剂（如砷剂）及人乳头瘤病毒，特别是人乳头瘤病毒16感染有关。

临床表现　主要发生于老人，平均发病年龄53岁，男女比例约2∶1。可发生于体表的任何部位，包括皮肤、黏膜及甲床，暴露部位和非暴露部位皮肤均可累及，但好发于头面部及四肢。皮损一般为单发，也可多发，甚至多达数十个。早期为淡红色或暗红色丘疹、斑片，表面少许鳞屑或结痂，逐渐增大，可融合成大小不一、形态不规则的斑块，直径可达10cm以上，形成圆形、多环形、匍匐形或不规则形。皮损边界清楚，表面扁平或不规则突起，上覆棕色或灰色厚痂，不易剥离（图），如果强行剥离，则显露湿润的糜烂面，潮红，呈高低不平的红色颗粒状或肉芽状，触诊皮损的边缘及基底部较硬。也可表现为浸润性结节或溃疡，后者常提示发生侵袭性生长（即侵袭性鳞状细胞癌）。多发性皮损则呈疏散或密集分布，可相互融合。黏膜部位损害表现为点状、线状或不规则形，白色、红色或棕色斑块，表面粗糙不平，可呈息肉状增生。发生于龟头部的鲍恩病称为红斑增生病。此病一般无明显症状，少数患者可有不同程度的瘙痒。

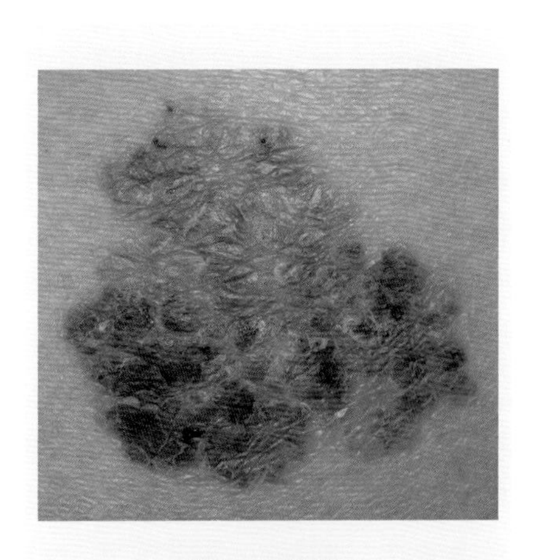

图　鲍恩病

注：面部单发形状不规则，界限清楚斑片，表面覆有棕色或红褐色痂，不易剥脱

辅助检查　必须做组织病理检查，有时还需行组化标记确诊。肿瘤累及整个表皮，包括附属器的表皮部分。角化过度，角化不全，表皮全层结构紊乱，细胞失去极性。瘤细胞体积较大，排列紊乱，大部分细胞有不典型性，表现为形态不一、大小不均、核大深染、核仁明显、胞质丰富、核周胞质可呈空泡状，常见核丝分裂。可见瘤巨细胞和角化不良细胞，后者大而圆，胞核固缩或完全消失，胞质均匀一致，呈强嗜酸性。鲍恩病在组织病理学上根据表现的不同可分为银屑病样型、萎缩型、疣状角化过度型和不规则型等不同亚型。

诊断与鉴别诊断　临床表现为边界清楚、轻度隆起的浸润性暗红色斑片、斑块，表面结痂，反复不愈，应考虑此病，结合典型组织病理学表现，一般诊断不难。应与浅表型基底细胞癌（见基底细胞癌）、佩吉特病、局限性神经性皮炎（见神经性皮炎）及银屑病等鉴别。

治疗　首选手术切除。较小的皮损也可用冷冻、激光或X线、镭、钴等放射治疗，或外用氟尿嘧啶、咪喹莫特。面积较大或特殊部位不宜手术者可考虑做光动力治疗。

预后 病程缓慢，可迁延数年至数十年，绝大多数患者可终身保持其原位癌状态，约5%可发展为侵袭性鳞癌，也有报道发生部分或完全自行消退。

（高天文 廖文俊）

hóngbān zēngshēngbìng

红斑增生病（erythroplasia of queyrat）

发生于龟头部的鲍恩病。又称增殖性红斑，常见于龟头、尿道口、冠状沟及包皮。开始为单个边界清楚的鲜红或淡红色斑，圆形、卵圆形或不规则形，质地柔软或边缘发硬，表面覆有光亮、不易剥离的灰白色鳞屑。皮损直径一般0.2~3.5cm，可形成外观似天鹅绒样的斑块，也可呈乳头瘤样。后期可发生糜烂、溃疡、结痂。诊断治疗同鲍恩病。

（高天文 廖文俊）

Pèijítèbìng

佩吉特病（Paget disease）

以临床上表现为湿疹样皮损，病理上表皮内有大而淡染异常细胞为特点的表皮内腺癌。英国外科医生和病理学家詹姆斯·佩吉特（James Paget）于1874年首先报告。分为两性。①乳房佩吉特病：发生于乳头及乳晕部后；②乳房外佩吉特病：常见于顶泌汗腺分布区，如生殖器肛门耵聍腺及睫腺等。

病因和发病机制 乳房佩吉特病几乎都与潜在的乳腺导管癌有关，但也有少数病例未发现潜在的肿瘤。可能起源于托克（Toker）细胞，一种与乳腺有关的细胞，见于乳头的表皮。肿瘤开始发生于乳腺导管近开口处，初起为乳腺导管内癌，为原位癌，癌细胞可向内侵入乳腺或顶泌汗腺上皮，向上则侵入表皮而在乳头部皮肤上形成病变。少数病例病变位于较深的乳腺导管内或腺体，可与乳腺癌并存，偶见原发于乳头皮肤内的顶泌汗腺的病例。乳房外佩吉特病大多为原位恶性肿瘤，起源于表皮内汗腺导管，少数与汗腺癌向表皮扩散有关，还有部分患者系胃肠道腺癌或泌尿路癌先表皮转移。

临床表现 乳房佩吉特病常见于40~60岁的女性，少数为男性。一般发生于单侧，初发于乳头，渐向乳晕及其周围皮肤扩展，呈湿疹样外观，表现为边界清楚的红斑、渗出，表面常有鳞屑和结痂，去除痂皮后可见鲜红色糜烂、皲裂或肉芽组织，稍隆起，略有浸润感，常有渗液。皮损周围可有散在点状损害，渐与原发损害融合。皮损逐渐向周围扩大，持续数月至数年，累及乳房大部分，甚至前胸，偶可达背、腹部。晚期向深部扩展时乳头出现内陷、破坏，形成溃疡甚至乳头脱落，可出现血性乳头溢液。如果伴发乳腺癌则可触及乳腺肿块，晚期可出现局部淋巴结肿大。乳房外佩吉特病男性多见，主要发生于顶泌汗腺丰富的区域，如外阴、肛周（图）、阴茎阴囊、腋下甚至脐部等处。表现为多中心的红斑、糜烂，呈湿疹样外观。瘙痒显著。

辅助检查 必须做组织病理检查，有时还需结合免疫组化标记来明确诊断。①组织病理：角化过度，角化不全，棘层肥厚，肿瘤细胞位于表皮内，特别是棘层下部。佩吉特细胞是其特征性组织病理表现，佩吉特细胞的体积较大，为正常角质形成细胞的1~2倍，胞质丰富，苍白淡染或呈嗜酸性，胞核大呈空泡状，可见多核和核丝分裂象，呈单个或成簇分布，常散在分布于表皮各层，基底细胞可因受压而变成扁平带状，对过碘酸希夫染色阳性，阿新蓝染色弱阳性。②免疫组化：佩吉特细胞CAM5.2、CK7、EMA、CEA、c-erB-2以及雌激素受体（ER）和孕激素受体（PR）阳性。

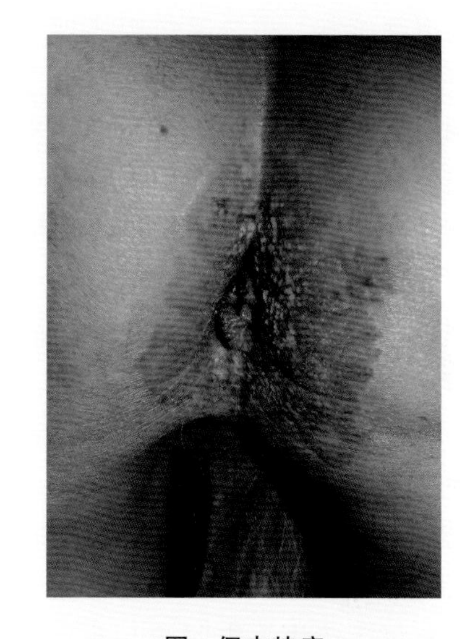

图 佩吉特病

注：肛周界限清楚的红斑、糜烂，呈湿疹样外观

诊断与鉴别诊断 50岁以上患者，单侧乳头、乳晕或阴部、肛周发生边界清楚的湿疹样皮损，病情缓慢，时轻时重，反复发作，常规治疗无效者，特别是出现乳头血性溢液和乳头内陷时应考虑此病，组织病理学检查如发现表皮内佩吉特细胞则可诊断。临床上需与湿疹和乳头糜烂性腺瘤病鉴别，病理上需与鲍恩病和浅表扩散性黑素瘤（见恶性黑素瘤）鉴别，特殊染色和免疫组化染色有助于鉴别诊断。

治疗 原发皮肤者局部皮损切除或乳房全切术，伴发乳腺癌应做根治术。有报道用光动力治疗早期皮损。

预后 早期皮损经治疗后预后良好。伴发乳腺癌或存在潜在内脏肿瘤以及淋巴结转移者则预后不良。

（高天文 廖文俊）

jīdǐxìbāo'ái

基底细胞癌（basal cell carcinoma） 源于表皮基底细胞或毛囊外根鞘的上皮性低度恶性肿瘤。是向表皮或附属器分化的低度恶性肿瘤，又称基底细胞瘤、基底细胞上皮瘤、侵袭性溃疡。

病因和发病机制 起源于间质依赖性多潜能表皮干细胞。病因不清，可能与下列因素有关：紫外线、射线、境界线损伤、烧伤、文身、长期摄入砷剂或接触煤焦油等。免疫抑制患者、器官移植术后、人类免疫缺陷病毒（HIV）感染、白血病/淋巴瘤发生基底细胞癌的概率增大，可并发于某些错构瘤如皮脂腺痣、表皮痣等。

临床表现 主要发生于老人，多见于50岁以上、室外工作及长期日光曝晒者。男女发病率大致相同。最常发生于面部，如眼眦、鼻部、鼻唇沟和颊部，也见于手背、颈部及躯干。典型皮损为半球形、蜡样或半透明丘疹、结节。开始为表面发亮、有珍珠样突起边缘的圆形斑片，表面可见扩张毛细血管和雀斑样小黑点，也可为淡红色珍珠样苔藓性丘疹、斑块，表面可形成浅表糜烂、溃疡和结痂。基底细胞癌临床表现多种多样，常见的有以下类型。

结节溃疡型 较常见。一般单发，初起约黄豆大小，浅褐色或淡灰白色、蜡样或半透明小结，质硬，表面可见扩张毛细血管，轻微外伤后极易出血。皮损缓慢增大，中央凹陷，表面糜烂、破溃。溃疡基底部呈颗粒状、肉芽状、菜花样或蕈样，覆以浆液性分泌物或棕色结痂。损害边缘扩展，周边形成特征性的蜡样或珍珠样小结，参差不齐并向内卷起，称为侵袭性溃疡。溃疡中心时愈时破，表面结痂（图），但向四周和深部组织侵袭发展。严重者可导致局部软组织和骨骼破坏。

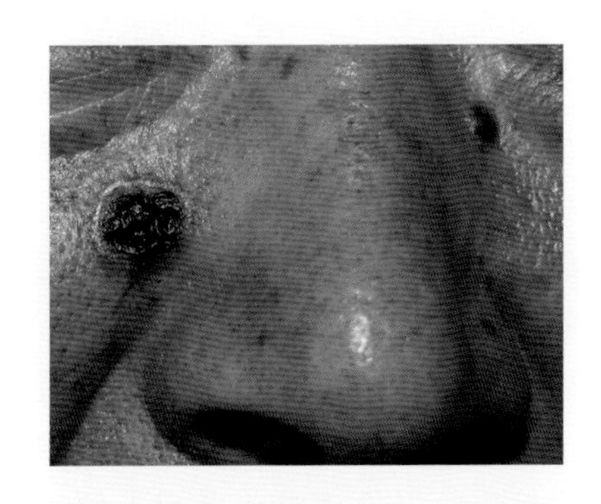

a 面部

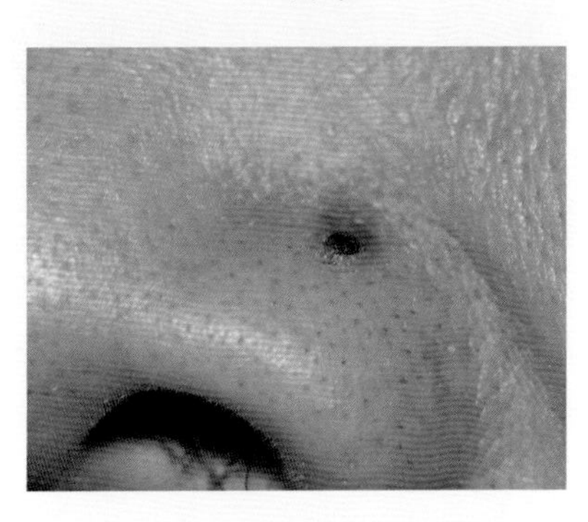

b 鼻部

图 结节溃疡型基底细胞癌

注：a. 面部多发绿豆至黄豆大小的蜡样结节，中央破溃结痂；b. 鼻部见绿豆大小丘疹，中央破溃，结痂

浅表型 较少见。多见于青年男性，好发于躯干，特别是背部，亦可见于面部及四肢。损害一般为单发，也可多发，甚至多达百个以上，表现为淡红色斑或脱屑性斑片，边界清楚，稍有浸润，缓慢增大，表面可发生糜烂、溃疡或结痂。皮损周边可见细小珍珠状隆起的边缘，或线状、匐行性蜡样堤状边缘，中央糜烂、破溃，愈后形成瘢痕，自觉瘙痒。

硬斑病样型或纤维化型 罕见。见于青年人，好发于面部，特别是颊部、前额、鼻部、眼睑和颧部，也可见于颈部及胸部。损害为单发，常发生于外观正常的皮肤或不适当治疗的基础上，表现为扁平或稍隆起的局限性浸润性斑块，边界清楚或不清，呈不规则形或匐行性生长，形成数厘米，甚至占据整个面额部的灰白色、淡黄色硬化性斑块，表面平滑，少有破溃，可见扩张毛细血管，触之较硬，似局限性硬皮病。

色素型 皮损有黑褐色色素沉着，呈灰褐色至深黑色，但不均匀，边缘部分较深，中央部分呈点状或网状分布，容易误诊为黑素瘤。

其他类型 瘢痕型基底细胞癌：常见于面部，表现为浅表性结节性斑块，可产生萎缩性瘢痕；巨大型基底细胞癌：好发于躯干，直径达10cm以上，是一种高度变异的基底细胞癌，容易转移；另外还有Pinkus纤维上皮瘤和基底细胞痣样综合征等罕见类型。

辅助检查 典型病理表现为瘤团由基底样细胞组成，可与表皮相连，瘤细胞核大、卵圆形或长梭形，胞质少，细胞之间无细胞间桥，核丝分裂象极少。瘤细胞在肿瘤团块周边排列成栅栏状，中央则无一定排列方式。瘤团周围可见结缔组织增生和黏液变性，黏蛋白因在制片过程中收缩而在瘤团和周围间质之间形成裂隙。基底细胞癌的组织学类型很多。①结节溃疡型：多数属于此型。由基底样细胞组成的形态、大小不一的团块，边界清楚，周边细胞排列呈栅栏状，肿瘤团块与周围间质之间有裂隙，瘤体中可见坏死区。②浅表型：瘤体小，位于真皮浅层，多处与表皮相连，瘤细胞自表皮下缘呈芽蕾状或不规则形伸入真皮乳头层。③硬斑病样型：瘤细胞呈细条索状或巢状嵌于增生的纤维间质中，周边栅栏状排列不明显，周围间质致密、硬化。④色素型：肿瘤内及其周围间质见大量色素和噬色素细胞。⑤腺样型：瘤细胞排列成网状条索伸入真皮，形成导管样或腺样结构，其中充满胶状或无定形颗粒状物质。⑥透明细胞型：肿瘤内出现灶性透明细胞，多在瘤体的边缘，也可侵犯整个瘤团。透明细胞呈圆形或多角形，胞质淡染、空泡化，过碘酸希夫染色阳性。⑦角化型：瘤体内可见角质囊肿，倾向于形成毛干。⑧其他类型：瘤细胞可向毛囊、汗腺、皮脂腺或肌上皮分化；兼有基底细胞癌和鳞状细胞癌的特征时称为基底鳞状细胞癌；瘤细胞条索在真皮内形成相互吻合的花边状，为平库斯（Pinkus）纤维上皮瘤型；如向深层组织浸润达神经和肌肉，称为侵袭型基底细胞癌；肿瘤细胞胞质透明，细胞核被挤向一边呈印戒样，称印戒细胞型基底细胞癌。

诊断与鉴别诊断 面颈部的浸润性斑块、结节，边缘呈珍珠状或堤状隆起疑为此病，但确诊常需借助组织病理学检查。需与角化棘皮瘤、鳞状细胞癌、恶性黑素瘤、鲍恩病等鉴别。病理上需与毛发上皮瘤鉴别。

治疗 根据肿瘤的大小、位置，可采取手术切除、放射治疗或光动力治疗。

预后 发展缓慢，可在20~30年处于比较稳定状态，如果不予治疗，常破溃，并侵犯深部组织，但很少发生淋巴结或远处转移，如果发生转移，则预后不良。

（高天文 廖文俊）

línzhuàngxìbāo'ái

鳞状细胞癌（squamous cell carcinoma） 发生在鳞状上皮覆盖的皮肤起源于表皮或附属器角质形成细胞的恶性肿瘤。简称鳞癌，又称表皮样癌。癌细胞倾向于不同程度的角化。

病因和发病机制 病因不清，但与下列因素明显相关。①日光：日光中紫外线辐射和皮肤对日光照射的感受性差异：其他肤色的人鳞癌的发病率比白种人高。②化学因素：砷、焦油和沥青等可以致癌。③癌前期皮肤病：鳞癌常发生于癌前期病变皮肤病，如光化性角化病、砷剂角化病、放射性皮炎或黏膜白斑等。④瘢痕、外伤和其他慢性皮肤病：烧伤瘢痕、慢性溃疡、窦道、骨髓炎等易发生鳞癌，寻常狼疮、红斑狼疮、营养不良型大疱性表皮松解症、硬化性苔藓和扁平苔藓等慢性炎症性皮肤病也可癌变。⑤免疫抑制：移植受体用免疫抑制剂所造成的免疫抑制状态提高鳞癌的发病率。肾移植后用免疫抑制剂时，皮肤鳞癌的发病率比普通人群高18倍。心脏移植患者的鳞癌发病率也显著增高。

临床表现 好发于头皮、面、颈和手背等易受日光损伤部位，最常见皮损为红斑性角化性丘疹和结节。皮损一般最早表现是浸润硬斑，以后可为斑块、结节或疣状损害，质地坚实，损害迅速增大，表面菜花状增生，或中央破溃形成溃疡。基底部有浸润，边界不清，触之有坚实感（图1、图2）。周围组织往往充血，边缘呈污秽暗黄红色。分化较好的肿瘤呈乳头瘤状，早期表现往往有结痂，以后可脱落形成溃疡，呈火山口样，有宽而高起的边缘，外翻如菜花状，溃疡底面高低不平，易出血，上覆污灰色痂，有腥臭的脓性分泌物和坏死组织，发展较快，向深层组织浸润。软组织处的肿瘤自觉症状常轻微，如侵及深部组织，尤其是骨膜及骨质时，则有剧痛。如生长在活动部位，如口唇（图3）或生殖器，往往表现为小溃疡，反复出现不易愈合。

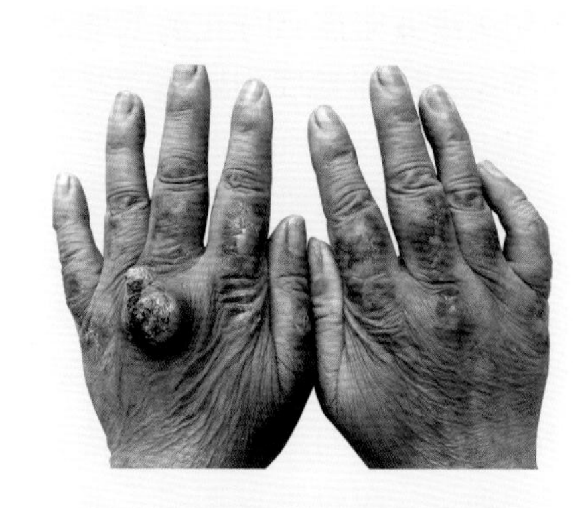

图1 盘状红斑继发鳞状细胞癌

注：双手背见浸润性红斑、斑块，部分表面有细小鳞屑，左手背见鸽子蛋大小结节，菜花样

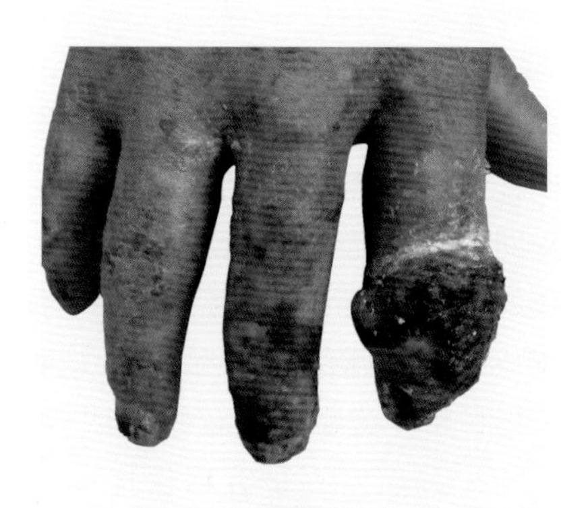

图2 放射性皮炎继发鳞状细胞癌

注：长期接触放射物质引起的右手红斑，覆有大小不等鳞屑，示指及无名指破溃，示指表面菜花样赘生物

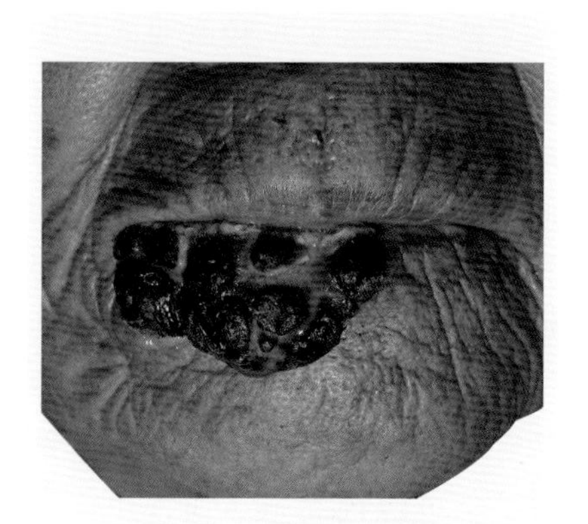

图3 日光性唇炎继发鳞状细胞癌

注：下唇部位菜花样赘生物

辅助检查 必须做组织病理检查，有时还需行组化标记来明确诊断。

组织病理检查 肿瘤常发生在有发育不良特征的上皮，并可有带状浸润和不同分化的鳞状上皮岛，伴不同程度的有丝分裂。根据角化程度，可把肿瘤分为高分化、中分化和低分化3个亚型。高分化肿瘤的特点是鳞状上皮容易辨认，且常有明显的角化。上皮呈清晰的鳞状，细胞间桥明显。肿瘤细胞异形性轻微，有丝分裂主要位于基底层。中分化肿瘤显示更多的结构紊乱，鳞状上皮分化不很清晰。细胞核和细胞质异形性显著，有丝分裂明显多于正常。角化成分较少，鲜有“角珠”形成、角囊肿和散在个别角化细胞。低分化类型损害的真实性质很难确定，除非发现细胞间桥或小灶状角化。

免疫组织化学检查 用免疫组织化学证明有角蛋白表达常很有价值。肿瘤常有明显的慢性炎症细胞浸润，浸润以T淋巴细胞为主，还有自然杀伤细胞、肥大细胞、B细胞、浆细胞、巨噬细胞和朗格汉斯细胞。浸润可类似于淋巴上皮性损害，但既没有B细胞或T细胞克隆，也没有EB病毒感染的证据。有时有明显嗜酸性粒细胞。然而，在广泛而深在性侵犯的肿瘤中，炎细胞浸润不明显。邻近的真皮常有日光弹性纤维变性。

诊断与鉴别诊断 若在原先皮损处，如瘢痕、慢性溃疡、角化病等，或外表正常皮肤上发生质地较硬的结节或斑块，边缘似隆起并向四周扩展，增长迅速，应考虑此病，往往需要行组织病理学检查以确诊。通常应与*角化棘皮瘤*区别，角化棘皮瘤生长迅速，并可自愈。鳞癌有时与小汗腺汗孔瘤混淆，特别是当后者表现为鲍恩样特征时，应检查肿瘤是否向导管分化或胞质内是否有经酶消化后的过碘酸希夫阳性透明物，或通过免疫组织化学检测上皮膜抗原（EMA）或癌胚抗原（CEA），以明确肿瘤来源。

治疗 包括手术治疗和放射治疗。

手术治疗 对较小肿瘤、分化良好者首选手术切除，能彻底切除癌肿，创面愈合快。切除范围至少在其外方0.5~2cm，并需有足够深度。切除标本应做病理检查，以明确诊断及肿瘤是否切除干净。皮肤鳞癌患者未发现淋巴结转移时，一般不需要预防性淋巴结清除，但需根据肿瘤病变分化程度而定。

放射治疗 适用于年老体弱、有手术禁忌或头面部结缔组织不多的部位的肿瘤，特别是分化较差，但尚未侵犯骨骼、软骨或未发生转移者，或者肿瘤已侵犯骨骼、软骨或转移到淋巴结的癌肿。

预后 发生于光化性角化病者预后较好。发生在烧伤/放射损伤/瘢痕基础上或伴发慢性溃疡的鳞癌是高危肿瘤，常发生转移（18%~40%）。阴茎、阴囊和肛门鳞癌常有高转移风险。超过25%的阴囊鳞癌患者在有表现时已有腹股沟淋巴结转移。总复发率为3.7%~10%，取决于不同的治疗方法。不同部位的鳞癌复发率有差别，发生在口唇和耳部的复发率分别是10.5%和18.7%。5年总的转移率是5.2%，但在口唇和耳部的转移率分别是11%和13.7%，预后不好。其他引起复发和转移风险增加的因素包括肿瘤直径大于2cm或0.4cm厚、亲神经性、免疫抑制和复发性损害。分化不好的肿瘤一般预后不好，但许多分化良好的肿瘤也可发生转移。

（高天文 王 刚）

yóuzhuàng'ái

疣状癌（verrucous carcinoma）

临床表现呈菜花样损害分化良好的变异型鳞状细胞癌。生长缓慢，低度恶性，于1948年首次报道。最初被描述为口腔分化良好的鳞癌，也用于描述发生在皮肤及其他部位的肿瘤。复发率高，但转移罕见。一般认为此病和乳头瘤病毒感染有关，部分发生于口腔、下肢及外阴的肿瘤显微镜下可见凹空细胞，DNA检测也发现其与不同亚型的人乳头瘤病毒（HPV）感染有关。另一种病因可能是慢性炎症，部分疣状癌发生于扁平苔藓、硬化性苔藓、皮肤结核等慢性炎症性疾病的基础上。

发生于手足的疣状癌多内生性生长，可有明显骨质破坏。最常见于趾，也见于手、四肢及臀部等。肿瘤多表现为角化疣状增生，伴充满角质的窦道。外阴、肛周损害以外生性生长更明显，表现为乳头瘤样增生，可发生于*尖锐湿疣*、硬化萎缩性苔藓的基础上。口腔疣状癌好发于颊黏膜和齿龈，呈疣状、菜花状，其下方骨质也可被破坏，可有反应性的淋巴结肿大。

组织病理检查发现其兼具内生、外生型两种方式，外生性肿瘤常表现为大片角化过度和角化不全，内生性生长可深达皮下脂肪层甚至更深，边界清楚，较少见到基底层浸润、有丝分裂活跃这些鳞癌的侵袭性特点。此病与病毒性疣和*角化棘皮瘤*鉴别有时很困难。对怀疑疣状癌者需活检，根据结构不同、侵犯深度结合临床表现进行鉴别。外科手术广泛深切是其首选治疗方法。

（高天文　王　刚）

zēngshēngxìng wàimáogēnqiào nángzhǒng

增生性外毛根鞘囊肿（proliferating tricholemmal cyst）　主要为外毛根鞘囊肿局灶性上皮增生所致肿瘤。又称增生性外毛根鞘瘤、增生性毛发囊肿。首先由威尔逊·琼斯（Wilson Jones）报道。病因不清，认为此肿瘤是由毛鞘囊肿局灶性上皮增生所致，也可能由外伤或慢性炎症引起。少见。男女发病之比为1：6，常见于60岁以上的妇女。90%以上发生于头皮。肿瘤生长缓慢，呈单发、结节状，可形成斑块，高出皮面或呈分叶状。有时破溃而酷似鳞状细胞癌。多为单发，偶见2个皮损，直径通常大于6cm。若皮损迅速增大恶变，可能引起区域性转移，称为恶性增生性外毛根鞘瘤。

组织病理检查肿瘤位于真皮或皮下组织，由鳞状上皮细胞团块构成，边界清楚，可与表皮相连，呈分叶状、实质性、囊状或蜂窝状。肿瘤周边细胞呈栅栏状排列，越靠近中央，细胞逐渐呈透明状。角化的区域可见特征性的外毛根鞘角化，即角化过程中缺乏颗粒层。肿瘤团块中央可形成囊腔，内含无定形角质及小的钙化灶。有时瘤团内也可见鳞状涡、表皮样角化及角珠，细胞偶尔呈轻度异形性改变。恶性增生性外毛根鞘瘤细胞异形性明显，可侵入周围组织。诊断需结合临床和组织病理改变。主要与鳞状细胞癌相鉴别，鳞状细胞癌无外毛根鞘角化，角化过度为逐渐性，而此瘤边界清楚，角化突然。也应与毛鞘癌鉴别，毛鞘癌细胞异形性明显。治疗宜手术切除。

（高天文　王　刚）

máoqiào'ái

毛鞘癌（trichilemmal carcinoma）

来源于毛囊漏斗部组织的恶性肿瘤。一种少见的毛源性肿瘤，主要发生于老人头面部等曝光部位。病因和发病机制尚不清楚。皮损为单个、红色或皮色、直径0.5~2.0cm的丘疹、结节或斑块，表面常发生溃疡及结痂。组织病理检查显示肿瘤虽有侵袭性，但不发生远处转移。肿瘤呈浸润性生长，有明显毛鞘角化倾向。肿瘤细胞核有异形性，胞核大，染色深，有病理性分裂象，胞质透明，内含糖原，不耐淀粉酶的过碘酸希夫染色阳性。常有出血灶和（或）坏死灶。边界常呈挤压性生长，而不呈浸润性生长，肿瘤小叶周边细胞呈特征性栅栏状排列，核内有空泡形成，有时周边有明显的透明带围绕。肿瘤表达高分子量的角蛋白，癌胚抗原（CEA）和上皮膜抗原（EMA）通常阴性。诊断主要依靠组织病理检查。应与其他恶性透明细胞肿瘤相鉴别。治疗宜手术切除。

（高天文　王　刚）

pízhīxiàn shàngpíliú

皮脂腺上皮瘤（sebaceous epithelioma）　由未分化的基底细胞构成，其中部分区域为成熟皮脂腺细胞的未完全分化肿瘤。是一种低度恶性的皮脂腺癌或有灶性皮脂腺分化的基底细胞癌。或是向皮脂腺生发层细胞分化为主的良性皮脂腺病症。有学者建议用皮脂腺瘤取代皮脂腺上皮瘤，以便与皮脂腺增生、皮脂腺腺瘤、皮脂腺癌及向皮脂腺分化的基底细胞癌相区分。此病罕见。多发生于中年以上妇女。肿瘤多见于额、面部，其次为耳郭和头皮，偶见于跖。损害为单发橘黄色的丘疹或结节，直径小于1cm，偶有数个。可发生于皮脂腺痣的皮损上，也可能是缪尔-托雷（Muir-Torre）综合征的一个表现。

组织病理检查肿瘤边界清楚，可与表皮相连。瘤体内有多数形状不规则的瘤细胞团块，后者由基底样生发细胞、成熟皮脂腺细胞及介于两者之间的过渡细胞所组成，以基底样细胞数目最多。基底样细胞具有大、圆形、形状一致的嗜碱性核，大多位于瘤细胞团块的边缘。成熟脂肪细胞多位于瘤细胞团块的中心，由于细胞解离，瘤体内可见内含皮脂的囊腔。

主要依靠皮损组织病理学表现诊断。需与皮脂腺增生、皮脂腺腺瘤、皮脂腺癌及向皮脂腺分化的基底细胞癌鉴别。皮脂腺增生见成熟的皮脂腺细胞，周边单层生发细胞。皮脂腺腺瘤中成熟皮脂腺细胞占主要成分，基底样细胞或生发细胞较少，皮脂腺小叶结构存在。皮脂腺癌边界不清楚，不对称，常向深部侵袭性生长，核不典型。向皮脂腺分化的基底细胞癌具备基底细胞癌的特征，仅偶尔见到向皮脂腺分化的区域。治疗宜手术切除。

（高天文　李承新）

èxìng yuánzhùliú

恶性圆柱瘤（malignant cylindroma）　发生恶变的圆柱瘤。起源于皮肤附属器具有特殊病理改变的低分化癌。非常罕见。可一开始就是恶性的，但更常见与已存在的圆柱瘤有关。大部分病因不清，一些肿瘤发生于既往的放疗区。圆柱瘤的发生与CYLD基因突变有关。大部分发生于头皮，躯干、四肢及面部均可发生，老年女性常见。出现溃疡、生长加快和出血提示恶性转化。此肿瘤恶性程度高，约36%出现复发，40%发生转移，易转移至淋巴结、肝脏和脊柱。组织病理检查肿瘤呈浸润性生长，细胞团周边失去圆柱瘤栅栏状排列和透明膜等特征。周边小的嗜碱性粒细胞由淡染的大细胞取代，细胞核和细胞质多形性，核仁明显，有丝分裂增多。大部分患者岛屿状瘤细胞团仍存在，仅透明膜变薄。部分周围的正常组织受到侵犯。免疫组织化学检查CAM5.2、上皮膜抗原、癌胚抗原、S-100和巨囊性病的液状蛋白-15不同程度表达。诊断依赖于组织学特点和既往存在的良性肿瘤病史。需与基底细胞癌以及其他附属器肿瘤鉴别。治疗宜手术切除。

（高天文　李承新）

dǐngmìhànxiàn'ái

顶泌汗腺癌（apocrine carcinoma）　来源于顶泌汗腺的恶性肿瘤。罕见。病因不很明确，可在皮脂腺痣、良性顶泌汗腺皮损基础上发生。好发于腋下、乳晕、会阴部等顶泌汗腺区域。常单发，偶多发，表面红色或紫红色的缓慢增大的结节或囊性斑块，偶可破溃。病程长，切除后虽易复发，但死亡率不高。组织病理检查肿瘤为实质性，呈浸润性生长，特征是腺状、导管状、乳头状或弥漫性生长的肿瘤组织集中于真皮深部，常累及皮下组织。偶尔呈囊性，局灶性坏死明显。肿瘤周围常有正常的顶泌汗腺组织。可类似于顶泌汗腺腺瘤或低分化腺癌。肿瘤有时有亲表皮现象。免疫组织化学检查CAM5.2、AE1/AE3、上皮膜抗原、癌胚抗原、细胞角蛋白15和巨囊性病的液状蛋白-15、溶菌酶等阳性。诊断主要依赖于组织病理检查。与转移性乳腺导管顶泌汗腺癌很难鉴别。诊断前应仔细检查乳房，以排除转移性乳腺导管顶泌汗腺癌。治疗以切除为主。

（高天文　李承新）

èxìng xiǎohànxiàn hànkǒngliú

恶性小汗腺汗孔瘤（malignant eccrine poroma）　原发或继发于小汗腺和汗腺导管肿瘤的上皮恶性肿瘤。最常见的恶性汗腺肿瘤，约占小汗腺癌的一半。又称小汗腺汗孔癌（eccrine porocarcinoma）。虽称为"小汗腺汗孔癌"，但其来源可为外泌汗腺，也可为顶泌汗腺。病因不很明确，肿瘤偶发生于既往的放疗部位，可在既往小汗腺汗孔瘤基础上出现的恶性转化。常见于老年女性的肢体或头皮，但任何部位均可发病，儿童少见。临床表现为疣状斑块或息肉状，易出现溃疡、出血，常被误诊为鳞状细胞癌、鲍恩病、脂溢性角化病、化脓性肉芽肿等。此病死亡率为7%~11%。

组织病理检查肿瘤可局限在表皮内（原位汗孔癌），但大部分常有真皮内侵袭性生长。原位汗孔癌的特点是出现汗孔瘤细胞，有典型的管腔，伴细胞学恶性特征。侵袭性汗孔癌不同程度与表皮相连，并且有较宽的侵袭性边缘或明显浸润性生长。典型特点是较宽的相互吻合的上皮细胞条带，由小细胞组成，细胞间有间桥，周边细胞不呈栅栏状排列。肿瘤低分化区异型性较明显。分化较好的区域，类似小汗腺汗孔瘤。肿瘤细胞常富含糖原，以致局部产生透明细胞改变，如果这种特征显著，则称为透明细胞型。肿瘤细胞有亲表皮性和可发生鳞状化生，还可表现出佩吉特样或鲍恩样特征。诊断主要依赖组织病理学检查。与侵袭性基底细胞癌相鉴别的要点是此病瘤团周边细胞不呈栅栏状排列，而与鳞状细胞癌鉴别是此病出现导管分化和管腔形成，细胞较小。治疗宜手术切除。

（高天文　李承新）

tòumíngxìbāo hànxiàn'ái

透明细胞汗腺癌（clear cell hidradenocarcinoma）　原发或继发于汗腺透明细胞肿瘤的上皮恶性肿瘤。罕见的侵袭性附属器肿瘤。又称恶性肢端汗腺瘤、恶性结节状汗腺瘤、恶性透明细胞汗腺瘤。病因不清，偶可发生在良性透明细胞汗腺瘤基础上。多见于中老年，表现为头、颈、躯干及四肢的单个溃疡性结节。组织病理检查肿瘤位于真皮内，为无包膜、不规则分叶状结节，由大的、不典型、多角形、嗜酸性胞质的肿瘤细胞组成，有丝分裂象常见。可见到局灶性的透明细胞、汗腺导管结构及基底样或鳞状细胞区域。可坏死形成大囊腔。免疫组织化学检查上皮膜抗原和癌胚抗原在导管形成区域阳性。主要依据组织病理检查明确诊断。需与基底细胞癌及其他表现透明细胞的肿瘤鉴别，包括透明细胞鳞癌、毛鞘癌和皮脂腺癌等。治疗宜扩大手术切除。

（高天文　付　萌）

xiǎohànxiàn luóxuánxiàn'ái

小汗腺螺旋腺癌（eccrine spiradenocarcinoma）　有向小汗腺或大汗腺导管分化倾向的上皮恶性肿瘤。非常少见的侵袭性附属器肿瘤，又称恶性小汗腺螺旋腺瘤。常为良性螺旋腺瘤转化所致。多发生于中老年，表现为四肢、躯干或腹部缓慢生长的单个较大结节，若出现快速增大、颜色改变、疼痛或溃疡性损害要考虑恶变的可能。临床上没有特征，需要依靠病理诊断。组织病理检查可见两种特殊结构，即典型的良性小汗腺螺旋腺瘤和癌以及二者的移行区，癌可呈未分化癌或在局部有腺体形成。主要依靠组织病理检查进行诊断。需与良性小汗腺螺旋腺瘤及其他附属器来源良、恶性肿瘤鉴别。治疗宜扩大手术切除。局部复发和淋巴结转移常见，20%患者出现致死性转移。

（高天文　付　萌）

pízhīxiàn'ái

皮脂腺癌（sebaceous gland carcinoma）

向皮脂腺分化、具有侵袭性行为的恶性肿瘤。病因和发病机制不明。有的患者伴放射史，在人类免疫缺陷病毒（HIV）感染的年轻个体也有报道，也可是缪尔-托雷（Muir-Torre）综合征的重要的皮肤并发症。常见于男性，主要分为眼型和眼外型。眼型常发生于老年患者，表现为眼睑单个小丘疹或结节，常被怀疑为睑板腺囊肿。眼外型表现为老年患者头/颈部黄色质硬结节，常有溃疡。作为缪尔-托雷综合征的皮肤表现，往往表现为单个或多个皮色、黄色或红褐色、有时溃疡的丘疹，主要位于面部，常伴有皮脂腺增生。组织病理检查肿瘤由大小不等、形状不规则的细胞构成，可分化良好，形成明显的皮脂腺小叶和（或）皮脂腺导管结构，也可分化较差，胞质内无空泡或不形成导管结构。肿瘤的细胞核，特别是位于细胞巢边缘的细胞核，具有多形性和明显的不典型性，有丝分裂象增多。主要依靠组织病理检查进行诊断。需与基底细胞癌及其他皮脂腺肿瘤鉴别。治疗主要是扩大切除手术。放射治疗对一部分眼睑皮脂腺癌可能有效。1/3眼型患者有淋巴结转移，眼外型通常无结节性或内脏转移。

（高天文　付　萌）

shàngpíyàng ròuliú

上皮样肉瘤（epithelioid sarcoma）

主要由上皮样细胞构成分类未明的肉瘤。分为经典型和近端型两种。

病因和发病机制　不清。有报道患者染色体22q杂合性缺失，此外还有报道存在8q的异常和21单体。

临床表现　根据临床表现分为经典型和近端型。经典型上皮样肉瘤好发于年轻人，男女发病率约2∶1，常累及四肢远端，特别是手、腕和前臂曲侧；肿瘤为质硬、生长缓慢的无痛隆起结节，可单发亦可多发；直径不超过5cm，常见溃疡形成，可有触痛（图1）；进展期皮损可表现为线状排列的溃疡性结节，肿瘤沿血管、神经和筋膜广泛扩展，在距离原发肿瘤很远的部位可出现卫星结节。累及大神经可有疼痛、感觉异常或肌肉萎缩。近端型上皮样肉瘤老年人常见，主要发生在骨盆、会阴和生殖道深部。

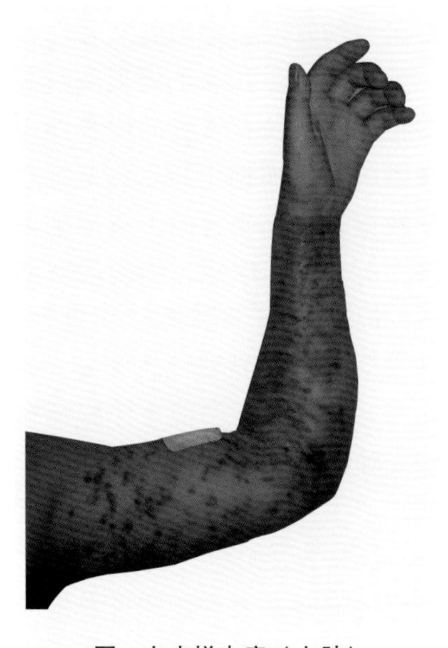

图　上皮样肉瘤（上肢）

注：左上肢多发暗红色结节，部分发生溃疡

辅助检查　①组织病理检查：经典型呈多个结节性生长，特征性改变为结节中心灶性坏死，形成假性肉芽肿，亦可出现纤维蛋白样或黏液样变性。肿瘤由多角形、嗜酸性上皮样或梭形细胞组成，有丝分裂象极少，偶可见巨细胞。细胞间常有明显胶原沉积，还可出现血管瘤样和纤维瘤样结构。常见血管和周围神经受侵犯。近端型细胞大，异型性明显，核空泡状，常见横纹肌样细胞，很少形成肉芽肿样结构。②免疫组化标记：约90%以上波形蛋白、细胞角蛋白和上皮膜抗原阳性，半数以上CD34阳性，S-100、HMB45、CD31、支架蛋白阴性。一般认为波形蛋白、角蛋白、CD34同时阳性对上皮样肉瘤诊断很有帮助。

诊断与鉴别诊断　根据特征性组织病理改变结合临床表现可确诊。需与腱鞘巨细胞瘤、腱鞘纤维瘤、结节性筋膜炎、腱鞘囊肿、环状肉芽肿等鉴别。组织病理鉴别诊断主要是与肉芽肿性炎症、转移癌、上皮样血管内皮瘤或恶性血管内皮细胞瘤等鉴别，可结合免疫组化鉴别。上皮样肉瘤与上皮样血管内皮瘤或恶性血管内皮细胞瘤鉴别困难，上皮样血管内皮瘤常呈条索状生长，细胞较大，角蛋白常呈阳性，内皮标记阳性。

治疗　倾向于保守性外科治疗加放射治疗。

预后　侵袭性肉瘤沿肌腱、神经和筋膜呈浸润性生长，常局部复发，约40%可有肺、淋巴结、胸膜等转移，淋巴结转移比其他肉瘤少见，5年生存率50%~70%，20年生存率不超过25%。发生于骨盆、会阴部位的近端型上皮样肉瘤常呈侵袭样临床过程。

预后不良因素有：老年男性、肿瘤直径5cm、位置深、位于肢体近端、细胞异型性、见到横纹肌样细胞、肿瘤侵犯血管或神经。

（高天文　马翠玲）

lóngtūxìng pífūxiānwéi ròuliú

隆突性皮肤纤维肉瘤（dermatofibrosarcoma protuberans）　起源于真皮的成纤维细胞或组织细胞，缓慢生长性局部侵袭性肉瘤。

病因和发病机制　与巨细胞纤维细胞瘤的遗传学一样，最常见的染色体异常有环状染色体和染色体易位t（17；22），两种异常均有特殊的Ⅰ型胶原α_1基因（*COLIA1*）和血小板衍生生长因子（*PDGF*）的B链基因融合。环状染色体见于成人，染色体易位见于儿童患者。隆突性皮肤纤维肉瘤的细胞来源一直有争议，多倾向于系纤维细胞肿瘤。

临床表现　肿瘤可以出生即有，也可儿童期发病，好发于21~40岁，常持续多年。半数发生于躯干，其次为四肢近端和头颈部。肿瘤通常生长缓慢、无症状、多个结节形成的硬斑块，坚实、直径数厘米，其下与皮下组织粘连，初为肤色，逐渐发展为红蓝色。先天性或儿童期发生的隆突性皮肤纤维肉瘤可能出现萎缩样外观，易误诊为血管肿瘤或血管畸形。

辅助检查　组织病理检查病变位于真皮内，并弥漫不规则向皮下脂肪组织侵袭，表皮增生不明显。肿瘤细胞呈梭形，形态一致，胞质很少、淡染，核细长，细胞很少或无异型性。①早期斑块状病变期：细胞成分少，增生的细长梭形排列呈长束状，与皮面平行，分散于胶原束之间，呈蜂窝样或波浪样外观，可浸润破坏附属器结构。②结节期：细胞成分增多，排列呈短束状，呈“席纹”状或垫子样，细胞浸润至皮下组织呈蜂窝样。有时以小血管为中心排列，可见到有丝分裂，但不多。有时可见到黏液样变性，特点为多数圆形至星状细胞分布于血管增生的黏液基质中，很少有坏死。分化差的肿瘤细胞成分更多，排列呈“鱼骨状”，细胞异型性和有丝分裂增加。肿瘤周边可见慢性炎细胞浸润，其他还可以出现硬化、栅栏状排列、形成贝罗凯（Verocay）小体样结构等，部分病例可见到多形性巨细胞。免疫组织化学检查肿瘤细胞CD34弥漫阳性，ⅩⅢa因子阴性，S-100、肌动蛋白、肌丝蛋白阴性，肿瘤细胞p75（低亲和性神经生长因子受体）阳性。

诊断与鉴别诊断　主要依据临床表现和组织病理检查特点诊断。组织病理检查取材应包括足够的皮下脂肪组织，以避免误诊。病理鉴别诊断包括萎缩性或深在性皮肤纤维瘤、纤维肉瘤、恶性外周神经鞘瘤。皮肤纤维瘤往往伴表皮增生，虽然可有局灶性CD34阳性，但大部分瘤细胞CD34阴性，ⅩⅢa因子阳性。

治疗　完全手术切除。血小板衍生生长因子（PDGF）受体酪氨酸激酶拮抗药试用治疗部分患者获得缓解。

预后　易局部复发。极少数可有肺转移。

（高天文　马翠玲）

èxìng xiānwéi zǔzhīxìbāoliú

恶性纤维组织细胞瘤（malignant fibrohistiocytoma）　来源于骨或软组织，有恶性组织学特征，但无法确定特异性细胞分化来源的未分化多形性肉瘤。最早是由考夫曼（Kauffman）和斯托特（Stout）于1961年报道，但关于其细胞来源一直存在争议。大多数学者认为恶性纤维组织细胞瘤是对一类形态的肿瘤的描述，并不是一个确切的疾病。根据组织学特点分为4型：席纹状-多形型、黏液型、巨细胞型和炎症型；席纹状-多形型最常见，约占70%。曾经的血管瘤样恶性纤维组织细胞瘤亚型近年已被重新归类为血管瘤样纤维组织细胞瘤。

临床表现　可发生于任何年龄，但主要发生于50~70岁，罕见于20岁以下。男性稍多。可以发生于身体任何部位，最常见于下肢，尤其是股，其次为上肢和腹膜后。患者常见主诉为数周到数月不等的期间出现一个肿块，通常无症状，压迫神经可出现疼痛，晚期患者出现消瘦、乏力等全身症状。腹膜后恶性纤维组织细胞瘤可出现压迫症状。

辅助检查　诊断需借助于组织病理检查和免疫组化标记。组织病理改变因类型不同而异。①席纹状-多形型：皮肤上的肿瘤多起源于深部软组织，肿瘤具有显著的细胞学多形性，可见奇异的多核巨细胞，呈席纹状排列，有泡沫状巨噬细胞和单核细胞浸润。有类似组织病理改变的肿瘤需要进一步行免疫组化、电子显微镜检查，明确特异性的细胞分化，如平滑肌肉瘤、横纹肌肉瘤、脂肪肉瘤、淋巴肿瘤、黑素瘤和癌。②黏液型：表现各异，可有低度分化、显著黏液样、少细胞、多细胞、多形性黏液样变等；细胞多形性、星状或梭形；肿瘤呈多结节样生长，可见屈曲状的薄壁血管，黏液样间质内可见到深染的星状或梭形细胞。电子显微镜下细胞具有成纤维细胞和肌纤维细胞的超微结构特点。③巨细胞型：结节性生长，见大量破骨细胞样多核巨细胞。可能为软组织骨肉瘤或软组织巨细胞瘤。进一步发展的损害很难与骨巨细胞瘤鉴别。④炎症型：肿瘤组织内可见显著淡染或非典型的黄瘤细胞以及少量的多形和多核细胞，其间可见大量的中性粒细胞，也可见梭形细胞呈席纹状排列。部分患者进一步检查可能为恶性淋巴网状组织细胞瘤、T细胞淋巴瘤。免疫组织化学染色仅波形蛋白阳性。

诊断与鉴别诊断 诊断首先要排除其他的肿瘤，应进行仔细的免疫组织化学和超微结构检查，尽可能将发生肉瘤的组织类型明确分类。恶性纤维组织细胞瘤具有较高的细胞非典型性、多形性和分裂活性，常出现坏死可以区别于隆突性皮肤纤维肉瘤。

治疗 手术、放射、化学综合治疗。手术尽量切除所有受侵组织，术后根据组织病理学和临床表现决定进一步的放化疗方案。

预后 预后与组织学分级有关，生长缓慢的肿瘤有局部复发倾向，偶有淋巴结转移，5年生存率可达70%；深部损害和高组织学分级者常发生转移；炎症型恶性纤维组织细胞瘤主要累及腹膜后和其他内脏软组织，不累及皮肤，具侵袭性，死亡率较高。

（高天文　马翠玲）

xiānwéi ròuliú

纤维肉瘤（fibrosarcoma）

缓慢生长，侵犯深部软组织继之侵犯其上的皮下组织和皮肤的少见肉瘤。分为成人型和儿童型。

病因和发病机制 有报道少数成人型可能发生于陈旧性烧伤瘢痕或经过放射治疗的部位，肿瘤存在非常复杂的染色体异常。儿童型细胞遗传学显示肿瘤存在染色体易位t（12；15）（p13；q26），染色体易位导致NTRK3受体酪氨酸激酶基因活化。

临床表现 成人型好发于41~60岁，男性稍多，最常发生于下肢，其次为上肢和躯干；儿童型发生于10岁以前，绝大多数小于2岁，男孩好发，多见于四肢、其次为头颈部。表现为缓慢生长的深在结节，偶尔位于皮下，直径1~10cm。通常皮肤表面正常，可以波动，如果病变起源于下方组织累及真皮，表面皮肤可以发生萎缩、色素沉着及破溃。通常无症状，也可发生疼痛。肿瘤较大、柔软表现更加恶性，进展更加迅速。

辅助检查 组织病理检查成人型和儿童型类似，通常表现为从深部软组织向上扩展的肿瘤团块，界限清楚，肿瘤细胞为均匀一致梭形细胞，胞质少，细胞核细长深染，常见有丝分裂，交叉排列呈鱼骨状；细胞之间有细小胶原束，可有灶性黏蛋白沉积。高度恶性或低分化肿瘤出现较多异型核细胞，核丝分裂多见，坏死灶增多，鱼骨样改变减少。硬化性纤维肉瘤是一种罕见类型，肿瘤由均匀一致、小的、圆形或卵圆形上皮样细胞组成，排列成条索状或巢状，胞质稀疏透明，有时可见局部钙化和骨形成。免疫组织化学检查波形蛋白阳性，肌动蛋白局部阳性，CD34、S-100、上皮膜抗原和肌丝蛋白阴性。超微结构显示肿瘤细胞具有成纤维细胞和肌纤维细胞的特点。

诊断与鉴别诊断 主要依据临床表现、组织病理特点和组化标记结果诊断。所有病例均需要行S-100、上皮膜抗原（EMA）和广谱细胞角蛋白（pan-CK）染色以除外恶性神经鞘瘤和单相滑膜肉瘤。此病还需要与平滑肌肉瘤鉴别，平滑肌肉瘤的细胞呈梭形，胞体更加饱满，胞质丰富，呈嗜酸性，核呈雪茄样，肿瘤细胞肌丝蛋白阳性，肌动蛋白染色阳性比纤维肉瘤更广泛。病理鉴别诊断还应包括结节性筋膜炎、纤维瘤病、隆突性皮肤纤维肉瘤等。治疗宜手术广泛切除，可以选择截肢或辅助放射治疗。高度恶性可系统化疗，肿瘤对放疗多不敏感。

预后 高度恶性或低分化纤维肉瘤可血行转移，主要至肺、骨等。成人型易复发和转移，5年生存率约50%；儿童型预后较好，约25%出现局部转移，5年生存率高于80%。

（高天文　马翠玲）

èxìng xuèguǎn nèipíxìbāoliú

恶性血管内皮细胞瘤（malignant angioendothelioma）

成纤维结缔组织和血管组织同时生长的恶性软组织肿瘤。又称血管肉瘤（angiosarcoma），恶性血管内皮瘤，血管母细胞瘤，淋巴管肉瘤，尚无可靠方法以区分血管起源和淋巴管起源。

病因和发病机制 病因不明。极少数患者与接触氯乙烯或着色性干皮病、表皮松解性大疱病、淤滞性溃疡、痛风的病史有关。极个别血管肉瘤与肾移植后慢性免疫抑制有关。

临床表现 主要分为3种情况。①特发性头颈部血管肉瘤：常发生于老年人，无性别差异，好发于头皮和面中部。常表现为单发或多发的红色或紫红色隆起斑块、丘疹或结节，生长速度不等。恶性程度高的皮损易发生溃疡和出血。由于肿瘤内血小板的消耗和破坏可出现血小板减少症，但很少发生。②淋巴水肿相关性血管肉瘤：传统上又称淋巴管肉瘤，多发生于老年女性的臂部，她们通常在发病前数年进行过乳癌切除术合并腋淋巴结摘除或放疗。也可发生在医源性淋巴水肿、先天性淋巴水肿或淋巴管瘤畸形和象皮肿的基础上，后两者罕见。典型皮损表现为分布广泛的紫红色结节或水疱。③放射后血管肉瘤：较少见，可于良性疾病（如血管瘤和头癣）或恶性疾病经放疗数年后发生。发生于乳房的皮肤放射后血管肉瘤通常不合并淋巴水肿，潜伏期相对较短。

辅助检查 ①组织病理检查：不同类型血管肉瘤的病理学改变一致。肿瘤位于真皮内，边界不清，由无数大小不等、交织吻合的血管组成，呈浸润性生长。内皮细胞单层或多层，形态饱满，有异型性，有丝分裂活跃，异常核分裂很常见，可形成血管腔内乳头或实性细胞巢结构。增生的血管易形成分支，将真皮胶原束分隔开来。肿瘤中散在分布慢性炎症细胞是此病一个特征表现。细胞局部可发生上皮样改变。有时肿瘤由广泛、呈实性、未分化的梭形细胞组成，此时不易辨认组织起源。网硬蛋白染色可有效鉴别肿瘤是否血管起源，在分化较好的区域肿瘤细胞处于血管周围的网硬蛋白鞘中，单个细胞周围无网硬蛋白结构包绕。②免疫组化标记：内皮标志物阳性，包括Ⅷ因子相关抗原、CD31、CD34和FLI-1，其中CD31是最敏感也是最特异。通常人类疱疹病毒8型（HHV-8）阴性。

诊断与鉴别诊断 组织病理改变结合临床病史基本可确诊断。有时需与良性血管瘤、淋巴管瘤及马森（Masson）瘤区别。偶需与梭形细胞黑素瘤或各种癌鉴别，梭形细胞黑素瘤可以通过免疫组化标记确定组织起源来鉴别。

治疗 外科手术广泛切除。

预后 所有类型的血管肉瘤预后都很差，表现为反复局部复发和迅速播散，80%的患者常在相当短的时间内死亡。淋巴结和肺部转移最为常见。和预后不良相关的因素有：肿瘤大小、侵袭深度和核分裂象比例。年轻患者预后相对较好，放射治疗能提高存活期。

（高天文　李　巍）

Kăbōxī ròuliú

卡波西肉瘤（Kaposi sarcoma）

表现为皮肤上发生多个血管性结节的内皮来源肿瘤。1872年由卡波西报道。关于此病是反应性改变还是肿瘤性病变尚存在争议。

病因和发病机制 病因不明。多因素引起，基因易感性、地理环境因素及内分泌等因素都可影响此病的发生，并且和人类疱疹病毒8型（HHV-8）感染及自身免疫功能缺陷相关。

临床表现 卡波西肉瘤可分为4种临床类型：经典型（欧洲型）、非洲型、免疫抑制相关型和获得性免疫缺陷综合征相关型。所有类型皮损临床表现都相似。开始时为小的蓝红色斑片或扁平斑块，常多发。逐渐增大，发展成结节样，有时可融合形成更大的皮损。新损害形成的同时部分损害消退，有的形成溃疡或呈真菌样生长。病变扩展的速度通常与患者所患肿瘤的临床类型有关。

辅助检查 必须行组织病理检查，可结合免疫组化标记来明确诊断。组织病理检查卡波西肉瘤的显微镜下改变根据不同时期的损害可分为3期。其中斑片期和斑块期的形态学可有重叠，结节期皮损的表现特异。早期斑片期的特征是真皮内血管数量轻度增多，内皮细胞不典型性不明显，周围有混合的淋巴细胞和浆细胞浸润，伴含铁血黄素沉积和紫癜。这些血管多与表皮平行排列，围绕在附属器周围，或分布于胶原束间。这一期的卡波西肉瘤与肉芽组织类似，很难诊断。斑块期可见更为广泛、明显的真皮血管增生，管腔大小不等。内皮细胞形态饱满，但仍只有单层细胞。真皮内血管周围见嗜酸性的梭形细胞是该期的一个特点，这些细胞的胞核两端细，深染。损害的边界不清，梭形细胞团块中可见原始的血管裂隙。有明显慢性炎症细胞浸润。结节期的特征性表现为真皮内相对边界清楚的嗜酸性梭形细胞团块，数量不等。这些细胞团块中散在大量不规则、裂隙样血管腔，缺乏内皮细胞衬托，但经常可见红细胞外溢。其横切面呈筛孔样结构。结节周围可见明显扩张的血管。此期正常有丝分裂象最为明显。包括组织细胞在内的慢性炎症浸润有时明显。免疫组化检查梭形细胞CD34弥漫阳性，局部CD31和肌动蛋白阳性。

诊断与鉴别诊断 结合组织病理改变、皮损特征及临床病史作出诊断。需与下列疾病鉴别：肢端淤积性皮炎、假性卡波西肉瘤、动脉瘤样良性纤维组织细胞瘤、进行性淋巴管瘤、丛状血管瘤、靶样含铁血黄素血管瘤、梭形细胞血管瘤，卡波西样血管内皮瘤和恶性血管内皮细胞瘤等，结合各自相应的组织学特征和临床特点加以鉴别。

治疗 早期小损害可手术切除，局部放射治疗较敏感，化学治疗对绝大部分患者有效。

（高天文　李　巍）

zhīfáng ròuliú

脂肪肉瘤（liposarcoma） 来源于脂肪母细胞的恶性肿瘤。是最常见的软组织肉瘤，原发于皮下组织者并不多见。病因不明。

临床表现 分为3个亚型，即不典型脂肪瘤样瘤、黏液样脂肪肉瘤和多形性脂肪肉瘤。男性稍多于女性，可发生于任何年龄，但大多数在40岁以上。除发生在腹腔和股软组织外，很少发生于它处，但也有发生在躯干和四肢的报道。极少数病例是发生在原有的脂肪瘤基础上。肿瘤通常发生于深部肌肉间，表现为大的肿块，边缘不清。除非晚期患者，一般皮肤很少受累。

辅助检查 组织病理：不典型病例表现为3种形式。①脂肪细胞型：镜下与成熟脂肪组织极为相似，但可见细胞核中度多形性，伴有大小不一的脂肪细胞和少量脂肪母细胞。②硬化型：位置深在，由纤细的或硬化的胶原组织组成，含有奇形怪状的多核细胞，脂肪母细胞罕见。有时可出现向软骨、骨和平滑肌等组织化生是此病的特征之一。③梭形细胞型：不常见，好发于皮下组织。主要由梭形细胞组成，轻至中度异型，而脂肪细胞则不明显。黏液样脂肪肉瘤由形态一致的星形或梭形细胞组成，胞质内有小空泡，细胞位于由酸性黏多糖组成的黏液样间质之中。常能见到黏蛋白聚集形成的淋巴血管瘤样改变。小的薄壁毛细血管形成复杂的丛状网络，称为“鸡爪”样改变，为此型的特点。多形性脂肪肉瘤由高度多形性的梭形细胞、脂肪母细胞和大量空泡状多核巨细胞组成。脂肪母细胞的出现是诊断脂肪肉瘤最重要的特征，也是它与其他多形性肉瘤鉴别的关键。典型的脂肪母细胞大小不一，有多个边缘清楚或凿孔状的脂质空泡，细胞核形态不规则、深染（有时多核），核周有扇贝状排列的脂肪小滴。免疫组化对脂肪肉瘤的诊断价值有限，脂肪细胞、部分脂肪母细胞、黏液样脂肪肉瘤中的圆形细胞对S-100染色阳性。梭形细胞对S-100染色呈灶状阳性，但CD34染色阳性。

诊断与鉴别诊断 主要依据典型的组织病理特征和找到脂肪母细胞。不典型脂肪瘤样瘤中脂肪细胞大小不一，细胞核染色深，据此可和脂肪瘤鉴别。与病态肥胖症相关的巨大限局性淋巴水肿可类似不典型脂肪瘤样瘤，但与病态肥胖症相关的巨大限局性淋巴水肿不出现不典型脂肪细胞，由大而分叶状的成熟脂肪细胞组成，伴水肿、间隔增厚和间隔内血管增生。黏液样脂肪肉瘤应和黏液性纤维肉瘤鉴别，黏液性纤维肉瘤没有脂肪母细胞，细胞多形性更明显。确立多形性脂肪肉瘤的诊断，需要在多形性肉瘤的背景中找到脂肪母细胞。此病很难与脂肪母细胞瘤鉴别，但脂肪肉瘤在小儿罕见，在鉴别困难的情况下，细胞遗传学可能会有所帮助。

治疗 外科手术广泛切除，对放射线较敏感。

预后 组织学上分化不好者30%~40%发生转移，而分化好的则较少转移。

（高天文 李 巍）

èxìng hēisùliú

恶性黑素瘤（malignant melanoma） 表皮黑素细胞来源的恶性肿瘤。其发病率占皮肤恶性肿瘤的第三位（6.8%~20%），占所有恶性肿瘤的1%~2%。在恶性肿瘤死亡的患者中，黑素瘤约占1%。黑素瘤的发病率及致死率逐年不断增加，全世界每年有超过7000人死于黑素瘤，超过20%的患者发生转移。早期诊断和恰当地治疗可以改善预后。

病因和发病机制 和遗传、紫外线和先天性色痣等有关。

遗传 黑素细胞起源于多潜能神经嵴细胞。基因的特异性对于色素细胞增殖或色素沉着进而发展为黑素瘤具有确定性的意义。发育不良痣是一种明显的具有家族遗传倾向的后天性痣，在美国成人中的发病率为1.8%~4.9%，家族性发育不良痣恶变率颇高。

紫外线 主要环境危险因素是白色人种过度暴露于紫外线照射，虽然诱发黑素瘤的确切波长和暴露模式并没有明确，但未适应气候的浅色皮肤间断暴露于高强度紫外线比慢性日光暴露更危险。长波紫外线和中波紫外线在黑素细胞转变成非典型性黑素细胞或黑素瘤的过程中起始动作用。

先天性色痣 有研究表明，先天性小痣恶变的概率并不大，但临床资料已经充分说明先天性巨痣（≥20cm）恶变的概率可达2.5%~5%。中国有研究表明，12.9%的黑素瘤来源于3cm以内的先天性小痣。因此，先天性色素痣恶变风险性可能更依赖于痣的组织病理学特点，即与痣细胞侵入皮肤的深度、痣细胞的数目及生物学特性相关。

其他 在中国，外伤相关的黑素瘤有较多报道，对色素痣的激光等不当处理也是黑素瘤的诱发因素。

临床表现 主要分为浅表扩散型、结节型、恶性雀斑样痣和肢端型。

浅表扩散型黑素瘤 白色人

种最常见的皮肤黑素瘤类型，发病年龄多在30~50岁，约占全部黑素瘤的70%，可发生在任何部位，但最常见部位为男性躯干和女性腿部。早期为无症状的棕褐色至黑色斑疹，多颜色不均，边界不规则，可直接发生，也可继发于色素痣。在原位黑素瘤阶段，斑疹通常边界不规则，色素不均，直径通常小于5mm，开始为局限于表皮或真皮乳头的缓慢水平状生长（或放射状生长），随后出现快速的垂直生长，进入垂直生长期的黑素瘤预后差。

结节型黑素瘤 白色人种第二常见的黑素瘤，大部分患者发病年龄在60岁之后，占所有黑素瘤的15%~30%，可以发生在任何部位，但躯干和头颈部最常见，男性发病率高于女性，通常表现为结节，蓝色、黑色甚至粉色、红色，可出现溃疡甚至出血，进展很快。被认为是自然发生的处于垂直生长阶段的肿瘤，不具有在其他组织亚型中出现的水平生长阶段，诊断时已处于进展期，预后较差。

恶性雀斑样痣黑素瘤 占皮肤黑素瘤的不足15%，发病年龄多在70岁以后，主要发生于慢性日光暴露的皮肤，常见于面部，好发于鼻和面颊，表现为缓慢增大的、不对称的、灰色或黑色的不均匀斑疹，常有不规则的锯齿样边界。前驱损害（癌前病变）叫作恶性雀斑。5%的恶性雀斑可以发展为侵袭性黑素瘤。

肢端黑素瘤 一种在整个人群中相对不常见的黑素瘤，但在亚洲人群中较为多见，发病率占所有黑素瘤的45%，在棕色人种中更是高达70%，可能与亚洲浅表扩散型黑素瘤发病率远低于白色人种相关。发病年龄多在60岁以后，通常发生于手掌、足或甲周。肢端黑素瘤常表现为不对称、黑色或灰色的不均匀斑疹（图），部分诊断时往往为较晚期，在中国人中，有很多人最初表现为甲黑线逐渐增宽，有的甚至延伸到皮下，侵及甲周皮肤，这种皮损多需扩大切除。

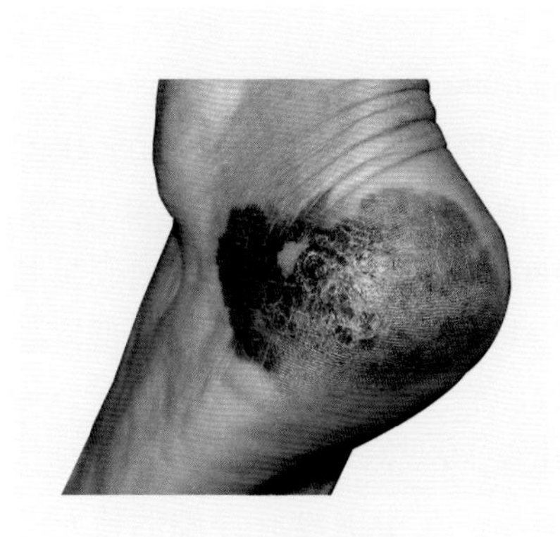

图 肢端黑素瘤

注：足跟部色素不均匀的黑色斑疹

其他黑素瘤 还有一些特殊类型的黑素瘤：无色素性黑素瘤、恶性蓝痣、结缔组织增生/嗜神经/神经源性黑素瘤、透明细胞肉瘤、气球状细胞黑素瘤等。

辅助检查 典型的黑素瘤组织病理检查表现是：表皮内巢状黑素细胞，大小形态不一，彼此之间距离不等，可以出现融合。表皮下黑素细胞多单个分布，很少呈巢状，一些单个黑素细胞可以上移至真表皮交界之上，延伸进入表皮甚至角质层（佩吉特样现象）。在真皮内，黑素细胞并不随着向下扩散而逐渐变小（缺乏成熟现象），黑素细胞核也不变小。黑素细胞的异型性是诊断黑素瘤的重要线索。黑素细胞的异型性表现为细胞大小不均、细胞核增大、核形不规则、核染色明显加深、核分裂象明显。黑素瘤的组织病理检查中还应注意侵袭的深度（Breslow厚度），侵袭的Clark水平，核分裂象的多少，表面有无溃疡。免疫组织化学检查HMB45、Melan-A、波形蛋白、S-100、Ki67等可以在一定程度上帮助诊断。

诊断与鉴别诊断 诊断主要依据组织病理检查、苏木精-伊红染色、免疫组织化学检查明确诊断。主要与以下疾病鉴别。①斯皮茨痣（Spitz nevus）：主要发生于小儿及青年，其怪异多核巨细胞周围常有水肿引起的裂隙，位于深部的细胞常有成熟倾向。对有结构和细胞异型性的Spitz肿瘤则需密切结合临床考虑。②非黑素细胞性肿瘤：一些鳞状细胞癌、肉瘤与无色素性黑素瘤鉴别困难，免疫组织化学检查及电子显微镜检查有重要意义。

治疗 与大多数肿瘤治疗方法类似，包括早期手术治疗，中晚期手术结合放射治疗、化学治疗，以及新型的免疫治疗和靶向治疗等综合治疗方法。

手术治疗 单纯的手术治疗主要适用于早期的原位黑素瘤，对于中晚期的黑素瘤术后必须结合其他辅助治疗方式。对于Ⅳ期患者，手术虽然不能延长生存时间，但可以显著改善患者的生存质量。手术方式应根据病变分期选择，主要是根据布雷斯洛（Breslow）侵袭厚度确定手术切除的合理范围。如果切除范围过小，会导致肿瘤的局部复发，而且切除的损伤也会污染深部的组织，有可能促进肿瘤的转移，但如果切除范围过大，切口处愈合不良，影响功能和外观。因此手术边界的确定要兼顾患者的病情需要和功能需要。前哨淋巴结活检，对于没有出现淋巴结肿大和肉眼可见或可以触及的淋巴结肿大的患者，可以帮助确定患者术

后是否需要辅助治疗、放射治疗，以及是否需要行淋巴结清扫。

辅助治疗 主要目的是消除临床不明显的镜下转移，主要用于高危Ⅱ期或Ⅲ期，也可对非内脏转移的Ⅳ期患者。主要的辅助治疗是α干扰素（IFN-α）。IFN-α是美国食品药品管理局（FDA）批准的在美国使用的唯一黑素瘤辅助治疗药物。但干扰素的副作用较大，有流感样症状、神经精神系统症状、血液系统及肝脏的副作用，甚至致死性的横纹肌溶解症。这些毒副作用对患者的生活质量影响极大，但有研究证明，黑素瘤复发或转移比高剂量干扰素对患者生活质量的影响更大。因此，不应该由于干扰素的副作用就放弃使用，而应该根据患者的反应进行调整。

免疫治疗 黑素瘤是一种典型的免疫原性肿瘤，输注免疫系统效应因子，注射疫苗等可以获得治疗效果。黑素瘤疫苗也是治疗进展期黑素瘤方法之一，黑素瘤患者体内含有抗黑素瘤细胞膜抗原的抗体，皮内注射卡介苗能增强机体的抗肿瘤免疫。

系统治疗 细胞毒性化疗药对转移性黑素瘤有一定效果，最广泛化疗药物仍然是达卡巴嗪，单一用药可以获得20%左右的有效率。口服达卡巴嗪的前体药物替莫唑胺对中枢神经系统的转移有一定效果。联合化疗方案多用于单药无反应的转移性黑素瘤，有多种联合化疗方案，但联合化疗并不能改善患者的整体生存率。达卡巴嗪仍然是Ⅳ期黑素瘤化疗的参考标准。

其他治疗 除以上治法外，还有很多新的治疗方法。例如，抗CTLA-4单克隆抗体，阻止免疫信号系统下调，从而干扰黑素细胞免疫抑制环境。隔离肢体灌注疗法虽不能提高患者的生存率，但可极大改善患者的生存质量，避免截肢痛苦。

黑素瘤的治疗现状困难重重，尤其是晚期黑素瘤。由于系统化疗全身反应大，且有效率极低，分子靶向治疗和免疫治疗将是发展方向。

（高天文 李春英）

xùnyàng ròuyázhǒng

蕈样肉芽肿（mycosis fungoides）

原发性皮肤T细胞淋巴瘤。1806年法国皮肤病学家阿利贝特（Alibert）首次报告。属于低度恶性肿瘤，病程可长达数十年。发病率（6~7）/10万人，存在地区差异。在中国没有详细的流行病学资料。随着诊断水平提高，发现了很多早期斑片期的蕈样肉芽肿患者，导致发病率明显增高。

病因和发病机制 病因不清。多数患者散发，提示环境因素有一定作用。部分患者呈家族性发病，可能有遗传学背景。与血液系统及其他系统恶性肿瘤伴发的蕈样肉芽肿报道逐渐增多，提示系统免疫力低下可能与之有关。

临床表现 表现多样，主要有以下类型。

经典蕈样肉芽肿 分为斑片期、斑块期和肿瘤期。

斑片期 皮疹以非暴露区域多见，多位于四肢内侧，股部或躯干部位。皮损呈斑片状，多数皮损可有轻度萎缩，部分皮损有鳞屑附着，类似银屑病或湿疹（图1）。斑片表面光亮，易皱缩，正常沟嵴消失，毛细血管扩张，色素减退或色素增加，可呈血管萎缩性皮肤异色症或大斑块型副银屑病表现。皮损可持续长达数年不进展或缓慢发展为斑块。皮损可有瘙痒，但无系统症状。

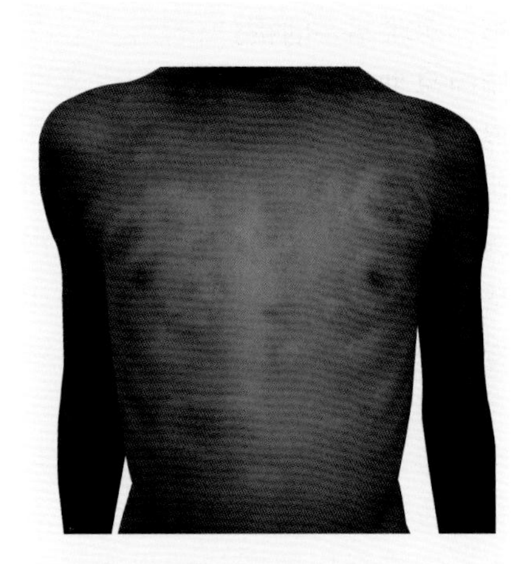

图1 蕈样肉芽肿（斑片期）

注：躯干淡红色斑片

斑块期 由斑片期进展而来，呈不规则性，界限清楚略高起的斑块，颜色黄红色、暗红色至紫红色不等。可自行消退，亦可融合为大的斑块边缘呈环状弓形或匐行性，颜面受累时褶皱加深形成“狮面”（图2）。斑块可互相融合成广泛性，但有散在的正常皮肤存在。损害进一步发展可发生疼痛性表浅溃疡。此期常发生淋巴结肿大，无触痛，性质坚实，可自由推动。

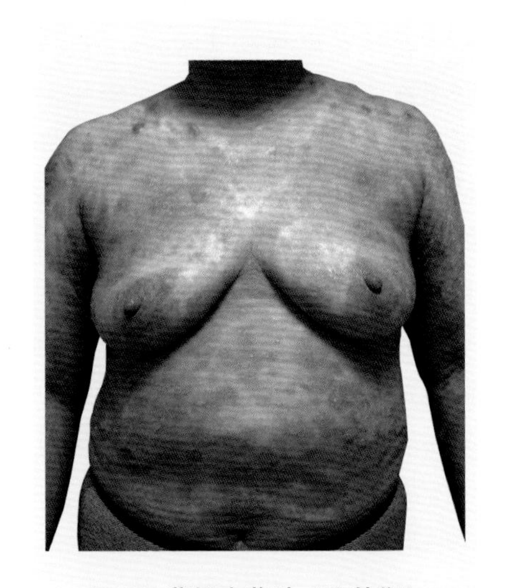

图2 蕈样肉芽肿（斑块期）

注：躯干四肢暗红色至紫红色略高起的斑块

肿瘤期 可发生于原有斑块上或正常皮肤上。皮损为大小不等，形状不一的褐红色高起结节，倾向早期破溃，形成深在性卵圆形溃疡，基底被覆坏死性淡灰白色物质，溃疡边缘卷曲（图3），好发于躯干，但亦可发生于其他部位甚至口腔和上呼吸道，一旦肿瘤发生，患者通常在数年内死亡。

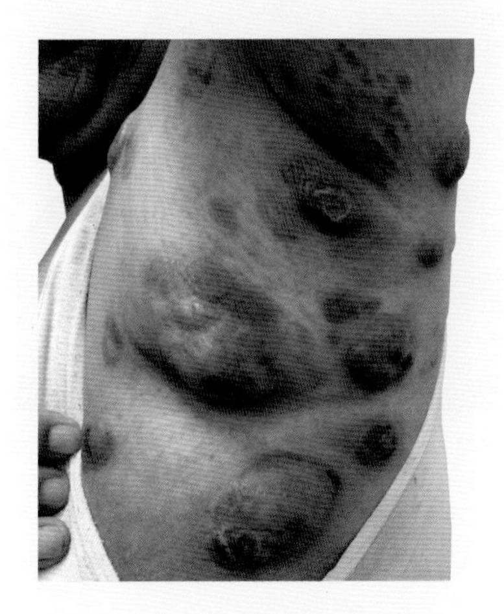

图3　蕈样肉芽肿（肿瘤期）

注：腋下大小不等，形状不一的褐红色高起结节，部分破溃，毛脱落

此外，蕈样肉芽肿可见红皮病型亚类，呈全身性剥脱和皮肤潮红，毛发稀少，甲营养不良，掌跖角化，有时全身性色素增深。

佩吉特样网状细胞增生症　多见于老年男性，皮损发生于肢体，特别是下肢末端，表现为孤立的边界清楚的红色或棕红色斑片或斑块，形态不规则或呈多环状。其上附有鳞屑，易合并溃疡和肿块形成，无自觉症状，皮损缓慢发展，不累及皮肤外器官。

肉芽肿性皮肤松弛症　少见，中青年男性较多发，好发于皮肤的皱褶部位，尤其是腋窝和腹股沟，早期表现为轻微的边界较清楚的皮肤斑片和斑块，后逐渐发展成大块皮肤下垂，局部淋巴结肿大，过程缓慢，预后好，部分病例数年或数十年后伴发其他的皮肤和淋巴结淋巴瘤，如霍奇金淋巴瘤、外周T细胞淋巴瘤。

肉芽肿型蕈样肉芽肿　临床特点与经典蕈样肉芽肿相似，可以出现斑疹、斑片、结节、斑块、肿块、溃疡、皮肤异色症样损害。

亲毛囊性蕈样肉芽肿　包含表现为斑块伴毛囊黏蛋白病的亲毛囊蕈样肉芽肿和表现为毛囊性丘疹的亲毛囊蕈样肉芽肿两种类型，青壮年男性多见。皮损好发于头颈部和躯干上部，可单发或多发。皮损表现为浸润性斑块，有时为肿块，也可为群集性毛囊性丘疹、粉刺样丘疹，表面有蜡样光泽。可伴有脱发，常合并眉毛脱落，具有一定的特征性，偶合并黏液流出，瘙痒剧烈。

其他变异　包括大疱型、汗疱疹型、色素减少型、皮肤异色病型、色素过多型、色素性紫癜样、单一病变型、掌跖型、角化过度型/疣状、菜花状/乳头状、鱼鳞病型、脓疱型等等变异型。

辅助检查　包括组织病理检查、免疫组化标记、T细胞受体基因重排等。

经典蕈样肉芽肿　①组织病理：斑片期蕈样肉芽肿表现为淋巴细胞在表皮内散在浸润，即亲表皮现象，肿瘤细胞核较大、染色质深、核呈脑回状或扭曲，核周有空晕，周围无明显海绵水肿形成。有时淋巴细胞在表皮基底膜带呈线状分布，即列队哨兵样排列。在斑块期蕈样肉芽肿部分患者表皮内成簇的蕈样肉芽肿细胞聚集形成波特利埃微脓肿，周围与表皮细胞间有空隙，此特征仅在10%左右患者能见到。患者因肿瘤细胞长期浸润，导致真皮乳头增宽、胶原纤维粗大、纤维化。通常表皮内浸润的肿瘤性淋巴细胞较在真皮内者为大。真皮内浸润的瘤细胞数量因病变时期而不同。斑片期肿瘤细胞少，呈散在浸润。而斑块期和肿瘤期病变蕈样肉芽肿细胞增多，甚至呈片状浸润。肿瘤期在皮下脂肪组织内可有瘤细胞浸润，同时亲表皮现象可不明显或消失。②免疫组化：多数患者的瘤细胞显示为成熟外周T细胞标志，即为$CD3^+$、$CD4^+$、$CD45RO^+$，$CD8^-$，但也有$CD4^-$，$CD8^+$的患者。③基因重排：克隆性T细胞受体（TCR）α/β和TCR γ的T细胞受体基因重排对蕈样肉芽肿确诊有帮助。

佩吉特样网状细胞增生症　组织病理改变为表皮角化过度和（或）角化不全，棘层肥厚伴海绵水肿，表皮内有较多佩吉特样分布的淋巴细胞浸润，亲表皮性非常明显，将表皮细胞分割呈网眼样结构，细胞为中等或大细胞，胞质丰富、空亮，核染色深，形态不规则，核仁明显，真皮浅层为淋巴细胞和组织细胞等混合性细胞浸润，一般无瘤细胞浸润，多数患者瘤细胞$CD3^+$、$CD4^+$、$CD5^+$、$CD8^-$，少数$CD3^+$、$CD4^-$、$CD8^+$，CD30常阳性，部分患者TCR基因重排为克隆性。

肉芽肿性皮肤松弛症　组织病理改变为致密淋巴细胞在真皮浅层呈带状浸润或者浸润真皮全层，淋巴细胞异形性不明显，部分细胞核略呈脑回状，大量多核巨细胞散在分布于密集的淋巴细胞背景中，这些多核巨细胞含有数十个细胞核，多数核位于细胞周边，可见多核巨细胞吞噬弹性纤维和淋巴细胞现象，弹性纤维染色示受累皮肤缺乏弹性纤维，浸润的淋巴细胞$CD4^+$、$CD45RO^+$、$CD8^-$，多核巨细胞CD68阳性，多数患者有TCR基因克隆性重排。

肉芽肿型蕈样肉芽肿　组织病理改变具备经典蕈样肉芽肿的组织病理特点，但在真皮内可见多少不等的上皮样肉芽肿和多核巨细胞浸润。

亲毛囊性蕈样肉芽肿　组织病理改变表现为毛囊漏斗部黏液沉积，黏液多少不等，偶可形成黏液湖，但也有患者仅出现毛囊漏斗部位淋巴细胞浸润而无黏蛋白产生现象。

诊断与鉴别诊断　确诊主要依据临床特点和典型的组织病理特征，组化标记和T细胞受体基因重排对诊断和鉴别诊断有一定帮助。需与麻风、副银屑病、湿疹等疾病鉴别，组织学需要和其他类型的皮肤淋巴瘤鉴别。

治疗　根据疾病分类分期治疗。早期患者治疗相对容易，晚期患者治疗则比较困难。早期患者可采用补骨质素联合长波紫外线（PUVA），窄谱中波紫外线（NB-UVB）等，同时可配合干扰素或维A酸类药物，对皮损局限的患者，外用糖皮质激素有效。一些新的治疗手段也逐渐被运用此病的治疗，如光动力治疗，新型免疫调节剂如咪喹莫特，新型化疗药物等。对于晚期患者，除PUVA和干扰素之外，经典的系统性化疗方案如CHOP，血液置换，射线疗法等也被用于此病的治疗。异体（异基因）干细胞移植及自体干细胞移植也被用于此病的治疗，但仅有个案或小样本报道。一些新的生物药物如抗CD4抗体等也被用于此病的治疗，但多处于临床前或临床研究阶段。

预后　此病是一种低度恶性肿瘤，预后与疾病的分期分级密切相关。尽管多数治疗措施在早期阶段都有效，并且患者能达到长期缓解，但是复发往往不可避免。相对补骨质素联合长波紫外线等温和治疗措施而言，其他治疗手段并无更好效果。此病多见于老人，多数患者皮损稳定于斑片期，最终多死于其他疾病，过于激进的治疗措施没有必要。

（高天文　王　雷）

fēixūnyàng ròuyázhǒngxìng pífū T xìbāo línbāliú

非蕈样肉芽肿性皮肤T细胞淋巴瘤（cutaneous T cell lymphoma other than mycosis fungoides）

包含一大组疾病，较为常见的包括塞扎里综合征（Sézary syndrome），淋巴瘤样丘疹病，原发性皮肤间变性大细胞淋巴瘤，CD30阳性间变性大T细胞淋巴瘤，NK/T细胞淋巴瘤鼻型和皮下脂膜炎样T细胞淋巴瘤，其他罕见疾病包括CD4阳性小至中等大小T细胞淋巴瘤，皮肤原发侵袭性亲表皮性CD8阳性细胞毒性T细胞淋巴瘤，皮肤γ/δT细胞淋巴瘤，种痘样水疱病样T细胞淋巴瘤等。

临床表现　各类疾病的临床表现有所不同。

塞扎里综合征　代表皮肤T细胞淋巴瘤的白血病阶段，以弥漫性红皮病、全身淋巴结肿大和外周血中肿瘤性T细胞（塞扎里细胞）三联征为典型表现。好发于老年男性，皮肤表现包括红皮病、狮面、掌跖角化、脱屑或皲裂、脱发、皮肤屏障功能削弱导致频繁感染等，患者常有剧烈瘙痒，伴全身淋巴结肿大。

淋巴瘤样丘疹病　多见于青壮年，无明显性别差异。好发于躯干和四肢近端，也可见于掌跖、头皮及外生殖器，偶发生于口腔黏膜。典型皮损是大量直径2cm以内的丘疹和结节，成批出现，数个至数百个，常对称分布，少数为水疱和脓疱，皮损继而坏死、破溃、结痂或表面有鳞屑，最后形成色素沉着斑或浅表萎缩瘢痕，有时在同一患者身上可同时见到不同期的皮损（图1）。一般无自觉症状，系统受累少见。

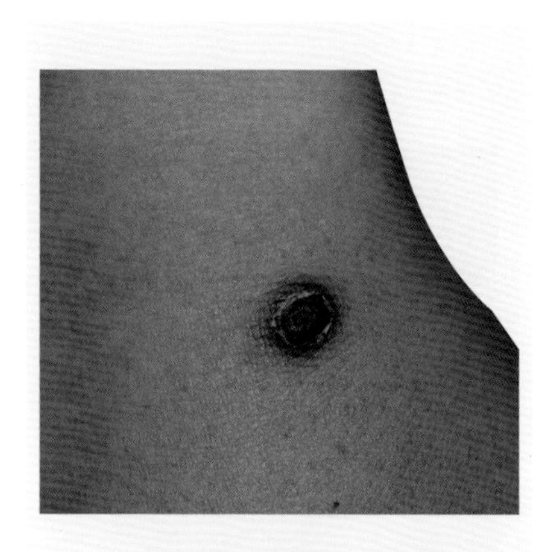

图1　淋巴瘤样丘疹病

注：上臂黄豆大小丘疹，表面坏死结痂

原发性皮肤间变性大细胞淋巴瘤　患者无淋巴瘤样丘疹病、蕈样肉芽肿或其他类型的皮肤T细胞淋巴瘤病史，成人多见，男性稍多。好发于四肢、头皮、躯干等部位，孤立或局限性的坚实的结节或肿块，呈淡红至紫红色，直径多大于2cm，可达8~12cm，常伴溃疡，20%可为多发皮损（图2）。肿瘤多局限于皮肤，有部分或完全消退的趋势，10%可播散到皮肤外器官，主要累及区域性淋巴结。

皮下脂膜炎样T细胞淋巴瘤　多见于青壮年，好发于四肢，其次是躯干。临床表现为紫红色或皮色的单发或多发的斑块、肿块，部分皮损可形成溃疡。患者可伴噬血细胞综合征，可有发热，消瘦等系统性症状。

辅助检查　包括组织病理检查、免疫组化标记等。

塞扎里综合征　①血涂片：可见塞扎里细胞，绝对计数≥

1×10^9/L或百分比大于5%。②流式细胞仪：CD4/CD8 比例 > 10。③组织病理：与蕈样肉芽肿类似，表皮常有明显海绵状水肿形成，可有脓疱形成，浸润的瘤细胞间可混有少量嗜酸性粒细胞、浆细胞，多数病例显示皮肤和外周血的克隆性T细胞受体基因重排。

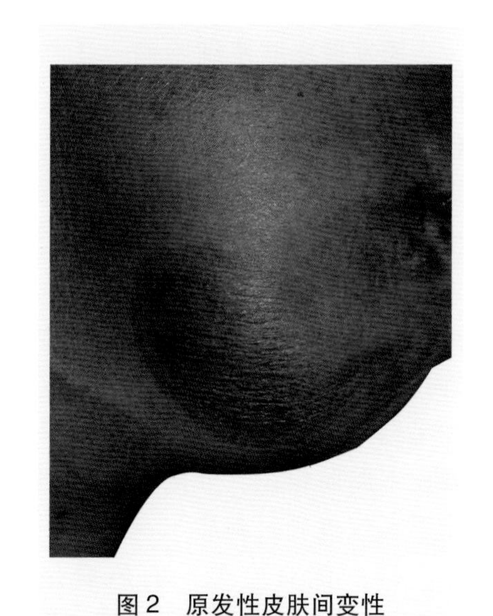

图2 原发性皮肤间变性大细胞淋巴瘤

注：早期下颌部局限性界限清楚红斑

淋巴瘤样丘疹病 ①组织病理：组织学改变分为A、B、C三型，形成一个相互交叉的谱系。A型又称组织细胞型，最常见。表现为楔形浸润的炎细胞背景下，散在或成小团状多核的、类似R-S细胞的CD30阳性的瘤细胞。瘤细胞胞质丰富，胞核呈空泡状，核仁大，居中，核分裂象常见。B型又称MF样型，最少见。表现为类似MF的小的不典型脑回状核的瘤细胞呈带状浸润，成分较单一，胞质少或缺乏，胞核较大而深染，核圆形、肾形、脑回状或扭曲，核分裂象不常见。炎细胞少见。此型中CD30低表达或缺失，有亲表皮现象。C型又称界线型，表现为形态单一的大的不典型瘤细胞浸润，类似于间变性大细胞淋巴瘤，但分布局限。与A型相比，细胞排列成片状或大结节状，炎细胞少见。在同一患者可能同时存在几种不同的组织学类型。②免疫组化：A型和C型中大的瘤细胞通常表达CD30和CD4。B型中脑回状核的不典型细胞CD30表达较弱。

原发性皮肤间变性大细胞淋巴瘤 ①组织病理：真皮内片状不典型间变性细胞呈大片状或结节状在真皮和皮下脂肪组织内浸润，有时有亲血管现象。瘤细胞体积较大，异形性明显，胞质丰富，核大，呈圆形、卵圆形或肾形，空泡状，核膜清楚，嗜酸性核仁明显，也有少数细胞呈中等大小。20%~25%病例不呈间变性改变而呈多形性或免疫母细胞的表现。溃疡处皮损可表现为类似淋巴瘤样丘疹病A型的组织学特点，即大量炎性细胞背景下散在分布少数$CD30^+$细胞。②免疫组化：瘤细胞表达T细胞相关抗原CD2、CD3、CD4、CD45RO，常表达细胞毒性相关蛋白（如TIA-1、颗粒酶B及穿孔素），肿瘤细胞CD30阳性比例大于75%，一般不表达EMA、CD15。

皮下脂膜炎样T细胞淋巴瘤 ①组织病理：表现为累及皮下脂肪小叶的瘤细胞浸润，类似小叶性脂膜炎。肿瘤细胞在脂肪细胞边缘浸润呈花环状，可为小细胞、中等大或大细胞，细胞有异形性，可见吞噬红细胞和核碎屑的组织细胞即豆袋细胞。②免疫组化：瘤细胞表达TCRα/β（βF1）、CD2、CD3、CD5、CD8、CD43、CD45、CD45RO等T细胞相关抗原，不表达CD4，瘤细胞表达细胞毒颗粒相关蛋白TIA-1、颗粒酶B和穿孔素。克隆性TCR基因重排有助于诊断。

诊断与鉴别诊断 ①塞扎里综合征：根据临床为红皮病表现，组织学类似于MF的改变，外周血查到特异性的塞扎里细胞并超过一定数量可以诊断。需与红皮病的其他病因鉴别。②淋巴瘤样丘疹病：根据患者年龄、皮损特点、组织学改变和免疫组化结果作出诊断。临床需与急性痘疮样苔藓样糠疹、丘疹坏死性结核疹鉴别，组织学鉴别诊断包括虫咬皮炎、急性痘疮样苔藓样糠疹、MF、霍奇金淋巴瘤、间变性大细胞淋巴瘤等。③原发性皮肤间变性大细胞淋巴瘤：根据患者皮损特点、组织学改变和免疫组化结果作出诊断。需与其他以大的间变性细胞为组织学特点的淋巴瘤鉴别。④皮下脂膜炎样T细胞淋巴瘤：根据患者皮损特点、组织学改变和免疫组化结果作出诊断。需与良性脂膜炎以及其他侵犯脂肪组织的淋巴瘤鉴别。

治疗 塞扎里综合征治疗以化疗为主，也可采用骨髓移植等方法。淋巴瘤样丘疹病可采用小剂量糖皮质激素，MTX等药物治疗。原发性皮肤间变性大细胞淋巴瘤局部皮损可手术切除，无法手术的皮损可采取放疗或化疗手段。皮下脂膜炎样T细胞淋巴瘤多采用系统性糖皮质激素，化疗，放疗等。

预后 ①塞扎里综合征：属于高度侵袭性肿瘤，预后较差，5年存活率在10%~30%。②淋巴瘤样丘疹病：病程数月至数十年不等，皮损多在3~12周消退，但可反复发作。患者预后好，5年生存率100%。5%~20%患者可发展为其他类型的皮肤淋巴瘤，如蕈样肉芽肿、原发性皮肤间变性大细胞淋巴瘤和霍奇金淋巴瘤。③原发性皮肤间变性大细胞淋巴瘤：病程数月至数年，预后较好，5年生存率超过90%。④皮下脂膜炎样T细胞淋巴瘤：预后较差，但相对NK/T淋巴瘤等而言预后则较好。

（高天文　王　雷）

pífū B xìbāo línbāliú

皮肤B细胞淋巴瘤（cutaneous B cell lymphoma）　一组累及皮肤的B淋巴细胞增生性疾病。包括皮肤边缘区B细胞淋巴瘤，皮肤滤泡中心淋巴瘤，皮肤弥漫大B细胞淋巴瘤（腿型），富含T细胞的B细胞淋巴瘤，淋巴瘤样肉芽肿病，套细胞淋巴瘤以及血管内B细胞淋巴瘤等。多数皮损为单发或多发的红色或紫红色丘疹、结节、斑块或肿块，持续数月或数年，皮损好发于头颈或躯干。组织病理学特点为表皮通常不被累及，形成表皮下无浸润带，病变较早期，肿瘤细胞主要在血管和附属器周围浸润，较晚期时肿瘤细胞呈弥漫性浸润，可达真皮全层并可扩展至皮下脂肪组织，有混合性炎细胞浸润。偶见淋巴滤泡样结构。一般认为原发性皮肤B细胞淋巴瘤预后良好，大部分5年生存率超过90%。

皮肤边缘区B细胞淋巴瘤　①临床表现：最常见的原发皮肤B细胞淋巴瘤。多见于40岁以上，无明显性别差异。好发于上肢，躯干和头部少见。表现为多发的红色至紫红色丘疹、斑块或结节，具有红斑性边界，溃疡形成少见。皮损有消退的趋势，播散到皮肤外器官罕见。②辅助检查：组织病理表现为肿瘤细胞在真皮内呈片状、结节状和（或）弥漫性浸润，有时累及皮下脂肪组织。典型病变是浅染的肿瘤细胞呈袖套状围绕残留的反应性淋巴滤泡，偶可充满滤泡。瘤细胞由不同比例的边缘区细胞（小至中等大中心细胞样细胞）、单核细胞样细胞、淋巴浆细胞样细胞和浆细胞组成，可有少量中心母和免疫母细胞样大细胞。边缘区细胞质淡染，胞核稍微不规则、染色质分散，核仁不明显。常见浆细胞分化灶，易见达彻（Dutcher）小体（细胞核内PAS阳性假包涵体）。瘤细胞表达CD19、CD20、CD22、CD79a和bcl-2，不表达CD5、CD10、CD23及bcl-6，浆样淋巴细胞和浆细胞表达单一型免疫球蛋白轻链κ或λ。基因重排：免疫球蛋白重链（IgH）基因克隆性重排。③诊断：根据患者皮损特点、组织学改变和免疫组化结果作出诊断。需与其他良、恶性淋巴细胞增生性疾病鉴别。④治疗：多采用手术切除或局部放射线治疗。⑤预后：良好，5年生存率接近100%。

免疫细胞瘤　①临床表现：一种特殊类型的边缘区B细胞淋巴瘤。主要发生于中老年人，无性别差异，好发于四肢，特别是下肢，皮损单发或多发。表现为鲜红、紫红至棕红色结节，或融合成浸润性斑块，很少破溃，偶可自行消退，少数可播散至其他器官或局部呈侵袭性。②辅助检查：组织病理表现为瘤细胞在真皮和皮下组织内多呈片状或团块状浸润。瘤细胞主要为浆细胞样淋巴细胞，其大小介于小淋巴细胞和浆细胞之间，圆或椭圆形，胞核圆形、深染。肿瘤内散在多少不等的浆细胞和一些向浆细胞分化的不同阶段细胞的混合浸润，可见Dutcher小体。免疫组化：瘤细胞表达CD19、CD22、CD79α，不表达CD5、CD20，表达单一型免疫球蛋白轻链κ或λ。基因重排：肿瘤有免疫球蛋白轻链和重链基因克隆性重排。③诊断：根据患者皮损特点、组织学改变和免疫组化结果作出诊断。需与其他良、恶性淋巴细胞增生性疾病鉴别。④治疗：与皮肤边缘区B细胞淋巴瘤类似，多采用手术切除或局部放射线治疗。⑤预后：此病预后良好，5年生存率接近100%。

原发性皮肤浆细胞瘤　①临床表现：一种特殊类型的边缘区B细胞淋巴瘤。多见于中老年，男性多见。皮损常多发，也可单发。好发部位依次是面、躯干、四肢、头皮和指。皮疹多为红色至紫红色结节或斑块。②辅助检查：组织病理表现为肿瘤在真皮内呈结节性或弥漫性浸润，常累及皮下脂肪组织。分化好的瘤细胞形态较规则，胞质丰富，核偏位，核一侧有空晕，染色质呈“钟面”状排列，核仁不明显。分化较差的瘤细胞形态大小不一，核偏位，染色质疏松，核仁明显，核分裂象易见，常见双核和多核瘤细胞。可见拉塞尔（Russell）小体（胞质内包涵体）和达彻（Dutcher）小体（胞核内包涵体）。免疫组化：瘤细胞表达CD38、CD79α和CD138，不表达CD19、CD20、CD45，表达单一型免疫球蛋白轻链κ或λ。③诊断：根据患者皮损特点、组织学改变和免疫组化结果作出诊断。需与其他良、恶性淋巴细胞增生性疾病以及炎症性浆细胞浸润的疾病鉴别。④治疗：以手术切除、放疗为主。⑤预后：单发肿瘤患者有时预后较好，多发损害常有淋巴结和内脏受累或进展成多发性骨髓瘤，死亡率高。

皮肤滤泡中心淋巴瘤　①临床表现：此病病因不明，以存在t（14；18）（q32；q21）易位为特征。多见于中老年人，无明显性别差异。好发于头皮、额、躯干，腿部罕见。表现为孤立或群集性斑块或肿瘤，直径2.5~15cm，表面光滑发亮，极少破溃，周围绕以较小丘疹，轻度浸润感。播散到皮肤外器官少见。②辅助检查：组织病理表现为肿瘤细胞主要在真皮内呈结节状和（或）弥漫性浸润，常侵犯皮下组织，常出现肿瘤性滤泡样结构，但也可呈弥漫性浸润。肿瘤性滤泡由中心细胞和中心母细胞按不同比例组成，套区不完整或变薄或不清楚，核分裂象少，缺少星空样分布的巨噬细胞。中心细胞，也称有裂滤泡中心细胞，小到中等大，核形态多样，呈多角形、长形、扭曲或裂核，核仁不明显，胞质少，淡染。中心母细胞，也称无裂滤泡中心细胞，为转化的大细胞，核呈圆形或卵圆形，染色质呈空泡状，有1~3个靠近核膜的核仁，胞质少。免疫组化：瘤细胞表达B细胞标志CD19、CD20、CD22，表达bcl-6、不表达bcl-2。基因重排：肿瘤显示免疫球蛋白基因克隆性重排。③诊断：根据患者皮损特点、组织学改变和免疫组化结果作出诊断。需与其他良、恶性淋巴细胞增生性疾病鉴别。④治疗：单发或少数皮损首选放疗，皮损广泛或有皮肤外表现可考虑化疗。⑤预后：复发比较常见，但预后良好。

皮肤弥漫大B细胞淋巴瘤，腿型 ①临床表现：少见的B细胞淋巴瘤。常发生于老年人，女性多见。好发于单侧或双侧下肢，特别是小腿。常为多发性肿块。肿块快速增大，呈红色或蓝红色，圆顶状，可形成溃疡。常播散到皮肤外器官。②辅助检查：组织病理表现为肿瘤细胞弥漫浸润于真皮，在真皮与表皮之间无浸润带（Grenz带），病变常累及皮下脂肪组织。肿瘤细胞主要由中等和大B细胞组成，形态单一，核分裂象常见。反应性炎症成分少，常局限分布于血管周围。免疫组化：肿瘤细胞表达B细胞相关抗原CD20和CD79α，强烈表达bcl-2和MUM-1/IRF4蛋白，常表达bcl-6，一般不表达CD10、CD138。基因重排：免疫球蛋白基因重排呈单克隆性。③诊断：根据患者皮损特点、组织学改变和免疫组化结果作出诊断。需与其他良、恶性淋巴细胞增生性疾病鉴别。④治疗：以系统性化疗为主，抗CD20单克隆抗体被证实有较好疗效，可与系统性化疗合用。⑤预后：预后相对较差，5年生存率小于60%。

（高天文　王　雷）

zhìsǐxìng zhōngxiànxìng ròuyázhǒng

致死性中线性肉芽肿（lethal midline granuloma）

与EB病毒感染关系密切的NK/T细胞淋巴瘤。又称鼻型NK/T细胞淋巴瘤、血管中心性淋巴瘤。发病机制不清，可能是在临床、免疫学和组织学上部分重叠的一组淋巴瘤。对此病的认识和命名也在不断更新。好发于中年男性，在亚洲人中报告较多。皮损好发于面部、躯干和四肢，表现为紫红色或肤色的结节或肿块，易形成溃疡，皮损可呈斑块、紫癜、大疱。患者可在病程中易出现发热、体重下降等全身症状，部分病例伴噬血细胞综合征，皮肤外或内脏播散常见。组织病理检查表现为真皮内弥漫性瘤细胞浸润，常累及皮下脂肪层。肿瘤细胞易在血管内膜下及管壁内浸润，导致管壁呈洋葱皮样增厚、管腔狭窄、闭塞和弹性膜的破裂，即肿瘤细胞的血管中心性和血管破坏性浸润。肿瘤细胞为小至中等大小，细胞异型性明显。免疫组织化学检查肿瘤细胞表达自然杀伤细胞相关抗原CD56，选择性表达某些T细胞相关抗原如CD2、胞质CD3ε、CD43、CD45RO，同时还表达细胞毒颗粒相关蛋白如T细胞细胞内抗原、粒酶B和穿孔素，绝大多数患者EB病毒原位杂交阳性。根据患者皮损表现为坏死、溃疡性肿块、组织病理改变具有嗜血管性的特点以及免疫组化表达CD56，并且和EB病毒相关可以作出诊断。需与其他淋巴瘤鉴别。治疗多以系统性化疗为主。此病属于高度侵袭性肿瘤，预后很差，5年生存率几乎为零。

（高天文　王　雷）

pífū báixuèbìng

皮肤白血病（leukemia cutis）

异常增生的白细胞及其前体细胞累及皮肤所致的白血病。约15%的白血病患者有特异性皮肤损害。病因和发病机制尚不清楚。白血病是骨髓或其他造血组织中白细胞呈进行性弥漫性恶性增生的疾病。白血病患者伴皮肤损害可以分为非特异性和特异性两类皮损。非特异性者如瘙痒、皮肤苍白、紫癜、荨麻疹、鱼鳞病及皮肤感染等，可以出现在近半数的白血病患者。特异性者如丘疹、结节、斑块等。皮肤白血病的治疗与无皮肤累及的白血病类似。

皮肤白血病是白血病的原发表现，常见的包括以下几类。①前体淋巴母细胞白血病/淋巴瘤：皮损常见于头颈部，表现为多个红色或紫红色的结节或肿块，不易形成溃疡。前体B淋巴母细胞淋巴瘤最常见于皮肤、骨和淋巴结，骨髓和血液也可受累。②髓性和单核细胞性白血病：皮肤病变多发生在明确的急性髓性和单核细胞白血病基础上，少数病例皮肤浸润可先于血液和骨髓受累，皮肤受累较少出现于慢性髓性和单核细胞白血病。③慢性淋巴细胞白血病：皮损主要见于面部、头皮，少数在躯干、四肢，呈局限性分布。特异性皮损为单个或多个红色或紫红色斑疹、丘疹或结节，大的结节可出现溃疡和坏死，特异性浸润也可见于导管插入、外伤、烧伤或单纯疱疹病毒感染后的瘢痕处。非特异性皮疹常见痒疹样丘疹、紫癜、大疱、慢性甲沟炎等。④慢性粒细胞白血病：皮疹泛发，好发于躯干、四肢、颈部和面颊。特异性皮损可为红色或紫红色的丘疹、结节和斑块，常见紫癜、淤斑及溃疡。可出现绿色瘤，好发于眶周，引起突眼，脑神经麻痹，此瘤块可先于白血病的典型血液学变化之前出现。

（高天文　王　雷）

pífū féidà xìbāo zēngshēngzhèng

皮肤肥大细胞增生症（cutaneous mastocytosis）　以皮肤组织中具有肥大细胞浸润为特点的一组疾病。

病因和发病机制　病因不清。儿童期或更早发病的患者肥大细胞浸润局限于皮肤，大部分可自行消退，成年发病者容易合并内脏肥大细胞浸润，往往和KIT基因的816密码子突变有关。

临床表现　按累及器官和范围分为色素性荨麻疹、肥大细胞瘤、持久性发疹性斑状毛细血管扩张和弥漫性肥大细胞增生症。

①色素性荨麻疹：多发生于儿童，尤其是两岁前幼儿，但成年人也可发生。表现为全身多发的色素性斑疹或丘疹。以躯干多发，头面和掌跖部位很少累及。瘙抓摩擦后可出现皮疹颜色发红并出现水肿，称达里埃征（Darier sign）。部分患者在成年后皮疹明显减轻或消失，但成年后发病者消退现象不明显，并可出现系统累及。②肥大细胞瘤：多见于儿童。好发于躯干及四肢，头面部基本不累及，掌跖不累及。表现为单发的粉红色或黄色丘疹或斑块，有时可出现大疱性损害（图1、图2）。不出现系统损害，可发生自然消退。③持久性发疹性斑状毛细血管扩张：多见于成年患者，但儿童也可发病。表现为躯干和上肢局部出现的红色或棕色斑疹，合并有明显毛细血管扩张（图3）。少数患者可有系统性症状。④弥漫性肥大细胞增生症：儿童多发，但成年人也可发生。皮肤呈红皮病样改变，轻度肥厚苔藓化，达里埃征明显。广泛的肥大细胞脱颗粒常导致潮红、低血压、休克、腹泻等症状。

辅助检查　组织病理检查表现为真皮内肥大细胞浸润。肥大细胞多呈椭圆形或类圆形，胞质丰富呈淡粉红色，数量视临床类型而不同。色素性荨麻疹和弥漫性肥大细胞增生症可见真皮浅层弥漫性肥大细胞浸润，色素性荨麻疹可合并有数量不等的嗜酸性粒细胞。肥大细胞瘤则见真皮全层致密的肥大细胞浸润，可累及皮下脂肪组织。持久性发疹性斑状毛细血管扩张仅见真皮血管周围少量肥大细胞浸润，伴真皮浅层血管腔轻度扩张。肥大细胞可用甲苯胺蓝、吉姆萨及CD117进行标记染色。

治疗　无特异性治疗方法，治疗旨在改善症状。患者应当避免接触导致肥大细胞脱颗粒或不稳定的物质，如酒精、阿司匹林及其他非甾体抗炎药；抗组胺药物，甚至是H_1受体拮抗药和H_2受体拮抗药联合应用有助于缓解症状；补骨脂素联合长波紫外线（PUVA）及糖皮质激素外用等；部分系统性肥大细胞增生症可用干扰素治疗或化疗，但仅限于个例或小样本报告。

预后　婴儿和儿童期发病者

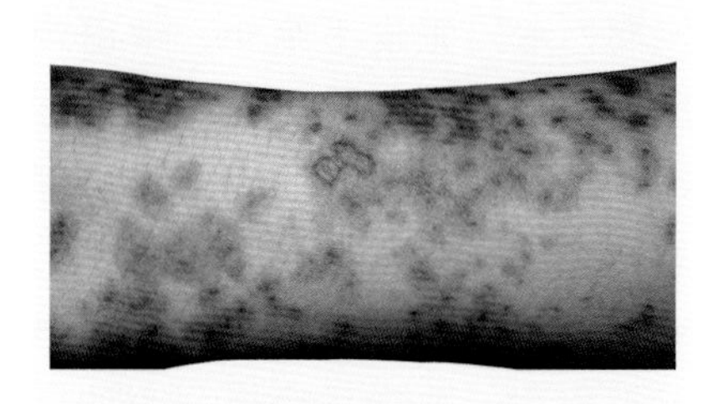

图1　肥大细胞瘤（上肢多发）

注：上肢多发红色丘疹、斑块，可见水疱，融合

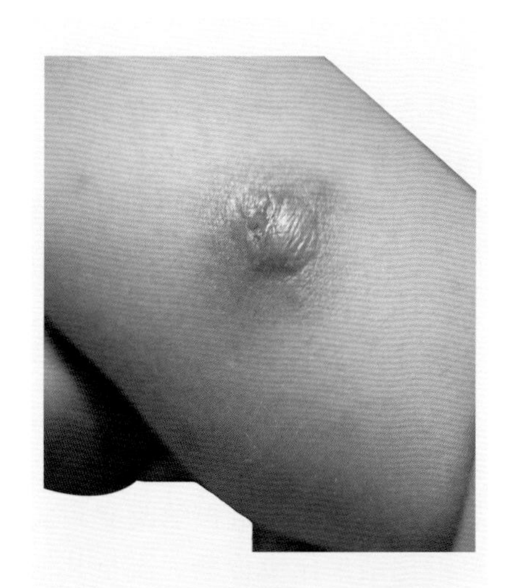

图2　肥大细胞瘤（上肢单发）

注：上肢单发红色丘疹、斑块，可见水疱，融合

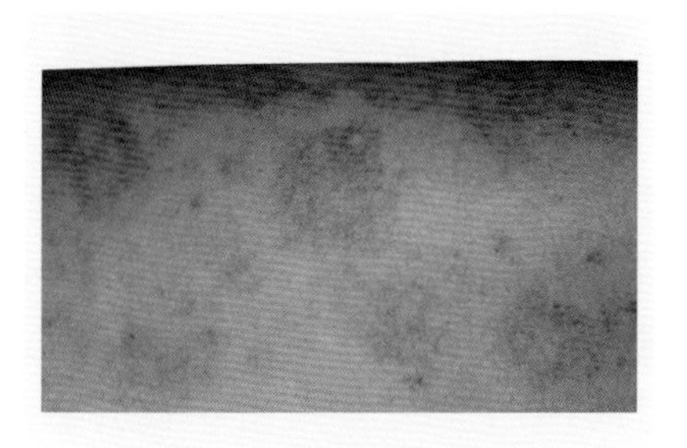

图3　持久性发疹性斑状毛细血管扩张

注：躯干红色斑疹，合并有明显毛细血管扩张

往往可自行消退，预后好；成年发病，尤其是肥大细胞浸润累及内脏包括造血系统改变的患者，病情迁延，进展快者预后差。

（高天文　王　雷）

xìng chuánbō jíbìng

性传播疾病（sexually transmitted disease）　致病微生物通过性行为接触而传播的传染性疾病。简称性病。经典性病指梅毒、淋病、软下疳、性病性淋巴肉芽肿4种。20世纪70年代后，国际上把凡是主要通过性行为或类似性行为引起的疾病称为“性传播疾病”，将性病病种从原来的4个扩大到20多个，增加了生殖道沙眼衣原体感染、生殖器疱疹、尖锐湿疣、获得性免疫缺陷综合征（艾滋病）、生殖器念珠菌病、阴道毛滴虫病、细菌性阴道病、阴虱病（见虱病）、乙型肝炎等。中国规定的法定与监测性病有：梅毒、淋病、生殖道沙眼衣原体感染、尖锐湿疣、生殖器疱疹、艾滋病。其中梅毒、淋病、艾滋病是《中华人民共和国传染病防治法》规定的乙类传染病。性传播疾病传播速度快、影响范围广，不及时治疗能引起严重的并发症和后遗症，已成为世界上最常见的公共卫生问题之一。

20世纪50年代以前，性病在中国曾猖獗流行，估计患者近1000万人。1949年以后，由于政府采取封闭妓院、取缔暗娼、采取普查普治等综合措施，到1964年全国基本消灭了性病。1980年后，性病又重新在中国传播和蔓延。中国流行的主要性病为梅毒，疫情呈持续上升趋势，其中隐形梅毒增长最快，可能与各医疗机构加大梅毒筛查力度有关。在经济发达、沿海及南方省市梅毒流行严重。在暗娼、男性同性性行为者中梅毒的患病率极高（可达5%~35%），是梅毒传播的核心人群。部分地区的孕妇中梅毒患病率也较高（0.5%~1.5%），是造成胎传梅毒（曾称先天梅毒）增加的根源。淋病自性病重新在中国开始出现，一直占据各种性病之首，到21世纪以后淋病报告病例数逐年下降。由于淋病的无症状者较多，特别是女性，以无症状或症状轻微者为主，因此难以估算淋病真实的发病情况。淋球菌易产生耐药，尤其是淋球菌对头孢菌素类耐药的报告，值得重点关注。其他几种性病（生殖道沙眼衣原体感染、生殖器疱疹、尖锐湿疣）的发病则呈稳定态势。

性病主要有以下传播途径：性传播、母婴传播、血液传播。在极少数情况下，可通过破损的皮肤黏膜接触污染的生活用品，如马桶圈、浴巾、被褥等传染。

中国性病的基本防治方针是：预防为主，防治结合，综合治理。其基本策略和措施包括：①一级预防。开展针对大众人群的健康教育和宣传，针对高危人群的咨询和行为干预，主要措施是提倡性道德、性文明，采取安全性行为，推广使用安全套等。②二级预防。针对特定人群开展性病筛查，提供规范有效的诊疗服务，促进求医行为，即“早发现、早治疗”。③三级预防。对已感染者进行规范有效的治疗和处理，以消除传染源，切断传播途径；防止并发症、后遗症的产生；对梅毒孕妇的有效治疗可预防胎传梅毒的发生。

（王千秋）

méidú

梅毒（syphilis）　梅毒螺旋体引起的慢性全身性传染性疾病。是经典的性病之一。可引起人体几乎所有组织和器官的损害和病变，组织破坏，产生功能障碍，严重者可导致死亡。

病因和发病机制　梅毒的病原体为梅毒螺旋体，为一种小而纤细的螺旋状微生物，长6~20μm，直径为0.1~0.18μm，一般有8~14个规则的密螺旋。因其透明而不易被染色（又称苍白螺旋体），在普通显微镜下不易发现，只有在暗视野显微镜下才能观察到。梅毒螺旋体的特征：①螺旋整齐，数目固定。②折光性强，较其他螺旋体亮。③运动缓慢而有规律，有3种运动方式（围绕其长轴旋转运动，或伸缩其螺旋间距离移动，或弯曲扭动如蛇行）。梅毒螺旋体的基因组为环状染色体，大小1 138 006 bp，含1041个开放读框。人是梅毒螺旋体的唯一自然宿主。梅毒螺旋体尚不能在体外培养繁殖。最适生存温度是37℃，离开人体很快死亡，煮沸、干燥、肥皂水及一般的消毒剂如过氧化氢、酒精等很容易将其杀灭。

发病与梅毒螺旋体在体内大量繁殖，引起宿主免疫反应密切相关。性接触过程中，梅毒螺旋体可通过破损的皮肤黏膜由感染者传给性伴。梅毒螺旋体侵入人体后，有2~4周潜伏期，在此期间，梅毒螺旋体在入侵部位大量繁殖，通过免疫反应引起入侵部位出现破溃，即硬下疳。如果局部免疫力的增强，硬下疳一般经3~8周可自行消失。梅毒螺旋体在原发病灶大量繁殖后，可侵入附近的淋巴结，再经血液播散到全身其他组织和器官，出现梅毒疹和系统性损害如关节炎。如不治疗，部分患者的病情可进一步发展到晚期阶段，发生心血管或神经系统损害，以及皮肤、骨与内脏的树胶肿损害。梅毒感染后，机体产生抗心磷脂抗体和抗梅毒螺旋体抗体，但这些抗体对机体无免疫保护作用。早期梅毒治愈后可再感染，而晚期梅毒则不发生再感染，可能与机体已产生细胞免疫有关。

临床表现 最初为接触部位的溃疡（硬下疳），以后可发生多形性皮肤黏膜疹，淋巴结肿大，其他系统性病变。分为获得性梅毒和胎传梅毒。各期梅毒的临床表现不同。

获得性梅毒 主要是性接触感染，以感染时间划分，可分为早期梅毒（2 年以内，又可区分为一期梅毒、二期梅毒和早期潜伏梅毒）和晚期梅毒（2 年以上，又可区分为三期梅毒和晚期潜伏梅毒）。也可发生无症状的潜伏梅毒。

一期梅毒 硬下疳发生于性接触感染后 2~4 周。一般单发，但也可多发；直径为 1~2cm，圆形或椭圆形浅在性溃疡，界限清楚、边缘略隆起，疮面清洁；触诊基底坚实、浸润明显，呈软骨样的硬度；无明显疼痛或触痛。多见于外生殖器部位（图 1）。腹股沟或患部近卫淋巴结肿大，单侧或双侧，相互孤立而不粘连，质硬，不化脓破溃，其表面皮肤无红、肿、热。

二期梅毒 一般发生在感染后 7~10 周，或硬下疳出现后 6~8 周。常伴头痛、头晕、恶心、乏力、关节痛、肌痛、低热和浅表淋巴结肿大等前驱症状。皮损呈多形性，包括斑疹、斑丘疹、丘疹、鳞屑性皮损、毛囊疹及脓疱疹等，常泛发对称。掌跖部易见暗红斑及脱屑性斑丘疹（图 2）。外阴及肛周皮损多为湿丘疹及扁平湿疣。皮损一般无自觉症状，偶有瘙痒。口腔可发生黏膜斑。可发生虫蚀样脱发、梅毒性甲床炎、甲沟炎等。二期复发梅毒，皮损局限而不对称，数目较少，皮损形态奇特，常呈环状或弓形或弧形。全身浅表淋巴结肿大。可出现梅毒性骨关节损害、眼损害、内脏及神经系统损害等。

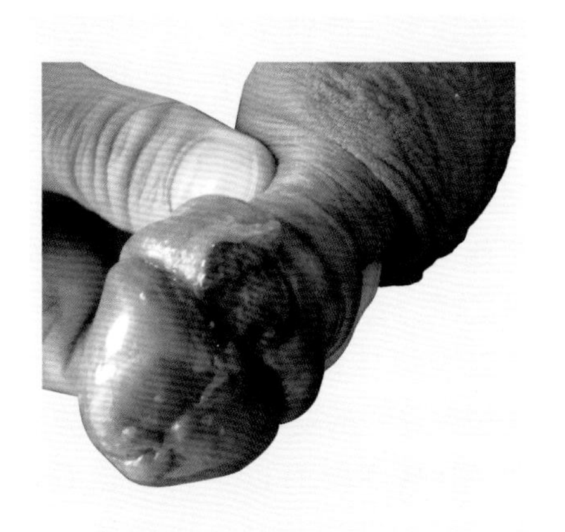

图 1 一期梅毒典型硬下疳

注：单发、直径 1~2cm 的圆形或椭圆形浅在性溃疡，呈软骨样的硬度；无明显疼痛或触痛

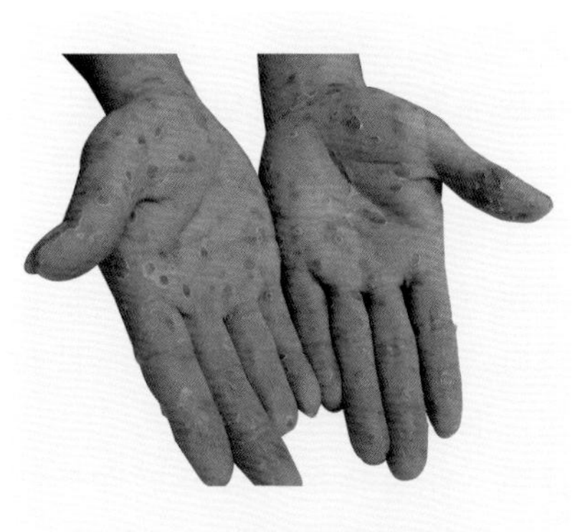

图 2 二期梅毒手掌皮疹

注：见暗红斑及脱屑性斑丘疹

三期梅毒 通常在感染 2 年后发生。晚期良性梅毒的皮肤黏膜损害表现为头面部及四肢伸侧的结节性梅毒疹，大关节附近的近关节结节，皮肤、口腔、舌咽的树胶肿（图 3），上腭及鼻中隔黏膜树胶肿可导致上腭及鼻中隔穿孔和鞍鼻。可发生骨梅毒，眼梅毒，其他内脏梅毒，累及呼吸道、消化管、肝脾、泌尿生殖系统、内分泌腺及骨骼肌等。神经梅毒大多发生在晚期梅毒阶段，也可在早期梅毒阶段出现。可发生梅毒性脑膜炎、脑血管梅毒、麻痹性痴呆、脊髓痨等。心血管梅毒少见，多在感染 15 年后发生，可发生单纯性主动脉炎、主动脉瓣闭锁不全、主动脉瘤等。

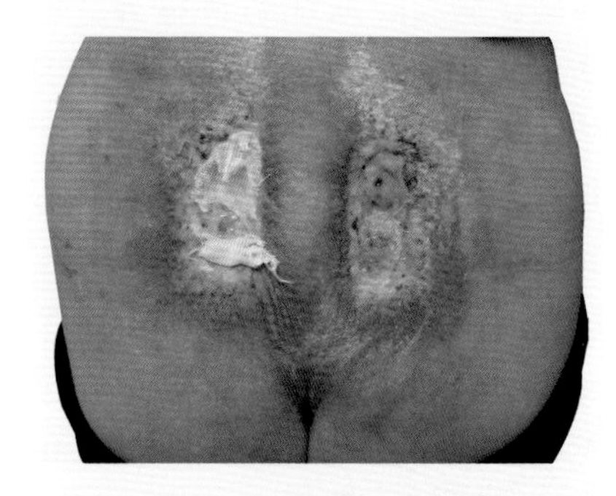

图 3 三期梅毒皮肤树胶肿

注：见后腰部大片状皮肤红斑浸润基础上，发生溃疡、坏死，排出树胶样渗出物

潜伏梅毒 有梅毒感染史，无任何临床症状或临床症状已经消失，梅毒血清学试验阳性。可能是患者虽未经治疗但感染轻，或抵抗力强，或治疗剂量不足所致。一般认为感染期在 2 年以内为早期潜伏梅毒，2 年以上为晚期潜伏梅毒。早期潜伏梅毒有 25%发生二期梅毒复发，具有传染性。

胎传梅毒 曾称先天梅毒。母婴传播感染。生母为梅毒患者。早期胎传梅毒一般在 2 岁以内发病，类似于获得性二期梅毒，发育不良，皮损常为水疱-大疱、红斑、丘疹、扁平湿疣（图 4）；梅毒性鼻炎及喉炎；骨髓炎、骨软骨炎及骨膜炎；可有全身淋巴结肿大、肝脾肿大、贫血等。晚期胎传梅毒一般在 2 岁以后发病，类似获得性三期梅毒。出现炎症性损害［间质性角膜炎、神经性耳聋、鼻或腭树胶肿、克勒顿（Clutton）关节、胫骨骨膜炎等］或标志性损害（前额圆凸、马鞍鼻、佩刀胫、锁胸关节骨质肥厚、哈钦森牙、腔口周围皮肤放射状裂纹等）。先天潜伏梅毒，即胎传梅毒未经治疗，无临床症状，梅毒血清学试验阳性，脑脊液检查正常，年龄小于2岁者为早期先天潜伏梅毒，大于2岁者为晚期先天潜伏梅毒。

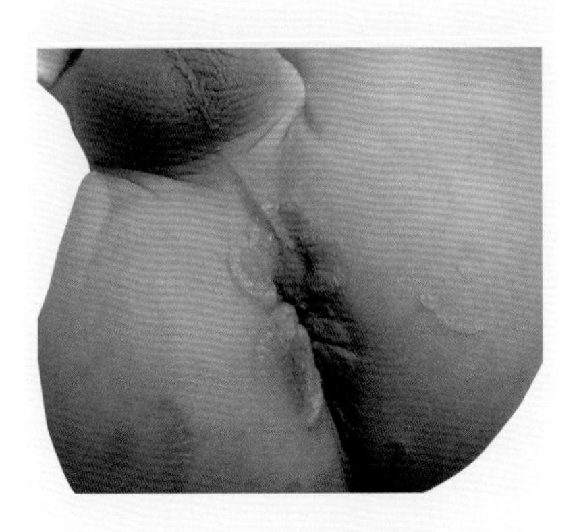

图4 胎传梅毒皮疹

注：见臀部多发斑丘疹，呈环状排列

辅助检查 梅毒血清学试验是诊断梅毒的主要手段。

暗视野显微镜检查 取硬下疳、扁平湿疣、皮肤斑丘疹、黏膜斑或羊水做暗视野显微镜检查，找到形态典型和有特征性运动方式的梅毒螺旋体为阳性结果，有确诊价值。若用过抗生素、损害接近消退、皮损含螺旋体量少也可呈假阴性。

梅毒血清学试验 分为两类，一类是非梅毒螺旋体抗原血清学试验，包括性病研究实验室试验、不加热血清反应素试验、快速血浆反应素环状卡片试验，检测血清中的反应素，此类试验操作简便，可用于筛查，还可做定量试验用于疗效评价。另一类为梅毒螺旋体抗原血清学试验，包括梅毒螺旋体颗粒凝集试验和荧光螺旋体抗体吸收试验等，敏感性和特异性均高，可用于确证，但不能作为观察疗效的指标。

组织病理检查 主要对三期梅毒具有辅助诊断价值。皮疹表现为典型的肉芽肿病变，含大量淋巴细胞、浆细胞、组织细胞、成纤维细胞和上皮样细胞，可有巨细胞。血管管壁增厚，内皮细胞增生，致管腔狭窄甚至闭塞，发生干酪样坏死。结节性梅毒疹的肉芽肿病变限于真皮内，干酪样坏死一般不广泛。树胶肿的肉芽肿病变较广泛，累及真皮和皮下组织，有大量的上皮样细胞和巨细胞，中央有大片干酪样坏死，皮下大血管病变明显。

诊断 根据病史、临床症状、体格检查及实验室检查等进行综合分析作出诊断。①病史和症状：注意非婚性接触史和配偶及性伴感染史，对胎传梅毒应了解生母的梅毒病史。②体格检查：检查应全面，注意皮肤、黏膜、骨骼、口腔、外阴、肛门及浅表淋巴结等部位，必要时进行神经、心血管及其他系统检查及妇科检查。③辅助检查：暗视野显微镜检查见梅毒螺旋体是确诊依据之一。其他可选择非梅毒螺旋体抗原血清学试验和梅毒螺旋体抗原血清学试验，必要时可行脑脊液检查，或组织病理检查。

鉴别诊断 各期梅毒表现不同，需鉴别的疾病也各异。

一期梅毒 硬下疳需与软下疳、生殖器疱疹、性病性淋巴肉芽肿、糜烂性龟头炎、贝赫切特综合征、固定性药疹（见药疹）、肿瘤、皮肤结核等发生在外阴部的红斑、糜烂和溃疡鉴别。梅毒性腹股沟淋巴结肿大需与软下疳、性病性淋巴肉芽肿引起的腹股沟淋巴结肿大及转移癌肿鉴别。

二期梅毒 梅毒性斑疹需与玫瑰糠疹、银屑病、扁平苔藓、手癣、足癣、白癜风、花斑癣、药疹、多形红斑、离心性环状红斑等鉴别。梅毒性丘疹和扁平湿疣需与银屑病、体癣、扁平苔藓、毛发红糠疹、尖锐湿疣等鉴别。梅毒性脓疱疹需与各种脓疱病、脓疱疮、臁疮、雅司病、聚合性痤疮等鉴别。黏膜梅毒疹需与传染性单核细胞增多症、游走性舌炎、鹅口疮、扁平苔藓、化脓性扁桃体炎等鉴别。梅毒性脱发需与斑秃鉴别。

三期梅毒 结节性梅毒疹需与寻常狼疮、结节病、瘤型麻风等鉴别。树胶肿需与寻常狼疮、瘤型麻风、硬红斑、结节性红斑、小腿溃疡、脂膜炎、癌肿等鉴别。

治疗 原则：①及早发现，及时治疗。早期梅毒经充分足量治疗，约90%患者可达到治愈，越早治疗效果越好。②剂量足够，疗程规则。不规则治疗可增多复发及催促晚期损害提前发生。③治疗后要经过足够时间的追踪观察。④对所有性伴应同时进行检查和治疗。用药：首选青霉素类抗生素（如普鲁卡因青霉素、苄星青霉素等），对青霉素过敏者可用四环素类或大环内酯类抗生素（如多西环素、四环素、红霉素等）。心血管梅毒和神经梅毒患者应住院治疗，若有心力衰竭，首先进行心力衰竭治疗。妊娠梅毒患者应根据孕妇梅毒的分期采用相应的治疗方案，妊娠初3个月及妊娠末3个月各进行一个疗程的治疗。

注意事项 服用大剂量青霉素时，少数患者会产生青霉素脑病，表现为肌肉阵挛、抽搐、昏迷等；一旦出现，立即停药。孕妇和8岁以下儿童禁用四环素和多西环素，母亲采用非青霉素类治疗，新生儿无症状、梅毒血清学试验阴性者，可用苄星青霉素治疗。早期胎传梅毒若无条件检查脑脊液者，可按脑脊液异常者治疗。较大儿童青霉素剂量不超过成人患者同期的治疗用量。梅毒患者的所有性伴都应进行相应检查和治疗。对一期梅毒患者，应该告知其近3个月内的性伴；二期梅毒患者，告知其近6个月的性伴；早期潜伏梅毒患者，告知其近1年的性伴；晚期潜伏梅毒患者，告知其配偶或过去数年的所有性伴；胎传梅毒患者，对其生母亲及后者的性伴进行检查。心血管梅毒治疗从小剂量开始，逐渐增加剂量，治疗过程中若发生胸痛、心力衰竭加剧等则暂停治疗。

注意防止吉-海反应。吉-海反应是梅毒患者接受高效药物治疗后梅毒螺旋体被迅速杀死并释放出大量异种蛋白，引起机体急性变态反应。多在用药后数小时发生，表现为寒战、发热、头痛、呼吸加快、心动过速、全身不适及原发疾病加重，严重时心血管梅毒患者可发生主动脉破裂。通常在梅毒治疗前1天服用泼尼松预防。

随访 经足量规则治疗后，应定期随访观察，包括全身体检和复查非梅毒螺旋体抗原血清学，以了解是否治愈或复发。早期梅毒患者随访2~3年，第1年每3个月复查1次，以后每半年复查1次。晚期梅毒患者需随访3年，第1年每3个月1次，以后每半年1次。心血管梅毒及神经梅毒患者需随访3年以上，除定期做血清学检查外，还应由专科医师终身随访，根据临床症状进行相应处理。神经梅毒患者治疗后3个月做第一次随访检查，包括脑脊液检查，以后每6个月1次，直到脑脊液正常。此后每年复查1次，至少3年。

（王千秋）

lìnbìng

淋病（gonorrhea）

淋病奈瑟菌引起的性传播疾病。最常见的表现是泌尿生殖系统的化脓性炎症。淋病包括有症状的、无症状的泌尿生殖系统的淋球菌感染，眼、咽、直肠等部位的淋球菌感染，以及血行播散性淋球菌感染。

病因和发病机制 淋病奈瑟菌（*Neisseria gonorrhoeae*）简称淋球菌（gonococci），呈卵圆形或豆形，常成对排列，邻近面扁平或略凹陷，大小0.6~0.8μm，革兰染色阴性，适宜在潮湿、35~36℃、含2.5%~5%二氧化碳、pH 7.0~7.5环境下生长，在含动物蛋白的选择性培养基中生长良好，能分解葡萄糖产酸不产气，不分解麦芽糖和蔗糖，在生长过程中能产生氧化酶，对外界理化因素抵抗力较差，不耐干燥和高温，在干燥环境只能存活1~2小时，室温下存活1~2天，40℃存活3~5小时，50℃以上5分钟即死亡。绝大多数消毒杀菌剂对其均有较好的杀灭作用。人类是淋球菌的唯一天然宿主。淋球菌对柱状上皮与移行上皮有特别的亲和力，故男性前尿道、女性宫颈较易受到侵袭。进入上皮细胞后，在细胞中增殖，然后扩散感染新的细胞，导致更多的黏膜细胞破坏，在淋球菌内毒素与补体、免疫球蛋白等的协同作用下，加之局部白细胞聚集与死亡、上皮细胞坏死与脱落，于病灶处产生化脓性炎症反应。淋球菌扩散可引起后尿道、上生殖道及其他部位感染，亦可发生血行播散性感染。

临床表现 随感染部位及有无并发症而异。

无并发症淋病（uncomplicated gonorrhea） ①男性淋菌性尿道炎：潜伏期为2~10天，一般3~5天。患者可出现尿痛、尿急，或尿道灼热、不适感。尿道分泌物开始为黏液性，以后出现脓性或脓血性分泌物（图）。少数患者可出现后尿道炎，尿频明显，会阴部轻度坠胀，夜间常有痛性阴茎勃起。部分患者症状可不典型，仅有少量稀薄的脓性分泌物。有明显症状和体征的患者，即使未经治疗，一般10~14天逐渐减轻，1个月后症状基本消失，但并未痊愈，可继续向后尿道扩散，甚至发生并发症。②女性无并发症淋病：常因病情隐匿而难以确定潜伏期。发生淋菌性宫颈炎者白带增多、呈脓性，宫颈充血、红肿，宫颈口有黏液脓性分泌物，可有外阴刺痒和烧灼感。发生尿道炎、尿道旁腺炎者可出现尿频、尿急，排尿时有烧灼感。尿道口充血，有触痛及少量脓性分泌物。挤压尿道旁腺时尿道口有脓性分泌物渗出。发生前庭大腺炎者多为单侧，大阴唇部位红、肿、热、痛，严重时形成脓肿，局部剧痛，有全身症状和发热等。发生肛周

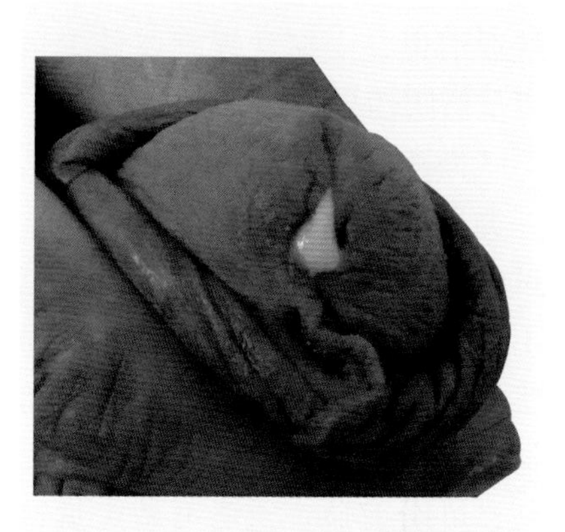

图 男性淋菌性尿道炎

注：见尿道排出黄绿色脓性分泌物

炎者可有肛周红、肿、瘙痒，表面有脓性渗出物，局部可破溃。③儿童淋病：男性儿童多发生前尿道炎和包皮龟头炎，龟头疼痛，包皮红肿，龟头和尿道口潮红，尿道脓性分泌物。幼女表现为外阴阴道炎，阴道脓性分泌物较多，外阴红肿，可有尿频、尿急、尿痛和排尿困难。

有并发症淋病（complicated gonorrhea） ①男性有并发症淋病：即淋菌性附睾炎，常为单侧，患侧阴囊肿大，表面潮红，疼痛明显，触痛剧烈，同侧腹股沟和下腹部有反射性抽痛。精囊炎的急性期可伴发热，有尿频、尿急、尿痛、终末尿浑浊带血，亦可有血精，有时可有下腹痛。慢性时自觉症状不明显。前列腺炎可发生会阴部不适、坠胀感、放射性疼痛等。也可发生系带旁腺（包皮腺）或尿道旁腺炎和脓肿、尿道球腺炎和脓肿、尿道周围蜂窝织炎和脓肿、尿道狭窄等。②女性有并发症淋病：多为淋菌性宫颈炎未及时治疗，淋球菌上行感染所致，表现为淋菌性盆腔炎，包括子宫内膜炎、输卵管炎、输卵管卵巢脓肿、盆腔腹膜炎、盆腔脓肿等。

其他部位淋病 ①淋菌性眼炎：常为急性化脓性结膜炎，于感染后2~21天出现症状。新生儿淋菌性眼炎多为双侧感染，成人多为单侧。表现为眼睑红肿，眼结膜充血水肿，有较多脓性分泌物；巩膜充血，呈片状充血性红斑；角膜浑浊，呈雾状，严重时发生溃疡，引起穿孔。②淋菌性直肠炎：肛门瘙痒、疼痛和直肠充盈坠胀感。肛门口有黏液性或脓性分泌物。重者有里急后重感。检查可见直肠黏膜充血、水肿、糜烂。③淋菌性咽炎：常无明显症状，有症状者大多数只有轻度咽炎，表现咽干、咽痛和咽部不适。咽部可见潮红充血，咽后壁可有黏液样或脓性分泌物。④播散性淋病：罕见，成人播散性淋病表现为全身不适、食欲减退、高热、寒战等。淋菌性关节炎可有关节外周肿胀，关节腔内积液，活动受限。淋菌性败血症则病情重，可发生淋菌性心内膜炎、心包炎、脑膜炎、肺炎、肝炎等。

辅助检查 主要有分泌物涂片革兰染色镜检、淋球菌培养及核酸检测。

涂片检查 对男性淋菌性尿道炎早期患者的检出敏感性和特异性在95%以上，具有初步诊断价值。但对男性无症状或病期较长者、女性淋菌性宫颈炎患者的检出率在50%以下，咽部和直肠部位取材涂片检查的结果往往不可靠。

淋球菌培养 适用于男、女性及各种临床标本淋球菌的检查。女性患者推荐取宫颈分泌物进行淋球菌培养以明确诊断。此法是诊断淋病的“金标准”，其敏感性81%~100%。

核酸检测 分子生物学技术如聚合酶链反应检测临床标本中的淋球菌DNA，敏感性高、特异性强。可在有条件的临床实验室开展。

诊断与鉴别诊断 诊断依据病史、临床表现和辅助检查。男性淋菌性尿道炎应与非淋菌性尿道炎相鉴别。非淋菌性尿道炎的潜伏期1~3周，症状较轻微，有浆液性或黏液脓性分泌物。其病原体主要为沙眼衣原体和支原体，淋球菌检查为阴性。女性淋菌性宫颈炎应与沙眼衣原体引起的宫颈炎、外阴阴道念珠菌病（见生殖器念珠菌病）、阴道毛滴虫病及细菌性阴道病等相鉴别。淋菌性盆腔炎需与急性阑尾炎、子宫内膜异位症、异位妊娠、卵巢囊肿扭转或破裂等加以鉴别。

治疗 原则：①及时、足量、规则用药。②根据不同病情采用相应抗生素，如头孢曲松、大观霉素等。③性伴如有感染应同时接受治疗。④治疗后应进行随访判断预后。⑤注意多重病原体感染，一般应同时用抗沙眼衣原体药物。⑥年龄小于8岁者禁用四环素类药物。成年淋病患者就诊时，应要求其性伴进行检查和治疗。在症状发作期间或确诊前2个月内与患者有过性接触的所有性伴，都应做淋球菌和沙眼衣原体感染的检查和治疗。

（王千秋）

fēilìnjūnxìng niàodàoyán

非淋菌性尿道炎（non-gonococcal urethritis，NGU）

淋球菌之外的其他各种原因导致的尿道炎。主要表现为尿道分泌物、尿痛或尿道不适等。

病因和发病机制 病因有多种，包括细菌、病毒、寄生虫、真菌和非感染性因素。最常见的非淋菌性病原体是沙眼衣原体，其次为生殖支原体、解脲脲原体、阴道嗜血杆菌、肠球菌等。单纯疱疹病毒及腺病毒，阴道毛滴虫及念珠菌等也可引起NGU，但发生率低。非感染性因素如尿道插管、膀胱镜检查等机械刺激，或防腐剂、杀精剂等化学刺激也可引起NGU。由沙眼衣原体所致者占30%~50%，生殖支原体感染占15%~25%，解脲脲原体作为NGU的病因尚有争议，研究表明解脲脲原体生物二群可能与NGU相关，占5%~10%。有症状患者中腺病毒感染占2%~4%。男男同性性行为者中的NGU可由肠球菌引起。

临床表现 ①男性非淋菌性尿道炎：有尿道分泌物，尿痛、尿道灼热、尿道刺痒或尿道不适，阴茎刺激感等症状，有的伴尿频、尿急。部分患者症状轻微或无任何症状。体检时可见尿道口潮红，有稀薄浆液性或黏液性分泌物。分泌物较少时可从阴茎根部向前挤压尿道，观察有无明显分泌物。检查患者内裤可见分泌物遗留的灰白色或淡黄色污渍。②女性非淋菌性尿道炎（或宫颈炎）：可有尿急、尿痛、阴道分泌物异常、下腹部不适等症状，但也有相当数量的患者症状轻微或无任何症状；体检时可见宫颈充血、水肿、触之易出血、宫颈口有黏液脓性分泌物。③并发症：沙眼衣原体所致NGU在男性可发生附睾炎、莱特尔综合征等并发症，在女性可发生盆腔炎等并发症。

辅助检查 包括显微镜检查和病原学检查。

显微镜检查 取尿道分泌物涂片，做革兰染色，在光学显微镜下观察中性粒细胞数及有无细胞内革兰阴性双球菌。NGU患者可见中性粒细胞数增多（一般≥5个/高视野），无细胞内革兰阴性双球菌。也可取首次尿液或2小时未排尿的尿液做尿沉渣检查白细胞数。

病原学检查 ①沙眼衣原体检测：可应用细胞培养、核酸扩增试验、免疫酶法等分离沙眼衣原体或检测其DNA或抗原等，检测阳性对NGU有诊断意义。②生殖支原体检测：可应用核酸扩增试验检测生殖支原体DNA，检测阳性对NGU有诊断意义。③解脲脲原体检测：男性患者解脲脲原体培养阳性时需结合病史、临床表现及其他实验室检查，有助于NGU的诊断。④其他病原体检测：所有患者均需要做淋球菌培养，以排除淋病；必要时可做单纯疱疹病毒、腺病毒、阴道毛滴虫、念珠菌等检测。

诊断与鉴别诊断 诊断需要结合病史、临床表现和必要的实验室检查。诊断标准如下。①症状：尿道分泌物和（或）尿痛。②体征：尿道有浆液性或黏液性分泌物。③显微镜检查：有以下任1条：尿道分泌物涂片检查中性粒细胞≥5个/高倍视野；尿液沉渣检查中性粒细胞≥10个/400×视野。④病原学检查。沙眼衣原体、生殖支原体等病原体检测阳性。符合前3条标准时NGU的诊断成立，查找到特异性病原体时，可明确病因。此病需与淋球菌所致尿道炎进行鉴别。淋菌性尿道炎潜伏期较短（一般3~5天）；症状较明显，分泌物量较多，呈黄色脓性；分泌物涂片镜检在中性粒细胞内可见到革兰阴性双球菌，淋球菌培养阳性。

治疗 诊断成立即予及时治疗。NGU的病因较复杂，应积极查找特异性病原体，进行针对性治疗，或根据当地NGU的常见病因进行治疗，对沙眼衣原体有效的药物一般对生殖支原体或解脲支原体也有效。可按需选择阿奇霉素、多西环素、红霉素、米诺环素、克拉霉素、氧氟沙星、左氧氟沙星。孕妇禁用多西环素、米诺环素、氧氟沙星和左氧氟沙星。患者出现症状或确诊前2个月内的性伴均应接受检查和经验性治疗。

预后 约20%的NGU患者治疗后症状持续存在或复发。可能的原因有：性伴没有治疗、治疗的依从性差、病原体耐药、再感染等。

预防 无预防性疫苗。杜绝不安全性行为，保持单一性伴侣、避免婚前和婚外性行为是主要的预防措施。性行为中正确使用安全套，可以降低感染和传播性病的风险。

（苏晓红）

ruǎnxiàgān

软下疳（chancroid）

杜克雷嗜血杆菌感染所致急性、多发性、疼痛性生殖器溃疡和化脓性腹股沟淋巴结炎。好发于性活跃、有高危性行为的男性，男女比率为（3~25）：1。

病因和发病机制 杜克雷嗜血杆菌（*Haemophilus ducreyi*，HD）是软下疳的病原体，革兰阴性、兼性厌氧杆菌，通过皮肤或黏膜破损或轻微擦伤进入表皮，诱发淋巴细胞、单核巨噬细胞、中性粒细胞的浸润，导致化脓性炎症反应，在皮肤上出现红斑、丘疹和脓疱，脓疱中央坏死、扩大形成溃疡。杜克雷嗜血杆菌产生的超氧化物歧化酶和溶血素分别有助于病原体在机体内的存活，以及侵入皮肤和溃疡的形成。在感染人体过程中，杜克雷嗜血杆菌还利用几种重要的毒力因子如大上清抗原（LspA1和LspA2）、杜克雷血清抗性蛋白A（DsrA）、纤维蛋白原结合蛋白A（FgbA）等，逃避宿主的吞噬和杀菌作用。

临床表现 软下疳主要通过性接触传播，其潜伏期通常为3~10天。外生殖器部位先出现疼痛性丘疹，迅速变为脓疱，脓疱常在2~3天破溃形成溃疡。典型的软下疳溃疡边缘不规则但界限清楚，基底呈颗粒状，质地柔软，触及易出血，溃疡表面覆盖有灰色或黄色坏死性脓痂。一般有多个损害，男性常为1~2个，女性

4～5个。单个溃疡一般3～20mm大小，有时多个溃疡可融合成2cm以上的大溃疡。约50%患者出现疼痛性腹股沟淋巴结炎（肿大的淋巴结又称为横痃），多为单侧性，治疗不及时可形成脓肿甚至破溃形成瘘管或溃疡。皮损好发于男性包皮、阴茎、冠状沟、龟头、尿道口等，女性好发于大小阴唇、阴蒂、外阴、肛周或宫颈等。生殖器外部位如乳房、指、股部等也可发生。并发症包括嵌顿包茎、龟头包皮炎。

辅助检查 ①显微镜检查：从溃疡基底取材涂片做革兰染色，镜检见到典型的革兰阴性短杆菌，呈链状或鱼群状排列。因生殖器溃疡中常有多种微生物寄居，直接涂片显微镜检查的假阳性及假阴性较高，故不推荐用革兰染色涂片检查作常规诊断。②细菌培养：从生殖器溃疡或横痃中取材，在选择性培养基上进行杜克雷嗜血杆菌的分离培养，对培养出的菌落进行革兰染色及生化鉴定，杜克雷嗜血杆菌β-内酰胺酶阳性、氧化酶试验弱阳性、过氧化氢酶试验阴性、硝酸盐还原试验阳性、碱性磷酸酶试验阳性、卟啉试验阴性。培养法为软下疳实验室诊断的"金标准"，其敏感性60%～80%，特异性100%。③核酸检测：应用聚合酶链反应等核酸扩增方法检测临床标本中的杜克雷嗜血杆菌DNA。核酸扩增法的检测敏感性高于培养。

诊断与鉴别诊断 临床疑似病例应符合以下标准：有一个或多个疼痛性生殖器溃疡；腹股沟化脓性淋巴结肿大；溃疡渗出液暗视野显微镜检查梅毒螺旋体阴性或梅毒血清学试验阴性（溃疡发生至少1周）；溃疡渗出液单纯疱疹病毒检测阴性；确诊病例应符合以下标准：满足以上临床疑似病例的标准；生殖器溃疡或肿大的淋巴结中分离出杜克雷嗜血杆菌或检测出杜克雷嗜血杆菌DNA。需与以下疾病鉴别。①一期梅毒（见*梅毒*）：潜伏期2～3周，临床表现为硬下疳，溃疡面取材暗视野显微镜检查可见梅毒螺旋体，梅毒血清学试验可呈阳性。②*生殖器疱疹*：生殖器或肛周集簇的或散在的小水疱，继之浅表糜烂，有疼痛或灼热感；易复发。水疱性皮损单纯疱疹病毒（HSV）抗原或DNA检测多呈阳性。③*贝赫切特综合征*：外阴复发性溃疡，常伴复发性口腔溃疡、眼损害、皮肤损害、针刺反应阳性等。④*性病性淋巴肉芽肿*：外生殖器部位可有一过性的疱疹和溃疡，腹股沟淋巴结肿大，可形成沟槽征，可化脓溃破或形成瘘管，可伴生殖器象皮肿。补体结合试验可呈阳性。

治疗 软下疳的推荐治疗可选用阿奇霉素、头孢曲松、环丙沙星、红霉素。妊娠期或哺乳期禁用环丙沙星。合并人类免疫缺陷病毒（HIV）感染者的治疗时间应延长。对波动的淋巴结可行外科穿刺抽吸或切开引流。

预后 一般预后良好，治疗后溃疡愈合时间一般需要2周左右。约5%患者可出现复发，再次治疗仍有效。软下疳无妊娠不良后果。合并HIV感染者可能会出现治疗失败，且溃疡愈合缓慢。

预防 无预防性疫苗。保持单一性伴侣、避免婚前和婚外性行为是主要预防措施。正确使用安全套可降低感染风险。加强性伴通知，在患者出现皮损前2周内有性接触的性伴，都必须检查和治疗。

（苏晓红）

xìngbìngxìng línbā ròuyázhǒng

性病性淋巴肉芽肿（lymphogranuloma venereum，LGV） L1、L2、L3血清型沙眼衣原体感染所致的性传播疾病。是一种经典的慢性疾病，原发损害为生殖器部位小而无痛性丘疱疹，易发生溃疡；中期主要表现为急性淋巴结炎伴横痃形成（腹股沟综合征）、急性出血性直肠炎（肛门生殖器直肠综合征），晚期可发生直肠狭窄及生殖器象皮肿等并发症。

病因和发病机制 L型（L1、L2、L3）沙眼衣原体是LGV的致病菌，其中以L2型常见，L2型又进一步分为L2、L2′、L2a、L2b和L2c亚型。LGV主要经性接触传播，包括阴道、肛门或口-生殖器性接触。L型沙眼衣原体通过皮肤黏膜的细微破损进入表皮或穿过黏膜上皮，经淋巴管到达局部淋巴结，在单核巨噬细胞内繁殖，引起化脓性肉芽肿性淋巴结炎和淋巴结周围炎，化脓性淋巴结可融合形成卫星状脓肿。

临床表现 分为3个不同的时期。

早期：潜伏期一般为10～14天，在感染部位发生原发损害，也称初疮，常表现为小的无痛性丘疹、丘疱疹，很快破溃，形成糜烂或浅溃疡。如果原发性损害发生在尿道，患者可有非特异性尿道炎症状。仅1/3男性患者注意到有初疮，约50%患者初疮可迅速愈合而不遗留瘢痕。男性初疮最常见的发生部位是冠状沟、包皮系带、阴茎、尿道口及阴囊；女性则好发于大小阴唇、阴唇系带、阴道后壁及宫颈。患者因口交亦可在口咽部发生初疮，并引起舌炎、颌下或颈淋巴结炎。有肛交性行为者或男男性行为者可发生直肠结肠炎，表现为肛门直肠疼痛、脓血便、里急后重等。

中期：在初疮发生后2~6周或更晚出现，主要表现有：①腹股沟综合征。为常见的临床表现，表现为疼痛性、炎症性腹股沟和（或）股淋巴结肿大，又称腹股沟横痃，2/3为单侧受累，1/3累及双侧。肿大的淋巴结蚕豆至鸡蛋大小，孤立、散在、质地坚实。当腹股沟韧带上方的腹股沟淋巴结和下方的股淋巴结均肿大时，皮肤呈现沟槽状，称沟槽征，见于15%~20%的患者。部分患者肿大的化脓性淋巴结可坏死、破溃、形成窦道或排出黏稠黄色脓液，愈合后遗留萎缩性瘢痕。女性仅20%~30%表现为腹股沟综合征。75%左右患者有髂淋巴结受累，有时可形成较大的盆腔肿块，但一般不化脓。②肛门生殖器直肠综合征。表现为直肠结肠炎、结肠及直肠周围淋巴组织增生。腹痛、腹泻、里急后重、脓血便等；左下腹可有压痛，直肠指检可触及颗粒状黏膜及肠壁下可移动的肿大的淋巴结。直肠疼痛、里急后重或便中带血等。1/3无直肠炎的女性患者因盆腔深部淋巴结与腰淋巴结受累，有下腹痛及背痛，以仰卧时为甚。③全身症状。部分患者可出现发热、寒战、疲倦、关节痛、肌痛及厌食。10%患者可出现结节性红斑、多形红斑、荨麻疹、光敏感和猩红热样皮疹。有时可伴肝脾肿大、肝炎、肺炎及关节炎；罕见的系统并发症有心脏受累、无菌性脑膜炎及眼部炎症。

晚期：感染数年后发生，多见于女性。表现为直肠狭窄、肛瘘、直肠阴道瘘、慢性直肠疼痛，甚至生殖器象皮肿等。

辅助检查 ①组织病理检查：早期皮损为非特异性炎症；中期主要为淋巴结的卫星状脓肿形成。初期为分散的上皮样细胞岛，混有少量多核巨细胞，周围为浆细胞和慢性肉芽肿组织包绕。上皮样细胞岛中央组织坏死，充满大量中性粒细胞和巨噬细胞，呈三角形或星状小脓肿，周围上皮样细胞多呈栅栏状排列，随着脓肿扩大、融合，失去星状外观。晚期为广泛纤维化和大面积凝固性坏死。②影像学检查：CT扫描有助于发现腹膜后淋巴结炎和腹内脓肿。钡灌肠则可发现性病性淋巴肉芽肿所致的特征性直肠狭窄，并与肿瘤相鉴别。

诊断与鉴别诊断 诊断需依据流行病学史、临床表现及实验室检查进行综合分析。对临床上有典型临床症状和体征的患者可作出疑似病例诊断，对临床标本中分离出L型沙眼衣原体或扩增出L型沙眼衣原体核酸的患者可确诊。需与梅毒、软下疳、腹股沟肉芽肿、生殖器疱疹、化脓性淋巴结炎、嵌闭性腹股沟疝、丝虫病、真菌病等鉴别。

治疗 治疗原则宜早期、足量、规则治疗，定期追踪观察，预防晚期并发症，同时治疗性伴。按需选用多西环素、米诺环素、四环素、红霉素、阿奇霉素。早期淋巴结肿大可采用0.1%依沙吖啶溶液局部热敷。溃疡可用高锰酸钾溶液或过氧化氢溶液冲洗，再用抗生素软膏。化脓淋巴结不宜切开，否则难以愈合，波动感较强的淋巴结在反复抽取脓液后，注入抗生素，抽吸时应从完好皮肤处进针以防形成腹股沟溃疡。若已破溃，应每日换药，保持引流通畅和创面清洁。

预防 提倡安全性行为。用安全套。出现可疑症状及早就医，加强性伴告知与治疗。尚无可用的疫苗。

（刘全忠　李　燕）

fùgǔgōu ròuyázhǒng

腹股沟肉芽肿（granuloma inguinale）

肉芽肿荚膜杆菌所致生殖器、腹股沟和肛周的慢性浅表溃疡性疾病。又称杜诺凡病（Donovanosis）。

病因和发病机制 病原微生物为肉芽肿荚膜杆菌（*Calymmatobacterium granulomatis*），革兰阴性短杆菌，菌体呈多形性，有荚膜。因其分子结构相似于克雷伯菌属，新命名为肉芽肿克雷伯菌（*Klebsiella granulomatis*）。肉芽肿荚膜杆菌仅对人类有致病性，传染性较弱，主要通过性接触传播，但非性接触也可传染，感染人群大部分为20~40岁，男多于女。

临床表现 潜伏期不确定，可1天~1年，平均为17天。

典型皮损　感染部位出现单发或多发的丘疹、结节，结节破溃后逐渐发展成无痛性的大而表浅的溃疡，溃疡边界清楚，边缘明显卷起，高于表面，基底牛肉红样、质脆、肉芽肿组织样，高于皮面，易出血。溃疡向周围扩散引起局部组织的进行性毁坏和损害。自身接种使邻近皮肤产生病灶，成为“吻”病灶。皮损好发于男性的阴茎、龟头、腹股沟及肛周，女性好发于小阴唇、阴阜、阴唇系带及宫颈。发生于子宫颈的腹股沟肉芽肿表现为增生性生长，可能类似肿瘤。此病不像性病性淋巴肉芽肿和软下疳常伴腹股沟淋巴结肿大，除非继发细菌感染，但结节性损害可被误认为淋巴结，实为假性横痃。一般无全身症状。系统症状可能提示血行或淋巴途径播散到身体其他部位，如脾、肺、肝、骨等组织，甚至导致死亡。生殖器外的部位可能是自身接种感染，如口唇、口腔、头皮、四肢皮肤等，其他深在部位也会被感染如骨、腹腔、肠和膀胱，以骨受累最为常见。

并发症 可因淋巴管堵塞发生外生殖器如阴唇、阴蒂、阴茎、阴囊等呈假性象皮病，亦可因瘢痕及粘连引起尿道、阴道、肛门等处狭窄，亦可癌变及引起外生殖器残毁。

辅助检查 肉芽肿荚膜杆菌的体外分离培养很困难。①显微镜检查：从溃疡基底取材作涂片，行瑞特-吉姆萨染色或 Warthin-Starry 染色，在组织细胞的胞质内见到两极浓染、呈别针状的小体即为杜诺凡小体（Donovan bodies）。②组织病理检查：溃疡边缘表皮增生，海绵水肿，中性粒细胞性微脓肿，真皮内致密炎细胞浸润，除大的组织细胞外，还有多数浆细胞、淋巴细胞、中性粒细胞及嗜酸性粒细胞，真皮内炎症浸润中可见中性粒细胞为主的小脓肿，吉姆萨染色及银染色可在大的组织细胞胞质内找到杜诺凡小体，为圆形或卵圆形，两端染色深。慢性损害中，可有不同程度的纤维化和上皮过度增生。

诊断与鉴别诊断 诊断要点：有非婚性交史或性伴感染史，尤其是患者或其性伴有流行地区旅游史并与当地人有接触史；有无痛性渐进发展的生殖器或肛周溃疡，溃疡组织涂片或压片经瑞特或吉姆萨染色镜检，查到杜诺凡小体；病理组织切片经镀银染色找到杜诺凡小体。需与性病性淋巴肉芽肿、硬下疳、软下疳等病鉴别。

治疗 可服用多西环素、复方磺胺甲噁唑、红霉素或阿奇霉素。腹股沟肉芽肿的病程发展到晚期或治愈后，往往产生瘢痕组织，从而导致瘢痕畸形。特别是肛门、直肠处的瘢痕畸形。常引起直肠狭窄，造成排便困难，需行瘢痕切除，行直肠矫正手术。对腹股沟肉芽肿患者症状发作前60日内与其有过性接触的性伴，应做相应检查和预防性治疗。

（刘全忠　李　燕）

jiānruìshīyóu

尖锐湿疣（condyloma acuminata，CA） 人乳头瘤病毒感染肛门生殖器部位皮肤或黏膜引起的上皮增生性疾病。又称生殖器疣、性病疣，是常见的性传播疾病。

病因和发病机制 人乳头瘤病毒（human papilloma virus，HPV）属 DNA 病毒，直径 50~55nm，中心为双链 DNA，外面为由 72 个壳微粒排列成的立体对称的 20 面体结构，含 7.6kb 碱基，无包膜。人类是 HPV 的唯一宿主。采用分子生物学技术将 HPV 分为 100 多种亚型，约有 40 型与尖锐湿疣相关。90%生殖器疣由 HPV6 和 HPV11 所致，HPV11、16、18、31、33 及 45 型长期感染与女性宫颈癌的发生有关。HPV 主要通过性接触传播，也可间接接触感染，在分娩过程中经母亲感染 HPV 的产道可使新生儿发生喉乳头瘤病。人类的皮肤、黏膜及化生的三种鳞状上皮对 HPV 均敏感，含有大量病毒颗粒的脱落表皮细胞或角蛋白碎片可通过皮肤黏膜的微小创伤进入易感上皮，潜伏在基底层的角质形成细胞内，随表皮复制进入细胞核，引起细胞的分裂和增殖，随病毒颗粒的繁殖与播散，可形成临床所见的皮损。

临床表现 潜伏期 1~8 个月，平均 3 个月。生殖器部位的损害男性好发于冠状沟、龟头、包皮内侧、包皮系带、尿道口及阴茎体部；女性多见于大小阴唇、阴蒂、后联合、阴道口、阴道壁、宫颈等处。生殖器外损害多见于肛门、肛周，偶见于口腔、乳房、腋窝、脐窝和趾间。男男性行为者好发于肛周及直肠部。口交者可在口腔出现皮疹。皮损开始为单个或多个细小的淡红色或皮色丘疹，以后逐渐增大增多，部分皮损可相互融合。皮损形态多样，可呈丘疹状、乳头状、鸡冠状、菜花状，皮损数目多少不定，大小不等，可多部位同时受累。少数患者由于皮损过度增生而成为巨大尖锐湿疣，外观颇似癌瘤，但组织病理检查为良性病变。一般无明显自觉症状，少数有异物感、痒感；破溃和感染者可有恶臭；阴道、宫颈损害可有白带增多、性交痛或性交后出血；肛门、直肠损害有疼痛及接触性出血。HPV 亚临床感染指临床上肉眼不能辨认的病变，经 3%~5%的醋酸溶液局部外涂或湿敷后出现"发白的区域"，组织病理上有尖锐湿疣改变。亚临床皮损可与典型的尖锐湿疣同时发生，也可仅有亚临床损害。

辅助检查 尖锐湿疣主要依据临床表现诊断，必要时可行以下辅助检查。①醋酸白试验：用棉拭子蘸 3%~5%醋酸溶液涂抹于可疑皮损及邻近皮肤黏膜，3~5 分钟后可见 HPV 感染部位变白，为均匀一致的发白区，边缘略隆起，周边分界清楚。原理是 HPV 感染部位产生的异种蛋白易被醋酸凝固而显白色。此法诊断 HPV 感染敏感性较高，但特异性较低，某些慢性炎症可出现假阳性。醋酸白试验有助于鉴别不典型的病变和提高对亚临床 HPV 感染的诊断率。②内镜检查：对宫颈部位的可疑损害可用阴道镜检查，必要时辅以醋酸白试验。对肛管内和尿道内的损害可行肛门镜或尿道镜检查。③细胞学检查：用阴道或宫颈疣组织涂片做巴氏染色，可见到空泡化细胞及角化不良细胞同时存在，有诊断价值。④组织病理检查：是诊断CA的重要手段之一。可见角化不全，轻度角化过度，棘细胞层高度肥厚，呈乳头瘤状增生，特征性的改变是颗粒层和棘层出现空泡细胞，可散在、灶状或片状出现，细胞体积大，圆或椭圆形，胞质着色淡，核浓缩深染，核周围有透亮晕或整个胞质发生空泡化改变。真皮浅层毛细血管扩张，血管周围有致密的慢性炎细胞浸润。⑤免疫组织化学检查：对组织切片或细胞涂片用过氧化物酶标记的HPV抗体检测HPV抗原，阳性率为40%~60%。⑥HPV核酸检测：用核酸杂交或聚合酶链反应（PCR）等分子技术检测可疑皮损中的HPV DNA，阳性表明有HPV感染，对诊断亚临床感染有帮助。

诊断与鉴别诊断 主要依据临床表现诊断，根据皮疹特点、发病部位及接触史，一般诊断不难，必要时可做上述辅助检查。需与假性湿疣、扁平湿疣、珍珠样阴茎丘疹、鲍恩样丘疹病、扁平苔藓、异位皮脂腺、生殖器鳞状细胞癌等疾病鉴别。

治疗 旨在去除肉眼可见的疣体，改善临床症状和体征，避免复发。无症状和无病灶亚临床感染一般不需治疗。

局部治疗 ①0.5%鬼臼毒素酊：鬼臼毒素可抑制细胞有丝分裂，导致上皮细胞死亡和脱落。②10%~20%足叶草酯酊：足叶草脂是从鬼臼树中提取的粗制品，含有多种化合物，也有抗有丝分裂作用，刺激性大，用时注意保护皮损周围的正常皮肤黏膜，连续用药不超过6次。③三氯乙酸：通过对蛋白的化学凝固作用而破坏疣体。常用50%~80%三氯乙酸溶液，注意保护皮损周围的正常皮肤黏膜。④5%咪喹莫特霜：外用免疫调节剂，刺激局部产生干扰素和其他细胞因子。副作用小，局部可有红斑、痒痛、脱屑等反应。适于物理治疗后外用预防复发。⑤5%氟尿嘧啶软膏：抑制病毒的核酸合成，抑制病毒复制，阻止疣体的生长。用时不能接触正常皮肤和黏膜。

物理疗法 ①二氧化碳激光：利用热效应，使病变组织高温气化而被破坏，达到祛除病灶的目的。可用于治疗任何部位的疣。注意掌握治疗深度，过深易使创面不易愈合及瘢痕形成。②冷冻治疗：一般使用液氮，有时用固态二氧化碳，产生深低温使病变组织坏死，以基底部见有一受冻皮肤红晕为度。适用于疣体不太大或病灶不太广泛的患者，不适用于阴道内疣，以免发生阴道直肠瘘。注意有形成瘢痕和色素沉着的可能，尤对发生在黏膜的疣体治疗不宜太深。③电灼治疗：电灼治疗是将疣体在基底处凝固，烧灼范围应大于疣体基底1~2mm。适用于疣体不太大者，注意预防感染。④微波治疗：用高频电磁波通过热辐射探头接触病变组织，短时间内达到高温使组织凝固。尤适用于体积较大的疣，操作中无烟雾和异味。⑤δ-氨基酮戊酸光动力疗法：先使用10%或20% δ-氨基酮戊酸溶液湿敷疣体组织，3~6小时后用630nm左右的红外线照射发生光动力学反应，利用组织中产生的活性氧的细胞毒性作用导致疣体细胞受损甚至死亡。此方法具有高度的组织选择性，对正常组织损伤很小，副作用轻微，适用于疣体不太大的损害（直径<1.5cm），尤适用于男性尿道口的尖锐湿疣。也可与其他物理治疗联合使用。

系统药物疗法 干扰素、胸腺素、聚肌苷酸-聚胞苷酸、转移因子和左旋咪唑等免疫增强剂可作为其他治疗方法的辅助治疗酌情应用，但免疫增强剂的疗效尚缺乏确切的评价。

外科治疗 ①刮除术。②结扎术：适用于有蒂的小疣体。③剪除术：适用于数目少的小疣体，尤其是肛管内疣。④切除术：适用于体积较大的疣体或怀疑有恶变者。

（刘全忠　李　燕）

shēngzhíqì pàozhěn

生殖器疱疹（genital herpes，GH）

单纯疱疹病毒感染肛门生殖器皮肤黏膜所致慢性复发性性传播疾病。

病因和发病机制 单纯疱疹病毒（herpes simplex virus，HSV）属人类疱疹病毒α亚科，是直径约100nm的双链DNA病毒，分为HSV-1和HSV-2两型。GH主要由HSV-2感染，但HSV-1感染逐渐增加（已达10%~40%）。HSV侵入机体后首先在表皮角质形成细胞内复制，导致细胞发生气球样变性、形成多核巨细胞和嗜酸性核内包涵体，细胞周围有多形核细胞和淋巴细胞浸润，引起表皮局灶性炎症和坏死，出现原发性感染或轻微的亚临床感染表现。HSV具有嗜神经特性，导致感觉神经末梢感染，原发感染的皮损消退后，病毒可长期潜伏于骶神经节或神经根内的神经元，形成潜伏感染，若机体抵抗力降低或某些诱发因素作用，病毒可再次激活而导致临床症状复发或无症状排病毒。

临床表现 表现多样，无症状者多见，发病严重程度和复发频率受病毒和宿主两个方面的因素影响。

初发生殖器疱疹 感染HSV后首次出现症状和体征，可分为原发性和非原发性两种。①原发性初发生殖器疱疹：首次感染HSV，多为HSV-2型，潜伏期通常3~5天，特点是皮损较广泛，常伴发热、乏力等全身症状，持续时间长，消退较慢，病程2~3周。典型表现为外生殖器或肛门部位簇集性水疱，可逐渐演变为脓疱，2~4天后破溃形成糜烂或溃疡，然后结痂愈合。自觉局部疼痛、瘙痒、烧灼感，多伴触痛明显的腹股沟淋巴结肿大。皮损排毒时间平均12天。②非原发性初发生殖器疱疹：既往有过HSV感染（主要为口唇疱疹），近期又发生生殖器HSV感染，初次出现生殖器部位皮损。较原发性感染持续时间短，皮损愈合快，全身表现少，排毒时间短。

复发性生殖器疱疹 多见于生殖器HSV-2型感染者，复发频率及病情变化有较大个体差异。诱发因素包括免疫抑制、月经期、精神紧张、劳累、熬夜、酗酒、发热性疾病等。一般于原部位出现，病情较初发者轻，数目较少，病程较短，通常为6~10天，多数患者在4~5天内结痂。自觉症状轻，可有轻微的麻木、刺痒和烧灼感等前驱表现，20%患者仅出现前驱表现，女性患者的症状常比男性略重。

不典型或未识别表现的生殖器疱疹 约占HSV感染的60%，患者常无自觉症状，临床表现轻微，常表现为裂纹或细小线状溃疡、红斑、丘疹、毛囊炎或疖肿等不典型表现。

亚临床生殖器疱疹 无临床症状和体征的HSV感染，此型有病毒复制和排毒，可发展为临床复发，是GH的主要传染源。

特殊类型生殖器疱疹 疱疹性直肠炎：多见于男男性行为者，常由初发HSV感染引起，起病急，表现为直肠肛门部疼痛、直肠黏液血性分泌物，常伴发热、肌痛、尿潴留、会阴部感觉迟钝等，直肠镜检查或乙状结肠镜检查可发现局限于直肠下段黏膜散在溃疡。

妊娠期生殖器疱疹 表现与非孕妇患者相似，妊娠早期发生原发性生殖器疱疹可导致胎儿宫内发育迟缓、流产、早产、低出生体重儿、婴儿畸形等。妊娠后期发生原发性HSV感染，分娩的婴儿约50%受到感染。妊娠期复发性生殖器疱疹造成新生儿HSV感染的危险性小。

并发症 与病毒的局部蔓延和血行播散有关，多见于原发性感染者。①中枢神经系统感染：疱疹性脑膜炎、自主神经功能障碍、横断性脊髓炎和骶神经根病。②播散性HSV感染：全身广泛分布的复发性水疱，可引起疱疹性脑膜炎、肺炎、肝炎等。

辅助检查 ①病毒分离培养：是诊断生殖器疱疹的“金标准”，但需要一定的实验室条件。病毒培养的敏感性25%~90%，水疱性皮损的检出率最高。②抗原检测：包括免疫荧光试验、免疫酶染色法和酶联免疫吸附试验，其敏感性是病毒培养法的70%~90%。③核酸检测：聚合酶链反应检测皮损和脑脊液中HSV DNA的敏感性和特异性较高，有助于对生殖器疱疹和中枢神经系统感染诊断。④血清学检查：特异性血清学诊断方法采用HSV型特异性的糖蛋白G为抗原，可检测并区分血清中的抗HSV-1和抗HSV-2抗体，主要用于人群HSV感染的血清流行病学调查、回顾性诊断原发性感染、辅助诊断不典型生殖器疱疹或发现亚临床感染。

诊断与鉴别诊断 诊断主要依据病史（非婚性接触史或配偶感染史等）、典型临床表现和辅助检查结果。对生殖器或肛门部位有反复发生的疼痛性的集簇性水疱、脓疱及糜烂或浅溃疡者，可作出生殖器疱疹的临床诊断。分离培养出HSV或检测到HSV抗原或DNA可确诊。需与一期梅毒硬下疳（见梅毒）、软下疳、接触性皮炎、固定性药疹（见药疹）和贝赫切特综合征等疾病进行鉴别。

治疗 尚无根治办法，治疗目的在于减轻症状，缩短病程，减少并发症及临床复发，降低疾病的传播率。①系统性抗病毒治疗：药物主要有阿昔洛韦、伐昔洛韦、泛昔洛韦和更昔洛韦；耐阿昔洛韦的HSV毒株可用膦甲酸钠、西多福韦和三氟尿苷。②外用药物治疗：应保持患处清洁、干燥。局部可用3%硼酸溶液湿敷或外用3%阿昔洛韦软膏、1%喷昔洛韦乳膏等。③心理治疗及注意事项：明确诊断后应给予患者充分的咨询，减轻精神负担，提醒注意休息，避免饮酒和过度性生活。

预后 尚无特异预防方法，抗HSV治疗只能减轻症状，虽易复发但预后较好。

预防 注意开展健康教育，提倡使用安全套，告知患者此病复发的常见诱因并避免，妊娠期生殖器疱疹如在分娩前出现病情活动，应行剖宫产术。

（杨　森）

huòdéxìng miǎnyì quēxiàn zōnghézhēng

获得性免疫缺陷综合征

（acquired immunodeficiency syndrome，AIDS） 人类免疫缺陷病毒感染所致以 $CD4^{+}T$ 淋巴细胞减少为特征的进行性免疫功能缺陷。简称艾滋病（AIDS）。通过性接触、血液和母婴传播。1981 年首次报告，中国于 1985 年发现首例。全球流行，以撒哈拉以南非洲最严重。

病因和发病机制 人类免疫缺陷病毒（human immunodeficiency virus，HIV）是一种单链 RNA 病毒，属于反转录病毒科慢病毒属，1983 年初次分离，1986 年命名为人免疫缺陷病毒。可分为 HIV-1 和 HIV-2 两型，其中 HIV-1 起源于中非，以后扩散到全球，而 HIV-2 则分布局限，主要在西非。HIV-1 和 HIV-2 核苷酸有 40%的同源性，HIV-1 是引起感染的主要毒株，致病性较强，一旦感染终身带毒，而且进展快、预后差，HIV-2 感染的潜伏期较长，致病性也较低。HIV 感染后首先与 $CD4^{+}T$ 细胞结合，在第二受体作用下进入细胞内复制，早期机体免疫功能正常，HIV 处于低水平复制，随感染时间延长机体免疫力与病毒复制的平衡被打破，HIV 大量复制，使 $CD4^{+}T$ 细胞等发生损伤，导致整个免疫功能缺陷，最终引起各种机会感染和肿瘤发生。

临床表现 可分为以下几个阶段。

潜伏期 从感染 HIV 到出现临床症状和体征的时间，1～10 年，一般 7～8 年。窗口期是指从感染 HIV 到机体产生 HIV 抗体的时间，一般为 4～8 周，在窗口期内检测不出 HIV 抗体。

急性感染期 HIV 大量复制，$CD4^{+}T$ 淋巴细胞急剧减少，造成 50%～70%的感染者在接触 HIV 后 1～6 周出现 HIV 病毒血症和急性免疫系统损伤。主要表现包括发热、乏力、咽痛、皮疹、肌肉关节痛、头痛、腹泻、恶心、呕吐等。可有全身淋巴结肿大，偶有肝脾肿大、口腔食管溃疡或念珠菌感染等。

无症状感染期 一般 7～8 年，无特殊症状，少数患者有持续性全身淋巴结肿大，常为对称性，以颈、枕和腋部多见，直径大于 1cm，不痛也无压痛，淋巴结穿刺或活检可见滤泡增生。此期感染者体内 HIV 处于低水平复制状态。

艾滋病前期 出现继发感染的黏膜白斑、念珠菌病、带状疱疹等皮肤病。常伴有乏力、低热、盗汗和体重下降等艾滋病相关综合征。

艾滋病期 出现各种机会性感染和恶性肿瘤等，伴发热、体重下降、慢性腹泻等明显全身症状，未经治疗者大部分在 2 年内死亡。各系统的临床表现如下。

呼吸系统 出现咳嗽、咳痰、胸痛、呼吸困难等症状，听诊可闻及湿性啰音，胸部 X 线常示间质性肺炎或弥漫性浸润。卡氏肺孢子菌肺炎（PCP）是艾滋病患者常见的致死原因，巨细胞病毒性肺炎、肺结核、肺隐球菌病等也多见。肺部卡波西肉瘤可为原发性或全身肿瘤的一部分，常合并胸腔积液。

消化系统 常见呕吐、腹痛、腹泻、吞咽困难伴消瘦等症状，隐孢子虫病可引起水样腹泻综合征，念珠菌、巨细胞病毒（CMV）、单纯疱疹病毒（HSV）等感染可引起食管病变，卡波西肉瘤可引起慢性腹泻及吸收不良综合征等。

中枢神经系统 周围神经病变出现双足对称性鞋套样感觉减退或触痛，脑弓形虫病可有头痛、惊厥、偏瘫等，少数隐球菌性脑膜炎者有头痛、畏光和脑膜刺激征，也可有惊厥、脑神经受损或偏瘫等表现。

HIV 感染的皮肤表现 90%的感染者可发生皮肤黏膜病变，症状较严重。①非感染性：皮损多形，表现为严重皮肤干燥、瘙痒症、银屑病、血管炎、获得性鱼鳞病等，药疹发生率高且表现重，还可出现特应性皮炎、多形红斑及痤疮样皮损。脂溢性皮炎发生率约 83%。②感染性：HSV 感染的水疱为出血、坏死性，黏膜部位的溃疡经久不愈，可出现慢性播散性带状疱疹，传染性软疣病毒感染可形成巨大软疣且形成数百个皮损（图 1），EB 病毒感染与口腔毛状黏膜白斑的发生有关，患者有味觉减退及黏膜溃疡。真菌感染最常见，如泛发性体癣（图 2）及头癣（图 3），口腔念珠菌感染（图 4）等。常见的细菌感染有毛囊炎、肛周脓肿。疥疮感染表现为全身性鳞屑性丘疹样损害（即“挪威疥”）。

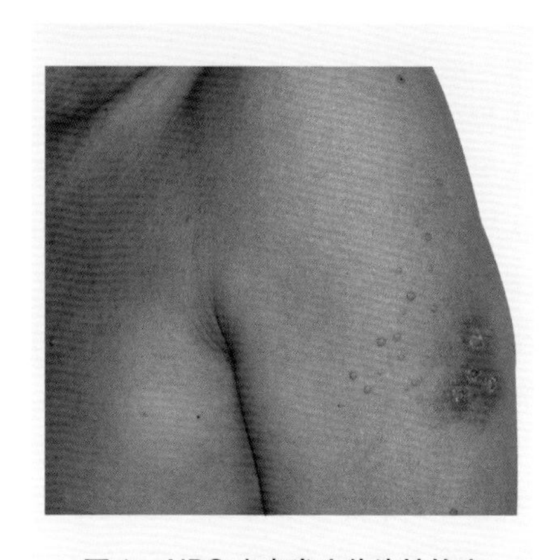

图 1 AIDS 患者发生传染性软疣

注：肩部有脐凹的半球形丘疹，有珍珠样光泽

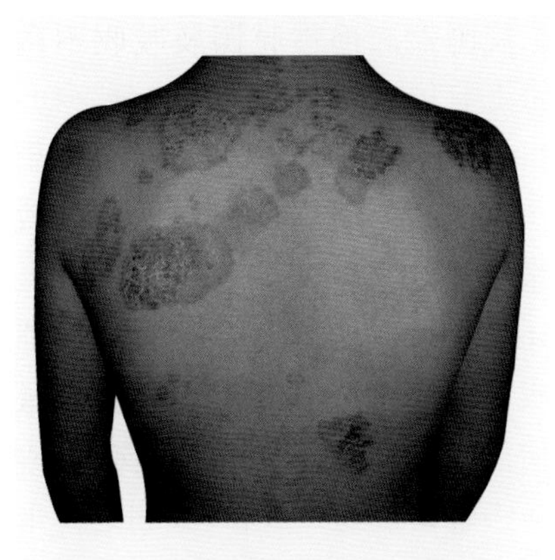

图2 AIDS 患者发生泛发性体癣

注：背部界限清楚红斑、斑块，上有鳞屑

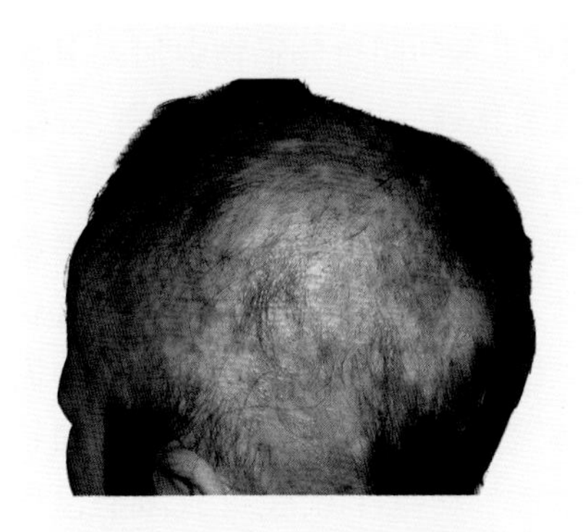

图3 AIDS 患者发生头癣

注：头皮红斑、脱发

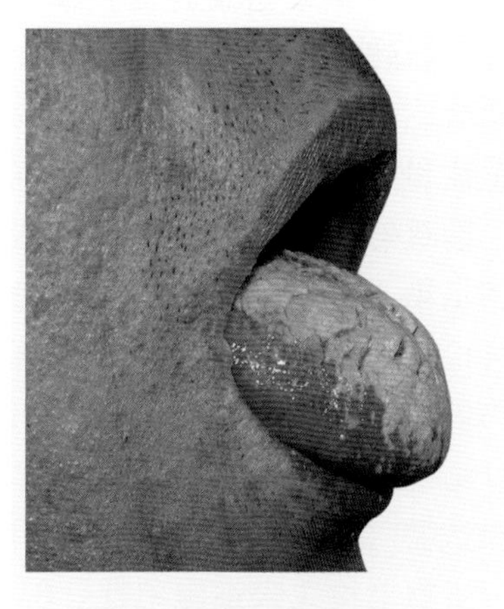

图4 AIDS 患者舌部念珠菌感染可见假膜

恶性肿瘤 ①卡波西肉瘤。发生率 30%，是艾滋病的诊断标准之一。常见于颈、躯干及上肢，表现为蓝棕色斑疹、丘疹、斑块或表面光滑隆起的肿块，长轴与皮纹方向一致，逐渐形成棕色的斑疹或斑块及出血性结节。口腔黏膜、肺、肝、脾和胰腺等亦可累及。②恶性淋巴瘤。皮损无特异性，可为丘疹或结节。③其他恶性肿瘤。中老年人多发，一般较早出现转移。如子宫颈癌、鳞状细胞癌、基底细胞癌、恶性黑素瘤和类塞扎里综合征等可偶发或同时伴发。

辅助检查 主要包括 HIV 检测、免疫功能检测、病原微生物检测。

HIV 检测 包括病毒分离培养、抗体检测、P24 抗原检测、病毒核酸检测、病毒载量检测。中国 HIV 实验室检测主要为 HIV 抗体检测，在 HIV 抗体初筛试验阳性后再做确证试验，确证试验阳性者才能确定为 HIV 感染。

免疫功能检测 ①$CD4^+$T淋巴细胞计数。是衡量机体免疫功能的一个重要指标，在成人及 5 岁以上的儿童和青少年 CD4 细胞≥0.500×10^9/L，提示无免疫抑制；($0.350\sim0.499$)$\times10^9$/L，提示轻度免疫抑制；($0.200\sim0.349$)$\times10^9$/L，提示中度免疫抑制；<0.200×10^9/L，提示重度免疫抑制。②$CD4^+$/$CD8^+$T淋巴细胞比值<1，$CD4^+$ T 淋巴细胞减少所致。

病原微生物检查 对有条件致病菌感染的患者，应根据临床表现进行相应的病原微生物检查。

诊断 参照中国 2008 年发布的卫生行业标准“艾滋病和艾滋病病毒感染诊断标准”。

HIV 感染 根据年龄分以下几组。成人及 15 岁（含 15 岁）以上青少年，符合下列 1 项者可诊断：①HIV抗体确证试验阳性或血液中分离出 HIV 毒株；②有急性 HIV 感染综合征或流行病学史，且不同时间的两次 HIV 核酸检测结果均为阳性。15 岁以下儿童，符合下列 1 项者可诊断：①小于 18 个月龄：为 HIV 感染母亲所生，同时 HIV 分离试验结果阳性，或不同时间的两次 HIV 核酸检测均为阳性（第二次检测需在出生 4 周后进行）；②大于 18 个月龄：诊断与成人相同。

艾滋病病例 符合下列 1 项者可诊断：成人及 15 岁（含 15 岁）以上青少年；HIV 感染和 CD4 细胞<0.200×10^9/L；HIV 感染和至少一种成人艾滋病指征性疾病。

艾滋病指征性疾病 包括：HIV 消耗综合征；肺孢子菌肺炎；食管念珠菌感染；播散性真菌病（球孢子菌病或组织胞浆菌病），反复发生的细菌性肺炎，近 6 个月内 2 次及以上；慢性单纯疱疹病毒感染（口唇、生殖器或肛门直肠）超过 1 个月；任何的内脏器官单纯疱疹病毒感染；巨细胞病毒感染性疾病（除肝、脾、淋巴结以外）；肺外结核病；播散性非典型分枝杆菌病；反复发生的非伤寒沙门菌败血症；慢性隐孢子虫病（伴腹泻，持续超过 1 个月）；慢性隐孢子虫病；非典型性播散性利什曼病；卡波西肉瘤；脑或 B 细胞非霍奇金淋巴瘤；浸润性宫颈癌；弓形虫脑病；肺外隐球菌病，包括隐球菌脑膜炎；进行性多灶性脑白质病；HIV 脑病；有症状的 HIV 相关性心肌病或肾病。

15 岁以下儿童 HIV 感染和 CD4 细胞<25%（小于 11 月龄），或 CD4 细胞<20%（12～35 月龄），或 CD4 细胞<15%（36～59 月龄），或 CD4 细胞<0.200×10^9/L（5 岁～14 岁）；HIV 感染和至少伴一种小儿艾滋病指征性疾病。

小儿艾滋病指征性　疾病包括：不明原因的严重消瘦，发育或营养不良；肺孢子菌肺炎；食管、气管、支气管或肺念珠菌感染；播散性真菌病（组织胞浆菌病或球孢子菌病）；反复发作的严重细菌性感染，如脑膜炎、骨或关节感染、体腔或内脏器官脓肿、脓性肌炎（肺炎除外）；肺外结核病；播散性非典型分枝杆菌感染；慢性单纯疱疹病毒感染（口唇或皮肤），持续1个月以上；任何内脏器官单纯疱疹病毒感染；巨细胞病毒感染，包括视网膜炎及其他器官的感染（新生儿期除外）；慢性隐孢子虫病（伴腹泻）；慢性隐孢子虫病；有症状的HIV相关性心肌病或肾病；卡波西肉瘤；脑或B细胞非霍奇金淋巴瘤；弓形虫脑病（新生儿期除外）；肺外隐球菌病，包括隐球菌脑膜炎；进行性多灶性脑白质病；HIV脑病。

治疗　尚无有效治疗方法，预后差。抗病毒治疗药物主要包括核苷类反转录酶抑制剂、非核苷类反转录酶抑制剂、蛋白酶抑制剂等。1996年何大一提出“鸡尾酒”式混合疗法，也称高效抗反转录病毒治疗法，即采用蛋白酶抑制剂与反转录酶抑制剂联合治疗，基本倾向联合用药。免疫调节治疗常用α干扰素（IFN-α）、γ干扰素（IFN-γ）、白介素2（IL-2）、粒细胞-巨噬细胞集落刺激因子（GM-CSF）和粒细胞集落刺激因子（G-CSF）等。支持疗法如香菇多糖、丹参、黄芪和甘草甜素等有调节免疫功能的作用，某些中药或其成分可能有抑制HIV作用。

预防　此病尚不能治愈，疫苗研究尚未成功，预防的关键在于避免高危行为。严格筛选供血源及严格检查血液制品，加强对HIV感染者的管理，加强婚前和孕前筛查，并积极研究AIDS病毒疫苗。

（杨　森）

xìjūnxìng yīndàobìng

细菌性阴道病（bacterial vaginosis，BV）

阴道正常优势菌群乳酸杆菌被大量厌氧菌替代所致阴道病症。以阴道分泌物增多伴有鱼腥样气味为特征。是育龄妇女阴道病中最常见的疾病，有较高的患病率。

病因和发病机制　BV属内源性感染，其发生与多性伴、不使用安全套、放置宫内节育器、施行阴道冲洗等相关。乳酸杆菌是健康妇女阴道内的优势菌群，产过氧化氢的乳酸杆菌对维持正常阴道的生态内环境，预防阴道和宫颈感染非常重要。乳酸杆菌产生的过氧化氢通过其直接毒性作用或者在宫颈过氧化物酶存在下与卤离子相互作用，从而抑制阴道加德纳菌、多种厌氧杆菌如普雷沃菌属、动弯杆菌以及人型支原体等微生物生长。阴道正常菌群发生变化时，乳酸杆菌减少或消失，厌氧菌等致病菌群大量繁殖，并产生代谢产物包括细胞毒素、唾液酸酶、糖苷酶、胺类物质（尸胺、腐胺、三甲胺）增加，以及有机酸类型的改变（如琥珀酸增加和乳酸减少）等，这些变化可能致阴道分泌物增多并与鱼腥样臭味相关。

临床表现　约50%BV患者无明显自觉症状，有症状者主要表现为阴道分泌物增多，有鱼腥样臭味。临床调查发现，BV患者中50%有阴道分泌物增多，49%有阴道分泌物鱼腥臭味，69%有非黏性、稀薄均质状、灰白色并均匀附着于阴道壁上的分泌物。在插入窥阴器之前可见阴唇及阴唇系带上有稀薄均质或稀糊状分泌物。虽有1/3患者其阴道分泌物可呈黄色，但分泌物中性粒白细胞数量并没有增多。此外，有些患者还可发生外阴瘙痒或烧灼感、下腹部疼痛、月经期延长、月经量增加或月经期后出血等表现。

辅助检查　①pH值测定：采用pH试纸测定阴道分泌物的pH值，BV时pH通常大于4.5。pH测定的敏感性大于90%，但特异性较低。②嗅试验：又称胺试验，BV患者的阴道分泌物中加入10%氢氧化钾后出现胺味或鱼腥臭味，敏感性约50%，但特异性相对较高。③显微镜检查：阴道分泌物盐水湿片或涂片革兰染色，查线索细胞，阴道鳞状上皮细胞表面覆盖许多短杆菌或球杆菌（加特纳菌、动弯杆菌等），使细胞呈斑点状、颗粒状外观，细胞边缘模糊不清呈锯齿状，线索细胞占全部上皮细胞的20%以上时，一般认为可诊断BV。④湿片法：诊断BV的敏感性大于80%，特异性大于90%，革兰染色显微镜检查的敏感性和特异性略大于湿片法。

诊断与鉴别诊断　下列4项中满足第4项和其他任何2项时即可诊断。①阴道壁上附有稀薄而均匀一致的白色分泌物。②阴道分泌物的pH>4.5。③阴道分泌物嗅试验（胺试验）阳性。④阴道分泌物镜检线索细胞阳性。BV需与外阴阴道念珠菌病（见生殖器念珠菌病）、阴道毛滴虫病、淋球菌或沙眼衣原体性宫颈炎等相鉴别。

治疗　原则是对有症状者提供治疗，孕妇感染者（特别是有早产危险者）应积极治疗，实施宫内操作手术者应积极筛查和治疗。方法包括系统治疗和局部治疗。系统治疗方案为服用甲硝唑，克林霉素替代治疗。注意甲硝唑不推荐用于妊娠前 3 个月。阴道局部应用甲硝唑凝胶，阴道内给药。药物选择应该要考虑 BV 病原体的耐药性，甲硝唑不能根除所有阴道加特纳菌，对动弯杆菌及人型支原体亦不敏感，可选用其他治疗药物，如克林霉素。

预后 BV 规范治疗可达到 80%以上治愈率，一般在治疗后 1 周、4 周、3 个月、9 个月各复诊 1 次，以判断临床指标是否恢复正常。BV 复发率较高。BV 患者治疗期间应避免性生活或使用安全套，并且应加强治疗后随访，及时发现复发或再感染。不建议对 BV 患者的男性性伴进行常规治疗，性伴的治疗并不能明显改善 BV 治疗的效果或减少复发。

（陈祥生）

shēngzhíqì niànzhūjūnbìng

生殖器念珠菌病（genital candidiasis） 白念珠菌感染生殖器部位引起的皮肤黏膜疾病。包括外阴阴道念珠菌病和念珠菌性龟头炎。75%妇女一生中至少患过一次外阴阴道念珠菌病，少数妇女可患复发性外阴阴道念珠菌病。

病因和发病机制 病原菌主要是白念珠菌，少数为其他念珠菌。白念珠菌为双相型单细胞类酵母菌，是一种条件致病菌，正常人群白念珠菌的带菌率可高达 40%。在人体中，无症状时常表现为酵母细胞型，一般不致病。但因某些诱因导致宿主机体免疫功能下降或局部环境发生改变，可引起念珠菌大量繁殖，常表现为菌丝型，侵犯组织而产生病变。其诱因包括糖尿病、免疫抑制、人类免疫缺陷病毒（HIV）感染、使用广谱抗生素及皮质激素等。决定白念珠菌致病力的因素主要有：①黏附力。黏附力与毒力成正比。②双形态性。感染时，白念珠菌常呈菌丝型，菌丝型的毒力比酵母型的强。③毒素。念珠菌细胞表面的多糖毒素和另一种被称为“念珠菌毒素”可能是致病的因素。④细胞表面蛋白成分。⑤细胞外酶。白念珠菌可分泌一些酶，促进白念珠菌的黏附功能。

临床表现 可有多种表现。①外阴阴道念珠菌病（vulvovaginal candidiasis，VVC）：主要症状为外阴阴道瘙痒和阴道分泌物增多。瘙痒有时剧烈难忍，体检可见外阴潮红、散在抓痕，表皮剥蚀，大小阴唇弥漫性肿胀等。阴道黏膜水肿发红，可见乳白色薄膜，去除薄膜可见糜烂面、易出血。阴道内有白色凝乳样或豆腐渣样分泌物。如果外阴阴道念珠菌病每年发作 4 次或 4 次以上，则为复发性外阴阴道念珠菌病，其发病率小于 5%。②念珠菌性龟头炎（candidal balanitis）：包皮过长而未做环切手术者易发生。主要症状为包皮及龟头潮红、粟粒大小丘疹、脱屑，包皮内板及龟头冠状沟处伴有白色奶酪样斑片。刺痒明显。阴囊及阴茎可有瘙痒性鳞屑性红斑。累及尿道时可出现尿急、尿频及尿道的灼痒感。

辅助检查 ①直接显微镜检查：采集女性阴道后穹隆分泌物，或男性龟头、冠状沟或阴茎包皮皮损处分泌物或皮屑，用生理盐水或 10%氢氧化钾溶液制成湿片镜检，检查到假菌丝或芽生孢子，可确定有念珠菌感染。如有较多假菌丝，说明念珠菌处于致病阶段，对诊断有意义。②革兰染色镜检：将待检标本用革兰染色，假菌丝和芽生孢子被染成紫色，假菌丝的狭窄部及芽生孢子特征明显，容易观察，可提高镜检阳性率。③念珠菌培养：念珠菌在沙氏葡萄糖琼脂上生长，可形成特征性菌落，根据菌落形态和显微镜下结构特征作出初步判断。在念珠菌显色培养基中，念珠菌产生自身特殊的酶和培养基里的底物作用可产生明显的菌落颜色，结合念珠菌菌落的不同颜色和形态可进行种群鉴定。

诊断与鉴别诊断 根据病史、典型的临床表现一般可诊断。确诊或临床表现不典型者，应做实验室辅助检查。主要应与非特异性阴道炎、滴虫性阴道炎及细菌性阴道病等鉴别。非特异性阴道炎多为葡萄球菌、链球菌等感染，表现为白带增多，呈脓性、浆液性或泡沫状，无凝乳状或豆腐渣样物。分泌物镜检可见致病菌。滴虫性阴道炎表现为白带增多，呈黄白色或黄绿色，常带泡沫，有腥臭味。分泌物盐水湿片镜检可找到活动的毛滴虫；细菌性阴道病表现为白带增多，呈白色或灰白色、均质状；pH 值高，达 5.0~5.5；胺试验有鱼腥样臭味；分泌物涂片可找到线索细胞。

治疗 如仅查到念珠菌孢子而无临床表现者，不需要治疗。①外阴阴道念珠菌病：主要是局部用药。阴道内局部应用克霉唑阴道片剂，或咪康唑阴道栓剂，或制霉菌素阴道栓剂。也可口服氟康唑，或伊曲康唑，全身治疗往往不能立即缓解症状，尤其在治疗的 48 小时内，需局部辅助治疗。妊娠期妇女禁用口服疗法，推荐局部应用唑类药物或制霉菌素阴道栓剂治疗，疗程 7~14 天。②复发性外阴阴道念珠菌病：先短期口服或外用唑类药控制症状，再继以抗真菌药物维持治疗。控制症状治疗可口服氟康唑，或采用阴道局部用药治疗，适当延长用药时间。抑制性抗真菌维持疗法：可选用克霉唑阴道片剂，或氟康唑，或伊曲康唑。③念珠菌性龟头炎：用生理盐水或0.1%依沙吖啶溶液清洗皮损处，然后外涂咪唑类霜剂。包皮过长者治愈后应做包皮环切术预防复发。

预防 保持外阴部清洁，洗澡应用淋浴。外阴阴道念珠菌病患者的男性性伴不必常规筛查和治疗，但若有念珠菌性龟头炎应进行治疗。积极预防有关诱发因素。

（尹跃平）

yīndào máodīchóngbìng

阴道毛滴虫病（trichomoniasis vaginalis）

阴道毛滴虫感染所致的泌尿生殖道炎症性疾病。主要通过性接触传播，也可通过间接接触传播。发病率高，可引起胎膜早破、早产、低出生体重儿等妊娠不良结局，增加人类免疫缺陷病毒（HIV）感染的危险性。

病因和发病机制 典型的阴道毛滴虫（trichomonas vaginalis，TV）呈卵圆形或梨形，平均长度15 μm。具有游走运动能力，由4根前鞭毛推动运动。TV的易感组织是复层鳞状上皮，主要寄生于人体的泌尿生殖道系统。其致病机制与其自身毒力、宿主生理状况及免疫功能有关。感染初期，黏附于阴道上皮细胞，产生多种细胞外毒性因子，感染数天后导致阴道黏膜充血和水肿、上皮细胞变性脱落、白细胞炎症反应等。毛滴虫感染亦可引起细胞和体液免疫应答，但并不能保护患者免受重复感染。

临床表现 潜伏期4~28天，平均7天。表现为大量黄绿色、泡沫状阴道分泌物，有异味，可伴外阴瘙痒、性交痛和性交后阴道出血。2%~5%的患者宫颈上皮广泛糜烂，点状出血和溃疡，称为草莓状子宫颈。部分患者出现慢性感染，可有瘙痒和性交痛，阴道分泌物量较少，常混有黏液。10%~50%女性感染者可无症状。

辅助检查 ①显微镜检查：包括湿片法（又称悬滴法）和涂片染色法。湿片法：在阴道后穹隆处取分泌物，置于含有生理盐水的玻片上混匀后低倍镜下观察，可见到运动活泼的滴虫，阳性率可达80%~90%。涂片染色法：将分泌物涂片后，可选择吖啶橙荧光染色法、吉姆萨染色法或瑞特染色法等，染色后可见典型的虫体轮廓或油镜下可清楚观察到滴虫体内构造。②病原体培养：是诊断的“金标准”，阳性率95%。将标本直接放入含有血清的液体培养基试管中，培养48小时后，悬滴法或染色法显微镜观察。

诊断与鉴别诊断 根据特征性黄绿色泡沫状阴道分泌物可以诊断，确诊需结合辅助检查结果。需鉴别的疾病主要有细菌性阴道病、外阴阴道念珠菌病（见生殖器念珠菌病）、淋病、生殖道沙眼衣原体感染等。细菌性阴道病患者一般无外阴刺激症状，阴道不充血，分泌物为稀薄而均匀一致的灰白色，不呈黄绿色泡沫样，显微镜检查线索细胞阳性。外阴阴道念珠菌病患者常有外阴瘙痒和刺激症状，检查可见外阴炎、阴道黏膜潮红、阴道分泌物呈奶酪样凝块或豆腐渣样，显微镜下可见假菌丝和芽生孢子。淋病或生殖道沙眼衣原体感染可分别检测到淋球菌和沙眼衣原体。

治疗 推荐治疗药物有甲硝唑或替硝唑。妊娠期及哺乳期妇女均可用甲硝唑，但妊娠3个月内不应使用。

预防 定期检查，尽早发现和治疗患者。注意个人和公共卫生，洗澡用淋浴。避免多性伴和不洁性接触。男性性伴不论有无症状应同时接受治疗。

（尹跃平）

索　引

条目标题汉字笔画索引

说　明

一、本索引供读者按条目标题的汉字笔画查检条目。

二、条目标题按第一字的笔画由少到多的顺序排列，按画数和起笔笔形横（一）、竖（丨）、撇（丿）、点（丶）、折（㇕，包括㇆乚𡿨等）的顺序排列。笔画数和起笔笔形相同的字，按字形结构排列，先左右形字，再上下形字，后整体字。第一字相同的，依次按后面各字的笔画数和起笔笔形顺序排列。

三、以拉丁字母、希腊字母和阿拉伯数字、罗马数字开头的条目标题，依次排在汉字条目标题的后面。

一　画

二　画

三　画

四　画

五 画

六 画

七　画

八　画

九　画

十 画

十一 画

十二　画

十三 画

十四 画

十五 画

十六 画

十七 画

十八 画

二十 画

二十二 画

二十三 画

拉丁字母

条目外文标题索引

C

F

G

H

I

J

K

L

M

N

O

P

R

S

内容索引

说明

一、本索引是本卷条目和条目内容的主题分析索引。索引款目按汉语拼音字母顺序并辅以汉字笔画、起笔笔形顺序排列。同音时，按汉字笔画由少到多的顺序排列，笔画数相同的按起笔笔形横（一）、竖（丨）、撇（丿）、点（丶）、折（乛，包括亅乚く等）的顺序排列。第一字相同时，按第二字，余类推。索引标目中夹有拉丁字母、希腊字母、阿拉伯数字和罗马数字的，依次排在相应的汉字索引款目之后。标点符号不作为排序单元。

二、设有条目的款目用黑体字，未设条目的款目用宋体字。

三、不同概念（含人物）具有同一标目名称时，分别设置索引款目；未设条目的同名索引标目后括注简单说明或所属类别，以利检索。

四、索引标目之后的阿拉伯数字是标目内容所在的页码，数字之后的小写拉丁字母表示索引内容所在的版面区域。本书正文的版面区域划分如右图。

a	c	e
b	d	f

A

B

D

E

G

K

M

N

P

Q

R

S

T

X

拉丁字母

阿拉伯数字

罗马数字

本卷主要编辑、出版人员

执行总编　谢　阳

责任编审　邹扬清

责任编辑　李亚楠　高青青

文字编辑　高青青

索引编辑　张　安

名词术语编辑　尹丽品

汉语拼音编辑　王　颖

外文编辑　顾良军

参见编辑　傅保娣

绘　　图　张一帆　北京心合文化有限公司

责任校对　李爱平

责任印制　姜文祥

装帧设计　雅昌设计中心·北京